HIPERTENSÃO

3ª EDIÇÃO

DEPARTAMENTO DE HIPERTENSÃO ARTERIAL
DA SOCIEDADE BRASILEIRA DE CARDIOLOGIA

EDITORES

Andréa A. Brandão
Celso Amodeo
Fernando Nobre

HIPERTENSÃO

3ª EDIÇÃO

manole
editora

Produção editorial: Juliana Waku
Projeto gráfico: Departamento de arte da Editora Manole
Editoração eletrônica e ilustrações: Formato Editoração
Capa: Ricardo Yoshiaki Nitta Rodrigues
Imagem de capa: Istockphoto.com

CIP-BRASIL. CATALOGAÇÃO NA PUBLICAÇÃO
SINDICATO NACIONAL DOS EDITORES DE LIVROS, RJ

H558

Hipertensão / editores Andréa A. Brandão, Celso Amodeo, Fernando Nobre. - 3. ed. - Santana de Parnaíba [SP] : Manole, 2022.
; 28 cm.

Inclui bibliografia e índice
ISBN 978-65-5576-809-1

1. Cardiologia. 2. Hipertensão. I. Brandão, Andréa A. II. Amodeo, Celso. III. Nobre, Fernando.

22-77472 CDD: 616.132
CDU: 616.12-008.311.1

Meri Gleice Rodrigues de Souza - Bibliotecária - CRB-7/6439

3ª edição – 2022

Editora Manole Ltda.
Alameda América, 876
06543-315 – Santana de Parnaíba – SP – Brasil
Tel.: (11) 4196-6000
www.manole.com.br
https://atendimento.manole.com.br

Impresso no Brasil
Printed in Brazil

Editores

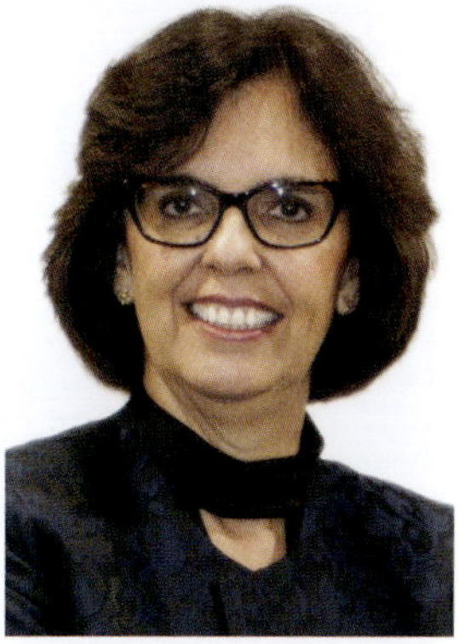

Andréa A. Brandão
Professora Titular de Cardiologia da Faculdade de Ciências Médicas da Universidade do Estado do Rio de Janeiro (UERJ).
Coordenadora do Setor de Hipertensão Arterial da Disciplina de Cardiologia da Faculdade de Ciências Médicas da UERJ.
Vice-Presidente do Conselho Administrativo da Sociedade Brasileira de Cardiologia (SBC) 2022.
Presidente do Departamento de Hipertensão Arterial da SBC 2006-2007.
Fellow da European Society of Cardiology.
Fellow do American College of Cardiology.

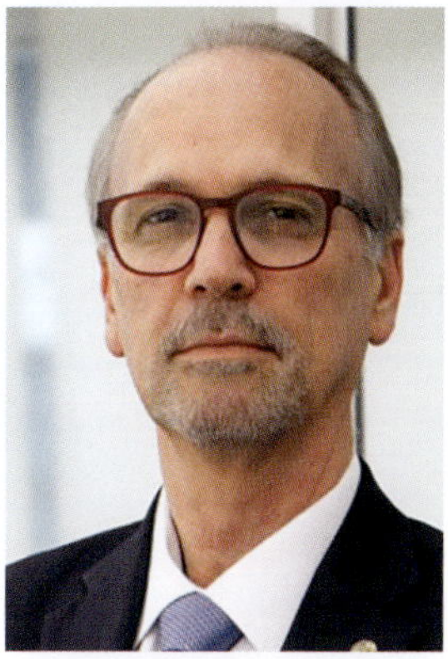

Celso Amodeo
Cardiologista e Nefrologista Colaborador do Setor de Cardiopatia Hipertensiva da Disciplina de Cardiologia da Universidade Federal de São Paulo (UNIFESP).
Doutor em Medicina pela Faculdade de Medicina da Universidade de São Paulo.
Ex-presidente do Departamento de Hipertensão Arterial da Sociedade Brasileira de Cardiologia (SBC).
Vice-Presidente da SBC em 2021.
Presidente Interino em 2021 da SBC.
Membro do Conselho Administrativo da SBC 2022.

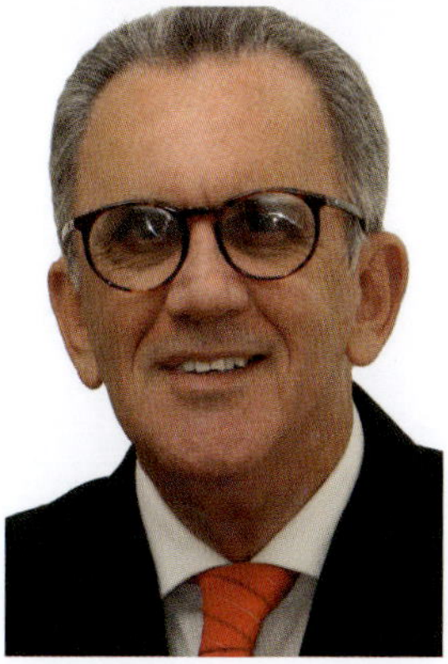

Fernando Nobre
Doutor pela Universidade de São Paulo (USP).
Colaborador da Seção de Cardiologia da USP Ribeirão Preto.
Ex-presidente do Departamento de Hipertensão Arterial da Sociedade Brasileira de Cardiologia.
Ex-presidente da Sociedade Brasileira de Hipertensão.
Fellow do American College of Cardiology.
Fellow da European Society of Cardiology.
Member of Inter-American Society of Hypertension.

Autores

Adriana Camargo Oliveira
Mestrado em Ciências da Saúde pela Faculdade de Medicina da Universidade Federal de Goiás (UFG). *Fellowship* em Evelhecimento Vascular e Hemodinâmica Central pela Universidade do Minho, Guimarães – Portugal. Especialista em Cardiologia pela Sociedade Brasileira de Cardiologia (SBC). Liga de Hipertensão Arterial da Universidade Federal de Goiás (UFG).

Adriana Lúcia van-Erven Ávila
Ex-nutricionista do Serviço de Nutrição e Dietética do Instituto do Coração do Hospital das Clínicas da Faculdade de Medicina da Universidade de São Paulo (InCor-HCFMUSP). Especialista em Nutrição em Cardiologia Hospitalar pelo InCor-HCFMUSP. Especialista em Nutrição em Cardiologia pela Sociedade de Cardiologia do Estado de São Paulo (Socesp). Especialista em Distúrbios Metabólicos e Risco Cardiovascular pelo Centro de Extensão Universitária (CEU).

Aguinaldo F. Freitas Jr.
Serviço de Cardiologia, Hospital das Clínicas, Faculdade de Medicina da Universidade Federal de Goiás (FM-UFG).

Alexandre da Costa Pereira
Departamento de CardioPneumologia do Instituto do Coração do Hospital das Clínicas da Faculdade de Medicina da Universidade de São Paulo (InCor-HC-FMUSP). Laboratório de Genética e Cardiologia Molecular – InCor-HC-FMUSP.

Álvaro Avezum
Centro Internacional de Pesquisa, Hospital Alemão Oswaldo Cruz, São Paulo.

Ana Luiza Lima Sousa
Professora Titular, Faculdade de Enfermagem. Coordenadora da Liga de Hipertensão Arterial da Universidade Federal de Goiás (UFG).

Anderson José Ferreira
Professor Associado da Faculdade de Medicina da Universidade Federal do Vale do Jequitinhonha e Mucuri.

Andréa A. Brandão
Professora Titular de Cardiologia da Faculdade de Ciências Médicas da Universidade do Estado do Rio de Janeiro (UERJ). Coordenadora do Setor de Hipertensão Arterial da Disciplina de Cardiologia da Faculdade de Ciências Médicas da UERJ. Vice-Presidente do Conselho Administrativo da Sociedade Brasileira de Cardiologia (SBC) 2022. Presidente do Departamento de Hipertensão Arterial da SBC 2006-2007. *Fellow* da European Society of Cardiology. *Fellow* do American College of Cardiology.

Andréa Cristina de Sousa
Mestre em Enfermagem pela Faculdade de Enfermagem da Universidade Federal de Goiás. Coordenadora de Pesquisa Clínica (1999-2016). Liga de Hipertensão Arterial da Universidade Federal de Goiás. Professora no Centro Universitário de Mineiros (UNIFIMES).

Andrei Carvalho Sposito
MD, PhD. Professor Titular da Disciplina de Cardiologia do Departamento de Clínica Médica da Faculdade de Ciências Médicas da Universidade Estadual de Campinas (UNICAMP). Membro do Comitê Executivo da Regional das Américas da International Atherosclerosis Society. Professor Visitante da Universita' degli Studi di Parma, Senior Associated Investigator do National Heart,

Lung and Blood Institute, National Institutes of Health (Bethesda, MD, USA). Membro de Advisory Board dos periódicos *EbioMedicine* (*Lancet*), *Atherosclerosis*, *Journal of Geriatric Cardiology* e atuou como Editor de Seção do *BBA Clinical*.

Andreia Cristiane Carrenho Queiroz
Doutorado em Ciências pela Escola de Educação Física e Esporte da Universidade de São Paulo (USP). Departamento de Educação Física. Universidade Federal de Juiz de Fora, *campus* Governador Valadares.

Annelise Machado Gomes de Paiva
Doutorado pela Universidade do Estado do Rio de Janeiro (UERJ). Coordenadora do Centro de Pesquisas Clínicas Cesmac/HCAL. Centro Universitário Cesmac.

Antonio Gabriele Laurinavicius
Doutor. Assistente da Seção de Hipertensão, Tabagismo e Nefrologia do Instituto Dante Pazzanese de Cardiologia.

Armando da Rocha Nogueira
Mestre em Epidemiologia Clínica McMaster University. Doutor em Medicina pela Universidade Federal do Rio de Janeiro. Presidente do Departamento de Hipertensão da Sociedade de Cardiologia do Estado do Rio de Janeiro (SOCERJ) 2018-2019.

Audes Diógenes de Magalhães Feitosa
MD, PhD, FESC. Pronto-Socorro Cardiológico de Pernambuco da Universidade de Pernambuco (Procape-UPE). Instituto UNICAP de Pesquisa Clínica, Universidade Católica de Pernambuco.

Ayrton Roberto Massaro
Hospital Sírio-Libanês, São Paulo/SP.

Bruna Eibel
Instituto de Cardiologia/Fundação Universitária de Cardiologia de Porto Alegre. Centro Universitário da Serra Gaúcha – FSG, Caxias do Sul/RS.

Bruno Caramelli
Professor Associado 3, Faculdade de Medicina da Universidade de São Paulo (FMUSP). Diretor da Unidade de Medicina Interdisciplinar em Cardiologia do Instituto do Coração do Hospital das Clínicas da FMUSP (InCor-HCFMUSP). Presidente do Departamento de Cardiologia Clínica da Sociedade Brasileira de Cardiologia.

Carisi Anne Polanczyk
Programa de Pós-graduação em Epidemiologia e em Ciências Cardiovasculares, Faculdade de Medicina da Universidade Federal do Rio Grande do Sul (UFRGS). Hospital de Clínicas de Porto Alegre. Hospital Moinhos de Vento, Porto Alegre.

Carla Brigagão Pacheco da Silva
Pós-doutoranda no Departamento de Farmacologia da Faculdade de Medicina de Ribeirão Preto da Universidade de São Paulo (FMRP-USP). Doutora em Ciências (Programa: Toxicologia) pela Faculdade de Ciências Farmacêuticas de Ribeirão Preto da Universidade de São Paulo (FCFRP-USP). Mestre em Ciências Farmacêuticas pela Universidade Federal de Alfenas (UNIFAL). Farmacêutica pela UNIFAL. Membro do Comitê de Jovens Toxicologistas (CJTOX) da Sociedade Brasileira de Toxicologia (SBTox) (2020 até o momento).

Carlos Alberto Machado
Presidente do Departamento de Hipertensão Arterial da Sociedade Brasileira de Cardiologia (2002-2003). Diretor de Promoção de Saúde Cardiovascular da Sociedade Brasileira de Cardiologia (2012–2013). Membro da Comissão Científica da Sociedade Brasileira de Hipertensão (2015-2016; 2019-2020).

Carlos Borelli Zeller
Doutorando em Medicina, Tecnologia e Intervenção em Cardiologia pela Universidade de São Paulo (USP). Especialista em Cardiologia, Ressonância Magnética e Tomografia Computadorizada Cardiovascular pelo Instituto Dante Pazzanese de Cardiologia (IDPC). Especialista em Medicina Nuclear pela USP. Médico cardiologista e médico nuclear responsável pelos setores de Medicina Nuclear e Imagem Cardiovascular do Instituto do Coração de Rondônia.

Carlos Eduardo Poli-de-Figueiredo
Professor Titular da Escola de Medicina da Pontifícia Universidade Católica do Rio Grande do Sul (PUCRS).

Carolina Parra Magalhães
Médica Residente do Serviço de Cardiologia do Hospital Universitário da Pontifícia Universidade Católica de Campinas (PUC-Campinas).

Celso Amodeo
Cardiologista e Nefrologista Colaborador do Setor de Cardiopatia Hipertensiva da Disciplina de Cardiologia da Universidade Federal de São Paulo (UNIFESP). Doutor em Medicina pela Faculdade de Medicina da Universidade de São Paulo. Ex-presidente do Departamento de Hipertensão Arterial da Sociedade Brasileira de Cardiologia (SBC). Vice-Presidente da SBC em 2021. Presidente Interino em 2021 da SBC. Membro do Conselho Administrativo da SBC 2022.

Cezar Kayzuka Cotta Filho
Departamento de Farmacologia. Faculdade de Medicina de Ribeirão Preto da Universidade de São Paulo.

Cibele Isaac Saad Rodrigues
Mestre e Doutora em Nefrologia – Universidade Federal de São Paulo (UNIFESP). Professora Titular da Faculdade de Ciências Médicas e da Saúde da Pontifícia Universidade Católica de São Paulo. Diretora do Departamento de Hipertensão da Sociedade Brasileira de Nefrologia. Membro do Conselho Científico da Sociedade Brasileira de Hipertensão. Diretora Científica da Sociedade de Nefrologia do Estado de São Paulo.

Cinthia Medice Nishide de Freitas
Geriatra pela Universidade Federal de São Paulo (UNIFESP). Título de especialista em Geriatria pela Sociedade Brasileira de Geriatria e Gerontologia (SBGG). Mestrado Multiprofissional pela UNIFESP. Preceptora da Residência de Geriatria da Universidade Estadual de Campinas (UNICAMP).

Claudia Lucia de Moraes Forjaz
Professora Livre-Docente. Escola de Educação Física e Esporte da Universidade de São Paulo.

Claudio Elias Kater
Professor Titular de Medicina, Chefe da Unidade de Adrenal e Hipertensão, Disciplina de Endocrinologia e Metabologia, Departamento de Medicina, Escola Paulista de Medicina da Universidade Federal de São Paulo (EPM-UNIFESP).

Daniel Rodrigues
Mestrando em Farmacologia no Departamento de Farmacologia da Faculdade de Medicina de Ribeirão Preto da Universidade de São Paulo (FMRP-USP). Cientista Biomédico com ênfase em Ciências Básicas para Saúde pela FMRP-USP. Representante Discente da Comissão Coordenadora do Programa de Pós-graduação em Farmacologia da FMRP-USP (2021-até o momento).

Décio Mion Júnior
Professor Livre-Docente pela Faculdade de Medicina da Universidade de São Paulo (FMUSP). Diretor da Escola de Educação Permanente do Hospital das Clínicas da FMUSP.

Denise G. Farinelli
Mestre em Endocrinologia, Disciplina de Endocrinologia e Metabologia, Departamento de Medicina, Escola Paulista de Medicina da Universidade Federal de São Paulo (EPM-UNIFESP).

Desidério Favarato
Médico Assistente da Unidade Clínica de Aterosclerose do Instituto do Coração do Hospital das Clínicas da Faculdade de Medicina da Universidade de São Paulo (InCor-HC-FMUSP).

Diana da Silva Teixeira
Mestre em Ciências da Saúde pela Faculdade de Medicina da Universidade Federal de Goiás. Voluntária na Arterial da Universidade Federal de Goiás.

Diogo Pereira Santos Sampaio
Serviço de Cardiologia, Hospital das Clínicas, Faculdade de Medicina da Universidade Federal de Goiás (FM-UFG). Liga de Hipertensão Arterial da FM-UFG

Eduardo Costa Duarte Barbosa
Presidente Artery Latam. Presidente eleito Colégio Panamericano de Endotélio. Coordenador do Serviço de Hipertensão e Cardiometabolismo/ Laboratório de Dinâmica Vascular Hospital São Francisco – Santa Casa de Porto Alegre. Liga de Combate à Hipertensão Arterial. Laboratório de Dinâmica Vascular – Santa Casa. Porto Alegre.

Elaine Coutinho
Professora Assistente da Disciplina de Cardiologia da Faculdade de Medicina da Pontifícia Universidade Católica de Campinas (PUC-Campinas).

Elizabete Viana de Freitas
Doutora e Mestre em Ciências Médicas pela Universidade do Estado do Rio de Janeiro (UERJ). Especialista em Geriatria e Gerontologia SBGG/AMB. Especialista em Cardiologia SBC/AMB. Presidente da SBGG 2000-2002. Presidente da DECAGE/SBC 2008-2009. Secretária do COMLAT-IAGG 2015-2019. Editora do *Tratado de geriatria e gerontologia* (1ª a 5ª eds.).

Emilton Lima Júnior
Professor Titular de Cardiologia da Pontifícia Universidade Católica do Paraná (PUC-PR). Professor Adjunto de Cardiologia da Universidade Federal do Paraná (UFPR). Coordenador do Programa de Pós-graduação em Medicina Interna e Ciências da Saúde da UFPR. Mestre em Cardiologia pela UFPR. Doutor em Ciências Médicas/Nefrologia pela Universidade de Liége-Bélgica. Doutor em Psicologia Social pela Universidade de São Paulo.

Erika Maria Gonçalves Campana
Cardiologista Especialista SBC/AMB. Mestre e Doutora em Medicina pela Universidade do Estado do Rio de Janeiro (UERJ). *Fellow* da European Society of Cardiology (FESC). Coordenadora do Módulo de Hipertensão no Curso Intensivo de Revisão em Cardiologia Clínica (CIRCC). Coordenadora da Clínica de Hipertensão Seacor. Diretora do DHA/SBC 2020/21. Presidente DHA/SOCERJ 2020/21.

Fabiana Gomes Aragão Magalhães Feitosa
Especialista em Cardiologia Pediátrica e Ecocardiografia pela SBC/AMIB. Mestre em Saúde Materno Infantil pelo IMIP. Doutoranda em Biologia Aplicada à Saúde pelo LIKA/UFPE. IMIP e PROCAPE.

Fernanda M. Consolim-Colombo
Livre-Docente de Cardiologia do Instituto do Coração do Hospital das Clínicas da Faculdade de Medicina da Universidade de São Paulo (InCor-HC-FMUSP). Assistente da Unidade de Hipertensão do InCor-HC-FMUSP. Coordenadora de Pesquisa da Seção de Hipertensão, Tabagismo e Nefrologia do Instituto Dante Pazzanese de Cardiologia.

Fernando Antonio de Almeida
Professor Titular do Departamento de Clínica da Faculdade de Ciências Médicas e da Saúde – *campus* Sorocaba – da Pontifícia Universidade Católica de São Paulo. Doutor em Nefrologia pela Universidade Federal de São Paulo (UNIFESP). *Post Doctoral Fellow* – Cornell University Medical College – New York -USA.

Fernando Focaccia Póvoa
Professor do Serviço de Emergências Clínicas da Faculdade de Ciências Médicas de Santos, Fundação Lusíada. Doutor em Cardiologia pela Universidade Federal de São Paulo.

Fernando Gioppo Blauth
Médico especialista em Geriatria pela Sociedade Brasileira de Geriatria e Gerontologia (SBGG). Médico especialista em Clínica Médica pela Universidade Federal do Paraná. Doutorado em andamento pela Faculdade de Medicina de Ribeirão Preto da Universidade de São Paulo. Hospital das Clínicas da Faculdade de Medicina de Ribeirão Preto.

Fernando Nobre
Doutor pela Universidade de São Paulo (USP). Colaborador da Seção de Cardiologia da USP Ribeirão Preto. Ex-presidente do Departamento de Hipertensão Arterial da Sociedade Brasileira de Cardiologia. Ex-presidente da Sociedade Brasileira de Hipertensão. *Fellow American College of Cardiology. Fellow European Society of Cardiology. Member of Inter-American Society of Hypertension.*

Flavio Antonio de Oliveira Borelli
Doutor em Medicina pela Universidade de São Paulo (USP)/Instituto Dante Pazzanese de Cardiologia (IDPC). Ex-assistente da Seção de Hipertensão Arterial e Nefrologia do IDPC. Médico do Programa de Pós-graduação mestrado profissional USP/IDPC. Médico Cardiologista Rede D'or São Luiz.

Francisco Antonio Helfenstein Fonseca
Professor Adjunto Livre-Docente da Disciplina de Cardiologia da Escola Paulista de Medicina da Universidade Federal de São Paulo.

Gustavo Bernardes de Figueiredo Oliveira
Centro Internacional de Pesquisa, Hospital Alemão Oswaldo Cruz, São Paulo

Helio Cesar Salgado
Médico pela Faculdade de Medicina de Ribeirão Preto da Universidade de São Paulo (FMRP-USP). Professor Titular Sênior de Fisiologia. Departamento de Fisiologia da FMRP-USP. Membro da Academia Brasileira de Ciências; da American Physiological Society; e Council for High Blood Pressure Research (American Heart Association).

Heno Ferreira Lopes
Médico assistente da Unidade de Hipertensão do Instituto do Coração do Hospital das Clínicas da Faculdade de Medicina da Universidade de São Paulo (InCor-HC-FMUSP). Médico responsável pelo Setor de MAPA do InCor-HC-FMUSP. Professor Livre-Docente pela FMUSP.

Isabel Cristina Britto Guimarães
Professora Adjunta do Departamento de Pediatria da Faculdade de Medicina da Bahia da Universidade Federal da Bahia (FMB–UFBA). Doutora e Mestre em Medicina e Saúde pela FMB-UFBA. Supervisora do Programa de Residência em Cardiologia Pediátrica do Complexo HUPES-UFBA. Coordenadora do Serviço de Cardiologia Pediátrica do Hospital Ana Nery-UFBA.

Isabela de Carlos Back
MD, PhD. Cardiologista pediátrica. Doutora em Cardiologia pela Faculdade de Medicina da Universidade de São Paulo. Presidente do Capítulo de Prevención Cardiovascular en Niños Del Consejo de Cardiopediatria de la Sociedad Interamericana de Cardiología. *Fellow* SIAC. Professora aposentada da UFSC.

Jarbas de Sá Roriz Filho
Professor da Disciplina da Geriatria da Faculdade de Medicina da Universidade Federal do Ceará. Médico Especialista em Geriatria pela Sociedade Brasileira de Geriatria e Gerontologia (SBGG). Doutor em Ciências Médicas pela Faculdade de Medicina de Ribeirão Preto da Universidade de São Paulo.

Joaquim Barreto
Graduado em Medicina pela Faculdade de Ciências Médicas da Universidade Estadual de Campinas (FCM-UNICAMP). Clinical Elective em Cardiologia no Royal Brompton Hospital –Londres, UK. Doutorando do Programa de Fisiopatologia Médica da FCM-UNICAMP. Pesquisador do Laboratório de Biologia Vascular e Aterosclerose da UNICAMP e pesquisador clínico do Brazilian Heart Study Group. Experiência em pesquisa clínica e translacional em Cardiologia, com ênfase em aterosclerose, metabolismo lipídico e doença arterial coronariana. Revisor de periódicos como *BMJ: Open*, *PloS One* e *BMC: Cardiovascular Disorders*.

Jociane Schardong
Serviço de Fisioterapia da Santa Casa de Porto Alegre. Doutora em Ciências da Saúde pela Universidade Federal de Ciências da Saúde de Porto Alegre (UFCSPA).

Jonathan Batista de Souza
Doutorando. Assistente da Seção de Hipertensão, Tabagismo e Nefrologia do Instituto Dante Pazzanese de Cardiologia.

José Eduardo Krieger
Departamento de CardioPneumologia do Instituto do Coração do Hospital das Clínicas da Faculdade de Medicina da Universidade de São Paulo (InCor-HCFMUSP). Laboratório de Genética e Cardiologia Molecular – InCor-HCFMUSP.

José Eduardo Tanus-Santos
Departamento de Farmacologia. Faculdade de Medicina de Ribeirão Preto da Universidade de São Paulo.

José Fernando Vilela-Martin
Livre-Docente em Cardiologia pelo Departamento de Cardiopneumologia da Universidade de São Paulo (USP). Doutor em Clínica Médica pela Faculdade de Medicina de Ribeirão Preto da USP (FMRP-USP). Professor Adjunto da Faculdade de Medicina de São José do Rio Preto (FAMERP). Coordenador do Curso de Pós-graduação em Ciências da Saúde da FAMERP. Coordenador da Clínica de Hipertensão da FAMERP. *Fellow* da American Heart Association.

José Francisco Kerr Saraiva
Professor Titular da Disciplina de Cardiologia da Faculdade de Medicina da Pontifícia Universidade Católica de Campinas.

Juan Carlos Yugar-Toledo
Doutor em Farmacologia Clínica pela Universidade Estadual de Campinas (UNICAMP). Professor e Orientador do Curso de Pós-graduação em Ciências da Saúde da Faculdade de Medicina de São José do Rio Preto (FAMERP). Diretor do Instituto de Cardiologia e Endocrinologia Rio Preto.

Julio Alves da Silva Neto
Farmacêutico, formado pela Universidade Federal de Sergipe (UFS). Pós-graduado em Farmacologia pela Escola Paulista de Medicina da Universidade Federal de São Paulo (EPM-UNIFESP) e pela Faculdade de Medicina de Ribeirão Preto da Universidade de São Paulo (FMRP-USP).

Kalil Lays Mohallem
Mestre em Cardiologia pela Pontifícia Universidade Católica do Rio de Janeiro (PUC-RJ). Especialista em Geriatria pela AMB/SBGG. Especialista em Cardiologia pela AMB/SBC. Editor do *Tratado de geriatria e gerontologia* 5ª. ed.

Laura Pacheco Avezum
Universidade Santo Amaro, São Paulo/SP.

Leandro Campos de Brito
Doutor em Ciências pela Escola de Educação Física e Esporte da Universidade de São Paulo (USP). Pós-doutorando pela Escola de Educação Física e Esporte da USP. Orientador no Programa de Pós-graduação em Ciências da Atividade Física da Escola de Artes, Ciências e Humanidades da USP.

Leila Beltrami Moreira
Médica. Doutorado em Ciências Médicas pela Universidade Federal do Rio Grande do Sul. Coordenadora do Mestrado Profissional em Pesquisa Clínica do Hospital de Clínicas de Porto Alegre. Professora convidada dos Programas de Pós-graduação. Ciências da Saúde: Cardiologia e Ciências Cardiovasculares – Faculdade de Medicina da Universidade Federal do Rio Grande do Sul (UFRGS). Farmacologia e Terapêutica – Ciências Básicas da Saúde – UFRGS.

Lílian Soares da Costa
Presidente do Departamento de Hipertensão Arterial da Sociedade de Cardiologia do Estado do Rio de Janeiro (DHA/SOCERJ) 2022/2023. Especialista em Cardiologia pela SBC/AMB. Mestre em Cardiologia pela Universidade do Estado do Rio de Janeiro. Doutora em Ciências pela Universidade de São Paulo (USP/InCor-HCFMUSP). *Fellow* da European Society os Cardiology. Instituto Estadual de Cardiologia Aloysio de Castro (IECAC/RJ). Fundação Técnico-Educacional Souza Marques. Universidade Estácio de Sá. Laboratórios Fleury/Labs A+.

Lucélia Batista Neves Cunha Magalhães
Doutora em Epidemiologia. Professora Titular de Clínica Médica da UniFTC. Coordenadora do Curso de Medicina de Eunapolis – UniFTC. Faculdade de Medicina da UniFTC.

Luciana Dornfeld Bichuette
Médica Residente do Programa de Residência em Cardiologia do Instituto do Coração do Hospital das Clíncias da Faculdade de Medicina da Universidade de São Paulo (InCor-HCFMUSP).

Luciana Muniz Sanches de Siqueira Veiga Jardim
Especialista em Endocrinologia. Mestre em Ciências da Saúde pela Universidade Federal de Goiás. Endocrinologista do Hospital do Coração de Goiás.

Luciano Ferreira Drager
Professor Associado do Departamento de Clínica Médica, Disciplina de Nefrologia da Faculdade de Medicina da Universidade de São Paulo (FMUSP). Diretor da Unidade de Hipertensão, Disciplina de Nefrologia, Hospital das Clínicas da FMUSP. Médico Assistente da Unidade de Hipertensão do Instituto do Coração (InCor-HC-FMUSP).

Luís Cuadrado Martin
Livre-Docente da Faculdade de Medicina de Botucatu da Universidade Estadual Paulista (UNESP).

Luísa Pacheco Avezum
Hospital Santa Marcelina, São Paulo.

Luiz Aparecido Bortolotto
Diretor da Unidade de Hipertensão do Instituto do Coração do Hospital das Clínicas da Faculdade de Medicina da Universidade de São Paulo (InCor-HC-FMUSP). Professor Livre-Docente do Departamento de Cardiologia da FMUSP.

Luiz Carlos Giuliano
MD - Cardiologista Intervencionista. Instituto de Cardiologia da Secretaria Estadual da Saúde de Santa Catarina. Hospital Cardiológico SOS Cardio.

Luiz César Nazário Scala
Professor Associado da Faculdade de Medicina da Universidade Federal de Mato Grosso (UFMT). Professor Responsável pela Pós-graduação em Epidemiologia Cardiovascular do Instituto de Saúde Coletiva - UFMT. Doutor em Medicina (Cardiologia) pela Universidade Federal de São Paulo (UNIFESP). Mestre em Medicina (Cardiologia) pela Universidade Federal do Rio de Janeiro (UFRJ). Coordenador da Unidade de Hipertensão Arterial do Hospital Universitário Júlio Müller - UFMT.

Manuella Nogueira
Acadêmica de Medicina Universidade Estácio de Sá, *campus* Presidente Vargas.

Márcio Gonçalves de Sousa
Mestre e Doutor. Chefe da Seção de Hipertensão, Tabagismo e Nefrologia do Instituto Dante Pazzanese de Cardiologia. *Fellow* da European Society of Hypertension. *Research Fellow* na University of California (UCSF), San Francisco.

Marco Antônio Mota-Gomes
Investigador principal do Centro de Pesquisas Clínicas Dr. Marco Mota (Centro Universitário Cesmac/Hospital do Coração de Alagoas). Professor Titular de Cardiologia aposentado da Faculdade de Medicina da Universidade Estadual de Ciências da Saúde de Alagoas (UNCISAL). Professor Titular de Cardiologia do Centro Universitário Cesmac.

Marcos Alexandre Frota da Silva
Médico pela Universidade Federal do Amazonas (UFAM). Especialista em Clínica Médica pela Escola Paulista de Medicina da Universidade Federal de São Paulo (EPM-UNIFESP). Especialista em Geriatria pela EPM-UNIFESP. Médico assistente do Serviço de Cardiologia da Disciplina de Geriatria e Gerontologia da EPM-UNIFESP.

Marcos Pita Lottenberg
Médico Residente do Programa de Residência em Cardiologia do Instituto do Coração do Hospital das Clíncias da Faculdade de Medicina da Universidade de São Paulo (InCor-HCFMUSP).

Marcus Vinícius Bolívar Malachias
Cardiologista Titular pela Sociedade Brasileira de Cardiologia, Associação Médica Brasileira e Conselho Federal de Medicina. Doutor em Ciências (PhD) pela Faculdade de Medicina da Universidade de São Paulo. Pós-doc pelo Brigham & Women's Hospital/Harvard Medical School. Professor Adjunto da Disciplina de Clínica Médica da Faculdade de Ciências Médicas de MG/Fundação Educacional Lucas Machado. Governador do Capítulo Brasil do American College of Cardiology (2019-2022). Co-coordenador do Departamento de Doenças Cardiovasculares da Sociedade Brasileira de Diabetes (2022-2023). Diretor Clínico do Instituto de Hipertensão Arterial de MG. Cardiologista do corpo clínico do Biocor Instituto/Rede D'Or de Belo Horizonte/Nova Lima, MG. Ex-Presidente da Sociedade Brasileira de Cardiologia (2016-17). *Fellow* do American College of Cardiology, European Society of Cardiology e Interamerican Society of Cardiology.

Maria Cristina de Oliveira Izar
Professora Livre-Docente da Disciplina de Cardiologia da Escola Paulista de Medicina da Universidade Federal de São Paulo.

Maria Eliane Campos Magalhães
Setor de Hipertensão Arterial e Lípides do Hospital Universitário Pedro Ernesto da Universidade do Estado do Rio de Janeiro (HUPE-UERJ). Doutorado em Cardiologia pela Universidade Federal do Rio de Janeiro (UFRJ). Centro de Hipertensão Arterial do Procardíaco. *Fellow* da European Society of Cardiology (FESC).

Maria Emília Figueiredo Teixeira
Liga de Hipertensão Arterial. Serviço de Cardiologia. Faculdade de Medicina - Hospital das Clínicas - Universidade Federal de Goiás (UFG). Pro-

grama de Pós-graduação em Ciências da Saúde. Faculdade de Medicina da UFG.

Mario Fritsch Neves

Professor Titular de Clínica Médica da Universidade do Estado do Rio de Janeiro (UERJ). Mestre em Cardiologia (UERJ). Doutor em Biociências (UERJ).

Maristela Bassi Strufaldi

Nutricionista graduada pelo Centro Universitário São Camilo. Mestre em Ciências (Endocrinologia Clínica) pela Universidade Federal de São Paulo (UNIFESP). Especialização em Saúde da Mulher no Climatério e em Nutrição Esportiva e Obesidade pela Universidade de São Paulo (USP). Título de Especialista em Gerontologia pela Sociedade Brasileira de Geriatria e Gerontologia (SBGG). Educadora em Diabetes pela International Diabetes Federation (IDF-SACA)/ADJ Diabetes Brasil/ Sociedade Brasileira de Diabetes.

Matheus de Souza Niches

Graduando na Universidade Federal do Rio Grande do Sul (UFRGS). UFRGS/Hospital de Clínicas de Porto Alegre.

Miriam Allein Zago Marcolino

Fisioterapeuta, Mestre em Ciências da Reabilitação pela Universidade Federal de Ciências da Saúde de Porto Alegre e Doutoranda em Epidemiologia pela Universidade Federal do Rio Grande do Sul (UFRGS). Programa de Pós-graduação em Epidemiologia, UFRGS.Instituto para Avaliação de Tecnologia em Saúde - INCT/IATS, UFRGS.

Monica Amorim de Oliveira

Vice-Presidente do Departamento de Hipertensão Arterial da Sociedade de Cardiologia do Estado do Rio de Janeiro (DHA/SOCERJ) 2022/2023. Especialista em Cardiologia pela SBC/AMB. Mestre em Ciências Cardiovasculares pelo Instituto Nacional de Cardiologia. Universidade Estácio de Sá. Hospital Unimed-Rio.

Nereida Kilza da Costa Lima

Professora Associada do Departamento de Clínica Médica da Faculdade de Medicina de Ribeirão Preto da Universidade de São Paulo. Médica especialista em Geriatria pela Sociedade Brasileira de Geriatria e Gerontologia (SBGG). Pós-Doutorado pela Stanford University.

Osni Moreira Filho

Graduação em Medicina pela Universidade Federal do Paraná (UFPR). Mestrando em Ciências da Saúde pela Pontifícia Universidade Católica do Paraná (PUC-PR). *Fellow* da European Society of Cardiology. Clínica Gapski Moreira - Curitiba/PR.

Oswaldo Passarelli Júnior

Assistente da Seção de Hipertensão, Tabagismo e Nefrologia do Instituto Dante Pazzanese de Cardiologia.

Otavio Rizzi Coelho

MD, PhD. Professor Associado da Disciplina de Cardiologia do Departamento de Clínica Médica da Faculdade de Ciências Médicas da Universidade Estadual de Campinas (UNICAMP). Departamento de Clínica Médica da Faculdade de Ciências Médicas da UNICAMP.

Pauliana Alencar Monteiro

Nutricionista pela Universidade de Fortaleza. Mestranda em Saúde Pública pela Universidade Federal do Ceará.

Paulo César B. Veiga Jardim

Professor Titular de Cardiologia da Faculdade de Medicina da Universidade Federal de Goiás (UFG). Especialista em Cardiologia pela Sociedade Brasileira de Cardiologia. Doutor em Cardiologia pela Universidade de São Paulo. Professor da Pós-graduação em Ciências da Saúde da UFG. Diretor Técnico do Hospital do Coração de Goiás. Fundador da Liga de Hipertensão da Universidade Federal de Goiás.

Pedro Pimenta de Mello Spineti

Mestre e Doutor em Cardiologia pela Universidade Federal do Rio de Janeiro (UFRJ). Médico do Serviço/Disciplina de Cardiologia do Hospital Universitário Pedro Ernesto da Universidade do Estado do Rio de Janeiro (HUPE-UERJ). Diretor Científico eleito da SOCERJ 2022/2023.

Precil Diego M. M. Neves

Centro Internacional de Pesquisa, Hospital Alemão Oswaldo Cruz, São Paulo.

Priscila Valverde de Oliveira Vitorino
Escola de Ciências Sociais e da Saúde. Pontifícia Universidade Católica de Goiás.

Protásio Lemos da Luz
Professor Titular Sênior de Cardiologia do Instituto do Coração do Hospital das Clínicas da Faculdade de Medicina da Universidade de São Paulo (InCor-HC-FMUSP).

Rafael Marques Calazans
Médico pela Universidade Federal da Bahia (UFBA). Especialista em Clínica Médica pela Casa de Saúde Santa Marcelina (SP). Especialista em Geriatria pela Escola Paulista de Medicina da Universidade Federal de São Paulo (EPM-UNIFESP). Médico assistente do Serviço de Cardiologia da disciplina de Geriatria e Gerontologia da EPM-UNIFESP.

Riccardo Lacchini
Departamento de Enfermagem Psiquiátrica e Ciências Humanas. Escola de Enfermagem de Ribeirão Preto da Universidade de São Paulo.

Rita de Cássia Aleixo Tostes Passaglia
Professora Titular do Departamento de Farmacologia da Faculdade de Medicina de Ribeirão Preto da Universidade de São Paulo (FMRP-USP). Membro da Academia Brasileira de Ciência (ABC).

Roberto Dischinger Miranda
Doutor em Cardiologia pela Escola Paulista de Medicina da Universidade Federal de São Paulo (EPM-UNIFESP). Especialista em Cardiologia pela Sociedade Brasileira de Cardiologia (SBC) e em Geriatria pela Sociedade Brasileira de Geriatria e Gerontologia (SBGG). Diretor clínico do Instituto Longevità. Chefe do Serviço de Cardiologia da disciplina de Geriatria e Gerontologia da EPM/UNIFESP.

Roberto Pozzan
Médico do Serviço de Cardiologia da Universidade do Estado do Rio de Janeiro (UERJ). Doutor em Cardiologia pela Universidade Federal do Rio de Janeiro (UFRJ).

Robson Augusto Souza dos Santos
Professor Emérito, Departamento de Fisiologia e Biofísica, do Instituto de Ciências Biológicas da Universidade Federal de Minas Gerais.

Rogerio Baumgratz de Paula
Doutor em Nefrologia pela Universidade Federal de São Paulo (UNIFESP). Ex-*Fellow* - Department of Physiology and Biophysics, University of Mississippi Medical Center Arthur C. Guyton Research Center. Professor Titular da Universidade Federal de Juiz de Fora. Departamento de Hipertensão da Sociedade Brasileira de Nefrologia. Sociedade Brasileira de Hipertensão.

Rogério Toshiro Passos Okawa
Doutor em Ciências pela Faculdade de Medicina da Universidade de São Paulo. Professor Associado do Departamento de Medicina da Universidade Estadual de Maringá. Professor Permanente do Programa de Pós-graduação em Ciências Fisiológicas da Universidade Estadual de Maringá.

Ronaldo Altenburg Gismondi
Doutor e Pós-Doutor pelo PGCM da Universidade do Estado do Rio de Janeiro (UERJ). Professor Adjunto da Universidade Federal Fluminense e Coordenador da Cardiologia do Niterói D'Or.

Rubens Fazan Jr.
Médico pela Faculdade de Medicina de Ribeirão Preto da Universidade de São Paulo (FMRP-USP). Mestrado e Doutorado pela FMRP-USP. Pós-Doutorado no Cardiovascular Research Center da Universidade de Iowa. Professor Associado do Departamento de Fisiologia da FMRP-USP.

Rui Póvoa
Professor da Disciplina de Cardiologia da Universidade Federal de São Paulo (UNIFESP). Chefe do Setor de Cardiopatia Hipertensiva da UNIFESP.

Sandra C. Fuchs
Doutora em Medicina, Programa de Pós-graduação em Ciências da Saúde: Clínica Médica, Universidade Federal do Rio Grande do Sul (UFRGS). Pós-Doutorado em International Health, School of Public Health, Johns Hopkins University. Professora Titular da Faculdade de

Medicina da UFRGS. Coordenadora do Programa de Pós-graduação em Ciências da Saúde: Cardiologia e Ciências Cardiovasculares. FAHA, American Heart Association.

Sandra Lia do Amaral
Professora Associada do Departamento de Educação Física da Faculdade de Ciências da Universidade Estadual Paulista (UNESP), *campus* Bauru/SP.

Sayuri Inuzuka
Graduada em Medicina pela Universidade de Brasília. Residência em Cardiologia e Título de Especialista em Cardiologia pela Sociedade Brasileira de Cardiologia (SBC). Área de atuação em Ergometria e Ergoespirometria pelo DERC/SBC. Mestre e Doutoranda pelo PPGCS da Universidade Federal de Goiás (UFG). Coordenadora da Clínica Médica do Hospital de Acidentados.

Sergio Emanuel Kaiser
Mestre em Cardiologia pela Pontifícia Universidade Católica do Rio de Janeiro (PUC-RJ) e Doutor em Fisiopatologia Clínica e Experimental pela Universidade do Estado do Rio de Janeiro (UERJ). Professor Adjunto de Medicina Interna da UERJ.

Sérgio Veloso Brant Pinheiro
Professor Associado do Departamento de Pediatria da Faculdade de Medicina da Universidade Federal de Minas Gerais. Professor Adjunto da Faculdade de Ciências Médicas de Minas Gerais.

Teresa Bartholomeu
Educadora física. Professora formada em Educação Física. Escola de Educação Física e Esporte da Universidade de São Paulo.

Thais Farhat de Siqueira
Nutricionista pelo Centro Universitário São Camilo. Especialização em Nutrição nas Doenças Crônico-Degenerativas pelo Instituto de Ensino e Pesquisa Albert Einstein. Especialização em Nutrição e Pediatria pelo Hospital das Clínicas da Faculdade de Medicina da Universidade de São Paulo (HC-FMUSP) e em Fitoterapia pelo GANEP Nutrição Humana. Docente em curso de pós-graduação do Instituto da Criança e do Adolescente do HC-FMUSP.

Thiago Cardona Felipe
Médico pela Faculdade de Ciências Médicas e da Saúde de Sorocaba - Pontifícia Universidade Católica de São Paulo (PUC-SP). Especialista em Clínica Médica pela Irmandade Santa Casa de Misericórdia de São Paulo. Residente de Geriatria pela Escola Paulista de Medicina da Universidade Federal de São Paulo (EPM-UNIFESP).

Thiago de Souza Veiga Jardim
Professor Adjunto de Cardiologia da Faculdade de Medicina da Universidade Federal de Goiás (UFG). Especialista em Cardiologia pela Sociedade Brasileira de Cardiologia. Mestre e Doutor em Ciências da Saúde pela Universidade Federal de Goiás. Pós-doutorado na Harvard Medical School. Professor da Pós-graduação em Ciências da Saúde da UFG. Coordenador do Pronto-Socorro do Hospital do Coração de Goiás.

Vera H. Koch
Professora Livre-Docente do Departamento de Pediatria da Faculdade de Medicina da Universidade de São Paulo (FMUSP), Unidade de Nefrologia Pediátrica do Instituto da Criança e do Adolescente do Hospital das Clínicas da FMUSP. Coordenadora Geral da Coreme – FMUSP.

Weimar Kunz Sebba Barroso
Serviço de Cardiologia, Hospital das Clínicas, Faculdade de Medicina da Universidade Federal de Goiás (FM-UFG). Liga de Hipertensão Arterial da FM-UFG. Programa de Pós-graduação em Ciências da Saúde da FM-UFG. Pesquisador PQ.

Wille Oigman
Professor Titular de Clínica Médica da Universidade do Estado do Rio de Janeiro (UERJ). Mestre em Cardiologia pela UERJ. Doutor em Ciências Médicas pela UERJ.

Wilson Nadruz Junior
MD, PhD. Professor Associado da Disciplina de Cardiologia do Departamento de Clínica Médica da Faculdade de Ciências Médicas da Universidade Estadual de Campinas (UNICAMP). Departamento de Clínica Médica da Faculdade de Ciências Médicas da UNICAMP.

Dedicatória

A 3ª edição do livro *Hipertensão* é dedicada a colegas que doaram grande parte de suas vidas para a pesquisa em hipertensão arterial, o estudo dessa importante doença e trataram pessoas com desvelo.

Partiram para outro plano deixando-nos saudades e seus legados.

Antônio Felipe Sanjuliani

Armênio Costa Guimarães

Clovis Oliveira Andrade

Dante Marcelo Artigas Giorgi

Hilton Chaves Júnior

Manoel Antônio da Silva Saragoça

Márcio Kalil

Rafael Leite Luna

Sumário

SEÇÃO III MEDIDA DA PRESSÃO ARTERIAL E AVALIAÇÃO DO DANO VASCULAR

SEÇÃO IV CLASSIFICAÇÃO, ESTRATIFICAÇÃO DE RISCO E AVALIAÇÃO COMPLEMENTAR

SEÇÃO V TRATAMENTO NÃO MEDICAMENTOSO

SEÇÃO VI TRATAMENTO MEDICAMENTOSO E INTERVENCIONISTA

SEÇÃO VII SITUAÇÕES ESPECIAIS

SEÇÃO VIII HIPERTENSÃO ARTERIAL SECUNDÁRIA

Prefácio

Há um provérbio chinês que apregoa que a felicidade é alcançada quando forem cumpridos três requisitos: criar filho, plantar árvore e escrever livro. De fato, os livros foram e continuarão sendo importantes mesmo com a larga disseminação da comunicação eletrônica. Em Medicina eles são essenciais porque disseminam informações e atualizações do conhecimento de forma didática e de fácil compreensão aos que delas necessitam. Galileu, considerado o pai da experimentação e do moderno método científico, afirmava: "Devemos medir o que é possível medir e tornar mensurável tudo o que ainda é impossível medir". É notável, atualmente, a rapidez como ocorre o desenvolvimento de novas tecnologias que permitem aos pesquisadores novas e mais precisas medidas com o uso da tecnologia digital, da bioinformática, da biologia molecular e da genômica entre tantas outras novas tecnologias disponíveis. Isso vem permitindo um rápido avanço no conhecimento do mecanismo íntimo das doenças, da ação dos medicamentos, etc. Mas só os especialistas nas respectivas áreas têm o treinamento que possibilita a análise crítica e a separação do que são fatos baseados em evidências científicas e aqueles que ainda necessitam de comprovação. Eles também é que estão capacitados a levarem para os médicos que trabalham na linha de frente os novos conceitos e práticas, o que se sabe de novo e o que ainda necessita de comprovação. O adágio "Nem tudo o que é novo é melhor" é cada vez mais atual. Essa é a importância do livro *Hipertensão* na sua 3ª edição. Os capítulos foram escritos por colegas que têm vivência na área, requisito fundamental para que o livro seja útil e sirva como fonte de orientação confiável. Importante, ainda, para assegurar a qualidade do livro, é que os editores tenham experiência para identificar os responsáveis qualificados para escrever os diferentes capítulos. Nesse particular, os nossos colegas Andréa Brandão, Celso Amodeo e Fernando Nobre, além de serem especialistas reconhecidos no campo da hipertensão arterial, têm experiência acumulada como editores, inclusive na edição das duas versões anteriores do livro. Parabéns a eles pela obra realizada e, também, aos colegas que com competência escreveram os diferentes capítulos. Parabéns, também, aos futuros leitores que encontrarão no livro conceitos e práticas atualizadas para orientá-los no campo da hipertensão arterial.

Eduardo Moacyr Krieger

Professor Emérito da Faculdade de Medicina de Ribeirão Preto – Universidade de São Paulo (FMRP-USP).
Ex-Diretor da Unidade de Hipertensão do Instituto do Coração (InCor) do Hospital das Clínicas da Faculdade de Medicina da USP.

Apresentação

"Na medida em que a pressão arterial aumenta, de valores iguais ou maiores de 130 x 90, 140 x 95 e 150 x 100 mmHg, tanto para homens como para mulheres, o número de anos vividos torna-se menor".

Build and Blood Pressure Study. Society of Actuaries, 1959

"Está muito claro que a elevação da pressão arterial está diretamente relacionada a um substancial excesso de morbidade e mortalidade por doenças cardiovasculares".

William B. Kannel The Framingham Heart Study. Conclusões do Estudo Iniciado em 1949. Dis Chest. 1969;56(1):43-56

"Por se tratar de condição frequentemente assintomática, a hipertensão arterial sistêmica costuma evoluir com alterações estruturais e/ou funcionais em órgãos-alvo, como coração, cérebro, rins e vasos. Ela é o principal fator de risco modificável com associação independente, linear e contínua para doenças cardiovasculares, doença renal crônica e morte prematura".

Diretriz Brasileira de Hipertensão VIII. Arq Bras Cardiol. 2021;116(3):516-658

Algumas das inúmeras evidências do impacto da hipertensão arterial sistêmica sobre a saúde acima apontadas, em período de mais de 7 décadas, evidenciam a importância e gravidade dessa doença silenciosa e perversa, especialmente se não adequadamente diagnosticada e com eficiência tratada.

Entretanto, desde o século XVII são conhecidos os impactos sobre a morbidade e mortalidade, especialmente por doenças cardiovasculares e renais.

Desde a publicação da 2ª edição deste livro, ocorrida em 2012, mais de 150 mil novas publicações acessadas no PubMed podem ser obtidas adotando-se os títulos: "*arterial systemic hypertension*", "*high blood pressure*" e "*arterial hypertension*".

Então, o progresso científico nessa área do conhecimento médico, de interesse para a totalidade das especialidades da medicina, mais do que justifica uma edição revista, atualizada e ampliada para servir de guia seguro e útil.

Esta 3ª edição de *Hipertensão* é constituída por 68 capítulos alocados em 8 seções, didaticamente compostas por assuntos da mais alta relevância para o conhecimento da hipertensão arterial sistêmica: "Conceituação, epidemiologia e prevenção"; "Patogênese: papel dos principais determinantes na gênese e sustentação da hipertensão arterial"; "Medida da pressão arterial e avaliação do dano vascular"; "Classificação, estratificação de risco e avaliação complementar"; "Tratamento não medicamentoso"; "Tratamento medicamentoso e intervencionista"; "Situações especiais" e "Hipertensão arterial secundária".

A despeito da impossibilidade, para qualquer área do conhecimento médico em geral e da hipertensão em particular, de abordar todo o conhecimento afeito a cada assunto, é, sem dúvidas, obra completa para consulta e conhecimento básico.

Recomenda-se que cada um dos textos, em algum momento em que a necessidade seja imperativa, sejam ampliados nos seus conteúdos pelas mais recentes publicações disponíveis.

Entendemos e concluímos que esta 3ª edição de *Hipertensão*, nesses contextos, pode ser considerada missão cumprida.

E bem feita.

Andréa A. Brandão
Celso Amodeo
Fernando Nobre
Editores

SEÇÃO I

CONCEITUAÇÃO, EPIDEMIOLOGIA E PREVENÇÃO

1

Conceituação e fatores de risco

Sandra C. Fuchs

CONSULTA RÁPIDA

Valores de pressão arterial anormais variam entre diretrizes	**Fatores de risco**
▪ Diretriz americana: a partir de 130/80 mmHg ▪ Diretriz europeia: a partir de 140/90 mmHg ▪ Diretriz brasileira: a partir de 140/90 mmHg **Prevalência de hipertensão arterial sistêmica (HAS)** ▪ Depende do critério **Carga de PA sustentada em 24 horas** ▪ Risco depende da duração da exposição	▪ Genéticos e epigenéticos ▪ Biológicos: idade, sexo e raça ▪ Ambientais e estilo de vida: – Consumo dietético de sódio e potássio – Dieta – Sobrepeso e obesidade – Atividade física insuficiente – Consumo de álcool – Apneia obstrutiva do sono

INTRODUÇÃO

Hipertensão arterial sistêmica (HAS) caracteriza-se pela elevação sustentada da pressão arterial (PA) associada a risco de eventos cardiovasculares[1]. A perda de equilíbrio entre retorno venoso, inotropismo e cronotropismo cardíaco e resistência periférica gera carga de PA capaz de causar dano no leito micro e macrovascular, além de distúrbios metabólicos, alterações funcionais e estruturais[2]. A relação entre PA e risco de eventos cardiovasculares e renais é contínua e gradual para acidente vascular encefálico (AVE) não fatal, doença arterial coronariana (DAC), insuficiência cardíaca e doença vascular não cardíaca. Contudo, a caracterização de valores de PA anormais varia entre diretrizes de diagnóstico e controle da PA, refletindo a interpretação das evidências[3-5]. Maior número de aferições de PA aumenta a precisão na caracterização da pressão usual e as oscilações durante 24 horas, ao longo do tempo e em períodos específicos, como durante o sono ou o exercício, tornam necessária a realização de medidas repetidas em consultório e fora dele, preferencialmente utilizando monitorização ambulatorial da PA (MAPA) ou monitorização residencial da PA (MRPA)[3,5,6].

É caracterizada como doença crônica não transmissível (DCNT) em razão da magnitude do risco na causação de doença cardiovascular (DCV), doença renal crônica (DRC) e morte prematura. A prevenção e o controle da HAS representam intervenções com maior potencial para redução na incidência e prevalência de DCV no mundo.

CONCEITUAÇÃO

O risco entre elevação da PA e mortalidade por DAC e AVE foi estabelecido com base em pressão 115/75 mmHg em análise agregando um milhão de participantes de estudos de coorte[1]. A elevação da pressão associou-se a risco de mortalidade por DAC ou AVE, duplicado a cada 20 mmHg de pressão arterial sistólica (PAS) e 10 mmHg de pressão arterial diastólica (PAD), observado em todas as faixas etárias. Hipertensão arterial sistêmica tem sido também caracterizada pelo nível de PA em que os benefícios superam inequivocamente os riscos do tratamento, por meio de evidências obtidas em ensaios clínicos randomizados[7-9] e metanálises[10-12].

A diretriz clínica americana caracterizou HAS a partir de 130/80 mmHg[3], enquanto as diretrizes europeia[4] e brasileira[5] estabeleceram anormalidade a partir de 140/90 mmHg. Diferenças nas prevalências de HAS decorrem do critério de anormalidade e pontos de corte adotados para PAS e PAD.

PREVALÊNCIA DE HIPERTENSÃO ARTERIAL SISTÊMICA

Dados populacionais americanos obtidos no National Health and Nutrition Examination Survey (NHANES; de 2011-2014) detectaram prevalência de hipertensão de 45,6% (IC 95%: 43,6-47,6)[13], segundo a definição de 2017[3], *versus* 31,9% (IC 95%: 30,1-33,7) baseado no critério anterior do *Seventh Report of the Joint National Committee on Prevention, Detection, Evaluation, and Treatment of High Blood Pressure*[14]. Análise de dados do NHANES (2015-2018), empregando critério de PA ≥ 130/80 mmHg, uso de anti-hipertensivos ou diagnóstico prévio de HAS por médico ou por outro profissional de saúde em duas ocasiões, estimou prevalência de 47,3% (IC 95%: 45,4-49,2), 51,7% nos homens e 42,8% nas mulheres[15].

Estimativas agregadas para o Brasil, geradas por meio de estudos de base populacional realizados entre 1990 e 2019, indicaram que 47,9% (IC 95%: 40,2-55,6) dos homens e 42,1% (IC 95%: 35,1-48,9) das mulheres entre 30 e 79 anos apresentavam HAS, caracterizada por pressão ≥ 140/90 mmHg ou uso de medicação anti-hipertensiva[16]. Empregando esse mesmo critério, metanálise de 16 estudos populacionais realizados no Brasil, com 13.978 indivíduos com 60 anos ou mais, detectou que 68,9% (IC 95%: 64,1-73,3) dos indivíduos idosos apresentavam HAS[17].

CONTROLE DA HIPERTENSÃO ARTERIAL SISTÊMICA

A característica de ser usualmente assintomática propicia que a HAS acometa coração, cérebro, rins e vasos, evoluindo de alterações funcionais para estruturais na causação de DCV e DRC[18]. A carga de PA de 24 horas sustentada durante a vida acarreta perda de complacência arterial e enrijecimento progressivos[2]. Nas últimas décadas, as taxas de detecção e tratamento da HAS cresceram, especialmente entre as mulheres, respectivamente, 73,4% (IC 95%: 64,0-81,3) e 69,8% (IC 95%: 60,3-78,4) *versus* 61,8% (IC95%: 52,4-70,8) e 54,4% (IC 95%: 44,9-63,8) nos homens[16], sugerindo tendência favorável ao controle do problema no Brasil. Contudo, a proporção de indivíduos hipertensos sob tratamento com pressão controlada permanece, respectivamente, próxima a um terço (38,9; IC 95%: 26,4-52,1 *vs.* 28,1; IC 95%: 18,5-39,2)[16], mostrando que a evolução favorável não está consolidada. Os resultados reforçam que o risco atribuível à HAS para eventos cardiovasculares é de pelo menos 61%, comparado a 10% para *diabetes mellitus*[19].

O aspecto inovador é a consideração de que o risco decorre da carga de PA sustentada em 24 horas, a qual é preditora de evento[2,18], e o risco de eventos cardiovasculares aumenta com a duração da exposição à pressão elevada[20]. Corroborando o benefício da redução dos valores de PA, dados consolidados do SPRINT mostraram que pacientes com risco cardiovascular aumentado submetidos ao controle intensivo permaneceram com menores taxas de mortalidade por todas as causas ou desfechos graves (1,77% *vs.* 2,40% ao ano) após o final do estudo[7]. Somando-se a estimativa de que cerca de 25 a 50% dos indivíduos adultos são portadores de pré-hipertensão (PA normal ou normal-elevada, na diretriz europeia)[21], a população exposta à carga de PA que potencialmente já acarreta risco é ainda maior[18].

FATORES DE RISCO

Fatores genéticos, epigenéticos, ambientais, sociais e de estilo de vida determinam que HAS seja uma condição multifatorial, variável entre populações. Tradicionalmente, fatores de risco para HAS são abordados pela perspectiva do potencial para prevenção ou modificação e pela magnitude do impacto sobre DCV. Entre os fatores de risco, destacam-se: genéticos; biológicos, que inclui idade, sexo e raça; ambientais e estilo de vida, que incluem sobrepeso e obesidade, consumo dietético excessivo de sódio e inadequado de potássio, dieta não saudável, atividade física insuficiente e consumo de álcool e apneia obstrutiva do sono.

Genéticos

Estima-se que a PA seja determinada por fatores genéticos ou epigenéticos (alterações na expressão gênica na ausência de alterações na sequência de DNA), que interagindo com fatores ambientais e estilo de vida podem ter efeito amplificado ou minorado[22]. A dificuldade de determinar um perfil genético de HAS para a população brasileira torna a história familiar o substituto para caracterização fenotípica de raça. A predisposição genética para a HAS não é modificável e acarreta risco de hipertensão e DCV ao longo da vida. Contudo, o risco pode ser atenuado pela detecção e pelo controle de fatores de risco ambientais e pelo estilo de vida.

Idade, sexo e raça

As características idade, sexo e raça fazem parte do conjunto frequentemente denominado fatores de risco não modificáveis. Pela própria natureza, sua relevância é atribuída a epidemiologia da HAS e o potencial para prevenção.

Associação direta e linear entre idade e risco de mortalidade por DAC e AVE dobrou com a variação da PA em todas as faixas etárias[1]. Metanálise de estudos de base populacional realizados no Brasil na década de 2000 não mostrou diferença na prevalência de PA ≥ 140/9 mmHg ou uso de anti-hipertensivos entre homens (27,3%; IC95%: 22,5-32,8) e mulheres (27,7%; IC95%: 23,7-32,0) com 18 anos ou mais[23]. Análise agregando maior número de estudos populacionais, com 29.633 homens e 41.313 mulheres, entre 30 e 79 anos, caracterizou HAS (PA ≥ 140/9 mmHg) para 47,9% (IC95%: 40,2-55,6) dos homens e 42,1% (IC95%: 35,1-48,9) das mulheres[16].

No Brasil, a caracterização de raça baseia-se na cor da pele autodeclarada, não é empregada etnia. No estudo de coorte ELSA, que arrolou amostra de conveniência de funcionários de seis universidades e hospitais universitários do Brasil, a prevalência de HAS (PA ≥ 140/90 mmHg ou uso de anti-hipertensivos) variou de 49,3% em indivíduos autodeclarados negros, 38,2% mistos, 32,1% asiáticos, 30,3% brancos a 34,4% em indígenas[24]. A associação entre etnia e prevalência de HAS (≥ 130/80 mmHg ou uso de anti-hipertensivos ou diagnóstico prévio) mostra variação na população americana (NHANES), acometendo 51,0% dos homens brancos não hispânicos (*vs.* 40,5% das mulheres), 58,3% dos homens negros não hispânicos (*vs.* 57,6% das mulheres), 50,6% dos homens hispânicos (*vs.* 40,8% das mulheres) e 51,0% dos homens asiáticos não hispânicos (*vs.* 42,1% das mulheres)[13].

Consumo dietético de sódio e potássio

Sódio e potássio são micronutrientes essenciais, estão presentes nos alimentos de uma dieta saudável e caracterizam risco pelo consumo excessivo ou insuficiente. O excesso de sódio da dieta está relacionado aos tipos de alimentos consumidos, particularmente carnes embutidas (presunto, mortadela, salame, linguiça, salsichão, salsicha), enlatados, alimentos com maior grau de processamento (*fast-foods*, lanches industrializados) e preparações empregando ingredientes culinários (temperos prontos, aditivos de sabor, amaciantes de carnes, sopas desidratadas etc.), frequentemente ingeridos em refeições fora de casa. O consumo de sódio é usualmente estimado com base na excreção urinária, a qual pode ser afetada por potenciais vieses que tornam difícil valorizar dosagens que não se baseiam em urina de 24 horas, obtidas em múltiplas coletas[25]. Em contrapartida, a restrição do consumo de sódio para de 4,4 g/dia promove a queda de 5,4 mmHg na PAS e 2,8 mmHg na PAD, entre indivíduos hipertensos, *vs.* 2,4/1,0, respectivamente, em normotensos[26]. Adicionalmente, pode-se caracterizar a relação linear entre ingestão dietética de sódio e risco de DCV, o qual aumentou até 6% para cada incremento de 1 g na ingestão de sódio na dieta[27]. A recomendação da Organização Mundial da Saúde (OMS) de ingestão de sal de cozinha por dia ser inferior a 5 g, o equivalente a uma colher de chá, baseia-se no risco de HAS e DCV decorrente do consumo de sódio > 2 g/dia e na ingestão insuficiente de potássio (< 3,5 g/dia)[28], além de mortalidade[25].

Potássio é um dos micronutrientes capaz de reduzir a PA, particularmente entre indivíduos negros, idosos ou com consumo de alto teor de sódio[29]. Alguns dos alimentos ricos em potássio: leite desnatado, iogurte desnatado, folhas verdes escuras, frutas como banana, laranja, abacate, algumas espécies de peixes (linguado e atum), entre outros listados na Tabela Brasileira de Composição de Alimentos (http://www.tbca.net.br/). A recomendação vigente é o consumo > 3.500 mg/dia[30] por meio da dieta, mas se ela não prover essa quantia, pelo uso de suplementos. Resultados sobre mortalidade total são consistentes com o benefício obtido pela redução da ingestão de sódio e da razão sódio/potássio em um período de 20 anos[31]. Ensaio clínico randomizado mostrou que indivíduos que substituíram sal de cozinha (100% cloreto de sódio, NaCl) por sal contendo 75% NaCl e 25% cloreto de potássio, reduziram a PA, episódios de acidente vascular cerebral, eventos cardiovasculares maiores e morte por qualquer causa[32]. O uso de substitutos do sal, com potássio no lugar do sódio, aumentado pela ingestão de potássio pelo uso de suplementos, reduz a PA, com efeitos sustentados em longo prazo[33].

Dieta

A composição global da dieta pode elevar o risco de HAS por meio de outros micro e macronutrientes, além do efeito do sódio e do potássio. A dieta DASH (*Dietary to Stop Hypertension*), provavelmente, é a com maior corpo de evidências sobre sua capacidade de promover redução da PA e, secundariamente, risco de DCV[34]. A dieta DASH preconiza o consumo de frutas, vegetais, laticínios dietéticos, grãos integrais, leguminosas e baixo teor de gordura, particularmente a saturada. Embora o efeito da dieta não possa ser atribuído a componentes individuais, a restrição de sódio aumentou substancialmente o efeito hipotensor promovido pela dieta DASH isoladamente.

Desde a publicação da dieta DASH, surgiram muitos estudos de coorte caracterizando risco ou ensaios clínicos randomizados mostrando redução do risco associado a dieta. Metanálise de ensaios clínicos randomizados reforçou o efeito líquido da PAS (–7,62 mmHg IC95%: -9,95 a –5,29) e PAD (–4,22 mmHg IC95%: –5,87 a –2,57), observado com a dieta DASH[36]. Outra dieta com potencial efeito hipotensor é a do mediterrâneo, mas as evidências são insuficientes, pois teve efeito somente sobre a PAD. As demais dietas: baixo teor de sódio; baixo teor de sódio associado a alto teor de potássio; baixo teor de sódio combinado com baixo teor calórico; e dietas hipocalóricas também promoveram reduções significativas da PA[36].

Sobrepeso e obesidade

O desenvolvimento de PA elevada possui uma longa trajetória, iniciada no nascimento e consolidada na vida adulta por meio de hábitos alimentares e outras características de estilo de vida[37]. Excesso de peso constitui fator de risco para HAS, detectado em estudo nacional de base escolar, com 73.399 estudantes adolescentes brasileiros. Esse estudo identificou que 9,6% (IC95%: 9,0-10,3) apresentavam HAS, e em adolescentes obesos a prevalência alcançou 28,4% (IC95%: 25,5-31,2), com sobrepeso, 15,4% (IC95%: 17,0-13,8), *versus* 6,3% (IC95%: 5,6-7,0), entre eutróficos[38].

Metanálise de estudos de coorte, com mais de 2,3 milhões de indivíduos adultos, identificou dose-resposta linear, com risco de hipertensão aumentando 49% por um incremento de cinco unidades no índice de massa corporal (IMC), em 27% por incremento de 10 cm na circunferência da cintura, e em 37% e 74% por incremento de 0,1 unidade na relação cintura-quadril e cintura-altura proporção, respectivamente[39]. Adicionalmente, também identificou uma dose-resposta não linear, dose-dependente entre IMC e risco de HAS, e o risco aumentou continuamente com o aumento IMC, mesmo entre indivíduos com IMC normal[39]. Entre os diversos indicadores de excesso de adiposidade, os que medem a cintura abdominal apresenta maior valor preditivo da incidência de HAS[40].

O efeito do excesso de peso sobre a PA foi confirmado por estudos clínicos clássicos que demonstraram que a perda de peso reduz o risco de HAS e PA em indivíduos adultos com HAS[41,42]. No estudo *Trials of Hypertension Prevention* (TOHP), participantes com 30-54 anos, com PA 130-139 ou 80-89 mmHg, randomizados para perda de peso, cuidados usuais ou outra intervenção, foram avaliados para mortalidade em 23 anos de seguimento. Em análise observacional do TOHP, foi detectada relação linear direta de alteração percentual no peso durante o *trial* com mortalidade posterior, persistindo ao longo do acompanhamento. Ao final, não houve diferença sustentada na mortalidade entre os grupos de randomização e houve reincidência na perda de peso[43]. A perda de peso constitui um desafio, mas a restrição energética intermitente poderá ser uma estratégia promissora, comparativamente, às dietas restritivas, reduzindo peso e PA em pacientes com sobrepeso e obesidade portadores de HAS, ainda que com seguimento de seis meses[44].

Atividade física insuficiente

Prática de atividade física regular é parte integrante de recomendações para prevenir e controlar a PA[45]. Diversos instrumentos permitem estimar duração e intensidade da atividade física e inúmeros equipamentos aferem direta ou indiretamente o número de passos e movimentação de segmentos corporais. Diretrizes americanas recomendam que indivíduos adultos devam fazer semanalmente 150 a 300 minutos de atividade física de intensidade moderada, ou 75 a 150 minutos de atividade física aeróbica de intensidade vigorosa, ou uma combinação equivalente de atividade aeróbica de intensidade moderada e vigorosa[45-47]. Atividade física insuficiente pode ser caracterizada pela realização de atividade física com duração ou intensidade inferior à recomendada na diretriz. Alternativamente, pode-se caracterizar sedentarismo[47], utilizando operacionalizações que incluem tempo sentado diário, tempo assistindo televisão, ou utilizando baixas contagens de passos com pedômetro, ou movimentos em um monitor de atividade, acelerômetro. Dados coletados por acelerômetro, em participantes do NHANES, mostraram que crianças e adultos passam aproximadamente 55% de seu tempo acordado sendo sedentários, o equivalente a (7,7 horas/dia)[48]. Comparativamente com indivíduos inativos, aqueles que realizavam um nível mínimo de atividade física de intensidade moderada tiveram redução de 6% no risco de HAS (risco relativo, 0,94; IC95%: 0,92-0,97)[49]. O efeito protetor da atividade física na prevenção da hipertensão e no controle da PA pode ser detectado em uma única sessão de atividade física moderada a vigorosa, tornando-se ainda maior com a prática regular[49].

O efeito da atividade física sobre a redução da PA está bem estabelecido. Metanálise de 18 revisões sistemáticas e metanálises, incluindo 594.129 adultos com mais de 18 anos, identificou que a atividade física promoveu reduções maiores em indivíduos com PA basal mais elevada, respectivamente, de 1 a 2 mmHg em normotensos, 2 a 4 mmHg em pré-hipertensos e 5 a 8 mmHg em hipertensos[45].

Consumo de álcool

Estudos de intervenção e análises de randomização mendeliana confirmaram que a relação entre consumo de álcool e HAS é causal[50]. O consumo agudo de bebidas alcoólicas sobre a PA possui um efeito bifásico, no qual o etanol reduz a PA até 12 horas após a ingestão, aumentando depois. Metanálise de 34 estudos caracterizou redução da PAS em 5,6 mmHg (IC95%: -8,3 a -3,0) nas 6 horas após a ingestão de dose média (14-28 g) de álcool, enquanto em doses altas (> 30 g), a redução foi de 3,5 mmHg (IC95%: -6,0 a -1,0), no mesmo período, e de 3,7 mmHg (IC95%: -7,0 a -0,5) dentro de 7 a 12 horas de consumo. Em contrapartida, o consumo de altas doses de álcool aumentou a PAS em 3,7 mmHg (IC95%: 2,3 a 5,1) após 13 horas de consumo[51]. O consumo crônico de bebidas alcoólicas associou-se à alta incidência de HAS em homens e mulheres. Possivelmente, o risco em mulheres ocorra com consumo moderado de álcool[52,53]. Os riscos do consumo de álcool são maiores em indivíduos negros que em asiáticos ou caucasianos. Em homens da raça negra, o consumo moderado de álcool associou-se ao aumento da incidência de HAS em comparação com não bebedores, mas não em outros estratos de raça-gênero. O mecanismo subjacente dessa associação raça-específica entre álcool e PA não está totalmente claro. Em coorte multiétnica norte-americana, o consumo de ≥ 210 g de álcool por semana em homens brancos e negros associou-se a maior risco de HAS do que em participantes que não consumiam bebidas alcoólicas[53]. Para aqueles com níveis de consumo baixo a moderado (1-209 g/semana), o risco persistiu apenas em homens negros, independentemente de fatores de confusão e do tipo de bebida consumida. Resultados similares foram detectados na coorte de Porto Alegre[54].

A diretriz de HAS de 2017[55] e a diretriz brasileira[5] recomendam limitar o consumo de álcool ≤ 2 drinques/dia para homens e ≤ 1 drinque/dia para mulheres para prevenção da HAS. Há elevação dos níveis de PA em indivíduos que ingerem seis ou mais doses ao dia, o equivalente a 30 g de álcool/dia = 1 garrafa de cerveja (5% de álcool, 600 mL) = 2 taças de vinho (12% de álcool, 250 mL) = 1 dose (42% de álcool, 60 mL) de destilados (uísque, vodca, aguardente)[56].

Apneia obstrutiva do sono (AOS)

A detecção de PA elevada em pacientes com AOS associada a relação dose-resposta com graus leve, moderado e grave da AOS[57] e coorte com seguimento de quatro anos, mostrando que episódios de apneia associavam-se com incidência de HAS corroboram AOS como fator de risco para HAS[58]. Adicionalmente, a AOS é um fator de risco para HAS resistente, apresentando uma razão de chances de 4,8 (IC95%: 2,0-11,7) para AOS em pacientes com HAS resistente[59]. Análise conjunta de estudos de risco de AOS para HAS, e os efeitos demonstrados em ECR de tratamento de AOS, pode-se concluir que a AOS é predominantemente um fator precipitante de formas mais graves de HAS, especialmente a resistente[3,59].

BIBLIOGRAFIA

1. Lewington S, Clarke R, Qizilbash N, Peto R, Collins R; Prospective Studies Collaboration. Age-specific relevance of usual blood pressure to vascular mortality: a meta-analysis of individual data for one million adults in 61 prospective studies. Lancet. 2002;360:1903-13.
2. Fuchs FD. Essentials of hypertension: the 120/80 paradigm. Cham: Springer, 2018.
3. Whelton PK, Carey RM, Aronow WS, Casey DE Jr., Collins KJ, Dennison Himmelfarb C, et al. 2017 ACC/AHA/AAPA/ABC/ACPM/AGS/APhA/ASH/ASPC/NMA/PCNA Guideline for the Prevention, Detection, Evaluation, and Management of High Blood Pressure in Adults: A Report of the American College of Cardiology/American Heart Association Task Force on Clinical Practice Guidelines. Hypertension. 2018;71:e13-e115.
4. Williams B, Mancia G, Spiering W, Agabiti Rosei E, Azizi M, Burnier M, et al. 2018 Practice Guidelines for the management of arterial hypertension of the European Society of Hypertension and the European Society of Cardiology: ESH/ESC Task Force for the Management of Arterial Hypertension. J Hypertens. 2018;36:2284-309.
5. Barroso WKS, Rodrigues CIS, Bortolotto LA, Mota-Gomes MA, Brandão AA, et al. Brazilian Guidelines of Hypertension – 2020. Arq Bras Cardiol. 2021;116:516-658.
6. Muntner P, Shimbo D, Carey RM, Charleston JB, Gaillard T, Misra S, et al. Measurement of blood pressure in humans: a scientific statement from the American Heart Association. Hypertension. 2019;73:e35-e66.
7. SPRINT Research Group, Wright JT Jr, Williamson JD, Whelton PK, Snyder JK, Sink KM, Rocco MV, et al. A randomized trial of intensive versus standard blood-pressure control. N Engl J Med. 2015;373:2103-16.
8. SPRINT Research Group, Lewis CE, Fine LJ, Beddhu S, Cheung AK, Cushman WC, Cutler JA, et al. final report of a trial of intensive versus standard blood-pressure control. N Engl J Med. 2021;384:1921-30.
9. Zhang W, Zhang S, Deng Y, Wu S, Ren J, Sun G, et al.; STEP Study Group. Trial of intensive blood-pressure control in older patients with hypertension. N Engl J Med. 2021;385:1268-79.
10. Bangalore S, Toklu B, Gianos E, Schwartzbard A, Weintraub H, Ogedegbe G, et al. Optimal systolic blood pressure target after SPRINT: insights from a network meta-analysis of randomized trials. Am J Med. 2017;130:707-19.e8.
11. Bundy JD, Li C, Stuchlik P, Bu X, Kelly TN, Mills KT, et al. Systolic blood pressure reduction and risk of cardiovascular disease and mortality: a systematic review and network meta-analysis. JAMA Cardiol. 2017;2:775-81.
12. Ettehad D, Emdin CA, Kiran A, Anderson SG, Callender T, Emberson J, et al. Blood pressure lowering for prevention of cardiovascular disease and death: a systematic review and meta-analysis. Lancet. 2016;387:957-67.
13. Muntner P, Carey RM, Gidding S, Jones DW, Taler SJ, Wright JT Jr, et al. Potential U.S. Population Impact of the 2017 ACC/AHA High Blood Pressure Guideline. J Am Coll Cardiol. 2018;71:109-18.
14. Chobanian AV, Bakris GL, Black HR, Cushman WC, Green LA, Izzo JL Jr, et al.; Joint National Committee on Prevention, Detection, Evaluation, and Treatment of High Blood Pressure. National Heart, Lung, and Blood Institute; National High

Blood Pressure Education Program Coordinating Committee. Seventh report of the Joint National Committee on Prevention, Detection, Evaluation, and Treatment of High Blood Pressure. Hypertension. 2003;42:1206-52.
15. Virani SS, Alonso A, Aparicio HJ, Benjamin EJ, Bittencourt MS, Callaway CW, et al.; American Heart Association Council on Epidemiology and Prevention Statistics Committee and Stroke Statistics Subcommittee. Heart disease and stroke statistics – 2021 update: a report from the American Heart Association. Circulation. 2021;143:e254-e743.
16. NCD Risk Factor Collaboration (NCD-RisC). Worldwide trends in hypertension prevalence and progress in treatment and control from 1990 to 2019: a pooled analysis of 1201 population-representative studies with 104 million participants. Lancet. 2021;398:957-80.
17. Picon RV, Fuchs FD, Moreira LB, Fuchs SC. Prevalence of hypertension among elderly persons in urban Brazil: a systematic review with meta-analysis. Am J Hypertens. 2013;26:541-8.
18. Fuchs FD, Whelton PK. High blood pressure and cardiovascular disease. Hypertension. 2020;75:285-92.
19. Moreira LB, Fuchs SC, Wiehe M, Neyeloff JL, Picon RV, Moreira MB, et al. Cardiovascular risk attributable to diabetes in southern Brazil: a population-based cohort study. Diab Care. 2009;32:854-56.
20. Zuo Y, Zheng D, Chen S, Yang X, Yan Y, Liu F, et al. Baseline and cumulative blood pressure in predicting the occurrence of cardiovascular events. Front Cardiovasc Med. 2021;8:735679.
21. Egan BM, Stevens-Fabry S. Prehypertension-prevalence, health risks, and management strategies. Nat Rev Cardiol. 2015;12:289-300.
22. Menni C, Mangino M, Zhang F, Clement G, Snieder H, Padmanabhan S, et al. Heritability analyses show visit-to-visit blood pressure variability reflects different pathological phenotypes in younger and older adults: evidence from UK twins. J Hypertens. 2013;31:2356-61.
23. Picon RV, Fuchs FD, Moreira LB, Riegel G, Fuchs SC. Trends in prevalence of hypertension in Brazil: a systematic review with meta-analysis. PLoS One. 2012;7:e48255.
24. Kirschbaum TK, Theilmann M, Sudharsanan N, Manne-Goehler J, Lemp JM, De Neve JW, et al. Targeting hypertension screening in low- and middle-income countries: a cross-sectional analysis of 1.2 million adults in 56 countries. J Am Heart Assoc. 2021;10:e021063.
25. Chor D, Pinho Ribeiro AL, Sá Carvalho M, Duncan BB, Andrade Lotufo P, Araújo Nobre A, et al. Prevalence, awareness, treatment and influence of socioeconomic variables on control of high blood pressure: results of the ELSA-Brasil Study. PLoS One. 2015;10:e0127382.
26. He FJ, Campbell NRC, Ma Y, MacGregor GA, Cogswell ME, Cook NR. Errors in estimating usual sodium intake by the Kawasaki formula alter its relationship with mortality: implications for public health. Int J Epidemiol. 2018;47:1784-95.
27. He FJ, Li J, MacGregor GA. Effect of longer-term modest salt reduction on blood pressure: Cochrane systematic review and meta-analysis of randomised trials. BMJ. 2013;346:f1325.
28. Wang YJ, Yeh TL, Shih MC, Tu YK, Chien KL. Dietary sodium intake and risk of cardiovascular disease: a systematic review and dose-response meta-analysis. Nutrients. 2020;12:2934.
29. World Health Organization. Guideline: sodium intake for adults and children.Geneva: World Health Organization; 2012.
30. Brancati FL, Appel LJ, Seidler AJ, Whelton PK. Effect of potassium supplementation on blood pressure in African Americans on a low-potassium diet. A randomized, double-blind, placebocontrolled trial. Arch Intern Med. 1996;156:61-67.
31. Vinceti M, Filippini T, Crippa A, de Sesmaisons A, Wise LA, Orsini N. Meta-analysis of potassium intake and the risk of stroke. J Am Heart Assoc. 2016;5:e004210.
32. Cook NR, Appel LJ, Whelton PK. Sodium intake and all-cause mortality over 20 years in the trials of hypertension prevention. J Am Coll Cardiol. 2016;68:1609-17.
33. Neal B, Wu Y, Feng X, Zhang R, Zhang Y, Shi J, et al. Effect of salt substitution on cardiovascular events and death. N Engl J Med. 2021;385:1067-77.
34. Zhou B, Wang HL, Wang WL, Wu XM, Fu LY, Shi JP. Long-term effects of salt substitution on blood pressure in a rural north Chinese population. J Hum Hypertens. 2013;27:427-33.
35. Chiavaroli L, Viguiliouk E, Nishi SK, Blanco Mejia S, Rahelić D, Kahleová H, et al. DASH Dietary pattern and cardiometabolic outcomes: an umbrella review of systematic reviews and meta-analyses. Nutrients. 2019;11:338.
36. Sacks FM, Svetkey LP, Vollmer WM, Appel LJ, Bray GA, Harsha D, et al.; DASH-Sodium Collaborative Research Group. Effects on blood pressure of reduced dietary sodium and the Dietary Approaches to Stop Hypertension (DASH) diet. N Engl J Med 2001;344:3-10.
37. Gay HC, Rao SG, Vaccarino V, Ali MK. Effects of different dietary interventions on blood pressure: systematic review and meta-analysis of randomized controlled trials. Hypertension. 2016;67:733-9.

38. Allen NB, Krefman AE, Labarthe D, Greenland P, Juonala M, Kähönen M, et al. Cardiovascular health trajectories from childhood through middle age and their association with subclinical atherosclerosis. JAMA Cardiol. 2020;5(5):557-66.
39. Bloch KV, Klein CH, Szklo M, Kuschnir MC, Abreu G de A, Barufaldi LA, et al. ERICA: prevalences of hypertension and obesity in Brazilian adolescents. Rev Saude Publica. 2016;50(Suppl 1):9s.
40. Jayedi A, Rashidy-Pour A, Khorshidi M, Shab-Bidar S. Body mass index, abdominal adiposity, weight gain and risk of developing hypertension: a systematic review and dose-response meta-analysis of more than 2.3 million participants. Obes Rev. 2018;19(5):654-67.
41. Fuchs FD, Gus M, Moreira LB, Moraes RS, Wiehe M, Pereira GM, et al. Anthropometric indices and the incidence of hypertension: a comparative analysis. Obes Res. 2005;13(9):1515-7.
42. Jones DW, Miller ME, Wofford MR, Anderson DC Jr, Cameron ME, Willoughby DL, et al. The effect of weight loss intervention on antihypertensive medication requirements in the Hypertension Optimal Treatment (HOT) study. Am J Hypertens. 1999;12:1175-80.
43. Stevens VJ, Obarzanek E, Cook NR, Lee IM, Appel LJ, Smith West D, et al. Trials of hypertension prevention research group. long-term weight loss and changes in blood pressure: results of the trials of hypertension prevention, phase II. Ann Intern Med. 2001;134:1-11.
44. Cook NR, Appel LJ, Whelton PK. Weight change and mortality: long-term results from the trials of hypertension prevention. J Clin Hypertens (Greenwich). 2018;20(12):1666-73.
45. He CJ, Fei YP, Zhu CY, Yao M, Qian G, Hu HL, et al. Effects of intermittent compared with continuous energy restriction on blood pressure control in overweight and obese patients with hypertension. Front Cardiovasc Med. 2021;8:750714.
46. Pescatello LS, Buchner DM, Jakicic JM, Powell KE, Kraus WE, Bloodgood B, et al.; 2018 Physical Activity Guidelines Advisory Committee. Physical activity to prevent and treat hypertension: a systematic review. Med Sci Sports Exerc. 2019;51:1314-23.
47. Piercy KL, Troiano RP, Ballard RM, Carlson SA, Fulton JE, Galuska DA, et al. The physical activity guidelines for americans. JAMA. 2018;320: 2020-8.
48. Katzmarzyk PT, Powell KE, Jakicic JM, Troiano RP, Piercy K, Tennant B; 2018 Physical Activity Guidelines Advisory Committee. sedentary behavior and health: update from the 2018 Physical Activity Guidelines Advisory Committee. Med Sci Sports Exerc. 2019;51:1227-41.
49. Matthews CE, Chen KY, Freedson PS, Buchowski MS, Beech BM, Pate RR, et al. Amount of time spent in sedentary behaviors in the United States, 2003-2004. Am J Epidemiol. 2008;167:875-81.
50. Liu X, Zhang D, Liu Y, Sun X, Han C, Wang B, et al. Dose-response association between physical activity and incident hypertension: a systematic review and metanalysis of cohort studies. Hypertension. 2017;69:813-20.
51. Puddey IB, Mori TA, Barden AE, Beilin LJ. Alcohol and hypertension-new insights and lingering controversies. Curr Hypertens Rep. 2019;21:79.
52. Tasnim S, Tang C, Musini VM, Wright JM. Effect of alcohol on blood pressure. Cochrane Database Syst Rev. 2020;7:CD012787.
53. Fuchs FD, Fuchs SC. The effect of alcohol on blood pressure and hypertension. Curr Hypertens Rep. 2021;23:42.
54. Fuchs FD, Chambless LE, Whelton PK, Nieto FJ, Heiss G. Alcohol consumption and the incidence of hypertension: the atherosclerosis risk in communities study. Hypertension. 2001;37:1242-50.
55. Steffens AA, Moreira LB, Fuchs SC, Wiehe M, Gus M, Fuchs FD. Incidence of hypertension by alcohol consumption: is it modified by race? J Hypertens. 2006;24:1489-92.
56. Arnett DK, Blumenthal RS, Albert MA, Buroker AB, Goldberger ZD, Hahn EJ, et al. 2019 ACC/AHA guideline on the primary prevention of cardiovascular disease: executive summary: a report of the American College of Cardiology/American Heart Association Task Force on Clinical Practice guidelines published correction appears in Circulation. 2019;140:e596-e646.
57. Roerecke M, Kaczorowski J, Tobe SW, Gmel G, Hasan OSM, Rehm J. The effect of a reduction in alcohol consumption on blood pressure: a systematic review and meta-analysis. Lancet Public Health. 2017;2:e108-e120.
58. Fuchs FD, Fuchs SC, Martinez D. Obstructive sleep apnea-hypertension link: almost there? J Thorac Dis. 2017;9:3537-40.
59. Peppard PE, Young T, Palta M, Skatrud J. Prospective study of the association between sleep-disordered breathing and hypertension. N Engl J Med. 2000;342:1378-84.
60. Gonçalves SC, Martinez D, Gus M, de Abreu-Silva EO, Bertoluci C, Dutra I, et al. Obstructive sleep apnea and resistant hypertension: a case-control study. Chest. 2007;132:1858-62.

2

Pressão arterial normal

Helio Cesar Salgado
Rubens Fazan Jr.

CONSULTA RÁPIDA

Conceito físico de pressão

- Pressão no sistema circulatório
- Princípios do controle cardiocirculatório da pressão arterial
- Significado da pressão arterial
- Conceito de pressão arterial pulsátil
- Diagrama do pulso arterial e sua relação com as fases do ciclo cardíaco
- Cálculo da pressão arterial média (PAM)

PAM = VMC x RP

Em que:
VMC = Volume-minuto cardíaco
RP = Resistência periférica

- Cálculo prático da PAM a partir das pressões sistólica e diastólica

Regulação da pressão arterial

- Regulação da pressão arterial no curto e médio prazo
- Regulação reflexa da pressão arterial – Barorreflexo arterial
- Receptores de estiramento no seio carotídeo
- Regulação da pressão arterial em longo prazo

Fatores determinantes das pressões arteriais sistólica, diastólica e média

- Fatores que afetam o volume de sangue ejetado pelo ventrículo
- Mudanças progressivas em variáveis do sistema circulatório nas primeiras semanas do desenvolvimento da hipertensão arterial por sobrecarga de volume

CONCEITO FÍSICO DE PRESSÃO

Pressão é uma grandeza representada pela relação entre uma certa força e sua área de distribuição. Assim, a unidade de pressão é definida como Newton por metro quadrado (N/m^2). Entretanto, em homenagem às contribuições de Blaise Pascal à área, utiliza-se, no Sistema Internacional (SI), como unidade para medir a pressão o Pascal (Pa), em que 1 PA = 1 N/m^2.

PRESSÃO NO SISTEMA CIRCULATÓRIO

No sistema circulatório, a pressão sanguínea sistêmica é a força exercida pelo sangue na parede dos vasos. Essa pressão, como será visto adiante, é influenciada pelo débito cardíaco e pela resistência periférica total do sistema circulatório.

Destaca-se que a unidade não estabelecida pelo SI, e denominada de milímetro de mercúrio (mmHg), representa 1 kPa = 7,5 mmHg. Por conseguinte, o mmHg representa a unidade não estabelecida pelo SI, a qual quantifica a pressão no sistema circulatório, sendo relativa à pressão do meio ambiente[1].

PRINCÍPIOS DO CONTROLE CARDIOCIRCULATÓRIO DA PRESSÃO ARTERIAL

Os princípios do controle cardiocirculatório podem ser ilustrados por meio de um modelo hidráulico simples (Figura 1). Nesse modelo hidráulico, a pressão gerada por uma bomba de ação intermitente é determinada, principalmente, pela relação entre a resistência à vazão do líquido do sistema (controlada pelas torneiras posicionadas na saída do líquido) e o volume global ejetado pela bomba hidráulica em um determinado intervalo de tempo, definido pelo produto entre o volume ejetado a cada ciclo da bomba intermitente e a frequência com que se movimenta[2].

Transportando esses conceitos hidráulicos para o sistema circulatório, pode-se inferir, facilmente, a analogia entre a resistência periférica total à passagem do sangue do leito arterial para o venoso, representado pelas torneiras (arteríolas), e o volume global ejetado, representado pelo débito cardíaco, o qual é definido, no sistema circulatório, pelo produto entre a frequência cardíaca (frequência dos movimentos da bomba hidráulica) e o volume de sangue ejetado a cada batimento cardíaco (quantidade de líquido ejetado a cada movimento da bomba). De maneira geral, esta última variável é denominada no sistema circulatório de volume sistólico. Vale a pena ressaltar, ainda, no modelo hidráulico apresentado (Figura 1), os seguintes aspectos:

- O caráter pulsátil da pressão gerada no modelo hidráulico, representado por um registro acoplado a um manômetro de mercúrio com a forma de "U", exibindo um perfil sinusoidal.
- A presença de uma câmara de compressão, a qual, no sistema circulatório sanguíneo, é representada pela complacência das artérias.

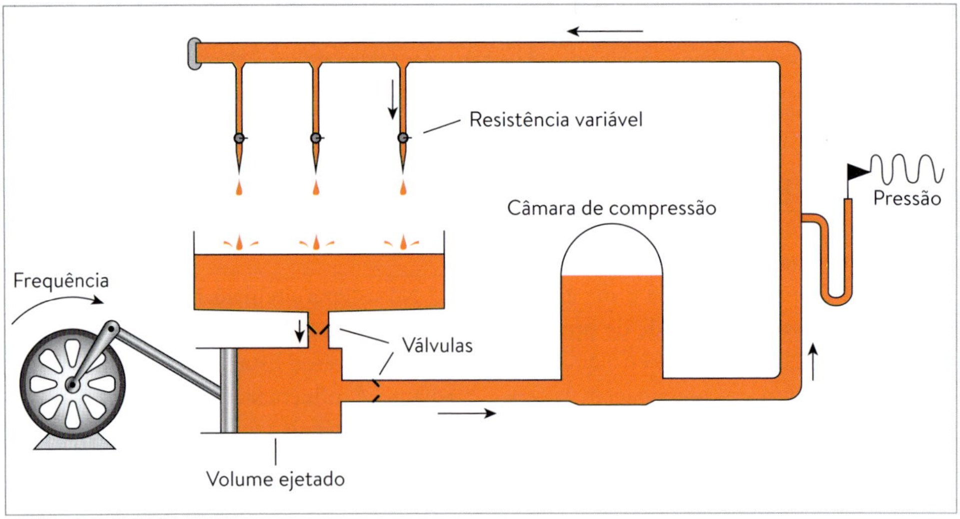

FIGURA 1 Modelo hidráulico ilustrativo dos princípios do controle cardiocirculatório.
Fonte: modificada de Rushmer, 1970[2].

- A presença de duas válvulas: a) uma situada entre o reservatório de líquido (circulação venosa) e a bomba hidráulica, correspondendo no sistema circulatório sanguíneo à válvula mitral; b) outra situada entre a bomba hidráulica e a câmara de compressão, correspondente no sistema circulatório sanguíneo à válvula semilunar aórtica.

SIGNIFICADO DA PRESSÃO ARTERIAL

Após a analogia entre um sistema hidráulico, como o representado anteriormente, e o sistema circulatório sanguíneo, a pergunta que se impõe, de imediato, é: qual o significado do desenvolvimento de uma pressão, no caso a arterial, para o sistema circulatório sanguíneo? A resposta é muito simples e de certa forma intuitiva. Essa pressão arterial tem por finalidade criar um gradiente de pressão entre o sangue arterializado que sai pela aorta e o sangue venoso que chega no átrio direito, ou seja, para que este sangue arterializado possa alcançar os diversos tecidos, a fim de provê-los com oxigênio e outros substratos metabólicos e, concomitantemente, recolher os diversos produtos metabólicos gerados por estes tecidos. Importante destacar que este gradiente de pressão entre a aorta e o átrio direito é o responsável pela circulação sanguínea. Desnecessário destacar que o sangue venoso que chega ao átrio direito será conduzido pela bomba hidráulica sanguínea – coração – para os pulmões, a fim de ser submetido ao processo de arterialização, retornando, posteriormente, para a aorta.

Pressão arterial pulsátil

Como visto no modelo hidráulico, a pressão desenvolvida no sistema oscila entre um nível máximo e um nível mínimo, de acordo com a atividade intermitente da bomba hidráulica. Portanto, ela tem um caráter pulsátil. O mesmo ocorre no sistema circulatório sanguíneo, de acordo com o ciclo cardíaco. A Figura 2 apresentada a seguir demonstra esse caráter pulsátil da pressão arterial, particularmente na aorta.

Estão ilustrados na Figura 2 os níveis de pressão arterial sistólica e diastólica, além da pressão arterial média (PAM), desenvolvidos durante o ciclo cardíaco. Observa-se, ainda, na Figura 2, a relação entre o pulso arterial e os períodos de sístole e diástole do ciclo cardíaco. Vale a pena ressaltar que o pulso arterial gerado na raiz da aorta tem como característica a presença de uma incisura, o nó dicrótico, o qual representa a oscilação da pressão, decorrente do fechamento da válvula aórtica, no término do período sistólico (esvaziamento cardíaco) e consequente início do período diastólico (enchimento cardíaco).

Destaca-se, ainda, na Figura 2 que o pulso arterial (aórtico, no caso) possui dois componentes oscilatórios, a saber: a) um componente ascendente, com curta duração; b) um componente descendente, com maior duração. Esses componentes oscilatórios se encontram representados na Figura 2, respectivamente, pelos colchetes e linhas pontilhadas verticais; cuja importância será explicada mais adiante, ao se tratar da PAM.

É importante destacar que a aorta, analogamente comparada à câmara de compressão do modelo hidráulico, tem papel importantíssimo na determinação da pulsatilidade da pressão arterial, como será visto com detalhes em outros capítulos. Nesse momento, destaca-se apenas que, estando a aorta em perfeitas condições estruturais e funcionais, ela tem papel importante na determinação da pressão arterial normal do indivíduo.

Um último destaque em relação ao caráter pulsátil da pressão arterial é que, do ponto vista hemodinâmico, a PAM é responsável pelo gradiente de PA entre a aorta e o átrio

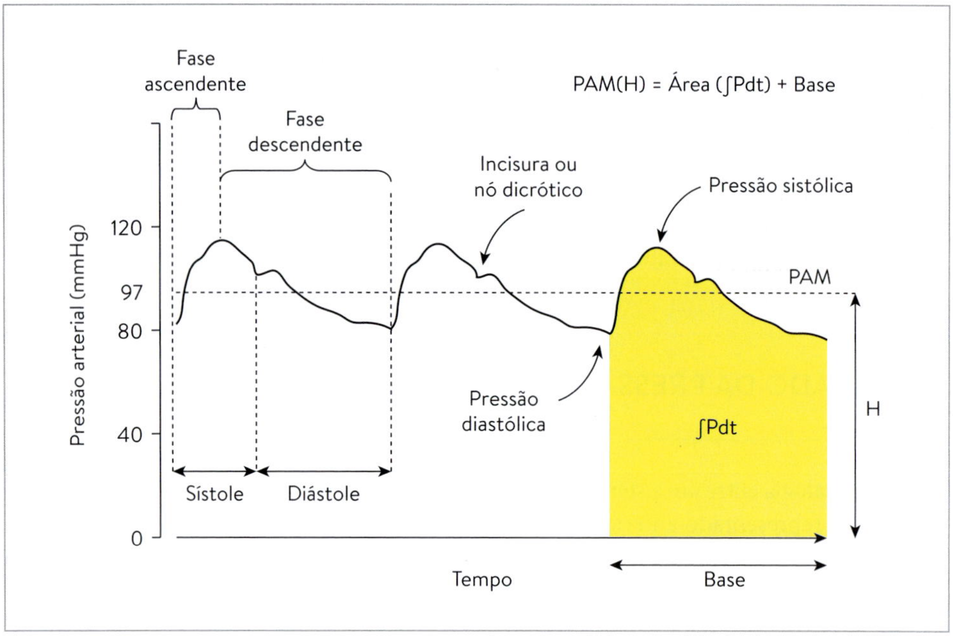

FIGURA 2 Diagrama ilustrativo do pulso arterial, sua relação com as fases do ciclo cardíaco e cálculo da pressão arterial média.

PAM: pressão arterial média.

Fonte: modificada de Feigl, 1974[3].

direito e, em última análise, é responsável também pela determinação do fluxo sanguíneo ao longo do sistema circulatório, como será analisado a seguir.

Pressão arterial média (PAM)

Como destacado anteriormente, a PAM é a pressão responsável, hemodinamicamente, pelo gradiente de PA entre a aorta e o átrio direito, determinando, por conseguinte, o fluxo sanguíneo ao longo do sistema circulatório.

Hemodinamicamente a PAM é definida pelo produto entre o volume-minuto cardíaco (VMC) e a resistência periférica (RP) existente no sistema circulatório. Dessa maneira, a PAM é definida pela seguinte equação:

$$PAM = VMC \times RP$$

A pergunta que se impõe, agora, é: qual a origem dessa relação hemodinâmica entre PAM, VMC e RP? A pressão é uma grandeza física que obedece a relação conteúdo/continente. Desse modo, a pressão arterial depende da quantidade de sangue, a cada momento, dentro do sistema arterial. O sangue, por um lado, é continuamente bombeado para dentro do sistema arterial (aorta) pelo coração (VMC) e, por outro, deixa o sistema arterial, em direção às redes capilares, ao passar pelas arteríolas. Dessa forma, fica fácil compreender que a relação entre o VMC (entrada de sangue no sistema arterial) e a resistência imposta pelas arteríolas à saída deste para as redes capilares é o principal determinante da pressão arterial.

Entretanto, a rigor, essa relação hemodinâmica citada tem origem na célebre equação de Poiseuille, estabelecida pelo médico e físico francês Jean-Louis-Marie Poiseuille. Essa equação relaciona o fluxo (F) de um líquido ideal – cuja viscosidade (η) é constante – através de tubo cilíndrico rígido com um comprimento L, também constante, e raio R; além do gradiente de pressão nas extremidades do tubo (ΔP). Compõem, ainda, a equação de Poiseuille os fatores constantes e 8, como visto a seguir.

EQUAÇÃO DE POISEUILLE

$$F = \frac{\pi \cdot \Delta P \cdot r4}{8 \cdot \eta \cdot L}$$

É importante ressaltar que, do ponto de vista físico, o sistema circulatório não possui um comprimento L constante, assim como o sangue não é um líquido ideal, visto que sua viscosidade (η) se altera ao longo do sistema circulatório. Entretanto, o mais importante é que, para a aplicação da equação de Poiseuille, do ponto de vista hemodinâmico, o sangue é considerado com viscosidade constante (η), comprimento do sistema circulatório (L) também é considerado constante; dessa maneira, com os parâmetros L, η, 8 constantes, a equação hemodinâmica correspondente à PAM foi estabelecida pela seguinte relação:

PAM (ΔP nas extremidades do tubo) =
VMC (fluxo F) × RP (inverso do r4)

Lembrando que a pressão no átrio direito é considerada zero, daí o gradiente de pressão aorta/átrio direito (ΔP) ter sido restrito à PAM da aorta.

Um outro aspecto importante, como veremos a seguir, é que a PAM não é o valor intermediário entre os valores máximos (pressão sistólica) e mínimos (pressão diastólica), como pode ser observado na Figura 2. A rigor, em condições normais, a PAM apresenta um valor mais próximo do valor da pressão arterial diastólica que do valor da pressão sistólica. Por quê?

O cálculo, em si, da PAM a partir de um pulso arterial é relativamente simples, ou seja, basta que se calcule a média dos valores instantâneos do referido pulso arterial. Porém, essa abordagem indicará um valor de PAM mais próximo da pressão diastólica (mínima) do que da pressão sistólica (máxima).

Porém, uma nova pergunta se impõe: por quê? Isso se deve, indubitavelmente, ao fato de que o pulso arterial é um fenômeno oscilatório com uma fase ascendente curta e uma fase descendente mais longa, como destacado na Figura 2. Entretanto, o cálculo do valor médio dos valores instantâneos de um fenômeno oscilatório, como é o caso da pressão arterial, leva em consideração o processo de integração matemática da área sob o pulso arterial como um todo, em função obviamente do tempo, como ilustrado na Figura 2. Assim, como a fase ascendente do pulso arterial é mais curta, a área sob a fase descendente dele é mais longa. Logo, ao se integrar matematicamente as áreas (ascendente e descendente) em função do tempo, aquela de maior duração (descendente) tenderá a trazer o valor médio para mais próximo do valor mínimo do fenômeno oscilatório, ou seja, da pressão arterial diastólica.

A Figura 2 provê, também, uma ilustração bastante didática da determinação da PAM envolvendo a área sob o pulso arterial. Nota-se que ao se deslocar para baixo a pequena área hachurada situada acima da linha interrompida – a qual corresponde à PAM – como indicado pela seta. A área hachurada passaria a ter, praticamente, a forma de um retângulo. O qual representa uma figura geométrica, cuja altura é calculada pela divisão da área pela sua base. Fica óbvio, então, na Figura 2, que a altura (H) do retângulo branco corresponde ao valor da PAM. Em síntese, o que se discutiu, então, foram as razões pelas quais a PAM possui um valor mais próximo da pressão diastólica que da sistólica. Razões essas que levam em consideração o caráter pulsátil – oscilatório – da pressão arterial, e a integração matemática da área total desse fenômeno oscilatório em função do tempo.

Do ponto de vista prático, o profissional de saúde, de posse dos valores de pressão arterial sistólica (máxima) e diastólica (mínima), se quiser acessar a PAM tem de, necessariamente, se valer da obtenção de valores instantâneos do pulso arterial ou do cálculo matemático de integração envolvendo a área sob a curva do fenômeno oscilatório pulsátil, a saber, a pressão arterial? Certamente, não. Isso porque, estudos desenvolveram uma maneira prática e simples para o cálculo da PAM com base nas pressões sistólica (máxima) e diastólica (mínima). Veja a seguir.

CÁLCULO PRÁTICO DA PRESSÃO ARTERIAL MÉDIA (PAM) COM BASE NAS PRESSÕES SISTÓLICA E DIASTÓLICA

A PAM é medida de forma acurada por meio eletrônico[3,4]. Todavia, na artéria braquial ela pode ser calculada de maneira prática baseada na fórmula a seguir:

PAM = pressão arterial diastólica + 1/3 pressão diferencial (diferença entre os valores de pressão arterial sistólica e diastólica)

Para a realização desse cálculo, toma-se a pressão arterial sistólica (PAS) com um valor, por exemplo, de 120 mmHg, e a pressão arterial diastólica (PAD) com um valor de 80 mmHg.

Calcula-se, então, o valor correspondente à diferença dos valores de PAS e PAD. No caso, obtém-se um valor de 40 mmHg (PAS – PAD). Em seguida calcula-se, por meio de uma regra de três, o valor de 1/3 (33%) da pressão diferencial, obtendo-se, então, um valor de 13,2 mmHg.

Regra de três: $0{,}33 \times (120 - 80) = 0{,}33 \times 40 = 13{,}2$

Soma-se, então, o 1/3 (13,2 mmHg) da diferença entre a PAS e a PAD com a PAD (80 mmHg), ou seja, 13,2 + 80. Assim, arredondando-se o valor calculado tem-se a PAM:

$$\text{PAM} = 80 + 13 = 93 \text{ mmHg}$$

Vale a pena destacar que alguns autores recomendam utilizar, para a regra de três, 1/2,5 (40%) do valor da pressão diferencial (PAS – PAD), e não 1/3 (33%). A rigor, do ponto de vista prático, isso não representa nenhum problema, apenas facilita o cálculo matemático.

FATORES IMPORTANTES NA DETERMINAÇÃO DAS PRESSÕES ARTERIAIS SISTÓLICA E MÉDIA DIASTÓLICA

A magnitude da pressão pulsátil na aorta é determinada por três fatores: 1) volume de sangue ejetado pelo ventrículo esquerdo; 2) velocidade de ejeção do volume sistólico; 3) complacência aórtica, a qual pode ser interpretada, também, como complacência arterial[4]. Assim, o pulso arterial produzido por uma ejeção ventricular será maior se o volume de sangue for aumentado, se a velocidade de ejeção estiver, também, aumentada, ou se as artérias estiverem menos complacentes[4].

Vale destacar que, embora a expressão impedância seja, frequentemente, identificada como resistência, a rigor, elas não representam o mesmo fenômeno, assim como não são determinadas na mesma região do sistema arterial.[5] A resistência periférica (RP), ou seja, o principal fator determinante do grau de esvaziamento do sistema arterial para a perfusão dos tecidos é, fundamentalmente, regulada pelo diâmetro das arteríolas, as quais são reconhecidas como vasos de resistência que controlam o fluxo sanguíneo para os capilares.[5] A resistência vascular periférica, como visto anteriormente, é representada pela equação RP = PAM / VMC.

Em contrapartida, a impedância aórtica, a qual determina o pico de pressão arterial sistólica quando o sangue é ejetado pelo ventrículo esquerdo, é influenciada, sobremaneira, pela elasticidade da aorta e de outras artérias de grande calibre, bem como pelo diâmetro dos vasos de resistência. Em contraposição à RP, a qual estabelece a relação entre o VMC e a diferença entre a as pressões médias existentes nas artérias e nas veias, a impedância aórtica é, ainda, influenciada pelas alterações na pressão e a velocidade do fluxo sanguíneo durante o ciclo cardíaco. Por exemplo, a pressão arterial sistólica se torna mais elevada e a pressão arterial diastólica mais reduzida, quando a impedância aórtica se encontra aumentada em razão da perda da elasticidade das grandes artérias[5]. Esse fenômeno ocorre durante o envelhecimento normal e é acelerado no processo de arteriosclerose[4,5]. Segundo Katz[5], uma vez que o cálculo da impedância é um processo complexo, a resistência é utilizada mais frequentemente em avaliações clínicas.

A pressão arterial diastólica pode ser considerada decorrente da combinação entre a retração das paredes arteriais e a resistência periférica à passagem de sangue do sistema arterial para os capilares[6]. Durante a diástole existe um desbalanço entre a quantidade de sangue ejetada pelo ventrículo e a quantidade de sangue que flui para os capilares. Essa quantidade de sangue que é armazenada, principalmente na aorta, mas no sistema arterial como um todo, irá, posteriormente, causar essa retração das paredes arteriais, mantendo o fluxo sanguíneo para os capilares durante a diástole, gerando, assim, essa pressão mínima – diastólica – durante o ciclo cardíaco[6].

Foi mencionado anteriormente que, do ponto de vista hemodinâmico, a PAM é definida pelo produto entre o volume-minuto cardíaco (VMC) e a resistência periférica (RP) existente no sistema circulatório. Assim, a PAM foi caracterizada pela seguinte equação:

$$PAM = VMC \times RP$$

A seguir será feita uma breve apresentação dos fatores que controlam o VMC e a RP.

A Figura 3 apresenta os principais fatores que determinam o VMC, ou seja, a frequência cardíaca (FC) e o volume de sangue ejetado pelo ventrículo (volume ejetado).

Quanto ao controle da frequência cardíaca, destaca-se que ela depende, principalmente, da frequência intrínseca do marca-passo cardíaco, das atividades simpática e parassimpática e dos fatores humorais, com destaque para as catecolaminas (adrenalina e noradrenalina), angiotensina II e outros fatores. O controle da frequência cardíaca será examinado mais pormenorizadamente em outros capítulos deste livro.

Quanto à determinação do volume de sangue ejetado pelo ventrículo, destacam-se dois fatores importantes: o enchimento do ventrículo durante a diástole – enchimento diastólico – e a ejeção sistólica propriamente dita.

É importante se destacar que o enchimento diastólico depende da distensibilidade das fibras cardíacas, enquanto a ejeção sistólica depende da contratilidade miocárdica propriamente dita, também reconhecida como inotropismo cardíaco, o qual representa a energia liberada pela ligação actina-miosina, refletindo o que se convencionou chamar de contratilidade miocárdica ou inotropismo[7].

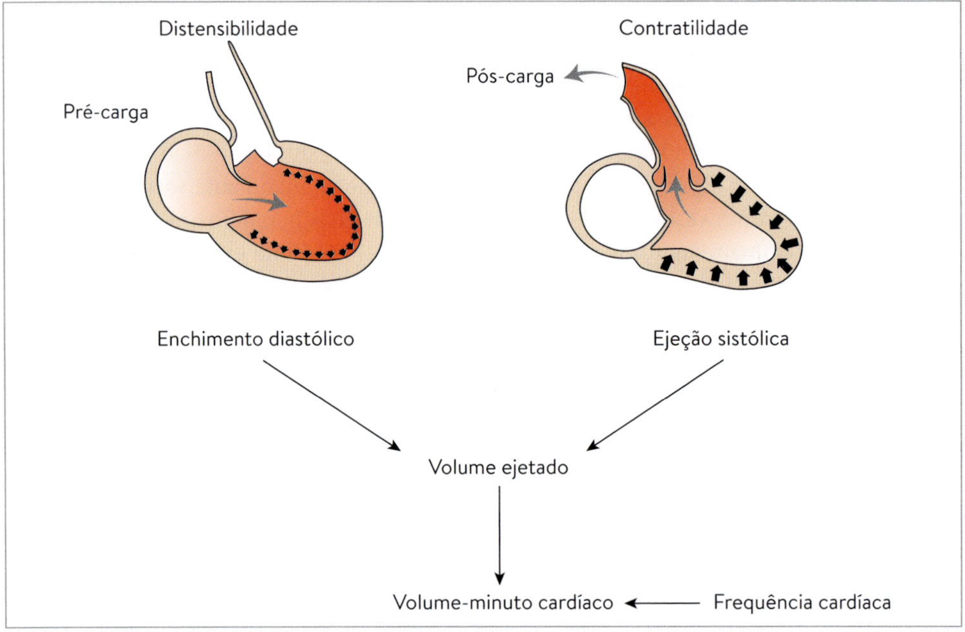

FIGURA 3 Fatores que afetam o volume de sangue ejetado pelo ventrículo.
Fonte: modificada de Rushmer, 1970[2].

Porém, para que o ventrículo possa desempenhar adequadamente a sua capacidade de ejeção sistólica, dois fatores importantes devem ser, também, considerados: pré-carga e a pós-carga.

De maneira muito elementar, pré-carga é identificada como a pressão efetiva do enchimento cardíaco durante a diástole; enquanto a pós-carga é identificada como a resistência oferecia pelo sistema circulatório à ejeção do sangue na aorta. Por exemplo, o nível de PAM do indivíduo não deixa de ser uma resistência à ejeção sistólica. Esse tópico será, também, pormenorizadamente abordado em outros capítulos do livro.

Entretanto, para uma análise mais aprofundada dos conceitos de pré-carga e pós-carga, recomenda-se a excelente revisão de James Norton[8], o qual define esses parâmetros de forma dinâmica, e não estática, destacando os fatores que contribuem com o estresse (tensão) miocárdico desenvolvido no final da diástole – pré-carga – assim como durante a ejeção sistólica – pós-carga.

Em síntese, James Norton[8] define a pré-carga como "Todos os fatores que contribuem com o estresse (tensão) passivo, junto à parede do ventrículo, ao final da diástole"; e como pré-carga, todos os fatores que contribuem com o estresse (tensão) total, na parede do ventrículo, durante a ejeção sistólica.

REGULAÇÃO DA PRESSÃO ARTERIAL

A apropriada perfusão tecidual, a despeito das atividades comportamentais do indivíduo, é garantida pela manutenção da pressão arterial em níveis adequados e constantes. Os mecanismos de ajuste do fluxo sanguíneo tecidual só são efetivos se a pressão arterial permanecer em um estreito limite de variação.

Sendo a pressão arterial uma variável dependente da relação conteúdo/continente ela é modificada por quaisquer fatores que alterem a entrada de sangue no sistema arterial (VMC) e/ou sua saída desse compartimento (determinada pela RPT). O VMC é o produto da FC pelo VS que, por sua vez, é determinado pela quantidade de sangue no organismo, pela contratilidade miocárdica, e pelo retorno venoso ao coração (pré-carga). Entre os fatores determinantes da pré-carga, destaca-se a complacência venosa. Dessa forma, é fácil compreender que a determinação do nível da pressão arterial, e consequentemente seu ajuste, dependem, no longo prazo, da volemia e, no curto prazo, de mudanças em fatores que afetam o retorno venoso ao coração, a contratilidade miocárdica, a FC e, obviamente, a RPT.

A pressão arterial não é regulada por um único mecanismo de controle, mas por diversos sistemas inter-relacionados, realizando funções específicas. Entretanto, para efeito didático, podemos classificar os mecanismos de manutenção e ajuste da pressão arterial como: os de ação rápida, capazes de modificar a pressão em intervalos de segundos ou minutos e os de ação lenta e duradoura, que são os principais responsáveis pela determinação dos níveis de pressão no longo prazo.

REGULAÇÃO DA PRESSÃO ARTERIAL NO CURTO E MÉDIO PRAZO

Mecanismos de ação local que levam à contração ou ao relaxamento da musculatura lisa dos vasos, alterando assim a resistência de árvores vasculares em territórios específicos do organismo, participam da regulação da pressão arterial no curto e no médio prazo. Entre esses, temos o fator miogênico, quando aumentos da pressão, por determinarem maior tensão na parede vascular, levam à contração transitória dos vasos (o oposto também é verdadeiro, quedas da pressão, por reduzir a tensão da parede vascular, causam vasodilatação local). Fatores químicos relacionados ao metabolismo tecidual como tensão de oxigênio e/ou dióxido de carbono, concentração extracelular de potássio, adenosina e nucleotídeos de adenina, também exercem forte influência sobre o tônus da musculatura lisa vascular local.

Entretanto, é importante destacar a importância do endotélio vascular entre os fatores que determinam a RPT. Há muito se sabe que o endotélio não é um tecido epitelial inerte que reveste a luz dos vasos, mas, sim, um órgão endócrino capaz de modular a vasomotricidade, além de exercer grande influência no crescimento e proliferação vascular. O endotélio é capaz de produzir substâncias que levam à constrição (endotelina, prostaglandinas, angiotensina II, espécies reativas de oxigênio), mas também à dilatação dos vasos (óxido nítrico, prostaciclina)[9]. O principal fator vasodilatador derivado do endotélio é o óxido nítrico (NO). O aumento da tensão de cisalhamento do sangue no endotélio, quando há aumento na velocidade do fluxo sanguíneo, é o principal estímulo para a liberação endotelial de NO e, consequentemente, vasodilatação de determinado território. Por outro lado, a endotelina (peptídeo com 21 resíduos de aminoácidos) é o mais potente fator de constrição vascular derivado do endotélio. É produzida e liberada pelas células endoteliais quando estimuladas por fatores como baixa tensão de cisalhamento pelo sangue, queda da pressão de oxigênio e aumento da concentração local de angiotensina II e/ou espécies reativas de oxigênio.

Apesar da importância dos fatores locais e do endotélio sobre a vasomotricidade e, por conseguinte sobre a resistência vascular e pressão arterial, o controle nervoso do sistema cardiovascular, feito quase inteiramente pelo sistema nervoso autônomo (SNA), é o mais importante mecanismo que o organismo dispõe para a regulação, momento a momento da pressão arterial. A regulação neural (autonômica) da pressão arterial, atuando principalmente de maneira reflexa, é capaz de corrigir prontamente tanto aumentos como quedas da pressão arterial. O SNA controla a atividade cardíaca e vascular por meio de suas duas divisões: o simpático e o parassimpático. O simpático é a divisão do autônomo relacionada à modulação tanto da atividade cardíaca como vascular (arterial e venosa). Já o parassimpático (eferentes vagais) tem a sua ação mais relacionada à modulação do coração, principalmente do sistema gerador e condutor da atividade elétrica cardíaca.

A regulação neural na pressão arterial funciona, majoritariamente, como um arco reflexo, ou seja, envolve receptores específicos (principalmente no coração e grandes vasos), vias neurais aferentes, integração central e eferências autonômicas (Figura 4). Fatores hormonais, como catecolaminas, sistema renina-angiotensina, vasopressina e fator natriurético atrial, também exercem seu papel no arco de regulação neuro-humoral da pressão arterial. A velocidade de resposta do sistema neuro-humoral em corrigir as alterações da pressão arterial é alta (segundos ou minutos) e pode durar horas ou até dias. Entretanto, esse mecanismo é muito pouco eficiente em manter-se efetivo para a correção dos níveis de PA no longo prazo (dias ou semanas).

REGULAÇÃO REFLEXA DA PRESSÃO ARTERIAL – BARORREFLEXO ARTERIAL

São vários os receptores envolvidos no controle cardiocirculatório e, consequentemente, na manutenção da pressão arterial. Existem mecanorreceptores e quimiorreceptores arteriais, receptores cardiopulmonares (localizados no coração e em vasos com baixa pressão), além de receptores localizados na circulação renal, na musculatura esquelética e nas articulações. Esses receptores sinalizam, ao sistema nervoso central, a ocorrência de alterações em diferentes variáveis cardiovasculares. Então, os sinais provenientes desses receptores são processados e dão origem a respostas apropriadas para a correção de tais alterações, mantendo a adequada perfusão tecidual e a homeostase circulatória.

O reflexo barorreceptor, também chamado barorreflexo é o mais conhecido, e certamente o mais importante entre os mecanismos neurais de controle da pressão arterial[10]. Sua aferência parte de mecanorreceptores localizados na camada adventícia de grandes artérias torácicas e cervicais, particularmente a curvatura da aorta e o seio carotídeo. O grau de estiramento dos barorreceptores arteriais, proporcional à pressão sanguínea no interior desses vasos, é continuamente informado ao SNC. O sinal aferente dos barorreceptores arteriais é recebido e processado em regiões específicas do bulbo, gerando inibição da atividade simpática (cardíaca e vascular) e aumento da eferência vagal (parassimpático) ao coração. Os efeitos da estimulação dos barorreceptores arteriais são a vasodilatação arteriolar e venosa em todo o sistema circulatório periférico, bem como redução da FC e da força de contração do coração, com consequente redução da pressão arterial. Como os barorreceptores encontram-se parcialmente ativos nos níveis normais da pressão arterial (Figura 4), uma queda da pressão desencadeia efeitos autonômicos opostos, ou seja, aumento da atividade simpática e redução da atividade vagal (parassimpática), levando a uma elevação reflexa da pressão arterial. Como o sistema dos barorreceptores corrige os aumentos ou as diminuições da pressão arterial, ele é um importante sistema de tamponamento pressórico.

Estudos experimentais[11] mostram que o sistema barorreceptor arterial é capaz de re-

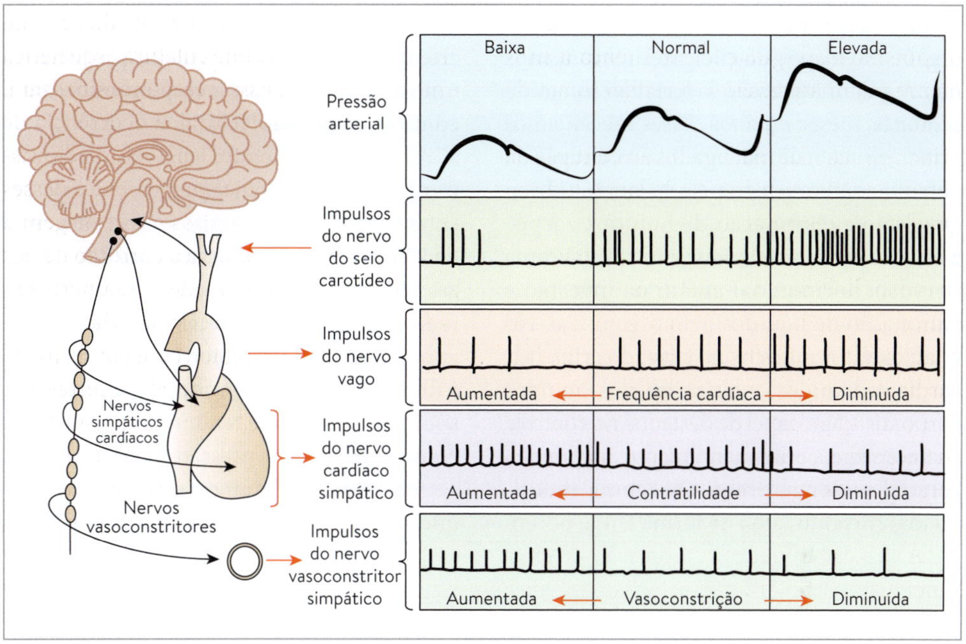

FIGURA 4 Os receptores de estiramento no seio carotídeo descarregam em frequências que dependem da pressão arterial. Quando a pressão arterial está baixa, a frequência de impulsos dos barorreceptores diminui, a atividade do vago diminui e a dos nervos simpáticos cardíacos aumentam (acelerando o coração). Nessa situação, as fibras vasoconstritoras simpáticas tornam-se mais ativas e aumentam a resistência periférica, de modo que o efeito final é aumentar a pressão arterial. Se a pressão arterial aumentar acima do valor normal, a frequência de potenciais aumenta nos nervos do seio carotídeo, reduzindo a atividade simpática e aumentando a vagal. Então, a desaceleração da atividade cardíaca e a vasodilatação periférica restauram a pressão arterial para o normal novamente.

Fonte: modificada de Rushmer, 1970[2].

duzir a variação, minuto a minuto, da pressão arterial para 1/3 do que seria se esse sistema não existisse. Ou seja, uma notável variação da pressão arterial, causadas por situações comportamentais e fatores externos ao organismo, é observada na ausência do barorreflexo.

É importante destacar aqui que, apesar de ser o principal sistema responsável pelo tamponamento da pressão arterial no curto prazo, conforme mencionado anteriormente, o barorreflexo arterial exerce muito pouca influência na determinação do nível de pressão arterial no longo prazo. Isso acontece porque os barorreceptores tendem a se "reprogramar" para novos níveis de pressão após 1 a 2 dias. Ou seja, esse reflexo se "adapta" num período relativamente curto quando a pressão arterial se mantém alterada, tanto para mais, como para menos[12]. Entretanto, estudos experimentais[13] sugerem que essa adaptação dos barorreceptores não é total, podendo contribuir, mesmo que de maneira secundária, para o controle no longo prazo da pressão arterial, especialmente por influenciarem a atividade simpática aos rins.

REGULAÇÃO DA PRESSÃO ARTERIAL NO LONGO PRAZO

Apesar de o sistema nervoso ter uma capacidade muito limitada na determinação do nível da pressão arterial no longo prazo, o organismo dispõe de eficientes mecanismos que regulam a pressão arterial ao longo de semanas, meses ou anos. Esses mecanismos estão, em sua maioria, ligados ao controle da volemia, determinado pelo balanço hídrico (ingestão e eliminação de líquidos corporais). Múltiplos sistemas de controle (sistema nervoso, hormônios) atuam na ingestão e eliminação de líquidos pelo organismo. No entanto, fatores físicos no nível dos rins (filtração de líquidos) – o sistema rins-líquidos corporais – têm papel de destaque no controle da volemia e, consequentemente, na pressão arterial no longo prazo. O sistema rins-líquidos corporais atua de forma lenta, porém muito eficiente para o controle da pressão arterial. Além disso, esse sistema proporciona um ganho de *feedback* quase infinito para o controle da pressão[14].

Se a pressão arterial é igual ou inferior a 50 mmHg, a diurese praticamente não existe. No entanto, se a pressão arterial se eleva para cerca de 200 mmHg, a diurese aumenta de 6 a 8 vezes, reduzindo a volemia e, consequentemente, reduzindo a pressão arterial[14,15]. Além disso, o aumento da pressão arterial não eleva apenas a diurese, mas eleva também a eliminação de sódio na urina. Esse fenômeno é conhecido como natriurese de pressão (Figura 5).

Para finalizar, é importante compreender que a pressão arterial não é regulada por um

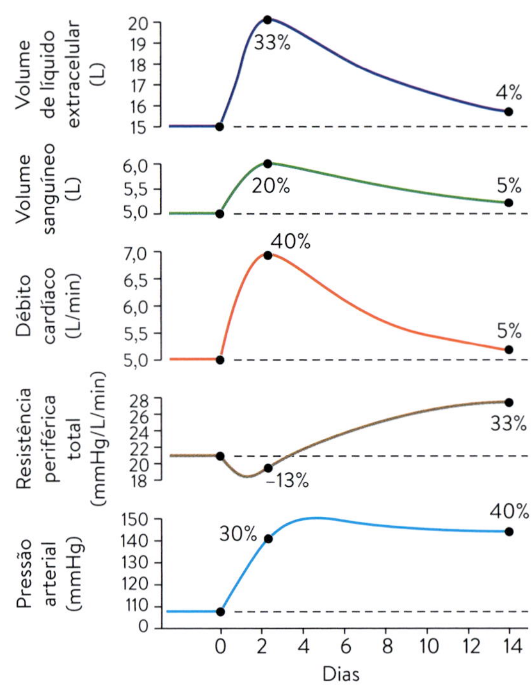

FIGURA 5 Mudanças progressivas em variáveis importantes do sistema circulatório durante as primeiras semanas de hipertensão com carga de volume. Observe especialmente o aumento inicial do débito cardíaco como a causa básica da hipertensão. Subsequentemente, o mecanismo de autorregulação retorna o débito cardíaco quase ao normal, ao mesmo tempo que causa um aumento secundário na resistência periférica total.

Fonte: modificada de Guyton, 2011[15].

sistema único de controle, mas sim por diversos sistemas inter-relacionados. De modo geral, os primeiros mecanismos que atuam para corrigir alterações agudas da pressão arterial, geralmente provocadas por fatores externos e/ou comportamentais, são os reflexos autonômicos. Porém, os mecanismos renais de controle da pressão arterial representam o principal sistema de controle da pressão no longo prazo.

BIBLIOGRAFIA

1. Thomas G, Duffin-Jones V. Monitoring arterial blood pressure. Anaesthesia and Intensive Care Medicine. 2015;16(3):124-7.
2. Rushmer RF. Cardiovascular dynamics. 3.ed. Philadelphia: WB Saunders, 1970.
3. Feigl EO. The arterial system. In: Ruch TC, Patton HD Scher AM. Physiology and biophysics, circulation, respiration and fluid balance. 1974, Philadelphia: WB Saunders, 1974.
4. Widmaier EP, Raff H, Strang KT. Vander fisiologia humana: os mecanismos das funções corporais. 12. ed. Rio de Janeiro: Guanabara Koogan, 2013.
5. Katz AM. Physiology of the heart. 5th ed. Philadelphia: Wolters Kluwer, Lippincott Williams & Wilkins, 2011.
6. Shepherd JT, Vanhoutte PM. The human cardiovascular system – facts and concepts. New York: Raven Press, 1979.
7. Tucci PJF, Maciel RH. Estabilidade funcional do coração isolado de cobaia contraindo isovolumetricamente. Arq Bras. Cardiol. 1977;30(6):423-7.
8. Norton JM. Toward consistent definitions for preload and afterload. Adv Physiol Educ. 2001;25(1):53-61.
9. Vanhoute PM, Shimokawa H, Feletou M, Tang EHC. Endothelial dysfunction and vascular disease – a 30th anniversary update. Acta Physiol. 2017;219(1):22-96.
10. Zucker IH, Gilmore JP. Reflex control of the circulation. Boca Raton: CRC Press, 1991.
11. Cowley AW Jr, Liard JF, Guyton AC. Role of baroreflex in daily control of arterial blood pressure and other variables in dogs. Circ Res. 1973;32(5):564-76.
12. Chapleau MW, Hajduczok G, Abboud FM. Peripheral and central mechanisms of baroreflex resetting. Clin Exp Pharmacol Physiol. 1989;(suppl. 15):31-43.
13. Guyenet PG. The sympathetic control of blood pressure. Nat Rev Neurosci. 2006;7(5):335-46.
14. Granger JP. Pressure natriuresis: role of renal interstitial pressure in the pressure diuresis response. Am J Physiol Renal Fluid Electrolyte Physiol. 1989;256:F63-F70.
15. Hall JE. Guyton and Hall textbook of medical physiology. 13. ed. Philadelphia: Elsevier, 2011.

3

O impacto da hipertensão arterial sistêmica no mundo

Precil Diego M. M. Neves
Luísa Pacheco Avezum
Laura Pacheco Avezum
Gustavo Bernardes de Figueiredo Oliveira
Álvaro Avezum

CONSULTA RÁPIDA

- A hipertensão arterial sistêmica (HAS) é uma condição com alta prevalência global, que acomete atualmente 1,4 bilhão de adultos entre 30 e 79 anos.
- Estima-se que apenas cerca de 42% dos pacientes hipertensos são diagnosticados e tratados ao longo da vida e um controle de pressão arterial adequado seja atingido em apenas 14% destes.
- A HAS é o fator de risco mais prevalente para as doenças cardiovasculares (DCV), como infarto agudo do miocárdio, acidente vascular encefálico e doença arterial periférica.
- A HAS tem impacto direto na gênese da doença renal crônica e das demências, que também se correlacionam de forma estrita com as DCV.
- Pela sua prevalência, necessidade de tratamento e relação estreita com as doenças cardiovasculares e outras condições, a HAS tem grande impacto econômico mundial.
- Políticas de saúde pública que busquem aumento do diagnóstico, tratamento e controle devem ser incentivadas como ferramentas potenciais para minimizar os impactos em saúde e econômicos da doença.

Ao longo dos anos, as doenças cardiovasculares (DCV) têm assumido impacto importante na saúde de forma global, principalmente nos países de baixa e média renda. O mundo em desenvolvimento experimenta, há algumas décadas, um processo de urbanização que traz consigo melhora do saneamento básico, expansão do atendimento médico e do nível de complexidade de atendimento e adoção de imunização em massa, o que resulta em aumento da expectativa de vida[1,2]. Entretanto, algumas consequências da vida moderna e das comodidades tecnológicas, como sedentarismo, qualidade ruim da dieta e estresse/depressão, aumentam a prevalência da obesidade e demais fatores de risco cardiovasculares. Assim, os países em desenvolvimento apresentam a característica transição da redução do óbito por causas infecciosas e parasitárias para o aumento do óbito cardiovascular, fato já observado em alguns países de média/baixa renda[3-5].

A hipertensão arterial sistêmica (HAS) é uma doença crônica não transmissível que representa a principal causa de morte e incapacidade no mundo, sendo responsável por mais de 10 milhões de óbitos por ano[6,7]. Dados da Organização Mundial da Saúde (OMS) estimam que, atualmente, há 1,4 bilhão de adultos entre 30 e 79 anos diagnosticados com HAS em todo o mundo, sendo que destes, 2/3 vivem em países de baixa e média renda e 46% desconhecem ser portadores da comorbidade. Cerca de 42% dos pacientes hipertensos são diagnosticados e tratados ao longo da vida e um controle de pressão arterial (PA) adequado é atingido em apenas 14% destes, valores que estão longe de serem adequados perante o impacto econômico e na morbidade e mortalidade que a doença representa[4,5,8,9].

A prevalência da HAS vem aumentando globalmente como um possível reflexo do aumento da expectativa de vida e maior exposição a fatores de risco associados à doença, como obesidade, tabagismo, sedentarismo e maus hábitos alimentares. Entretanto, assim como para as doenças cardiovasculares em si, tal aumento não é uniforme entre os países. Nas últimas duas décadas, observamos uma discreta redução na prevalência de HAS em países de alta renda em contraponto a países com média e baixa renda, que experimentam aumento na sua prevalência[1-5].

A HAS configura-se como o principal fator de risco para as doenças cardiovasculares, como infarto agudo do miocárdio (IAM) e acidente vascular encefálico (AVE), que são as duas principais causas de morte no mundo[6,7,10-15]. Um dado alarmante é que, segundo a Organização Mundial da Saúde, cerca de 75% das mortes associadas a doenças cardíacas e AVE ocorrem em países de baixa ou média renda[3,6,7]. Neste capítulo, abordaremos o impacto da HAS em diversos cenários de saúde e na economia.

DOENÇAS CARDIOVASCULARES

As doenças crônicas não transmissíveis (DCNT) são a principal causa de mortalidade global atualmente. Nesse grupo, destacamos as DCV, que são as que lideram o ranking de maior número de óbitos[6,7]. No que tange às doenças cardiovasculares, estima-se que cerca de 90% dos casos de IAM e de AVE sejam associados a fatores de risco modificáveis, sendo que o aumento da expectativa de vida, o tabagismo, a dieta inadequada e o sedentarismo estão associados à crescente prevalência desses fatores[10,14,15].

A HAS consiste em fator independente e o mais prevalente para o risco cardiovascular. Estima-se que a prevalência de HAS na América Latina seja de 29,1%[5-7] e, no Brasil, de aproximadamente 24%[5-7,13]. Quando avaliados indivíduos acima de 60 anos, tal prevalência sobe para próximo de 50%. Em relação à doença aterial coronariana (DAC), o tratamento com anti-hipertensivos reduz o risco em 20 a 25%, entretanto, publicações descrevem taxas de controle da HAS no Brasil entre 10,1 e 52,4%[5,13]. Considerando-se uma estimativa otimista, cerca de 50% dos hipertensos tratados estariam expostos às complicações da doença pelo descontrole dos níveis de pressão arterial. Dados da OMS de 2019 revelaram que a incidência global de IAM em 2019 foi de 274/100 mil habitantes, 160,4/100 mil habitantes na América Latina e 120,3/100 mil habitantes no Brasil[6,7].

O INTERHEART[14], um estudo caso-controle, avaliou os efeitos dos fatores de risco potencialmente modificáveis associados ao IAM em 52 países. Ele envolveu 30 mil indivíduos (15.152 casos e 14.820 controles) e mostrou que tabagismo, diabetes melito (DM), hipertensão arterial sistêmica, obesidade, ansiedade e depressão, dieta inadequada (ausência de consumo de frutas e vegetais), sedentarismo, consumo elevado de álcool e relação Apolipoproteína B/A1 (ApoB/ApoA1) elevada constituem os nove fatores de risco mais importantes para um primeiro episódio de IAM (Figura 1), considerando-se todas

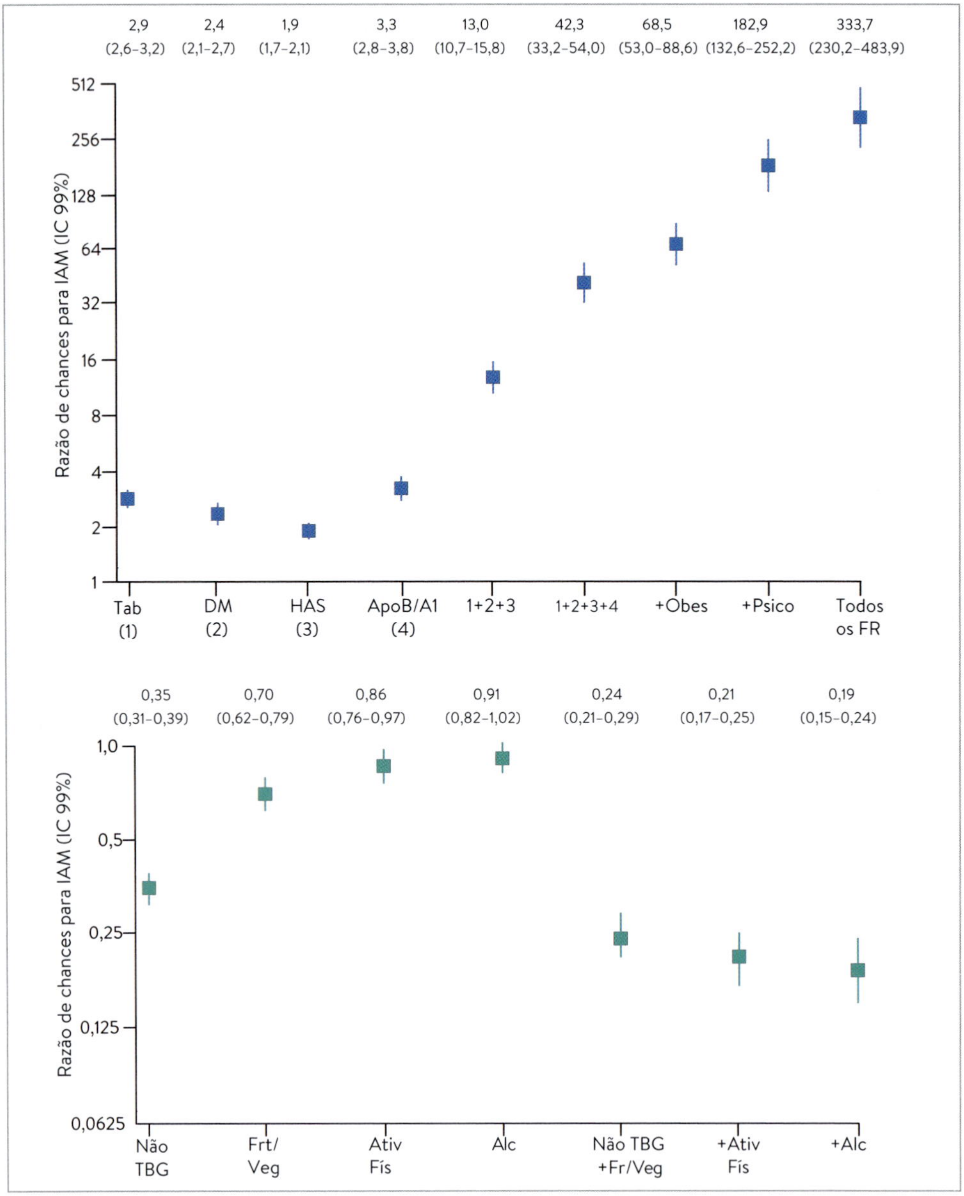

FIGURA 1 Risco de infarto agudo do miocárdio associado à exposição a múltiplos fatores de risco.

Tab: tabagismo. DM: diabetes melito. HAS: hipertensão arterial sistêmica. Obes: obesidade. Psico: fatores psicossociais (ansiedade e depressão). Frt/Veg: consumo de frutas ou vegetais. Ativ Fís: atividade física. Alc: consumo de álcool em quantidades moderadas.

Fonte: adaptada de: Yusuf, 2004[14].

as regiões geográficas, gênero (masculino e feminino) e diversidade étnica representativa. É importante ressaltar que todos esses fatores são potencialmente reversíveis e respondem por 90% do risco atribuível populacional para um primeiro episódio de IAM.

Assim como para o IAM, a HAS é o principal fator de risco para o AVE, conferindo um risco 3,83 vezes maior, que aumenta para 8,53 vezes em pacientes com menos de 45 anos, além de contribuir para a gênese dos quadros isquêmicos, hemorrágicos e da hemorragia subaracnóidea. No AVE hemorrágico, seu papel é ainda mais importante, conferindo risco 9,18 vezes maior quando comparada à normotensão[15-18]. Ressaltamos, ainda, que cerca de 80% dos pacientes com AVE hemorrágico são hipertensos. Dados da OMS de 2019 mostram uma incidência global de AVE de 157,99/100 mil habitantes, 109,39/100 mil habitantes na América Latina e 136,39/100 mil habitantes no Brasil[6,7].

A exemplo do INTERHEART, o INTERSTROKE[15], foi um estudo caso-controle que tinha como objetivo investigar os principais fatores de risco para AVE isquêmico e hemorrágico. Em um total de 6 mil pacientes (3 mil casos e 3 mil controles), alocados em 22 países, os principais fatores de risco para AVE foram: hipertensão, tabagismo, relação cintura-quadril, dieta inadequada, sedentarismo, *diabetes mellitus*, etilismo, estresse e depressão, sendo a HAS o principal desses. A prevalência e o impacto de cada um desses fatores de risco no que tange à razão de chances e ao risco atribuível populacional para os AVE isquêmico e hemorrágico podem ser visualizados na Tabela I.

TABELA I Prevalência, razão de chance e risco atribuível à população para acidente vascular encefálico de acordo com os fatores de risco cardiovascular modificáveis

	Prevalência (%)	AVE total		AVE isquêmico		AVE hemorrágico	
		Razão de chances (IC 99%)	RAP (IC 99%)	Razão de chances (IC 99%)	RAP (IC 99%)	Razão de chances (IC 99%)	RAP (IC 99%)
Tabagismo atual€	24	2,09 (1,75-2,51)	18,9 (15,3-23,1)	2,32 (1,91-2,81)	21,4 (17,5-25,8)	1,45 (1,07-1,96)	9,5 (4,2-20,0)
Diabetes	12	1,36 (1,10-1,68)	5,0 (2,6-9,5)	1,60 (1,29-1,99)	7,9 (5,1-12,3)	*	*
Hipertensão	37	3,89 (3,33-4,54)	51,8 (47,7-55,8)	3,14 (2,67-3,71)	45,2 (40,3-50,0)	9,18 (6,80-12,39)	73,6 (67,0-79,3)
Obesidade abdominal	33	1,65 (1,36-1,99)¥	26,5 (18,8-36,0)†	1,69 (1,38-2,07)	26,0 (17,7-36,5)	1,41 (1,02-1,93)	26,1 (14,1-43,3)
Estresse/ depressão	15/14	1,30 (1,06-1,60)/1,35 (1,10-1,66)	4,6 (2,1-9,6)/5,2 (2,7-9,8)	1,3 (1,04-1,62)/1,47 (1,19-1,83)	4,7 (2,0-10,2)/6,8 (3,9-11,4)	1,23 (0,89-1,69)/*	3,5 (0,7-16,3)/*
Consumo moderado de álcool¶	18	0,90 (0,72-1,11)	3,8 (0,9-14,4)	0,79 (0,63-1,0)	1,0 (0,0-83,8)	1,52 (1,07-2,16)	14,6 (8,5-24,0)

(continua)

TABELA I Prevalência, razão de chance e risco atribuível à população para acidente vascular encefálico de acordo com os fatores de risco cardiovascular modificáveis (*continuação*)

	Prevalência (%)	AVE total		AVE isquêmico		AVE hemorrágico	
		Razão de chances (IC 99%)	RAP (IC 99%)	Razão de chances (IC 99%)	RAP (IC 99%)	Razão de chances (IC 99%)	RAP (IC 99%)
Atividade física£	12	0,69 (0,53-0,90)	28,5 (14,5-48,5)	0,68 (0,51-0,91)	29,4 (14,5-50,5)	0,70 (0,44-1,13)	27,6 (6,8-66,6)
ApoB/ApoA1	33	1,89 (1,49-2,4)	24,9 (15,7-37,1)	2,4 (1,86-3,11)	35,2 (25,5-46,3)	*	*
Causas cardíacas**	5	2,38 (1,77-3,20)	6,7 (4,8-91)	2,74 (2,03-3,72)	8,5 (6,4-11,2)	*	*

Todos os fatores foram ajustados por análise multivariada. A prevalência é a encontrada nos controles. € Atual *versus* nunca consumiu. * A variável não atingiu risco significativo na análise univariada e, por isso, não entrou na análise multivariada. † Segundo e terceiro tercis *versus* primeiro tercil. ¥ Terceiro tercil *versus* primeiro tercil. ¶ Consumo de álcool moderado versus nunca consumiu ou ex-etilismo. £ Para os fatores protetores, os RAP são apresentados para o grupo que não apresenta esses fatores. ** Inclui fibrilação ou *flutter* atrial, IAM prévio, doença valvar reumática ou prótese valvar.
Fonte: adaptada de: O'Donnell et al., 2010[40].

Tais dados permitem a conclusão de que a HAS, como principal fator de risco para IAM e AVE, contribui de forma significativa para a mortalidade por doença cardiovascular além de incapacidade, o que representa impacto econômico e de saúde importante.

As taxas de mortalidade por IAM e AVE globalmente podem ser avaliadas na Figura 2 e o impacto destas na carga de doenças pode ser mais bem avaliado na Tabela II.

Da mesma forma que a doença aterosclerótica pode acometer coronárias, carótidas e pequenos vasos cerebrais, o desenvolvimento de lesões arteriais periféricas também é frequente, sobretudo no paciente com doença aterosclerótica multiarterial[5,19].

TABELA II Impacto do infarto agudo do miocárdio (IAM) e acidente vascular encefálico (AVE), principais complicações da hipertensão arterial sistêmcia, na carga global de doenças

		AVP (por 10.000/ indivíduos)	AVI (por 10.000/ indivíduos)	AVAI (por 10.000/ indivíduos)
IAM	Global	2.285,85	69,73	2.352,58
	América Latina	1.626,21	58,84	1.685,05
	Brasil	1.649,81	67,6	1.717,41
AVE	Global	1.621,85	229,3	1.851,15
	América Latina	952,27	108,11	1.060,38
	Brasil	1.189,93	130,87	1.320,81

AVP: anos de vida perdidos; AVI: anos vividos com incapacidade; AVAI: anos de vida ajustados por incapacidade.

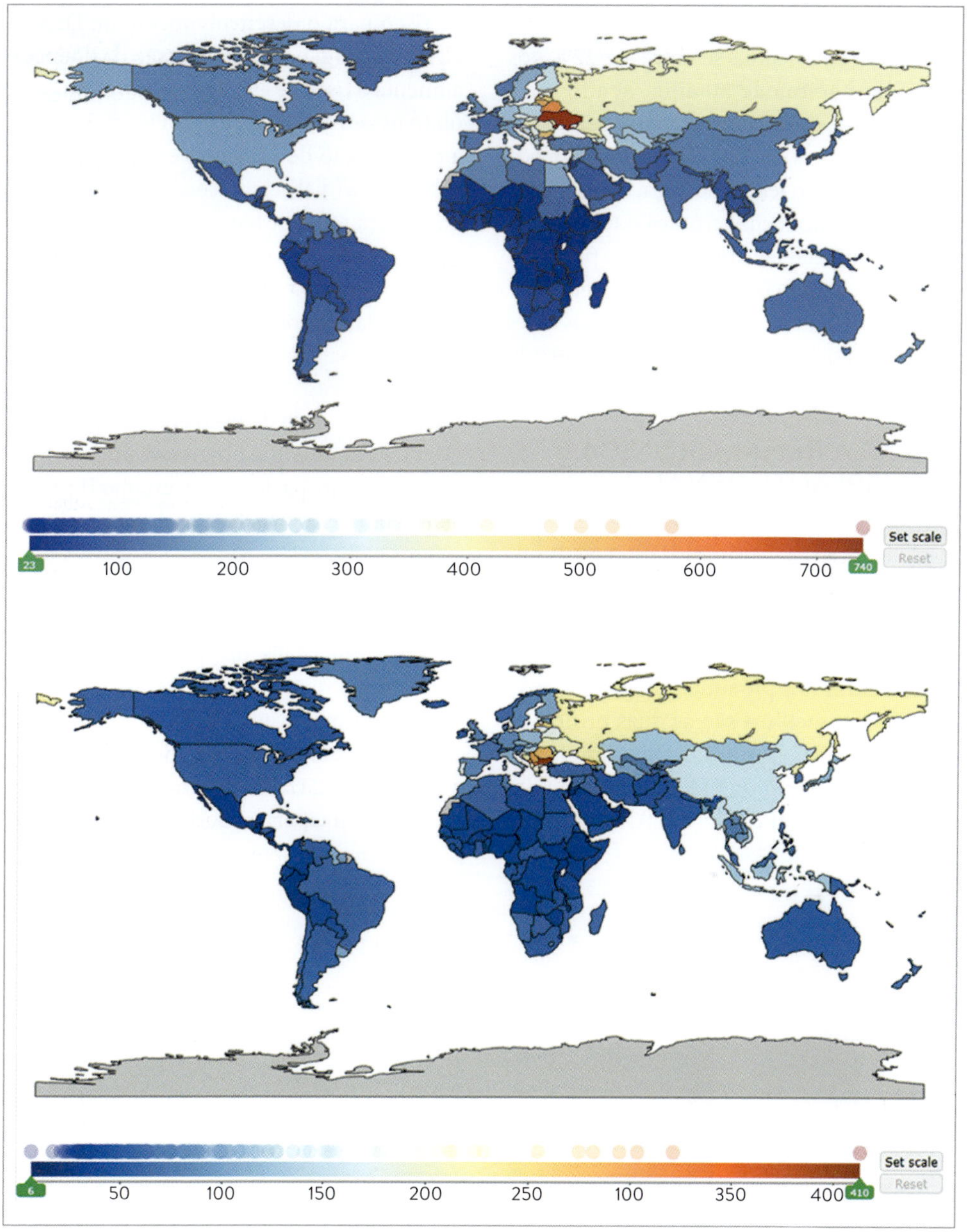

FIGURA 2 Taxa de mortalidade por (A) infarto agudo do miocárdio (IAM) e (B) acidente vascular encefálico (AVE) no ano de 2019 (por 100 mil pessoas).

Fonte: Global Burden of Diseases, 2020[6].

A prevalência global de doença arterial periférica (DAP) situa-se entre 3 e 12% dos indivíduos acima de 50 anos, sendo mais comum em países de média/baixa renda. Os principais fatores de risco associados à doença são idade, gênero feminino, raça, hipertensão, diabetes, doença renal crônica e tabagismo. Juntamente ao tabagismo, a HAS é o principal fator de risco para DAP. O risco de desenvolver DAP em pacientes hipertensos é até duas vezes maior que nos pacientes não hipertensos[19-21].

DOENÇA RENAL CRÔNICA E TRANSPLANTE RENAL

A doença renal crônica (DRC) é um importante problema de saúde pública, com prevalência global estimada de 10 a 15% da população e previsão de aumento progressivo em tais cifras nos próximos anos[22,23]. A HAS e o diabetes mellitus são as duas principais causas de DRC no mundo, evidenciando o grande impacto da HAS na incidência/prevalência de tal condição. Além de fator de risco para o desenvolvimento de DRC, a HAS contribui para a progressão da doença e aumenta o risco de eventos cardiovasculares e óbito nesses pacientes[22-27]. A Figura 3 mostra a distribuição de pacientes em terapia renal substitutiva (diálise) de acordo com a etiologia da doença renal de base.

A prevalência da HAS, seja como causa ou consequência da DRC, é de cerca de 60 a 90%, variando conforme o estádio da doença renal e causa. Dados do *Modification of Diet in Renal Disease Study* (MDRD)[28] mostraram que a prevalência de HAS entre os pacientes com DRC aumentou progressivamente de 65 para 95% entre pacientes em estádio II para V, sendo também mais frequente em pacientes negros e obesos.

Dados do *United States Renal Data System* (USRDS) de 2018[25] revelaram prevalência de DRC em 14,9% dos pacientes norte-americanos, sendo HAS e DM as etiologias mais comumente associadas e, no que tange a pacientes em diálise, observou-se uma prevalência de 2.242,1 pmp, sendo também HAS e DM as principais comorbidades associadas

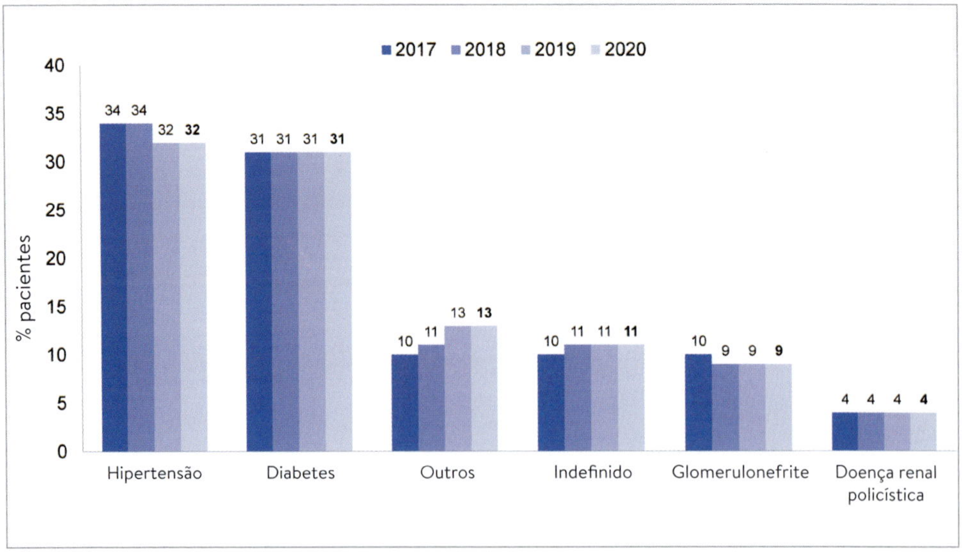

FIGURA 3 Distribuição de pacientes em diálise de acordo com a etiologia da doença renal crônica.
Fonte: Nerbass, et al., 2022[27].

à falência renal. No Brasil e América Latina, não possuímos dados exatos sobre o impacto da HAS na incidência da DRC não dialítica. Dados do Registro Latino-Americano de diálise[26] e transplante renal de 2019 revelam que naquele ano a prevalência de pacientes em diálise foi de 328.983. Informações do Censo Brasileiro de Diálise de 2020[27], uma iniciativa anual da Sociedade Brasileira de Nefrologia (SBN), estimavam uma prevalência de 144.779 pacientes em diálise (incluindo hemodiálise e diálise peritoneal). Nessa casuística, a principal doença de base associada à evolução para necessidade de terapia renal substitutiva foi a HAS, diagnosticada em 32% dos pacientes. É importante ressaltar que em pacientes em diálise, a manutenção da PA elevada associa-se a uma maior frequência de eventos cardiovasculares, tanto isquêmicos quanto hemorrágicos. Além disso, estudos mostram que atingir um controle da PA adequado em pacientes em hemodiálise pode reduzir em até 30% o risco de eventos cardiovasculares.

Em relação ao transplante renal, outra modalidade de terapia renal substitutiva, a prevalência de HAS situa-se entre 50 e 90% dos pacientes, tanto em casuísticas de adultos quanto pediátricas. Vários são os fatores de risco associados a tal condição, como obesidade, manutenção dos rins nativos, uso de corticosteroides e inibidores de calcineurina, e acredita-se que o uso de tais imunossupressores tenha contribuição importante na gênese da HAS pós-transplante. A manutenção de HAS não controlada pós-transplante renal é associada à menor sobrevida do enxerto e aumento do risco de eventos cardiovasculares[30].

DEMÊNCIA

As demências são desordens caracterizadas por prejuízo da cognição (tipicamente envolvendo memória), associadas a envolvimento de pelo menos mais um outro domínio cognitivo (como função executiva, linguagem, visual/espacial). Cerca de 85% dos casos de demência são associados a quadros vasculares cerebrais e doença de Alzheimer (DA), que podem coexistir[31-33].

Evidências estimam que cerca de 35% dos casos de demência são atribuídos a uma combinação de nove fatores de risco potencialmente modificáveis: DM, tabagismo, sedentarismo, baixo grau de escolaridade, hipertensão na meia-idade, obesidade na meia-idade, perda auditiva, isolamento social e depressão na senilidade[32,34].

A HAS apresenta potencial de produzir lesões agudas e crônicas cerebrais (de forma direta) deflagrando processos inflamatórios e acelerando a atrofia cerebral, o que contribui de forma direta para a gênese da perda cognitiva e das síndromes demenciais. Além disso, como previamente descrito, a HAS pode lesar outros órgãos (como rim, coração e vasos), contribuindo de forma indireta para a demência[8,10,22]. Resultados de metanálises revelam que a HAS é associada a um risco relativo de 1,5 vez para o desenvolvimento de demência. De forma reversa, um bom controle da PA também foi associado a uma redução da incidência de tal condição, confirmado tanto por testes de avaliação cognitiva quanto avaliação por meio de exames de imagem[35].

Frente às evidências bem-estabelecidas da correlação entre a HAS e demência e o aumento progressivo da expectativa de vida, o controle adequado da PA vem sendo almejado com o objetivo de, além de prevenção de doença cardiovascular, diminuir o risco de quadros demenciais no futuro.

IMPACTO ECONÔMICO

Em função da prevalência da doença, cronicidade e potencial risco de promover morbidade, mortalidade e incapacidade, a HAS apresenta grande impacto econômico.

Além dos gastos com o tratamento da doença (o que inclui, entre outros, uso de medicações, dieta, realização de atividade física), o tratamento das complicações fatais e não fatais também gera gastos importantes, sejam despesas hospitalares, ou mortes prematuras e invalidez[6,7,36,37].

Nos últimos anos, várias sociedades e instituições têm se concentrado em estimar os gastos diretos e indiretos causados pela HAS. Dados do Centers for Disease Control and Prevention (CDC) estimam que a HAS gere um custo anual aos Estados Unidos de 131 a 198 bilhões de dólares[38]. Tal quantia inclui custos com serviços de saúde, medicações para tratamento da doença, além de perda de produtividade em função de mortes prematuras. Tais valores, que são impactantes, não refletem completamente os custos associados à doença, uma vez que não incluem cálculos de perda de produtividade associada a situações de adoecimento não fatais.

Atualmente, estima-se que os custos anuais para o tratamento da HAS e suas condições associadas ultrapassem o valor de 1 trilhão de dólares. Tais cifras têm incentivado a criação de programas para identificação, tratamento e controle da doença, de forma a evitar suas consequências em relação à morbidade, mortalidade e invalidez. Estudo de custo-efetividade já demonstraram que um melhor controle da PA se associou à redução dos gastos direta ou indiretamente ligados à doença[36,39]. Um estudo muito interessante realizado por Curado et al.[37] avaliou os custos diretos da HAS e suas complicações cardiovasculares ao sistema público de saúde do Brasil no ano de 2019. Os gastos com medicações e consultas com profissionais de saúde em ambientes ambulatoriais e hospitalares foram de cerca de 1,09 bilhão de reais em pacientes sem complicações cardiovasculares. Em relação aos custos hospitalares e ambulatoriais associados a pacientes com complicações cardiovasculares determinadas pela HAS, o custo foi de 192,2 milhões de reais, sendo a soma total de gastos diretos de cerca de 1,28 bilhão de reais no ano.

CONSIDERAÇÕES FINAIS

A HAS é uma comorbidade altamente prevalente, com baixas taxas de controle adequado, que apresenta potencial de gerar impactos enormes em saúde, tanto de forma direta quanto indireta, refletindo em aumento de morbidade e mortalidade, incapacidade e custos. Políticas de saúde e programas em níveis nacional e internacional devem ser incentivados e desenvolvidos visando ao aumento do diagnóstico, tratamento, controle e prevenção de complicações, a fim de minimizar os danos à saúde e econômicos gerados pela doença.

BIBLIOGRAFIA

1. Zhou B, Perel P, Mensah GA, Ezzati M. Global epidemiology, health burden and effective interventions for elevated blood pressure and hypertension. Nat Rev Cardiol. 2021;18(11):785-802.
2. Mills KT, Stefanescu A, He J. The global epidemiology of hypertension. Nat Rev Nephrol. 2020;16(4):223-37.
3. NCD Risk Factor Collaboration (NCD-RisC). Worldwide trends in hypertension prevalence and progress in treatment and control from 1990 to 2019: a pooled analysis of 1201 population-representative studies with 104 million participants. Lancet. 2021;398(10304):957-80.
4. Mills KT, Bundy JD, Kelly TN, Reed JE, Kearney PM, Reynolds K, Chen J, He J. Global disparities of hypertension prevalence and control: A systematic analysis of population-based studies from 90 countries. Circulation. 2016;134(6):441-50.
5. Lopez-Jaramillo P, Joseph P, Lopez-Lopez JP, Lanas F, Avezum A, Diaz R, et al. Risk factors, cardiovascular disease, and mortality in South America: a PURE substudy. Eur Heart J. 2022.
6. GBD 2019 Risk Factors Collaborators. Global burden of 87 risk factors in 204 countries and territories, 1990-2019: a systematic analysis for the Global Burden of Disease Study 2019. Lancet. 2020;396(10258):1223-49.

7. GBD 2019 Diseases and Injuries Collaborators. Global burden of 369 diseases and injuries in 204 countries and territories, 1990-2019: a systematic analysis for the Global Burden of Disease Study 2019. Lancet. 2020;396(10258):1204-22.
8. Zhou B, Perel P, Mensah GA, Ezzati M. Global epidemiology, health burden and effective interventions for elevated blood pressure and hypertension. Nat Rev Cardiol. 2021;18(11):785-802.
9. O' Donnell M, Hankey GJ, Rangarajan S, Chin SL, Rao-Melacini P, Ferguson J, et al. Variations in knowledge, awareness and treatment of hypertension and stroke risk by country income level. Heart. 2020:heartjnl-2019-316515.
10. Perkovic V, Huxley R, Wu Y, Prabhakaran D, MacMahon S. The burden of blood pressure-related disease: a neglected priority for global health. Hypertension. 2007;50(6):991-7.
11. Unger T, Borghi C, Charchar F, Khan NA, Poulter NR, Prabhakaran D, et al. 2020 International Society of Hypertension Global Hypertension Practice Guidelines. Hypertension. 2020;75(6):1334-57.
12. Guideline for the pharmacological treatment of hypertension in adults [Internet]. Geneva: World Health Organization; 2021.
13. Barroso WKS, Rodrigues CIS, Bortolotto LA, Mota-Gomes MA, Brandão AA, Feitosa ADM, et al. Brazilian Guidelines of Hypertension - 2020. Arq Bras Cardiol. 2021;116(3):516-658.
14. Yusuf S, Hawken S, Ounpuu S, Dans T, Avezum A, Lanas F, et al. Effect of potentially modifiable risk factors associated with myocardial infarction in 52 countries (the INTERHEART study): case-control study. Lancet. 2004;364(9438):937-52.
15. O'Donnell MJ, Xavier D, Liu L, Zhang H, Chin SL, Rao-Melacini P, et al. Risk factors for ischaemic and intracerebral haemorrhagic stroke in 22 countries (the INTERSTROKE study): a case-control study. Lancet. 2010;376(9735):112-23.
16. Martins SCO, Lavados P, Secchi TL, Brainin M, Ameriso S, Gongora-Rivera F, et al. Fighting against stroke in Latin America: a joint effort of medical professional societies and governments. Front Neurol. 2021;12:743732.
17. Pistoia F, Sacco S, Degan D, Tiseo C, Ornello R, Carolei A. Hypertension and Stroke: Epidemiological aspects and clinical evaluation. High Blood Press Cardiovasc Prev. 2016;23(1):9-18.
18. Kuklina EV, Tong X, George MG, Bansil P. Epidemiology and prevention of stroke: a worldwide perspective. Expert Rev Neurother. 2012;12(2):199-208.
19. Criqui MH, Matsushita K, Aboyans V, Hess CN, Hicks CW, Kwan TW, et al. Lower extremity peripheral artery disease: contemporary epidemiology, management gaps, and future directions: a scientific statement from the American Heart Association. Circulation. 2021;31;144(9):e171-e191.
20. Fowkes FG, Aboyans V, Fowkes FJ, McDermott MM, Sampson UK, Criqui MH. Peripheral artery disease: epidemiology and global perspectives. Nat Rev Cardiol. 2017;14(3):156-70.
21. Signorelli SS. How to treat patients with essential hypertension and peripheral arterial disease. Curr Pharm Des. 2017;23(31):4598-602.
22. Ku E, Lee BJ, Wei J, Weir MR. Hypertension in CKD: Core Curriculum 2019. Am J Kidney Dis. 2019;74(1):120-31.
23. Georgianos PI, Agarwal R. Hypertension in chronic kidney disease (CKD): Diagnosis, classification, and therapeutic targets. Am J Hypertens. 2021;34(4):318-26.
24. Palygin O, Guan Z, Intapad S, Sullivan JC. Editorial: Hypertension and chronic kidney injury or failure. Front Physiol. 2021;12:662737.
25. United States Renal Data System. 2020 USRDS Annual Data Report: Epidemiology of kidney disease in the United States. National Institutes of Health, National Institute of Diabetes and Digestive and Kidney Diseases, Bethesda, MD, 2020.
26. Sociedade Latino Americana de Nefrologia e Hipertensão (SLANH). Informe 2019 - Registro Latinoamericano de Dialisis Y Transplante Renal. Panamá: SLANH, 2021. Disponível em: https://slanh.net/wp-content/uploads/2021/12/REPORTE_2019.pdf. Acesso em: mar.2022.
27. Nerbass FB, Lima HDN, Thomé FS, Vieira Neto OM, Lugon JR, Sesso R. Brazilian Dialysis Survey 2020. J Bras Nefrol. 2022.
28. Levey AS, Adler S, Caggiula AW, England BK, Greene T, Hunsicker LG, et al. Effects of dietary protein restriction on the progression of advanced renal disease in the Modification of Diet in Renal Disease Study. Am J Kidney Dis. 1996;27(5):652-63.
29. Bucharles SGE, Wallbach KKS, Moraes TP, Pecoits-Filho R. Hypertension in patients on dialysis: diagnosis, mechanisms, and management. J Bras Nefrol. 2019;41(3):400-11.
30. Weir MR, Burgess ED, Cooper JE, Fenves AZ, Goldsmith D, McKay D, et al. Assessment and management of hypertension in transplant patients. J Am Soc Nephrol. 2015;26(6):1248-60.
31. Canavan M, O'Donnell MJ. Hypertension and cognitive impairment: A review of mechanisms and key concepts. Front Neurol. 2022.
32. Livingston G, Sommerlad A, Orgeta V, Costafreda SG, Huntley J, Ames D, et al. Dementia prevention, intervention, and care. Lancet. 2017;16;390(10113):2673-734.
33. Iulita MF, Girouard H. Treating hypertension to prevent cognitive decline and dementia:

Re-opening the debate. Adv Exp Med Biol. 2017;956:447-73.

34. Gottesman RF, Albert MS, Alonso A, Coker LH, Coresh J, Davis SM, et al. Associations between midlife vascular risk factors and 25-year incident dementia in the atherosclerosis risk in communities (ARIC) Cohort. JAMA Neurol. 2017;74(10):1246-54.
35. Ou YN, Tan CC, Shen XN, Xu W, Hou XH, Dong Q, et al. Blood pressure and risks of cognitive impairment and dementia: A systematic review and meta-analysis of 209 Prospective Studies. Hypertension. 2020;76(1):217-25.
36. Wierzejska E, Giernaś B, Lipiak A, Karasiewicz M, Cofta M, Staszewski R. A global perspective on the costs of hypertension: a systematic review. Arch Med Sci. 2020;16(5):1078-91.
37. Curado DSP, Gomes DF, Silva TBC, Almeida PHRF, Tavares NUL, Areda CA, et al. Direct cost of systemic arterial hypertension and its complications in the circulatory system from the perspective of the Brazilian public health system in 2019. PLoS ONE. 2021;16(6):e0253063.
38. Kirkland EB, Heincelman M, Bishu KG, Schumann SO, Schreiner A, Axon RN, et al. Trends in healthcare expenditures among US adults with hypertension: National estimates, 2003-2014. J Am Heart Assoc. 2018;7(11):e008731.
39. Kostova D, Spencer G, Moran AE, Cobb LK, Husain MJ, Datta BK, et al. The cost-effectiveness of hypertension management in low-income and middle-income countries: a review. BMJ Glob Health. 2020;5(9):e002213.
40. O'Donnell MJ, Xavier D, Liu L, Zhang H, Chin SL, Rao-Melacini P, et al. Risk factors for ischaemic and intracerebral haemorrhagic stroke in 22 countries (the INTERSTROKE study): a case-control study. Lancet. 2010;376(9735):112-23.

Prevenção primária

Thiago de Souza Veiga Jardim
Paulo César B. Veiga Jardim
Luciana Muniz Sanches de Siqueira Veiga Jardim

CONSULTA RÁPIDA

As principais intervenções para a prevenção primária da hipertensão arterial sistêmica estão apresentadas na tabela a seguir, em que são mostradas as intervenções, as doses e os resultados sobre a pressão arterial.

Modalidade	Intervenção NM	Dose	Diferença de PAS obtida
Controle do peso	Peso/ gordura corpórea	Alcançar peso ideal. Esperada diminuição de 1 mmHg por cada quilo de peso perdido	-2/3 mmHg
Dieta saudável	Dieta tipo DASH	Dieta rica em frutas, vegetais, grãos e baixo teor de gordura. Redução de gordura saturada e trans	-3 mmHg
Redução da ingestão de sódio	Sódio na dieta	Ideal < 2 g ou pelo menos redução de 1,0 g/dia	-2/3 mmHg
Aumento da ingestão de potássio	Potássio na dieta	3,5 a 5,0 g/dia em dieta rica em potássio	-2 mmHg
Atividade física	Aeróbia	150 min/semana	-5/7 mmHg
	De resistência dinâmica	8-10 exercícios para os principais grupos musculares, 1 a 3 séries, 50 a 80% de 1 RM	-4/5 mmHg
	De resistência isométrica	Exercício de *handgrip* (preensão de mão) unilateral ou 1 perna, 4 séries, 2 min de contração isométrica, 30% da contração voluntária máximo (CVM), 2-3 min de pausa entre as séries	-4/5 mmHg
Ingestão de álcool	Consumo de álcool	Para quem usa álcool Homens ≤ 2 drinques Mulheres ≤ 1 drinque	-4/5 mmHg

NM: não medicamentoso; PAS: pressão arterial sistólica; RM: repetição máxima; mmHg: milímetros de mercúrio. Fonte: adaptado de Carey et al., 2018[4].

INTRODUÇÃO

A hipertensão arterial sistêmica (HAS) é uma doença de alta prevalência e um dos principais fatores de risco para as doenças cardiovasculares (DCV) e as lesões renais. Trata-se de uma condição de fácil diagnóstico, e seu tratamento é eficaz utilizando-se um arsenal terapêutico diversificado, bastante assertivo e com poucos efeitos colaterais. Apesar disso, as taxas de controle da HAS permanecem baixas em todo o mundo, muito em razão de seu caráter oligossintomático/assintomático[1].

Os determinantes da HAS primária são multifatoriais, com influências genéticas, do envelhecimento e do meio ambiente. Se por um lado os fatores genéticos e relacionados ao envelhecimento não são modificáveis, por outro, os aspectos ambientais são potencialmente modificáveis, como: obesidade, aspectos psicossociais, dieta, ingestão de sódio, sedentarismo e consumo de álcool[1].

A prevenção da HAS é a melhor opção em termos de prevenção de DCV e custo-efetividade. Nesse aspecto, a abordagem adequada dos fatores de risco modificáveis para o desenvolvimento da doença deve ser o grande foco de ações individuais e de saúde pública[2-6].

CONTROLE DO PESO

Há uma relação direta, contínua e quase linear entre o excesso de peso (sobrepeso/obesidade) e a pressão arterial (PA)[2-4,7]. Por um lado, a obesidade geral e a obesidade abdominal foram associadas ao aumento do risco de HAS. Por outro, a diminuição do peso promove a diminuição da PA tanto em indivíduos normotensos quanto em hipertensos[2-4]. Existem evidências de que ser o mais magro possível, dentro da faixa da normalidade do índice de massa corporal (IMC), é a melhor recomendação como medida de prevenção primária da HAS[2-4,8-12].

DIETA SAUDÁVEL

Existem várias propostas de dietas para a prevenção da HAS, que também favorecem o controle da PA dos hipertensos e contribuem para a saúde como um todo[3,13]. Tem destaque, nesse sentido, a dieta DASH (sigla em inglês *Dietary Approach to Stop Hypertension*) e suas variantes (baixa quantidade de gordura, mediterrânea, vegetariana/vegana, nórdica, baixo teor de carboidratos). Os benefícios são ainda maiores quando ocorre em conjunto com a redução de ingestão de sódio[3,13-16].

Diretrizes sobre o assunto recomendam a alimentação com consumo elevado de frutas, verduras, legumes, cereais, leite e derivados, além de indicarem menor quantidade de gordura e sal[13-17]. Uma metanálise que comparou algumas variedades dessas dietas, denominadas dietas adequadas, com dietas convencionais, mostrou maior redução da PAS (–9,73 a –2,32 mmHg) e PAD (–4,85 a –1,27 mmHg) no grupo com dietas adequadas[15]. Aspectos socioeconômicos e culturais devem ser levados em conta para que ocorra adesão a determinado tipo de recomendação alimentar[2-4,13].

SÓDIO

O consumo excessivo de sódio é um dos principais fatores de risco modificáveis para a prevenção e o controle da HAS e das DCV[18]. A restrição de sódio mostrou ter um efeito redutor da PA em muitos estudos. Uma redução de 1,75 g de sódio por dia (4,4 g de sal de cozinha/dia) está associada a uma redução média de 4,2 e 2,1 mmHg na PAS e na PAD, respectivamente. O efeito redutor na PA com a restrição de sódio é maior em negros, idosos, diabéticos, naqueles que apresentam síndrome metabólica (SM) e na doença renal crônica (DRC)[13].

Recomenda-se que a ingestão de sódio seja limitada a aproximadamente 2 g/dia (equivalente a cerca de 5 g de sal de cozinha/dia) na população em geral[1-4,7]. A redução eficaz do sal não é fácil e, muitas vezes, há pouca informação sobre quais alimentos contêm altos níveis de sal. Orientações frequentes em relação a cuidados com a quantidade de sal adicionado (também chamado de sal em adição) e com os alimentos com alto teor de sal (produtos industrializados e processados) devem ser priorizadas[2-4,7].

A redução no consumo de sal na população brasileira continua sendo prioridade de saúde pública. Requer esforço combinado entre indústria de alimentos, governos nas diferentes esferas e público em geral, uma vez que 80% do consumo de sal envolve aquele contido nos alimentos processados[2-4,7,16,19-20]. O consumo adequado de frutas e vegetais potencializa o efeito benéfico da dieta com baixo teor de sódio sobre a PA. Os substitutos do sal contendo cloreto de potássio e menos cloreto de sódio (30% a 50%) são úteis para reduzir a ingestão de sódio e aumentar a de potássio, apesar de limitações em seu uso (sabor, custo, acessibilidade)[21].

POTÁSSIO

A relação entre o aumento da suplementação de potássio e a diminuição da HAS está relativamente bem compreendida[22]. A suplementação de potássio constitui-se em alternativa segura, sem importantes efeitos adversos, com impacto modesto, mas significativo, na PA e pode ser recomendada para a prevenção do aparecimento da HAS[21-25]. Uma ingestão adequada de potássio, na ordem de 90 a 120 mEq/dia, é capaz de acarretar diminuição de 5,3 mmHg na PAS e 3,1 mmHg na PAD[23,45]. Sua ingestão pode ser aumentada pela escolha de alimentos pobres em sódio e ricos em potássio, como feijões, ervilha, vegetais de cor verde-escura, banana, melão, cenoura, beterraba, frutas secas, tomate, batata-inglesa e laranja[2].

ATIVIDADE FÍSICA

O sedentarismo é um dos dez principais fatores de risco para a mortalidade global, causando cerca de 3,2 milhões de mortes a cada ano[26,27]. Uma série de mais de 90 estudos, que incluiu 5.223 indivíduos, indicou que o treinamento aeróbico, resistido dinâmico e resistido isométrico reduz a PAS/PAD em repouso em 3,5/2,5, 1,8/3,2 e 10,9/6,2 mmHg, respectivamente, em populações gerais[28-30].

Todos os adultos devem ser aconselhados a praticar pelo menos 150 minutos/semana de atividades físicas moderadas ou 75 minutos/semana de atividades vigorosas. Os exercícios aeróbicos (caminhada, corrida, ciclismo, natação, entre outros) devem ser praticados por 30 minutos em 5 a 7 dias por semana. A realização de exercícios resistidos em 2 a 3 dias por semana também deve ser recomendada[28,30]. Para um benefício adicional, em adultos saudáveis, recomenda-se um aumento gradual da atividade física para 300 minutos por semana de intensidade moderada ou 150 minutos por semana de atividade física vigorosa, ou uma combinação equivalente de ambos, idealmente com exercício diário supervisionado[30].

ÁLCOOL

O consumo excessivo de álcool é responsável por cerca de 10-30% dos casos de HAS e por aproximadamente 6% da mortalidade de todas as causas no mundo[2-4,7,31-35].

Para os indivíduos com hábito de consumir álcool com moderação, a ingestão de bebida alcoólica deve ser limitada a 30 g de álcool/dia para os homens e 15 g para mulheres. Trinta gramas de etanol estão contidos em 1 garrafa de cerveja (5% de álcool, 600 mL), ou 1 taça de vinho (14% de álcool, 250 mL), ou 1 dose (42% de álcool, 60 mL) de destilados (uísque, vodca, aguardente). Esse limite deve ser reduzido à metade para homens de baixo peso, mulheres e indivíduos com sobrepeso e/ou triglicerídeos elevados. Indivíduos abstêmios não devem ser induzidos a beber[2-4,7,31].

FATORES PSICOSSOCIAIS

O controle do estresse emocional, por diversas técnicas existentes, pode contribuir para a prevenção da HAS, carecendo ainda de mais estudos robustos nesse sentido[2-4,7,36]. Existem evidências que associam um treinamento adequado desse controle com redução da reatividade CV e redução da PA e de sua variabilidade[37-39].

SUPLEMENTOS ALIMENTARES

Os efeitos de redução da PA de suplementos alimentares são, em geral, discretos e heterogêneos. As substâncias cuja suplementação tem alguma evidência de discreta redução da PA são: vitamina C, peptídeos bioativos derivados de alimentos, alho, fibras dietéticas, linhaça, chocolate amargo (cacau), soja, nitratos orgânicos e ômega 3[14,26]. As suplementações de magnésio, vitaminas combinadas, chá e coenzima Q10 não demonstraram redução significativa da PA[41-43].

TABAGISMO

Independentemente de seu efeito sobre a PA, abordar esse tema mostra-se muito importante, porque o fumo é o único fator de risco totalmente evitável de doença e morte cardiovasculares, e seu enfrentamento precisa ser priorizado[2-4,7,44-48]. As estratégias recomendadas pela Organização Mundial da Saúde (OMS) para o controle do tabagismo seriam, do ponto de vista de prevenção, evitar que o jovem experimente cigarro, pois, ao fazê-lo, terá probabilidade superior a 50% de tornar-se dependente. Além disso, aplicar as leis antitabagismo nos países, particularmente a proibição de comercialização de produtos de tabaco para menores de idade, além de outras ações dirigidas a esse público[45]. O combate ao tabagismo é difícil, pelas dependências química e psíquica que causa, mas os benefícios da cessação na mortalidade CV já ocorrem a curto prazo[44,46-48].

O rigor no combate e no controle, a orientação contínua e o apoio psicoemocional incondicional ao tabagista, com a eventual prescrição de medicamentos, têm-se mostrado a abordagem mais eficaz para uma redução do número de indivíduos fumantes[46]. É também importante a proteção contra a exposição ao fumo passivo que também implica maior risco cardiovscular[47].

ESPIRITUALIDADE

O conceito de espiritualidade (E), dentro de um contexto de estudos na área biomédica, transcende a religiosidade (R) pura e simplesmente. Significa, sim, um conjunto de valores morais, emocionais, de comportamento e atitudes com relação ao mundo. Existem evidências crescentes de seus benefícios em termos de redução de risco CV, mortalidade e, particularmente, controle da PA[49].

Um exemplo é o estudo de coorte *Black Women's Health Study,* que demonstrou que mulheres que lidavam com as situações de estresse, usando a espiritualidade e a religiosidade, tinham um risco menor de desenvolver HAS no seguimento de 10 anos (razão da taxa de incidência = 0,87; IC95%: 0,75-1,00), e essa associação era mais forte naquelas que relatavam maior nível de estresse. A pesquisa indicou que as situações de R/E contribuem com uma modulação mais suave de situações da vida cotidiana e trazem benefícios no controle da PA[50].

A Tabela I apresenta um resumo das principais intervenções associadas à prevenção primária da HAS.

ESTRATÉGIAS PARA A IMPLEMENTAÇÃO DE MEDIDAS PREVENTIVAS

As mudanças no estilo de vida (MEV) são de difícil implementação, e a sociedade como um todo deve participar desse esforço. Programas contínuos de educação em saúde são importantes e devem ser dirigidos a alunos de escolas profissionalizantes; alunos de ensinos fundamental e médio; equipes de instituições; empresas e comunidades. As ações de conscientização são estratégias importantes, por meio de mídia; campanhas temáticas periódicas (dias municipal, estadual e/ou nacional de prevenção e combate à HAS – Lei federal n. 10.439, de 30/04/2002, Semana da HA, *May Measurement Month* da International Society of Hypertension etc.); e ações adicionais: incorporação das ações de prevenção, detecção e controle da HAS nos programas de atenção primária à saúde, incluindo crianças e adolescentes e, particularmente, programas de saúde escolar; implementação de programas de assistência multiprofissional; fortalecimento de normas governamentais para reduzir o conteúdo de sódio e gorduras saturadas dos alimentos industrializados; aperfeiçoamento na rotulagem do conteúdo nutricional dos alimentos; e monitorização das ações de prevenção e controle da HAS e seus resultados por meio de eficientes indicadores de saúde[1-4,7].

TABELA I Principais intervenções que previnem hipertensão arterial

Modalidade	Intervenção NM	Dose	Diferença de PAS obtida
Controle do peso	Peso/gordura corpórea	Alcançar peso ideal. Esperada diminuição de 1 mmHg por cada quilo de peso perdido	-2/3 mmHg
Dieta saudável	Dieta tipo DASH	Dieta rica em frutas, vegetais, grãos e baixo teor de gordura. Redução de gordura saturada e trans	-3 mmHg
Redução da ingestão de sódio	Sódio na dieta	Ideal < 2 g ou pelo menos redução de 1,0 g/dia	-2/3 mmHg
Aumento da ingestão de potássio	Potássio na dieta	3,5 a 5,0 g/dia em dieta rica em potássio	-2 mmHg
Atividade física	Aeróbia	150 min/semana	-5/7 mmHg
	De resistência dinâmica	8-10 exercícios para os principais grupos musculares, 1 a 3 séries, 50 a 80% de 1 RM	-4/5 mmHg
	De resistência isométrica	Exercício de *handgrip* (preensão de mão) unilateral ou 1 perna, 4 séries, 2 min. de contração isométrica, 30% da contração voluntária máximo (CVM), 2-3 min. de pausa entre as séries	-4/5 mmHg
Ingestão de álcool	Consumo de álcool	Para quem usa álcool Homens ≤ 2 drinques Mulheres ≤ 1 drinque	-4/5 mmHg

NM: não medicamentoso; PAS: pressão arterial sistólica; RM: repetição máxima; mmHg: milímetros de mercúrio. Fonte: adaptado de Carey et al., 2018[4].

BIBLIOGRAFIA

1. Barroso WKS, Rodrigues CIS, Bortolotto LA, Mota-Gomes MA, Brandão AA, Feitosa ADM, et al. Diretrizes Brasileiras de Hipertensão Arterial – 2020. Arq Bras Cardiol. 2021;116(3):516-658.
2. Précoma DB, Oliveira GMM, Simão AF, Dutra OP, Coelho OR, Izar MCO, et al. Atualização da Diretriz de Prevenção Cardiovascular da Sociedade Brasileira de Cardiologia – 2019. Arq Bras Cardiol. 2019;113(4):787-891.
3. Whelton PK, Carey RM, Aronow WS, Casey Jr. DE, Collins KJ, Himmelfarb CD, et al. 2017 Guideline for Prevention, Detection, Evaluation and Management of High Blood Pressure in Adults. J Am Coll Cardiol. 2017;23976.
4. Carey RM, Muntner P, Bosworth HB, Whelton PK. Prevention and control of hypertension. JACC Health Promotion Series. J Am Coll Cardiol. 2018;71(19):2199-269.
5. Dickey RA, Janick JJ. Lifestyle modifications in the prevention and treatment of hypertension. Endocr Pract. 2001;7(5):392-9.
6. Perumareddi P. Prevention of hypertension related to cardiovascular disease. Prim Care. 2019;46(1):27-39.
7. Arnett DK, Blumenthal RS, Albert MA, Buroker AB, Goldberger ZD, Hahn EJ, et al. 2019, ACC/AHA Guideline on the Primary Prevention of Cardiovascular Disease. JACC. 2019;74(10):e177-232.
8. Jiang SZ, Lu W, Zong XF, Ruan HY, Liu Y. Obesity and hypertension (Review) Exp Ther Med. 2016;12(4):2395-9.
9. Jayedi A, Rashidy-Pour A, Khorshidi M, Shab-Bidar S. Body mass index, abdominal adiposity, weight gain and risk of developing hypertension: a systematic review and dose-response meta-analysis of more than 2.3 million participants. Obes Rev. 2018;19(5):654-67.
10. Zhao Y, Qin P, Sun H, Liu Y, Liu D, Zhou Q, et al. Metabolically healthy general and abdominal obesity are associated with increased risk of hypertension. Br J Nutr. 2020;123(5):583-91.
11. Ross R, Neeland IJ, Yamashita S, Shai I, Seidell J, Magni P, et al. Waist circumference as a vital sign in clinical practice: a Consensus Statement from the IAS and ICCR Working Group on Visceral Obesity. Nat Rev Endocrinol. 2020;16(3):177-87.
12. Semlitsch T, Jeitler K, Berghold A, Horvath K, Posch N, Poggenburg S, et al. Long-term effects of weight-reducing diets in people with hypertension. Cochrane Database Syst Rev. 2016;3:CD008274.
13. Williams B, Mancia G, Spiering W, Agabiti RE, Azizi M, Burnier M, et al. 2018 ESC/ESH Guidelines for the management of arterial hypertension: The Task Force for the management of arterial hypertension of the European Society of Cardiology and the European Society of Hypertension: The Task Force for the management of arterial hypertension of the European Society of Cardiology and the European Society of Hypertension. J Hypertens. 2018;36(10):1953-2041.
14. Schwingshackl L, Chaimani A, Schwedhelm C, Toledo E, Pünsch M, Hoffmann G, et al. Comparative effects of different dietary approaches on blood pressure in hypertensive and pre-hypertensive patients: A systematic review and network meta-analysis. Crit Rev Food Sci Nutr. 2019;59(16):2674-87.
15. Pergola G, D'Alessandro A. Influence of Mediterranean diet on blood pressure. Nutrients. 2018;10(1700):1-6.
16. Ozemek C, Laddu DR, Arena R, Lavie CJ. The role of diet for prevention and management of hypertension. Curr Opin Cardiol. 2018;33(4):388-93.
17. Grillo A, Salvi L, Coruzzi P, Salvi P, Parati G. Sodium intake and hypertension. Nutrients. 2019;11(9):1970.
18. EAF, Silva EN, Jaime PC. Developing and applying a costing tool for hypertension and related cardiovascular disease: attributable costs to salt/ sodium consumption. J Clin Hypertens. 2020;22(4):642-8.
19. Mente A, O'Donnell M, Rangarajan S, McQueen M, Dagenais G, Wielgosz A, et al. Urinary sodium excretion, blood pressure, cardiovascular disease, and mortality: a community-level prospective epidemiological cohort study. Lancet. 2018;392(10146):496-506.
20. Mill JG, Malta DC, Machado ÍE, Pate A, Pereira CA, Jaime PC, et al. Estimativa do consumo de sal pela população brasileira: resultado da Pesquisa Nacional de Saúde 2013. Rev Bras Epidemiol. 2019;22(suppl 2):E190009.
21. Jafarnejad S, Mirzaei H, Clark CCT, Taghizadeh M, Ebrahimzadeh A. The hypotensive effect of salt substitutes in stage 2 hypertension: a systematic review and meta-analysis. BMC Cardiovasc Disord. 2020;20(98):1-15.
22. Whelton PK, He J, Cutler JA, Brancati FL, Appel LJ, Follmann, et al. Effects of oral potassium on blood pressure. Meta-analysis of randomized controlled clinical trials. J Am Med Assoc. 1997;277(20):1624-32.
23. Stone MS, Martyn L, Weaver CM. Potassium intake, bioavailability, hypertension, and glucose control. Nutrients. 2016;8(444):1-13.
24. Filippini T, Violi F, D'Amico R, Vinceti M. The effect of potassium supplementation on blood pressure in hypertensive subjects: A systematic review and meta-analysis. Int J Cardiol. 2017;230:127-35.

25. Poorolajal J, Zeraati F, Soltanian AR, Sheikh V, Hooshmand E, Maleki A. Oral potassium supplementation for management of essencial hypertension: A meta-analysis of randomized controlled trials. Plos One. 2017;12(4):1-6.
26. Caligiuri SPB, Pierce GN. A review of the relative efficacy of dietary, nutritional supplements, lifestyle, and drug therapies in the management of hypertension. Crit Rev Food Sci Nutr. 2017;57(16):3508-27.
27. Cornelissen VA, Smart NA. Exercise training for blood pressure: a systematic review and meta-analysis. J Am Heart Assoc. 2013;2(1):e004473.
28. Carlson DJ, Dieberg G, Hess NC, Millar PJ, Smart NA. Isometric exercise training for blood pressure management: a systematic review and meta-analysis. Mayo Clin Proc. 2014;89(3):327-34.
29. Inder JD, Carlson DJ, Dieberg G, McFarlane JR, Hess NC, Smart NA. Isometric exercise training for blood pressure management: a systematic review and meta-analysis to optimize benefit. Hypertens Res. 2016;39(2):88-94.
30. Piepoli MF, Hoes AW, Agewall S, Albus C, Brotons C, Catapano AL, et al. 2016 European Guidelines on cardiovascular disease prevention in clinical practice. The Sixth Joint Task Force of the European Society of Cardiology and Other Societies on Cardiovascular Disease Prevention in Clinical Practice (constituted by representatives of 10 societies and by invited experts). Eur Heart J. 2016;37(29):2315-81.
31. Roerecke M, Kaczorowski J, Tobe SW, Gmel G, Hasan OSM, Rehm J. The effect of a reduction in alcohol consumption on blood pressure: a systematic review and meta-analysis. Lancet Public Health. 2017;2(2):e108-e120.
32. MacMahon S. Alcohol consumption and hypertension. Hypertension. 1987;9(2):111-21.
33. Lang T, Cambien F, Richard JL, Bingham A. Mortality in cerebrovascular diseases and alcoholism in France. Presse Med. 1987;16(28):1351-4.
34. Fuchs FD, Chambless LE, Folsom AR, Eigenbrodt ML, Duncan BB, Gilbert A, et al. Association between alcoholic beverage consumption and incidence of coronary heart disease in whites and blacks: the atherosclerosis risk in communities study. Am J Epidemiol. 2004;160(5):466-74.
35. World Health Organization (WHO). Global status report on alcohol and health. WHO: Geneva; 2014.
36. Johnson HM. Anxiety and hypertension: is there a link? A literature review of the comorbidity relationship between anxiety and hypertension. Curr Hypertens Rep. 2019;21(9):66.
37. Dalmazo AL, Fetter C, Goldmeier S, Irigoyen MC, Pelanda LC, Barbosa ECD, et al. Stress and food consumption relationship in hypertensive patients. Arq Bras Cardiol. 2019;113(3):374-80.
38. Denollet J, Gidron Y, Vrints CJ, Conraads VM. Anger, suppressed anger, and risk of adverse events in patients with coronary artery disease. Am J Cardiol. 2010;105(11):1555-60.
39. Bai Z, Chang J, Chen C, Li P, Yang K, Chi I. Investigating the effect of transcendental meditation on blood pressure: a systematic review and meta-analysis. J Hum Hypertens. 2015;29(11):653-62.
40. Padwal R, Hackam D, Khan N, Tobe S. Primary prevention of CVD: modification of diet in people with hypertension. BMJ Clin Evid. 2016; 2016:pii:0214.
41. Tankeu AT, Agbor VN, Noubiap JJ. Calcium supplementation and cardiovascular risk: a rising concern. J Clin Hypertens. 2017;19(6):640-6.
42. Manson JE, Cook NR, Lee IM, Christen W, Bassuk SS, Mora S, et al. Vitamin D supplements and prevention of cancer and cardiovascular disease. N Engl J Med. 2018;380(1):33-44.
43. Flowers N, Hartley L, Todkill D, Stranges S, Rees K. Co-enzyme Q10 supplementation for the primary prevention of cardiovascular disease. Cochrane Database Syst Rev. 2014;(12):CD010405.
44. National Center for Chronic Disease Prevention and Health Promotion (US) Office on Smoking and Health. The health consequences of smoking-50 years of progress: a report of the surgeon general. Atlanta: Centers for Disease Control and Prevention; 2014.
45. World Health Organization. (WHO). Report on the global tobacco epidemic. WHO: Geneva; 2017.
46. Center for Disease Control and Prevention. How tobacco smoke causes disease: the biology and behavioural basis for smoking-attributable disease. A Report of the Surgeon General; 2010.
47. Jha P, Ramasundarahettige C, Landsman V, Rostron B, Thun M, Anderson RN, et al. 21st--centuryhazards of smoking and benefits of cessation in the United States. N Engl J Med. 2013;368(4):341-50.
48. Khoramdad M, Vahedian-azimi A, Karimi L, Rahimi-Bashar F, Amini H, Sahebkar A. Association between passive smoking and cardiovascular disease: a systematic review and meta-analysis. IUBMB Life. 2020;72(4):677-86.
49. Vander Weele TJ, Balboni TA, Koh HK, Health and Spirituality. JAMA. 2017;318(6):519-20.
50. Cozier YC, Yu J, Wise LA, VanderWeele TJ, Balboni TA, Argentieri MA, et al. Religious and spiritual coping and risk of incident hypertension in the black Women's Health Study. Ann Behav Med. 2018;52(12):989-98.

SEÇÃO II

PATOGÊNESE: PAPEL DOS PRINCIPAIS DETERMINANTES NA GÊNESE E SUSTENTAÇÃO DA HIPERTENSÃO ARTERIAL SISTÊMICA

5

Genética da hipertensão arterial sistêmica

José Eduardo Krieger
Alexandre da Costa Pereira

CONSULTA RÁPIDA

- A hipertensão arterial sistêmica (HAS) é doença poligênica que resulta de anormalidades dos mecanismos de controle da pressão arterial (PA).
- Estudos em famílias sugerem que uma série de fenótipos intermediários podem estar diretamente relacionados com HAS.
- É importante a contribuição da genética na própria definição dos outros fatores de risco, ditos ambientais, como diabete, obesidade ou mesmo consumo de álcool.
- Os polimorfismos gênicos podem explicar por que determinado indivíduo se encontra em maior risco para uma pior resposta ou ao desenvolvimento de uma reação adversa a determinada substância.
- Estudos de farmacogenética podem determinar a melhor opção de tratamento para um determinado paciente, bem como auxiliar na avaliação de possíveis efeitos adversos.

INTRODUÇÃO

A hipertensão arterial sistêmica (HAS) é doença poligênica que resulta de anormalidades dos mecanismos de controle da pressão arterial (PA). O conhecimento acumulado em várias décadas mostra que grande número de substâncias biologicamente ativas interage com diferentes sistemas fisiológicos de maneira complexa e com redundância para garantir a regulação do sistema cardiovascular. A HAS foi explicada como uma disfunção dos sistemas que controlam a PA. O modelo mostrou-se consistente também com o desenvolvimento de inúmeros medicamentos que são usados com sucesso em pacientes hipertensos e agem inibindo sistemas que aumentam a PA ou potencializam aqueles que reduzem a PA diretamente, causando vasodilatação ou favorecendo a perda de sal e água do organismo. Ainda que o modelo tenha pautado as estratégias desenvolvidas para tratar pacientes hipertensos, ele é bastante limitado para prever quem irá desenvolver a doença, ou para determinar a suscetibilidade de órgãos-alvo ou mesmo a resposta individual às diferentes classes de medicamentos disponíveis. Com o advento das técnicas de biologia molecular, o modelo foi refinado e incorporou inúmeras vias celulares envolvidas com os diferentes sistemas de controle da PA, mas ainda se mostra insuficiente para oferecer critérios objetivos para o desenvolvimento de uma medicina preditiva, como desejável. Há, no entanto, grande expectativa de que o melhor entendimento do genoma humano e de outras espécies possa contribuir para fechar a lacuna existente no conhecimento das bases moleculares da HAS, bem como de outras doenças complexas. Serão apresentadas as evidências que permitiram formular o paradigma atual, bem como as estratégias em desenvolvimento para identificar os fatores responsáveis pela gênese da HAS. Seu melhor conhecimento possibilitará o desenvolvimento de estratégias para individualização do risco e tratamento de pacientes hipertensos. A pressão arterial (PA) de um indivíduo ou população é um traço quantitativo altamente variável. Em estudos populacionais a distribuição da PA assemelha-se a uma distribuição normal, sendo levemente desviada para a direita. Além disso, existe uma correlação positiva entre a PA de um indivíduo e a incidência de doenças cardiovasculares, renais e mortalidade, mesmo que este indivíduo tenha sua PA na faixa de normalidade. A conceituação de HAS é arbitrária e definida operacionalmente por razões práticas para avaliação de risco e tratamento de cada indivíduo. A Diretriz Brasileira de Hipertensão VIII define e classifica a HAS em adultos com base na média entre duas medidas de PA sistólica e diastólica em pelo menos três visitas ao médico. Com a utilização dessa definição, estima-se que aproximadamente 20% da população mundial seja classificada como hipertensa[1]. Surge, assim, a primeira dificuldade: como utilizar uma definição operacional, não necessariamente vinculada a alterações fisiopatológicas específicas para a determinação dessas mesmas alterações. Além disso, a despeito de a prevalência de HAS ser aproximadamente constante nas mais diferentes populações humanas, a frequência desta condição varia de acordo com uma série de fatores, como idade, etnia, padrões geográficos, gênero ou *status* socioeconômico. Novamente aqui aparece um novo obstáculo a este estudo, o problema da validade externa de cada um desses estudos, isto é, o entendimento de que indivíduos hipertensos de uma população podem não apresentar um mesmo conjunto de alterações de outra população, ainda que a média de PA de ambos os grupos seja exatamente igual. Daí, a HAS pode ser considerada uma doença complexa, multifatorial, na qual diferentes pacientes podem apresentar diferentes fatores causais para o traço, que podem ser tanto ambientais quanto genéticos[2]. Como, então, dissecar um traço tão complexo, delimitando de maneira específica cada um desses componentes?

Vários fatores implicados no aumento da PA já foram claramente identificados como: obesidade, resistência à insulina, consumo aumentado de álcool, consumo aumentado de sal (pelo menos em indivíduos sal-sensíveis), idade, sedentarismo, estresse, baixo consumo de potássio e cálcio, entre outros[3].

GENÉTICA DA HIPERTENSÃO ARTERIAL SISTÊMICA

Postula-se, também, que variações genéticas podem contribuir na determinação da PA, não apenas devido à herdabilidade como um fenótipo ou ao caráter quantitativo de sua distribuição populacional, mas principalmente pelo grande impulso proporcionado por trabalhos que envolveram modelos animais de hipertensão, estes sim, geneticamente determinando o desenvolvimento de hipertensão. Não se deve subestimar, ainda, a contribuição dos fatores genéticos na própria definição dos outros fatores de risco, ditos ambientais, como diabete, obesidade ou mesmo consumo de álcool. Outro aspecto importante que deve ser considerado neste complexo modelo são as possíveis interações, aditivas ou mesmo sinérgicas, entre fatores de risco ditos ambientais com fatores de risco geneticamente determinados[4]. É justamente a elucidação de quais são as variáveis genéticas importantes nesta enorme equação que pode ajudar a melhorar o diagnóstico e o tratamento.

O reconhecimento desses fatores de risco pode levar a um diagnóstico mais precoce, à instalação de medidas de prevenção não medicamentosas, ou ao melhor tratamento quando a condição já estiver instalada.

Assim, identificar que a HAS se deve sobremaneira à presença de resistência à insulina, obesidade, idade e à interação dessas condições com outros tantos fatores de risco genéticos podem ser muito mais importantes no futuro para o manejo clínico de um paciente do que conceituá-lo unicamente como portador de HAS primária.

Herdando níveis de pressão arterial

A HAS de um indivíduo nada mais é do que o resultado final do sistema de homeostase de uma série de sistemas fisiológicos operantes no momento da medida da pressão. Por isso, é de fundamental importância a capacidade de dissecar um fenótipo complexo, desmembrando-o em sucessivos fenótipos mais simples (e muitas vezes mais específicos) com o intuito de, operacionalmente, melhor definir as variáveis atuantes nos chamados fenótipos intermediários[5,6]. Assim, conforme já discutido, o estudo dos determinantes dos vários sistemas fisiológicos relacionados à homeostase da PA toma proporções cada vez mais relevantes. Portanto, o estudo do sistema nervoso autônomo (SNA), de hormônios vasopressores/vasodilatadores, da estrutura e função cardíaca e dos vasos, da função renal, da homeostase de líquidos, entre outros, poderia auxiliar na definição dos determinantes gênicos do fenótipo inicial, mais complexo, como é a pressão arterial.

Quais são as evidências de que realmente existem determinantes genéticos para a pressão arterial?

Diversos estudos familiares demonstraram a agregação familiar da HAS, tanto entre irmãos quanto entre pais e filhos[7]. Existe uma associação mais importante entre a PA de irmãos biológicos quando comparados aos de irmãos adotivos. Ainda, estudos com gêmeos mostram uma concordância maior entre gêmeos monozigóticos do que com gêmeos dizigóticos, outra evidência de que a PA é, em parte, geneticamente determinada. Aplica-se aqui a mesma observação antes realizada, isto é, de que os estudos podem subestimar a colaboração de fatores genéticos uma vez que os padrões comportamentais, como a obesidade ou o uso excessivo de álcool, também podem ser modulados por fatores genéticos. Outra evidência de que a existência de fatores genéticos determina a PA foi o desenvolvimento de uma série de modelos animais para HAS. Entre elas, classicamente se destacam os modelos animais obtidos em ratos, como o SHR, o SHR-SP ou o Dahl, nos quais as características ligadas à HAS são geneticamente determinadas[8]. Importantes avanços no entendimento da fisiopatologia e dos determinantes da PA foram obtidos em estudos de localização e isolamento gênico nesses modelos animais[9]. Entretanto, a maior evidência de que variantes genéticas podem influenciar na PA advém do estudo de famílias que apresentam segregação clássica (nos padrões mendelianos) dos valores de pressão arterial. Uma série de mutações em diferentes genes que integram o sistema de homeostase de sal e água já foi caracterizada em famílias com formas monogênicas de HAS (i. e., famílias que apresentavam padrão de herança mendeliano para o valor de PA de seus membros)[10].

Definindo os determinantes moleculares na hipertensão arterial sistêmica: aspectos metodológicos

Tradicionalmente, a identificação de genes relacionados a doenças vem sendo realizada em modelos de análise genéticos descritos já no início da década de 1950, mas que tiveram crescimento exponencial de seus usos e aplicações com o advento do Projeto Genoma Humano. A identificação de um gene causador de determinada doença passa, fundamentalmente, por uma de duas abordagens distintas: a localização pela clonagem posicional, na qual um gene mutante causador de uma doença é identificado a partir de sua posição no genoma, ou pela inferência obtida pela combinação com a doença em estudos associativos, nos quais genes candidatos a causadores da doença são testados em diferentes estudos em busca de uma associação positiva. A seguir, serão descritas resumidamente as principais características e usos desses dois tipos de estudos.

Doenças monogênicas e estudos de ligação

Quando estudamos uma doença que segue os padrões de herança genética descritos por Mendel, dizemos que a doença é mendeliana quanto à sua herança genética. Além disso, denominamos doenças monogênicas aquelas que são causadas por apenas um gene mutante. As doenças mendelianas, por serem monogênicas, podem ter seu padrão de herança definido pela análise do heredograma de famílias afetadas, ou por meio do estudo de várias famílias em estudos de segregação. Uma vez definido o tipo de herança genética (autossômica dominante, recessiva ou ligada ao X), o pesquisador pode se utilizar de métodos de pesquisa mais específicos na busca do gene causador da doença. Esses métodos, denominados paramétricos, são exemplificados pelos estudos de ligação. O fenômeno de ligação genética deriva do fato de que genes coexistem em um mesmo cromossomo. Em humanos, existem 22 pares de cromossomos autossômicos e um par de cromossomos sexuais. Durante a meiose, os dois cromossomos de um par segregam, de forma que apenas um cromossomo de cada par é transmitido para um gameta. Os vários cromossomos segregam de forma independente, assim, os alelos localizados em diferentes cromossomos também segregam de forma independente. Isso significa que dois traços definidos por alelos em diferentes cromossomos serão herdados de forma independente em uma família. Da mesma maneira, dois traços definidos por alelos que estejam localizados em um mesmo cromossomo podem não ser herdados independentemente um do outro e, sim, ser transmitidos juntamente com os gametas. Teoricamente, poderíamos supor que dois alelos no mesmo cromossomo sempre seriam transmitidos juntamente com os gametas, uma vez que estão no mesmo cromossomo. Contudo, na disjunção meiótica os cromossomos não permanecem intactos: *crossing over*, ou recombinação gênica, ocorre entre cromossomos homólogos de um mesmo par. Quando um evento de recombinação ocorre entre dois *loci* genômicos situados contiguamente em um mesmo cromossomo, eles serão segregados de maneira independente, como se estivessem em cromossomos diferentes. A frequência com que eventos de recombinação ocorrem entre dois *loci* depende fundamentalmente da distância cromossômica que os separa: quanto maior a distância, maior a chance de que ocorra recombinação entre ambos. Assim, para dois *loci* próximos, eventos de recombinação serão raros, para dois *loci* distantes, praticamente uma certeza. Denominamos, ainda, fração de recombinação à proporção de todos os gametas que tiveram recombinação genética entre dois *loci* de interesse. Assim, se dispusermos de um número grande de *loci* no genoma, para os quais conheçamos a exata localização, poderemos, no contexto de uma família, estudar a fração de recombinação entre estes *loci* conhecidos (marcadores genéticos) com relação ao lócus em que se encontra o gene mutante causador da doença, ou traço, que pretendemos estudar. É a este estudo que denominamos estudo de ligação (se a fração de recombinação entre um marcador genético e o lócus da doença for pequena, ambos devem estar próximos – ligados quanto à segregação – no genoma e a clonagem posicional desta passa a ser possível). De maneira simplificada, em estudos de ligação procuramos estudar o padrão de segregação do gene mutante e sua consequente identificação por meio da construção de densos "mapas" genéticos de cada membro da família. Após a construção desses mapas, procuramos por determinada região dos mapas que estejam segregando junto com a doença estudada. Em outras palavras, procuramos por uma região que esteja presente apenas nos indivíduos afetados dessa família e ausente naqueles não afetados. É nessa região cromossômica que o gene mutante causador da doença deverá se localizar. Em um segundo momento, procede-se ao estudo detalhado da região identificada em busca da identificação precisa do gene mutado (clonagem posicional). Estudos de ligação, apesar de descritos e propostos já nos anos 1950, tiveram seu uso historicamente limitado devido à falta de marcadores genômicos definidos. Eram limitados a marcadores essencialmente fenotípicos, como sexo e polimorfismos proteicos. Essas limitações foram recentemente superadas com a descrição de um grande número (milhares) de marcadores genéticos, tarefa especialmente facilitada pelo Projeto Genoma Humano. Durante os últimos anos, esses marcadores foram utilizados com grande sucesso em estudos de ligação de grande número de doenças mendelianas. Em cardiologia não foi diferente: as formas familiares de cardiomiopatias hipertrófica e dilatada, doenças cardíacas congênitas, síndrome de Marfan e as arritmias congênitas foram definidas geneticamente com o uso de estudos de ligação. Algumas limitações, contudo, existem quanto ao uso desse tipo de estudo. Em primeiro lugar, é necessário conhecer o tipo de herança envolvido; são geralmente necessárias grandes famílias afetadas pela doença (o que nem sempre é possível devido à raridade e à alta mortalidade encontrada em muitas delas); fenômenos como a penetrância reduzida, a heterogeneidade genética ou a variabilidade na expressão clínica de determinado defeito podem também reduzir a aplicabilidade dos métodos. Ainda assim, uma vez superados esses problemas, estudos de ligação são o desenho de estudo de escolha na abordagem genética de doenças monogênicas[11].

Formas mendelianas de hipertensão arterial sistêmica: o canal epitelial de sódio e a síndrome de Liddle como modelo em 1963

A síndrome de Liddle é autossômica dominante associada à HAS moderada a grave, hipocalemia, alcalose metabólica e níveis plasmáticos suprimidos de renina e aldosterona. A correção, tanto da HAS quanto da hipocalemia, com o uso de amilorida sugeria que um dos potenciais candidatos a causador dessa síndrome, era o canal epitelial de sódio (CENa) renal. Em 1994, Shimkets foram os primeiros a descreverem mutações na região carboxiterminal da subunidade beta do CENa associadas à síndrome de Liddle. Pela regulação por meio de aldosterona e vasopressina, o canal epitelial de sódio (CENa) localizado no néfron distal é um dos determinantes primários da absorção renal deste íon. O canal, composto por três subunidades, é membro da superfamília de genes dos canais epiteliais de sódio, que incluem mais de 20 proteínas homólogas. As proteínas desta superfamília compartilham uma estrutura característica: dois domínios transmembrana interligados por uma alça extracelular e com domínios carboxi e aminoterminais localizados no intracelular. A alça extracelular é o local de acoplamento do fármaco amilorida e a região carboxiterminal, um hot spot para mutações que alteram a função do canal em humanos. No néfron distal, o CENa é uma proteína heterotetrâmica, composta por três diferentes subunidades homólogas: duas subunidades alfa, separadas por uma subunidade beta e outra gama, todas necessárias para o funcionamento normal da proteína. Análises de outras famílias já identificaram mutações em sequências ricas em prolina das porções carboxiterminais das subunidades beta e gama. Estudos de mutagênese permitiram analisar algumas dessas mutações e mostrar que elas levam a proteínas constitutivamente ativadas. Além disso, várias evidências sugerem que mutações causadoras da síndrome de Liddle levam tanto à expressão de um número maior de canais de sódio quanto a um aumento da probabilidade de abertura deles. Dois mecanismos são propostos para explicar esse fenômeno. Mutações em regiões ricas em prolina nas subunidades beta e gama, mas não alfa, podem levar a uma diminuição da endocitose dessas proteínas, aumentando assim suas meia-vidas. Ainda, a regulação da meia-vida dessas proteínas parece estar ligada à ubiquitinação de porções carboxiterminais das subunidades.

Genética da hipertensão arterial sistêmica alfa e gama do CENa

Esse processo depende da ação de ubiquitina ligase de uma outra proteína. Embora mutações em Nedd[4] ainda não tenham sido descritas como personagens de desbalanços da homeostase pressórica, alterações em CENa no sítio de ação desta enzima parecem contribuir para o fenótipo de aumento de meia-vida observado na síndrome de Liddle. A síndrome de Liddle pode ser tratada por meio da restrição salina e do uso de amilorida (um diurético inibidor seletivo deste canal de sódio). Estudos com pacientes portadores dessa síndrome podem trazer maiores esclarecimentos para o fenômeno da hipertensão sal-sensível, assim como definir formas terapêuticas ainda mais específicas para esta e outras formas de HAS[12,13].

Hipertensão arterial primária como doença complexa: interações gene-ambiente e estudos de associação

A epidemiologia genética tem se tornado progressivamente mais importante no estudo dos determinantes moleculares das doenças complexas. Denominam-se doenças complexas aquelas que têm sua gênese e desenvolvimento dependente de uma série de diferentes fatores genéticos e ambientais. Assim, diferentemente das doenças monogênicas descritas anteriormente, as doenças complexas são causadas por grande número de alelos gênicos e por diferentes interações destes alelos com influências ambientais. O conceito da interação gene-ambiente torna-se central nesses tipos de estudo e no acesso das causas dessas doenças em populações humanas. Uma série de diferentes estudos vem sendo proposta e utilizada nesse sentido. Uma vez que a preocupação central desses estudos não é localizar a mutação causadora da doença nem estudar seu padrão de herança, e sim procurar melhor entender a etiologia e fisiopatologia dessas doenças pela quantificação do risco de indivíduos em uma população, modelos de análise não paramétrica vêm sendo preferencialmente utilizados. Esses modelos, diferentemente dos estudos paramétricos (estudos de ligação), não pressupõem o conhecimento do tipo de herança genética da doença *a priori*, e, assim, são ideais para o estudo de doenças como diabete, HAS e aterosclerose, que, apesar de se agregarem em famílias, não têm um modelo de segregação facilmente determinável. Outra vantagem do uso de modelos não paramétricos na análise de dados é que estes oferecem ao pesquisador uma maior sensibilidade para a identificação de alelos que aumentem apenas moderadamente o risco relativo de um indivíduo ao desenvolvimento de uma doença. Uma vez que se acredita serem as doenças complexas causadas por grande número de alelos deletérios que, individualmente, confeririam um risco pouco aumentado ao indivíduo que os porta, o estudo dessas doenças pelos estudos paramétricos provavelmente não identificaria esses alelos como de risco.

Estudos epidemiológicos clássicos no contexto das interações gene-ambiente

Se entendermos as interações gene-ambiente como o controle genético da sensibilidade de um indivíduo às exposições ambientais, e fatores genéticos como uma das características de seus portadores, então estas interações poderiam ser analisadas por estudos epidemiológicos clássicos, como estudos de coorte e caso-controle. Em um estudo do tipo caso-controle, os marcadores genéticos postulados a participar de algum aspecto da doença estudada e os fatores ambientais supostamente relevantes são estudados individualmente como preditores independentes de doença, assim como de maneira conjunta. Nos estudos de coorte, as exposições ambientais e os fatores de risco genéticos são mensurados para todos os indivíduos no início do estudo e depois durante avaliações subsequentes. Apesar de os estudos terem se tornado bastante populares, principalmente por serem já de uso corrente nas investigações de epidemiologia clínica, bastante sensíveis e capazes de permitir a análise de vários diferentes tipos de exposição e interações gênicas com o desenvolvimento de determinada doença, eles apresentam alguns problemas metodológicos que têm diminuído o interesse dos pesquisadores pelo seu uso. Dentre eles se destacam: a difícil escolha de controles (as frequências dos diferentes marcadores estudados são altamente dependentes do grupo étnico e da estrutura populacional estudada); erros na quantificação da exposição ambiental (inerente a todos os tipos de estudos epidemiológicos, quando do estudo das interações gene- ambiente este tipo de erro pode produzir grandes erros na estimação das interações estudadas, uma vez que estas são dependentes do valor total da exposição, assim como dos valores relativos ao tempo de exposição e período da exposição, p. ex., intraútero; erro na classificação genotípica – enquanto não se definirem todas as variantes funcionais de um gene numa população, pode se estar pesquisando as variantes funcionais "erradas", ou seja, aquelas que não conferem risco, apesar de o gene em questão ser envolvido na gênese da doença); tamanho das amostras (muitas vezes, grandes amostras são necessárias para determinados tipos de estudo, principalmente quando os alelos estudados são pouco frequentes e o tipo de exposição também é pouco frequente ou apenas moderado)[11].

Estudos epidemiológicos não tradicionais

Dúvidas quanto à escolha do melhor grupo-controle para estudos do tipo caso-controle levaram ao desenvolvimento de uma série de abordagens não tradicionais nos estudos de associação genética. Destacam-se três diferentes abordagens que permitem contornar os problemas de variação populacional e étnica quanto aos marcadores genéticos utilizados: estudos que somente utilizam casos; estudos do tipo caso-familiar e estudos do tipo caso-irmão (sib-pair). Em estudos que se utilizam apenas de casos, não existe um grupo-controle e a pesquisa parte do princípio de que o genótipo de um indivíduo e sua exposição ambiental são variáveis independentes. Várias limitações existem neste tipo de desenho: (1) a escolha dos casos é ainda sujeita aos bias usuais desta escolha, como em estudos de caso-controle; (2) a assunção de que as exposições são independentes do genótipo não são válidas para todos os genes; (3) este tipo de desenho não permite ao investigador avaliar os efeitos da exposição ou do genótipo de maneira independente; (4)

assim como em estudos do tipo caso-controle, a associação encontrada pode ser apenas por desequilíbrio de ligação (no qual o alelo estudado não é o "causador" da associação, e sim apenas "próximo" geneticamente do alelo realmente importante).

Em estudos que utilizam casos e familiares, estes últimos são utilizados como grupo-controle na procura de marcadores genéticos que poderiam estar associados a aumento do risco para o desenvolvimento da doença. O método requer o conhecimento das informações genotípicas dos pais dos indivíduos casos. Em sua forma mais simples, esse tipo de teste compara os alelos transmitidos de indivíduos afetados com os alelos não transmitidos. Os alelos não transmitidos formam um grupo de alelos controles. A análise é conduzida de forma condicional aos genótipos dos pais, e cada "trio" familiar é considerado uma unidade à parte. Uma das limitações deste método é de que o grupo- "controle" pode não ser representativo da população em risco para a doença estudada, especialmente quando alguns dos genótipos estudados podem interferir com a capacidade reprodutora. Além disso, a necessidade de estudar os pais dos indivíduos casos pode se constituir em grande empecilho para o uso deste método, especialmente quando se estudam doenças crônicas, mais prevalentes em uma faixa etária mais avançada. O terceiro tipo de método epidemiológico não tradicional é o de caso-irmão. Neste tipo de análise, o investigador determina se cada unidade caso-irmão compartilha 0, 1 ou 2 alelos em um lócus de interesse. A segregação mendeliana ocorre de forma aleatória e a chance de que dois irmãos compartilhem 0, 1 ou 2 alelos é, respectivamente, de 25%, 50% e 25%. Desvios desta distribuição falam a favor de que existe uma ligação entre os alelos estudados e a doença. Diferentemente dos desenhos previamente discutidos, esse modelo testa a existência de ligação, ou seja, adiciona ao modelo de análise associativa o fator segregação, ponto central dos estudos em genética. Uma série de variantes aos modelos propostos vêm sendo desenvolvida. Uma maior capacidade técnica para a geração de dados genotípicos, associada a um maior poder estatístico advindo de novos algoritmos e modelos matemáticos, promete revolucionar a área do estudo das doenças complexas e auxiliar não apenas em seu entendimento, mas também no tratamento e na prevenção[14,15]. Em que pesem os vários avanços na caracterização molecular de diversas formas monogênicas de hipertensão, as alterações genéticas responsáveis pelo componente herdado dos níveis de PA nos casos de hipertensão essencial são ainda desconhecidas. Estudos em famílias sugerem que uma série de fenótipos intermediários podem estar diretamente relacionados com HAS, como alto contra transporte sódio–lítio, baixa excreção urinária de calicreínas, altas concentrações plasmáticas de insulina, alto índice de massa corpórea, entre outros. Jeunemaitre e colaboradores. foram os primeiros a reportarem a associação entre um polimorfismo gênico e a HAS em uma população humana. Este polimorfismo se encontra no gene do angiotensinogênio e corresponde à substituição de uma timidina por uma citosina na posição 704 do gene. Esta alteração gênica leva a uma alteração de aminoácido na proteína, caracterizada pela substituição de uma metionina por uma treonina na posição 235. A presença dessa alteração se associa a uma maior concentração plasmática de angiotensinogênio. Esta variante parece se encontrar em desequilíbrio de ligação com outra alteração, esta segunda presente na região promotora do gene. Estudos com o promotor do gene sugerem que a presença desta segunda alteração muda a taxa basal de transcrição do gene, podendo, assim, justificar o achado de níveis plasmáticos mais altos de angiotensinogênio nas pessoas portadoras da variante[16]. Muitos estudos já foram publicados desde então sobre a associação entre esse polimorfismo e a HAS em diversas populações humanas, apresentando resultados bastante discordantes[17,18]. Primeiramente, esse polimorfismo parece explicar apenas uma pequena fração da variação de PA (aproximadamente 6%). Além disso, as concentrações plasmáticas de angiotensinogênio, apesar de maiores em pessoas com o polimorfismo, claramente se sobrepõem às de pessoas normais. Assim, ainda não existe consenso sobre qual o papel desta variante na determinação dos níveis de PA em humanos. O caso do angiotensinogênio expõe algumas das principais dificuldades na definição dos determinantes genéticos primários da PA. Uma série de polimorfismos e mutações em outros genes, como da enzima conversora de angiotensina I, receptores beta-adrenérgicos, alfa-aduccina, subunidades de proteína G, fator atrial natriurético e receptor de insulina já foram também associados ao desenvolvimento de PA, mas essa associação não foi confirmada em outros estudos. Espera-se que abordagens com delineamentos mais robustos, assim como a utilização de uma maior capacidade de geração de dados, possam ajudar a vencer alguns desses novos desafios[20,21].

TRATAMENTO DA HIPERTENSÃO ARTERIAL SISTÊMICA: MOLDANDO A TERAPÊUTICA AO PACIENTE

O objetivo do tratamento anti-hipertensivo é reduzir o risco cardiovascular de um indivíduo e, assim, as taxas de morbidade e mortalidade. Em um paciente, a decisão de iniciar tratamento é determinada por uma série de fatores, como a magnitude da elevação da PA, o acometimento de órgãos-alvo e a presença de outros fatores de risco cardiovascular. Nos últimos anos, uma série de alterações nos paradigmas desse tratamento ocorreram. Essas mudanças refletiram-se em consensos recentes, como a Diretriz Brasileira de Hipertensão VIII[1] e em outros. Nesses consensos, sensíveis alterações puderam ser percebidas: (1) os critérios para início de tratamento não dependem apenas do nível de PA, mas, como já citado, do risco cardiovascular total do indivíduo em questão; (2) um tratamento mais agressivo é recomendado para alguns pacientes em particular, como diabéticos ou pacientes com insuficiência renal crônica (IRC); (3) houve uma melhor definição da importância da abordagem múltipla de vários fatores de risco simultâneos. Todas essas alterações remetem, no entanto, a uma mudança mais importante, também enfatizada em ambos os consensos: a busca pela individualização no tratamento[22]. Nesse sentido, a identificação dos fatores ambientais e genéticos responsáveis pela elevação da PA e pelo acometimento de órgãos-alvo ou morte por eventos cardiovasculares em um indivíduo pode levar à definição de formas medicamentosas e não medicamentosas de prevenção, tratamento e até mesmo cura da HAS mais específicas. Atualmente, por exemplo, existem evidências de que alterações no estilo de vida, como diminuição de peso, menor consumo de álcool ou aumento no consumo de potássio e cálcio, podem levar a reduções significativas na pressão arterial. No entanto, essas alterações são particularmente mais eficientes em alguns indivíduos. Além disso, atualmente já se identificam indivíduos com maior ou menor resposta em uma ou outra determinada modalidade terapêutica antihipertensiva[23]. A identificação precisa de quais indivíduos irão responder a qual tipo de intervenção se configura no cerne desse novo paradigma.

FARMACOGENÉTICA E HIPERTENSÃO SISTÊMICA

Que fatores podem determinar o risco individual de desenvolvimento de uma reação adversa, um efeito colateral ou a falha terapêutica de uma medicação? Fatores já citados para explicar a resposta individual de um indivíduo a determinada modalidade terapêutica são as interações entre diferentes medicamentos, a idade do paciente, outras doenças associadas (p. ex., HAS + diabete, ou osteoporose, ou + dislipidemia), e o estilo de vida do paciente (p. ex., se é tabagista ou etilista). No entanto, ainda mais importantes na determinação individual da resposta são fatores herdados capazes de alterar a cinética e a dinâmica de uma série de fármacos[24].

Assim, variações genéticas em genes responsáveis por enzimas metabolizadoras de receptores de fármacos e suas proteínas transportadoras já foram associadas à variabilidade individual na resposta ou toxicidade. Se variações gênicas existem em determinada população em uma frequência maior do que 1%, estas variações são denominadas polimorfismos gênicos. Os polimorfismos gênicos podem explicar por que determinado indivíduo se encontra em maior risco para uma pior resposta ou ao desenvolvimento de uma reação adversa a determinada substância. As primeiras descrições de reações adversas a substâncias relacionadas a variantes de enzimas metabolizadoras datam da década de 1950. Curiosamente, a identificação genética de uma dessas enzimas (uma das enzimas participantes do sistema metabolizador do citocromo P450 – CYP2D6) foi auxiliada pelo estudo de pacientes que apresentavam hipotensão ortostática com o uso do fármaco anti-hipertensivo debrisoquina. Atualmente, grande número de variantes gênicas em enzimas metabolizadoras, receptores e transportadores já foi descrito e vem sendo estudado como determinantes da resposta à terapia antihipertensiva[25]. São exemplos neste sentido variantes gênicas no gene da alfa-aduccina, associadas à resposta a diuréticos tiazídicos; o polimorfismo D/I do gene da enzima conversora de angiotensina I, associado à resposta terapêutica com inibidores da mesma enzima; variantes da enzima do citocromo P450 CYP2C9 e um efeito anti-hipertensivo menor da losartana, variações no gene da N-acetiltransferase e o desenvolvimento de lúpus eritematoso sistêmico secundário ao uso de hidralazina. Esses e novos exemplos certamente irão se beneficiar de esforços conjuntos na geração de novos dados genéticos em larga escala e do desenvolvimento de novas abordagens matemáticas e computacionais que vêm sendo desenvolvidas. Ressalte-se, no entanto, que esses estudos devem ser alvo das mesmas críticas antes colocadas ao estudo dos determinantes primários da PA e que ainda necessitam reprodução em estudos de maior dimensão. Ainda assim, espera-se que em um futuro não muito distantes algoritmos para o diagnóstico e o traçado de um perfil de resposta terapêutica mais específicos estejam disponíveis a clínicos e pacientes e que, com isso, tanto a morbidade quanto a mortalidade causada pela HAS possam ser minimizadas por modalidades não apenas terapêuticas, mas preventivas, mais específicas e custo-efetivas.

BIBLIOGRAFIA

1. Barroso WKS, Rodrigues CIS, Bortolotto LA, Mota-Gomes MA, Brandão AA, Feitosa ADM, et al. Diretrizes Brasileiras de Hipertensão Arterial – 2020. Arq Bras Cardiol. 2021; 116(3):516-658
2. Dzau VJ, Krieger JE, Hutchinson H. Molecular mechanisms in hypertension. In: Haber E, ed. Molecular cardiovascular medicine. New York: Scientific American; 1995. p.225-241.
3. Carretero O. A, Oparil S. Essential hypertension. Part I: Defi nition and etiology. Circulation. 2000;101:329-35.
4. Harrap SB. Hypertension: genes versus environment. Lancet. 1994;344:169-71.
5. Giner V, Poch E, Bragulat E, Oriola J et al. Renin-Angiotensin system genetic polymorphisms and salt sensitivity in essential hypertension. Hypertension. 2000;35:512-7.
6. Gratze G, Fortin J, Labugger R, Binder A, Kotanko P, et al. Beta adrenergic receptor variants affect resting blood pressure and agonist induced vaso-

dilation in young adult caucasians. Hypertension. 1999;33:1425-30.
7. Havlik RJ, Garrison RJ, Feinleib M, Kannel WB, Castelli WP, Mcnamara PM. Blood pressure agregation in families. Am J Epidemiol. 1979:110:304-12.
8. Warden CH, Fisler JS. Integrated methods to solve the biological basis of common diseases. Methods: A Companion to Methods in Enzymology. 1997;13:347-57.
9. Jacob HJ, Krieger JE, Dzau VJ, Lander ES. Genetic dissection of hypertension in experimental animal models. In: Mockrin SC, ed. Molecular genetics and gene therapy of cardiovascular diseases. New York: 1996:293-319.
10. Cusi D, Bianchi G. A primer on the genetics of hypertension. Kidney Int. 1998;54:328-42.
11. Pereira AC, Krieger JE. Diabete e aterosclerose: até onde a genética molecular pode nos levar? Rev Soc Cardiol Estado de São Paulo. 1998;5:1025:32.
12. Lifton RP. Molecular genetics of human blood pressure variation. Science. 1996;272:676-80.
13. Gabers DL, Dubois SK. The molecular basis of hypertension. Annu Rev Biochem. 1999;68:127-55.
14. Risch N. Evolving methods in genetic epidemiology. II. Genetic linkage from an epidemiologic perspective. Epidemiol Rev. 1997;19:24-32.
15. Lander ES, Schork NJ. Genetic dissection of complex traits. Science. 1994;265:2037-48.
16. Corvol P, Jeunemaitre X. Molecular genetics of human hypertension: role of angiotensinogen. Endocr Rev. 1997;18:662-77.
17. Brand E, Chatelain N, Keavney B, Caulfield M, Citterio L, Connell J, et al. Evaluation of the angiotensinogen locus in human essential hypertension: a European study. Hypertension. 1998;31(3):725-9.
18. Vasku A, Soucek M, Znojil V, Rihacek I, Tschoplova S, Strelcova L, et al. Angiotensin I-converting enzyme and angiotensinogen gene interaction and prediction of essential hypertension. Kidney Int. 1998;53(6):1479-82.
19. Kiema TR, Kauma H, Rantala AO, Lilja M, Reunanen A, Kesaniemi YA, et al. Variation at the angiotensin-converting enzyme gene and angiotensinogen gene loci in relation to blood pressure. Hypertension. 1996;28(6):1070-5.
20. Krieger JE. New contributions to clinical hypertension from molecular biology. Curr Opin Cardiology. 1998,13:312-8.
21. Guo SW, Lange K. Genetic mapping of complex traits: promises, problems, and prospects. Theor Pop Biol. 2000;57:1-11.
22. Carretero OA, Oparil S. Essential hypertension. Part II: Treatment. Circulation. 2000;101:446-53.
23. He Jiang, Whelton PK. Selection of initial antihypertensive drug therapy. Lancet. 2000;356:1942-3.
24. Evans WE, Relling MV. Pharmacogenomics: translating functional genomics into rational therapeutics. Science. 1999;286:487-91.
25. Meyer UA. Pharmacogenetics and adverse drug reactions. Lancet. 2000;356:1667-71.

Sal

Fernando Gioppo Blauth
Pauliana Alencar Monteiro
Jarbas de Sá Roriz Filho
Nereida Kilza da Costa Lima

CONSULTA RÁPIDA

Impacto populacional da redução do sal

- A diminuição no consumo de sal tem grande importância como estratégia geral de redução de risco cardiovascular, pois é fator modificável e possui efeito linear e persistente, apesar da idade, presença de hipertensão arterial sistêmica (HAS), gênero ou etnia. Redução populacional em 3 mmHg da pressão arterial sistólica seria capaz de diminuir em 8% a mortalidade por acidente vascular encefálico e 5% a mortalidade por doença coronariana.
- Seria possível evitar 17,5 milhões de mortes ao ano ao reduzir o equivalente a uma colher de chá na ingestão diária de sal.

Outros benefícios da redução do sal

- Aumenta a liberação de renina e torna o aumento da pressão mais sensível e dependente da angiotensina I. Sendo assim, ocorre um efeito aditivo aos anti-hipertensivos da classe dos inibidores da enzima conversora de angiotensina (IECA) e bloqueadores de receptores da angiotensina (BRA).

Fisiopatologia: sensibilidade ao sal

- Em condições fisiológicas, a elevação da pressão arterial (PA) aumenta a pressão de perfusão renal e promove natriurese.
- Dessa forma, o aumento consequente na excreção de sódio favorece o restabelecimento da volemia normal. Comumente, os indivíduos sensíveis ao sal têm um defeito na excreção renal de sódio que acarreta expansão de volume e culmina com HAS.

Subgrupos mais sensíveis ao sal

- Idosos
- Obesos
- Etnia negra
- Indivíduos com doença renal crônica

Recomendações atuais

- A recomendação para adultos é uma ingestão de até 5 g de sal (1 colher de chá) ou 2.000 mg de sódio ao dia. Mesmo indivíduos com menor sensibilidade ao sal se beneficiam da redução.

Perspectivas

- A maior parte do sódio consumido encontra-se oculta nos mais diversos tipos de alimentos processados. Portanto, a indústria de alimentos tem papel fundamental no sentido de cumprir as propostas em andamento, cujo objetivo é estimular que o teor de sódio adicionado a tais produtos sofra reduções progressivas.

INTRODUÇÃO

Presente em 97% da água disponível no mundo, o sal é um mineral que sempre foi muito valorizado pela sua capacidade nutritiva, preservação de alimentos e realce de sabor. Por outro lado, seu consumo em excesso tem sido comprovadamente ligado à pressão arterial (PA) elevada e doença cardiovascular[1,2]. Estima-se que pressões aumentadas (sistólica ≥ 115 mmHg) foram responsáveis por 7,6 milhões de mortes potencialmente preveníveis em um ano, o que corresponde a 13,5% desse tipo de morte no mundo. Cerca de metade aconteceu em hipertensos e a outra metade em indivíduos com níveis levemente elevados[3]. Stamler et al. relataram que uma redução populacional em 3 mmHg da pressão arterial sistólica seria capaz de diminuir em 8% a mortalidade por AVC e 5% a mortalidade por doença coronariana[4]. Assim, medidas de prevenção de eventos com foco apenas em tratamento medicamentoso não serão suficientes para reduzir o ônus da hipertensão arterial sistêmica (HAS). A redução de risco com medidas populacionais e com metas de redução da PA por meio de estratégias não medicamentosas é imprescindível.

O aumento da pressão arterial ocorre pela influência do envelhecimento cardiovascular, fatores genéticos e ambientais, como dieta, atividade física e comportamento psicossocial. Os fatores ambientais mudam de acordo com a cultura e hábitos de cada indivíduo e, por isso, consistem em alvos terapêuticos relevantes em razão da praticidade, baixo custo, alta eficácia e possibilidade de difusão por meio de medidas públicas. Redução no consumo de álcool, aumento na ingestão de potássio, dieta saudável, perda ponderal e redução no consumo de sal são exemplos de fatores modificáveis com maior nível de evidência para controle da pressão arterial[5]. Entre essas medidas, destaca-se a redução no consumo de sal, pois possui efeito linear e persistente, apesar da idade, presença de HAS, gênero ou etnia[6].

O organismo é capaz de tolerar grandes alterações na ingestão do sódio por meio da excreção em urina, suor e regulação hormonal. Esse ajuste fisiológico, no entanto, tem sido comprovadamente deletério para o sistema cardiovascular. Foi estimado que um aumento de 2.300 mg de sódio ao dia potencializa o efeito que a idade exerce sobre a pressão arterial, gerando um incremento de 9 mmHg na pressão sistólica dos 25 aos 55 anos e, consequentemente, elevando em 23% o risco de morte por doença cardiovascular nessa faixa etária[4,6]. Além disso, o excesso de sal na dieta foi responsável por uma a cada dez mortes por doenças cardiovasculares no mundo, equivalente a 1,65 milhão de mortes ao ano[7].

Embora o organismo necessite de apenas 180 mg de sódio para manter a reposição diária, o consumo populacional ainda é muito acima do necessário[8]. Um estudo mostrou que o brasileiro consome em média 3.600 mg ao dia, duas vezes mais que a recomendação mundial; entretanto, quando questionados sobre a autopercepção alimentar, apenas 14% da população reconheceram ingestão aumentada.[9,10] Isso pode ser justificado pelo fato de 70% do sódio consumido ser proveniente dos alimentos industrializados[11]. Ainda que um indivíduo diminua a quantidade de sal adicionada em seu alimento durante e após o preparo, isso corresponderia apenas a 13% do sal consumido diariamente, o que reforça a importância de alinhar orientações de consultório às medidas públicas e sanitárias.

O sódio também pode ser encontrado em outras formas na alimentação por meio de outros sais, como o bicarbonato de sódio e o glutamato monossódico, o que atrapalha ainda mais a percepção da ingestão aumentada. Para fins didáticos, vale a pena ressaltar que a apresentação do sódio varia na literatura, podendo ser representado em mg ou mMol de sódio ou em gramas de sal (NaCl). A Tabela I apresenta um resumo de referências para conversão entre unidades.

TABELA I Conversão entre unidades

Sal (NaCl) (g)	Sódio (mg)	Sódio (mMol)	Sódio (meq)
1	393	17,11	17
2,54	1.000	43,5	44
0,05	23	1	1,01

BENEFÍCIOS NA REDUÇÃO DO SAL

Vários são os estudos mostrando o efeito que a restrição de sal exerce no controle da pressão arterial. O maior deles, denominado Intersalt, é considerado o estudo populacional de maior padrão internacional e mais rigoroso já realizado. Estudou 52 populações em 32 países, sendo que cada centro examinou 100 homens e 100 mulheres com idade entre 20 e 59 anos. Embora haja controvérsias quanto à melhor análise do estudo Intersalt, em média, a redução na ingestão de sódio de 2.300 mg/24 h foi associada a uma diferença de 6 mmHg na pressão sistólica e 3 mmHg na pressão diastólica. O estudo também mostrou correlação entre maior excreção de sódio, ou seja, maior ingestão desse eletrólito, com maior elevação da pressão arterial com a idade[4].

Outro ensaio clínico emblemático foi o DASH-sodium, realizado em 2001, em que 412 indivíduos com média de 49 anos foram randomizados para receberem uma dieta padrão norte-americana ou uma elaborada para controle de HAS com diferentes níveis de sódio denominada DASH (*dietary approaches to stop hypertension*). Aqueles que receberam a dieta DASH com baixo teor de sódio tiveram uma redução da pressão arterial sistólica de 7,1 mmHg entre os não hipertensos, e 11,5 mmHg entre os hipertensos, quando comparados aos indivíduos que receberam uma dieta padrão com alto teor de sódio.[12]

O estudo TONE (*Trial of Nonpharmacologic Interventions in the Elderly*) mostrou que a restrição de sódio foi capaz de reduzir o diagnóstico de HAS e o uso de anti-hipertensivos em indivíduos entre 60 e 80 anos[13], e uma metanálise com crianças e adolescentes demonstrou efeito persistente na redução da pressão arterial sistólica e diastólica mesmo nos indivíduos abaixo de 18 anos[14]. Metanálises mais recentes demonstram persistência do efeito independentemente da faixa etária, sexo ou etnia, porém com efeito mais proeminente em idosos, negros e indivíduos com pressões mais elevadas[15,16].

Além dos benefícios já mencionados, a restrição de sal eleva a liberação de renina e torna o aumento da pressão mais sensível e dependente da angiotensina I. Sendo assim, ocorre um efeito aditivo aos anti-hipertensivos da classe dos inibidores da enzima conversora de angiotensina (IECA) e bloqueadores de receptores da angiotensina (BRA), que potencializam os efeitos benéficos mencionados[17].

Embora as evidências para redução da pressão sejam consistentes, o efeito que a redução de sal exerce sobre morbidade e mortalidade em longo prazo era inconclusivo até 2007, quando Cook et al. reavaliaram, após 10 anos, pacientes que haviam participado de dois grandes ensaios clínicos sobre redução de sódio[6]. Foi mostrado que aqueles no grupo intervenção tiveram risco de evento cardiovascular 25% menor que o grupo controle após 10 anos de acompanhamento. De forma semelhante, uma metanálise de estudos prospectivos estimou que, ao longo de 4 a 19 anos, uma diferença de 2.000 mg na ingestão de sódio esteve associada à diferença de 23% no risco para acidente vascular encefálico e 17% para doença cardiovascular. Com essa diferença seria possível evitar 17,5 milhões de mortes ao ano ao reduzir o equivalente a uma colher de chá na ingestão diária de sal[18,19].

Apesar das evidências expostas, ainda existe certa controvérsia no tema. Uma metanálise de sete ensaios clínicos randomizados mostrou que, apesar de haver diminuição na pressão arterial, a redução de sal não alterou mortalidade geral ou cardiovascular independentemente da presença de HAS no momento da randomização[20]. No entanto, os dados devem ser interpretados com cautela, pois, após exclusão de possível estudo enviesado e com subanálises incluindo a população total, houve redução de evento cardiovascular em 20% naqueles com diminuição na ingestão de sal. Assim, o efeito se demonstra consistente nos diferentes níveis de evidência, desde modelos experimentais, epidemiológicos, intervencionais (ensaios clínicos) e até mesmo em grandes metanálises[18].

SENSIBILIDADE AO SAL

Os mecanismos envolvidos na elevação da pressão arterial pela ingestão de sal não são totalmente conhecidos, mas podem envolver diversos sistemas (Figura 1)[21].

Existe resposta variável na pressão arterial entre indivíduos de acordo com a ingestão de sal. Essa característica ocorre de maneira heterogênea, sendo que idosos, negros, obesos e indivíduos com doença renal crônica são os que possuem maior sensibilidade ao sódio[22]. Em condições fisiológicas, a elevação da pressão arterial aumenta a pressão de perfusão renal e promove natriurese. Dessa forma, o aumento consequente na excreção de sódio favorece o restabelecimento da volemia normal. Os indivíduos sensíveis têm comumente um defeito na excreção renal de sódio que acarreta expansão de volume, ativação do sistema nervoso simpático e supressão do eixo renina-angiotensina, culminando com HAS. Sendo assim, desenvolvem resposta mais acentuada quando são submetidos a protocolos clínicos de sobrecarga salina e observa-se uma queda maior da pressão arterial quando submetidos à restrição de sal[23,24].

O estudo *DASH sodium* analisou o efeito do sal nos diferentes subgrupos de acordo com idade, presença de HAS, etnia e gênero.

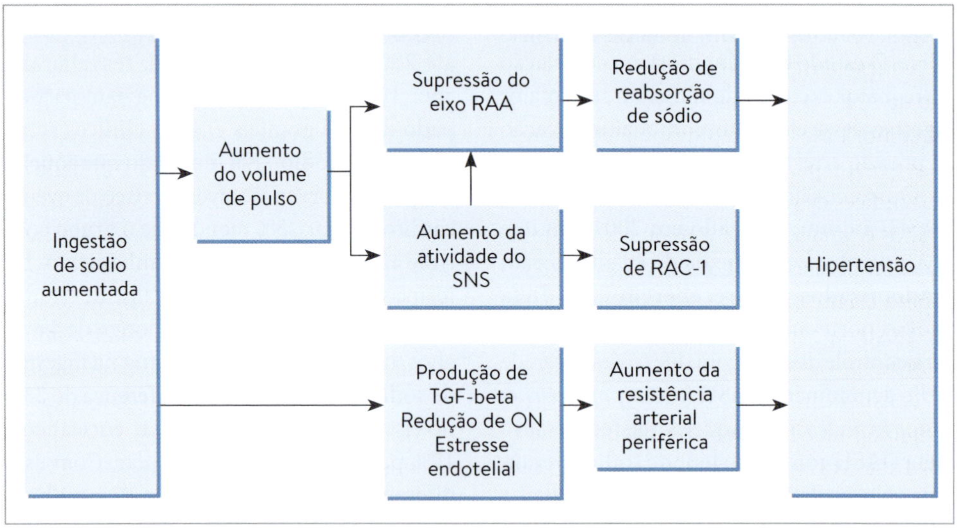

FIGURA 1 Mecanismos hipertensivos da ingestão elevada de sódio.

ON: óxido nítrico; RAA: renina-angiotensina-aldosterona; RAC-1: proteína moduladora independente da atividade do receptor mineralocorticoide. SNS: sistema nervoso simpático; TGF-beta: fator de crescimento transformador beta. Fonte: adaptada de Balafa et al., 2021[21].

A sensibilidade ao sal aumentou conforme a idade, independentemente dos outros fatores. Os indivíduos da etnia negra apresentaram redução de 8 mmHg na pressão arterial sistólica comparado com 5 mmHg nos caucasianos.[25] Em conjunto com análises de outros estudos, é possível concluir que indivíduos com pressões elevadas possuem maior efeito da restrição ao sal sob a pressão, com efeito mais relevante naqueles com HAS resistente[26].

Saber que existem subgrupos com maior sensibilidade ao sal pode auxiliar o profissional de saúde a individualizar suas condutas, intensificar esforços nesses subgrupos e, dessa forma, potencializar o efeito não medicamentoso do sal sobre a pressão arterial. Apesar de o efeito de redução da pressão ser variado conforme o subgrupo, é persistente em todos, sendo que, quanto menor a ingestão de sódio, maior a redução da pressão.

RECOMENDAÇÕES ATUAIS

Levando em consideração o ônus da HAS sobre a saúde mundial, em 2014 a Organização Mundial da Saúde (OMS) declarou uma meta de redução em 30% no consumo de sal até o ano de 2025. O documento cita a redução de sal como "uma das medidas mais custo-efetivas que um país pode adotar para melhorar seus índices de saúde". A recomendação para adultos é uma ingestão menor que 5 g de sal (1 colher de chá) ou 2.000 mg de sódio ao dia e, para crianças, a dose recomendada deve ser ajustada conforme idade e necessidade calórica.

A American Heart Association (AHA) em conjunto com o Departamento de Agricultura dos Estados Unidos (USDA), ao reconhecer o alto consumo de sódio na dieta norte-americana e as limitações para alcançar as metas propostas em diretrizes passadas, sugerem ingestão diária de até 2.300 mg de sódio para a população geral e meta mais rigorosa de 1.500 mg para hipertensos, afro-americanos e pessoas acima de 50 anos, o que representa aproximadamente 70% da população norte-americana[27].

As diretrizes para pessoas com doença renal crônica realizadas pela Kidney Disease Improving Global Outcomes (KDIGO) recomendam ingestão de 2.000 mg nessa população, associada a 150 minutos de atividade física por semana, como terapias não medicamentosas para controle da PA. A diretriz brasileira de hipertensão arterial sistêmica, baseada na realidade nacional, sugere meta semelhante, de 2.000 mg de sódio ao dia.[28] As recomendações na maioria dos países seguem valores semelhantes aos recomendados pela OMS e AHA.

RECOMENDAÇÕES PARA OS PACIENTES E PERSPECTIVAS

A participação ativa do paciente em seu tratamento é considerada de suma importância para o sucesso na melhora da saúde. Cabe ao paciente se informar sobre o tema, seguir as orientações e buscar ativamente um estilo de vida saudável. Por outro lado, cabe ao profissional de saúde oferecer as orientações mais assertivas possíveis com base em evidências, porém individualizadas para a realidade do paciente em questão. Para isso, sugere-se que o profissional oriente a redução do consumo de sódio a 2.000 mg ao dia, equivalente a uma colher de chá de sal. Vale ressaltar que o gosto pelo sal é adaptável. Após um tempo com redução na ingestão existe um ajuste no paladar que aumenta a sensibilidade ao gosto salgado e diminui a quantidade de sal necessária para alcançar satisfação no alimento.[29]

É aconselhável fazer uma lista de alimentos saudáveis e procurar por produtos com baixo teor de sódio para substituir, pois deve-se evitar a ingestão de produtos processados, como enlatados, embutidos, conservas, molhos prontos, caldos de carne, temperos prontos, defumados e bebidas isotônicas. É recomendável a utilização de molhos à base de frutas, ervas aromáticas, especiarias, alho, cebola, limão e vinagre no preparo dos alimentos, além de orientar o preparo com pouco sal e excluir o uso do saleiro à mesa. A oferta de pães acrescidos com orégano propiciou a preferência de voluntários para amostras com menos sal.[30]

Para refeições fora de casa, pode-se orientar que a comida seja preparada com pouco sal e que os molhos sejam servidos à parte e sem sal, evitando pedaços de bacon, queijo, croutons e outros adereços salgados nos alimentos.[29]

Recomenda-se ler a informação nutricional dos alimentos para dimensionar o tamanho da porção e o teor de sódio correspondente. A Tabela II apresenta as categorias dos produtos comercializados de acordo com a quantidade de sal em sua composição. Muitos aplicativos de rastreamento de alimentos on-line podem ajudar a atingir esse objetivo, por exemplo, o aplicativo "Escolha Certa" e o "Desrotulando".

A adoção à dieta DASH possui efeito adjuvante à redução do sal, conforme mencionado previamente. A orientação enfatiza o consumo diário de quatro a cinco porções de frutas, quatro a cinco porções de vegetais e duas a três porções de laticínios com baixo teor de gordura. Todos os alimentos precisam conter menos de 25% de gordura total por porção e deve-se reduzir a ingestão de carne vermelha, doces e bebidas com açúcar. Para recomendações mais detalhadas e individualizadas, indica-se o acompanhamento com nutricionista.

A maior parte do sódio consumido pela população em geral encontra-se oculta nos mais diversos tipos de alimentos processados. Portanto, a indústria de alimentos tem papel fundamental no sentido de cumprir as propostas em andamento, cujo objetivo é estimular que o teor de sódio adicionado a tais produtos sofra reduções progressivas e, com isso, atuar na mudança de hábitos de consumo e adaptação a esses níveis. Além disso, deve informar claramente os benefícios e riscos associados a esse nutriente. São imprescindíveis políticas cada vez mais fortes de redução de sódio nos produtos industrializados. De forma complementar, é fundamental uma análise mais robusta dos distintos grupos de alimentos quanto ao teor de sódio consumido por porção *versus* a frequência de consumo, já que muitos deles são alimentos comumente consumidos no dia a dia e, na maioria das vezes, apresentam alto conteúdo de sódio, contribuindo para o total diário consumido.

TABELA II Categorias de produtos comercializados quanto à composição de sal

Sem sal/sódio	Menos de 5 mg de sódio por porção de 100 g ou mL
Sódio muito baixo	35 mg ou menos de sódio por porção de 100 g ou mL
Baixo sódio	140 mg ou menos de sódio por porção de 100 g ou mL
Sódio reduzido	Mínimo de 25% menos de sódio do que o produto original
Leve em sódio	Mínimo de 50% menos de sódio do que o produto original

Fonte: Ministério da Saúde, 2020[31].

De acordo com os últimos resultados do Monitoramento do Plano Nacional de Redução do Sódio em Alimentos Industrializados, observou-se a necessidade de intervenção articulada por parte do Ministério da Saúde e dos demais órgãos e setores envolvidos, para que os valores máximos de sódio, acordados por meio de Termos de Compromisso, sejam devidamente cumpridos pela indústria de alimentos, o que permitirá oferecer aos consumidores alimentos industrializados melhores em relação ao conteúdo de sódio.

A Cúpula dos Sistemas Alimentares das Nações Unidas e a Cúpula de Nutrição para o Crescimento reunirão uma ampla gama de partes interessadas para transformar os sistemas alimentares, viabilizando oportunidades para esforços nacionais, regionais e globais a fim de aprimorar o ambiente alimentar e fazer compromissos, incluindo a limitação do sódio em alimentos processados.

BIBLIOGRAFIA

1. Rose G, Stamler J, Stamler R, Elliott P, Marmot M, Pyorala K, et al. Intersalt: An international study of electrolyte excretion and blood pressure. Results for 24-hour urinary sodium and potassium excretion. Br Med J. 1988;297(6644):319-28.
2. Alderman MH, Cohen H, Madhavan S. Dietary sodium intake and mortality: The National Health and Nutrition Examination Survey (NHANES I). Lancet. 1998;351(9105):781-5.
3. Lawes CM, Hoorn S Vander, Rodgers A. Global burden of blood-pressure-related disease, 2001. Lancet. 2008;371(9623):1513-8.
4. Stamler R. Implications of the INTERSALT study. Hypertension.1991 Jan 1;17(1_Suppl):I16–I16.
5. Appel LJ, Brands MW, Daniels SR, Karanja N, Elmer PJ, Sacks FM. Dietary approaches to prevent and treat hypertension: A scientific statement from the American Heart Association. Hypertension. 2006;47(2):296–308.
6. Cook NR, Cutler JA, Obarzanek E, Buring JE, Rexrode KM, Kumanyika SK, et al. Long term effects of dietary sodium reduction on cardiovascular disease outcomes: Observational follow-up of the trials of hypertension prevention (TOHP). Br Med J. 2007;334(7599):885–8.
7. Mozaffarian D, Fahimi S, Singh GM, Micha R, Khatibzadeh S, Engell RE, et al. Global sodium consumption and death from cardiovascular causes. N Engl J Med. 2014;371(7):624–34.
8. Dahl LK. Salt and hypertension. Am J Clin Nutr. 1972;25(2):231-44.
9. Nilson EAF, Spaniol AM, Gonçalves VSS, Moura I, Silva SA, L'Abbé M, et al. Sodium reduction in processed foods in Brazil: Analysis of food categories and voluntary targets from 2011 to 2017. Nutrients. 2017;9(7):742.
10. Oliveira MM de, Malta DC, Santos MAS, Oliveira TP, Nilson EAF, Claro RM. Consumo elevado de sal autorreferido em adultos: dados da Pesquisa Nacional de Saúde, 2013. Epidemiol e Serviços Saúde. 2015;24(2):249-56.
11. Mattes RD, Donnelly D. Relative contributions of dietary sodium sources. J Am Coll Nutr. 1991;10(4):383-93.
12. Sacks FM, Svetkey LP, Vollmer WM, Appel LJ, Bray GA, Harsha D, et al. Effects on Blood Pressure of Reduced Dietary Sodium and the Dietary Approaches to Stop Hypertension (DASH) Diet. N Engl J Med. 2001;344(1):3-10.
13. Whelton PK, Appel LJ, Espeland MA, Applegate WB, Ettinger WH, Kostis JB, et al. Sodium reduction and weight loss in the treatment of hypertension in older persons: A randomized controlled trial of nonpharmacologic interventions in the elderly (TONE). J Am Med Assoc. 1998;279(11):839-46.
14. He FJ, MacGregor GA. Importance of salt in determining blood pressure in children: Meta-analysis of controlled trials. Hypertension. 2006;48(5):861-9.
15. Graudal NA, Hubeck-Graudal T, Jurgens G. Effects of low sodium diet versus high sodium diet on blood pressure, renin, aldosterone, catecholamines, cholesterol, and triglyceride. Vol. 2017, Cochrane Database of Systematic Reviews. 2017.
16. Filippini T, Malavolti M, Whelton PK, Naska A, Orsini N, Vinceti M. Blood pressure effects of sodium reduction: Dose-response meta-analysis of experimental studies. Circulation. 2021;1542-67.
17. Slagman MCJ, Waanders F, Hemmelder MH, Woittiez AJ, Janssen WMT, Lambers Heerspink HJ, et al. Moderate dietary sodium restriction added to angiotensin converting enzyme inhibition compared with dual blockade in lowering proteinuria and blood pressure: Randomised controlled trial. BMJ. 2011;343(7818):1–10.
18. He FJ, MacGregor GA. Salt reduction lowers cardiovascular risk: Meta-analysis of outcome trials. Lancet. 2011;378(9789):380–2.
19. Strazzullo P, D'Elia L, Kandala NB, Cappuccio FP. Salt intake, stroke, and cardiovascular disease: Meta-analysis of prospective studies. BMJ. 2009;339(7733):1296.
20. Taylor RS, Ashton KE, Moxham T, Hooper L, Ebrahim S. Reduced dietary salt for the prevention of cardiovascular disease: a meta-analysis of randomized controlled trials (cochrane review). Am J Hypertens. 2011;24(8):843-53.
21. Balafa O, Kalaitzidis RG. Salt sensitivity and hypertension. J Hum Hypertens. 2021;35:184-92.
22. Elijovich F, Weinberger MH, Anderson CAM, Appel LJ, Bursztyn M, Cook NR, et al. Salt sensitivity of blood pressure: A scientific statement from the American Heart Association. Hypertension. 2016;68:7-46.
23. Chamarthi B, Williams JS, Williams GH. A mechanism for salt-sensitive hypertension: abnormal

dietary sodium-mediated vascular response to angiotensin-II. J Hypertens. 2010;28(5):1020-6.
24. NK Lima, DJ Tozetto, LG Lima, F Nobre, JC Moriguti, E Ferriolli, et al. Salt and insulin sensitivity after short and prolonged high salt intake in elderly subjects. Braz J Med Biol Res. 2009;42(8):738-43.
25. Vollmer WM, Sacks FM, Ard J, Appel LJ, Bray GA, Simons-Morton DG, et al. Effects of diet and sodium intake on blood pressure: Subgroup analysis of the DASH-sodium trial. Ann Intern Med. 2001;135(12):1019-28.
26. Bray GA, Vollmer WM, Sacks FM, Obarzanek E, Svetkey LP, Appel LJ. A further subgroup analysis of the effects of the DASH diet and three dietary sodium levels on blood pressure: Results of the DASH-sodium trial. Am J Cardiol. 2004;94(2):222-7.
27. Lloyd-Jones DM, Hong Y, Labarthe D, Mozaffarian D, Appel LJ, Van Horn L, et al. Defining and setting national goals for cardiovascular health promotion and disease reduction: The american heart association's strategic impact goal through 2020 and beyond. Circulation. 2010;121(4):586-613.
28. Barroso WKS, Rodrigues CIS, Bortolotto LA, Mota-Gomes MA, Brandão AA, Feitosa AD de M, et al. Diretrizes Brasileiras de Hipertensão Arterial – 2020. Arq Bras Cardiol. 2021;116(3):516-658.
29. Bertino M, Beauchamp GK, Engelman K. Long-term reduction in dietary sodium alters the taste of salt. Am J Clin Nutr. 1982;36(6):1134-44.
30. Villela PT, de-Oliveira EB, Villela PTM, Bonardi JM, Bertani RF, Moriguti JC, Ferriolli E, NK Lima. Salt preferences of normotensive and hypertensive older individuals. J Clin Hypertens (Greenwich). 2014;16(8):587-90.
31. Ministério da Saúde, Agência Nacional de Vigilância Sanitária. Informe n. 50 de 2012. Teor de sódio em alimentos processados; 2020. Disponível em: https://www.gov.br/anvisa/pt-br/assuntos/alimentos/informes/copy_of_51de2012

Sistema nervoso simpático na fisiopatologia da hipertensão arterial sistêmica

Heno Ferreira Lopes
Fernanda M. Consolim-Colombo

CONSULTA RÁPIDA

Sistema nervoso simpático (SNS) e hipertensão arterial sistêmica (HAS)

- A atividade simpática aumentada parece ser a mola mestra na gênese de hipertensão primária.

Patogênese da HAS

- Tudo indica que o SNS, além de agir diretamente no sistema cardiovascular, ativa outros mecanismos envolvendo o sistema renina-angiotensina-aldosterona (SRAA) e atua na hemodinâmica renal reduzindo a excreção de sódio.

Interação SNS e rim

- A interação do SNS, do SRAA e a ação do SNS no rim resultam na maior reatividade vascular (arteríolas de resistência) e no maior tônus da musculatura lisa do vaso.

Consequências

- A ação do SNS, do SRAA e o acúmulo de sódio no vaso resultarão em disfunção endotelial, inflamação, hiperplasia, hipertrofia (maior resistência), HAS e maior gasto energético. Em consequência, ocorre maior acúmulo de gordura visceral para suprir o gasto energético, acarretando resistência à insulina (Figura 1).

INTRODUÇÃO

A hipertensão arterial sistêmica (HAS) é um dos mais importantes fatores de risco para doenças cardiovasculares no Brasil e no mundo. Apesar do grande número de pesquisas sobre o tema, o aumento da pressão arterial no decorrer da vida do indivíduo não tem uma causa definida na maioria das vezes. O componente genético responde por 30 a 60% na gênese da HAS[1]. Tudo indica que a herança genética para HAS está codificada em diferentes genes. A interação desses genes com fatores ambientais vai resultar no incremento da pressão além do ideal no decorrer da vida. Os filhos de pais hipertensos, sobretudo aqueles com pai e mãe hipertensos, têm maior chance de apresentar a mesma condição. Na avaliação de jovens filhos de pais hipertensos, embora normotensos, quando comparados com filhos de pais normotensos, a pressão arterial, aferida por meio de diferentes métodos (casual, batimento a batimento e monitorização ambulatorial), é mais alta que nos filhos de normotensos[2]. Goldstein et al. avaliaram filhos de pais hipertensos, por meio da monitorização ambulatorial da pressão arterial (MAPA), nos dias de trabalho e de folga, e encontraram maior pressão arterial sistólica

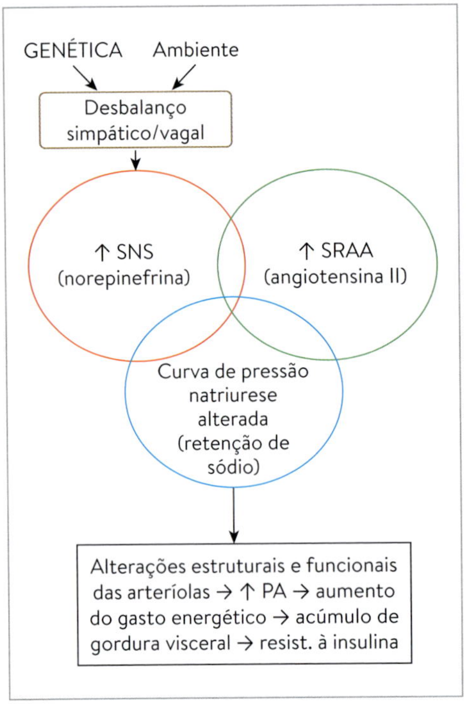

FIGURA 1 Impacto da interação do SNS, do SRAA e da curva de pressão natriurese na hipertensão arterial sistêmica, na obesidade visceral e na resistência à insulina.

PA: pressão arterial; SNS: sistema nervoso simpático; SRAA: sistema renina-angiotensina-aldosterona.

e diastólica no período de vigília e sono nos indivíduos do sexo masculino filhos de pai e mãe hipertensos[3]. A interação da genética com o ambiente, sobretudo a ingesta de sal e o estresse, deve ser o principal fator relacionado com o desenvolvimento da HAS no decorrer da vida do indivíduo. Nesse sentido, no estudo *Intersalt*, na década de 1980, foi observado que o povo Yanomami excretava menos de 1,0 mmol de sódio na urina de 24 horas e não tinha pressão elevada nem evoluía com aumento da pressão arterial no decorrer da vida.[4] Dentre os fatores apontados pelos autores do estudo para explicar a ausência de HAS nessa população, pode-se destacar, além do consumo mínimo de sódio, o não consumo de bebida alcoólica, a dieta rica em fibras e a não exposição ao estresse psicossocial. Essas observações reforçam a ideia de que indivíduos geneticamente predispostos, ao consumirem dieta rica em sódio e se exporem ao estresse psicossocial, sofrem alterações na sua homeostase (hemodinâmica), resultando no aumento da pressão arterial. O excesso de sal é um dos fatores ambientais que servem como gatilho ou catalisador para o aumento da atividade do sistema nervoso simpático (SNS). Outros fatores incluem obesidade, alterações metabólicas e sedentarismo. Assim, o aumento da atividade simpática parece ser a principal alteração primária que dá início às alterações hemodinâmicas que vão resultar na HAS sustentada.

ATIVIDADE SIMPÁTICA E HAS – DIFERENTES MÉTODOS DE AVALIAÇÃO DO SISTEMA NERVOSO SIMPÁTICO

A importância do SNS na patogênese da HAS vem sendo discutida há muitos anos por diferentes estudiosos do tema. À medida que diferentes métodos para avaliar a atividade do SNS foram sendo desenvolvidos, tornou-se cada vez mais notória a participação da hiperatividade simpática no desenvolvimento da HAS. Dentre os principais métodos para avaliar a atividade do SNS, destacam-se: a quantificação de catecolaminas circulantes, a análise da variabilidade de frequência cardíaca (desvio-padrão e coeficiente de variação) no domínio do tempo, a análise da variabilidade da frequência cardíaca no domínio de frequência (análise espectral), o *spillover* de catecolaminas e a microneurografia (registro da atividade elétrica do nervo peroneal). Esses diferentes métodos têm sido utilizados na pesquisa clínica para avaliar a atividade do SNS em diferentes populações. Em estudos envolvendo filhos de pais hipertensos e filhos de pais normotensos, observamos maior concentração de norepinefrina nos filhos de pais hipertensos após uma hora de repouso em ambiente com temperatura, ruído e luz controlados[5,6]. Utilizando a técnica da microneurografia, observamos maior atividade simpática em indivíduos normotensos filhos de pais com HAS maligna em relação a filhos de pais normotensos. Essa maior atividade simpática foi observada na condição basal e após realização de exercício isométrico (*handgrip*)[7]. Como já é sabido, a atividade simpática aumenta após a ingestão de carboidratos e gordura. Por meio da análise espectral, pudemos observar um maior incremento na relação simpática/parassimpática, quantificada pela análise dos valores de LF/HF, após sobrecarga de carboidratos, em indivíduos normotensos filhos de pais hipertensos, quando comparados com os filhos de pais normotensos[8]. Esse fato caracteriza uma maior resposta simpática após ingestão de carboidratos em filhos de pais hipertensos, ou seja, um desequilíbrio no controle autonômico em situações diárias e repetitivas, com potencial impacto ao longo do tempo. A maior atividade simpática também já foi detectada no estágio inicial da HAS por diferentes autores[9-11]. Conforme observado no artigo de revisão de Grassi e Ram[12], o aumento da atividade simpática é crescente de acordo com o grau da pressão arterial. Ocorre o incremento progressivo da atividade nervosa aferida pela microneurografia, considerando-se a HAS limítrofe, leve, moderada, grave e resistente. Demonstramos ainda que, em pacientes hipertensos tratados, com PA dentro das metas, há relação entre aumento da atividade do SNS, avaliada pela microneurografia, e disfunção diastólica de ventrículo esquerdo[13].

SISTEMA NERVOSO SIMPÁTICO – PATOGÊNESE DA HIPERTENSÃO ARTERIAL SISTÊMICA

A elevação da pressão arterial resultante do aumento da atividade do SNS ocorre por diferentes mecanismos. Esler et al. utilizaram a microneurografia e o *spillover* de norepinefrina para avaliar a atividade simpática em jovens hipertensos não obesos. Observaram maior atividade simpática para o coração, rim e musculatura esquelética nessa população[14]. Eles apontam o aumento da atividade simpática como mecanismo para iniciar a elevação e manter a pressão arterial elevada. Como já é bem conhecido, o SNS, juntamente com o sistema renina-angiotensina-aldosterona (SRAA), são os principais moduladores do sistema cardiocirculatório. Ao mesmo tempo, o SNS é o principal modulador do SRAA, decorrente da ação da norepinefrina nos receptores beta 1 nas células justaglomerulares[15]. O SNS e o SRAA são coadjuvantes nos mecanismos fisiopatogênicos da HAS, uma vez que o SRAA também participa na modulação da atividade simpática por meio da estimulação direta de áreas no sistema nervoso central. A angiotensina II estimula diretamente os receptores AT1 presentes em neurônios localizados na área postrema (quarto ventrículo), alterando a sensibilidade do barorreflexo, e os neurônios da região rostro ventrolateral da medula, que é a principal área de início da estimulação simpática aferente, levando ao aumento da atividade simpática periférica[16,17].

Um outro mecanismo diretamente afetado pela interação do SNS com o SRAA que tem impacto no aumento da pressão arterial é a curva de pressão natriurese. O aumento da atividade do SNS leva à redução de excreção urinária de sódio em decorrência do aumento na resistência das arteríolas aferente e eferente e diminuição na área da superfície dos capilares glomerulares[18].

Portanto, pode-se deduzir que o aumento da atividade do SNS, a relação SNS-SRAA e a curva de pressão-natriurese alterada são condições relacionadas e podem constituir os principais mecanismos para o aumento da pressão arterial em indivíduos geneticamente predispostos.

SISTEMA NERVOSO SIMPÁTICO, HIPERTENSÃO ARTERIAL SISTÊMICA, OBESIDADE VISCERAL E ALTERAÇÕES METABÓLICAS

Existe uma forte associação da HAS com a obesidade. O aumento da atividade simpática pode ser o mecanismo principal para explicar essa associação. Julius et al.[19] propuseram que o aumento da atividade simpática era o defeito primário que causava resistência à insulina e ganho de peso em adultos obesos. Como se sabe, a atividade nervosa simpática aumentada é vital na dissipação de energia após o consumo de alimentos por meio da ativação de receptores beta-adrenérgicos viscerais. Existe a hipótese de que a atividade nervosa simpática crônica pode potencializar o ganho de peso levando à obesidade, como uma consequência da sensibilidade diminuída desses receptores. Estudos *in vitro* e *in vivo* mostram claramente que a estimulação adrenérgica prolongada resulta na dessensibilização das respostas mediadas pelo beta-receptor (*down regulation*)[20,21]. A regulação negativa dos receptores beta-adrenérgicos levaria a uma resposta termogênica reduzida aos alimentos, que pode potencializar a resistência à insulina e perpetuar o ciclo de *feedback* negativo – entre insulina e estímulo simpático. As evidências de que o ganho de peso está diretamente relacionado à diminuição da responsividade beta-adrenérgica vêm de estudos que mostram que o bloqueio farmacológico de curto prazo[22] e crônico[23,24] dos receptores beta leva a um aumento no peso corporal.

A resistência à insulina pode ser um fenótipo intermediário entre o aumento da atividade simpática, obesidade e HAS. Tudo indica que a hiperatividade simpática precede a resistência à insulina. A evidência para essa afirmação é apoiada por achados de um estudo com jovens noruegueses do sexo masculino, no qual a elevação da norepinefrina plasmática durante um teste pressórico frio mostrou predizer hiperglicemia e sensibilidade à insulina prejudicada (conforme medido pelo índice HOMA-IR) no acompanhamento de 18 anos[25]. O aumento do fluxo simpático para o músculo esquelético desempenha um papel importante no metabolismo da glicose, principalmente por provocar reduções no fluxo sanguíneo do músculo esquelético[26]. De fato, foi demonstrado que um aumento na atividade do nervo simpático periférico causa resistência à insulina no antebraço de adultos saudáveis[27]. A vasoconstrição alfa-adrenérgica resultante da atividade simpática crônica pode diminuir o aumento pós-prandial no fluxo sanguíneo do músculo esquelético, prejudicando a captação de glicose e estimulando a produção adicional de insulina pelo pâncreas, caracterizando a resistência à insulina[28]. A administração de agentes vasoativos de ação periférica resultou na melhora da sensibilidade à insulina em pacientes hipertensos obesos, reforçando a ideia de que a atividade nervosa simpática elevada promove a resistência à insulina por meio de vasoconstrição periférica[29,30].

Há uma forte hipótese de que a hiperatividade simpática está envolvida na etiologia e complicações da síndrome metabólica e seus componentes associados, ou seja, HAS, obesidade abdominal, resistência à insulina, hiperglicemia, dislipidemia e inflamação sistêmica[31].

Atualmente se discute muito a respeito da síndrome metabólica. No entanto, há muitos anos vem sendo observado na literatura que indivíduos portadores de HAS com frequência apresentam não só alterações hemodinâmicas (aumento da pressão arterial), mas também alterações do metabolismo glicídico (resistência à insulina, diabetes) e metabolismo lipídico (HDL-colesterol baixo, triglicérides elevados)[32]. Tudo indica que alterações hemodinâmicas e metabólicas tenham origem na hiperatividade simpática, que ocorre muito cedo na vida, sobretudo nos indivíduos geneticamente predispostos[33-35]. O desbalanço autonômico, caracterizado pelo aumento da atividade simpática, pode ser detectado antes mesmo de o indivíduo se tornar hipertenso[36].

Em uma publicação recente, aventamos um possível mecanismo para as alterações hemodinâmicas (aumento de pressão) e metabólicas encontradas no portador de HAS[37]. De acordo com a nossa hipótese, uma alteração primária em relação ao SNC leva ao aumento da atividade simpática eferente (tônus simpático periférico). Essa hiperatividade pode ser potencializada por fatores ambientais, tais como consumo aumentado de sal na dieta e estresse psicossocial. O maior tônus simpático ativa o sistema SRAA, que passa a ser coadjuvante nas alterações funcionais e estruturais das arteríolas de resistência – mediando a disfunção endotelial, o processo inflamatório crônico, a hiperplasia, hipertrofia e fibrose das camadas desses vasos. Além disso, como apresentado anteriormente, a atividade simpática altera a curva de pressão natriurese, favorecendo a menor excreção de sódio[10]. O sódio retido no organismo deposita-se na musculatura lisa das arteríolas de resistência, favorecendo ainda mais a constrição e inflamação dos vasos. Essas alterações vão causar uma maior demanda metabólica (gasto energético), tendo como consequência o aumento da taxa metabólica basal. De fato, estudos prévios demonstraram associação da taxa metabólica basal com diferentes níveis de pressão arterial em indivíduos normotensos e hipertensos[38,39]. Esse aumento na taxa metabólica basal pode ocorrer antes mesmo da instalação da HAS. Na avaliação de indivíduos normotensos filhos de pais hipertensos, observamos uma maior taxa metabólica basal, avaliada pela bioimpedância, nos filhos de pais hipertensos, em relação aos filhos de pais normotensos[40]. Ainda, em resposta à maior demanda de energia nas arteríolas em decorrência de maior tônus simpático, há maior mobilização de ácidos graxos provenientes da gordura visceral. A rica inervação adrenérgica do tecido adiposo visceral (receptores alfa 1, alfa 2, beta 1, beta 2 e beta 3) facilita a liberação de ácidos graxos frente à necessidade de maior fonte de energia. De forma significativa, o uso dos ácidos graxos como fonte de energia intracelular interfere no metabolismo da glicose pelas células. Uma vez que os ácidos graxos fornecem maior número de acetil coenzima A para o ciclo de Krebs, ocorre menor transporte e fosforilação da glicose intracelular, caracterizando o estado de resistência à insulina[41]. A resistência à insulina vai levar a outras alterações metabólicas já bem conhecidas na literatura: hiperinsulinemia, menor concentração plasmática de HDL-colesterol, aumento de triglicérides, aumento de LDL pequena e densa, aumento do fibrinogênio[42]. Em resumo, o aumento da atividade simpática resulta em maior demanda metabólica nas arteríolas, aumento de resistência vascular periférica, aumento de pressão arterial e maior gasto energético, levando a maior uso de ácidos graxos como fonte de energia intracelular e menor consumo de glicose pelos tecidos, favorecendo o desenvolvimento da resistência à insulina e das suas consequências, como aumento de triglicérides e HDL-colesterol baixo (Figura 2).

Como consequência, há um ciclo vicioso desencadeado pelo aumento primário da atividade simpática, que vai manter a pressão arterial elevada à custa de maior resistência vascular periférica, maior depósito de gordura visceral e resistência à insulina. Essa é uma hipótese que deve ser testada para confirmação, porém, as evidências encontradas na literatura dão sustentação a essa hipótese.

Em contraste com o aumento da atividade simpática, a atividade parassimpática está diminuída em pacientes com HAS, em especial em pacientes com síndrome metabólica[43]. Nesse grupo de pacientes, o desequilíbrio simpático/parassimpático está associado a um mecanismo fisiopatológico comum, a inflamação crônica subclínica. Recentemente, estudos experimentais e clínicos demonstraram a importância do aumento da atividade vagal, por meio de drogas ou pela estimulação do nervo vago, como importante mecanismo de controle de respostas inflamatórias em modelos de inflamação séptica e asséptica[42]. Estudos prévios evidenciaram que a administração de anticolinesterásicos em modelos experimentais de diabetes e obesidade leva à melhora no metabolismo da glicose, reduz a esteatose hepática e diminui a concentração de marcadores inflamatórios teciduais e sistêmicos dos animais[43]. Demonstramos, recentemente, a importante participação da estimulação colinérgica na melhora do balanço simpato-vagal, na melhora da resistência à insulina – incluindo redução do índice HOMA, da relação leptina/adiponectina – e na redução de diversos marcadores inflamatórios e de estresse oxidativo sistêmicos de pacientes com síndrome metabólica[44-45]. Futuros estudos deverão investigar o papel da redução da atividade vagal e da estimulação colinérgica na modulação dos diferentes mecanismos fisiopatológicos relacionados ao desenvolvimento da HAS e suas alterações metabólicas.

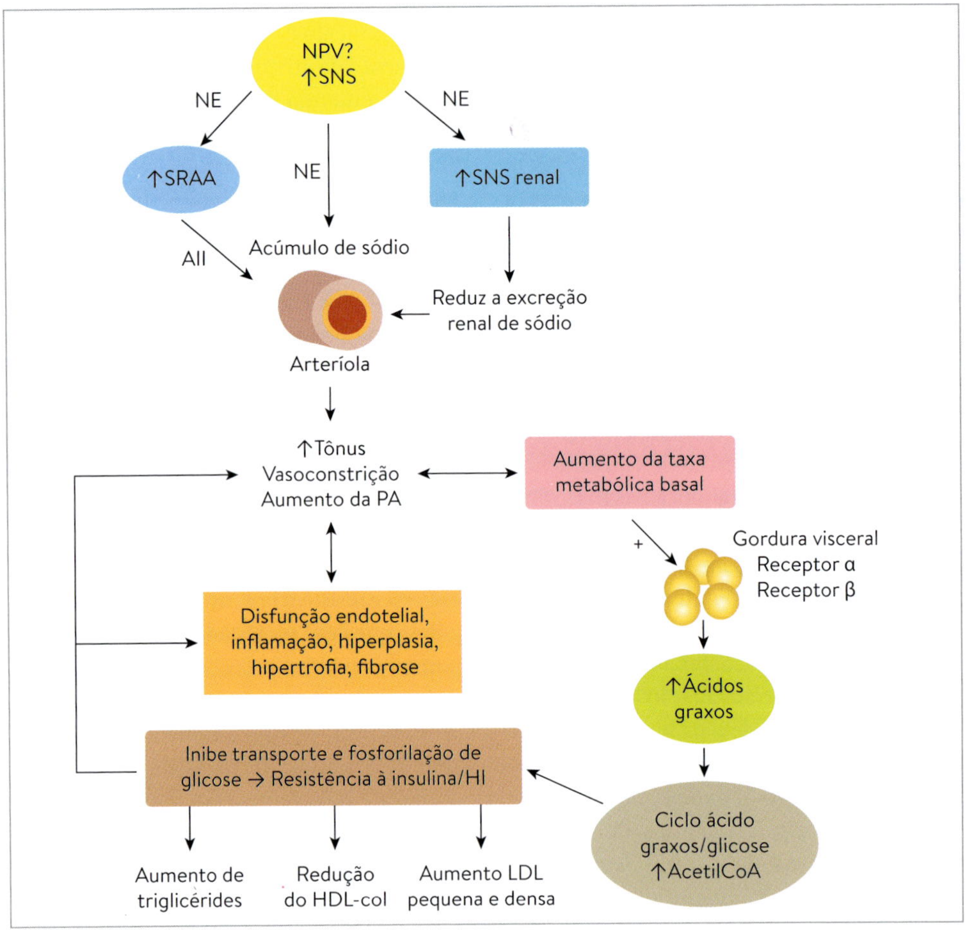

FIGURA 2 Atividade simpática, sistema renina-angiotensina-aldosterona, natriurese pré-resistência vascular periférica, taxa metabólica basal, metabolismo de ácidos graxos e resistência à insulina.

NPV: núcleo paraventricular; SNS: sistema nervoso simpático; NE: norepinefrina; AII: angiotensina II; PA: pressão arterial; HI: hiperinsulinemia.

BIBLIOGRAFIA

1. Ahn S-Y, Gupta C. Genetic programming of hypertension. Front Pediatr. 2018;5:285.
2. Lopes HF, Silva HB, Consolim-Colombo FM, Barreto Filho JAS, Riccio GMG, Giorgi DMA, et al. Autonomic abnormalities demonstrable in young normotensive subjects who are children of hypertensive parents. Braz J Med Biol Res. 2000;33:51-4.
3. Goldstein IB, Shapiro D, Guthrie D. Ambulatory blood pressure and family history of hypertension in healthy men and women. AJH. 2006;19:486-91.
4. Mancilha-Carvalho JJ, Souza, Silva NA. The Yanomami Indians in the INTERSALT Study. Arq Bras Cardiol. 2003;80(3):295-300.
5. Lopes HF, Silva HB, Consolim-Colombo FM, Barreto Filho JAS, Riccio GMG, Giorgi DMA, Krieger EM. Autonomic abnormalities demonstrable in young normotensive subjects who are children of hypertensive parents. Brazilian Journal of Medical and Biological Research. 2000;33:51-4.
6. Lopes HF, Bortolotto LA, Szlejf C, Kamitsuji CS, Krieger EM. Hemodynamic and metabolic profile in offspring of malignant hypertensive parents. Hypertension. 2001;38(3 Pt 2):616-20.
7. Lopes HF, Consolim-Colombo FM, Barreto-Filho JAS, Riccio GMG, Negrão CE, Krieger EM. Increased sympathetic activity in normotensive offspring of malignant hypertensive parents compared to offspring of normotensive parents. Braz J Med Biol Res. 2008;41:849-53.
8. Motta JM, Lemos TM, Consolim-Colombo FM, Moyses RMA, Gusmao MAN, Egan BM, Lopes HF. Abnormalities of anthropometric, hemodynamic, and autonomic variables in offspring of hypertensive parents. J Clin Hypertens (Greenwich). 2016;18(9):942-8.
9. Esler MD. The sympathetic nervous system through the ages: from Thomas Willis to resistant hypertension. Exp Physiol. 2011;96(7):611-22.
10. DiBona GF. Sympathetic nervous system and hypertension. Hypertension. 2013;61(3):556-60.
11. Grassi G, Mark A, Esler M. The sympathetic nervous system alterations in human hypertension. Circ Res. 2015;116(6):976-90.
12. Grassi G, Ram VS. Evidence for a critical role of the sympathetic nervous system in hypertension. J Am Soc Hypertens. 2016;10(5):457-66.
13. Souza SB, Rocha JA, Cuoco MA, Guerra GM, Ferreira-Filho JC, Borile S, Krieger EM, Bortolotto LA, Consolim-Colombo FM. High muscle sympathetic nerve activity is associated with left ventricular dysfunction in treated hypertensive patients. Am J Hypertens. 2013;26(7):912-7.
14. Esler M. The sympathetic system and hypertension. Am J Hypertens. 2000;13:99S-105S.
15. Saxena PR. Interaction between the renin-angiotensin-aldosterone and sympathetic nervous systems. J Cardiovasc Pharmacol. 1992;19 Suppl 6:S80-8.
16. Consolim-Colombo FM, Hay M, Smith TC, Elizondo-Fournier M, Bishop VS. Subcellular mechanisms of angiotensin II and arginine vasopressin activation of area postrema neurons. Am J Physiol. 1996;271(1 Pt 2):R34-41.
17. Allen AM, O'Callaghan EL, Chen D, Bassi JK. Central neural regulation of cardiovascular function by angiotensin: A focus on the rostral ventrolateral medulla. Neuroendocrinology. 2009;89:361-9.
18. DiBona GF, Kopp UC. Neural control of renal function. Physiological Reviews. 1997;77(1):75-197.
19. Julius S, Valentini M., Palatini P. Overweight and hypertension: a 2-way street? Hypertension. 2000;35(3):807-13.
20. Lohse MJ. Molecular mechanisms of membrane receptor desensitization. Biochimica et Biophysica Acta – Molecular Cell Research. 1993;1179(2):171-88.
21. Hausdorff WP, Caron MG, Lefkowitz RJ. Turning off the signal: desensitization of β-adrenergic receptor function. The FASEB Journal. 1990;4(11):2881-9.
22. Townsend RR, Klein S. Lipolytic sensitivity and response to fasting in normotensive and hypertensive obese humans. Metabolism: Clinical and Experimental. 1997;46(9):1080-4.
23. Lithell H, Pollare T, Berne C, Saltin B. The metabolic and circulatory response to beta-blockade in hypertensive men is correlated to muscle capillary density. Blood Pressure. 1992;1(1):20-26.
24. Rossner S, Taylor CL, Byington RP, Furberg CD. Long term propranolol treatment and changes in body weight after myocardial infarction. Br Med J. 1990;300(6729):902-3.
25. Flaa A, Aksnes TA, Kjeldsen SE, Eide I, Rostrup M. Increased sympathetic reactivity may predict insulin resistance: an 18-year follow-up study. Metabolism: Clinical and Experimental. 2008;57(10):1422-27.
26. Jamerson KA, Julius S, Gudbrandsson T, Andersson O, Brant DO. Reflex sympathetic activation induces acute insulin resistance in the human forearm. Hypertension. 1993;21(5):618-23.
27. Jamerson KA, Julius S, Gudbrandsson T, Andersson O, Brant DO. Reflex sympathetic activation induces acute insulin resistance in the human forearm. Hypertension. 1993;21(5):618-23.
28. Julius S, Valentini M. Consequences of the increased autonomic nervous drive in hyperten-

sion, heart failure and diabetes. Blood Pressure, Supplement. 1998;7(3):5-13.
29. Pollare T, Lithell H, Berne C. A comparison of the effects of hydrochlorothiazide and captopril on glucose and lipid metabolism in patients with hypertension. N Engl J Med.1989;321(13):868-73.
30. Pollare T, Lithell H, Selinus I, Berne C. Application of prazosin is associated with an increase of insulin sensitivity in obese patients with hypertension. Diabetologia. 1988;31(7):415-20.
31. Thorp AA, Schlaich MP. Relevance of sympathetic nervous system activation in obesity and metabolic syndrome. J Diabetes Res.2015;2015:341583.
32. Kannel WB. Risk stratification in hypertension: New Insights From the Framingham Study. Am J Hypertens. 2000;13:3S-10S.
33. Lopes HF, Silva HB, Consolim-Colombo FM, Barreto Filho JAS, Riccio GMG, Giorgi DMA, Krieger EM. Autonomic abnormalities demonstrable in young normotensive subjects who are children of hypertensive parents. Braz J Med Biol Res. 2000;33:51-4.
34. Lopes HF, Bortolotto LA, Szlejf C, Kamitsuji CS, Krieger EM. Hemodynamic and metabolic profile in offspring of malignant hypertensive parents. Hypertension.2001;38(3 Pt 2):616-20.
35. Vrijkotte TGM, van den Born B-JH, Hoekstra CMCA, Gademan MGJ, van Eijsden M, de Rooij SR, Twickle MTB. Cardiac autonomic nervous system activation and metabolic profile in young children: The ABCD Study. PLOS ONE.
36. Lopes HF, Consolim-Colombo FM, Barreto-Filho JAS, Riccio GMG, Negrão CE, Krieger EM. Increased sympathetic activity in normotensive offspring of malignant hypertensive parents compared to offspring of normotensive parents. Braz J Med Biol Res. 2008;41:849-53.
37. Lopes HF, Egan BM. Visceral adiposity syndrome and cardiometabolism. Scr Med. 2021;52(2): 144-50.
38. Chen T, Chu X, Zhu Y, Lan Y, Zhao H, Zhu H, Shen C. Basal metabolic rate is correlated with blood pressure among young population. Int J Clin Exp Med. 2016;9(6):12375-83.
39. Kunz I, Schorr U, Klaus S, Sharma AM. Resting metabolic rate and substrate Use in Obesity Hypertension Hypertension. 2000;36:26-32.
40. Motta JM, Lemos TM, Consolim-Colombo FM, Moyses RMA, Gusmão MAN, Egan BM, Lopes HF. Abnormalities of anthropometric, hemodynamic, and autonomic variables in offspring of hypertensive parents. J Clin Hypertens (Greenwich). 2016;18(9):942-8.
41. Roden M. How free fatty acids inhibit glucose utilization in human skeletal muscle. News Physiol Sci. 2004;19:92-96.
42. McFarlane SI, Banerji M, Sowers JR. Insulin resistance and cardiovascular disease. J Clin Endocrinol Metab. 2001;86(2):713-8.
43. Chang EH, Chavan SS, Pavlov VA. Cholinergic control of inflammation, metabolic dysfunction, and cognitive impairment in obesity-associated disorders: Mechanisms and novel therapeutic opportunities. Front Neurosci. 2019;13:263.
44. Consolim-Colombo FM, Sangaleti CT, Costa FO, Morais TL, Lopes HF, Motta JM, et al. Galantamine alleviates inflammation and insulin resistance in patients with metabolic syndrome in a randomized trial. JCI Insight. 2017;2(14):e93340.
45. Sangaleti CT, Katayama KY, De Angelis K, Lemos de Moraes T, Araújo AA, Lopes HF, et al. The cholinergic drug galantamine alleviates oxidative stress alongside anti-inflammatory and cardio-metabolic effects in subjects with the metabolic syndrome in a randomized trial. Front Immunol. 2021;12:613979.

Papel do sistema renina-angiotensina

Robson Augusto Souza dos Santos
Anderson José Ferreira
Sérgio Veloso Brant Pinheiro

CONSULTA RÁPIDA

Sistema renina-angiotensina (SRA)

- Sistema peptidérgico essencial para a regulação da pressão arterial (PA)
- Peptídeos, enzimas e receptores estão presente na circulação e em vários órgãos e tecidos (cérebro, coração, vasos, rins, entre outros)
- Possui ações endócrinas, parácrinas e autócrinas

Principais eixos do SRA

- Eixo ECA-Ang II-receptor AT_1 (ações clássicas)
- Eixo ECA2-Ang-(1-7)-receptor Mas (ações contrarreguladoras diretas e indiretas)

Ações clássicas – efeitos cardíacos

- Hipertrofia e remodelamento do cardiomiócito
- Inflamação e fibrose cardíaca
- Diminuição do desempenho do miocárdio
- Piora da sobrecarga cardíaca

Ações clássicas – efeitos vasculares

- Potencializa a vasoconstrição simpática
- Hipertrofia e remodelamento da musculatura lisa
- Inflamação e fibrose vascular
- Angiogênese
- Ruptura da placa aterosclerótica e trombose
- Disfunção endotelial

Ações clássicas – efeitos centrais

- Atenuação do barorreflexo
- Liberação de vasopressina
- Aumento da atividade simpática central

Ações clássicas – efeitos renais

- Aumento da atividade simpática do nervo renal
- Retenção hidrossalina direta ou indireta (secreção de aldosterona e vasopressina)
- Hipertensão intraglomerular e proteinúria
- Inflamação e fibrose renal

Papel na fisiopatologia da hipertensão arterial sistêmica (HAS)

- Aumento da pré-carga (elevação da volemia e vasoconstrição venosa)
- Elevação da contratilidade e frequência cardíacas
- Vasoconstrição funcional e remodelamento vascular
- Aumento do débito cardíaco e da resistência vascular periférica

Conclusões possíveis

- Fatores genéticos, epigenéticos e ambientais promovem a ativação persistente do eixo ECA-Ang II-receptor AT_1 na HAS primária
- O eixo ECA2-Ang-(1-7)-receptor Mas tem efeitos benéficos diretos e indiretos (inibição das ações clássicas) no controle da HAS primária

INTRODUÇÃO

O sistema renina-angiotensina (SRA) é um dos principais reguladores das funções cardiovascular e renal. Sua ativação transitória ocorre principalmente em resposta a reduções agudas do volume sanguíneo e da pressão arterial (PA). No entanto, desequilíbrios relacionados tanto à intensidade quanto à duração de sua ativação, especialmente em presença de ingestão normal ou aumentada de sal, podem resultar em importantes efeitos deletérios responsáveis por vários processos patológicos, como: hipertensão arterial sistêmica (HAS), insuficiência cardíaca (IC) congestiva, infarto agudo do miocárdio (IAM), arritmias cardíacas, nefropatias, acidente vascular encefálico (AVC) e *diabetes mellitus* (DM)[1].

Existe uma tendência em dividir o SRA em circulante e local, entretanto, essa divisão, tanto do ponto de vista bioquímico quanto funcional, é até certo ponto inadequada. A possibilidade de captação de componentes circulantes pelos tecidos e a liberação de peptídeos formados localmente para o plasma[2] ilustram a impossibilidade da divisão rígida entre os compartimentos circulante e tecidual desse sistema.

O SRA circulante é um sistema endócrino, cuja principal substância biologicamente ativa, a angiotensina (Ang) II, é formada no plasma pela ação sequencial de duas enzimas. A primeira, a renina, tem como substrato o angiotensinogênio proveniente do fígado, e a segunda, a enzima conversora de angiotensina (ECA), localizada no endotélio vascular, atua sobre a Ang I, produto da ação da renina sobre o angiotensinogênio, formando a Ang II. Atualmente sabe-se que o SRA é bem mais complexo, tendo importantes componentes além da Ang II. Cabe ressaltar a ECA 2, homóloga da ECA, Ang-(1-7) e seu receptor MAS (Figura 1)[1,2]. É importante frisar que a ECA2 tem implicações que vão além do SRA. Essa enzima cliva outros substratos, incluindo apelinas. Além disso, é um receptor para o SARS-CoV-2[2,3].

Em contrapartida, o conceito de SRA local ou tecidual foi estabelecido com base na demonstração de todos os componentes desse sistema, necessários para a biossíntese de angiotensinas, em diferentes órgãos, como: cérebro, coração, vasos sanguíneos, rins, glândulas adrenais e órgãos reprodutores[1-3]. Esse conceito é defendido por alguns autores, uma vez que vários estudos clínicos e experimentais não conseguiram demonstrar uma correlação clara entre a eficácia dos inibidores da ECA e a atividade da renina plasmática. Assim, os inibidores da ECA podem controlar uma hipertensão sistêmica apesar da atividade da renina plasmática estar normal, indicando um efeito independentemente dos níveis de renina e das angiotensinas circulantes.

As ações locais do SRA podem ocorrer tanto na própria célula que produz os peptídeos (funções autócrinas) como em células adjacentes àquelas que produzem os peptídeos (funções parácrinas). Embora ainda alvo de controvérsias, tem-se sugerido a existência de um completo SRA intracelular. Também chamado de sistema hormonal intrácrino, de acordo com esse conceito, nesse sistema nenhum dos componentes seria secretado pela célula para o espaço extracelular, mas, sim, exerceria suas ações no interior da célula[1,3,4].

PRINCIPAIS COMPONENTES DO SISTEMA RENINA-ANGIOTENSINA

Aspectos bioquímicos e fisiológicos

Os principais componentes do SRA são o angiotensinogênio, a renina, a ECA, a ECA2, as angiotensinas e seus receptores. Basicamente a formação dos peptídeos angiotensinérgicos ocorre por meio de um processo de proteólise limitada, iniciada pela hidrólise do angiotensinogênio pela aspartil-protease-renina[1-3]. Tanto o decapeptídeo Ang I quanto o octapeptídeo Ang II, podem sofrer processo de biotransformação, originando outros peptídeos bioativos menores [Ang III, Ang IV e Ang-(1-7)][1-3]. Existem também evidências para a formação da Ang-(1-12) diretamente do angiotensinogênio. Além da ECA, várias enzimas podem formar Ang II tanto a partir da Ang I como do angiotensinogênio, no entanto, a real importância dessas vias alternativas para a formação do principal mediador do sistema, a Ang II, ainda não foi estabelecida. Entre as enzimas envolvidas na formação de angiotensinas merecem destaque também a endopeptidase neutra, a prolil endopeptidase, a prolil carboxipeptidase, a quimase e a ECA2[1-3] (Figura 1).

Além desses componentes devem ser citados a alamandina, a angiotensina A e o MrgD. A alamandina foi descrita em 2013 por Lauter e colaboradores[1,3,4]. Esse peptídeo pode ser formado com base na angiotensina A via ECA2 ou diretamente da angiotensina-(1-7) pela descarboxilação do resíduo aspartato dessa angiotensina, com consequente transformação de aspartato para alanina na extremidade N-terminal. Essa modificação altera de forma dramática a afinidade desse peptídeo pelo receptor Mas. A alamandina, na verdade, é um ligante do receptor MrgD[4]. Grande parte dos efeitos conhecidos da alamandina são semelhantes aos produzidos pela angiotensina-(1-7), no entanto, efeitos seletivos da alamandina têm sido descritos no SNC e na sinalização celular 4[1-4]. A deleção genética do receptor MrgD em camundongos leva à cardiomiopatia dilatada e altera acentuadamente a função do tecido adiposo marrom[5].

A angiotensina A é formada a partir da angiotensina II pelo mesmo mecanismo descrito para a alamandina. Ao contrário da alamandina, a substituiçao de aspartato por alanina na sequência da angiotensina II, não altera de forma importante sua afinidade por receptores AT_1 ou AT_2[1-4].

AÇÕES DO SISTEMA RENINA-ANGIOTENSINA ENVOLVIDAS NO CONTROLE DA PRESSÃO ARTERIAL

Aspectos fisiológicos e fisiopatológicos

O SRA influencia o sistema cardiovascular tanto de forma direta, alterando a estrutura e a função cardiovascular, como indireta, modificando o ganho dos reflexos cardiovasculares, o volume sanguíneo e o nível circulante e tecidual de hormônios e autacoides, como: bradicinina, peptídeos natriuréticos, vasopressina, glicocorticoides, mineralocorticoides, endotelinas, prostaglandinas, NO e citocinas (Figura 2).

Ações cardíacas

A Ang II exerce várias ações importantes no coração, como a indução de efeito trófico, aumento do inotropismo e cronotropismo, efeito pró-arritmogênico e abertura de canais iônicos[6]. Os efeitos da Ang II na hipertrofia cardíaca e na apoptose dos cardiomiócitos podem envolver tanto receptores AT_1 quanto AT_2[7]. Por outro lado, a Ang-(1-7) pode preservar a função cardíaca, a perfusão coronariana, a função aórtica endotelial[8] e ser antiarritmogênica[9], atuando como um contraponto na fisiopatologia cardíaca.

Sistema renina-angiontensina e coração – aspectos fisiopatológicos

Diferentes estímulos mecânicos, humorais e neurais resultam em ativação do SRA no indivíduo portador de IC (Figura 3). O estresse mecânico, decorrente da sobrecarga hemodinâmica pré ou pós-carga, é um importante fator causador de disfunção cardíaca. Pela ativação do receptor AT_1, pela Ang II e por mecanismos independentes da Ang II[10,11], muitas quinases presentes no interior do car-

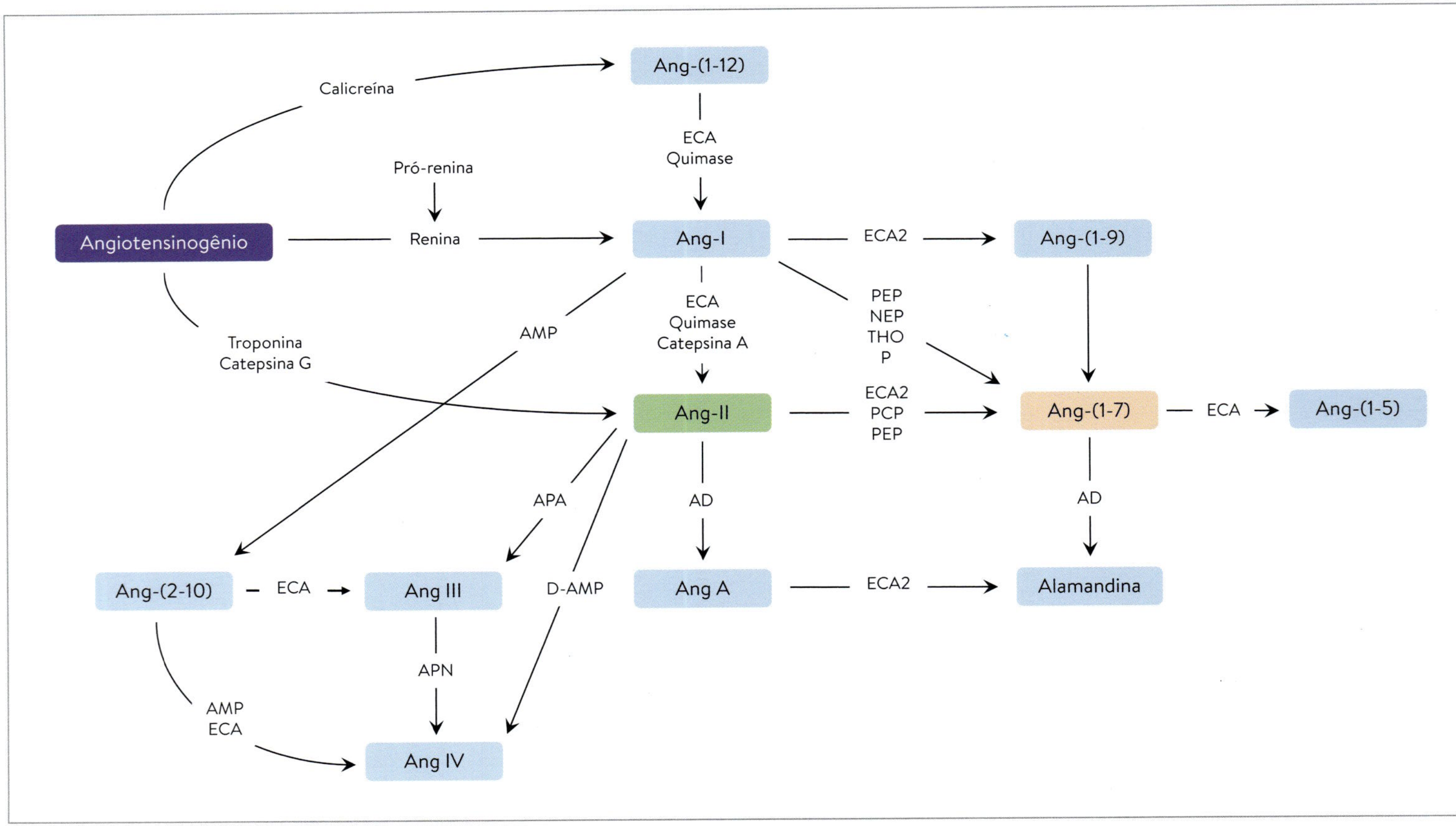

FIGURA 1 Principais vias enzimáticas de formação de peptídeos angiotensinérgicos, incluindo novas vias proteolíticas.

AD: aspartato descarboxilase; AMP: aminopeptidase; Ang: angiotensina; APA: aminopeptidase A; APN: aminopeptidase neutra; D-Amp: dipeptidil-aminopeptidase; ECA: enzima conversora de angiotensina; ECA2: enzima conversora de angiotensina 2; NEP: endopeptidase neutra (neprilisina); PCP: prolil carboxipeptidase; PEP: prolil endopeptidase; THOP: timet oligopeptidase.

Ligantes endógenos	Agonistas	Antagonistas	Receptores	Funções
Pró-renina Renina	?	HRP PRO20	RR/PR	• Proliferação celular • Fibrose • Inflamação
Ang II Ang III Ang A	*Biased ligand* TRV027	BRA	AT_1	• Vasoconstrição • Retenção de Na • Secreção de aldosterona • Secreção de ADH • Aumento do tônus simpático • Proliferação celular • Inflamação • Fibrose • Angiogênese • Trombose
Ang II Ang III Ang A Ang-(1-9) Ang-(1-7)	C21	PD 123319 PD 123177	AT_2	• Vasodilatação • Natriurese • Redução do tônus simpático • Antiproliferativo • Antitrombótico • Anti-inflamatório • Antiangiogênico • Reparo tecidual
Ang IV	?	Divalinal	AT_4	• Vasodilatação/ vasoconstrição • Natriurese • Pró-inflamatório • Anti-inflamatório
Ang-(1-7) Ang-(1-5)	AVE0991	A-779 D-Pro7	MAS	• Vasodilatação • Modula excreção de Na • Secreção de ADH • Diminui hipertensão glomerular • Diminui proteinúria • Redução do tônus simpático • Reduz arritmia cardíaca • Antiproliferativo • Anti-inflamatório • Antifibrótico
Ang-(1-7) Alamandina	β-alanina	D-Pro7	MrgD	• Vasodilatação • Redução do tônus simpático • Antiproliferativo • Antitrombótico • Anti-inflamatório

FIGURA 2 Principais ações das angiotensinas nos órgãos e nos tecidos mais relevantes em que seus receptores são expressos.

Ang: angiotensina; AT: receptor angiotensinérgico; BRA: bloqueadores do receptor angiotensinérgico do tipo 1; MAS: receptores AT1-7 (receptor MAS); MrgD: *MAS-related G-protein-coupled receptor*; RRPR: receptor de renina/pró-renina.

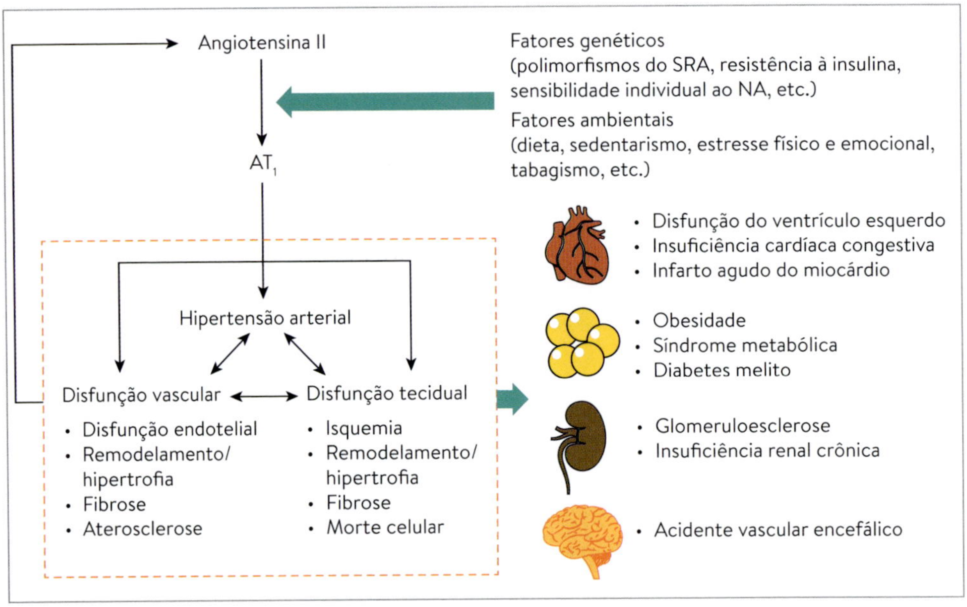

FIGURA 3 Principais alterações fisiopatológicas causados pela ativação excessiva do sistema renina-angiotensina.

diomiócito, incluindo a quinase reguladora de sinais extracelulares (ERK), são fosforiladas em sequência, resultando em um estímulo para a síntese proteica intracelular[11]. Consequentemente, ocorre a hipertrofia e o remodelamento do cardiomiócito, que podem resultar em diminuição do desempenho do miocárdio e piora da sobrecarga cardíaca[10,11].

Além disso, a Ang II estimula a secreção de aldosterona pelo tecido cardíaco e pelas glândulas adrenais[12]. Além de promover retenção hidrossalina pelos rins, esse mineralocorticoide estimula a síntese proteica e a deposição de colágeno nos fibroblastos e nos miócitos cardíacos, produzindo hipertrofia e fibrose cardíaca[12]. A aldosterona também promove aumento da expressão dos receptores AT_1 no coração, o que contribui para exacerbar os efeitos deletérios da Ang II na disfunção miocárdica[13].

É importante ressaltar que, por mecanismos ainda desconhecidos, os pacientes com IC desenvolvem resistência periférica à ação dos peptídeos natriuréticos atriais[14]. Dessa forma, o principal sistema hormonal contrarregulador da ativação do SRA encontra-se inibido nos pacientes cardiopatas.

Entre os mecanismos neurais responsáveis pelo aumento da atividade do SRA nos pacientes com IC, o principal é a elevação do tônus simpático[14]. A elevação das catecolaminas circulantes e o aumento atividade simpática do nervo renal, além de contribuírem diretamente para a sobrecarga hemodinâmica, são fortes estímulos para a síntese e a liberação de renina pelos rins[14].

A relevância e a complexidade do papel do SRA na fisiopatologia da IC são ilustradas pela eficácia da terapêutica indicada nos protocolos preconizados pelas sociedades científicas para o tratamento da IC de fração de ejeção reduzida[15]. A título de exemplo, o uso prolongado do enalapril, nesse cenário, reduziu o risco relativo de morte em 16% em pacientes com IC sintomática[16]. Além disso, os antagonistas dos receptores de aldosterona quando associados aos iECA reduzem de maneira incremental o risco de morte nesses pacientes[17].

Resultados importantes têm sido obtidos com a associação do inibidor da neprilisina sucubitril com o antagonista do receptor da Ang II valsartana. Em um estudo com 8.442 patientes com IC sintomática e fração de ejeção ≤ 40%, a associação sacubitril/valsartana foi superior ao enalapril em reduzir os riscos de morte e hospitalização por IC. Os resultados foram tão expressivos que o estudo teve de ser interrompido precocemente[18].

Ações vasculares

O SRA exerce uma potente ação vasoconstritora na vasculatura lisa mediada pela Ang II, atuando em receptores AT_1 localizados no músculo liso. Além disso, a Ang II formada na adventícia potencializa a vasoconstrição simpática, aumentando a liberação de noradrenalina nos terminais simpáticos[19]. Em contrapartida, a Ang-(1-7) e a Ang IV são preferencialmente vasodilatadoras[1-3,20]. A Ang II também promove hipertrofia e remodelamento da musculatura lisa vascular, principalmente via receptor AT_1, favorecendo o desenvolvimento de várias patologias[1-3,21].

Sistema renina-angiotensina e disfunção vascular

Além de sua ação vasconstritora, a Ang II também produz efeitos pró-inflamatórios e pró-trombóticos nas células vasculares[22] (Figura 3). Pelo receptor AT_1, a Ang II promove disfunção endotelial por meio de vários mecanismos, como a liberação de moléculas de adesão (selectina E, VCAM-1, ICAM-1) e o recrutamento de leucócitos e de macrófagos via ativação de substâncias quimiotáxicas – as quimiocinas (MCP-1, IL-8, IL-6). Essas citocinas regulam a migração, o crescimento e a ativação dessas células. Na aterosclerose, a IL-6 pode atuar ainda de maneira parácrina/autócrina, promovendo a proliferação e a migração de células musculares lisas vasculares e a ativação de metaloproteases, as quais degradam a matriz celular, levando à ruptura da placa aterosclerótica e à formação de trombos[23]. Outro mecanismo de lesão endotelial relacionado à ativação excessiva do SRA, através da Ang II, é o estresse oxidativo. Além de induzir a oxidação do colesterol de baixa densidade (LDL), a Ang II produz ativação da NADPH oxidase, a principal fonte vascular de ânion superóxido (O_2^-) e da xantino-oxidase, diminuindo a biodisponibilidade de outro radical livre, o NO[24]. Em condições fisiológicas, o NO produzido pela enzima NO sintase endotelial (eNOS), além de ser um potente vasodilatador, inibidor do crescimento e da migração das células musculares vasculares e da adesão leucocitária e plaquetária, é o principal depletor de O_2^-[24]. A Ang-(1-7) antagoniza vários desses efeitos deletérios da Ang II, por favorecer a produção de NO e reduzir a ativação da NADPH oxidase[25].

Ações centrais

O SRA tem vários efeitos importantes no sistema nervoso central e periférico relacionados com o controle da PA[26]. A Ang II atenua de forma importante o barorreflexo atuando principalmente no núcleo do trato solitário. Hiperatividade do SRA cerebral foi demonstrada em ratos espontaneamente hipertensos (SHR)[26]. Os mecanismos pelos quais a hiperatividade do SRA cerebral leva ao aumento da PA são basicamente os mesmos envolvidos no efeito pressor produzido pela administração central de Ang II, ou seja, estimulação da liberação de vasopressina, ativação do sistema nervoso simpático e inibição do barorreflexo[26]. Enquanto a infusão central de Ang II e de Ang III atenua o controle do barorreflexo, a infusão de Ang-(1-7), sem alterar os níveis basais de PA e frequência cardíaca (FC), produz facilitação do controle reflexo da FC[27].

Ações renais

A Ang II, por meio de seu receptor AT_1, produz ações sinérgicas locais e sistêmicas, ambas resultando em elevação da pressão intraglomerular e da PA sistêmica. As ações sistêmicas da Ang II incluem (1) estimulação do sistema nervoso simpático, causando vasoconstrição renal e aumento da reabsorção tubular de sódio e água, e (2) secreção de aldosterona, estimulando as células glomerulosa adrenais nas etapas iniciais e finais da cascata biossintética de esteroides. Desse modo, a principal ação fisiológica renal da Ang II nos rins é restaurar a volemia e a PA[28-30]. Além disso, a Ang II promove liberação de vasopressina, aumento da sede e do apetite pelo sal e absorção intestinal de sódio que, em conjunto também, contribuem para a elevação da volemia[28,29]. Os efeitos intrarrenais da Ang II são: (1) vasoconstrição das arteríolas eferentes, (2) reabsorção de sódio nos túbulos renais e (3) redução do fluxo sanguíneo medular renal[28-32]. Consequentemente, a estimulação intrarrenal do eixo ECA/Ang II/AT_1 está intimamente associada ao desenvolvimento de hipertensão intraglomerular e HAS.

A Ang-(1-7) possui importantes ações vasculares e não vasculares nos rins, as quais dependem do tipo de estudo, da intervenção aplicada ou do estado hidreletrolítico[33].

Sistema renina-angiotensina e doença renal crônica

A ativação do SRA, por meio da elevação da Ang II, promove a progressão da disfunção renal em pacientes portadores de doença renal crônica (DRC) (Figura 3)[30,34,35]. Os inibidores da ECA e os bloqueadores do receptor AT_1 têm-se mostrado benéficos na prevenção de evolução da DRC, ao promover redução da PA, diminuição da proteinúria, inibição da fibrose renal e melhora da disfunção renal[35,36], o que ocorre, pelo menos em parte, pela ativação do eixo ECA2/Ang-(1-7)/MAS[36,37]. Por esses efeitos, são considerados medicamentos antiproliferativos e nefroprotetores.

Estudos experimentais também têm sugerido que a Ang II contribui para o desenvolvimento da disfunção renal. Pelo receptor AT_1, a Ang II promove efeitos hemodinâmicos que podem causar redução da filtração glomerular, como aumento da resistência vascular sistêmica e renal, elevação da pressão hidrostática e da permeabilidade capilar no glomérulo e redução da superfície de filtração glomerular pela contração de células mesangiais[29,30,37]. Além disso, a Ang II via ativação de receptores AT_1, estimula a síntese e a liberação de citocinas pró-inflamatórias, como as interleucinas (IL) IL-1β e IL-6, o fator de crescimento tumoral beta (TGF-β), o fator de crescimento derivado do endotélio (VEGF) e a endotelina[29,30,37]. A liberação persistente desses mediadores inflamatórios no rim, pela ativação patológica do SRA, causa hipertrofia e proliferação de células mesangiais, deposição de matriz extracelular e glomeruloesclerose renal[29,30,37].

Além disso, é importante ressaltar que a Ang-(1-7), ligando-se ao receptor MAS, inibe os efeitos pró-inflamatórios, proliferativos e pró-fibróticos causados pela ativação do eixo ECA/Ang II/AT_1 sobre os rins[30,37,38]. Nesse contexto, a Ang-(1-7) é capaz de reduzir o recrutamento de células inflamatórias, diminuir a produção e a expressão de quimiocinas, citocinas e moléculas de adesão, inibir a fibrose renal e induzir apoptose[30,37,38]. Além disso, as ações desencadeadas pela Ang-(1-7) na DRC podem modular os efeitos fisiopatológicos da Ang II ao reduzir a hipetensão intraglomerular e aumentar a excreção urinária de sódio[30,37,38].

SISTEMA RENINA-ANGIOTENSINA E HIPERTENSÃO ARTERIAL SISTÊMICA

O papel SRA circulante na regulação da PA e homeostase do volume e na fisiopatologia da HAS tem sido estudado ao longo de muitas décadas. O aumento da atividade do SRA circulante é determinante na patogênese da HAS[19,29,39,40]. A Ang II circulante promove retenção hidrossalina e vasoconstrição sistêmica e aumenta a secreção de aldosterona, o que causa elevação da PA e contribui para o desenvolvimento de lesões em órgãos-alvo, principalmente por meio dos efeitos da Ang II nos tecidos cardíacos, vasculares, cerebrais e renais[19,29,39,40] (Figura 3).

O papel do sistema nervoso central (SNC) na patogênese da HAS primária também é claro. Embora a Ang II circulante seja um peptídeo incapaz de atravessar a barreira hematoencefálica, ela pode atuar nos órgãos circunventriculares[41]. Além disso, em estados hipertensivos, sabe-se que há lesão da barreira hematoencefálica, de modo que a Ang II circulante pode exercer efeito direto em outras estruturas do SNC[41]. O SNC é capaz de produzir localmente a Ang II, pois possui toda a estrutura metabólica para a síntese de Ang II[41]. Desse modo, a ativação do eixo ECA/Ang II/AT1 no cérebro está intimamente relacionada ao desenvolvimento de HAS primária, exercendo aumento da atividade do sistema nervoso simpático (SNS), mas também aumento das espécies reativas de oxigênio (ROS), estresse do retículo endoplasmático, estado inflamatório no tecido cerebral e da ativação de fatores de transcrição no cérebro[41].

A Ang II também está envolvida na patogênese do remodelamento microvascular que ocorre na HAS[42]. O receptor AT1 é expresso de forma ubíqua no sistema cardiovascular e medeia os principais mecanismos pelos quais Ang II exerce o remodelamento vascular, incluindo a geração de ROS e a ativação da atividade do sistema nervoso simpático (SNS)[29,42]. A ativação do eixo ECA/Ang II/AT1 produz a estimulação da NAD(P)H oxidase, induz a produção de ROS mitocondriais e estimula vias de sinalização que promovem a elevação da atividade do SNS no tronco cerebral[42].

O SRA também é de importância fundamental na patogênese da remodelação cardíaca e hipertrofia que ocorre na HAS, por meio de alterações hemodinâmicas e de efeitos tróficos e proliferativos diretos e indiretos, produzidos pela Ang II ou aldosterona, resultando na hipertrofia de cardiomiócitos, na proliferação de fibroblastos e na ativação de células imunes inflamatórias[29,43].

Além disso, o estiramento físico dos cardiomiócitos estimula a produção local de Ang II e ativa os receptores AT independentemente da geração de Ang II, que posteriormente ativa o p53, induzindo a apoptose[43]. A ativação do eixo ECA/Ang II/AT1 também leva ao início de um amplo espectro de vias de sinalização intracelular que eventualmente culminam com a produção de fatores de transcrição hipertróficos ou mediadores pró-fibróticos, induzindo o remodelamento cardíaco[43].

Atualmente, o papel do SRA intrarrenal no controle da PA e na gênese da HAS primária é bem conhecido[44]. A ativação inadequada e persistente do eixo ECA/Ang II/AT1 intrarrenal impede o rim de manter o equilíbrio normal de sódio e água em situações fisiológicas de pressão de perfusão renal, o que representa um mecanismo fisiopatológico importante na gênese da HAS[44]. Desse modo, a excreção normal de sódio e água só é alcançada às custas da pressão de perfusão renal elevada, limitando a capacidade do rim de manter o balanço de sódio quando a pressão de perfusão nas artérias renais é normal[44]. Vale lembrar que a ativação sustentada do SRA, também causa lesão renal, por meio de hipertrofia e proliferação de células mesangiais, deposição de matriz extracelular e glomeruloesclerose renal[44].

Por fim, vale a pena destacar que fatores de estresse durante a vida fetal, principalmente desnutrição fetal e prematuridade, podem contribuir para o desenvolvimento da HAS no adulto, por meio da atuação do eixo ECA/Ang II/AT1 sobre vários mecanismos fisiopatológicos, incluindo: (1) a modulação da expressão de genes que induzem alterações metabólicas e funcionais em diversos órgãos, como fígado, pâncreas, músculos, cérebro, rins, coração e vasos; (2) a nefrogênese ineficiente, com consequente, prejuízo no controle da excreção renal de sódio e água ao longo da vida; (3) disfunção endotelial e vascular; e (4) hiperativação do SNS e facilitação tônica dos receptores AT1 pré-juncionais pela Ang II endógena[45-48]. Isso constitui o que a literatura científica denomina de pré-programação fetal, na qual fenômenos epigenéticos na vida fetal e na infância precoce podem ativar o SRA e determinar o desenvolvimento de HAS na vida adulta.

CONSIDERAÇÕES FINAIS

A eficácia dos inibidores de ECA e dos antagonistas do receptor AT_1 no tratamento de várias patologias cardiovasculares e renais não deixa dúvida quanto à importância do SRA no desenvolvimento dessas patologias. A contínua ampliação de nosso conhecimento sobre esse sistema contribui para melhor entendimento da fisiopatologia dos sistemas cardiovascular e renal, o que pode possibilitar o desenvolvimento de novos medicamentos mais específicos e eficazes para tratamento de doenças cardiovasculares e renovasculares.

BIBLIOGRAFIA

1. Santos RAS, Oudit GY, Verano-Braga T, et al. The renin-angiotensin system: going beyond the classical paradigms. Am J Physiol Heart Circ Physiol. 2019,316(5):H958-H970.
2. Bekassy Z, Lopatko Fagerström I, Bader M, Karpman D. Crosstalk between the renin-angiotensin, complement and kallikrein-kinin systems in inflammation. 2021;1-18.
3. Santos RAS, Sampaio WO, Alzamora AC, et al. The ACE2/Angiotensin-(1-7)/MAS Axis of the Renin-Angiotensin System: Focus on Angiotensin-(1-7). Physiol Rev. 2018;98:505-53.
4. Oliveira AC, Melo MB, Motta-Santos D, et al. Genetic deletion of the alamandine receptor MRGD leads to dilated cardiomyopathy in mice. Am J Physiol Heart Circ Physiol. 2019;316:H123-H133.
5. Kim S, Iwao H. Molecular and cellular mechanisms of angiotensin II-mediated cardiovascular and renal diseases. Pharmacol Rev. 2000;52(1):11-34.
6. Booz GW. Putting the brakes on cardiac hypertrophy: exploiting the NO-cGMP counter-regulatory system. Hypertension. 2005;45(3):341-6.
7. Loot AE, Roks AJ, Henning RH, et al. Angiotensin-(1-7) attenuates the development of heart failures after myocardial infarction in rats. Circulation. 2002;105(13):1548-50.
8. Ferreira AJ, Santos RAS, Almeida AP. Angiotensin-(1-7): cardioprotective effect in myocardial ischemia/reperfusion. Hypertension. 2001;38(3 Pt 2):665-8.
9. Zaman MA, Oparil S, Calhoun DA. Drugs targeting the renin-angiotensin-aldosterone system. Nat Rev Drug Discov. 2002;1(8):621-36.
10. Zou Y, Akazawa H, Qin Y, et al. Mechanical stress activates angiotensin II type 1 receptor without the involvement of angiotensin II. Nat Cell Biol. 2004;6:499-506.
11. Freel EM, Connell JM. Mechanisms of hypertension: the expanding role of aldosterone. J Am Soc Nephrol. 2004;15:1993-2001.
12. Willians B. Angiotensin II and the pathophysiology of cardiovascular remodeling. Am J Physiol. 2001;87(suppl):10C-17C.
13. Francis GS, Tang WH. Pathophysiology of congestive heart failure. Rev Cardiovasc Med. 2003;4(Suppl 2):S14-S20.
14. McDonagh TA, Metra M, Adamo M, et al. 2021 ESC Guidelines for the diagnosis and treatment of acute and chronic heart failure. Eur Heart J. 2021;42:3599-726.
15. The SOLVD Investigators. Effect of enalapril on survival in patients with reduced left ventricular ejection fractions and congestive heart failure. N Engl J Med. 1991;325:293-302.
16. Pitt B, Zannad F, Remme WJ, et al. The effect of spironolactone on morbidity and mortality in patients with severe heartfailure. N Engl J Med. 1999;341:709-17.
17. McMurray JJ, Packer M, Desai AS, et al. Angiotensin-neprilysin inhibition versus enalapril in heart failure. N Engl J Med. 2014;371:993-1004.
18. de Gasparo M, Catt KJ, Inagami T, et al. International union of pharmacology. XXIII. The angiotensin II receptors. Pharmacol Rev. 2000;52(3):415-72.
19. Coleman JK, Krebs LT, Hamilton TA, et al. Autoradiographic identification of kidney angiotensin IV binding sites and angiotensin IV-induced renal cortical blood flow changes in rats. Peptides. 1998;19(2):269-77.
20. Yang Z, Bove CM, French BA, et al. Angiotensin II type 2 receptor overexpression preserves left

ventricular function after myocardial infarction. Circulation. 2002;106(1):106-11.
21. Morawietz H. Beyond blood pressure. Endothelial protection against hypercholesterolemia by angiotensin II type-1 receptor blockade. Hypertension. 2005;45:185-86.
22. Weiss D, Sorescu D, Taylor WR. Angiotensin II and atherosclerosis. Am J Cardiol. 2001;87(suppl):25C-32C.
23. Millat LJ, Abdel-Rahman, Siragy HM. Angiotensin II and nitric oxide: a question of balance. Regul Pept. 1999;81:1-10.
24. Sampaio WO, Santos RAS, Faria-Silva R, et al. Angiotensin-(1-7) through receptor Mas mediates endothelial nitric oxide synthase activation via Akt-dependent pathways. Hypertension. 2007;49(1):185-92.
25. Averril DB, Diz DI. Angiotensin peptides and the baroreflex control of sympathetic outflow: pathways and mechanisms of the medulla oblongata. Brain Res Bull. 1999;51(2):119-28.
26. Campagnole-Santos MJ, Heringer SB, Batista EN, Khosla MC, Santos RA. Differential baroreceptor reflex modulation by centrally infused angiotensin peptides. Am J Physiol. 1992;263(1 Pt 2):R89-94.
27. Hall JE. The renin-angiotensin system: renal actions and blood pressure regulation. Compr Ther. 1991;17(5):8-17.
28. Eckenstaler R, Sandori J, Gekle M, Benndorf RA. Angiotensin II receptor type 1 – An update on structure, expression and pathology. Biochem Pharmacol. 2021;192:114673.
29. Silva ACS, Lanza K, Palmeira VA, Costa LB, Flynn JT. 2020 update on the renin-angiotensin-aldosterone system in pediatric kidney disease and its interactions with coronavirus. Pediatr Nephrol. 2021;36:1407-26.
30. Nguyen MTX, Han J, Ralph DL, Veiras LC, McDonough AA. Short-term nonpressor angiotensin II infusion stimulates sodium transporters in proximal tubule and distal nephron. Phys Rep. 2015;3:e12496.
31. Yang T, Xu C. Physiology and pathophysiology of the intrarenal renin-angiotensin system: an update. J Am Soc Nephrol. 2017;28:1040-9.
32. Santos RAS, Sampaio WO, Alzamora AC, Motta-Santos D, Alenina N, Bader M, et al. The ACE2/Angiotensin-(1-7)/MAS Axis of the Renin-Angiotensin System: Focus on Angiotensin-(1-7). Physiol Rev. 2018;98:505-53.
33. Azizi M, Menard J. Combined blockade of the renin-angiotensin system with angiotensin-converting enzyme inhibitors and angiotensin II type 1 receptor antagonists. Circulation. 2004;09:2492-9.
34. Vogt L, Navis G, de Zeeuw D. Renoprotection: a matter of blood pressure reduction or agent-characteristics? J Am Soc Nephrol. 2002; 13:S202-S207.
35. Zhang F, Liu H, Liu D, Liu Y, Li H, Tan X, et al. Effects of RAAS inhibitors in patients with kidney disease. Curr Hypertens Rep. 2017;19:72.
36. Heerspink HJ. Therapeutic approaches in lowering albuminuria: travels along the renin-angiotensin-aldosterone-system pathway. Adv Chronic Kidney Dis. 2011;18:290-9.
37. Aros C, Remuzzi G. The renin-angiotensin system in progression, remission and regression of chronic nephropathies. J Hypertens. 2002;20(Suppl 3):S45-S53.
38. Rodrigues Prestes TR, Rocha NP, Miranda AS, et al. The Anti-inflammatory potential of ACE2/angiotensin-(1-7)/Mas receptor axis: evidence from basic and clinical research. Curr Drug Targets. 2017;18:1301-13.
39. Sarnak MJ, Levey AS, Schoolwerth AC, et al. Kidney disease as a risk factor for development of cardiovascular disease: a statement from the American Heart Association Councils on Kidney in Cardiovascular Disease, High Blood Pressure Research, Clinical Cardiology, and Epidemiology and Prevention. Hypertension. 2003;42:1050-65.
40. Mayet J, Hughes A. Cardiac and vascular pathophysiology in hypertension. Heart. 2003;89:1104-9.
41. Young CN, Davisson RL. Angiotensin-II, the brain, and hypertension – An Update. Hypertension. 2015;66:920-6.
42. Masia S, Ulianab M, Virdisa A, Angiotensin II and vascular damage in hypertension: Role of oxidative stress and sympathetic activation. Vascul Pharmacol. 2019;115:13-7.
43. Adamcova M, Kawano I, Simko F. The Impact of microRNAs in Renin-Angiotensin-System-Induced Cardiac Remodelling. Int J Mol Sci. 2021;22:4762.
44. Carey RM. The intrarenal renin-angiotensin system in hypertension. Adv Chronic Kidney Dis. 2015;22:204-10.
45. Hales CN, Barker DJ. The thrifty phenotype hypothesis. Br Med Bull. 2001;60:5-20.
46. Black MJ, Sutherland MR, Gubhaju L. Effects of preterm birth on the kidney. In: Sahay M (ed.). Basic nephrology and acute kidney injury. London: IntechOpen; 2012.
47. Amann K, Plank C, Dotsch J. Low nephron number: a new cardiovascular risk factor in children? Pediatr Nephrol. 2004;19:1319-23.
48. Nuyt AM. Mechanisms underlying developmental programming of elevated blood pressure and vascular dysfunction: evidence from human studies and experimental animal models. Clin Sci (Lond). 2008;114:1-17.

9

Endotélio vascular na hipertensão arterial sistêmica

Protásio Lemos da Luz
Desidério Favarato

CONSULTA RÁPIDA

Funções do endotélio

- Controle do tônus vascular
- Mecanotransdução
- Integridade de barreira
- Angiogênese
- Reparo de lesão/regeneração
- Hemostasia

Substâncias vasoativas produzidas pelo endotélio

Vasodilatadores

- NO (óxido nítrico)
- Prostaciclina; PGE2
- Ácidos epoxieicosatrienoicos
- Endotelina (receptor ET-B)

Vasoconstritores

- Angiotensina II
- Endotelina (receptor ET-A)
- Tromboxane A_2
- $PGF_{2\alpha}$
- Espécies reativas de oxigênio

Medicações com ação na disfunção endotelial e fisiopatologia da HAS

- IECA/BRA; espironolactona
- Prostaciclina
- Nitrato e betabloqueadores (carvedilol e nevibolol)

INTRODUÇÃO

A hipertensão arterial sistêmica (HAS), tal como os outros fatores de risco (predisposição genética, dislipidemia, obesidade, resistência à insulina, fumo e diabetes) também cursa com inflamação vascular, disfunção endotelial, fibrose e remodelamento vascular. Ao final, leva à aterosclerose, doença macrovascular, disfunção renal e doença microvascular. Mais importante ainda, existe uma retroalimentação positiva em espiral viciosa que leva aumento dos eventos cardiovasculares maiores quando presentes.

FUNÇÕES DO ENDOTÉLIO

O endotélio é um amplo órgão endócrino e parácrino que recobre todo o leito vascular, venoso e arterial, com funções diversificadas (Figura 1).

Neste capítulo, são discutidas as funções endoteliais mais ligadas à HAS, ou seja, integridade de barreira, regulação do tônus vascular, mecanotransdução e reparo de lesão[1].

INTEGRIDADE DE BARREIRA

A integridade de barreira é regulada por receptores transmembrana especializados, os quais incluem a família das proteínas claudinas e ocludina, moléculas de adesão juncionais, caderina endotelial vascular (VE-caderina), imunoglobulinas e receptor rico em prolina-1 (IGPR-1), todos agindo nas junções células-células, tais como desmossomas, junções aderentes e as "*gap junctions*". Já o fator de crescimento endotelial vascular (VEGF) e seu receptor tirosina quinase, o VEGFR-2, são elementos desestabilizadores da barreira.

As moléculas de adesão juncionais, isto é, proteínas de membrana envolvidas nas funções de barreira, são da superfamília das imunoglobulinas e contêm domínios extracelular imunoglobulina-*like*, um domínio transmembrana e um domínio citoplasmático C-terminal. Este último contém o domínio PDZ, que recruta proteínas como a *zonula*

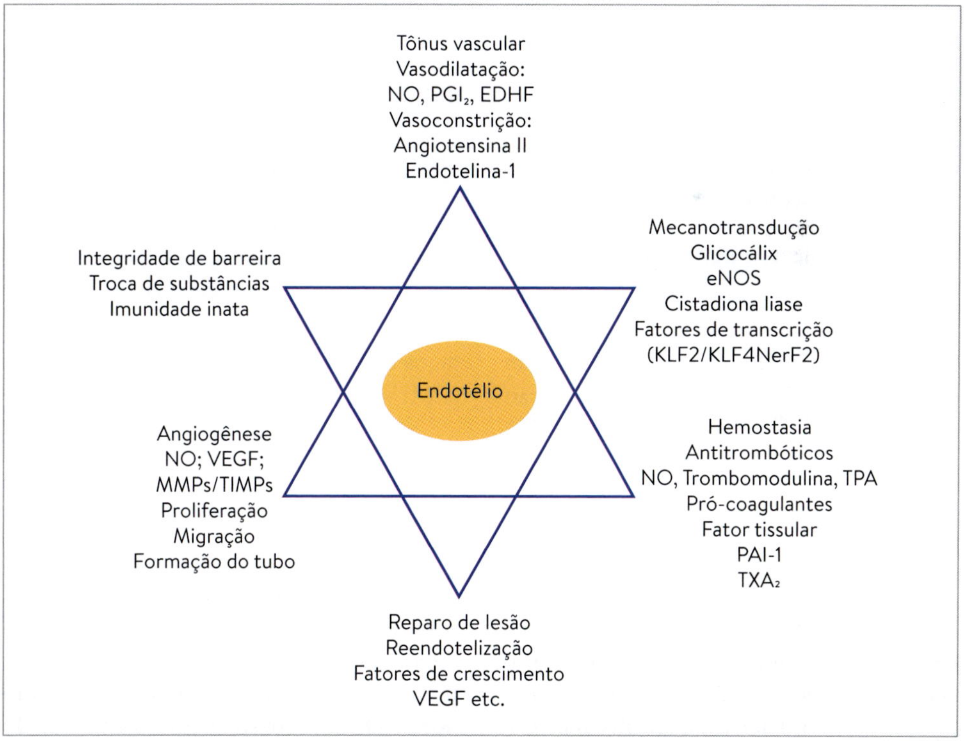

FIGURA 1 Funções do endotélio.

NO: óxido nítrico; PGI_2: prostaciclina; EDHF: fator endotelial hiperpolarizante; eNOS: NO sintase endotelial; KLF2/4: fatores de transcrição Kruppel-Like; NerF2: fator nuclear eritroide-derivado 2.

occludens-1 para a montagem da actina e sua ligação com as junções célula-célula.

As junções celulares são as junções fortes que contêm os receptores ocludina, claudina e as moléculas de adesão juncionais. As junções fortes ligam-se ao citoesqueleto de actina por meio das proteínas adaptadoras *zonula occludens* 1,2 e 3. As junções fortes são dependentes da formação das junções aderentes, as quais são baseadas em caderina e provêm força mecânica às junções células-células.

No citoplasma, a p120-catenina liga-se ao domínio citoplasmático de caderina e promove seu acúmulo por redução de seu catabolismo, enquanto as cateninas beta e gama ligam-se ao domínio citoplasmático distal da membrana recrutando a alfa-catenina, que se liga aos filamentos da actina, etapa crucial para estabilização das junções aderentes.

Outra proteína de junção célula-célula é a proteína transmembrana PECAM-1 (*platelet endothelial cell adhesion molecule-1*), presente em células endoteliais, plaquetas e leucócitos[2].

A PECAM-1 junto com a caderina endotelial vascular e o receptor 2 do fator endotelial vascular de crescimento (VEGF-R2) formam o complexo mecanossensorial, que controla a resposta ao fluxo. A PECAM-1, em resposta ao fluxo, pode impactar na ativação do NFκB, integrinas, na sinalização da GTPase pequena RhoA, que modula a formação do citoesqueleto, polaridade celular, progressão do ciclo celular e expressão gênica. As GTPases pequenas funcionam como interruptores para vias sinalizadoras correlatas. Essas vias ligam os receptores plasmáticos à ativação da reorganização do citoesqueleto.

Em relação à função de barreira, o endotélio pode ser contínuo (cérebro) ou fenestrado, rins e glândulas, permitindo maior ou menor extravasamento dependendo das junções aderentes ou junções fortes. Tal extravasamento é de moléculas pequenas por conta da ação do glicocálix, membrana basal e fluxo sanguíneo. Para conhecimento mais aprofundado desse sistema, sugerimos a leitura da revisão de Song et al.[3]

LDL oxidadas, padrões moleculares associados a dano (DAMPS) e padrões moleculares associados a patógenos (PAMPS) e fluxo turbulento podem ativar o endotélio com super-regulação dos receptores Toll-*like* (TLRs). Os TLRs são componentes-chave do sistema imune inato. Os TLRs ativam a via do NFκB e induzem a transcrição de citocinas como TNF-α e MCP-1 que, por sua vez, ativam a expressão das moléculas de adesão VCAM-1 e ICAM-1

Isto é, quando há ativação/inflamação do endotélio, ocorre a expressão das moléculas de adesão selectina, integrinas e ICAM, as quais fazem a adesão de monócitos e estes rolam, aderem fortemente e são internalizados na parede dos vasos usando a PECAM-1 nas junções das células endoteliais. Esses monócitos internalizados mudam seu fenótipo para macrófagos e, após a captação de LDL oxidadas via receptores SRB (*Scavenger Receptor B*), tornam-se células espumosas, impulsionado a formação, crescimento e complicações da placa aterosclerótica[4-6].

Em hipertensos, há elevação também de LRP1 (proteína 1 relacionada ao receptor de LDL) que, embora participe da remoção das LDLs no fígado, também medeia sua captação por células espumosas derivadas de macrófagos e células musculares lisas vasculares (CMLV) e, assim, a aterogênese[7,8].

REGULAÇÃO DO TÔNUS VASCULAR

Várias situações levam à variação do tônus vascular.

O estado de vasodilatação ou vasoconstrição dos diversos territórios vasculares sofre influência de muitos fatores, como os apresentados na Tabela I.

O principal produto vasodilatador é o óxido nítrico (NO). Produzido a partir da

TABELA I Fatores vasoconstritores e vasodilatadores

Vasodilatadores	Vasoconstritores
▪ Hipóxia ▪ Aumento da temperatura ▪ NO (óxido nítrico) ▪ Adenosina (receptores A_2, A3) ▪ Aumento de potássio, H2S ▪ Diminuição do pH ▪ Prostaciclina; PGE2 ▪ Ácidos epoxieicosatrienoicos ▪ Endotelina (receptor ET-B) ▪ Bradicinina; calicreína ▪ Histamina; serotonina (receptor 2B)	▪ Hiperóxia ▪ Diminuição da temperatura ▪ Adrenalina ▪ Noradrenalina ▪ Angiotensina II ▪ Vasopressina ▪ Serotonina (receptor 1B) ▪ Endotelina (receptor ET-A) ▪ Tromboxane A_2 ▪ $PGF_{2\alpha}$ ▪ Espécies reativas de oxigênio

L-arginina pela NO sintase, tendo como cofatores a tetrahidrobiopterina (BH4) e os íons de cálcio. O NO migra para as CMLV e ativa a guanilil ciclase com formação de cGMP (3,5 guanosina monofosfato cíclico) com ativação das vias sinalizadoras vasodilatadoras: canais de cálcio e a proteína kinase G (PKG). O cGMP é inativado para GMP pela PDE (fósforodiesterase).

O monofosfato cíclico de guanosina (cGMP) e o monofostato cíclico de adenosina (cAMP) são moléculas segundo-mensageiros importantes na ação do NO no vaso. O equilíbrio entre a sua síntese pelas ciclases e seu metabolismo pelas fosfodiestearases (PDE) determinam os níveis celulares desses nucleotídeos cíclicos. Este é o mecanismo mais importante de sua regulação, apesar de poderem ser exportados por proteínas de transporte ou pelas *gaps junctions.*

A ativação guanilil-ciclase, responsável pela síntese do cGMP, é realizada por duas vias independentes – estímulo direto do óxido nítrico; ou pela ação direta das guanilinas e peptídeos natriuréticos.

A fosfodiestease-5 (PDE5) está presente nas células pulmonares, plaquetas, CMLV do corpo cavernoso peniano e corpo caloso. Sua função fisiológica é no controle do relaxamento das CMLV, levando à vasoconstrição. Está relacionada à disfunção erétil, asma, hipertensão arterial pulmonar, doença pulmonar obstrutiva crônica e enxaqueca. É regulada pela proteína kinase G (PKG), que é ativada juntamente com a guanilil-ciclase pelos vasodilatores.

A expressão da PDE5 está aumentada no fenótipo contrátil das CMLVs e sofre queda acentuada quando assumem o fenótipo proliferativo. Está reduzida nos aneurismas da síndrome de Marfan e outra alterações aórticas que acompanham valvopatias congênitas da valva aórtica[9].

A regulação da atividade da NOS endotelial (eNOS) é pela mudança do estado redox intracelular. A queda da sua atividade pode ocorrer por depleção de BH4 por sua oxidação e inativação para BH2 (bihidropterina), rotura do complexo de dímeros pela oxidação do complexo zinco-enxofre e a S-glutationilação dos resíduos de cisteína nos domínios redutase, fosforilação dos resíduos de treonina 495 e tirosina 657 ou, ainda, aumento dos níveis de seu inibidor, a dimetil-arginina assimétrica (ADMA). A disfunção/desacoplamento da eNOS leva à produção do radical oxidativo peroxinitrito ($ONOO^-$), pela reação do superóxido, e o NO, que pode ser mais danoso que o próprio superóxido[10].

A reação espontânea entre o NO e a glutationa (GSH) dá origem à nitrosoglutationa (GSNO), a qual é transportadora e reservatório de NO, pois há alta concentração de GSH nas células, além da sua meia-vida longa e marcante propensão a sofrer transnitrosilação; esta última propriedade é a responsável principal pelos níveis de proteínas S-nitrolisadas. A GSNO é inativada pela S-nitrosoglutationa redutase (GSNOR). Assim, a atividade da GSNOR toma parte no relaxamento de células musculares lisas, sinalização neuronal, homeostase cardiovascular e processos inflamatórios. Pertence à superfamília das aldeído dehidrogenase (ADH), contudo, não age no metabolismo do etanol[11].

Sua ausência está associada ao aumento das proteínas S-nitrolisadas, com o aumento da susceptibilidade a infecções, carcinoma hepatocelular, atrofia neuromuscular, doenças neurodegenerativas e envelhecimento[12].

O espelho da disfunção ou desacoplamento da eNOS pode ser medido pela vasodilatação dependente de acetilcolina (pletismografia, variação do volume do antebraço com compressão venosa a 50 mmHg e exclusão da mão por compressão arterial oclusiva (250 mmHg), ou vasodilatação mediada pelo fluxo em vasos periféricos (variação do diâmetro de artérias braquial ou radial medido por ultrassonografia após compressão oclusiva - 250 mmHg - por 5 min). Estas são preditores precoces de eventos cardiovasculares maiores, pois têm relação direta com a aterogênese.

Estudos epidemiológicos e de associação ampla de genes (GWAS) revelaram que o polimorfismo comum na MTHFR (metileno-tetrahidrofolato redutase), a troca de citosina por timina na posição 677 (MTHFR C677T), reduz sua atividade e leva à predisposição de hipertensão arterial entre 24 e 87% e risco de doença cardiovascular até 40%, conforme o grupo populacional. A redução da atividade da MTHFR também eleva a homocisteinemia. O tetrahidrometileno folato é cofator para a formação da BH4 (tetrahidropterina). Além de predispor à hipertensão, também a torna de mais difícil controle. A Figura 2 ilustra o papel de MTHFR na atividade da eNOS.

Já foi demonstrado que indivíduos portadores do alelo T podem recuperar a funcionalidade da MTHFR com o uso de riboflavina. Esta pode diminuir a pressão arterial em cerca de 10 mmHg, mesmo sem o uso de anti-hipertensivos.[13]

Em sentido oposto, usam-se inibidores da DHMFR, como o metotrexato, para tratamento de artrite reumatoide e câncer[14].

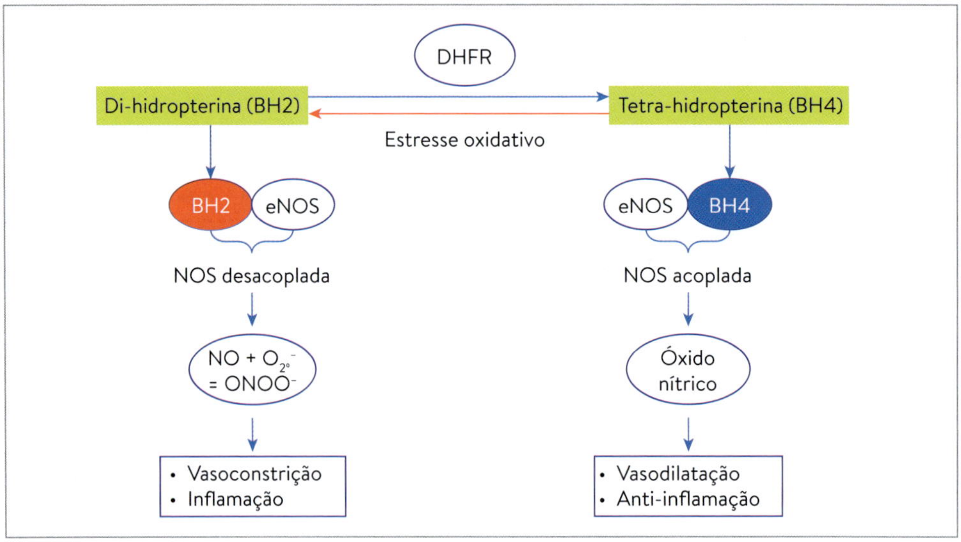

FIGURA 2 Regeneração da tetrahidropterina (BH4) por ação da di-hidro-folato-redutase (DHFR) e função da óxido nítrico sintetase.

eNOS: óxido nítrico sintetase endotelial; NO: óxido nítrico; $O_{2^\circ}^-$: superóxido; $ONOO^-$: peróxido nitrito.

Nas células em situações fisiológicas, as espécies reativas de oxigênio (EROs) primárias ($O_2^{\circ-}$) e o seu produto de dismutação, o peróxido de hidrogênio (H_2O_2), são produtos secundários da redução de um ou dois elétrons do oxigênio molecular, respectivamente. Nessas situações fisiológicas, sua gênese é catalisada por um grande número de oxirredutases, tais como complexos I e III da cadeia transferidora de elétrons mitocondrial, NO sintase endotelial (eNOS) desacoplada, xantino oxidase, ciclo-oxigenase e lipoxigenases.

Contudo, no sistema vascular a maior fonte das EROs é a família das NADPH (nicotinamida adenina dinucleotídeo fosfato oxidase) (NOX), que está presente nas membranas celulares de células endoteliais (CE), células musculares lisas vasculares (CMLV), fibroblastos e monócitos/macrófagos. Sua única função é produzir superóxido e peróxido de hidrogênio. Com a alteração do estado redox celular, há estímulo das vias sinalizadoras inflamatórias, tal como o fator nuclear kappa B (NFκ-B).

Nos fagócitos, a função da NOX é gerar a "explosão oxidativa" para matar e destruir os patógenos ingeridos. Também nas condições fisiológicas das células endoteliais e CMLV, as EROs são segundo-mensageiros das funções normais das células e têm regulação fina. Somente no estresse oxidativo, peça-chave na doença cardiovascular, as EROs são produzidas em excesso e são consideradas danosas. Das sete isoformas conhecidas da NOX, também chamadas de NOS induzidas, quatro são expressas no endotélio e CMLV, as NOX 1, 2, 4 e 5. A NOX2 torna-se ativa pela migração de heterodímeros do citosol até as unidades da membrana plasmática e retículo endoplasmático onde, ao se unirem, ativam a enzima. No retículo endoplasmático, está envolvida na conformação espacial (*folding*) de proteínas e ativação de canais de cálcio[15,16]. Os estímulos à sua ativação no endotélio e CMLV e as EROs produzidas são mostrados na Tabela II.

TABELA II Espécies reativas produzidas por estímulos no sistema vascular

Estímulo	**Células e ERO envolvidas**			
	$O_{2^\circ}^{-}$		**H_2O_2**	
	CE	**CMLV**	**CE**	**CMLV**
Angiotensina II	↑	↑		
Prostanoides e eicosanoides		↑		
Agonistas GPCR		↑		↑
Citocinas e fatores de crescimento		↑		↑
Vasodilatadores (acetilcolina, histamina, bradicinina)			↑	
Estresse de cisalhamento laminar prolongado	↓		↑	

ERO: espécies reativas de oxigênio; $O_{2^\circ}^{-}$: superóxido; H_2O_2: peróxido de hidrogênio; CE: célula endotelial; CMLV: célula muscular lisa vascular; GPCR: receptor relacionado às vias sinalizadoras das proteínas G.

O polimorfismo na posição 930 A/G no gene p22phox aumenta a produção de NADPH oxidase e a incidência de hipertensão arterial, por tornar essas células mais sensíveis ao desequilíbrio redox[17].

Em geral, as citocinas pró-inflamatórias, tais como o fator de necrose tumoral alfa (TNF-α), interleucina-1 (IL-1), interferon gama (IFN-γ) e lipossacáride (LPS), têm como via final a ativação dos fatores de transcrição NFκB e o fator 1 transdutor e ativador de transcrição 1a (STAT-1a), que culminam na expressão das NOXs e disfunção endotelial[18].

Ao mesmo tempo, existem contrarrespostas com expressão de genes que agem na produção de vias antioxidantes, tal como o fator de transcrição NRF-2 (*nuclear factor-erythroyd-2*). Este ativa a NDPH dehidrogenase (quinona 1), as gutationa-peroxidases, a heme oxidase-1, a tioredoxina redutase, a glutationa-S-transferase e a superóxido dimutase (SOD)[19].

Um dos mais poderosos estimulantes da NADPH oxidase e da produção de superóxido é a angiotensina II (AT II), por sua atuação nos receptores presentes desde as células endoteliais intimais e CMLV até fibroblastos da adventícia. Causa vasoconstrição por elevação do tônus das CMLV.

A renina age sobre o angiotensinogênio gerando angiotensina I que, por ação da enzima conversora (ECA), quimase e catepsina A, é clivada a angiotensina II, que atua nos seus receptores AT_1R e AT_2R ou pode sofrer ação da ECA2, prolilcarboxidase (PCP) ou da prolilendopeptidase (PEP) e gerar angiotensina-(1-7), que atua no receptor MAS e tem ações opostas às da angiotensina II[20]. A Figura 3 demonstra as ações do sistema renina-angiotensina-aldosterona.

A endotelina-1 é produzida pelas células endoteliais e é o mais potente vasoconstritor do sistema vascular. Sua secreção está aumentada e é oposta àquela do óxido nítrico na disfunção endotelial. Além disso, é pró-inflamatória, inotrópica e mitogênica. Também estimula o sistema nevoso simpático e o da renina-angiotensina-aldosterona. A endotelina-1 possui receptores ET_A presentes em CMLV; ET_B presentes em células endoteliais, CMLV e fígado, rins e pulmões. A resposta à atuação nos ET_A e ET_B das CMLV é constrição; já a resposta aos ET_B nas células endoteliais induz a produção de óxido nítrico e prostaciclina, resultando em vasodilatação, enquanto

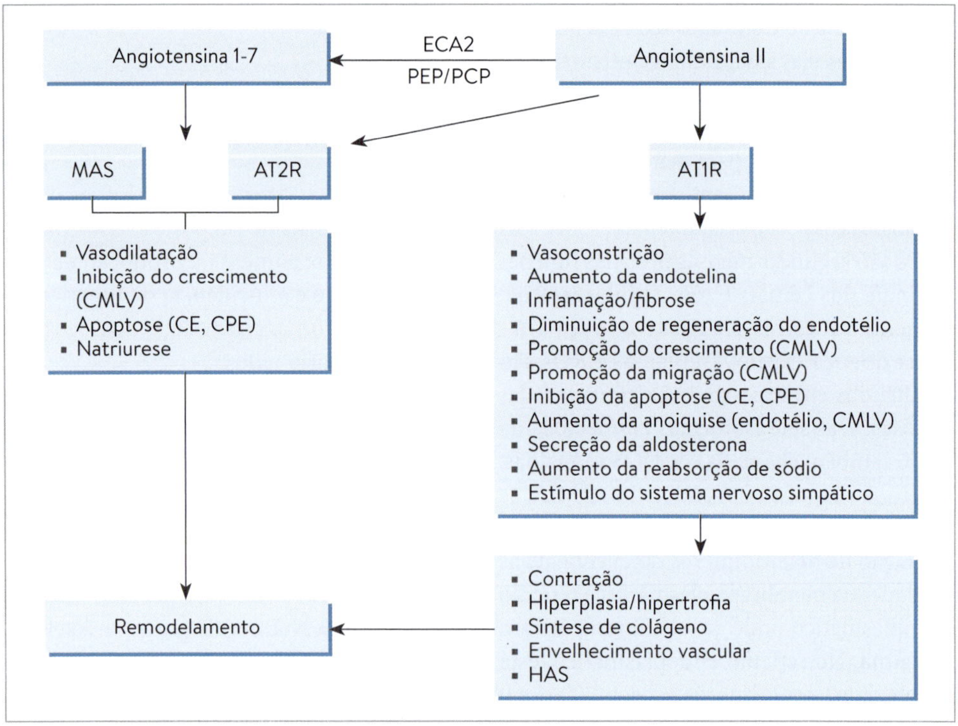

FIGURA 3 Papel do sistema renina-angiotensina-aldosterona no sistema vascular.

ECA2: Enzima conversora da angiotensina 2; PEP: prolilendopeptidase; PCP: prolilcarboxidase; MAS: receptor da angiotensina-(1-7); AT1R: receptor 1 da angiotensina; AT2R: receptor 2 da angiotensina; CMLV: célula muscular lisa vascular; CE: célula endotelial; CPE: célula progenitora endotelial; HAS: hipertensão arterial sistêmica.

seu acoplamento com os receptores ET_B hepáticos, renais e pulmões leva à sua degradação. Na arteríola aferente do glomérulo renal causa vasoconstrição, enquanto na eferente leva à vasodilatação. Diminui a taxa de filtração glomerular, mas aumenta a natriurese por bloquear a atividade da Na/K-ATPase no túbulo proximal e duto coletor e, ainda, inibe o hormônio antidiurético[21].

A Tabela III nos mostra os fatores que induzem ou reprimem a secreção de endotelina.

MECANOTRANSDUÇÃO

Há um sistema sofisticado de resposta ao fluxo/força de cisalhamento sanguíneo nas células endoteliais.

A presença de fluxo laminar com alto *shear stress* leva à vasodilatação por ação no *G-protein-coupled receptor* 1 (GPCR68), aumento de sinalização na via das ERK (*extra-cellular signal-regulated kinase*), ativação de fatores de transcrição KLF2/4 (*Kruppel-like factors* 2/4) e ativação da caveolina-1. O alto *shear stress* ativa a produção de caderina necessária para formação das junções celulares, tem efeitos anti-inflamatórios por inibir a molécula de adesão E-selectina e ativação das histonas deacetilases SIRT1, HADAC 6 e 7. E, finalmente, estimula o alinhamento celular e manutenção do fenótipo endotelial por ativação das vias das MAPK (*mitogen-activated protein kinase*) e das GTPases pequenas.

Já o fluxo turbulento com baixo *shear stress* estimula a inflamação com ativação dos receptores FLK-1 do VEGF, da via da FAK (*focal adhesion kinase*); da expressão das moléculas de adesão – ICAM-1, VCAM-1 e MCP-1; de proteínas adaptadoras TIFA (*TRAF interacting protein with forkhead associated domain*), YAP/TAZ e paxilina; e das histonas deacetilases HDAC1,2,3. Além de ativar os fatores de transcrição NFκ-B e proteínas SMAD da via de ativação do fator de transcrição do TGF-β[22].

TABELA III Fatores que influenciam a expressão da endotelina

Fatores promotores da secreção de endotelina ▪ Fatores físico-químicos: Baixas forças de cisalhamento (*shear stress*); hipóxia; acidose ▪ Citocinas Interleucinas 1 e 3; TGF-β; TNF-α; interferon-γ ▪ Hormônios Adrenalina, vasopressina, insulina, cortisol e serotonina; e angiotensina II ▪ Trombina, hiperglicemia, LDL oxidada ▪ Drogas Ciclosporina, corticosteroides; cocaína.
Fatores inibidores da secreção de endotelina ▪ Fatores físico-químicos Altas forças de cisalhamento (*shear stress*) ▪ Vasodilatadores Prostaciclina; óxido nítrico; bradicinina; peptídeo natriurético atrial (ANP); peptídeo natriurético cerebral (BNP) ▪ Anticoagulantes Heparina, hirudina ▪ Hormônios Estrogênio e progesterona ▪ Drogas Nitratos; montelucaste; glitazonas; fibratos; betabloqueadores

Reparo e reendotelização

Já foi demonstrado que o número de células endoteliais circulantes (CEC) aumenta na hipertensão arterial com concomitante redução das células endoteliais progenitoras circulantes (CEPC).

Sabe-se que há correlação direta entre o número de CEC e presença de disfunção ou lesão endotelial e maior risco cardiovascular. Os mecanismos do descolamento das CE das paredes dos vasos incluem dano mecânico e/ou apoptose, proteólise da matriz subendotelial ou deficiência de proteínas de ancoragem[23].

O estresse oxidativo na hipertensão estimula a produção de angiotensina II, que prejudica a regeneração vascular mediada pelas células endoteliais pluripotenciais ao se ligar ao receptor AT_1, o que potencia mais estresse oxidativo e ativação da via da ASK-1 (*apoptosis signal-regulating kinase 1*)[24].

INTERVENÇÕES

Mudanças no estilo de vida podem ser as únicas intervenções indicadas em indivíduos com pressão sistólica normal nos limites superiores – 120 a 130 mmHg com pressão diastólica até 80 mmHg e hipertensão arterial sistêmica estágio 1 (< 140/90 mmHg). Enquanto a adição de tratamento medicamentoso está indicada em HAS em estágio 1 com pelo menos um dos seguintes critérios: idade acima de 65 anos, *diabetes mellitus* ou doença renal crônica, história pregressa de doença cardiovascular ou risco calculado de doença cardiovascular ≥ 10%[26].

A redução de pressão arterial por dieta saudável (frutas, fibras, cereais, legumes, óleo de oliva e poli-insaturados e polifenóis) melhora a função endotelial medida pela dilatação mediada por fluxo e redução da expressão das moléculas de adesão (ICAM-1).

O vinho tinto e seus componentes reduzem pressão arterial e aumentam a produção de NO e melhoram a FMD[27]. Exercício físico também reduz a inflamação e melhora as funções das células endoteliais[28,29]. As estatinas, por suas ações diretas na redução de colesterol e da ADMA, levam à redução da inflamação, melhora da função endotelial e redução da pressão arterial[30].

Além disso, levam à redução de eventos de modo independente da pressão arterial.[31]

As medicações que interferem no sistema renina-angiotensina atuam diretamente nos mecanismos vasculares, que levam à hipertensão e protegem contra as lesões de órgãos- alvo e eventos cardiovasculares[32,33].

Os inibidores da enzima conversora de angiotensina (IECA) têm efeitos que vão além da inibição isolada da enzima. Eles liberam outros sistemas benéficos e hipotensores. As ações dos IECA são demonstradas na Figura 4.

O sistema Ac-SDKP inibe a sinalização de TNF-α, NF-κB, relacionados com ativação de macrófagos e linfócitos T e citocinas inflamatórias; inibem a sinalização TGFβ/SIMAD responsável pela transição epitélio-mesenquimal e proliferação de fibroblastos; inibem a sinalização das proteínas quinase C/ERK, responsáveis pela ativação das moléculas de adesão ICAM-1, VCAM-1 e selectina; e também das vias de microRNA, que estão envolvidas na expressão do receptor tipo 1 do TGFβ e da endotelina-1[33].

Embora o estudo PARADIGM-HF tenha sido dirigido para pacientes com insuficiência cardíaca, sua principal indicação, e tenha sido observada superioridade da sacubitrila/valsartana sobre enalapril (IECA), a combinação de inibidor da neprilisina e angiotensina II demonstrou, em metanálise, ser superior aos bloqueadores do receptor de angiotensina II (BRA) no controle da pressão arterial[34,35].

A comparação entre bloqueadores de receptor de angiotensina II (BRA) e bloqueadores de canal de cálcio (BCC) revelou a superioridade dos BRAs sobre estes últimos na prevenção de eventos cardiovasculares[36].

Betabloqueadores agem no tônus simpático, contudo são menos protetores que outros agentes anti-hipertensivos na prevenção de eventos cardiovasculares, mas em hipertensões leves a moderadas seus efeitos se assemelham a outras classes. Essa diferença pode ser decorrente de sua menor potência anti-hipertensiva[37].

Os bloqueadores de endotelina e da fosfodiestearase (PDE) são mais usados na hipertensão pulmonar.

CONSIDERAÇÕES FINAIS

A hipertensão arterial sistêmica é uma doença que se inicia por estresse oxidativo e

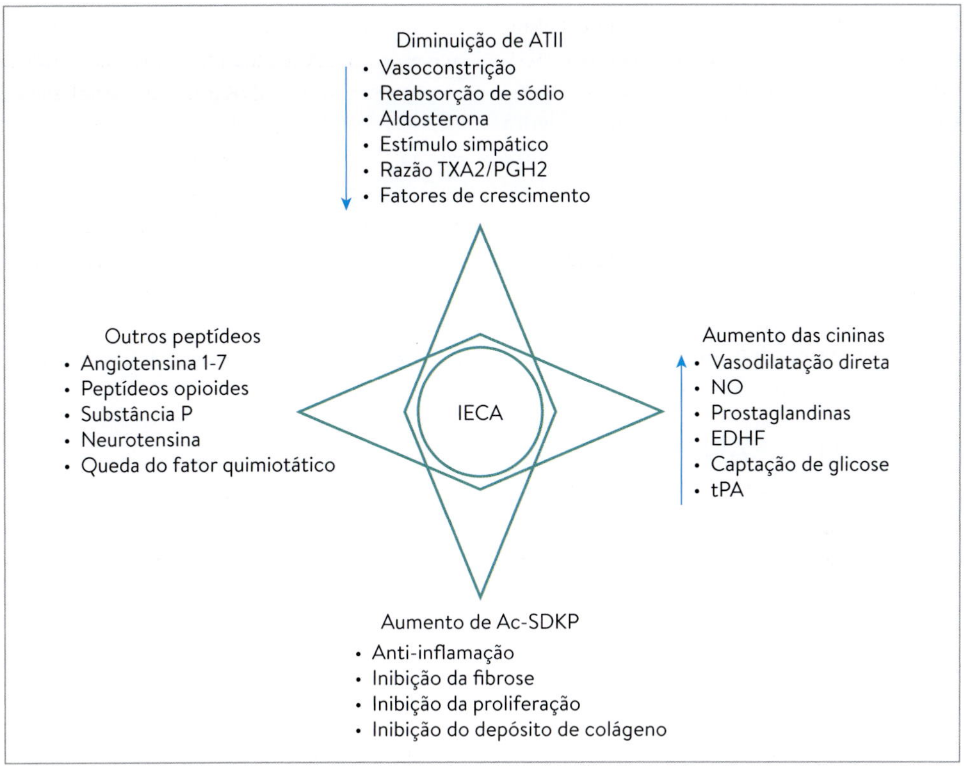

FIGURA 4 Ações dos inibidores da enzima conversora de angiotensina (IECA).

AT II: angiotensina II; TXA_2: tromboxane A_2; PGH_2: prostaglandina H_2; NO: óxido nítrico; EDHF: fator hiperpolarizador dependente do endotélio; tPA: ativador tissular do plasminogênio; Ac-SDKP: *N-acetyl-seryl-aspartyl-proline.*

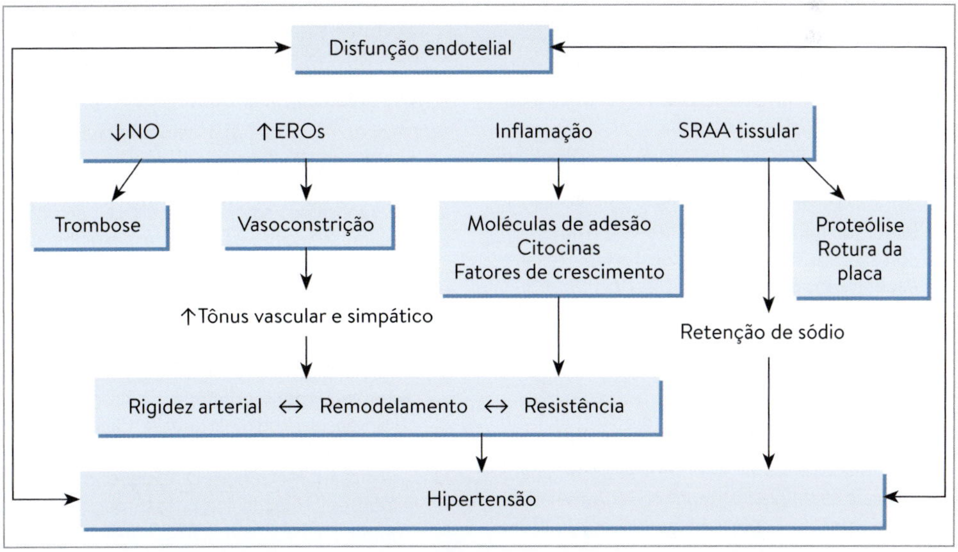

FIGURA 5 Inter-relação endotélio–hipertensão arterial sistêmica.

NO: óxido nítrico; EROs: espécies reativas de oxigênio; SRAA: sistema renina-angiotensina-aldosterona.

disfunção endotelial, que se retroalimentam levando às alterações anatômicas dos vasos e do coração e, finalmente, aos eventos cerebrovasculares, cardiovasculares e renais. A Figura 4 mostra resumidamente a inter-relação entre endotélio e hipertensão arterial sistêmica. Inúmeras intervenções, tais como estilo de vida sadio, exercícios, eliminação de tabagismo e excesso de peso, bem como várias medicações podem atuar sobre a hipertensão arterial e, ao mesmo tempo, corrigir a disfunção endotelial.

BIBLIOGRAFIA

1. Kruger-Genge A, Blocki A, Franke RP, Jung F. Vascular Endothelial cell biology: an update. Int J Mol Sci. 2019;20:4411.
2. Wettschureck N, Strilic B, Offermanns S. Passing the vascular barrier: Endothelial signaling processes controlling extravasation. Physiol Rev. 2019;99:1467-525.
3. Song S, Cong W, Zhou S, Shi Y, Dai w, et al. Small GTPases: structure, biological function and its interaction with nanoparticles. Asian J Pharma Sci. 2019;14:3-9.
4. Gimbrone Jr MA, Garcia-Cardeña G. Endothelial Cell Dysfunction and the Pathobiology of Atherosclerosis. Cir Res. 2016;118:620-36.
5. Libby P, Bornfeldt KE. How far we have come, how far we have yet to go in atherosclerosis research. Cir Res. 2020;126:1107-11.
6. Gupta RM, Lee-Kim VS, Libby P. The march of monocytes in atherosclerosis: one cell at a time. Cir Res. 2020;126:1324-6.
7. Gamboa R, Jaramillo-Estrella MJ, Martinez-Alvarado MR, Soto ME, Torres-Paz YE, Gonzalo-Calvo D, et al. Monocyte Low Density Lipoprotein Receptor-Related Protein 1 (LRP1) expression correlates with cIMT in Mexican Hypertensive Patients. Arq Bras Cardiol. 2021;116(1):56-65.
8. Chen J, Su Y, Pi S, Hu B, Mao L. The dual role of Low-Density Lipoprotein Receptor-Related Protein 1 in Atherosclerosis. Front Cardiovasc Med. 2021;8:article 682389.
9. Cesarini V, Pisano C, Rossi G, Balistreri CR, Botti F, Antonelli G, et al. Regulation of PDE5 expression in human aorta and thoracic aortic aneurysms. 2019;9:12206. Disponível em: www.nature.com/. Scientific Reports. https://doi.org/10.1038/s41598-019-48432-6.
10. Arunachalam G, Samuel SM, Ding H, Triggle CR. Peroxynitrite biology. In: Laher I (ed.). Systems biology of free radical and antioxidants. Spring-Verlag; 2014. p. 207-42.
11. Danquah KO, Gyamfi D. Alcohol and Aldehyde dehydrogenases: Molecular aspects. In: Patel VB (ed.). Molecular aspects of alcohol and nutrition. Academic Press. 2016;25-43.
12. Barnett SD, Buxton ILO. The role of S-glutathione reductase (GSNOR) in human disease and therapy. Crit Rev Biochem Molecular. 2017;52(3):340-54.
13. McNulty H, Strain JJ, Hughes CF, Ward M. Riboflavin, MTHFR genotype and blood pressure: A personalized approach to prevention and treatment of hypertension. Mol Aspects Med. 2017;53:2-9.
14. Askari BS and Krajainovic. Dihydrofolate reductase gene variation in susceptibility to disease and treatment outcomes. Current Genomics. 2010;11:578-83.
15. Knock GA. NADPH oxidase in the vasculature: expression, regulation and signaling pathways; role in normal cardiovascular physiology and its dysregulation in hypertension. Free Radic Biol Med. 2019;145:385-427.
16. Cinelli MA, Do HT, Miley GP, Silverman RB. Inducible nitric oxide synthase: regulation, structure, and inhibition. Med Res Rev. 2020;40:158-89.
17. Jose GS, Moreno MU, Olivan S, Beloqui O, Fortuño A, et al. Functional effect of the p22p -930A/G polymorphism on p22phox expression and NADPH oxidase activity in hypertension. Hypertension. 2004;44:163-9.
18. Li J, Tong D, Chen F, Song B, Wang Y, Liu Y, et al. Inflammatory cytokines enhance activity of platelets and endothelial cells through phosphatidylserine exposure in patients with essential hypertension. J Thromb Thrombolysis. 2021;51:933-40.
19. Levonen AL, Inkala M, Heikura T, Jauhiainen S, Jyrkka¨nen HK, Kansanen E, et al.
20. Nrf2 gene transfer induces antioxidant enzymes and suppresses smooth muscle cell growth in vitro and reduces oxidative stress in rabbit aorta in vivo. Thromb Vasc Biol. 2007;27:741-7.
21. Savoia C, Burger D, Nishigaki N, Montezano A, Touyz RM. Angiotensin II and vascular phenotype in hypertension. ERM. 2011;13;e11.
22. Eroglu E, Kocyigit I, Lindholm B. The endothelin system as target for therapeutic interventions in cardiovascular and renal disease. Clinica Chimica Acta. 2020;506:92-106.
23. Dasgupta I, McCollum D. Control of cellular responses to mechanical cues through YAP/TAZ regulation. J Biol Chem. 2019;294(46):17693-706.
24. Budzyn M, Gryszczynka B, Borucczkowski M, Kaczmarek M, Begier-Krasirinska B, Osinska A,

et al. The potential role of circulating endothelial cells and Endothelial progenitor cells in the prediction of left ventricular hypertrophy in hypertensive patients. Front Physiol.2019;10:1005.

25. Endtmann C, Ebrahimian T, Czech T, Arfa O, Laufs U, Fritz M, et al. Angiotensin II impairs endothelial progenitor cell number and function in vitro and in vivo implications for vascular regeneration. Hypertension. 2011;58:394-403.
26. Mann JFE, Gerstein HC, Yi QL, Lonn EM, Hoogwerf BJ, Rashkow A, Yusuf S on behalf of HOPE Investigators. Development of renal disease in people at high cardiovascular risk: Results of the HOPE Randomized Study. J Am Soc Nephrol. 2003;14:641-7
27. Colantonio LD, Booth III JN, Bress AP, Whelton PK, Shimbo D, Levita EB, et al. 2017 ACC/AHA Blood Pressure Treatment Guideline Recommendations and Cardiovascular Risk. J Am Coll Cardiol. 2018;72:1187–97.
28. Coimbra SR, Lage SH, Brandizzi L, Yoshida V, Da Luz PL. The action of red wine and purple grape juice on vascular reactivity is independent of plasma lipids in hypecholesterolemic patients. Braz J Med Biol Res. 2005;38(9):1339-47.
29. Papageorgiou N, Tousoulis D, Androulakis E, Giotakis A, Siasos G, Latsios G, Stefanadis C. Lifestyle factors and endothelial function. Curr Vasc Pharmacol. 2012;10:94-106.
30. Favero G, Paganelli C, Bufolli B, Rodella LF, Rezzani R. Endothelium and its alterations in cardiovascular diseases: life style intervention. BioMed Res Inter. 2014.
31. Presta V, Figliuzzi I, Citoni B, Micelli F, Battistoni A, Musumeci MB, et al. Effects of different statin types and dosages on systolic/ diastolic blood pressure: Retrospective analysis of 24-hour ambulatory blood pressure database. J Clin Hypertens. 2018;1-9.
32. Yusuf S, Bosch J, Dagenais G, Zhu J, Xavier D, Liu L, et al. for the HOPE-3 Investigators. Cholesterol lowering in intermediate-risk persons without cardiovascular disease. N Engl J Med. 2016;374:2021-31.
33. HOPE-TOO Study Investigators. Long-term effects of Ramipril on cardiovascular events and on diabetes: Results of the HOPE Study Extension. Circulation. 2005;112:1339-46.
34. Kumar N, Yin C. The anti-inflammatory peptide Ac-SDKP: Synthesis, Role in ACE inhibition, and its therapeutic potential in hypertension and cardiovascular diseases Pharmacol Res. 2018;134:268-79.
35. McMurray JJ, Packer M, Desai AS, Gong J, Lefkowitz M, Rizkala AR, et al. for the PARADIGM-HF Investigators and Committees. Angiotensin–neprilysin inhibition versus enalapril in heart failure. N Engl J Med. 2014;371:993-1004.
36. Malik AH, Aronow WS. Efficacy of sacubitril/valsartan in hypertension. Am J Therap. 2019;0:1-12.
37. Jeong HS, Hong-Seok Lim HS, Park HJ, Lee WS, Jin-Oh Choi JO, et al. Clinical outcomes between calcium channel blockers and angiotensin receptor blockers in hypertensive patients without established cardiovascular diseases during a 3-year follow-up. 2021;11:1783-7.
38. Thomopoulosa C, Bazoukisb G, Tsioufisc C, Mancia G. Beta-blockers in hypertension: overview and metaanalysis of randomized outcome trials. J Hypertens. 2020;38:1669-81.

10

Envelhecimento vascular e rigidez arterial

Adriana Camargo Oliveira
Sayuri Inuzuka
Eduardo Costa Duarte Barbosa
Weimar Kunz Sebba Barroso

CONSULTA RÁPIDA

Fisiopatogenia do envelhecimento vascular
- Idade cronológica e idade biológica
- Processo de envelhecimento arterial
- Genes específicos do envelhecimento

Alterações estruturais das artérias durante o envelhecimento vascular
- Aumento da rigidez arterial – diminuição da distensibilidade

Consequências hemodinâmicas do envelhecimento vascular
- Diminuição da elasticidade das artérias
- Velocidade de onda de pulso aumenta com a rigidez

Métodos não invasivos para avaliação de rigidez arterial
- Medida regional da rigidez arterial
- Medidas locais e sistêmicas da rigidez arterial

Medida da pressão arterial central
- Tonometria da artéria radial
- Valores de referência

Rigidez arterial e *continuun* cardiovascular
- Envelhecimento e alterações das estruturas vasculares – arteriosclerose
  - Estágio 1: fadiga e fratura das lamelas de elastina
  - Estágio 2: elevação da pressão arterial sistólica pelo enrijecimento aórtico
  - Estágio 3: aumento das forças de cisalhamento
  - Estágio 4: elevação da duração da sístole e encurtamento da duração da diástole, surgindo uma isquemia que compromete o relaxamento do ventrículo

FISIOPATOGENIA DO ENVELHECIMENTO VASCULAR

O envelhecimento é fator de risco para doenças e eventos cardiovasculares que são uma das principais causas de morte no mundo. Mais importante que a idade cronológica, é a qualidade e a velocidade do envelhecimento do indivíduo e a forma como ele se reflete em anos livres de doença[1-3].

A diferença entre a idade cronológica e a biológica é a base para os novos conceitos em relação ao envelhecimento vascular. Quando a idade biológica supera a cronológica há um envelhecimento vascular acelerado que predispõe a doenças cardiovasculares e mortalidade precoce[1,4,5].

Determinantes genéticos, autoimunidade, estado inflamatório, fatores ambientais, alterações neuroendócrinas, fatores de risco (tabagismo, consumo excessivo de sal, doença renal crônica - DRC, hipertensão arterial sistêmica - HAS, *diabetes mellitus* - DM, obesidade e dislipidemia) e programação fetal potencializam o processo de envelhecimento arterial, tendo como consequência um envelhecimento vascular acelerado (EVA)[4,5].

Acredita-se que parte da senescência seja proveniente da ativação e da supressão programada de genes específicos do envelhecimento. DNAmAge parece ser bom preditor de mortalidade cardiovascular. O encurtamento e o atrito dos telômeros estão associados a um maior risco de EVA[1,2,6].

O estresse físico e mental permite adaptações às mudanças no ambiente de vida ao longo dos anos. O aumento do estresse ativa o sistema renina-angiotensina-aldosterona (SRAA), sistema nervoso simpático (SNS) e endotelina-1, contribuindo para a disfunção endotelial, vasoconstrição, estado pró-inflamatório e ativação/inativação de fatores de transcrição. Essas alterações do fenótipo molecular pró-inflamatório associado à idade levam a alterações fenotípicas e da matriz celular[1,3,5,6].

As células do músculo liso vascular (CMLV) possuem alta sensibilidade às moléculas pró-inflamatórias, como TGF-β1, que aumenta a síntese, a secreção e a deposição de colágeno, com aumento da fibrose e enrijecimento da parede arterial. A disfunção endotelial potencializa a ação dos mediadores vasoativos. Ocorre aumento das espécies reativas de oxigênio e redução da biodisponibilidade do óxido nítrico, com consequente vasoconstricção e diminuição da luz do vaso. As proteínas ativadas pelo estado inflamatório aumentam a liberação de fosfatase alcalina e de cálcio, ocasionando calcificação da camada média-intimal e espessamento arterial[1-3,6].

ALTERAÇÕES ESTRUTURAIS DAS ARTÉRIAS DURANTE O ENVELHECIMENTO VASCULAR

Os vasos do sistema arterial são semelhantes em sua organização (túnica íntima, média e adventícia) e diferentes na distribuição dessas camadas. Essas diferenças entre artérias elásticas, musculares e arteríolas implicam a forma como reagem as mudanças de volume e pressão, fatores aterogênicos e na forma como envelhecem[1,7,8].

Nos jovens, as artérias são mais elásticas e os efeitos do envelhecimento são mais evidentes nas grandes artérias elásticas (aorta proximal e seus ramos principais), sendo observado aumento: da rigidez (diminuição da distensibilidade); da espessura da parede; e do diâmetro do lúmen. As artérias musculares distais dificilmente são afetadas pelo envelhecimento, por serem menos distensíveis, acabam preservando suas características de resistência periférica. Consequentemente, ocorre um desaparecimento da falta de uniformidade elástica entre o sistema arterial proximal e distal, normalmente, observado nos jovens[6-11].

A sucessão dos ciclos cardíacos (contração cardíaca intermitente) provoca alterações estruturais nas artérias, ocasionadas pelo estresse mecânico e pela acomodação das variações hemodinâmicas de pressão entre sístole e diástole. Ocorre uma desorganização dos elementos estruturais da camada média das artérias com fragmentação das lâminas de elastina e ruptura da relação entre estas e as CMLV. Simultaneamente, observa-se a substituição da elastina pelo colágeno e a formação de uma matriz extracelular mais rígida, com diferenciação osteogênica das CMLV e calcificação vascular (que permite suportar mais pressão-volume). Essa degeneração da camada média é conhecida como "arteriosclerose"[6,8-10,12].

O aumento da espessura da parede arterial com a idade depende também da hiperplasia da íntima. Os possíveis mecanismos responsáveis pelo espessamento da íntima incluem aterosclerose, elevação da pressão arterial e alterações bioquímicas. A dilatação do lúmen arterial ocorre após a degeneração da camada média, levando a uma parede arterial enfraquecida. O estresse na parede arterial torna-se ainda maior em consequência de um lúmen dilatado – lei de Laplace. Portanto, a dilatação e a degeneração arterial criam um ciclo vicioso que acelera ainda mais o envelhecimento vascular[6,11].

CONSEQUÊNCIAS HEMODINÂMICAS DO ENVELHECIMENTO VASCULAR

A elasticidade diminui das artérias proximais em direção às distais, enquanto a rigidez arterial segue o caminho inverso. As artérias não exibem propriedades viscoelásticas uniformes e possuem um poderoso mecanismo adaptativo, o que dificultou o desenvolvimento de modelos matemáticos capazes de avaliar a complacência arterial. Entretanto, outros modelos foram concebidos para explicar as características hemodinâmicas da árvore arterial[8-10].

No modelo de Windkessel, as artérias possuem duas características bem definidas: a de amortecimento (grandes artérias transformando o fluxo pulsátil gerado pela contração cardíaca intermitente em um fluxo constante para os órgãos) e o de condução (pequenas artérias e arteríolas distribuindo o sangue do coração para capilares, órgãos e tecidos)[7,10,11].

Esse modelo possui limitações, pois a árvore arterial não possui características isoladas e específicas, as duas propriedades coexistem. Além disso, há uma perda da função de amortecimento da aorta ascendente para as artérias periféricas, menos elásticas, com predomínio da função de condução, o que leva ao fenômeno de aumento da amplitude da onda de pulso nos vasos, do coração em direção à periferia, conhecida como "pressão de amplificação". Ademais, a rigidez das artérias periféricas de médio tamanho é modulada pelo tônus vasomotor e depende da função endotelial, do SNS e do SRAA[7,10,11].

O'Rourke e outros autores sugeriram que as ondas são refletidas no final da árvore arterial, por causa da alta resistência, o que gera um movimento retrógrado das ondas. Isso explica as modificações na forma de onda da pressão arterial diastólica (PAD) e as diferenças na amplitude da onda de pressão entre as artérias centrais e periféricas. Em particular, explica porque uma maior rigidez arterial (RA) aumenta a pressão de pulso central (PPc) e a pressão arterial sistólica (PAS). Em jovens, a onda retrógrada deve se sobrepor e aumentar a pressão durante a diástole, e não durante a sístole, contribuindo para a perfusão coronária[6,7,10,11].

As ondas refletidas têm origem em vários locais, incluindo pontos de bifurcação das artérias de condução e nas pequenas artérias musculares. A vasoconstricção arterial e arteriolar resulta em pontos de constrição próximos ao coração, levando à formação precoce de ondas refletidas na aorta. O momento de chegada das ondas refletidas da aorta proximal depende da velocidade da onda de pulso (VOP) dos vasos condutores, especialmente a aorta, que transmite progressivamente ondas para a frente e para trás. Além disso, o aumento da RA, observada em idosos e hipertensos, promove uma chegada precoce da onda refletida, que viaja mais rapidamente ao longo da árvore arterial. Portanto, tanto as artérias pequenas como as grandes contribuem para a reflexão precoce da onda, que retorna antecipadamente na sístole, se sobrepondo a onda de frente e aumentado a PAS, com redução nas variações da PAD e da perfusão coronária (Figura 1)[6,7,10,11].

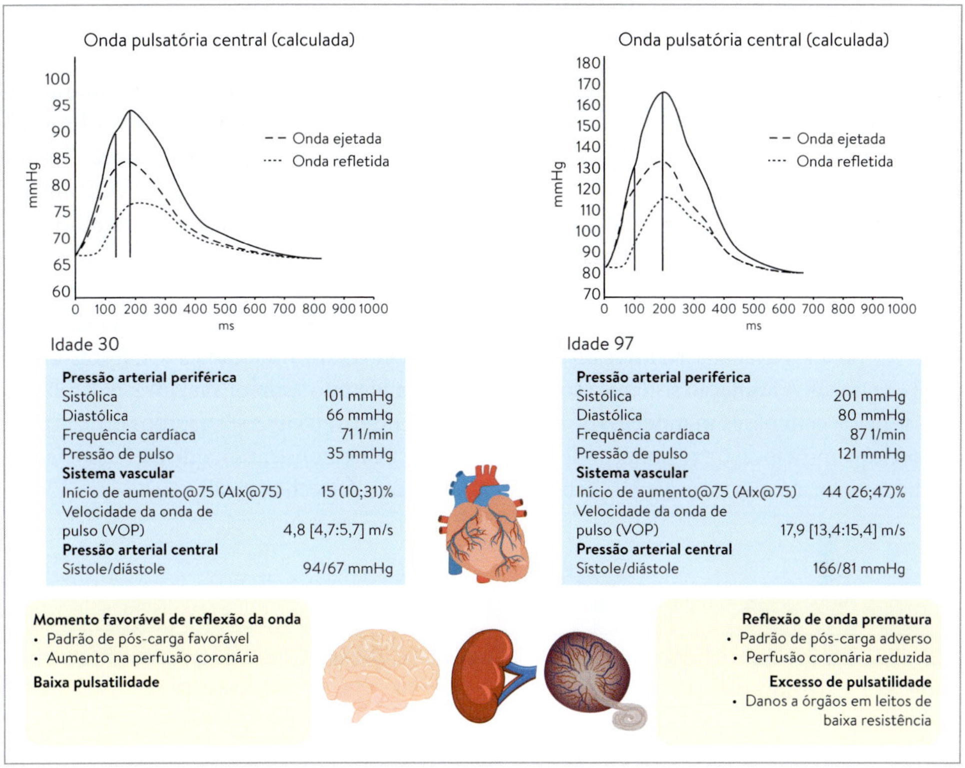

FIGURA 1 A rigidez arterial nas grandes artérias. Em adultos jovens saudáveis, uma aorta complacente (esquerda): 1) protege efetivamente o excesso de pulsatilidade causado pela ejeção ventricular esquerda intermitente; e 2) exibe uma velocidade de onda de pulso (VOP) mais lenta, permitindo que as ondas de pulso refletidas cheguem ao coração durante a diástole, aumentando a pressão de perfusão coronariana diastólica, mas não a pós-carga. Vários fatores, como envelhecimento e estilo de vida, aumentam a rigidez da parede aórtica, o que leva a várias consequências hemodinâmicas adversas. O enrijecimento aórtico leva ao aumento da impedância da raiz aórtica, com consequente aumento da amplitude da onda e chegada precoce de ondas refletidas ao coração. Essas alterações hemodinâmicas resultam em padrões adversos de carga pulsátil para o ventrículo esquerdo na sístole e redução da pressão de perfusão coronariana na diástole, em última análise, promovendo remodelamento miocárdico, disfunção e redução da reserva de perfusão (mesmo na ausência de doença coronariana epicárdica). Esse padrão hemodinâmico inverso também resulta em pulsatilidade excessiva na aorta, que é transmitida preferencialmente para leitos vasculares de baixa resistência (como rim, placenta e cérebro), pois nesses órgãos a pressão microvascular está mais diretamente associada às flutuações da pressão arterial aórtica.
Fonte: autores.

Uma onda de pressão que se propaga ao longo de um tubo viscoelástico com numerosas ramificações é progressivamente amplificada, das artérias do conduto central em direção às distais em razão das reflexões de onda. Em artérias periféricas, as reflexões de ondas podem amplificar a onda de pressão porque os locais de reflexão estão mais próximos dos locais periféricos do que das artérias centrais, e a VOP é maior em uma artéria periférica mais rígida. Como resultado, a amplitude da onda de pressão é maior em artérias periféricas do que nas artérias centrais – "fenômeno de amplificação"[6,7,10,11].

MÉTODOS NÃO INVASIVOS PARA AVALIAÇÃO DE RIGIDEZ ARTERIAL

A RA pode ser avaliada em nível sistêmico, local e regional. A avaliação sistêmica só pode ser estimada com base em modelos de circulação, enquanto a local e a regional podem ser medidas de forma não invasiva[10,11] (Tabela I).

Medida regional da rigidez arterial

A aorta é a principal representante do enrijecimento arterial regional, pois a aorta torácica e abdominal são os maiores "amortecedores" da árvore arterial e a VOP aórtica é um preditor independente de desfechos cardiovasculares em várias populações[6,10,11,13-15].

A medida da velocidade da onda de pulso carotídeo-femoral (VOPcf) é o método padrão-ouro para avaliação da RA. É considerada um método simples, não invasivo, robusto e reprodutível. Diversos estudos utilizaram a VOPcf e demonstraram que está associada a eventos e desfechos cardiovasculares[6,10,11,15,16].

TABELA I Dispositivos e métodos usados para determinar a rigidez arterial regional, local e sistêmica

Ano da primeira publicação	Dispositivo	Método	Sítio da medida	Valor preditivo para eventos CV (ano da primeira publicação)	Facilidade de utilização clínica
Rigidez arterial regional					
1984[a]	Complior®	Mecanotransdutor	Aorta, VOPcf[b]	Sim (1999)	++
1990[a]	Sphygmocor®	Tonometria	Aorta, VOPcf[b]	Sim (2011)	++
1991	WallTrack®	Echotracking	Aorta, VOPcf[b]	Não	+
1994	QKD	ECG +	Aorta, VOPcf[b]	Sim (2005)	++
1997[a]	Cardiovasc. Eng. Inc®	Tonometria	Aorta, VOPcf[b]	Sim (2010)	+
2002	Artlab®	Echotracking	Aorta, VOPcf[b]	Não	++
2002	Sistema de ultrassom	Sonda de Doppler	Aorta, VOPcf[b]	Sim (2002)	+
2002	Omron VP-1000®	Manguito de pressão	Aorta, VOPbt[b]	Sim (2005)	+++
2007	CAVI-Vasera®	ECG + manguito de pressão	Aorta, VOPct[b]	Sim (2014)	+++
2008	Arteriograph®	Manguito de pressão braquial	Aorta, VOPaa[b]	Sim (2013)	++
2009	RMN, ArtFun®	RMN	Aorta, VOPaa[b]	Sim (2014)	+
2010	Mobil-O-Graph®	Manguito de pressão braquial	Aorta, VOPcf[c]	Não	++

(continua)

TABELA I Dispositivos e métodos usados para determinar a rigidez arterial regional, local e sistêmica (*continuação*)

Ano da primeira publicação	Dispositivo	Método	Sítio da medida	Valor preditivo para eventos CV (ano da primeira publicação)	Facilidade de utilização clínica
Rigidez arterial regional					
2010	Ultrafast®	Ecografia	Carótida comum	Não	-
2013	pOpmetre®	Pletismografia	Aorta, VOPdp[b]	Não	+++
2017	Withings®	Balistocardiografia	Aorta	Não	+++
Rigidez arterial local					
1991	WallTrack®	Echo-tracking	ACC[d], ACF[d], AB[d].	Não	+
1992	NIUS®	Echo-tracking	AR[d]	Não	+/-
2002	Artlab®, Mylab®	Echo-tracking	ACC[d], ACF, AB	Sim (2014)	++
2017	Ultrasound systems	Ecocardiografia	ACC[d], ACF, AB	Não	+
2009	RMN, ArtFun®	RMN	AA[d], AD[d]	Não	+
Rigidez arterial sistêmica					
1989	Método de área	Decaimento diastólico		Não	+/-
1995	HDI PW CR-2000®	Windkessel modificado		Não	+
1997[a]	Cardiovasc. Eng. Inc®	Tonometria/ Doppler/ Eco		Sim (2010)	+/-
2009	RMN, ArtFun®	RMN	AA, AD	Não	+

[a] Aparelho usado em estudos epidemiológicos pioneiros que mostram o valor preditivo da rigidez aórtica para eventos cardiovasculares; [b] VOP - Velocidade da onda de pulso, cf - carótido-femoral, bt - braquial-tornozelo, ct - tornozelo cardíaco, aa - arco aórtico, dp – dedo da mão - pé. [c] Estimado, não medido. [d] Todas as artérias superficiais, incluindo particularmente aquelas mencionadas; Ao - aorta, artéria ACC - carótida comum, AFC - artéria femoral comum, AB - artéria braquial, AR - artéria radial, AA - aorta ascendente, AD - aorta descendente. Fonte: adaptada de Laurent et al., 2019 (p. 143-144)[11].

A VOPcf é medida de forma transcutânea (tonômetro), utilizando o método da velocidade "pé-a-pé" entre as ondas obtidas na artéria carótida direita e na femoral direita (Figura 2). O "pé" da onda é definido no final da diástole, quando inicia a subida acentuada da frente de onda. A velocidade da onda de pulso é calculada pela fórmula, VOPcf (m/s) = D (metros) / Δt (segundos). A distância (D) pode ser calculada: (1) pela distância total medida entre os dois sítios (carótida e femoral); (2) subtraindo a distância do sítio carotídeo até a junção manúbrio-esternal da distância total; ou (3) subtraindo a distância do sítio carotídeo até a junção manúbrio-esternal da distância da junção manúbrio-esternal até o sítio femoral. De todas as distâncias atualmente utilizadas, 80% da distância carótida-femoral direta (distância da artéria carótida comum até artéria femoral comum × 0,8) pareceu ser

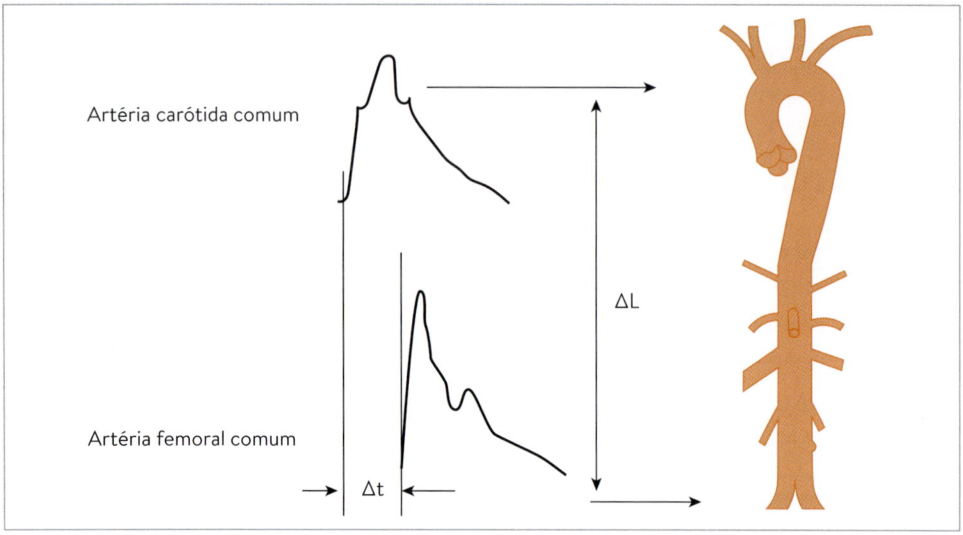

FIGURA 2 Medida da velocidade da onda de pulso carotídeo-femoral com o método "pé-a-pé". Medida da velocidade da onda de pulso carotídeo-femoral com o método pé-pé. As formas de onda são geralmente obtidas por via transcutânea na artéria carótida comum direita e na artéria femoral direita. O atraso de tempo (Δt ou tempo de trânsito) é medido entre os pés das duas formas de onda. A distância (ΔL) percorrida pelas ondas é geralmente a distância da superfície entre os dois locais de registro, ou seja, a artéria carótida comum e a artéria femoral comum. VOP é calculada como VOP = 0,8 × ΔL (m) / Δt (s).

Fonte: autores.

mais precisa, superestimando ligeiramente o trajeto real. Pequenas imprecisões na medida da distância influenciam o valor absoluto da VOPcf[10,11,17].

A medição da VOPcf por tonometria apresenta limitações como: a) registro preciso prejudicado em pacientes com síndrome metabólica e doença arterial periférica; b) possibilidade da presença de estenose aórtica, ilíaca ou femoral proximal atenuar e atrasar a onda; e c) influência da obesidade abdominal e do busto volumoso na acurácia da distância medida[10,17].

Dessa forma, a análise da VOP em um único local simplificaria a medição. Com essa finalidade, foram desenvolvidos dispositivos que calculam a VOP em determinada via arterial com base na análise da onda de pressão braquial que é determinada com um manguito braquial; e a VOP é estimada por meio de vários parâmetros em um "único local". Esses métodos incluem a determinação da diferença de tempo entre a onda Q no eletrocardiograma (ECG) e os sons de Korotkov no nível braquial (QKD) com medição ambulatorial da pressão arterial; o Arteriograph® que estima a VOP por meio de um manguito braquial em um único ponto na artéria radial, usando o método oscilométrico de determinação suprassistólica da forma de onda e o Mobil-O-Graph® (no Brasil, Dyna Mapa AOP®) que aproveita o registro oscilométrico, obtidos por tripla aferição, da forma de onda da pressão da artéria braquial, no nível da pressão diastólica, com calibração C2, para sintetizar a onda de pulso aplicando uma função de transferência por meio do algoritmo ARCSolver®. Neste último método, a idade e a pressão arterial são usadas para refinar a estimativa da VOP[11,17].

Valores de referência para a VOPcf foram estabelecidos para indivíduos saudáveis e com FRCV do continente europeu utilizando o método tonométrico[18]. Em 2020, os valores estratificados em percentis para o método oscilométrico, em indivíduos com e sem fatores de risco CV, foram estabelecidos para a população brasileira[19] (Tabela II).

Apesar da relevância da VOP na predição de eventos e na estratificação de risco, na prática clínica ainda é subutilizada. Um grupo europeu propôs um escore clínico[20]

TABELA II Valores de referência para pressão arterial central, velocidade da onda pulso e índice de amplificação aórtico (AIx) para homens e mulheres, com e sem fatores de risco cardiovasculares

Categoria da Idade	Sem fatores de risco cardiovascular		Com fatores de risco cardiovascular	
	Mulheres	Homens	Mulheres	Homens
PASc				
<30 anos	101 (90; 93; 113; 119)	113 (104; 109; 120; 123)	118 (102; 109; 127; 131)	123 (107; 114; 132; 144)
30-39 anos	109 (96; 102; 117; 123)	114 (102; 110; 121; 127)	120 (102; 110; 130; 143)	125 (108; 116; 133; 141)
40-49 anos	110 (99; 103; 117; 122)	116 (102; 109; 122; 126)	121 (104; 112; 134; 146)	123 (108; 115; 131; 141)
50-59 anos	110 (97; 104; 120; 124)	112 (100; 106; 1 18; 124)	124 (106; 114; 135; 146)	124 (105; 114; 134; 144)
60-69 anos	114 (100; 105; 120; 125)	112 (96; 101; 120; 127)	127 (105; 115; 141; 154)	123 (103; 112; 136; 149)
70+ anos	113 (100; 103; 121; 126)	116 (94; 104; 125; 129)	131 (108; 118; 146; 165)	125 (102; 111; 140; 156)
PADc				
<30 anos	73 (60; 66; 77; 85)	76 (66; 71; 82; 87)	82 (68; 73; 90; 97)	83 (72; 77; 93; 100)
30-39 anos	77 (67; 71; 83; 88)	80 (7 1; 75; 85; 88)	86 (71; 77; 95; 105)	88 (75; 80; 96; 103)
40-49 anos	79 (67; 73; 84; 88)	81 (74; 77; 86; 89)	86 (71; 78; 94; 103)	90 (75; 82; 97; 104)
50-59 anos	76 (64; 70; 82; 85)	82 (70; 77; 86; 88)	84 (71; 77; 92; 100)	88 (75; 80; 97; 103)
60-69 anos	76 (66; 71; 81; 87)	80 (68; 72; 83; 87)	81 (67; 74; 90; 98)	85 (71; 77; 93; 101)
70+ anos	76 (60; 70; 79; 83)	79 (60; 70; 84; 90)	81 (66; 72; 89; 97)	82 (68; 74; 91; 98)
PPc				
<30 anos	29 (23; 27; 37; 43)	36 (26; 32; 43; 53)	34 (24; 28; 41; 48)	38 (26; 31; 46; 52)
30-39 anos	30 (22; 26; 37; 44)	35 (25; 29; 42; 50)	34 (24; 28; 38; 46)	36 (25; 31; 41; 48)
40-49 anos	31 (22; 27; 36; 42)	32 (25; 28; 38; 45)	35 (25; 29; 43; 53)	33 (23; 28; 37; 46)
50-59 anos	34 (25; 28; 42; 49)	30 (25; 27; 35; 42)	39 (28; 32; 47; 58)	34 (25; 28; 41; 49)
60-69 anos	35 (28; 31; 43; 52)	31 (24; 28; 36; 49)	44 (30; 36; 55; 66)	37 (25; 31; 46; 58)
70+ anos	39 (28; 34; 45; 52)	37 (19; 27; 41; 51)	50 (33; 41; 63; 77)	42 (28; 34; 52; 66)
VOP				
<30 anos	4,9 (4,4;,4,5; 5,0; 5,3)	5,2 (4,9; 5,1; 5,4; 5,7)	5,3 (4,7; 5,0; 5,6; 6,0)	5,5 (5,0; 5,3; 5,8; 6,3)
30-39 anos	5,4 (5,0; 5,2; 5,8; 6,1)	5,7 (5,3; 5,5; 5,9; 6,1)	5,8 (5,3; 5,5; 6,2; 6,7)	6,1 (5,5; 5,8; 6,4; 6,7)
40-49 anos	6,4 (5,7; 6,0; 6,7; 6,9)	6,5 (5,9; 6,2; 6,8; 7,0)	6,8 (6,0; 6,4; 7,2; 7,7)	6,8 (6,2; 6,4; 7,1; 7,5)
50-59 anos	7,5 (6,7; 7,0; 7,8; 8,2)	7,4 (6,9; 7,2; 7,9; 8,0)	7,9 (7,1; 7,5; 8,3; 8,8)	7,9 (7,1; 7,5; 8,3; 8,7)
60-69 anos	8,9 (8,1; 8,5; 9,2; 9,4)	8,9 (8,2; 8,6; 9,1; 9,6)	9,3 (8,4; 8,8; 9,8; 10;4)	9,2 (8,4; 8,7; 9,7;10,2)
70+ anos	11,3 (10,2; 10,4;12,5; 13;2)	11.0 (10,1; 10,6; 11,6; 12,3)	11,8 (10,2; 10,8; 12,9; 14,0)	11,2 (9,9; 10,4; 12,1; 13,2)

(continua)

TABELA II Valores de referência para pressão arterial central, velocidade da onda pulso e índice de amplificação aórtico (AIx) para homens e mulheres, com e sem fatores de risco cardiovasculares (*continuação*)

Categoria da Idade	Sem fatores de risco cardiovascular		Com fatores de risco cardiovascular	
	Mulheres	Homens	Mulheres	Homens
AIx				
<30 anos	20 (11; 13; 27; 33)	16 (4; 10; 23; 27)	28 (11; 20; 34; 38)	16 (2; 8;23; 30)
30-39 anos	22 (12; 16; 28; 34)	14 (1; 7; 18; 24)	26 (11; 18; 32; 37)	15 (3; 9; 2 1; 27)
40-49 anos	23 (9; 15; 29; 35)	15 (0; 6; 21; 25)	25 (10; 17; 34; 38)	15 (2; 8; 23; 30)
50-59 anos	22 (7; 12; 33; 39)	12 (2; 4; 19; 22)	24 (8; 14; 33; 39)	15 (3; 7; 24; 32)
60-69 anos	23 (9; 1 4; 34; 42)	17 (1; 5; 27; 43)	28 (11; 18; 37; 44)	1 7 (3;9; 26; 34)
70+ anos	28 (11; 20; 39; 42)	22 (5; 10; 33; 41)	33 (17; 25; 42; 48)	22 (4; 12; 31; 41)

AIx: índice de aumentação; PADc: pressão arterial diastólica central; PASc: pressão arterial sistólica central; PPc: pressão de pulso central e VOP: velocidade da onda de pulso. * Valores indicados como 50° (10°, 25°,75° e 90°) pontos percentuais. †Número de mulheres e homens CVRF-No: < 30 anos (n = 50 e 80): 30-39 anos (n = 134 e 70): 40-49 anos (n = 114 e 55): 50-59 anos (n = 121e 67): 60-69 anos (n = 80 e 38): 70+ anos (n = 32 e 26). ‡ Número de mulheres e homens CVRF-Sim: < 30 anos (n = 94 e 152): 30-39 anos (n = 240 e 297): 40-49 anos (n=418 e 385): 50-59 anos (n = 827 e 638); 60-69 anos (n = 919 e 561): 70+ anos (n = 671 e 430). § Fatores de risco cardiovascular CVRF. Pressão arterial sistólica PAS. Pressão arterial diastólica PAD. Pressão de pulso PP. Velocidade da onda de pulso VOP. Índice de aumentação AIx. Fonte: adaptada de Paiva et al., 2020[19].

capaz de identificar indivíduos com prioridade para a avaliação da VOP. Esse escore avalia variáveis facilmente disponíveis e foi denominado Sage: (S) *systolic blood pressure*, (A) *age*, (G) *fasting plasma glucose* e (E) *estimated glomerular filtration rate*. Esse escore foi aplicado em população brasileira avaliada pelo método oscilométrico e identificou os hipertensos que deveriam ser referenciados para realizar a medida central da pressão arterial, por causa da alta probabilidade de VOP aumentada[21].

Medidas local e sistêmica da rigidez arterial

A determinação da RA local pode ser avaliada usando dispositivos de *ecotracking* de alta resolução. A vantagem é sua alta precisão para determinar o diâmetro na diástole e as mudanças de curso no diâmetro. A RMN torácica permite a determinação combinada da estrutura e da função cardíaca e aórtica com precisão, mas ao custo de menor resolução espacial e temporal. No entanto, a maioria dos estudos fisiopatológicos e farmacológicos utilizou técnicas de *echotracking*[10,11].

A medida sistêmica é fundamentada em um circuito elétrico utilizando modelo de Windkessel modificado e foi desenvolvida para determinar complacência capacitiva proximal e oscilatória distal. A complacência arterial sistêmica também pode ser determinada usando o "método da área", que requer medição do fluxo sanguíneo aórtico (velocímetro em incisura supraesternal) e pressão motriz associada por tonometria de aplanação sobre a artéria carótida comum direita proximal. Limitações teóricas, técnicas e práticas prejudicam sua aplicação generalizada[10,11].

MEDIDA DA PRESSÃO ARTERIAL CENTRAL

A forma da onda de pressão arterial deve ser analisada no nível central (aorta ascendente), pois representa a carga imposta ao coração, ao cérebro, aos rins e à parede das grandes artérias. Pode ser registrada de forma não invasiva com sonda incorporada a um transdutor de medidor de tensão Millar de alta fidelidade. A mais utilizada é a tonometria da artéria radial, seguida pela aplicação de uma função de transferência (SphygmoCor®, AtCor, Sydney Austrália) para calcular a forma de onda de pressão aórtica a partir da onda radial. A artéria radial mais fácil para a aplanação ideal[10,11].

A forma da onda de pressão aórtica pode ser estimada por tonometria das artérias carotídeas comuns, que exige maior conhecimento técnico, mas não necessita de função de transferência, uma vez que os sítios arteriais são muito próximos e as formas de onda são semelhantes. Novos métodos visam determinar o valor da PASc usando o segundo pico sistólico (P2) nas ondas de pressão radial ou braquial. A calibração externa é necessária, utilizando a PAS e a PAD braquial para calibrar a tonometria da artéria radial e em seguida com a pressão arterial média (PAM) e PAD radial para calibrar as formas de onda da aorta ou da carótida[10,11] (Tabela III).

TABELA III Dispositivos e métodos utilizados para estimar pressão arterial central, classificados pelo segmento arterial avaliado

Ano da primeira publicação	Dispositivo	Método	Empresa	Parâmetros
Forma de onda de pressão da artéria radial				
1990	Sphygmocor®[a]	Tonometria, GTF	Atcor medical	PASc, PPc, Alx
1997	Carctiovasc. Eng. Inc®[a]	Tonometriar, ecocardiografia, impedância	Cardiovasc. Eng	PASc, PPc, Aix, Zc, Pf, Pt
2004	Pulse pen®	Tonometria, direto		PASc, PPc, Alx
2009	Omron HEM-9001A I®	Tonometria	Omron	PASc, Aixr
2012	BPro	Tonometria	HealthSTATS	Alxr
Forma de onda de pressão da artéria braquial				
2010	Arteriograpb®	Oscilometria	TensioMed	PASc, PPc, Aix
2010	Mobil-0-Graph®	Oscilom., ARCSolver, PVP	IEM	PASc, PPc, Alx, Zc, Pf, Pt
2010	BPLab Vasotens®	Oscilometria	BPLab	PASc, PPc, Aix
2012	Centrou cBP301	Oscilometria	Centron	PASc, PPc, Alx
2012	Cardioscope II	Oscilometria	Pulsecor	PASc, PPc, Aix
2013	Vicorder®	Oscilometria	Skidmore	PASc, PPc, Alx
Forma de onda de pressão da artéria carotídea				
1984	Millar strain gauge®[a]	Tonometria, direto	Millar	PASc, PPc, Aix
2004	Pulse pen®	Tonometria, direto	Diatecne	PASc, PPc, Alx

[a]Aparelho usado em estudos epidemiológicos pioneiros que mostram o valor preditivo da PAc para eventos CV; Aix: índice de incremento da artéria radial; Alxr: impedância característica; PASc: pressão arterial sistólica central; Pf: onda de pressão para trás; PPc: pressão de pulso central, índice de incremento aórtico; Zc: onda de pressão para frente. Fonte: adaptada de Laurent et al., 2019[5].

A onda de pressão arterial é composta da onda de frente gerada pela contração ventricular e da onda retrógrada, gerada pela reflexão nos sítios de bifurcação. Nos vasos elásticos, como a VOP é baixa, a onda refletida retorna à raiz da aorta durante a diástole. No entanto, na presença de RA, a VOP aumenta, e a onda refletida retorna precocemente, adicionando "aumento" a onda de frente, durante a sístole. Esse fenômeno pode ser quantificado pelo AIx, definido como a diferença entre o segundo e o primeiro pico sistólico (P2 – P1), expresso em porcentagem (Figura 3). A idade e a VOP são os principais determinantes do AIx[10,11].

A amplitude da onda de pressão nas artérias periféricas é maior que nas artérias centrais por causa do "fenômeno de amplificação", portanto, a pressão sistólica periférica e a pressão de pulso braquial superestimam os valores da pressão sistólica e de pulso centrais em indivíduos jovens. A onda de pulso deve ser analisada por meio de três principais variáveis: PPc, PASc e AIx. Esses parâmetros são preditores independentes de todas as causas de mortalidade e de eventos cardiovasculares[10,11,15].

Os valores de referência para a PASc e AIx foram definidos para população europeia com e sem FRCV utilizando método tonométrico e, para a população brasileira, por meio do método oscilométrico[19,20] (Tabela II).

A PASc, PPc, AIx e VOP não podem ser utilizados indistintamente como índices de RA, pois são determinantes diferentes. A PASc, PPc e AIx dependem da velocidade da onda, da amplitude da onda refletida, do ponto de reflexão e da duração e do padrão de ejeção ventricular, especialmente no que diz respeito às mudanças na frequência cardíaca e contratilidade ventricular. Outro ponto é que condições fisiopatológicas e fármacos podem modificar a PPc e o AIx sem alterar a VOP

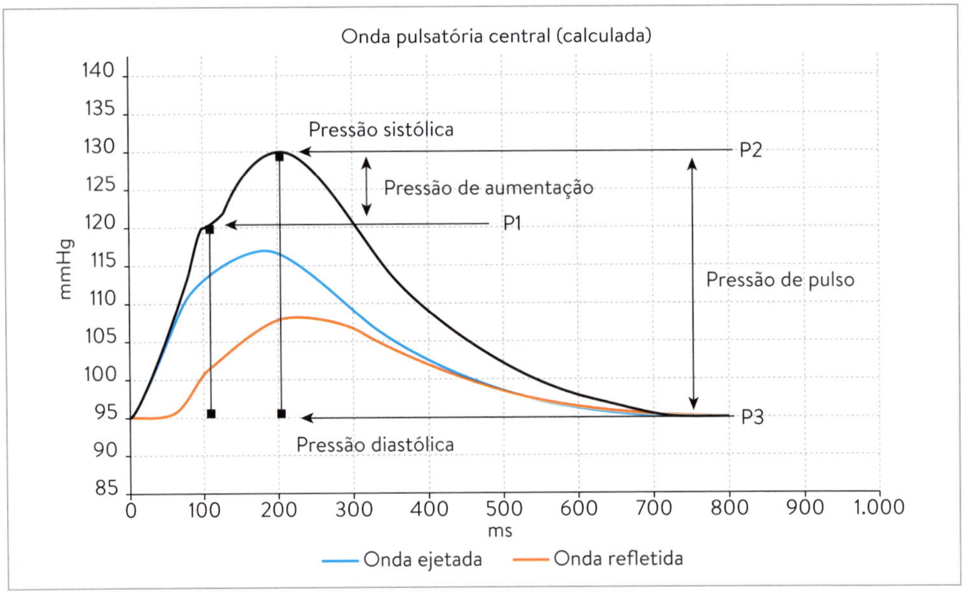

FIGURA 3 Forma da onda de pressão carotídea registrada por tonometria de aplanação. O fenômeno da reflexão da onda pode ser quantificado por meio do índice de aumento (AIx) – definido como a diferença entre o segundo (P2) e o primeiro (P1) picos sistólicos (P2 – P1 = PA, ou seja, pressão de aumento) expresso como uma porcentagem de PP (pressão de pulso), PP: AIx = PA / PP.

Fonte: autores.

aórtica, sugerindo um efeito predominante da onda refletida, da frequência cardíaca e da ejeção ventricular, e nenhuma mudança na rigidez aórtica. A influência da idade é maior no AIx que na VOP antes dos 50 anos e maior na VOP que no AIx após os 50 anos de idade. Portanto, a VOP é uma medida direta da RA, enquanto a PASc e o AIx são apenas medidas indiretas, substitutas da RA[10].

RIGIDEZ ARTERIAL E O *CONTINUUM* CARDIOVASCULAR

A descrição clássica do *continuum* cardiovascular descreve o processo da doença cardiovascular (Figura 4) fundamentado no desenvolvimento de aterosclerose, que se inicia com exposição aos fatores de riscos (HA, DM, dislipidemia, tabagismo e obesidade), evoluindo com etapas que culminam na fase terminal de doença cardíaca, caracterizada pela aterosclerose e por desfechos como infarto agudo do miocárdio, insuficiência cardíaca e morte[22].

Em 2010, foi proposto um novo modelo de *continuum* envelhecimento cardiovascular (Figura 4) que leva em consideração o envelhecimento e as alterações das estruturas vasculares, que dão origem ao processo de arteriosclerose. O processo se inicia com apenas um fator de risco (envelhecimento) e progride tanto para o desenvolvimento de doença cardíaca terminal, como para doença microvascular (cérebro e rins), culminando com incapacidade e morte[23].

Esta nova abordagem enfatiza a degeneração da aorta proximal com efeitos nocivos para os órgãos-alvo. Ademais, amplia as considerações da doença arterial, além daquelas causadas por obstrução e isquemia, para um progressivo enrijecimento das artérias elásticas centrais que ocorre com o avançar da idade e se manifesta com o aumento da VOP e do AIx[23].

Em relação às alterações da PA, o *continuum* cardiovascular clássico apresentava a limitação de se restringir valores da PA obtidos pelo esfigmomanômetro na artéria braquial sem considerar outras modificações

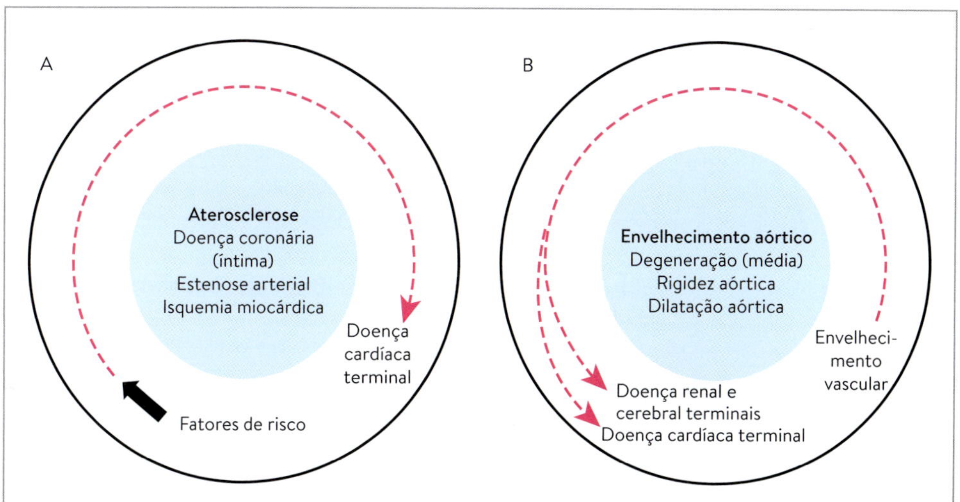

FIGURA 4 Comparação entre o *continuum* cardiovascular clássico (A) e o *continuum* do envelhecimento cardiovascular (B).

Fonte: adaptada de Barroso, 2020[1].

relacionadas ao envelhecimento. Em uma metanálise, um aumento na VOP aórtica em 1 m/s associou-se a um incremento de 15% na mortalidade cardiovascular e por todas as causas[16]. A análise dos parâmetros de PASc, VOP e AIx demonstrou serem preditores de risco cardiovascular e mortalidade[15,16].

O *continuum* envelhecimento vascular é dividido em quatro estágios[23] (Figura 5):

- Estágio 1: os batimentos cardíacos conduzem à fadiga e à fratura das lamelas de elastina, com consequente dilatação da aorta e transferência do estresse mecânico para as fibras de colágeno, responsáveis pela RA.
- Estágio 2: o enrijecimento aórtico promove uma elevação da PAS, resultado tanto do aumento da rigidez da aorta proximal quanto do retorno precoce da onda refletida durante a sístole, com consequente aumento da pós-carga ventricular, hipertrofia ventricular esquerda (HVE), maior consumo de oxigênio pelo miocárdio e redução da perfusão coronária.
- Estágio 3: a contração cardíaca intermitente transmite o fluxo pulsátil para a aorta enrijecida (diminuição do amortecimento) e se estende perifericamente para a microvasculatura, com aumento das forças de cisalhamento, para as pequenas artérias de órgãos com alto fluxo sanguíneo e baixa resistência microvascular (cérebro, rins, testículos, fígado e placenta).
- Estágio 4: o coração hipertrofiado contrai lentamente, e a duração da sístole é aumentada e da diástole, reduzida, com comprometimento do fluxo sanguíneo coronário, que não consegue suprir maior demanda de oxigênio, ocasionando isquemia (independentemente do estreitamento coronário). Surge um ciclo vicioso, em que

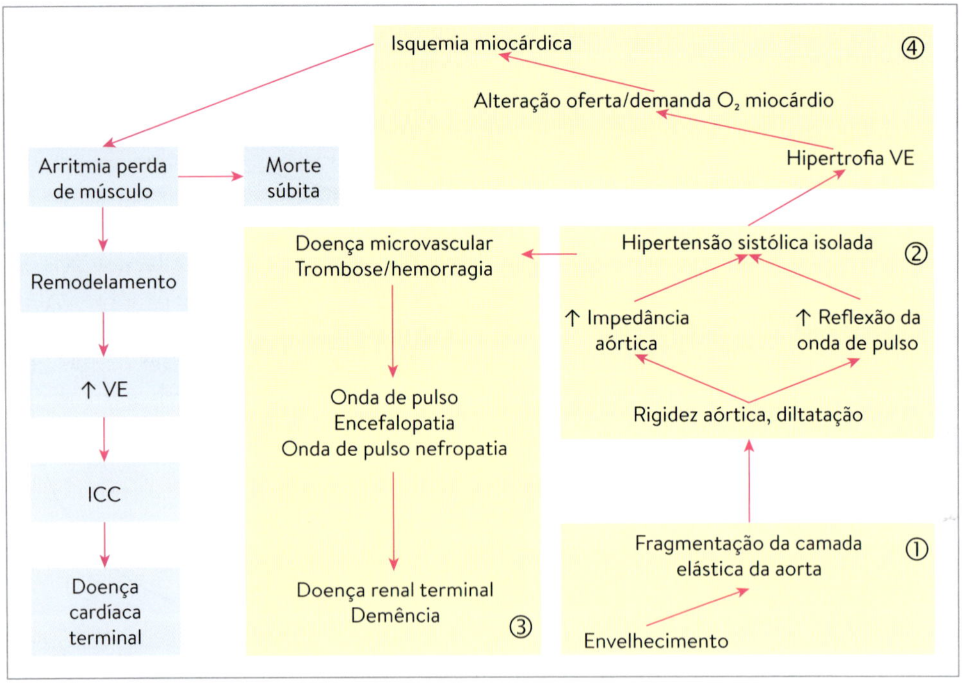

FIGURA 5 *Continuum* do envelhecimento cardiovascular.

Fonte: Barroso, 2020[1].

a isquemia causa comprometimento do relaxamento do ventrículo (prolongando o tempo de ejeção) que leva a mais isquemia.

Parte do risco cardiovascular residual em hipertensos tem sido relacionado ao processo de envelhecimento arterial acelerado (EVA). A detecção e o tratamento precoce dessa condição permitem uma proteção cardiovascular mais eficaz. O acúmulo de fatores de risco contribui para alterações na parede do vaso que levam ao envelhecimento vascular e enrijecimento das artérias elásticas e consequente elevação da pressão arterial. Na direção oposta, o aumento da pressão arterial promove o enrijecimento arterial, fornecendo um *feedback* para o processo de EVA[24].

Fatores de risco clássicos são importantes para selecionar, avaliar e direcionar orientações de estilo de vida ou terapia medicamentosa. No entanto, o risco de doença cardiovascular ainda representa um desafio, apesar da prevenção e todos os esforços de tratamento, há uma necessidade de novos modelos fisiopatológicos, além dos escores tradicionais, para melhor compreensão do risco cardiovascular e seu tratamento, baseados em novos conceitos[24].

A utilização da VOP com a finalidade de identificar LOA está estabelecida na literatura[25]. Estudos demonstraram que a VOP é um preditor de desfechos para eventos cardiovasculares e mortalidade cardiovascular[26]. A utilização da VOP como biomarcador vascular em adição aos FR tradicionais promoveu melhora da previsão de risco de doença CV[16]. O valor da VOP considerado LOA em hipertensos é > 10 m/s [25].

Sendo assim, o envelhecimento vascular precoce é um conceito útil para melhor orientar as investigações clínicas e uma melhor predição adicional de risco quando adicionadas às pontuações clássicas de risco CV, por exemplo, em indivíduos com risco moderado obtido pelos escores tradicionais de fatores de risco, pré-hipertensos ou com história familiar de doença cardiovascular precoce. Metanálise com 17.635 indivíduos demonstrou que a adição da VOP durante a classificação de risco melhorou a previsão de risco para alguns subgrupos (reclassificação de 13% de indivíduos de risco intermediário)[16].

A RA é uma medida cumulativa dos efeitos prejudiciais dos fatores de risco CV com o envelhecimento e reflete o verdadeiro dano à parede arterial. Essa informação, quando adequadamente acessada e utilizada pode evitar que, pacientes com EVA, sejam erroneamente classificados como em risco baixo ou moderado quando, na verdade, já apresentam risco alto[16,23].

O envelhecimento vascular é responsável pelo aumento do risco cardíaco residual e por uma grande proporção da carga global de doenças CV crônicas. Mais estudos são necessários para a validação clínica dos desfechos CV, comparações entre os diferentes métodos de avaliação e estudos de intervenção terapêutica mediados por redes de pesquisadores em envelhecimento vascular. A medicina de precisão, por meio de avanços tecnológicos, parece ser o futuro dos indicadores relacionados ao envelhecimento vascular. São necessárias a promoção de educação continuada e a propagação do uso das tecnologias em estratégias preventivas com objetivo de integração do papel do envelhecimento vascular na tomada de decisões clínicas por médicos e de reconhecimento de sua importância.

BIBLIOGRAFIA

1. Barroso W. Rigidez arterial e hemodinâmica central – do endotélio à camada média. São Paulo: Atha mais Editora, 2020.
2. Hamczyk MR, Nevado RM, Barettino A, Fuster V, Andrés V. Biological versus chronological aging: JACC Focus Seminar. J Am Coll Cardiol. 2020;75(8):919-30.

3. Wang M, Monticone RE, McGraw KR. Proinflammatory arterial stiffness syndrome: a signature of large arterial aging. J Vasc Res. 2018;55(4):210-23.
4. Cunha PG, Boutouyrie P, Nilsson PM, Laurent S. Early cascular ageing (EVA): definitions and clinical applicability. Curr Hypertens Rev. 2017;13(1):8-15.
5. Laurent S, Boutouyrie P, Cunha PG, Lacolley P, Nilsson PM. Concept of extremes in vascular aging. Hypertension. 2019;74(2):218-28.
6. Chirinos JA, Segers P, Hughes T, Townsend R. Large-artery stiffness in health and disease: JACC State-of-the-Art Review. J Am Coll Cardiol. 2019;74(9):1237-63.
7. Hashimoto J, Ito S. Some mechanical aspects of arterial aging: physiological overview based on pulse wave analysis. Ther Adv Cardiovasc Dis. 2009;3(5):367-78.
8. Lacolley P, Regnault V, Segers P, Laurent S. Vascular smooth muscle cells and arterial stiffening: relevance in development, aging, and disease. Physiol Rev. 2017;97(4):1555-617.
9. Mikael LR, Paiva AMG, Gomes MM, Sousa ALL, Jardim P, Vitorino PVO, et al. Vascular aging and arterial stiffness. Arq Bras Cardiol. 2017;109(3):253-8.
10. Laurent S, Cockcroft J, Van Bortel L, Boutouyrie P, Giannattasio C, Hayoz D, et al. Expert consensus document on arterial stiffness: methodological issues and clinical applications. Eur Heart J. 2006;27(21):2588-605.
11. Laurent S, Hulot J-S, Boutouyrie P. Role of central blood pressure and arterial stiffening. In: Dorobantu M, Mancia G, Grassi G, Voicu V (eds.). Hypertension and heart failure. Updates in Hypertension and Cardiovascular Protection. Cham: Springer, 2019. p. 135-54.
12. Costantino S, Paneni F, Cosentino F. Ageing, metabolism and cardiovascular disease. J Physiol. 2016;594(8):2061-73.
13. Laurent S, Katsahian S, Fassot C, Tropeano AI, Gautier I, Laloux B, et al. Aortic stiffness is an independent predictor of fatal stroke in essential hypertension. Stroke. 2003;34(5):1203-6.
14. Mattace-Raso FU, van der Cammen TJ, Hofman A, van Popele NM, Bos ML, Schalekamp MA, et al. Arterial stiffness and risk of coronary heart disease and stroke: the Rotterdam Study. Circulation. 2006;113(5):657-63.
15. Vlachopoulos C, Aznaouridis K, Stefanadis C. Prediction of cardiovascular events and all-cause mortality with arterial stiffness: a systematic review and meta-analysis. J Am Coll Cardiol. 2010;55(13):1318-27.
16. Ben-Shlomo Y, Spears M, Boustred C, May M, Anderson SG, Benjamin EJ, et al. Aortic pulse wave velocity improves cardiovascular event prediction: an individual participant meta-analysis of prospective observational data from 17,635 subjects. J Am Coll Cardiol. 2014;63(7):636-46.
17. Laurent S, Marais L, Boutouyrie P. The noninvasive assessment of vascular aging. Can J Cardiol. 2016;32(5):669-79.
18. Determinants of pulse wave velocity in healthy people and in the presence of cardiovascular risk factors: establishing normal and reference values. Eur Heart J. 2010;31(19):2338-50.
19. Paiva AMG, Mota-Gomes MA, Brandão AA, Silveira FS, Silveira MS, Okawa RTP, et al. Reference values of office central blood pressure, pulse wave velocity, and augmentation index recorded by means of the Mobil-O-Graph PWA monitor. Hypertens Res. 2020;43(11):1239-48.
20. Xaplanteris P, Vlachopoulos C, Protogerou AD, Aznaouridis K, Terentes-Printzios D, Argyris AA, et al. A clinical score for prediction of elevated aortic stiffness: derivation and validation in 3943 hypertensive patients. J Hypertens. 2019;37(2):339-46.
21. Oliveira AC, Barroso WKS, Vitorino PVO, Vlachopoulos C, Xaplanteris P, Barbosa E, et al. O escore SAGE na predição da velocidade da onda de pulso aumentada pelo método oscilométrico em hipertensos brasileiros. 2021.
22. Dzau VJ, Antman EM, Black HR, Hayes DL, Manson JE, Plutzky J, et al. The cardiovascular disease continuum validated: clinical evidence of improved patient outcomes. Circulation. 2006;114(25):2850-70.
23. O'Rourke MF, Safar ME, Dzau V. The cardiovascular continuum extended: aging effects on the aorta and microvasculature. Vasc Med. 2010;15(6):461-8.
24. Nilsson PM, Boutouyrie P, Laurent S. Vascular aging: A tale of EVA and ADAM in cardiovascular risk assessment and prevention. Hypertension. 2009;54(1):3-10.
25. Barroso WKS, Rodrigues CIS, Bortolotto LA, Mota-Gomes MA, Brandão AA, Feitosa ADdM, et al. Diretrizes Brasileiras de Hipertensão Arterial – 2020. Arq Bras Cardiol. 2021;116(3):516-658.
26. Vlachopoulos C, Xaplanteris P, Aboyans V, Brodmann M, Cífková R, Cosentino F, et al. The role of vascular biomarkers for primary and secondary prevention. A position paper from the European Society of Cardiology Working Group on peripheral circulation: Endorsed by the Association for Research into Arterial Structure and Physiology (ARTERY) Society. Atherosclerosis. 2015;241(2):507-32.

11

Aterosclerose e inflamação

Francisco Antonio Helfenstein Fonseca
Maria Cristina de Oliveira Izar

CONSULTA RÁPIDA

Principais Indicações para marcadores inflamatórios	Inflamação nas síndromes coronarianas agudas
▪ Estratificação de risco ▪ Suspeita de doença inflamatória concomitante ▪ Acompanhamento do tratamento clínico	▪ Papel da imunidade inata ▪ Papel da imunidade adaptativa
Vias inflamatórias e doença cardiovascular	**Inflamação nas síndromes coronarianas crônicas**
▪ Plataforma inflamatória NLRP3 ▪ Interleucina-6 ▪ Proteína C-reativa	▪ Papel da imunidade inata ▪ Papel da imunidade adaptativa
Inflamação e terapia cardiovascular	**Aspectos de interesse clínico**
▪ Terapia anti-hipertensiva ▪ Terapia anti-hiperglicemiante ▪ Terapia hipolipemiante	▪ Imunossenescência ▪ Hipertensão arterial como doença inflamatória
Terapia anti-inflamatória específica	**Disfunção endotelial e inflamação**
▪ Anticorpos monoclonais ▪ Metotrexato ▪ Colchicina	▪ Idade ▪ Hipertensão arterial ▪ Diabetes ▪ Nefropatia ▪ Obesidade ▪ Dislipidemia

INTRODUÇÃO

Uma das primeiras contribuições a sugerir o elo entre inflamação e doença cardiovascular foi o *Physicians' health study*[1]. No estudo, os valores basais da proteína C-reativa de alta sensibilidade (PCRas) foram associados ao longo de oito anos de seguimento com maior incidência de infarto agudo do miocárdio e acidente vascular cerebral.

Metanálise de estudos observacionais também mostraram que valores aumentados da PCRas estavam relacionados não apenas com desfechos coronarianos ou acidente vascular isquêmico, mas também mortalidade vascular e neoplasias[2].

Esses resultados vieram de encontro com a base fisiopatológica proposta por Ross para a doença cardiovascular aterosclerótica, a inflamação e a disfunção endotelial, participando desde o início de formação das placas até suas complicações[3].

Estudos de randomização mendeliana também deram suporte ao elo entre inflamação e doença coronariana, atribuindo papel causal quando a via inflamatória está ligada à interleucina-6 (IL-6)[4].

Finalmente, estudos de intervenção mostraram benefícios absolutos maiores com a terapia clínica em pacientes com aumento de marcadores inflamatórios, mas que foram diminuídos pelo uso de fármacos como estatinas ou anticorpo monoclonal[5,6].

PROTEÍNA C-REATIVA DE ALTA SENSIBILIDADE NA ESTRATIFICAÇÃO DE RISCO

Considerada com risco subestimado em escores tradicionais, o escore de risco Reynolds reclassificou mulheres em alto ou baixo risco pela adição da PCRas e história familiar de doença coronariana antes dos 60 anos[7]. O escore também foi efetivo na reclassificação do risco cardiovascular em homens[8]. Mais recentemente, a diretriz norte-americana sobre dislipidemias também incluiu a PCRas na estratificação de pacientes em risco intermediário[9], recomendando o uso de estatinas para pacientes com valores de PCRas persistentemente iguais ou maiores que 2 mg/L. A diretriz brasileira sobre dislipidemias e aterosclerose, atualizada em 2017, sugere que entre os marcadores inflamatórios, a PCRas quando elevada pode auxiliar na intensificação da terapia com estatinas pela reclassificação de pacientes em risco intermediário[10].

Pacientes com doenças inflamatórias concomitantes como doenças autoimunes apresentam risco cardiovascular maior e, assim, níveis aumentados de marcadores inflamatórios como a PCRas expressam esse maior risco. Nesses pacientes, as vias inflamatórias mediadas pelo complexo *Nod-like receptor family pyrin domain-containing 3* (NLRP3) favorecem a ativação da interleucina-1-beta (IL-1beta) e subsequentemente da IL-6, do fibrinogênio e do PCR[11]. Nesses pacientes, maior tempo de diagnóstico (> 10 anos) e atividade da doença, como desenvolvimento de coleção fluida extra-articular, identificam pacientes de maior risco cardiovascular, por isso novo fluxograma de tratamento foi proposto para esses pacientes[12].

Para o acompanhamento clínico de pacientes com doença cardiovascular estabelecida, o monitoramento com a PCRas ou a IL-6 pode revelar importantes informações prognósticas, não apenas para desfechos cardiovasculares, mas também em relação a neoplasias[6,13,14].

VIAS INFLAMATÓRIAS E DOENÇA CARDIOVASCULAR

Uma notável evolução no conhecimento foi a descrição do mecanismo ligando o desenvolvimento da aterosclerose por meio do colesterol com a resposta inflamatória. Nesse contexto, foi demonstrado que a formação de microcristais de colesterol no interior dos macrófagos na íntima vascular deflagra a ativação de uma plataforma inflamatória (NLRP3) que, por meio de uma caspase ativa a IL-1-beta e subsequentemente a IL-6 e toda a cascata inflamatória mediada por esta, possui forte associação com a doença cardiovascular aterosclerótica[15]. Mais recentemente foi evidenciado que também as células musculares lisas participam da formação de células espumosas e não apenas os macrófagos residentes[16]. Embora a PCR não tenha um papel causal na doença cardiovascular, é um biomarcador muito útil, relativamente barato e padronizado, muito relacionado com a IL-6 e de grande auxílio no monitoramento da atividade inflamatória mediada por esta interleucina.

INFLAMAÇÃO E TERAPIAS CARDIOVASCULAR E METABÓLICA

De forma interessante, nem todas as terapias que levam ao controle de fatores de risco são acompanhadas de redução da inflamação. Um exemplo dessa situação foi mostrado no estudo *Valsartan-Managing blood pressure Aggressively and evaluating Reductions in hsCRP* (Val-MARC), quando a escolha do agente anti-hipertensivo e não a redução da pressão arterial se acompanhou de redução nos níveis de PCRas[17]. E o inverso também é verdadeiro, pois o uso de potente anti-inflamatório (anticorpo monoclonal anti-IL-1-beta) reduziu os níveis de PCRas e de IL-6, mas não a pressão arterial[18].

Da mesma forma, enquanto as estatinas possuem demonstrado efeito anti-inflamatório[19], a redução do colesterol, mesmo muito expressiva com inibidor da PCSK9, não reduziu a PCRas, embora tenha diminuído desfechos cardiovasculares e promovido regressão de ateroma[20,21].

Finalmente, terapias anti-hiperglicemiantes também podem diferir, e a pioglitazona[22], os análogos do receptor GLP-1 [23] e os inibidores da SGLT2[24] possuem atividade anti-inflamatória que outros agentes como sulfas não parecem possuir.

TERAPIA ANTI-INFLAMATÓRIA ESPECÍFICA

Anticorpos monoclonais têm se mostrado muito efetivos no controle da inflamação de pacientes com doenças autoimunes. Seu emprego na doença cardiovascular tem sido mais recentemente investigado, como terapias anti-TNF alfa, anti-IL-6, mas com resultados mais bem avaliados no momento apenas com o canaquinumabe, um anticorpo monoclonal anti-IL-1-beta. Por meio de administração subcutânea a cada três meses, o canaquinumabe reduziu significantemente desfechos cardiovasculares e foi uma prova de conceito de que tratar a inflamação reduz desfechos, pois não teve efeitos sobre colesterol ou pressão arterial[6,14,18].

O emprego de anti-inflamatório em pacientes sem aumento de marcador inflamatório como a PCRas e que não produziu modificação nos níveis deste marcador ou da IL-6, como foi o estudo *Cardiovascular Inflammation Reduction Trial* (CIRT) com o metotrexato, mostrou-se ineficaz na redução de desfechos cardiovasculares e ainda associado a efeitos adversos como alterações hematológicas, hepáticas e neoplasias[25].

Mais recentemente, foi proposto o uso de anticorpo monoclonal anti-IL-6 (ziltivekimab) com resultados iniciais promissores[26].

Terapia anti-inflamatória de muito menor custo e com resultados surpreendentes nos principais desfechos cardiovasculares foi mostrada com a colchicina em pacientes com doença aterosclerótica estável[27] e mesmo aguda, particularmente quando iniciada a terapia nos primeiros três dias da síndrome coronariana aguda[28].

INFLAMAÇÃO NAS SÍNDROMES CORONARIANAS AGUDAS

Variações no controle da PA, lipídico, glicêmico e mesmo no peso, têm sido associado com desfechos cardiovasculares[29]. Assim, um controle uniforme dos fatores de risco também parece se associar a menor estímulo inflamatório. As síndromes coronarianas agudas têm sido associadas a estímulos inflamatórios como as infecções por influenza e ao se evitar as infecções virais com vacinas, os gatilhos para a desestabilização de placas são atenuados. Assim, no paciente hipertenso e particularmente entre os de maior risco cardiovascular, o cuidado com vacinas parece muito relevante. Com a idade, a senescência do sistema imune, face à involução do timo e menor quantidade de linfócitos *naive* e maior de linfócitos memória, o paciente fica mais vulnerável a infecções e complicações da doença cardiovascular[30]. Esses pacientes possuem maior prevalência de fatores de risco que estão associados a um estado pró-inflamatório, como obesidade, diabetes, hipertensão arterial e doença cardiovascular, além de doenças ósseas ou reumáticas. Assim, coexiste um estado crônico inflamatório associado à idade, que determina maior risco cardiovascular e, quando presentes infecções, maior intensidade de resposta inflamatória é deflagrada (tempestade de citocinas), evidente na infecção por SARS-CoV-2, mas também na doença cardiovascular. A fase aguda da doença isquêmica também determina aumento de marcadores inflamatórios e subtipos de linfócitos associados com remodelamento ventricular e massa infartada[31].

INFLAMAÇÃO NAS SÍNDROMES CORONARIANAS CRÔNICAS

Na visão moderna da doença cardiovascular, estímulos inflamatórios estão associados com disfunção endotelial. No caso da hipertensão, o estiramento cíclico endotelial é modificado e o estiramento celular é duplicado. As consequências são de menor produção de óxido nítrico e aumento na produção de interleucinas pró-inflamatórias, como a IL-6, além de maior produção de espécies reativas de oxigênio[32]. Assim, fica clara a importância da obtenção de parâmetros vasculares mais fisiológicos no tratamento da doença hipertensiva. Entretanto, com a idade e o tempo de exposição à doença hipertensiva, o remodelamento do vaso já em fase adiantada, o que torna muito difícil a reversão de um melhor fenótipo vascular, pois coexistem menor complacência vascular, maior velocidade da onda de pulso e maiores pressões centrais e de pulso[33]. Pacientes hipertensos também coexistem com nefropatia, geralmente atribuída à falta de controle adequado da hipertensão ou excessiva ativação do sistema renina-angiotensina, mas de forma interessante, os estágios da função renal apresentam associação com marcadores inflamatórios, não apenas PCRas, mas micropartículas monocíticas, mostrando o elo entre perda de função renal, comprometimento de podócitos e aumento da atividade inflamatória[34].

CONSIDERAÇÕES FINAIS

A inflamação está presente na doença cardiovascular e em seus fatores de risco. A permanência de inflamação a despeito de alcance de metas para os fatores de risco parece associada a um risco residual. Por outro lado, o tratamento *per se* da inflamação pode não ser efetivo, se não houver simultaneamente adequado controle de metas desses fatores de risco. As modificações impostas a vasos e órgãos-alvo ao longo de anos de exposição a estímulos inflamatórios contribuem para o remodelamento vascular e deveriam ser levadas em conta para medidas mais efetivas de controle da doença hipertensiva cardiovascular. Com o desenvolvimento de novos marcadores bioquímicos e métodos de imagem, poderá haver grande avanço no controle da doença cardiovascular, possivelmente melhor sucedido quanto mais precoce e voltado para recuperação de propriedades fisiológicas vasculares. A Figura 1 resume os principais conceitos.

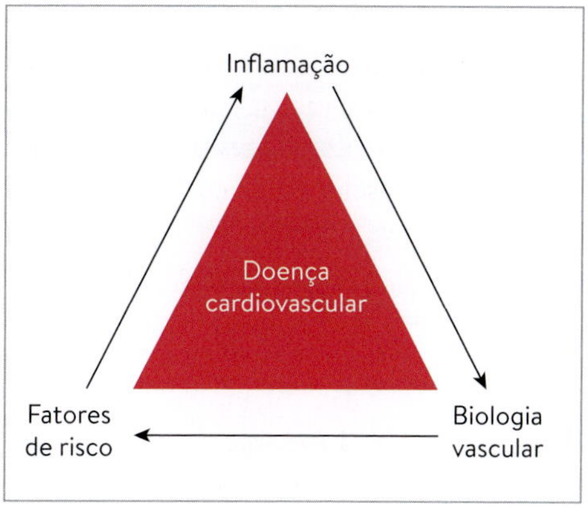

FIGURA 1 A inflamação altera a biologia vascular que se associa ao desenvolvimento de fatores de risco que, por sua vez, deflagra inflamação, estabelecendo um ciclo vicioso de agravamento da doença cardiovascular.

BIBLIOGRAFIA

1. Ridker PM, Cushman M, Stampfer MJ, Tracy RP, Hennekens CH. Inflammation, aspirin, and the risk of cardiovascular disease in apparently healthy men. N Engl J Med. 1997;336(14):973-9.
2. Emerging Risk Factors Collaboration, Kaptoge S, Di Angelantonio E, Lowe G, Pepys MB, Thompson SG, Collins R, Danesh J. C-reactive protein concentration and risk of coronary heart disease, stroke, and mortality: an individual participant meta-analysis. Lancet. 2010;375(9709):132-40.
3. Ross R. Atherosclerosis – an inflammatory disease. N Engl J Med. 1999;340(2):115-26.
4. Interleukin-6 Receptor Mendelian Randomisation Analysis (IL6R MR) Consortium, Swerdlow DI, Holmes MV, Kuchenbaecker KB, Engmann JE, Shah T, et al. The interleukin-6 receptor as a target for prevention of coronary heart disease: a mendelian randomisation analysis. Lancet. 2012;379(9822):1214-24.
5. Ridker PM, Danielson E, Fonseca FA, Genest J, Gotto Jr AM, Kastelein JJ, et al. Reduction in C-reactive protein and LDL cholesterol and cardiovascular event rates after initiation of rosuvastatin: a prospective study of the JUPITER trial. Lancet. 2009;373(9670):1175-82.
6. Ridker PM, Libby P, MacFadyen JG, Thuren T, Ballantyne C, Fonseca F, et al. Modulation of the interleukin-6 signalling pathway and incidence rates of atherosclerotic events and all-cause mortality: analyses from the Canakinumab Anti-Inflammatory Thrombosis Outcomes Study (CANTOS). Eur Heart J. 2018;39(38):3499-3507.
7. Ridker PM, Buring JE, Rifai N, Cook NR. Development and validation of improved algorithms for the assessment of global cardiovascular risk in women: the Reynolds Risk Score. JAMA. 2007;297(6):611-9.
8. Ridker PM, Paynter NP, Rifai N, Gaziano JM, Cook NR. C-reactive protein and parental history improve global cardiovascular risk prediction: the Reynolds Risk Score for men. Circulation. 2008;118(22):2243-51.
9. Grundy SM, Stone NJ, Bailey AL, Beam C, Birtcher KK, Blumenthal RS, et al. 2018 AHA/ACC/AACVPR/AAPA/ABC/ACPM/ADA/AGS/APhA/ASPC/NLA/PCNA Guideline on the Management of Blood Cholesterol: A Report of the American College of Cardiology/American Heart Association Task Force on Clinical Practice Guidelines. J Am Coll Cardiol. 2019;73(24):e285-e350.
10. Faludi AA, Izar MCO, Saraiva JFK, Chacra APM, Bianco HT, Afiune Neto A, et al. Atualização da Diretriz Brasileira de Dislipidemias e Prevenção da Aterosclerose – 2017. Arq Bras Cardiol. 2017;109(2 Supl 1):1-76.
11. Escárcega RO, Lipinski MJ, García-Carrasco M, Mendoza-Pinto C, Galvez-Romero JL, Cervera R. Inflammation and atherosclerosis: Cardiovascular evaluation in patients with autoimmune diseases. Autoimmun Rev. 2018;17(7):703-8.
12. Hollan I, Ronda N, Dessein P, Agewall S, Karpouzas G, Tamargo J, et al. Lipid management in rheumatoid arthritis: a position paper of the Working Group on Cardiovascular Pharmacotherapy of the European Society of Cardiology. Eur Heart J Cardiovasc Pharmacother. 2020;6(2):104-14.
13. Ridker PM, Danielson E, Fonseca FA, Genest J, Gotto Jr AM, Kastelein JJP, et al. Rosuvastatin to prevent vascular events in men and women with elevated C-reactive protein. N Engl J Med. 2008;359(21):2195-207.
14. Ridker PM, Everett BM, Thuren T, MacFadyen JG, Chang WH, Ballantyne C, et al. Antiinflammatory Therapy with Canakinumab for Atherosclerotic Disease. N Engl J Med. 2017;377(12):1119-31.
15. Duewell P, Kono H, Rayner KJ, Sirioos CM, Vladimer G, Bauemfeind FG, et al. NLRP3 inflammasomes are required for atherogenesis and activated by cholesterol crystals. Nature. 2010;464(7293):1357-61.
16. Libby P. The changing landscape of atherosclerosis. Nature. 2021;592(7855):524-33.
17. Ridker PM, Danielson E, Rifai N, GLyns RJ, Val-MARC investigators. Valsartan, blood pressure reduction, and C-reactive protein: primary

report of the Val-MARC trial. Hypertension. 2006;48(1):73-9.
18. Rothman AM, MacFadyen J, Thuren T, Webb A, Harrison DG, Guzik T, et al. Effects of interleukin-1β inhibition on blood pressure, incident hypertension, and residual inflammatory risk: a secondary analysis of CANTOS. Hypertension. 2020;75(2):477-82.
19. Diamantis E, Kyriakos G, Quiles-Sanchez LV, Farmaki P, Troupis T. The anti-inflammatory effects of statins on coronary artery disease: an updated review of the literature. Curr Cardiol Rev. 2017;13(3):209-16.
20. Bohula EA, Giugliano RP, Leiter LA, Verma S, Park JG, Sever PS, et al. Inflammatory and cholesterol risk in the FOURIER Trial. Circulation. 2018;138(2):131-40.
21. Nelson AJ, Puri R, Brennan DM, Anderson TJ, Cho L, Ballantyne CM, et al. C-reactive protein levels and plaque regression with evolocumab: insights from GLAGOV. Am J Prev Cardiol. 2020;3:100091.
22. Nitta Y, Tahara N, Tahara A, Honda A, Kodama N, Mizoguchi M, et al. Pioglitazone decreases coronary artery inflammation in impaired glucose tolerance and diabetes mellitus: evaluation by FDG-PET/CT imaging. JACC Cardiovasc Imaging. 2013;6(11):1172-82.
23. Newsome P, Francque S, Harrison S, Ratziu V, Gaal LV, Calanna S, et al. Effect of semaglutide on liver enzymes and markers of inflammation in subjects with type 2 diabetes and/or obesity. Aliment Pharmacol Ther. 2019;50(2):193-203.
24. Lee N, Heo YJ, Choi SE, Jeon JY, Han SJ, Kim DJ, et al. Anti-inflammatory effects of empagliflozin and gemigliptin on LPS-stimulated macrophage via the IKK/NF-κB, MKK7/JNK, and JAK2/STAT1 Signalling Pathways. J Immunol Res. 2021;2021:9944880.
25. Ridker PM, Everett BM, Pradhan A, MacFayden JG, Solomon DH, Zaharris E, et al. Low-dose methotrexate for the prevention of atherosclerotic events. N Engl J Med. 2019;380(8):752-62.
26. Ridker PM, Devalaraja M, Baeres FMM, Engelmann MDFM, Hovingh GK, Ivkovic M, et al. IL-6 inhibition with ziltivekimab in patients at high atherosclerotic risk (RESCUE): a double-blind, randomised, placebo-controlled, phase 2 trial. Lancet. 2021;397(10289):2060-9.
27. Nidorf SM, Fiolet ATL, Mosterd A, Eikelboom JW, Schut A, Opstal TSJ, et al. Colchicine in patients with chronic coronary disease. N Engl J Med. 2020;383(19):1838-47.
28. Bouabdallaoui N, Tardif JC, Waters DD, Pinto FJ, Maggioni AP, Diaz R, et al. Time-to-treatment initiation of colchicine and cardiovascular outcomes after myocardial infarction in the Colchicine Cardiovascular Outcomes Trial (COLCOT). Eur Heart J. 2020;41(42):4092-9.
29. Kim MK, Han K, Park YM, Kwon HS, Kang G, Yoon KH, et al. Associations of variability in blood pressure, glucose and cholesterol concentrations, and body mass index with mortality and cardiovascular outcomes in the general population. Circulation. 2018;138(23):2627-37.
30. De Araujo AL, Silva LCR, Fernandes JR, Bernard G. Preventing or reversing immunosenescence: can exercise be an immunotherapy? Immunotherapy. 2013;5(8):879-93.
31. Casarotti AC, Teixeira D, Longo-Maugeri IM, Ishimura ME, Coste MER, Bianco HT, et al. Role of B lymphocytes in the infarcted mass in patients with acute myocardial infarction. Biosci Rep. 2021;41(2):BSR20203413.
32. Loperana R, Van Beusecum JP, Itani HA, Engel N, Laroumanie F, Xiao L, et al. Hypertension and increased endothelial mechanical stretch promote monocyte differentiation and activation: roles of STAT3, interleukin 6 and hydrogen peroxide. Cardiovasc Res. 2018 ;114(11):1547-63.
33. O'Rourke MF, Safar Me, Dzau V. The cardiovascular continuum extended: aging effects on the aorta and microvasculature. Vasc Med. 2010;15(6):461-8.
34. Fonseca F, Ballerini AP, Izar MC, et al. Advanced chronic kidney disease is associated with higher serum concentration of monocyte microparticles. Life Sci. 2020;260:118295.

12

Resistência à insulina e hiperinsulinemia

Heno Ferreira Lopes

CONSULTA RÁPIDA

Vasodilatadores	Vasoconstritores
▪ **Resistência à insulina:** reflete a incapacidade de a insulina de colocar a glicose para dentro da célula com eficiência. ▪ **Causas:** está relacionada com a atividade simpática, a função endotelial, o receptor da insulina, a translocação do GLUT4, o SRAA e a obesidade.	▪ **Hiperinsulinemia:** uma consequência do efeito inapropriado da insulina nas células-alvo. ▪ **Consequências:** hiperglicemia, dislipidemia, hipertensão arterial sistêmica (HAS), inflamação, estresse oxidativo, aterosclerose, doenças cardiovasculares.

INTRODUÇÃO

A utilização da glicose como fonte de energia depende da entrada da glicose circulante para dentro das células, que pode ser de forma passiva ou depender da ação da insulina. Resistência à insulina (RI) significa que a insulina não consegue exercer o seu efeito devidamente para transportar a glicose para dentro das células. Essa condição foi descrita pela primeira vez pelos doutores Yalow e Berson, em 1960[1,2]. Esses dois autores observaram em pacientes com diabetes desenvolvido tardiamente "Um estado em que uma quantidade maior do que o normal de insulina é necessária para obter uma resposta quantitativamente normal." Essa observação deu início a uma série de estudos para entender melhor por que a insulina não exerce o efeito adequado para transferir a glicose para dentro das células que necessitam da ação desse hormônio. No decorrer dos anos, a RI passou a ser vista como um problema clínico de grande relevância, não só pela relação com o desenvolvimento de diabetes, mas pela associação da RI com hiperinsulinemia, dislipidemia, hipertensão arterial sistêmica (HAS), doença aterosclerótica, câncer e ovário policístico. Neste texto, vai ser tratado mais especificamente a respeito dos mecanismos da RI, a hiperinsulinemia e a relação destas com aspectos metabólicos, hemodinâmicos e doenças cardiovasculares.

RESISTÊNCIA À INSULINA – POSSÍVEIS MECANISMOS

O transporte de glicose em diferentes células do organismo pode ser passivo ou ativo. Como a molécula de glicose é grande, ela não pode entrar direto nas células (difusão), porque nesse caso facilitaria a entrada de outras moléculas menores. De modo que existem diferentes facilitadores do transporte de glicose para dentro da célula. Dentre os mais conhecidos, pode-se destacar os chamados *symporters* (simpatizantes) e os *carriers* (operadores). Como exemplo de *symporters* temos os *sodium-glucose linked transporters* (SGLT), sendo os mais conhecidos o SGLT1 e o SGLT2. Da família dos *carriers*, pode-se destacar os GLUT1, GLUT2, GLUT3 e GLUT4[3]. De acordo com o tipo de célula em que a glicose vai entrar predomina o tipo de facilitador transmembrana. Para a maior parte das células do organismo, principalmente as da musculatura esquelética, a ativação desses "facilitadores" do transporte transmembrana de glicose depende da insulina. A ação da insulina inicia-se na superfície da célula (receptor), originando uma sequência de ativação no citoplasma, sendo uma via fosfatidilinositol 3 kinase (PI3K) dependente e outra PI3K independente. Essas duas vias, quando ativadas, promovem a translocação do GLUT4, que se encontra em vesículas no citoplasma, para a superfície da célula, a fim de transportar a glicose para dentro da célula, como mostrado de forma simplificada na Figura 1. A partir do momento que a insulina é liberada pelo pâncreas, existem algumas possíveis "barreiras" que impedem sua ação a contento, determinando a RI. São vários os mecanismos apontados para a RI. Dentre eles, o aumento da atividade do sistema nervoso simpático (SNS), principalmente no hipertenso obeso. Porém, Jamerson et al., usando a técnica do *clamp* hiperinsulinêmico normoglicêmico, demonstraram uma associação do aumento da atividade do SNS com a RI em indivíduos não obesos com boa saúde[4]. A associação da RI com HAS já foi observada em diferentes faixas etárias e ocorre desde a infância[5]. Um possível mecanismo para essa associação pode ser o aumento da atividade

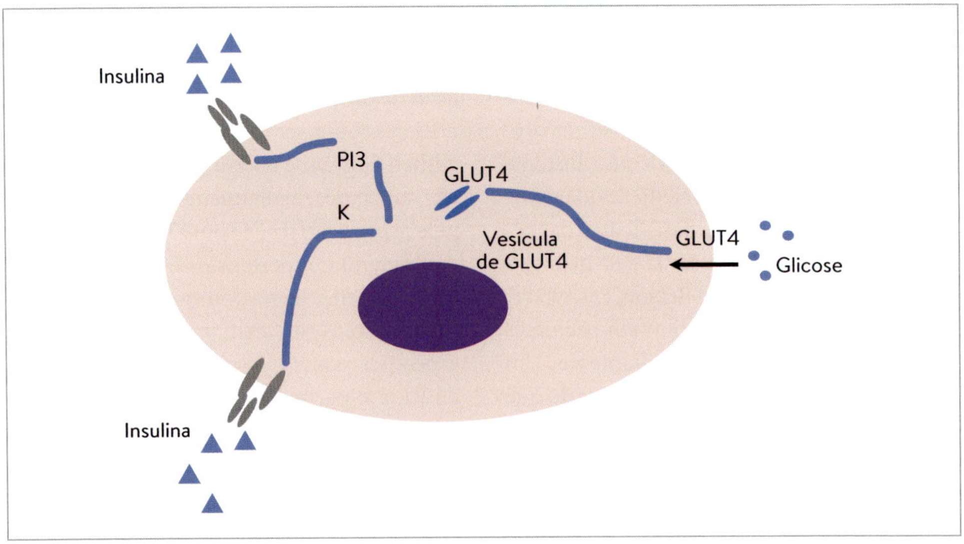

FIGURA 1 Sequência da ativação da insulina para o transporte da glicose para dentro da célula.

do SNS, passível de ocorrer nos filhos de hipertensos antes de desenvolver a HAS[6]. De acordo com a hipótese de Julius et al., o aumento da resistência vascular, resultante do aumento da atividade simpática, poderia explicar a RI no paciente hipertenso[7]. Além do aumento da atividade simpática existem vários possíveis mecanismos para a resistência à insulina, principalmente a RI relacionada com a obesidade.

A relação do peso corpóreo com a RI pode ser considerada linear. O ganho de peso está associado à pior ação da insulina, assim como a perda de peso, à melhor ação da insulina. Existem vários possíveis mecanismos para a resistência à insulina no paciente obeso. Dentre estes, pode-se destacar os mecanismos endócrinos (relacionados aos ácidos graxos, associados às adipocitocinas, envolvendo outros fatores dos adipócitos), inflamatórios, neurais e mecanismos intrínsecos das células (depósito ectópico de gordura, estresse oxidativo, disfunção mitocondrial, estresse no retículo endoplasmático)[8], que serão detalhados a seguir.

Ácidos graxos e resistência à insulina

Em um estudo envolvendo indivíduos com índice de massa corpórea normal e obesos, Fryka et al.[9] encontraram associação de níveis elevados de ácidos graxos e insulina com a massa de tecido adiposo na vigência de glicemia normal. Um possível mecanismo para a indução de RI pelos ácidos graxos é a inibição do transporte/fosforilação da glicose que ocorre na membrana plasmática da célula, que depende do GLUT4[10]. O aumento de ácidos graxos livres está relacionado com a menor captação de glicose, menor síntese de glicogênio pelo fígado e aumento da neoglicogênese no fígado em pessoas saudáveis, em pacientes obesos e naqueles com diabetes do tipo 2[11].

Relação de adipocitocinas com resistência à insulina

Em relação às adipocitocinas e RI, sabe-se que alguns produtos dos adipócitos têm papel no sentido de melhorar a sensibilidade à insulina e outros pioram esse aspecto. Em estudos com animais e humanos (*in vivo* e *in vitro*), foi demonstrado que a leptina, a adiponectina e a vifastina melhoram a sensibilidade da musculatura esquelética à insulina, enquanto a resistina piora essa sensibilidade[12]. Além das citadas, existem várias outras adipocitocinas que, de alguma forma, interferem no metabolismo da glicose.

Outros produtos dos adipócitos e resistência à insulina

Além das adipocitocinas, o cortisol, produzido no tecido adiposo branco, tem papel importante na RI em diferentes tecidos sensíveis à insulina e essa ação envolve mecanismos complexos[13].

Inflamação e resistência à insulina

Há fortes evidências resultantes de estudos em animais e humanos de que citocinas inflamatórias, tais como fator de necrose tumoral alpha (TNF-α) e fator quimiotático de monócito-1 (MCP-1), produzidas no tecido adiposo, estão diretamente relacionadas com a RI[14]. Sabe-se que citocinas inflamatórias produzidas nos macrófagos e linfócitos T têm relação com a RI. No entanto, não se sabe o mecanismo molecular preciso.

Mecanismos neurais e resistência à insulina

O sistema nervoso central tem papel na sensibilidade periférica à insulina e na homeostase da glicose. Os núcleos arqueados, ventromedial do hipotálamo e a área lateral hipotalâmica, juntamente com outros núcleos extra-hipotalâmicos, liberam e interagem com moléculas com papel importante na regulação da ação periférica da insulina e homeostase da glicose. A *aguti-related protein* (AgRP), produzida no grupo de neurônios centrais denominados *aguti-related protein/neuropeptid Y* (AgRP/NPY), e o *pro-opiomelanocortin* (POMC), produzido nos lobos anterior e intermediário da hipófise, são fundamentais no controle homeostático de energia do organismo. Uma molécula denominada miostatina, produzida na musculatura e tecido adiposo, tem relação com a resistência à insulina e interage diretamente com os neurônios AgRP/NY[15]. Isto aponta para a interação de uma molécula produzida na periferia com núcleos centrais relacionados com a homeostase de glicose.

Gordura ectópica e resistência à insulina

Além dos mecanismos citados, o depósito de gordura ectópica, ou seja, fora do tecido adiposo (músculo, fígado, pâncreas, coração) tem forte associação com a RI. O mecanismo molecular preciso para essa associação não está bem claro, mas sabe-se que o aumento de deacilglicerol intracelular (musculatura esquelética) e a ativação sustentada da forma teta da proteína quinase C, resultante do aumento de ácidos graxos, têm relação com a RI associada com a gordura ectópica[16].

Estresse oxidativo e resistência à insulina

De acordo com observação de Hurrle e Hsu, o estresse oxidativo causa RI nos tecidos periféricos por afetar vários pontos no sinal de transdução do receptor de insulina, que resulta, finalmente, na diminuição da expressão do GLUT4 na membrana celular[17].

Disfunção de mitocôndrias e resistência à insulina

Conforme observado previamente, existe uma associação do diabetes do tipo 2 e da RI com a redução da função mitocondrial[18]. O mesmo autor, juntamente com outros colaboradores, observou a associação da RI com grande depósito de triglicérides no músculo e fígado de pacientes idosos, o que foi atribuído à redução da atividade oxidativa e capacidade de síntese de ATP pela mitocôndria (disfunção mitocondrial)[19]. No entanto, em revisão recente, os autores chamam a atenção para estudos genéticos em humanos que apontam para um único mecanismo herdado, com base molecular, para a RI. Eles chamam a atenção para estudos experimentais e em humanos sugerindo que a RI pode resultar em redução na função mitocondrial e alteração na expressão de alguns genes[20].

Estresse no retículo endoplasmático (RE) e resistência à insulina

No estudo de Brown et al., eles mostraram que o estresse no RE inibe a sinalização da insulina por esgotar a população do receptor de insulina na superfície celular. Também notaram que o estresse no RE inibe a maturação proteolítica e dos prorreceptores de insulina ao interferir no transporte de prorreceptores de insulina recém-sintetizados no RE para a membrana plasmática[21].

Além dos mecanismos mencionados relacionados à RI, sabe-se que o sistema renina-angiotensina-aldosterona tem papel importante na RI e isso tem implicação clínica. A ativação dos receptores de insulina resulta em duas ações principais, a metabólica e a miogênica. Um aspecto positivo é que a concentração de insulina necessária para estimular a via metabólica é menor que a necessária para estimular a via mitogênica.[22] Além de promover a captação da glicose, a insulina promove a produção de óxido nítrico no endotélio, agindo na via da fosfatidilinositol-3-quinase (PI3K), a via metabólica. A produção inapropriada da angiotensina-II resulta na inibição da PI3K e causa, consequentemente, prejuízo na produção de óxido nítrico no endotélio e na translocação do GLUT4[23]. A ativação do receptor AT1 pela angiotensina II pode resultar na redução da biodisponibilidade do óxido nítrico, resistência à insulina e vasoconstrição. Esse efeito deletério da insulina é resultante da ativação da via proteína-quinase por mitógenos (MAP quinase)[24], que tem papel importante na doença aterosclerótica associada à RI/hiperinsulinemia.

O transporte da glicose para dentro da célula depende da ativação do receptor de insulina (IRS1) na superfície da célula, uma sequência de ativação no citoplasma, da translocação do GLUT4 e, finalmente, da ação transmembrana do GLUT4. Mais recentemente, foi descoberto mais um componente da família da proteína G, denominado proteína Rab[25]. Essa proteína tem relação com o transporte transmembrana de substâncias, formação de vesículas no citoplasma, movimento e fusão de vesículas. A Rab13 regula o deslocamento do GLUT4 para a superfície da célula após o estímulo da insulina. O tratamento com insulina ativa a via mediada pela Rab13, fosforilando uma proteína, a AS160, que tem papel importante na translocação do GLUT4. Essa sequência de ativação iniciada pela insulina, que envolve a Rab13 e outras proteínas na translocação do GLUT4 (Figura 2, mod[25]), tem papel importante no transporte de glicose para dentro de células cancerígenas e possivelmente tem papel na resistência à insulina.

HIPERINSULINEMIA – IMPLICAÇÕES

Uma consequência da RI é a maior produção de insulina pelo pâncreas, o que vai resultar na hiperinsulinemia. A maior concentração sanguínea de insulina (hiperinsulinemia) está associada a várias alterações clínicas,

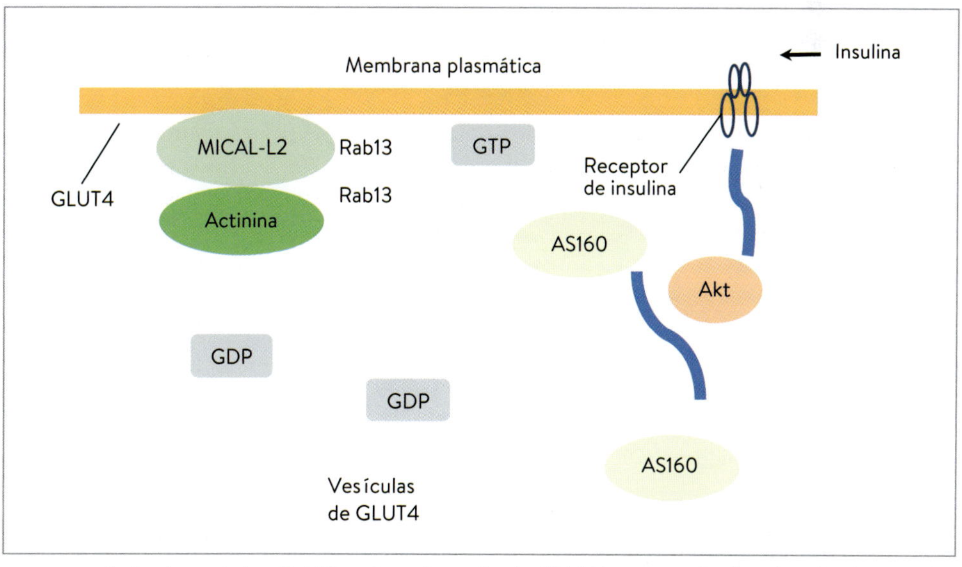

FIGURA 2 Ação da proteína Rab13 na translocação do GLUT4 e exemplo da ativação da proteína AS160, que tem papel importante na ação da insulina.

como hiperglucagonemia, ovário policístico, hiperglicemia, HAS, hipertrigliceridemia, HDL-colesterol baixo, LDL pequena e densa elevada, menor biodisponibilidade de óxido nítrico (NO), estresse oxidativo, inflamação, aterosclerose e doença cardiovascular (Figura 3).

Em estudo envolvendo jovens e adultos com intolerância à glicose e diagnóstico recente de diabetes do tipo 2 (não tratado), Kahn et al.[26] encontraram uma associação positiva da glucagonemia em jejum com menor sensibilidade à insulina nos jovens e nos adultos. Como já foi citado, a síndrome do ovário policístico está associada com RI/hiperinsulinemia. No artigo de revisão de Osibogun et al.,[27] eles chamaram a atenção para a maior prevalência de doença cardiovascular em pacientes portadores da síndrome do ovário policístico e a possível participação da RI/hiperinsulinemia nos mecanismos fisiopatológicos das alterações metabólicas encontradas nessa população.

A hiperglicemia está frequentemente associada com obesidade e ocorre como consequência da ação prejudicada da insulina. Embora a obesidade tenha relação muito direta com a RI, apenas um subgrupo de indivíduos obesos com RI progride para a hiperglicemia. Foi observado em modelos animais e humanos que o fator que contribui para a hiperglicemia é a falha na função das células β, resultante da diminuição da massa e deterioração das células β[28]. Além da associação com a obesidade, a RI/hiperinsulinemia tem associação com a HAS. Em pacientes hipertensos não tratados, os níveis de insulina em jejum e no pós-prandial são mais elevados do que em normotensos e existe uma correlação direta entre insulina plasmática e pressão arterial (PA) nesses indivíduos[29]. Indivíduos normotensos, filhos de pais hipertensos, têm níveis plasmáticos de insulina maiores do que os filhos de pais normotensos[30]. Um possível mecanismo para explicar a associação da RI/hiperinsulinemia com a obesidade e HAS é a

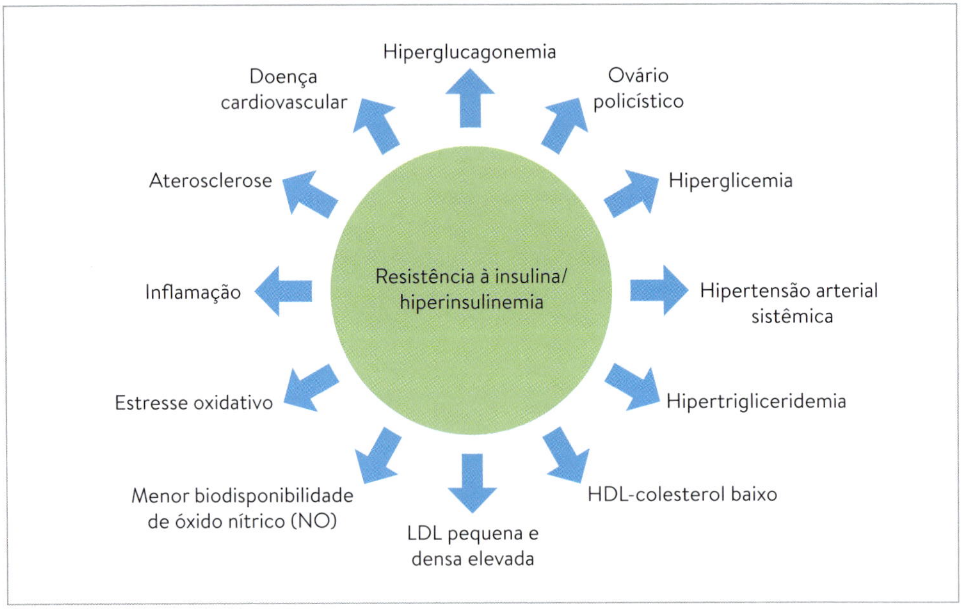

FIGURA 3 Principais associações e consequências da hiperinsulinemia.

maior atividade do SNS. A atividade do SNS tem relação direta com a modulação do metabolismo da glicose e com diferentes níveis de pressão arterial, desde o limítrofe até o resistente. Além da relação com níveis de pressão, o simpático hiperativado está relacionado com a inflamação no sistema cardiovascular[31]. Se por um lado o SNS tem papel importante na fisiopatogênese da HAS, por outro, a HAS tem relação com a disfunção endotelial, com estresse oxidativo, inflamação, aterosclerose e doenças cardiovasculares. A RI encontrada no paciente hipertenso teve melhora após o uso de acetil-L-carnitina por 24 semanas[32]. Esse efeito foi possivelmente pela vasodilatação, permitindo maior oferta de insulina e glicose para as células e resultando na queda da pressão arterial sistólica. Isto aponta para a participação da vasoconstrição na RI/hiperinsulinemia, que pode ser resultante da ação do SNS e da menor biodisponibilidade de NO.

A hipertrigliceridemia está comumente associada com RI/hiperinsulinemia, HDL-colesterol baixo, aumento de LDL pequena e densa, diabetes do tipo 2 e obesidade visceral. Esse agrupamento de fatores de risco tem papel importante no desenvolvimento da doença aterosclerótica[33]. De acordo com as evidências atuais, tudo indica que a obesidade visceral tem papel fundamental no agrupamento de fatores de risco descrito como síndrome metabólica e a RI/hiperinsulinemia seria um fenótipo intermediário. No entanto, observamos que a elevação da PA parece ser o fenótipo intermediário nos portadores desse agrupamento de fatores de risco (síndrome metabólica)[34]. Nesse estudo, pacientes portadores de síndrome metabólica foram divididos em dois grupos, de acordo com a presença de PA elevada como critério para diagnóstico da síndrome. Apesar dos dois grupos apresentarem índice de massa corpórea, circunferência de cintura e percentual de gordura (bioimpedância) semelhantes, o grupo com a PA elevada tinha níveis de glicose, insulina, colesterol total, LDL-colesterol, triglicérides, ácido úrico mais elevados e HDL-colesterol menor. Além disso, esse grupo tinha pior perfil inflamatório e menor nível de adiponectina. O aspecto importante é que o grupo com PA elevada tinha maior componente LF e menor componente HF na análise espectral, apontando para uma maior atividade simpática. Assim, a elevação da atividade simpática pode preceder a HAS e as alterações metabólicas encontradas nos pacientes com obesidade central.

COMENTÁRIOS FINAIS

Conforme observações feitas por Thorp e Schlaich[35] em artigo de revisão, vários estudos clínicos prospectivos dão suporte para uma participação primária do SNS na fisiopatogênese da RI/hiperinsulinemia, obesidade e HAS. Os autores chamam a atenção para estudos clínicos prospectivos, com longo período de acompanhamento, que mostraram a importância de níveis elevados de noradrenalina como valor preditivo, independente, para o ganho de peso, níveis elevados de insulina e aumento da PA. Ou seja, tudo indica que o aumento da atividade simpática, provavelmente decorrente de um desbalanço autonômico resultante da relação com o meio, em indivíduos geneticamente predispostos, vai contribuir para o aumento o ganho de peso (obesidade central), resistência à insulina, hiperinsulinemia, HAS, hiperglicemia, alterações do metabolismo lipídico (hipertrigliceridemia, HDL-colesterol baixo, LDL pequena e densa elevada), aumento de adipocitocinas, aumento de fatores protrombóticos, instalação da doença aterosclerótica e complicações cardiovasculares.

BIBLIOGRAFIA

1. Yalow RS, Berson SA. Immunoassay of endogenous plasma insulin in man. J Clin Invest. 1960;39:1157-75.
2. Yalow RS, Berson SA. Plasma insulin concentrations in nondiabetic and early diabetic subjects. Determinations by a new sensitive immuno-assay technic. Diabetes. 1960;9:254-60.
3. Boron WF, Boulpaep EL. Medical physiology. 3.ed. Philadelphia: Elsevier/Saunders; 2017.
4. Jamerson KA, Julius S, Gudbrandsson T, Andersson O, Brant DO. Reflex sympathetic activation induces acute insulin resistance in the human forearm. Hypertension. 1993; 21:618-23.
5. Julius S. Insulin, insulin resistance, and blood pressure elevation. Arch Intern Med. 1993;153(3):290-1.
6. Lopes HF, Consolim-Colombo FM, Barreto-Filho JAS, Riccio GMG, Negrão CE, Krieger EM. Increased sympathetic activity in normotensive offspring of malignant hypertensive parents compared to offspring of normotensive parents. Braz J Med Biol Res. 2008;41:849-53.
7. Julius S, Gudbrandsson T, Jamerson K, Shahab ST, Andersson O. The hemodynamic link between insulin resistance and hypertension. J Hypertension. 1991;9:983-6.
8. Qatanani M, Lazar Mitchell. Mechanisms of obesity-associated insulin resistance: many choices on the menu. Genes & Development. 2007;21:1443-55.
9. Fryka E, Olaussona J, Mossberga K, Strindberga L, Schmelzc M, Brogren H, et al. Hyperinsulinemia and insulin resistance in the obese may develop as part of a homeostatic response to elevated free fatty acids: a mechanistic case-control and a population-based cohort study. EBioMedicine. 2021;65:103264.
10. Roden M, Price TB, Perseghin G, Petersen KF, Rothman DL, Cline GW, et al. Mechanism of free fatty acid–induced insulin resistance in humans. J Clin Invest. 1996;97:2859-65.
11. Chueire VB, Muscelli E. Effect of free fatty acids on insulin secretion, insulin sensitivity and incretin effect – a narrative review. Arch Endocrinol Metab. 2021;65:24-31.
12. Nicholson T, Church C, Baker DJ, Jones SW. The role of adipokines in skeletal muscle inflammation and insulin sensitivity. J Inflammation. 2018;15:9-22.
13. Beaupere C, Liboz A, Fève B, Blondeau B, Guillemain G. Molecular mechanisms of glucocorticoid-induced insulin resistance. Int J Mol Sci. 2021;22:623.
14. Wu H, Ballantyne CM. Metabolic inflammation and insulin resistance in obesity. Circulation Research. 2020;126:1549-64.
15. Ruud J, Steculorum SM, Bruning JC. Neuronal control of peripheral insulin sensitivity and glucose metabolism. Nat Commun. 2017;8:15259.
16. Shulman GI. Ectopic fat in insulin resistance, dyslipidemia, and cardiometabolic disease. N Engl J Med. 2014;371:1131-41.
17. Hurrle S, Hsu WH. The etiology of oxidative stress in insulin resistance. Biomedical J. 2017;40:257-62.
18. Petersen KF, Shulman GI. Etiology of insulin resistance. Am J Med. 2006;119 (Suppl. 1):S10-S16.
19. Petersen KF, Befroy D, Dufour S, Dziura J, Ariyan C, Rothman DL, et al. Mitochondrial dysfunction in the elderly: possible role in insulin resistance. Science. 2003;300:1140-2.
20. Sangwung P, Petersen KF, Shulman GI, Knowles JW. Mitochondrial dysfunction, insulin resistance, and potential genetic implications. Endocrinology. 2020;161:1-10.
21. Brown M, Dainty S, Strudwick N, Mihai AD, Watson JN, Dendooven R, et al. Endoplasmic reticulum stress causes insulin resistance by inhibiting delivery of newly synthesized insulin receptors to the cell surface. Molecular Biology of the Cell. 2020;21:2597-629.
22. Bedinger DH, Adams SH. Metabolic, anabolic, and mitogenic insulin responses: a tissue-specific perspective for insulin receptor activators. Mol Cell Endocrinol. 2015;415:143-56.
23. Zhou M-S, Schulman IH, Zeng Q. Link between the renin–angiotensin system and insulin resistance: Implications for cardiovascular disease. Vascular Medicine.2012;17:330–341.
24. Muniyappa R, Yavuz S. Metabolic actions of angiotensin II and insulin: A microvascular endothelial balancing act. Mol Cell Endocrinol. 2013;378:59-69.
25. Ioannou MS, McPherson PS. Regulation of cancer cell behavior by the small GTPase Rab13*. J Biol Chemistry. 2016;291:99929-9937.
26. Kahn SE, Mather KJ, Arslanian SA, Barengolts E, Buchanan TA, Caprio S, et al. Hyperglucagonemia does not explain the β-cell hyperresponsiveness and insulin resistance in dysglycemic youth compared with adults: Lessons from the RISE Study. Diabetes Care. 2021;44:1961-9.
27. Osibogun O, Ogunmoroti O, Michos ED. Polycystic ovary syndrome and cardiometabolic risk: Opportunities for cardiovascular disease prevention. Trends in Cardiovascular Medicine. 2020;30:399-404.
28. Muoio DM, Newgard CB. Molecular and metabolic mechanisms of insulin resistance and β-cell

failure in type 2 diabetes. Molecular Cell Biology. 2008;9:193-205.

29. Mancusi C, Izzo R, di Gioia G, Losi MA, Barbato E, Morisco C. Insulin resistance the hinge between hypertension and type 2 diabetes. High Blood Pressure & Cardiovascular Prevention. 2020;27:515-26.
30. Lopes HF, Bortolotto LA, Szlejf C, Kamitsuji CS, Krieger EM. Hemodynamic and metabolic profile in offspring of malignant hypertensive parents. Hypertension. 2001;38:616-20.
31. Grassi G, Ram VS. Evidence for a critical role of the sympathetic nervous system in hypertension. J Am Soc Hypertens. 2016;10(5):457-66.
32. Whaley-Connell A, Sowers JR. Hypertension and insulin resistance. Hypertension. 2009;54(3):462-4.
33. Subramanian S, Chait A. Hypertriglyceridemia secondary to obesity and diabetes. Biochimica et Biophysica Acta. 2012;1821:819-25.
34. Gil JS, Drager LF, Guerra-Riccio GM, Mostarda C, Irigoyen MC, Costa-Hong V, et al. The impact of metabolic syndrome on metabolic, pro-inflammatory and prothrombotic markers according to the presence of high blood pressure criterion. Clinics. 2013;68:1495-501.
35. Thorp AA, Schlaich MP. Relevance of sympathetic nervous system activation in obesity and metabolic syndrome. J Diabetes Res. 2015;2015:1-11.

SEÇÃO III

MEDIDA DA PRESSÃO ARTERIAL E AVALIAÇÃO DO DANO VASCULAR

13

Medida no consultório da pressão arterial

Ana Luiza Lima Sousa
Andréa Cristina de Sousa
Diana da Silva Teixeira
Weimar Kunz Sebba Barroso

CONSULTA RÁPIDA

Medida da pressão arterial em consultório

- Deve ser realizada em toda visita clínica do paciente, independentemente da especialidade e categoria profissional.
- Os valores da pressão arterial medida em consultório podem ser utilizados para a classificação da doença hipertensiva.

A imprecisão da medida da PA

- Gera classificação incorreta.
- Perda do plano terapêutico.
- Classificação equivocada, com superestimação ou subestimação dos valores reais da pressão.
- Elevação desnecessária do risco cardiovascular.
- Custo e exposição a possíveis eventos adversos e a tratamentos desnecessários.
- Ausência de tratamento naqueles que forem mal avaliados.

Fatores que interferem na precisão da medida da pressão arterial

- Uso indiscriminado da braçadeira sem cuidado com o seu tamanho.
- Aplicação da braçadeira sobre a roupa e/ou em cima da fossa cubital.
- Colocar a campânula do estetoscópio sob a braçadeira.
- Posição inadequada do braço do paciente durante a medida, como o posicionamento do braço em nível acima do recomendado, quando o paciente está sentado.
- Paciente em posição que compromete a medida da PA:
  - Pernas cruzadas, sem apoio para as costas e os pés.
  - Aparelhos sem manutenção e descalibrados.
  - Ambiente com falta de luminosidade e com ruídos também podem afetar as medidas.
  - Falta de preparo do paciente para a medida: sem ter ingerido cafeína recentemente, não ter realizado atividade física, esvaziamento da bexiga.
  - Erros no registro da medida realizada: tendência ao arredondamento dos valores, registro tardio e com viés de memória.

Erro	Variação
Medição única	Acima de 8 mmHg
Braço desnivelado com o coração	> 1,6mmHg/cm de diferença
Conversar durante a medida	Aumento de 20% PAS e PAD
Supino ou semirreclinado	> 8 mmHg PAS
Tamanho errado do manguito	PA superestimada 10-50 mmHg
Pernas cruzadas	Média de > 2-8 mmHg PAS

- A medida de pressão em consultório possui precisão limitada, pois faltam informações relevantes sobre a PA durante as atividades diurnas habituais e durante o sono.

INTRODUÇÃO

A determinação da pressão arterial para o diagnóstico de hipertensão e a verificação de controle dos níveis da pressão arterial (PA) tem se baseado principalmente em medições realizadas no braço sobre a artéria braquial, durante as visitas clínicas em consultório. Além disso a medição da PA indica a gravidade do diagnóstico, avalia a eficácia da terapia anti-hipertensiva e é responsável pela classificação de risco, devendo, pois, apresentar valores acurados[1-4].

A medida da pressão arterial deve ser realizada em toda visita clínica do paciente, independentemente da especialidade e da categoria profissional. O ambiente do consultório geralmente possui condições ideais para que a aferição da PA ocorra de modo correto, e as oportunidades devem ser utilizadas. Os valores da pressão arterial medidos em consultório podem ser utilizados para a classificação da doença hipertensiva e daí a necessidade de medidas sempre acuradas (Tabela I).

TABELA I Classificação da hipertensão arterial segundo medidas em consultório

Categoria	Sistólica (mmHg)		Diastólica (mmHg)
PA ótima	< 120	e	< 80
PA normal	120-129	e/ou	80-84
Pré-hipertensão	130-139	e/ou	85-89
Hipertensão de grau 1	140-159	e/ou	90-99
Hipertensão de grau 2	160-179	e/ou	100-109
Hipertensão de grau 3	≥ 180	e/ou	≥ 110

Fonte: Diretrizes Brasileiras de Hipertensão Arterial, 2021[6].

A imprecisão da medida da PA gera uma classificação incorreta, e esses resultados levam à perda do plano terapêutico, à classificação equivocada, com superestimação ou subestimação dos valores reais da pressão, à elevação desnecessária do risco cardiovascular, ao custo e à exposição a possíveis eventos adversos e a tratamentos desnecessários ou mesmo à ausência de tratamento naqueles que forem mal avaliados[5-6].

Estudo realizado na Alemanha, com mais de 17 mil pessoas, em pesquisa transversal, mostrou que 27,5% dos homens e 16,6% das mulheres não fizeram a medição da PA por um profissional de saúde no ano anterior; naqueles sem hipertensão conhecida, 34,1% dos homens e 23,6% das mulheres não tiveram sua PA medida nos últimos três anos[2], mostrando a negligência com esse procedimento.

Apesar da disponibilidade de equipamentos com tecnologias que tornam o método indireto de fácil acesso, a técnica correta e padronizada tem sido negligenciada desde a atenção primária até as unidades hospitalares. O procedimento da medida é complexo, uma vez que depende da aplicação correta, de cuidados e treinamento minucioso do observador e do paciente. É uma técnica rica em detalhes e com embasamento tecno-científico acurado.

EVOLUÇÃO HISTÓRICA DO MÉTODO DE MEDIDA DA PRESSÃO ARTERIAL

A primeira descrição de uma tentativa de avaliação da pressão arterial só foi documentada no século XVIII, quando o Reverendo Stephen Hales (1677-1761) introduziu uma cânula na artéria femoral esquerda de uma égua, conectando um tubo de vidro vertical e observou que o sangue apresentava movimentos pulsáteis[7]. Quase cem anos após o experimento de Hales, Jean-Léonard-Marie Poiseuille (1799-1869) substituiu o tubo de vidro por um tubo em U, com 20 cm e parcialmente cheio de mercúrio (Hg), chamado de "hemodinamômetro" (Figura 1), criando o precursor dos aparelhos de medida de pressão arterial que se seguiram[7-9].

A primeira medida da pressão arterial em um homem foi realizada em 1856 e de modo invasivo, com o cateterismo da artéria femoral pelo cirurgião J. Faivre[8,9]. Posteriormente, essa técnica de medida da PA foi completada por Scipione Riva-Rocci (1896-1937) que desenvolveu o método indireto da medida da pulsação do sangue na artéria braquial, por meio de uma braçadeira contendo uma câmera inflável (manguito), que ao ser preenchida com ar, ocluía a artéria e permitia a observação da pulsação no manômetro de mercúrio conectado[10].

O método construído por Riva-Rocci foi aprimorado em 1905 pelo médico Nikolai Sergeyevich Korotkoff (1874-1920) que acrescentou a técnica auscultatória para a medida da PA, identificando diferentes fases da pressão do sangue sobre a parede da artéria de acordo com os sons emitidos em: aparência, amolecimento, afinação, abafamento e desaparecimento[11].

MÉTODOS E TÉCNICA PARA MEDIÇÃO DE PRESSÃO ARTERIAL EM CONSULTÓRIO

A padronização da técnica de medida da PA, bem como os aspectos fisiológicos, ambientais e estruturais que cercam o paciente durante a medida devem ser alvo de atenção de todos os profissionais de saúde que realizam a medida, seja ela com método auscultatório ou oscilométrico (Tabela II).

Em consultório, a medida da PA deve ser inicialmente realizada nos dois braços e, caso seja identificada uma diferença maior que 15 mmHg da PAS entre os braços, isso deve ser relacionado com doença vascular ateromatosa. O braço com os valores mais elevados deve ser o eleito para as medidas subsequentes[6].

Método auscultatório

O método auscultatório de medir a pressão arterial é realizado com o auxílio do estetoscópio, para identificação dos sons de Koro-

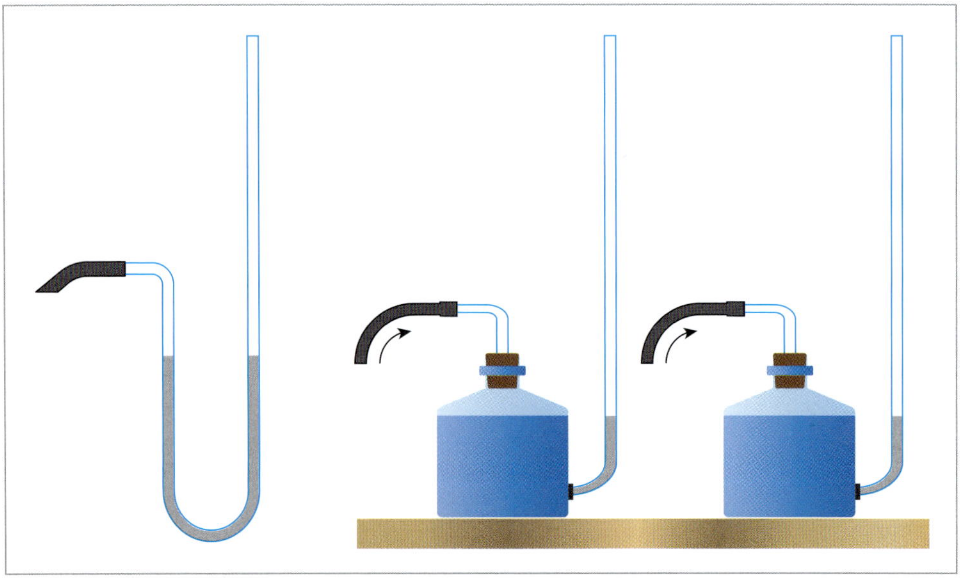

FIGURA 1 Hemodinamômetro de Poiseuille.

TABELA II Principais componentes do treinamento do observador para medição da pressão arterial

Componentes-chave para treinamento em medição de pressão arterial – método auscultatório
Competências físicas e cognitivas para realizar a medição auscultatória da PA:
Visão: o observador deve ser capaz de ver o mostrador do manômetro no nível dos olhos sem forçar e ler o esfigmomanômetro a não mais de um metro de distância **Audição:** o observador deve ser capaz de ouvir os sons de Korotkoff **Coordenação olho/mão/orelha:** o observador deve ser capaz de realizar a desinflação do manguito, ouvir os sons de Korotkoff e ler o manômetro simultaneamente
Avaliação de conhecimentos sobre: ▪ Diferentes tipos de viés do observador, especialmente para medições feitas manualmente ▪ Técnicas gerais e interpretação das medições ▪ Compreensão da variabilidade da PA por hora do dia, exercício e horário de consumo de medicamentos anti-hipertensivos
Observadores devem estar cientes da necessidade de: ▪ Posição correta da pessoa cuja PA está sendo medida ▪ Escolha de local tranquilo com temperatura ambiente adequada ▪ Usar dispositivos validados e com manutenção atualizada ▪ Certificar-se de que a pessoa não fale ou se mova durante os períodos de descanso e medição ▪ Certificar-se de que a pessoa não está com a bexiga cheia quando a PA é medida
As habilidades do técnico ou do fornecedor devem ser demonstradas avaliando: ▪ Posição do paciente ▪ Tamanho apropriado do manguito ▪ Registro da medição com precisão ▪ Relatório de níveis anormais ▪ Os observadores também devem saber como interpretar as leituras e comunicar ao paciente de forma compreensiva

Fonte: adaptado de Kallioinen et al., 2017[12].

tkoff e está sujeito a consideráveis variações interobservador. Fibrilação atrial e outras arritmias também causam dificuldade em ouvir os sons[13].

Para a execução desse método são utilizados equipamentos manuais ou semiautomáticos como serão vistos a seguir.

Esfigmomanômetros de mercúrio

O esfigmomanômetro de mercúrio, para aplicação do método auscultatório, foi referência para a medição da PA em consultório por mais de um século após sua introdução em 1896, por Scipione Riva-Rocci[14].

São aparelhos que requerem manutenção regular, pois são propensos a vazamentos, derramamentos e danos aos tubos de borracha e suas conexões[13].

Entretanto, em razão dos riscos de contaminação ambiental e de toxicidade do mercúrio, e conforme a NR15 do Ministério do Trabalho que define insalubridade de grau máximo para a fabricação e a manipulação de compostos orgânicos de mercúrio, o uso desse equipamento está proibido, tanto no Brasil pela Agência Nacional de Vigilância Sanitária (Anvisa), como no exterior[15].

Medir a pressão arterial com um esfigmomanômetro de mercúrio costumava ser (e ainda é, em alguns países) uma das primeiras habilidades práticas ensinadas a estudantes de cursos da saúde[13].

Esfigmomanômetros aneroides

Os esfigmomanômetros aneroides são os de uso mais comum, dada sua portabilidade e fácil manuseio[13]. Esse equipamento pode produzir leituras razoavelmente precisas, mas tem limitação importante, pois seu mecanismo de medição envolve peças mecânicas que requerem recalibração após uso repetido. Além disso, a escala milimétrica do manômetro exige maior acuidade visual do observador. Se a manutenção regular não é realizada na prática clínica, resulta em leituras imprecisas e inúteis[16].

A disponibilidade e o uso de equipamentos adequados e validados, independentemente do método, é o primeiro ponto a ser considerado para uma técnica de medida da PA realizada corretamente[17].

Método oscilométrico

O método oscilométrico facilita a medida da pressão arterial, pois os equipamentos disponibilizados excluem a necessidade da ausculta dos sons na parede da artéria. Um manguito é preso ao braço acima de uma artéria e primeiro inflado, aumentando a pressão dentro do manguito. A expansão pulsátil da artéria localizada abaixo do manguito é transferida para o manguito, e uma forma de onda oscilométrica é observada quando convertida por um transdutor de pressão. Com base na variação da forma de onda oscilométrica, com inflação e desinflação do manguito, as PA sistólica e diastólica são calculadas de acordo com um algoritmo[18].

Esse método é vantajoso porque nenhum transdutor precisa ser colocado sobre a artéria braquial e é menos suscetível a ruídos externos, com fácil recolocação do manguito, se necessário[19].

Existem disponíveis no mercado uma variedade de dispositivos de aferição de PA manuais, automáticos e semiautomáticos. Esses são os de mais fácil utilização e têm a grande vantagem de apresentarem valores com mais precisão que os equipamentos manuais, pois os valores podem ser lidos na tela do monitor. Como esses aparelhos realizam as medidas pela oscilação do pulso, aqueles indivíduos com arritmias cardíacas podem ter valores imprecisos. Deve ser notado que os aparelhos eletrônicos que fazem medidas no punho ou no dedo devem ser evitados na prática clínica por não apresentarem valores de pressão aplicáveis.

A compra de equipamentos não deve basear-se exclusivamente no custo financeiro, mas na relação do custo-benefício: quem vai utilizar, manutenção acessível, atender **às** demandas de uso constante, portabilidade e validação de acordo com as condições e os protocolos estabelecidos pelas agências sanitárias regulatórias[6,20-22]. Todos os tipos de aparelhos devem ser validados pelo protocolo do país, calibrados e verificados anualmente em local designado pelo Instituto de Pesos e Medidas (Inmetro), mantendo verificação eventual, caso o observador julgue necessário, após seu conserto ou sua manutenção[23].

De acordo com a Portaria Inmetro n. 24, de 22 de fevereiro de 1996, para os esfigmomanômetros mecânicos do tipo aneroide, e a Portaria Inmetro n. 96, de 20 de março de 2008, para os esfigmomanômetros eletrônicos digitais de medição não invasiva, recomenda-se que: as unidades de saúde devem verificar a existência do selo do Inmetro, antes da colocação do aparelho em uso[24]. É possível identificar diversos aparelhos para a medida da pressão, consultando o *site*: www.dableducational.org/sphygmomanometers/devices_2_sbpm.html. Acesso em: 12 mar. 2022.

A má conservação dos aparelhos e a não calibração deles são reflexos da falta de padronização institucional quanto a aferição da PA. A inadequada calibração e manutenção dos esfigmomanômetros levam a superestimar ou até mesmo subestimar os valores da PA encontrados, pois qualquer ruído de medição, artefato de sinal ou arritmia cardíaca pode distorcer significativamente os resultados[25].

FATORES QUE INTERFEREM NA MEDIDA DA PRESSÃO ARTERIAL

Na dependência do método, se auscultatório ou oscilométrico, e mesmo do equipamento usado, existem fatores que podem afetar diretamente nos valores de pressão medidos. Esses fatores estão associados ao procedimento da medida, ao equipamento, à pessoa que está sendo avaliada e ao ambiente em que a medida for realizada[23,24].

Um erro muito observado é o uso indiscriminado da braçadeira. Com frequência se tem notado que os profissionais da saúde usam braçadeira "padrão" para aferir PA de todos os pacientes, sem distinção de tamanho, peso ou idade. O tamanho da braçadeira interfere diretamente na PA, quando muito largo resulta em níveis da PA baixos, quando estreito, níveis elevados[26,27] (Tabela III).

TABELA III Erros comuns durante medições de rotina da pressão arterial intra-hospitalar e possíveis influências

Erro	Frequência (%)	Variação
Medição única	96	Acima de 8 mmHg
Braço desnivelado ao coração	69	> 1,6 mmHg/cm de diferença
Conversar durante a medida	41	Aumento de 20% PAS e PAD
Supino ou semirreclinado	39	> 8 mmHg PAS
Tamanho errado do manguito	36	PA superestimada 10-50 mmHg
Pernas cruzadas	15	Média de > 2-8 mmHg PAS

Fonte: adaptada de Rodrigues et al., 2018[4].

O tamanho correto da braçadeira deve ser calculado realizando-se a medida da circunferência do braço no ponto médio entre o acrômio e o olécrano, e a câmara de borracha deve ser de tamanho suficiente para envolver 80% do braço do paciente[27]. Isso pode ser ainda mais importante quando a medida está sendo realizada em uma pessoa obesa.

Na população obesa, é importante atentar não só para o tamanho adequado da braçadeira, mas também para o tipo de braço do paciente; negligenciar tais cuidados pode significar discrepâncias nas medidas da PA maiores do que 10 mmHg[27,28].

A acurácia da medida da PA é influenciada fortemente pela posição do paciente e de seu braço durante a medida. A posição do paciente e seu preparo para a aferição da PA também são fatores importantes e que, quando não atendidos, podem comprometer os resultados da medida[26-30].

O posicionamento do braço em nível acima do recomendado, quando o paciente está sentado[31], manter as pernas cruzadas durante a medição[32] e não atentar para apoio para as costas e os pés[33] são fatores que podem estar associados com os valores da PA, superestimando-os em valores acima de 10 mmHg, e consequente redução de acurácia[23,26].

Estudo que comparou medidas entre normotensos e hipertensos, observando a posição e o apoio do braço, identificou um aumento dos valores de 4,87/4,81 mmHg entre hipertensos e 7,71/2,83 mmHg entre normotensos[34].

É importante que profissionais da área da saúde se atentem quanto às características do aparelho utilizado, avaliar quanto à presença do conjunto do aparelho, disponibilidade de braçadeiras correspondentes, higienização, troca de pilhas e manutenção periódica, a fim de garantir a melhor assistência possível, livre de negligências[35].

Fatores ambientais como temperatura da sala, ruídos, luminosidade, também podem afetar substancialmente os resultados das medidas e, na dependência do equipamento utilizado, invalidar o procedimento[10,24,36].

Também a exposição a alterações de temperatura ambiente tem efeito significativo nas PA, em que a pressão aumenta com a exposição a temperaturas baixas e a diminui a temperaturas altas. Com a diminuição da temperatura, ela pode ativar sistema nervoso simpático, aumentar a atividade da renina-angiotensina e elevar a PA, e quando ocorre o inverso, há a diminuição da PA em razão da expressão dos vasos sanguíneos na superfície, reduzindo a resistência periférica e consequentemente diminuição da PA[37].

Outros aspectos a serem observados independentemente do tipo de equipamento utilizado ou do método, é a prática de atividade física ou realização de uma refeição pesada minutos antes da aferição, pois ambas podem refletir em valores subestimados da pressão sistólica em até 30 mmHg e até 9 mmHg na diastólica[23].

Algumas etapas que também têm sido omitidas pelo profissional no atendimento aos pacientes: esvaziar a bexiga, coletar história do paciente, perguntar sobre exercício físico, comunicar a execução de uma segunda medida, não medição da circunferência braquial e não palpar o pulso radial ou braquial antes da aferição, no método auscultatório[24].

Com relação ao observador, existem erros recorrentes que evidenciam negligências habituais entre os profissionais de saúde. Alguns desses erros já reconhecidos são: hipoacusia, colocação da braçadeira em cima da roupa, inflação excessiva da bolsa, deflação muito rápida, olhos não alinhados ao manômetro, má utilização do estetoscópio no método auscultatório, além de tendência de arredondamento dos valores da PA quando no uso de escalas milimetradas e no registro em fichas clínicas[24].

As negligências ainda seguem quando os profissionais realizam apenas uma única medida da PA nos consultórios, refletindo incertezas para o diagnóstico clínico, chegando a 227% de margem de erro para PAD e 225% para PAS. São necessárias no mínimo três medidas para que se garanta maior confiabilidade no uso dos valores para diagnóstico da PA[4].

Alguns erros mais comuns encontrados durante medição da pressão arterial descritos, e o seu reflexo sobre os valores encontrados (Tabela III).

Após a medição, como parte do processo da técnica, é importante que o registro das medidas seja feito de forma correta e imediata. O registro do valor resultante após a aferição da PA é parte fundamental para acompanhamento clínico do paciente. Estudos têm se deparado com erros como arredondamento de valores que terminam em cinco ou zero, rasuras nos registros, caligrafia ilegível, falta de identificação do profissional, anotação incompleta e, até mesmo, o não registro do resultado encontrado na medição[36]. O reflexo desses erros implica uma assistência de menor qualidade, riscos durante a monitorização da PA, diagnósticos imprecisos e inadequação terapêutica[38].

DESVANTAGENS DA MEDIDA DE PRESSÃO EM CONSULTÓRIO

A medida de pressão em consultório é rotineiramente usada na prática; no entanto, possui precisão diagnóstica limitada, propiciando que alguns indivíduos sejam tratados, apesar de terem PA normal verdadeira ou usual (falsos-positivos clínicos ou hipertensão do avental branco) e alguns indivíduos não sejam tratados, apesar de um problema subjacente de hipertensão (falsos-negativos clínicos ou hipertensão mascarada). Com a medição de PA em consultório faltam informações relevantes sobre a PA durante as atividades diurnas habituais e durante o sono[39].

O uso de esfigmomanômetros manuais ou eletrônicos para diagnosticar hipertensão na prática clínica rotineira geralmente resultará em leituras de PA mais altas em relação a outros métodos[40].

BIBLIOGRAFIA

1. Maynarde IG, Jardim TV, Souza WKSB, Sousa ALL, Rocca AR, Lin, BYC, et al. Are patients' blood pressure levels being routinely measured in medical offices? Int. J. Cardiovasc. Sci. 2017;30(4).
2. Diederichs C and Neuhauser H. The frequency and determinants of blood pressure measurement by a health professional in Germany: a cross-sectional study. Medicine (Baltimore) 2019;98: e15093.
3. Williams B, Mancia G, Spiering W, Rosei EA, Azizi M, Burneier M, et al. 2018 Practice guidelines for the management of arterial hypertension of the European Society of Hypertension and the European Society of Cardiology: ESH/ESC Task Force for the Management of Arterial Hypertension. J Hypertens. 2018;36:2284-309.
4. Rodrigues Filho BA, Farias RF, Dos Anjos W. Evaluating the impact of measurement uncertainty in blood pressure measurement on hypertension diagnosis. Blood Press Monit. 2018;23(3):141-7.
5. Naschitz JE. Blood pressure management in older people: balancing the risks. Postgrad Med J. 2018;94(1112):348-53.
6. Barroso WKS, Rodrigues CIS, Bortolotto LA, Mota-Gomes MA, Brandão AA, Feitosa ADM, et al. Diretrizes brasileiras de hipertensão arterial arquivos brasileiros de cardiologia – 2020. Arq Bras Cardiol. 2021;116(3):142.
7. Pimenta AM, Alves M, Sena RR. Desenvolvimento do método indireto de aferição da pressão arterial e dos critérios de diagnóstico da hipertensão. Rev Min Enferm. 2008;12:8.
8. Introcaso L. História da medida da pressão arterial. Hiper Ativo. 1988;5:4.
9. O'Brien E, Fitzgerald D. The history of blood pressure measurement. J Hum Hypertens. 1994;8:9.
10. Vischer AS, Burkard T. Principles of blood pressure measurement – current techniques, office vs ambulatory blood pressure measurement. Adv Exp Med Biol. 2017;956:85-96.
11. Karamanou M, Papaioannou TG, Tsoucalas G, Tousoulis D, Stefanadis C, Androutsos G. Blood pressure measurement: lessons learned from our ancestors. Curr Pharm Des. 2015;21(6):700-4.
12. Kallioinen N, Hill A, Horswill MS, Ward HE, Watson MO. Sources of inaccuracy in the measurement of adult patients' resting blood pressure in clinical settings: a systematic review. J Hypertens. 2017;35(3):421-41.
13. Al-Riyami H, Nadar SK. The mercury sphygmomanometer: soon a museum piece! J Hum Hypertens. 2021;35(6):490-1.
14. O'Brien E. Ave atque vale: the centenary of clinical sphygmomanometry. Lancet. 1996;348(9041):1569-70.
15. Centro de Vigilância Sanitária (CVS). ANVISA proíbe termômetros e esfigmomanômetros com mercúrio e limita amálgamas às cápsulas pré-dosadas. 13 fev. 2019. Disponível em: http://www.cvs.saude.sp.gov.br/gt.asp?te_codigo=3#. Acesso em: 13 mar. 2022.
16. Stergiou GS, Alpert B, Mieke S, Asmar R, Atkins N, Eckert S, et al. A universal standard for the validation of blood pressure measuring devices: Association for the Advancement of Medical Instrumentation/European Society of Hypertension/International Organization for Standardization (AAMI/ESH/ISO) Collaboration Statement. J Hypertens. 2018;36:472-8.
17. Brady TM, Padwal R, Blakeman DE, Farrell M, Frieden T, Kaur P, et al. Blood pressure measurement device selection in low-resource settings: Challenges, compromises, and routes to progress. J Clin Hypertens (Greenwich). 2020;22(5):792-801.
18. Babbs CF. Oscillometric measurement of systolic and diastolic blood pressures validated in a physiologic mathematical model. Biomed Eng Online. 2012;11:56.
19. Borow KM and Newburger JW. Noninvasive estimation of central aortic pressure using the oscillometric method for analyzing systemic artery pulsatile blood flow: comparative study of indirect systolic, diastolic, and mean brachial artery pressure with simultaneous direct ascending aortic pressure measurements. Am Heart J. 1982;103:879-86.
20. Ringrose JS, Polley G, McLean D, Thompson A, Morales F, Padwal R. An assessment of the accuracy of home blood pressure monitors when used in device owners. Am J Hypertens. 2017;30:683-9.
21. Picone DS, Schultz MG, Otahal P, Aakhus S, Al-Jumaily AM, Black JA, et al. Accuracy of cuff-measured blood pressure: systematic reviews and meta-analyses. J Am Coll Cardiol. 2017;70(5):572-86.
22. Williams B, Mancia G, Spiering W, Rosei EA, Azizi M, Burnier M, et al. 2018 ESC/ESH Guidelines for the management of arterial hypertension: The Task Force for the management of arterial hypertension of the European Society of Cardiology

(ESC) and the European Society of Hypertension (ESH). Eur Heart J. 2018;39:3021-104.
23. Tolonen H, Koponen P, Naska A, Männistö S, Broda G, Palosaari T, et al. Challenges in standardization of blood pressure measurement at the population level. BMC Med Res Methodol. 2015;15.
24. Starke S, Santa Helena ET. (In)conformidades na mensuração da pressão arterial na atenção primária J Cadernos Saúde Coletiva. 2018;26(1).
25. Celler BG, Argha A, Le PN, Ambikairajah E. Novel methods of testing and calibration of oscillometric blood pressure monitors. PLoS One. 2018;13(8):e0201123.
26. Bilo G, Sala O, Perego C, Faini A, Gao Lan, Gluszewska A, et al. Impact of cuff positioning on blood pressure measurement accuracy: may a specially designed cuff make a difference? Hypertens Res. 2017;40(6):573-80.
27. Palatini P, Asmar R. Cuff challenges in blood pressure measurement. J Clin Hypertens (Greenwich). 2018;20(7):1100-3.
28. Ceglowski P, Lehane K, Chow C, Pelecanos A, Tognolini A, Eley V. Arm dimensions of patients with obesity and their experiences with blood pressure measurement: an observational study. Obesity (Silver Spring). 2020;28(4):718-23.
29. Brown RJL, Rich K, Treat-Jacobson D. Considerations for accurate blood pressure measurement in clinical care and research. J Vasc Nurs. 2019;37:274-6.
30. Keele-Smith R, Price-Daniel C. Effects of crossing legs on blood pressure measurement. Clin Nurs Res. 2001;10(2):202-13.
31. Picone DS, Schultz MG, Otahal P, Black JA, Bos WJ, Chen CH, et al. Influence of age on upper arm cuff blood pressure measurement. Hypertension 2020;75:(3):844-50.
32. Pinar R, Ataalkin S, Watson R. The effect of crossing legs on blood pressure in hypertensive patients. J Clin Nurs. 2010;19:1284-88.
33. Ringrose JS, Wong J, Yousefi F, Padwal R. The effect of back and feet support on oscillometric blood pressure measurements. Blood Press Monit. 2017;22(4):213-6.
34. Familoni OB and Olunuga TO. Comparison of the effects of arm position and support on blood pressure in hypertensive and normotensive subjects. Cardiovasc J S Afr. 2005;16:85-8.
35. Mesquita CT. The accuracy of blood pressure measurement. Int J Cardiovasc Sci. 2017;30(2).
36. Hwang KO, Aigbe A, Ju HH, Jackson VC, Sedlock EW. Barriers to accurate blood pressure measurement in the medical office. J Prim Care Community Health. 2018;9:2150132718816929.
37. Xu D, Zhang Y, Wang B, Yang H, Ban J, Liu F, et al. Acute effects of temperature exposure on blood pressure: an hourly level panel study. Environ Int. 2019;124:493-500.
38. Oliveira TMF, Almeida TCF. Adequação do manguito durante a medida da pressão arterial: uma revisão integrativa. Ciência & Saúde. 2015;8(1).
39. Parati G, Stergiou GS, Asmar R, et al. European Society of Hypertension guidelines for blood pressure monitoring at home: a summary report of the Second International Consensus Conference on Home Blood Pressure Monitoring. J Hypertens. 2008;26(8):1505-26.
40. Myers MG, Asmar R, Staessen JA. Office blood pressure measurement in the 21st century. J Clin Hypertens (Greenwich). 2018;20:1104-7.

Monitorização ambulatorial da pressão arterial (MAPA)

Fernando Nobre
Décio Mion Júnior

CONSULTA RÁPIDA

Principais indicações para a monitorização ambulatorial da pressão arterial (MAPA)

- Suspeita de hipertensão do avental branco (HAB)
- Suspeita de hipertensão mascarada (HM)
- Avaliação da eficácia terapêutica anti-hipertensiva
- Avaliação de sintomas, principalmente hipotensão
- **Hipertensão do avental branco**
  - Comportamento anormal no consultório e normal pela MAPA
- **Hipertensão mascarada**
  - Comportamento normal no consultório e anormal pela MAPA
- **Interpretação do exame**
  - Qualidade do procedimento
  - Número mínimo de medidas por período
  - Valores de anormalidade

Número na vigília	Número na vigília	Total
16	8	24

Período	Valores anormais
24 horas	≥ 130/80
Vigília	≥ 135/85
Sono	≥ 120/70

Indicação para a MAPA

- Avaliação do comportamento da pressão arterial em 24 h
- Avaliação da eficácia terapêutica
- Anti-hipertensiva nas 24 h
- Outras

Relatório

- Conclusões possíveis
  - Comportamento normal das pressões sistólica e diastólica no período avaliado
  - Comportamento anormal das pressões sistólica e diastólicas no período avaliado
  - Comportamento anormal da pressão sistólica no período avaliado
  - Comportamento anormal da pressão diastólica no período avaliado
- O tratamento referido parece exercer adequado controle das pressões sistólica e diastólica no período avaliado
- O tratamento referido parece não exercer adequado controle das pressões sistólica e diastólica no período avaliado
- O tratamento referido parece não exercer adequado controle da pressão sistólica no período avaliado
- O tratamento referido parece não exercer adequado controle da pressão diastólica no período avaliado

INTRODUÇÃO

A necessidade de medidas da pressão arterial (PA) fora do consultório é justificada para que sejam avaliadas as variações sofridas por essa variável biológica nas condições usuais de vida. Vários fatores podem interferir para determinar essas variações observadas. A Figura 1 mostra modificações da PA de acordo com as atividades desenvolvidas[1], sendo que em pacientes com hipertensão arterial sistêmica (HAS) elas tendem a ser de maior amplitude do que em pessoas com comportamento normal da PA. Durante o período de vigília, esses valores são, em geral, maiores do que os obtidos durante o período de sono.

Sabe-se também que, em geral, a PA obtida no consultório, em medidas casuais, é maior do que aquela registrada fora desse ambiente medida por métodos automáticos sem a presença do médico.

Anteriormente ao advento da monitorização ambulatorial da pressão arterial (MAPA) por 24 horas ou mais, os indivíduos eram divididos em dois grandes grupos de acordo com o seu comportamento da pressão arterial. Aqueles com elevação sustentada da PA eram identificados como hipertensos, enquanto os que se apresentavam com valores normais, definidos como normotensos.

Depois da MAPA, dois outros comportamentos passaram a ser considerados[2].

Um deles representado por pessoas que se apresentam com pressão arterial anormal no consultório, mas com normalidade pela MAPA, configurando-se o que se convencionou chamar de hipertensão do avental branco. Por outro lado, outro grupo foi definido como portadores de normotensão do avental branco ou hipertensão mascarada a partir do achado de comportamento da PA sistematicamente normal no consultório, mas claramente alterada na MAPA.

A Figura 2 mostra esses comportamentos hoje conhecidos de acordo com as características da PA obtida no consultório ou pela MAPA e suas respectivas prevalências.

Nesse contexto, a MAPA desempenha papel preponderante para o diagnóstico dos diversos comportamentos ou fenótipos da pressão arterial.

Adicionalmente, com o emprego desse método de registro da PA, pode-se obter ampla utilidade para o estabelecimento, além do diagnóstico, do prognóstico e da eficácia do tratamento da HAS.

Dentro dessas possibilidades de aplicação da MAPA é que se consubstanciarão essas considerações sobre esse método.

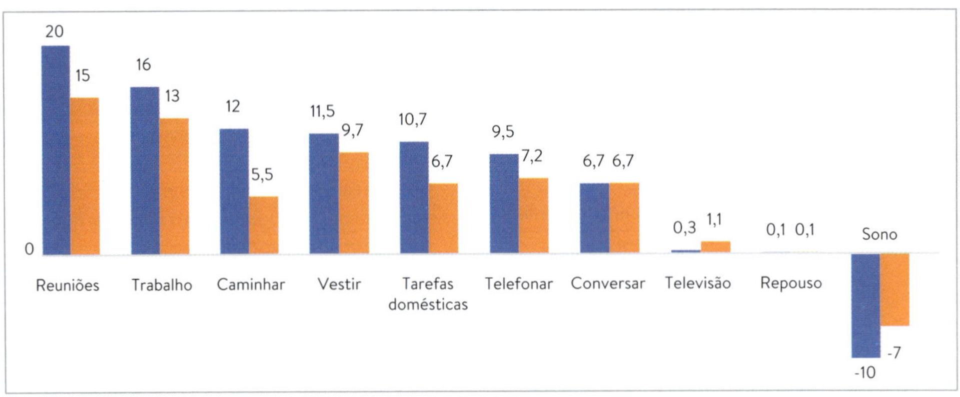

FIGURA 1 Comportamento da pressão arterial de acordo com as atividades realizadas.

Fonte: adaptada de Clark et al., 1987[1].

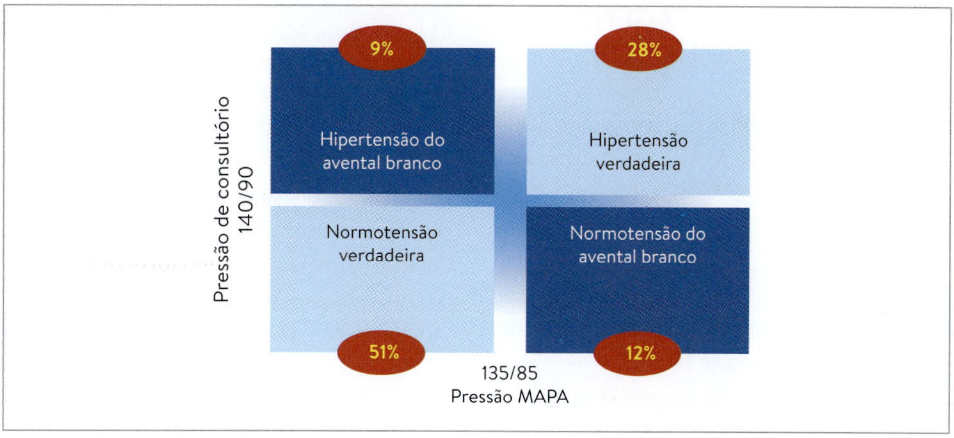

FIGURA 2 Possibilidades de classificação do comportamento da pressão arterial de acordo com medidas obtidas no consultório (medidas casuais) ou pela MAPA na vigília[2].

DEFINIÇÃO

A MAPA é método que se destina a registrar a pressão arterial, em geral por 24 horas (Figura 3), durante as atividades usuais das pessoas examinadas, incluindo o importantíssimo período de sono.

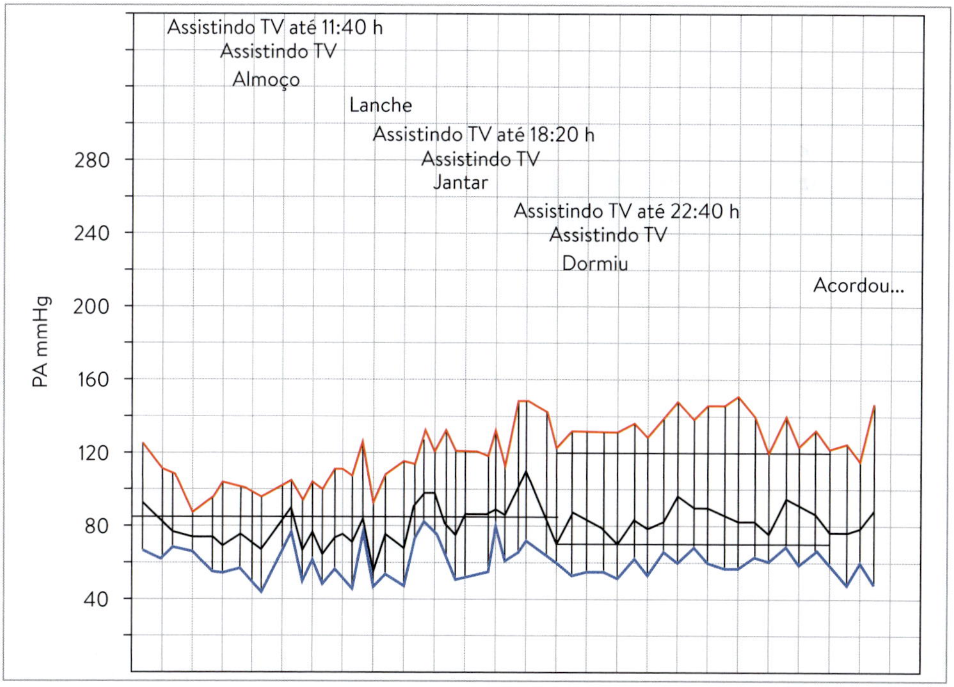

FIGURA 3 Monitorização ambulatorial da pressão arterial de 24 horas com os registros das principais atividades desenvolvidas durante o exame.

INDICAÇÕES, VANTAGENS, UTILIDADES E LIMITAÇÕES[3]

As principais indicações, vantagens, utilidades e limitações da MAPA estão expressas nas Tabelas I a IV.

TABELA I Indicações principais para o uso da MAPA[3]
Suspeita de hipertensão do avental branco.
Avaliação de normotensos no consultório com lesão de órgãos-alvo, ou seja, suspeita de hipertensão mascarada.
Avaliação da eficácia terapêutica anti-hipertensiva:
a) Quando a PA casual permanecer elevada apesar da otimização do tratamento anti-hipertensivo para diagnóstico de hipertensão arterial resistente ou efeito do avental branco; ou
b) Quando a pressão arterial casual estiver controlada e houver indícios da persistência, ou progressão de lesão de órgãos-alvo.
Avaliação de sintomas, principalmente hipotensão.

TABELA II Principais vantagens para o uso da MAPA[3]
Obtenção de múltiplas medidas nas 24 horas
Avaliação da PA durante as atividades cotidianas
Avaliação da PA durante o sono
Avaliação do padrão circadiano da PA
Avaliação das médias, cargas e variabilidade da PA
Identificação da "reação de alarme"
Atenuação do efeito placebo
Avaliação do efeito anti-hipertensivo nas 24 horas
Possibilidade de estratificação de risco

TABELA III Utilidades da MAPA[4]
Diagnóstico da hipertensão do avental branco em pacientes com hipertensão de consultório, mas sem Lesões em Órgãos-Alvo (LOA)*
Diagnóstico de hipertensão limítrofe sem LOA
Avaliação de hipertensão refratária*
Avaliação de hipertensão episódica*
Sintomas de hipotensão*
Decisão sobre o tratamento de hipertensão arterial sistêmica em idosos
Identificação de hipertensão noturna*
Manejo da hipertensão durante a gravidez
Avaliação da eficácia anti-hipertensiva na clínica ou em pesquisa

* Situações em que a MAPA poderá ser repetida.

TABELA IV Principais limitações para o uso da MAPA[3]
Braços que não permitam ajuste adequado do manguito
Valores muito elevados de PA sistólica
Situações clínicas associadas a distúrbios de movimento (p. ex., parkinsonismo) Pulsos muito irregulares, decorrentes de arritmias cardíacas (fibrilação e *flutter* atriais)
Hiato auscultatório quando empregado método auscultatório

MAPA PARA DIAGNÓSTICO E AVALIAÇÃO DO PROGNÓSTICO DOS DIVERSOS COMPORTAMENTOS OU FENÓTIPOS DA PRESSÃO ARTERIAL

O comportamento da PA entre os períodos de vigília e sono é estritamente relacionado ao ciclo nictemérico e influenciado por vários ritmos circadianos endógenos, bem como por fatores externos.

Alguns grupos de indivíduos e de doenças apresentam determinadas peculiaridades no comportamento da PA que podem ser identificadas por padrões específicos na MAPA[5]. Por exemplo, pessoas com hipertensão arterial secundária comumente apresentam-se com padrão de curva com o esperado e desejado descenso da pressão durante o sono ausente ou atenuado e elevação matinal exacerbada[5]; apneia do sono está, igualmente, relacionada à ausência ou redução de descenso da PA durante o sono com variabilidade aumentada[6].

Com a utilização da MAPA, é possível estabelecer com exatidão a que tipo de fenótipo da pressão arterial o examinando se enquadra.

Assim, hipertensão do avental branco, hipertensão mascarada (ou normotensão do avental branco), normotensão e hipertensão arterial sistêmica verdadeiras são definidas e as condutas e orientações pertinentes poderão ser tomadas. A Figura 2 exibe essas possibilidades e suas respectivas prevalências.

No caso da hipertensão do avental branco, já foi definido que o seu prognóstico não é tão benigno quanto em tempos passados se admitiu. Mancia et al.[7] definem que esse tipo de comportamento da PA está, em termos de prognóstico e importância, entre o risco dos pacientes com comportamento normal da PA e os hipertensos.

Dependendo do risco cardiovascular do portador de hipertensão do avental branco, o prognóstico pode ter características peculiares e as orientações para seguimento e condutas serem específicas. Em um estudo de avaliação de prognóstico de acordo com o risco estratificado e dividido em baixo e alto, Franklin et al.[8] definiram esse prognóstico, como mostrado na Figura 4.

De forma geral, pode-se concluir que o risco da hipertensão do avental branco não

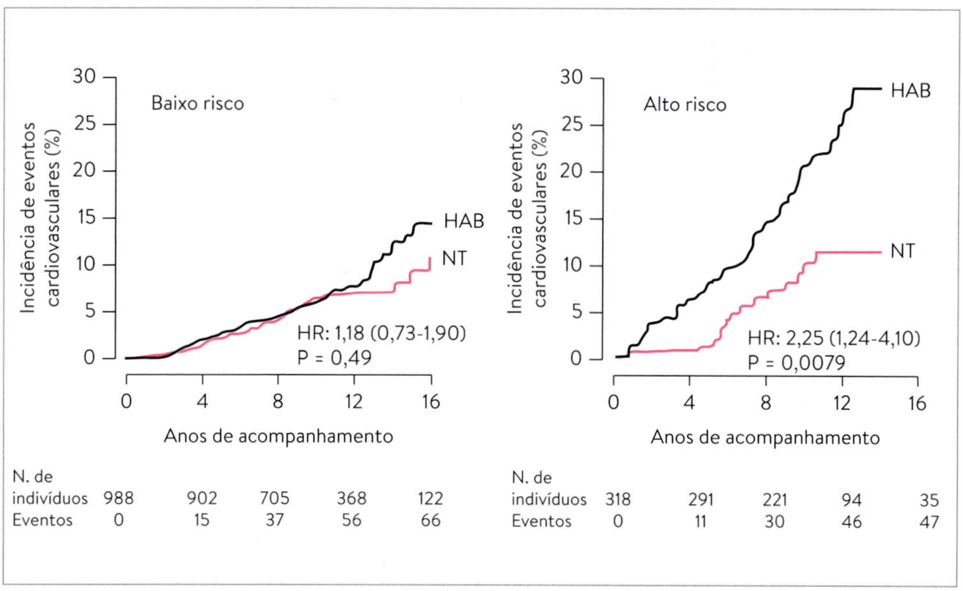

FIGURA 4 Comparação entre a sobrevida de pacientes com hipertensão do avental branco (HAB) e normotensos de conformidade com o risco cardiovascular global obtido e estratificado entre baixo e alto.

NT: normotensoso. Fonte: adaptada de Franklin et al., 2016[8].

é desprezível e esse fenótipo merece atenção, com repetição anual de avaliação da PA fora do consultório, pela MAPA ou MRPA, considerando a possibilidade de reversão do quadro para hipertensão arterial sustentada[9].

Quanto à hipertensão mascarada – situação em que a PA está sistematicamente normal nas medidas casuais ou de consultório com anormalidade na avaliação fora dele, MAPA por exemplo –, o prognóstico é mais sombrio, mostrando-se muito similar ao de pacientes com hipertensão arterial sustentada, sendo formalmente recomendada a medida fora do consultório por MAPA ou MRPA[10]. Sobretudo considerando-se o risco definido com relação a esse tipo de fenótipo (Figura 5)[11].

PRESSÃO ARTERIAL ENTRE A VIGÍLIA E O SONO COMO DETERMINANTE DE PROGNÓSTICO

A variação da pressão arterial entre a vigília e o sono, com uma redução desejável entre 10 e 20% durante o sono, é um preditor de eventos, conforme documentado no *Systolic Hypertension in Europe Trial*[12].

Segundo a VI Diretriz Brasileira de MAPA e a IV Diretriz Brasileira da MRPA[2], o comportamento das variações da PA entre vigília e sono deve ser expresso em conformidade com a Tabela V.

TABELA V Possíveis comportamentos das variações da pressão arterial entre a vigília e o sono

Descenso presente	≥ 10 ≤ 20
Descenso ausente ou ascensão da PA	< 0
Atenuado	> 0 < 10
Descenso acentuado	> 20%

Estudos têm demonstrado as relações de cada um desses comportamentos com prognóstico. A Figura 6 mostra as relações desses possíveis comportamentos com mortalidade total em uma população avaliada.

MAPA PARA AVALIAÇÃO DA EFICÁCIA TERAPÊUTICA ANTI-HIPERTENSIVA

As indicações tradicionais não preconizam a MAPA para a avaliação da eficácia terapêutica anti-hipertensiva de todos os pacientes hipertensos sob tratamento. Essa

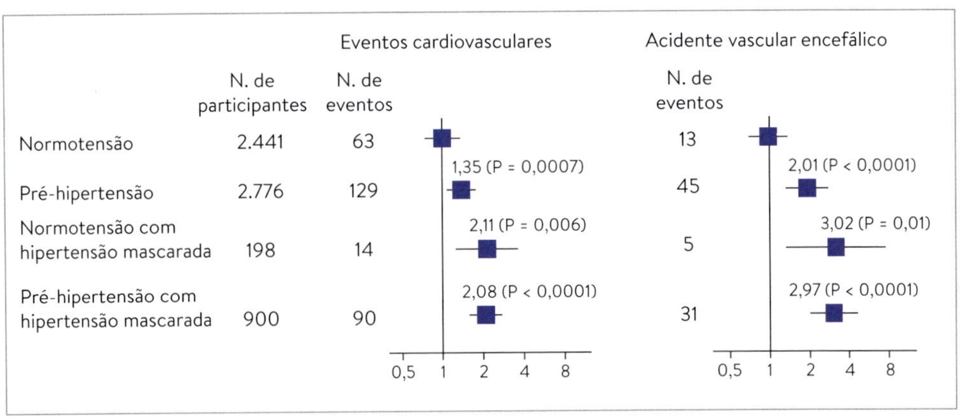

FIGURA 5 Eventos cardiovasculares e acidente vascular encefálico associado com hipertensão mascarada, pressão arterial na vigília em pacientes não tratados ou com pré-hipertensão.

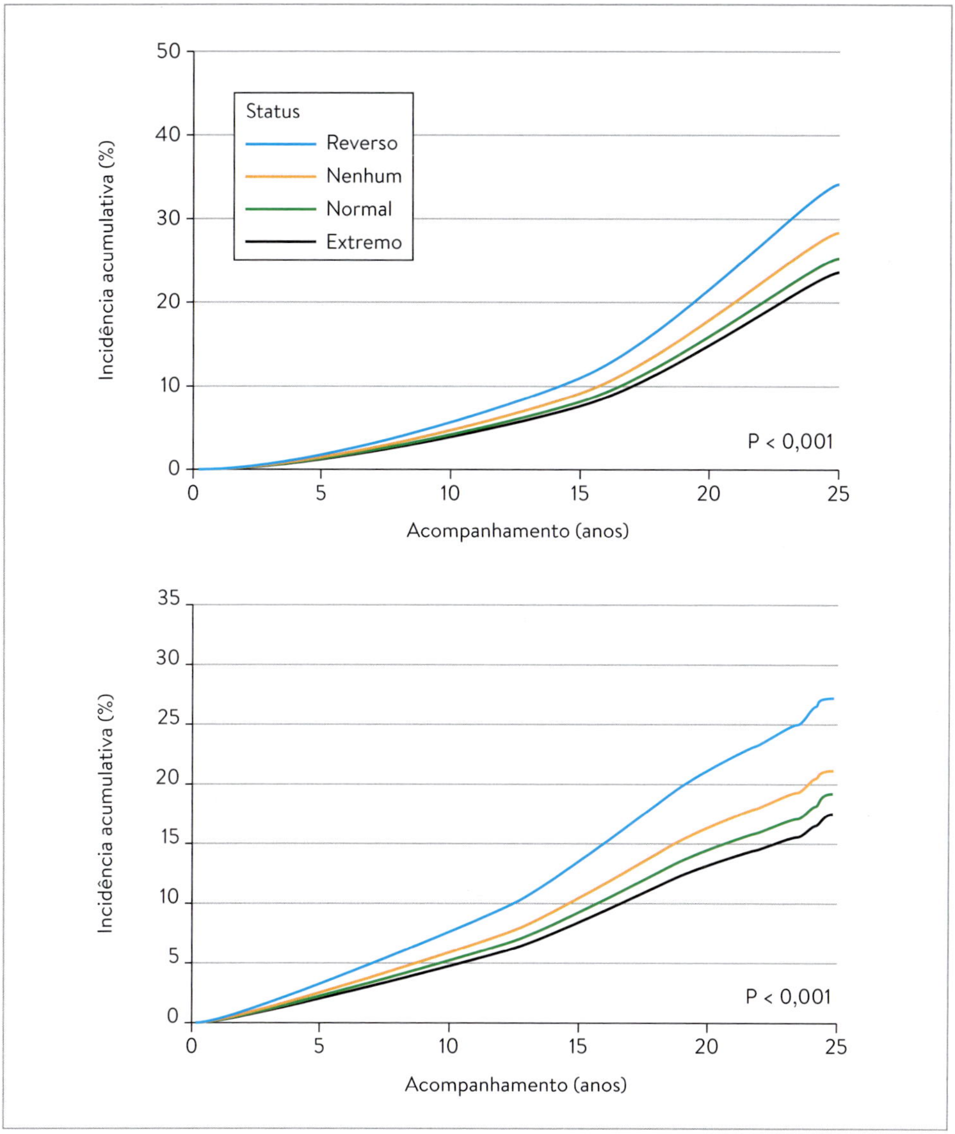

FIGURA 6 Correlações entre as diversas formas de variações da pressão arterial entre os períodos de vigília e sono[13].

prática seria onerosa, embora existam estudos disponíveis sobre uma relação entre custo e benefício favorável.

Apesar disso, nos últimos anos algumas indicações da MAPA para a orientação do tratamento anti-hipertensivo têm sido preconizadas. Em estudo prospectivo com 1.963 hipertensos acompanhados por um período médio de 5 anos, foi demonstrada a superioridade da MAPA na predição de eventos cardiovasculares, quando comparada a medidas de consultório. Nesse estudo, o incremento de um desvio-padrão na pressão arterial sistólica se associou a 34% de aumento do risco relativo para eventos cardiovasculares[14]. Resultados similares foram obtidos em uma análise *post hoc*, na qual foram avaliados 790 pacientes acompanhados por um período médio de 3,7 anos, quando o risco de eventos cardiovasculares foi inferior em hipertensos com controle adequado da pressão arterial avaliado por meio da MAPA comparado ao controle obtido em medidas isoladas de consultório[15].

Estudos longitudinais utilizando MAPA, desenhados especificamente para avaliação da eficácia terapêutica, são necessários antes de se generalizar as indicações do método a todos os hipertensos. Portanto, à luz das evidências atuais, sugerem-se as seguintes indicações da MAPA em hipertensos tratados: com suspeita de hipertensão arterial sistêmica durante o sono, com hipertensão refratária e naqueles com PA no consultório controlada, mas com indícios de progressão de lesão de órgãos-alvo.

INTERPRETAÇÃO DOS DADOS OBTIDOS

Protocolo para realização do exame

Recomenda-se que o aparelho seja programado para medir a PA no mínimo a cada 20 ou 30 minutos, de forma que, ao final das 24 horas, obtenham-se, ao menos, 16 medidas válidas no período da vigília e oito durante o sono[2].

No entanto, a juízo clínico, frente à possibilidade de perdas de medidas ou com o objetivo de avaliar sintomas, pode-se recomendar a realização de um número maior de medidas. Dependendo também do objetivo do exame, como, por exemplo, avaliar um subperíodo das 24 horas, um número maior de medidas que o preconizado, portanto, em intervalos de tempo menores, poderá ser feito.

Em geral, na maioria dos serviços, são programadas medidas durante a vigília a cada 15 ou 20 minutos, enquanto durante o sono elas são feitas com intervalos de 20 ou 30 minutos.

Emissão de laudo e interpretação dos resultados

Os dados que deverão constar em um relatório de MAPA, segundo a VI Diretriz de MAPA[2], são apresentados na Tabela VI.

TABELA VI Itens que necessariamente deverão constar em um relatório de MAPA
Data e horário de início e término do exame
Número e porcentagem das medidas realizadas e das efetivamente válidas
Médias de pressão arterial sistólica nas 24 h, vigília e sono
Médias de pressão arterial diastólica nas 24 h, vigília e sono
Comportamento da pressão arterial entre a vigília e o sono
Picos de pressão arterial
Episódios de hipotensão
Correlação entre atividades, sintomas e medicamentos
Conclusão

Não se deve estabelecer, em conformidade com as informações hoje disponíveis, diagnósticos de normotensão, HAS, hipertensão do avental branco ou normotensão do avental (hipertensão mascarada) utilizando-se a MAPA, pois estes são diagnósticos clínicos que, portanto, deverão ser firmados pelo médico que atende o paciente e o avalia à luz dos dados obtidos com a MAPA.

A quase totalidade dos exames de MAPA é solicitada com dois objetivos específicos: avaliação do comportamento da PA nas 24 horas e subperíodos como vigília e sono; ou avaliação da eficácia do tratamento anti-hipertensivo instituído.

Com essas informações, o médico que for dar o relatório do exame poderá, didaticamente, valer-se desses dois cenários e, frente a eles, ter algumas possibilidades de conclusões, como sugerido a seguir.

Quando o exame é solicitado para avaliar o comportamento da PA e o paciente não está fazendo uso regular de tratamento anti-hipertensivo:

- Comportamento normal da pressão arterial (sistólica e diastólica) no período avaliado.
- Comportamento anormal da pressão arterial (sistólica e diastólica) no período avaliado.
- Comportamento anormal da pressão arterial sistólica no período avaliado.
- Comportamento anormal da pressão arterial diastólica no período avaliado.

No caso de o exame ter sido solicitado porque interessa ao solicitante saber se o tratamento instituído mostra efetivo controle da PA, as possibilidades poderão ser as seguintes:

- O tratamento anti-hipertensivo referido como em uso sugere adequado controle da pressão arterial (sistólica e diastólica) no período avaliado.
- O tratamento anti-hipertensivo referido como em uso sugere inadequado controle da pressão arterial (sistólica e diastólica) no período avaliado.
- O tratamento anti-hipertensivo referido como em uso sugere inadequado controle da pressão arterial sistólica no período avaliado. O tratamento anti-hipertensivo referido como em uso sugere inadequado controle da pressão arterial diastólica no período avaliado.

Recomendamos que, ao final de um relatório, haja uma observação sempre necessária e cautelar para os exames em geral e para a MAPA em particular:

- A monitorização ambulatorial da pressão arterial, como os demais exames complementares em medicina, deve ser analisada de acordo com parâmetros clínicos a juízo do médico do paciente.
- Os relatórios quase sempre têm uma redação particular e, portanto, própria de cada médico que os realiza. Atendidas essas premissas, esse formato poderá ser utilizado.
- Para a análise do exame, devem-se considerar os valores de normalidade recomendados pelas principais diretrizes sobre o método[2,16,17].

Valores referenciais de normalidade[2,16,17]

Dentre os parâmetros obtidos pela MAPA, as médias de PA são os mais consistentes para serem analisados, por apresentarem correlação com diagnóstico, lesão em órgãos-alvo e prognóstico cardiovascular, tendo sido o único parâmetro relacionado à mortalidade, embora outros tenham sido analisados e demonstrado boa correlação com lesões em órgãos-alvo. As análises dos períodos de 24 horas, vigília e sono são consideradas essenciais para avaliação das médias de PA (Tabela VII).

TABELA VII Comportamento da pressão arterial na MAPA para adultos

Período	Valores anormais
24 horas	≥ 130/80
Vigília	≥ 135/85
Sono	≥ 120/70

BIBLIOGRAFIA

1. Clark LA, Denby L, Pregibon D, Harshfield GA, Pickering TG, Blank S, Laragh JH. A quantitative analysis of the effects of activity and time of

day on the diurnal variations of blood pressure. J Chron Dis. 1987;40:671-81.

2. VI Diretrizes Brasileiras de Monitorização Ambulatorial da Pressão Arterial IV e Monitorização Residencial da Pressão Arterial II. Arq Bras Cardiol. 2005;85(Supl II):1-18.
3. Diretrizes Brasileiras de MAPA V e MRPA III. Arq Bras Cardiol. 2011;97(3 supl.3):1-24.
4. Elliot WJ. Systemic hypertension. Curr Probl Cardiol. 2007;32(4):201-59.
5. Smolensky MH, Hermida RC, Castriotta RJ, Portaluppi F. Role of sleep-wake cycle on blood pressure circadian rhythms and hypertension. Sleep Medicine. 2007;8:668-80.
6. Portaluppi F, Provini F, Cortelli P, Plazzi G, Bertozzi N, Manfredini R, et al. Undiagnosed sleep-disordered breathing in male nondippers with essential hypertension. J Hypertens. 1997; 15(11):1227-33.
7. Mancia G, Facchetti R, Bombelli M, Grassi G, Sega R. Long-term risk of mortality associated with selective and combined elevation in office, home, and ambulatory blood pressure. Hypertension. 2006;47:846-53.
8. Franklin SS, Thijs L, Asayama K, Li Y, Hansen TW, Boggia J, et al.; IDACO Investigators. The cardiovascular risk of white-coat hypertension. J Am Coll Cardiol. 2016;68:2033-43.
9. Huang QF, Yang WY, Asayama K, Zhang ZY, Thijs L, Li Y, et al. Ambulatory blood pressure monitoring to diagnose and management of hypertension. Hypertension. 2021;77:254-64.
10. Stergiou GS, Palatini P, Parati G, O'Brien E, Januszewicz A, Lurbe E, et al.; on behalf of the European Society of Hypertension Council and the European Society of Hypertension Working Group on Blood Pressure Monitoring and Cardiovascular Variability. 2021 European Society of Hypertension Practice guidelines for office and out-of-office blood pressure measurement. J Hypertension. 2021;39:1-10.
11. Brguljan-Hitij J, Thijs L, Li Y, Hansen TW, Boggia J, Liu YP, Asayama K, Wei FF, Bjorklund-Bodegard K, Gu YM, et al.; International Database on Ambulatory Blood Pressure in Relation to Cardiovascular Outcome Investigators. Risk stratification by ambulatory blood pressure monitoring across JNC classes of conventional blood pressure. Am J Hypertens.2014;27:956-65.
12. Staessen JA, Thijs L, Fagard R, O'Brien ET, Clement D, de Leeuw PW, et al. Predicting cardiovascular risk using conventional vs ambulatory blood pressure in older patients with systolic hypertension. Systolic Hypertension in Europe Trial Investigators. JAMA.1999;282:539-46.
13. Yang WY, Melgarejo JD, Thijs L, Zhang ZY, Boggia J, Wei FF, et al. Association of office and ambulatory blood pressure with mortality and cardiovascular outcomes. JAMA.2019;322(5):409-420.
14. Clement DL, De Buyzere ML, De Bacquer DA, de Leeuw PW, Duprez DA, Fagard RH, et al.; Office versus Ambulatory Pressure Study Investigators. Prognostic value of ambulatory blood-pressure recordings in patients with treated hypertension. N Engl J Med.2003;348(24):2407-15.
15. Verdecchia P, Reboldi G, Porcellati C, et al. Risk of cardiovascular disease in relation to achieved office and ambulatory blood pressure control in treated hypertensive subjects. J Am Coll Cardiol. 2002;39:878-885.
16. Mancia G, Fagard R, Narkiewicz K, Redon J, Zanchetti A, Böhm M, et al. 2013 ESH/ESC guidelines for the management of arterial hypertension: the Task Force for the Management of Arterial Hypertension of the European Society of Hypertension (ESH) and of the European Society of Cardiology (ESC). Eur Heart J. 2013;34:2159-219.
17. Williams B, Mancia G, Spiering W, Agabiti Rosei E, Azizi M, Burnier M, et al.; ESC Scientific Document Group. 2018 ESC/ESH Guidelines for the management of arterial hypertension. Eur Heart J. 2018;39:3021-104.

15

Monitorização residencial da pressão arterial (MRPA/ MAPA 5d) e automedida da pressão arterial

Annelise Machado Gomes de Paiva
Audes Diógenes de Magalhães Feitosa
Marco Antônio Mota-Gomes
Wilson Nadruz Junior

CONSULTA RÁPIDA

Principais indicações para a MRPA

- Confirmação diagnóstica da hipertensão arterial sistêmica (HAS).
- Identificação e acompanhamento da hipertensão do avental branco.
- Identificação e quantificação do efeito do avental branco.
- Identificação e acompanhamento da hipertensão mascarada.
- Identificação e quantificação do efeito de mascaramento.
- Verificação da eficácia do tratamento anti-hipertensivo.
- Confirmação diagnóstica da hipertensão arterial resistente.

Hipertensão do avental branco

- Comportamento anormal no consultório e normal pela MRPA.

Hipertensão mascarada

- Comportamento normal no consultório e anormal pela MRPA.

Interpretação do exame

Qualidade do procedimento

Número de medidas válidas	Mínimo de 14 medidas ao longo de 4 dias
Valores anormais	PAS ≥ 130 e/ou PAD ≥ 80 mmHg

Indicação para a MRPA (para laudo)

- Preferir o relatório automatizado e a média das leituras armazenadas na memória do equipamento. Caso contrário, revisar as leituras relatadas em um diário.
- Avaliar a MRPA (mínimo de 14 medidas válidas, distribuídas entre os vários dias de exame).
- Dos 5 dias, o primeiro (na clínica) é descartado do cálculo da média, mas todas as outras medidas entram no cálculo da média. As medidas da clínica são utilizadas para o cálculo da diferença clínica/MRPA.
- As medidas isoladas têm pouca precisão diagnóstica.
- A média da MRPA ≥ 130/80 mmHg diagnostica HAS.

Relatório

Conclusões possíveis

- O comportamento da pressão arterial durante os dias de monitorização foi normal (ou anormal); informado (ou não informado) uso de medicação anti-hipertensiva durante a realização do exame.
- O protocolo atual suprime as medidas realizadas no primeiro dia (clínica): nesse caso, houve (ou não) reação de alarme (ou de mascaramento).

INTRODUÇÃO

As diversas diretrizes nacionais e internacionais[1,2] reconhecem a importância das medidas da pressão arterial (PA) realizadas fora do consultório no diagnóstico e acompanhamento dos pacientes, aconselhando, sempre que possível, a validação das medidas realizadas no consultório por meio da monitorização ambulatorial da pressão arterial (MAPA), da monitorização residencial da pressão arterial (MRPA) ou da automedida da pressão arterial (AMPA).

A construção histórica da MRPA no Brasil iniciou com trabalhos realizados por um grupo de pesquisadores no ano de 1998[3]. Em 8 de abril de 2019, após mais de 20 anos de execução do método, a MRPA foi reconhecida pela Associação Médica Brasileira (AMB) e incorporada na tabela de Classificação Brasileira Hierarquizada de Procedimentos Médicos (CBHPM) como MAPA 5d (MAPA de cinco dias)[4]. A MRPA é um método já bem estabelecido, com quatro diretrizes produzidas para organização e sistematização da metodologia, e é considerada tão eficaz quanto a MAPA para monitorização da PA fora do consultório[5].

Apesar das semelhanças, a MRPA não deve ser confundida com a AMPA. O fácil acesso a equipamentos automáticos digitais propiciou a utilização da automedida no seguimento do paciente hipertenso e a pandemia provocada pela Covid-19 acelerou esse processo. Assim, a Diretriz Brasileira de Hipertensão Arterial (DBHA 2020)[1] evidenciou a importância da AMPA como um método que pode contribuir no diagnóstico, acompanhamento e tratamento dos hipertensos.

A seguir, faremos algumas considerações sobre os dois métodos.

DEFINIÇÃO

Segundo a Diretriz Brasileira de Monitorização Residencial da Pressão Arterial[6], a MRPA é o método destinado a fazer os registros da PA por longo período, fora do ambiente do consultório. Deve ser feita por indivíduo treinado para tal (o paciente ou qualquer outra pessoa), com equipamento validado, calibrado e provido de memória. Sua característica fundamental é obedecer a um protocolo previamente estabelecido e normatizado (o qual está descrito mais adiante). Diferencia-se da AMPA, que é realizada com equipamento automático do próprio paciente, e não obedece a nenhum protocolo preestabelecido. As medidas são realizadas aleatoriamente e feitas por decisão do próprio paciente ou até a pedido médico.

A evolução tecnológica permitiu o acesso a equipamentos mais modernos e capazes de aumentar a acurácia das medidas, com modelos automatizados, portadores de memória e conectados a plataformas ou aplicativos para monitoramento remoto.

INDICAÇÕES, VANTAGENS E LIMITAÇÕES

As principais indicações, vantagens e limitações da MRPA estão nas Tabelas I a III.

TABELA I Principais indicações para o uso da monitorização residencial da pressão arterial (MRPA)[6,7]
Confirmação diagnóstica da hipertensão arterial sistêmica
Identificação e seguimento da hipertensão arterial do avental branco
Identificação e quantificação do efeito do avental branco
Identificação e seguimento da hipertensão mascarada
Identificação e quantificação do efeito de mascaramento
Verificação da eficácia do tratamento anti-hipertensivo
Confirmação diagnóstica da hipertensão arterial sistêmica não controlada e/ou resistente

TABELA II Principais vantagens para o uso da monitorização residencial da pressão arterial (MRPA)[6,7]
Maior número de medidas da pressão arterial e em diferentes dias
Minimiza a reação de alarme
Fornece os fenótipos da hipertensão arterial sistêmica
Boa reprodutibilidade
Baixo custo
Boa aceitação pelos pacientes (inclusive crianças, adolescentes e idosos)
Melhora a adesão medicamentosa
Aumenta as taxas de controle da pressão arterial
Auxilia na avaliação prognóstica

TABELA III Principais limitações para o uso da monitorização residencial da pressão arterial (MRPA)[6,7]
Possibilidade de erros na obtenção das medidas da pressão arterial
Possibilidade de indução de ansiedade em alguns pacientes
Pacientes com arritmias (fibrilação atrial, extrassístoles frequentes, bradicardia sinusal)
Equipamentos sem validação

A AMPA é um método capaz de aumentar o cuidado do paciente para com sua doença e propiciar maior adesão ao tratamento, além de oferecer ao profissional de saúde mais informações sobre o comportamento da PA no dia a dia do indivíduo[8]. Algumas limitações do método incluem a qualidade dos equipamentos utilizados (os equipamentos de punho devem ser desestimulados e, se não for possível, preferir aqueles validados, com sensor de altura e movimento) e a não utilização de um protocolo preestabelecido. As medidas isoladas têm pouca precisão diagnóstica, dessa forma, é importante pedir medidas em vários dias e momentos diferentes. Preferencialmente, desprezar a primeira medida por conta da reação de alarme.

MRPA PARA DIAGNÓSTICO DOS DIVERSOS COMPORTAMENTOS DA PRESSÃO ARTERIAL

Quando a PA é avaliada por medidas obtidas no consultório e fora dele (MRPA ou MAPA), os indivíduos são classificados nos diversos fenótipos da hipertensão arterial sistêmica (Figura 1). Nos indivíduos não tratados, temos os seguintes fenótipos: normotensão verdadeira (PA dentro e fora do consultório não elevadas); hipertensão sustentada (PA dentro e fora do consultório elevadas); hipertensão do avental branco (PA elevada no consultório e não elevada em casa) e hipertensão mascarada (PA não elevada no consultório e elevada em casa).

Nos indivíduos tratados, podem ser observados os seguintes fenótipos (Figura 1): hipertensão controlada (PA dentro e fora do consultório não elevadas); hipertensão sustentada não controlada (PA dentro e fora do consultório elevadas); hipertensão do avental branco não controlada (PA elevada no consultório e não elevada em casa) e hipertensão mascarada não controlada (PA não elevada no consultório e elevada em casa).

CARACTERÍSTICAS ASSOCIADAS AOS FENÓTIPOS DA PA OBTIDOS PELA MRPA

Informações para estabelecimento de efeito do avental branco e de mascaramento foram estabelecidas por pesquisas nacionais[11]. Nesses estudos, os pontos de corte de 15/9 mmHg e -1/-1 mmHg mostraram os melhores desempenhos para detectar pacientes hipertensos tratados com hipertensão do avental branco não controlada (HABNC) e hipertensão mascarada não controlada (HMNC), respectivamente. Portanto, a presença de efeito do avental branco e de mascaramento pode ser útil para identificar candidatos preferenciais para medidas mais rotineiras de MRPA[7].

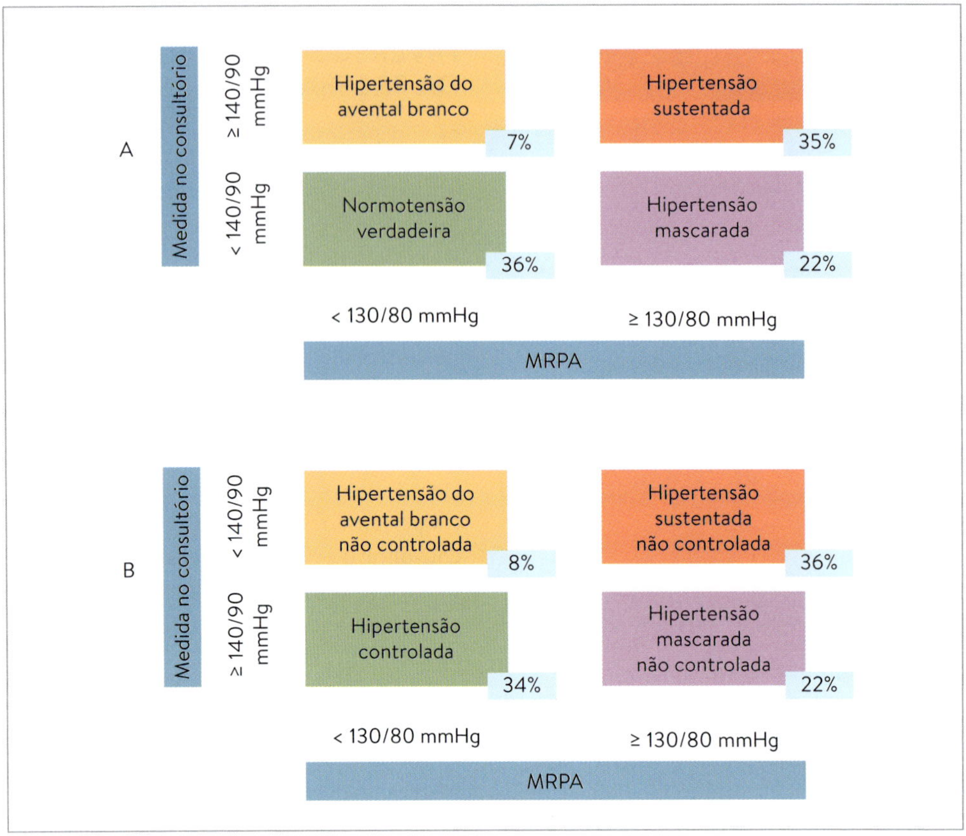

FIGURA 1 Fenótipos da hipertensão arterial sistêmica por meio da MRPA e suas prevalências em indivíduos não tratados (A) e em hipertensos tratados (B)[9].

Por outro lado, a análise de uma grande amostra de indivíduos submetidos à MRPA mostrou que hipertensão sistólica isolada e hipertensão diastólica isolada no consultório foram associadas à maior prevalência de hipertensão do avental branco e hipertensão não controlada do avental branco quando comparada com hipertensão sistólico-diastólica em todas as faixas etárias. Em particular, hipertensão sistólica isolada tratada e não tratada com idade inferior a 60 anos e hipertensão diastólica isolada tratada de todas as idades foram os grupos de maior risco de ter fenótipos de hipertensão do avental branco[10]. Investigação que teve como objetivo identificar a prevalência e as características clínicas da hipertensão mascarada em uma grande amostra multicêntrica brasileira submetida à MRPA observou que a hipertensão mascarada tem prevalência significativa em indivíduos com PA sistólica no consultório entre 130 e 139 mmHg, e PA diastólica entre 85 e 89 mmHg, sendo assim maior em pacientes com pré-hipertensão arterial sistêmica e ainda maior em pacientes que já utilizam medicação anti-hipertensiva[11].

Estudo recente[9] investigou o impacto da alteração do ponto de corte da MRPA anormal de ≥ 135/85 para ≥ 130/80 mmHg na prevalência de fenótipos de hipertensão arterial sistêmica, considerando um ponto de corte anormal da PA no consultório de ≥ 140/90 mmHg. Em conclusão, esse estudo mostrou que mudar o corte anormal de MRPA de ≥ 135/85 para ≥ 130/80 mmHg e manter o corte anormal de consultório em ≥ 140/90 mmHg foram associados a aumentos na prevalência de hipertensão arterial sistêmica fora do consultório e fenótipos de hipertensão não controlada.

MRPA PARA AVALIAÇÃO DA EFICÁCIA TERAPÊUTICA ANTI-HIPERTENSIVA

Uma das principais indicações da MRPA é o seguimento em longo prazo de hipertensos em tratamento, permitindo uma maior segurança para perseguir as metas preconizadas pelas diretrizes.

A elevada prevalência de HABNC e HMNC sugere que, quando a decisão terapêutica é baseada apenas nas medidas obtidas em consultório, podemos adotar condutas inadequadas, o que tem potencial impacto na abordagem e no seguimento dos pacientes hipertensos. Nesse contexto, um estudo[12] evidenciou que as classes de anti-hipertensivos se associaram com comportamentos distintos nas medidas domiciliares. Assim, o uso da MRPA deve ser considerado no acompanhamento de hipertensos tratados para avaliação da eficácia anti-hipertensiva.

INTERPRETAÇÃO DOS DADOS OBTIDOS

Protocolo para realização do exame

O protocolo utilizado para a obtenção das medidas residenciais da PA deve seguir as recomendações da Diretriz Brasileira de MRPA[6]. É recomendada a realização de três medidas pela manhã e três ao entardecer/anoitecer, por 4 dias consecutivos, com intervalos de um minuto entre as medidas. Nesse protocolo, teremos idealmente 24 medidas válidas, considerado como padrão mínimo de qualidade o registro de, pelo menos, 14 medidas válidas, distribuídas entre os vários dias de exame.

Devem ser excluídas medidas discrepantes, tais como PAD > 140 mmHg e < 40 mmHg, PAS < 70 mmHg e > 250 mmHg, assim como pressão de pulso < 20 mmHg ou > 100 mmHg, desde que não exista justificativa clínica para preservá-las no conjunto de medidas obtidas.

O período sugerido é de, no mínimo, 5 dias. No primeiro dia, temos as medidas do consultório. As medidas do primeiro dia devem ser excluídas; porém, as medidas da clínica devem ser utilizadas para avaliação da reação de alarme e mascaramento.

Emissão de laudo e interpretação dos resultados

Laudo

O laudo deve conter a média de todas as medidas realizadas no domicílio, suprimindo as medidas feitas no primeiro dia no ambiente médico, com a seguinte descrição "esta MRPA teve uma média de ___/___ mmHg. São considerados valores anormais de PA na MRPA a média igual ou superior a 130/80 mmHg.

Conclusões

1. O comportamento da PA durante os dias de monitorização foi normal (ou anormal);
2. Informado (ou não informado) uso de medicação anti-hipertensiva durante a realização do exame;
3. O protocolo atual suprime as medidas realizadas no primeiro dia (clínica): nesse caso houve (ou não) reação de alarme (ou de mascaramento).

Valores referenciais de normalidade

A DBHA 2020 recomenda que os valores de anormalidade de MRPA passem a ser ≥

130/80 mmHg, em substituição aos valores ≥ 135/85 mmHg recomendados previamente pela 7ª Diretriz Brasileira de Hipertensão Arterial[5] e pelas 6ª Diretrizes de Monitorização Ambulatorial da Pressão Arterial e 4ª Diretrizes de Monitorização Residencial da Pressão Arterial.[6]

Estudos publicados na última década demonstram que valores de normalidade para MRPA são mais próximos de 130/80 mmHg do que 135/85 mmHg, dando suporte à mudança nos valores de referência de MRPA para 130/80 mmHg. Também, existem evidências obtidas em pacientes sob tratamento anti-hipertensivo que dão suporte adicional à recomendação de que valores ≥ 130/80 mmHg sejam utilizados para detectar indivíduos com comportamento anormal da MRPA. Além disso, é importante lembrar que a MAPA na vigília e a MRPA são medidas distintas da PA e, consequentemente, podem apresentar valores de normalidade diferentes[13].

Em relação à AMPA, a DBHA 2020[1] sugeriu que os valores de anormalidade fossem iguais aos da MRPA (Tabela IV).

TABELA IV Valores de anormalidade da pressão arterial na MRPA e AMPA para adultos

Métodos	Valores anormais
MRPA	≥ 130/80 mmHg
AMPA	≥ 130/80 mmHg

CONSIDERAÇÕES FINAIS

No Brasil, temos duas maneiras, propostas em diretrizes, para avaliação da PA por meio das denominadas automedidas. A MRPA, bem definida neste capítulo, que já construiu quatro diretrizes, e que desde 2019 aparece na tabela de honorários da AMB (CBHPM) com a denominação MAPA 5d. O equipamento pertence ao médico ou à unidade de saúde, que fornece ao paciente, cobrando por essa utilização e pela análise dos resultados. Desde a última diretriz (2020), a denominação AMPA foi fortalecida e colocada para uso na prática clínica. Nesse caso, o equipamento pertence ao próprio paciente e nada lhe é cobrado. Existe plataforma que organiza de maneira gratuita esses dados da AMPA, e um protocolo de sete medidas, realizadas em dois ou três dias, foi sugerido. Para isso, considera-se que esses equipamentos sejam validados, estejam calibrados, e tenham uso preferencial com manguitos de braço. A AMPA realizada em diversos países como Estados Unidos, todo o continente Europeu, Japão e Canadá tem formato diferente dos dois modelos utilizados no Brasil. No geral, propõem-se dois tipos de protocolo: (1) um protocolo de 7 dias, com duas medidas pela manhã e à noite (pelo menos 3 dias); (2) outro protocolo com medidas mais espaçadas (medidas em duplicata uma ou duas vezes por semana (mais frequente) ou por mês (requisito mínimo) surge como uma sugestão de acompanhamento[2]. Então, em resumo temos três formas diferentes de avaliar a pressão fora dos consultórios, com valores, indicações e protocolos distintos. Atualmente, o valor atribuído para a normalidade no Brasil (≥ 130/80 mmHg), tanto para a MRPA quanto para a AMPA, difere do resto do mundo (≥ 135/85 mmHg)[2].

BIBLIOGRAFIA

1. Barroso WKS, Rodrigues CIS, Bortolotto LA, Mota-Gomes MA, Brandão AA, Feitosa ADM, et al. Diretrizes Brasileiras de Hipertensão Arterial – 2020. Arq Bras Cardiol. 2021;116(3):516-658.
2. Stergiou GS, Palatini P, Parati G, O'Brien E, Januszewicz A, et al. European Society of Hypertension Council and the European Society of Hypertension Working Group on Blood Pressure Monitoring and Cardiovascular Variability. 2021 European Society of Hypertension practice guidelines for office and out-of-office blood pres-

sure measurement. J Hypertens. 2021;39(7):1293-302.

3. Gomes MAM, Pierin AMG, Segre CA, Mion Jr D. Monitorização residencial da pressão arterial e monitorização ambulatorial da pressão arterial versus medida de pressão arterial no consultório. Arq Bras Cardiol. 1998;71(4):581-5.
4. Associação Médica Brasileira – AMB. Resolução Normativa CNHM n. 040/2019.
5. Malachias MVB, Souza WKSB, Plavnik FL, Rodrigues CIS, Brandão AA, Neves MFT, et al. 7ª Diretriz Brasileira de Hipertensão Arterial. Arq Bras Cardiol. 2016;107(3Supl.3):1-83.
6. Nobre F, Mion Jr. D, Gomes MAM, Barbosa ECD, Rodrigues CIS, et al. 6ª Diretrizes de Monitorização Ambulatorial da Pressão Arterial e 4ª Diretrizes de Monitorização Residencial da Pressão Arterial. Arq Bras Cardiol. 2018;110(5Supl.1):1-29.
7. Feitosa ADM, Mota-Gomes MA, Barroso WS, et al. Blood pressure cutoffs for white-coat and masked effects in a large population undergoing home blood pressure monitoring. Hypertens Res. 2019;42(11):1816-23.
8. Shimbo D, Artenian N, Basile JN, Krakoff LR, Margolis K, Rackotz MK, et al. Self-measured blood pressure monitoring at home. A Joint Policy Statement From the American Heart Association and American Medical Association Circulation. 2020;142(4):e42-e63.
9. Feitosa ADM, Mota-Gomes MA, Barroso WS, et al. The impact of changing home blood pressure monitoring cutoff from 135/85 to 130/80 mmHg on hypertension phenotypes. J Clin Hypertens (Greenwich). 2021;23(7):1447-51.
10. Feitosa ADM, Mota-Gomes MA, Barroso WS, Miranda RD, Barbosa ECD, et al. Relationship between office isolated systolic or diastolic hypertension and white-coat hypertension across the age spectrum: a home blood pressure study. J Hypertens. 2020;38(4):663-70.
11. Magalhães JA, Lins-Filho OL, de Couto TLG, Silva MVFP, Lustosa TC, et al. Prevalence of masked hypertension evaluated by home blood pressure monitoring in a large sample of patients with office blood pressure < 140/90 mmHg. Blood Press Monit. 2021;26(3):224-229.
12. Barroso WKS, Feitosa ADM, Barbosa ECD, Brandão AA, Miranda RD, et al. Treated hypertensive patients assessed by home blood pressure telemonitoring. TeleMRPA Study. Arq Bras Cardiol. 2021.
13. Feitosa ADM, Mota-Gomes MA, Nobre F, Mion D Jr, Paiva AMG, et al. What are the optimal reference values for home blood pressure monitoring? Arq Bras Cardiol. 2021;116(3):501-3.

16

Fenótipos da pressão arterial e suas implicações para o prognóstico

Audes Diógenes de Magalhães Feitosa
Fabiana Gomes Aragão Magalhães Feitosa
Marco Antônio Mota-Gomes
Wilson Nadruz Junior

CONSULTA RÁPIDA

Fenótipos da pressão arterial e dos hipertensos tratados

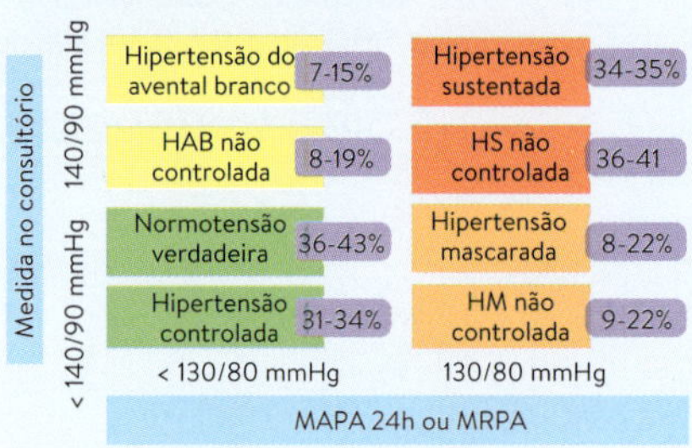

Quem deve ser avaliado com medidas fora do escritório

Suspeita de HAB e HABNC

- Pacientes não tratados ou tratados com PA sistólica ≥ 140 mmHg ou PA diastólica ≥ 90 mmHg, e PA < 180/110 mmHg em consultório.
- Pacientes com suspeita de hipertensão resistente.
- Pacientes tratados com sintomas de hipotensão arterial.
- Pacientes com hipertensão sistólica isolada ou diastólica isolada.

Suspeita de HM e HMNC

- Pacientes tratados ou não com PA sistólica no consultório entre 130 e 139 mmHg ou PA diastólica entre 85 e 89 mmHg.
- Pacientes tratados com terapia anti-hipertensiva que apresentam PA em consultório abaixo de sua meta, mas que tenham um critério:
  - Risco elevado de doença cardiovascular aterosclerótica
  - Doença renal crônica
  - *Diabetes mellitus*
  - Lesões de órgãos-alvo

Uso racional

A MAPA pode ser superior para a avaliação inicial e confirmação dessas condições em razão de sua maior sensibilidade e valor prognóstico, mas a MRPA pode ser uma melhor opção para monitoramento de longo prazo e titulação da medicação por conta de sua maior reprodutibilidade, tolerabilidade e viabilidade.

Tratamento de acordo com os fenótipos

Pacientes com HAB ou HABNC que têm PA fora do consultório consistentemente dentro ou abaixo da meta não devem ter terapia iniciada ou intensificada, respectivamente, em razão do risco de efeitos adversos do tratamento anti-hipertensivo potencialmente inapropriado. Os pacientes com HM ou HMNC devem ter início ou intensificação, respectivamente, do tratamento anti-hipertensivo.

Prognóstico dos fenótipos

A HAB não tratada parece estar associada a um maior risco de desfechos cardiovasculares em comparação com a normotensão, embora esse risco seja menor em magnitude do que o risco de HM ou HS. A HABNC não está associada a risco cardiovascular elevado em comparação com a HC.

A HAB tem um risco 3 a 4 vezes maior de desenvolver HS em 7 a 10 anos. A HM e HMNC estão consistentemente associadas a um risco aumentado de eventos adversos cardiovasculares maiores e mortalidade por todas as causas, semelhante ao da HS.

INTRODUÇÃO

Da observância das discrepâncias entre as medidas de pressão arterial (PA) no consultório e fora dele surgiram diversos fenótipos possíveis. Esses fenótipos servem tanto para a avaliação do diagnóstico quanto para a dos pacientes em tratamento anti-hipertensivo (Figura 1).

No diagnóstico, se as pressões no consultório e fora dele estiverem normais, tem-se a normotensão (NT); se estiverem anormais, diagnostica-se a hipertensão sustentada (HS); se as pressões no consultório estiverem elevadas e fora dele forem normais, revela-se a hipertensão do avental branco (HAB); e, por fim, se as pressões no consultório estiverem normais e fora dele forem anormais, tem-se o diagnóstico de hipertensão mascarada (HM)[1].

Em relação aos pacientes tratados com medicações anti-hipertensivas, se as pressões no consultório e fora dele estiverem normais, tem-se a hipertensão controlada (HC); se estiverem anormais, diagnostica-se a HS não controlada (HSNC); se as pressões no consultório estiverem elevadas e fora dele forem normais, revela-se a HAB não controlada (HABNC); e, por fim, se as pressões no consultório estiverem normais e fora dele forem anormais, tem-se o diagnóstico de HM não controlaada (HMNC)[1].

A diferença entre as medidas de PA no consultório e fora dele também pode ser definida como: efeito do avental branco, quando a PA no consultório é maior que fora dele, ou efeito de mascaramento, quando a PA no consultório é menor que fora dele. Essa característica pode ser inerente ao indivíduo examinado e persistir em medidas subsequentes[4,5].

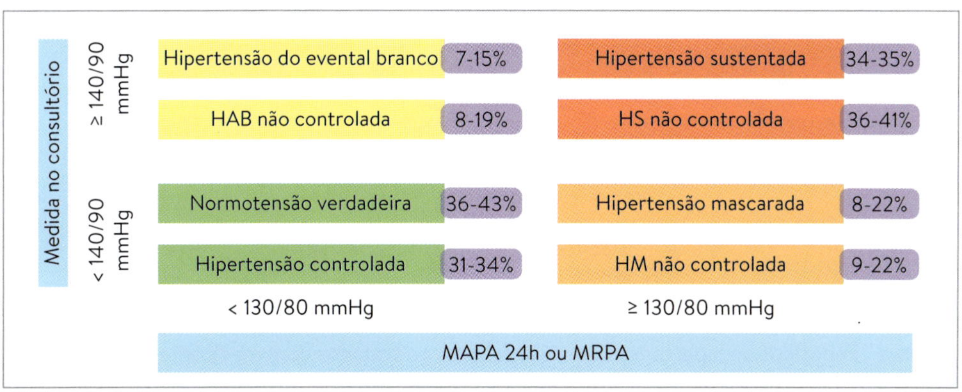

FIGURA 1 Fenótipos derivados do comportamento da PA no consultório e na MAPA 24h ou MRPA na vigília e suas prevalências estimadas na população brasileira.

HS: hipertensão sustentada; HAB: hipertensão do avental branco; HM: hipertensão mascarada[2,3].

EPIDEMIOLOGIA

A prevalência de HAB, HABNC, HM e HMNC sofreu grande impacto após a mudança dos valores de referência de normalidade da MRPA (de 135/85 para 130/80 mmHg) na DBHA2020[1], passando a prevalência de HAB de 16 para 7% e de HABNC de 15 para 8%. Além disto, houve aumento considerável de HM de 10 para 22% e HMNC de 11 para 22%, demonstrando quão vulnerável estão os pacientes sem a realização de medidas domiciliares[3]. A HM e a HMNC podem ser mais comuns nos pacientes com diabetes, doença renal crônica e apneia obstrutiva do sono[6,7].

QUEM DEVE SER AVALIADO COM MEDIDAS FORA DO ESCRITÓRIO

Indicações clínicas para avaliar possível HAB ou HABNC:

- Todos os pacientes não tratados ou tratados que têm no consultório PA sistólica ≥ 140 mmHg ou PA diastólica ≥ 90 mmHg, e PA < 180/110 mmHg, desde que a MAPA ou MRPA estejam disponiveis[1,4].
- Todos os pacientes com aparente hipertensão resistente, definida como PA no consultório acima de sua meta, apesar da

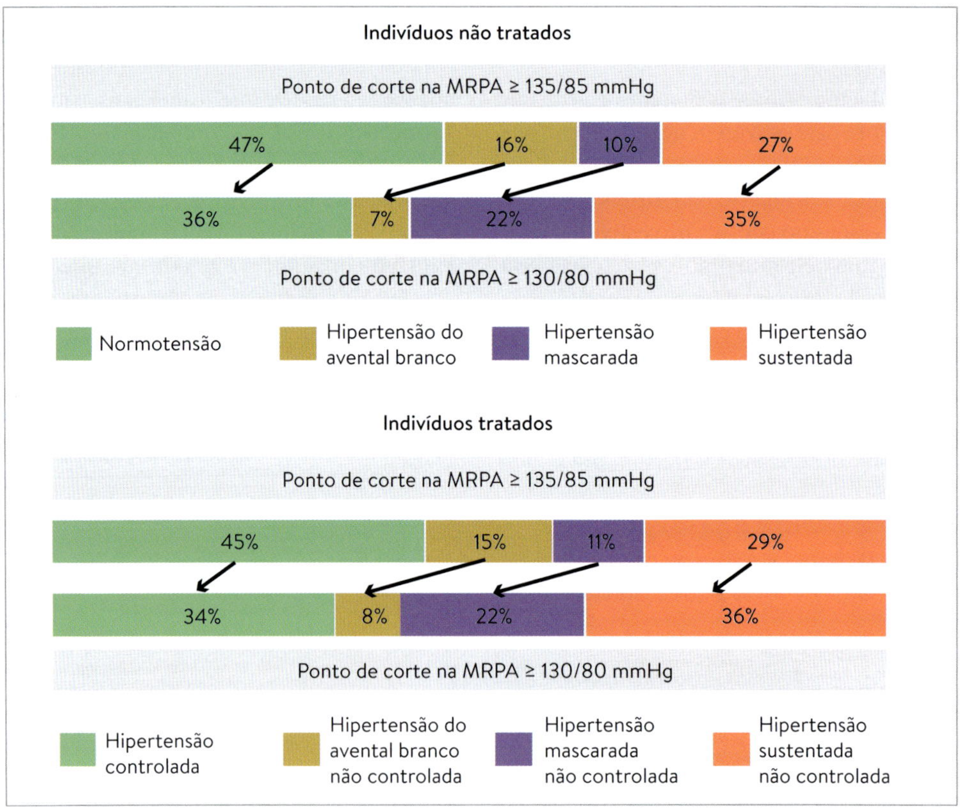

FIGURA 2 Fenótipos de hipertensão em não tratados ou tratados com medicamentos anti-hipertensivos, considerando pontos de corte anormais de MRPA de 135/85 ou 130/80 mmHg. Todas as análises consideraram um ponto de corte anormal da PA no consultório de 140/90 mmHg. MRPA: monitorização residencial da pressão arterial; PA: pressão arterial[3].

prescrição de três ou mais medicamentos anti-hipertensivos em doses otimizadas[4,9,10].

- Todos os pacientes tratados com terapia anti-hipertensiva que apresentam PA no consultório acima de sua meta e/ou sintomas de hipotensão quando fora do consultório (p. ex., tonturas ou quedas)[1].
- Pacientes com hipertensão sistólica isolada ou diastólica isolada, independentemente de uso ou não de medicação anti-hipertensiva[11].

Indicações clínicas para avaliar possível HM ou HMNC:

- Pacientes não tratados cuja PA sistólica no consultório está entre 130 e 139 mmHg ou PA diastólica de 85 a 89 mmHg, ou seja, pré-hipertensão[1,4,12].
- Pacientes tratados com terapia anti-hipertensiva que apresentam PA em consultório abaixo de sua meta, mas que tenham um ou mais dos seguintes critérios:
  - PA sistólica no consultório está entre 130 e 139 mmHg ou PA diastólica de 85 a 89 mmHg.
  - Risco elevado de doença cardiovascular aterosclerótica.
  - Doença renal crônica.
  - Diabetes mellitus.
  - Lesões de órgãos-alvo, mesmo que subclínicas.

A consequência dessa recomendação é que esses pacientes com alto risco cardiovascular devem ter sua PA monitorada e controlada por meio de medições fora do consultório, em vez de medidas realizadas no consultório. Essa abordagem é consistente com recomendações das principais diretrizes[1,4,11].

Pacientes com variabilidade substancial em sua PA no consultório (de visita a visita ou durante uma única visita) devem ser avaliados pela MAPA ou MRPA. Eles podem ter HAB, HABNC, HM ou HMNC, dependendo de qual das medições feitas em consultório está sendo considerada e se eles são tratados ou não com anti-hipertensivos. As leituras fora do consultório fornecem dados adicionais e representam com mais precisão a média da PA habitual do paciente.

Se a MAPA ou a MRPA não puderem ser realizadas (p. ex., por não estar amplamente disponível no SUS, por não ser coberta pelo seguro saúde ou o paciente não puder custear o exame), a HAB pode ser indiretamente estimada por meio da medição oscilométrica automatizada e desacompanhada da PA em consultório (usando um dispositivo que pode fazer a média de múltiplas leituras enquanto o paciente está aguardando a consulta), embora ainda haja controvérsias quanto a esse tema[13,14].

A MAPA pode ser superior para a avaliação inicial e confirmação dos fenótipos de PA em razão de sua maior sensibilidade e valor prognóstico[15,16], mas a MRPA pode ser uma melhor opção para monitoramento de longo prazo e titulação da medicação, por conta de sua maior reprodutibilidade, tolerabilidade e viabilidade[17,18].

TRATAMENTO DA HIPERTENSÃO DO AVENTAL BRANCO E HIPERTENSÃO DO AVENTAL BRANCO NÃO CONTROLADA

Pacientes com HAB ou HABNC que têm PA fora do consultório consistentemente dentro ou abaixo da meta não devem ter terapia iniciada ou intensificada, respectivamente, em razão do risco de efeitos adversos do tratamento anti-hipertensivo potencialmente inapropriado[18,19]. Em vez disso, devem ser reforçadas modificações de estilo de vida, objetivando-se reduzir o risco cardiovascular, incluindo abandono do tabagismo e controle de sobrepeso/obesidade, dislipidemia e diabetes, se presentes.

TRATAMENTO DA HIPERTENSÃO MASCARADA E HIPERTENSÃO MASCARADA NÃO CONTROLADA

Apesar da falta de dados consistentes, concordamos com as diretrizes de que os pacientes com HM ou HMNC devem ter início ou intensificação, respectivamente, do tratamento anti-hipertensivo e que o tratamento deve ser orientado por medições de PA em consultório e fora dele[1,11]. Essa recomendação é baseada no risco aumentado de desfechos cardiovasculares associados à HM e HMNC[20,21].

PROGNÓSTICO DA HIPERTENSÃO DO AVENTAL BRANCO E HIPERTENSÃO DO AVENTAL BRANCO NÃO CONTROLADA

Os dados sobre o risco cardiovascular da HAB são conflitantes, porém a HAB não tratada parece estar associada a um maior risco de desfechos cardiovasculares em comparação com a normotensão, embora esse risco seja menor em magnitude do que o risco de HM ou HS[22]. Em contraste, a HABNC não está associada a risco cardiovascular elevado em comparação com a HC[23,24], embora um estudo tenha relatado uma associação da HABNC com o desenvolvimento de doença renal terminal[24].

Além de um maior risco cardiovascular, os pacientes diagnosticados com HAB têm um risco três a quatro vezes maior de desenvolver HS em 7 a 10 anos em comparação com pacientes normotensos[25]. Consequentemente, todos os pacientes com HAB devem ser submetidos à monitorização da PA fora do consultório (usando MAPA ou MRPA) pelo menos anualmente, e entre aqueles com risco cardiovascular elevado, a automedida da PA (AMPA) deve ser realizada com mais frequência (p. ex., mensalmente).

PROGNÓSTICO DE HIPERTENSÃO NÃO CONTROLADA MASCARADA E MASCARADA

A HM e a HMNC estão consistentemente associadas a um risco aumentado de eventos adversos cardiovasculares maiores e mortalidade por todas as causas, semelhante ao da HS. Uma metanálise de 11 estudos incluindo 30.352 participantes submetidos a MRPA ou MAPA mostrou que a HMNC foi associada a um risco aumentado de eventos adversos cardiovasculares maiores (HR 1,70, IC 95% 1,27-2,27) e mortalidade por todas as causas (HR 1,85, IC 95% 1,36-2,51)[26]. Além disso, vários estudos demonstraram uma associação de HM com o desenvolvimento de doença renal terminal entre indivíduos com doença renal crônica[27].

BIBLIOGRAFIA

1. Barroso WKS, Rodrigues CIS, Bortolotto LA, et al. Brazilian Guidelines of Hypertension - 2020. Diretrizes Brasileiras de Hipertensão Arterial – 2020. Arq Bras Cardiol. 2021;116(3):516-658.
2. Paiva AMG, Gomes MICM, Campana EMG, et al. Impact of hypertension phenotypes on the office and 24-h pulse wave velocity and augmentation index in individuals with or without antihypertensive medication use. Hypertens Res. 2019;42(12):1989-95.
3. Feitosa ADM, Mota-Gomes MA, Barroso WS, et al. The impact of changing home blood pressure monitoring cutoff from 135/85 to 130/80 mmHg on hypertension phenotypes. J Clin Hypertens (Greenwich). 2021;23(7):1447-51.

4. Mancia G, Facchetti R, Grassi G, Bombelli M. Adverse prognostic value of persistent office blood pressure elevation in white coat hypertension. Hypertension. 2015;66:437-44.
5. Viera AJ, Lin FC, Tuttle LA, et al. Reproducibility of masked hypertension among adults 30 years or older. Blood Press Monit. 2014;19:208-15.
6. Franklin SS, Thijs L, Li Y, et al. Masked hypertension in diabetes mellitus: treatment implications for clinical practice. Hypertension. 2013;61:964.
7. Mwasongwe SE, Tanner RM, Poudel B, et al. Ambulatory Blood Pressure Phenotypes in Adults Taking Antihypertensive Medication with and without CKD. Clin J Am Soc Nephrol. 2020; 15:501.
8. Baguet JP, Lévy P, Barone-Rochette G, et al. Masked hypertension in obstructive sleep apnea syndrome. J Hypertens. 2008;26:885.
9. Yugar-Toledo JC, Moreno Júnior H, Gus M, et al. Brazilian Position Statement on Resistant Hypertension – 2020. Arq Bras Cardiol. 2020;114(3):576-596.
10. Whelton PK, Carey RM, Aronow WS, Casey Jr DE, Colins KJ, Himmelfarb CD, et al. 2017 ACC/AHA/AAPA/ABC/ACPM/AGS/APhA/ASH/ASPC/NMA/PCNA Guideline for the Prevention, Detection, Evaluation, and Management of High Blood Pressure in Adults: a report of the American College of Cardiology/American Heart Association Task Force on Clinical Practice Guidelines. Hypertension. 2018;71(6):e13.
11. Feitosa ADM, Mota-Gomes MA, Barroso WS, et al. Relationship between office isolated systolic or diastolic hypertension and white-coat hypertension across the age spectrum: a home blood pressure study. J Hypertens. 2020;38(4):663-70.
12. Magalhães JA, Lins-Filho OL, de Couto TLG, et al. Prevalence of masked hypertension evaluated by home blood pressure monitoring in a large sample of patients with office blood pressure <140/90 mmHg. Blood Press Monit. 2021;26(3):224-9.
13. Roerecke M, Kaczorowski J, Myers MG. Comparing automated office blood pressure readings with other methods of blood pressure measurement for identifying patients with possible hypertension: A systematic review and meta-analysis. JAMA Intern Med. 2019;179:351.
14. Paiva AMG, Mota-Gomes MA, Feitosa ADM, et al. Differences in the diagnosis of high blood pressure using unattended and attended automated office blood pressure. J Hum Hypertens. 2021;10.1038/s41371-021-00593-6.
15. Muntner P, Shimbo D, Carey RM, et al. Measurement of blood pressure in humans: A scientific statement from the American Heart Association. Hypertension. 2019; 73:e35.
16. Muntner P, Einhorn PT, Cushman WC, et al. Blood pressure assessment in adults in clinical practice and clinic-based research: JACC Scientific Expert Panel. J Am Coll Cardiol. 2019;73:317.
17. Kronish IM, Kent S, Moise N, et al. Barriers to conducting ambulatory and home blood pressure monitoring during hypertension screening in the United States. J Am Soc Hypertens. 2017;11:573.
18. Shimbo D, Barrett Bowling C, Levitan EB, et al. Short-term risk of serious fall injuries in older adults initiating and intensifying treatment with antihypertensive medication. Circ Cardiovasc Qual Outcomes. 2016;9:222.
19. Bromfield SG, Ngameni CA, Colantonio LD, et al. Blood pressure, antihypertensive polypharmacy, frailty, and risk for serious fall injuries among older treated adults with hypertension. Hypertension. 2017;70:259.
20. Pierdomenico SD, Pierdomenico AM, Coccina F, et al. Prognostic value of masked uncontrolled hypertension. Hypertension. 2018;72:862.
21. Parati G, Agabiti-Rosei E, Bakris GL, et al. MASked-unconTrolled hypERtension management based on office BP or on ambulatory blood pressure measurement (MASTER) Study: a randomised controlled trial protocol. BMJ Open. 2018;8:e021038.
22. Cohen JB, Lotito MJ, Trivedi UK, et al. Cardiovascular events and mortality in white coat hypertension: A systematic review and meta-analysis. Ann Intern Med. 2019;170:853.
23. Pierdomenico SD, Pierdomenico AM, Coccina F, Porreca E. Prognosis of masked and white coat uncontrolled hypertension detected by ambulatory blood pressure monitoring in elderly treated hypertensive patients. Am J Hypertens. 2017;30:1106.
24. Ku E, Hsu RK, Tuot DS, et al. Magnitude of the difference between clinic and ambulatory blood pressures and risk of adverse outcomes in patients with chronic kidney disease. J Am Heart Assoc. 2019;8:e011013.
25. Tientcheu D, Ayers C, Das SR, et al. Target organ complications and cardiovascular events associated with masked hypertension and white-coat hypertension: Analysis from the Dallas Heart Study. J Am Coll Cardiol. 2015;66:2159.
26. Pierdomenico SD, Pierdomenico AM, Coccina F, et al. Prognostic value of masked uncontrolled hypertension. Hypertension. 2018;72:862.
27. Rahman M, Wang X, Bundy JD, et al. Prognostic significance of ambulatory BP monitoring in CKD: a report from the Chronic Renal Insufficiency Cohort (CRIC) Study. J Am Soc Nephrol. 2020;31:2609.

17

Medida da pressão arterial central e da velocidade de onda de pulso

José Fernando Vilela-Martin

Juan Carlos Yugar-Toledo

CONSULTA RÁPIDA

- A elevada incidência de doenças cardiovasculares (DCV) estimula a busca por novas soluções que possibilitem a detecção precoce dos processos patológicos e forneçam diagnósticos mais precisos com base em avaliações multiparamétricas.
- A rigidez arterial é a alteração vascular inicial responsável por diversos processos patológicos associados às DCV.
- A velocidade da onda de pulso (VOP) avalia a rigidez arterial e constitui um importante biomarcador emergente para estratificação do risco cardiovascular.
- As atuais Diretrizes de Hipertensão recomendam a utilização da VOP como método "padrão-ouro" para avaliação da rigidez arterial.

VALORES DE VELOCIDADE DE ONDA DE PULSO (VOP) PARA POPULAÇÃO NORMAL (ESTUDO ELSA – BRASIL)

	Masculino		Feminino	
Idade (anos)	**VOP (m/s)**	**Percentil 5-95**	**VOP (m/s)**	**Percentil 5-95**
35-44	8,4	7,1-10,4	7,7	6,40-9,50
45-54	8,7	7,2-10,8	8,2	6,70-10,15
55-64	9,5	7,49-11,73	8,7	7,10-11,30
65-74	10,0	8,23-13,46	9,4	7,30-12,80

- Os valores de pressão sistólica central (PASC) obtidos por métodos não invasivos, embora apresentem boa correlação com estudos invasivos, não representam integralmente os valores de PASC, mas refletem corretamente o fenômeno da amplificação, que resulta da diferença de impedância entre as grandes artérias e as de médio e pequeno calibre, especialmente nas bifurcações.
- Além disso, sofrem influência da presença de diversos fatores como idade, comorbidades (dislipidemia, tabagismo, diabetes melito etc.) e fatores ambientais (sódio).

(continua)

CONSULTA RÁPIDA

(continuação)

VALORES DE PRESSÃO ARTERIAL SISTÓLICA CENTRAL E ÍNDICE DE INCREMENTO EM INDIVÍDUOS NORMAIS[1]								
	Pressão sistólica central (mmHg)				Índice de incremento (%)			
	Feminino		Masculino		Feminino		Masculino	
Idade (anos)	Média	Percentil (10-90)	Média	Percentil (10-90)	Média	Percentil (10-90)	Média	Percentil (10-90)
< 20	97	86-09	105	96-113	14	9-20	19	11-24
20-29	95	80-110	103	92-115	12	5-19	15	6-24
30-39	98	84-119	103	88-120	8	0-17	13	4-23
40-49	102	87-123	106	90-123	6	0-15	11	2-21
50-59	110	93-127	110	96-126	5	0-13	9	2-18
60-69	114	97-129	114	97-128	6	1-12	8	2-17
> 70	118	100-131	116	99-130	6	1-13	8	1-17

INTRODUÇÃO

As doenças cardiovasculares (DCV) representam a principal causa de morte em países desenvolvidos e em desenvolvimento. Alterações estruturais e funcionais das grandes artérias contribuem para a crescente morbidade e mortalidade das DCV. O início e a progressão dessas alterações, tal como a aterosclerose, são parcialmente compreendidos. A identificação das alterações arteriais funcionais e estruturais permite classificar indivíduos com alto risco de complicações. Assim, o potencial benefício da compreensão do papel etiológico das lesões arteriais na DCV ou sua utilidade como marcador de risco para o processo aterosclerótico pré-clínico é importante para fins de saúde pública.

Historicamente, as grandes artérias eram consideradas condutoras passivas de sangue, envolvidas no transporte e na distribuição do sangue. Séculos antes de Cristo, os egípcios descreveram a importância da onda de pulso; mais tarde, os chineses (2500 a.C.) analisaram a qualidade do pulso e seu exame era considerado um ritual místico. O pulso amplo e proeminente era um sinal positivo e saudável, enquanto o pulso hipocinético e fraco representava um sinal de fraqueza do indivíduo. Galeno (131-200 a.C.) foi o primeiro a notar a relação entre o coração e as artérias e afirmou que as artérias continham sangue. Ele reconheceu que o pulso arterial era dependente e sincrônico com o coração. A primeira representação gráfica do pulso foi realizada por Struthius em 1540. Em 1533 Miguel Serveto (1511-1553) descreveu a circulação pulmonar e, em 1628, William Harvey (1578-1657) descreveu a circulação sistêmica do sangue "[...] o coração se eleva a ponto de se chocar contra a parede torácica e o pulso é percebido externamente". O trabalho de Harvey estabeleceu a onda de pulso como manifestação da ejeção cardíaca. Mais de 100 anos depois, Stephen Hales (1677-1761) registrou a primeira medida intra-arterial direta da pressão arterial (PA) ao observar as pulsações provocadas pela força do sangue em uma cânula de vidro conectada a um tubo na carótida de uma égua[2,3].

No século XIX, Marey (1830-1904) registrou o pulso arterial em homens usando um esfigmógrafo. Em 1878, Moens e Korteweg estudaram a curva do pulso arterial e a elasticidade arterial, respectivamente. A introdução do esfigmógrafo, do registro do pulso arterial e da PA marcaram o início da abordagem da hemodinâmica arterial. Desde então, a medida da PA se tornou um dos procedimentos mais importantes realizados na avaliação clínica do sistema cardiovascular. Em 1828, Jean-Léonard-Poiseuille (1799-1869) desenvolveu o primeiro esfigmomanômetro de mercúrio em um tubo em "U". Em 1847, Karl Ludwig (1816-1895) inventou o quimógrafo para medida contínua da pressão intra-arterial por meio de registros gráficos das ondas de pulso. Em 1881, Victor Basch (1837-1905) realizou o primeiro experimento não invasivo ao promover compressão do braço com um balão de borracha inflável para interrupção do fluxo sanguíneo. Em 1886, Scipione Riva Rocci apresentou o "*nuovo sphygmomanometro*" desenvolvido em Turim, que permitia estimar apenas o valor da PA sistólica (PAS). Em 1905, Nicolai Korotkoff (1874-1920) introduziu o método auscultatório para as medidas da PA sistólica e diastólica. Até a década de 1950, o diagnóstico e o tratamento da hipertensão arterial sistêmica (HAS) eram realizados apenas com a medida da PA de consultório ou casual, quando Maurice Sokolow desenvolveu a monitorização ambulatorial da pressão arterial (MAPA), que mostrou melhor correlação com lesões em órgãos-alvo do que a pressão casual. Medidas casuais e ambulatoriais da PA têm mostrado grande importância nos estudos epidemiológicos, na estratificação do risco cardiovascular e no tratamento individual.

Os primeiros estudos de seguridade social mostraram que medidas da pressão sistólica prediziam desfechos, posteriormente as medidas diastólicas foram mais usadas porque passou a se acreditar que as medidas sistólicas eram consideradas normais e um índice de coração "forte" (hipertensão essencial)[2-4]. O diagnóstico de HAS era baseado na elevação da PA diastólica (PAD) até 1990, quando a publicação do estudo SHEP mudou este conceito[5]. Seguiram-se vários estudos que enfatizavam a importância da elevação da PAS em idosos e os benefícios de sua redução.

Nos últimos 20 anos, inúmeros estudos fisiopatológicos, epidemiológicos e farmacodinâmicos têm demonstrado a importância do papel da pressão central e do enrijecimento arterial no desenvolvimento das DCV, de tal forma que foram incluídos nas diretrizes europeias de hipertensão arterial sistêmica desde 2007[6]. O estudo CAFE (*Conduit Artery Function Evaluation Study*)[7], subestudo do ensaio clínico ASCOT (*Anglo-Scandinavian Cardiac Outcomes Trial*), é considerado um marco na importância da pressão central. Ele mostrou que a redução da PA central resultou em maior diminuição do risco cardiovascular que a redução da PA periférica. Assim, é fundamental conhecermos os parâmetros envolvidos na determinação da pressão central.

DETERMINANTES DA PRESSÃO CENTRAL: ONDA DE PULSO, PRESSÃO DE PULSO, *AUGMENTATION INDEX*, VELOCIDADE DE ONDA DE PULSO E RIGIDEZ ARTERIAL

As PAS e PAD representam risco contínuo, gradual e independente de outros fatores de risco para o desenvolvimento de DCV em hipertensos. No entanto, os estudos se basearam somente na determinação das PAS e PAD, sem levar em consideração o diferente perfil da curva da pressão ao longo da árvore arterial. As curvas de PA diferem muito entre os pontos periféricos e centrais da árvore arterial, de tal forma que a PAS é maior na artéria braquial que nas artérias centrais, enquanto a PAD e a pressão arterial média (PAM)[8] diferem apenas discretamente. Dessa forma, a curva da PA na aorta é consequência de uma interação entre dois componentes distintos: um componente fixo, que corresponde à PAM, e um componente pulsátil, que corresponde à pressão de pulso (PP = diferença entre PAS e PAD). A PAM refere-se às pequenas artérias e é influenciada pelo débito cardíaco e pela resistência vascular, enquanto PP refere-se às grandes artérias e é determinada pela ejeção ventricular, pela rigidez das grandes artérias, pela amplitude e pelo tempo das reflexões da onda de pulso. A PP é consequência do caráter episódico da contração cardíaca, assim a cada sístole ventricular o sangue ejetado na aorta ascendente gera uma onda de pressão (onda anterógrada), que se propaga a partir da aorta (que tem propriedades elásticas) ao longo da árvore arterial e seus numerosos ramos. Essa propagação é progressivamente amplificada da aorta central até as artérias periféricas, ou seja, a amplitude da onda de pressão será maior nas artérias periféricas do que nas artérias centrais, fato que justifica maior pressão na artéria braquial que na aorta central nos indivíduos mais jovens (PA central é cerca de 20 mmHg mais baixa que a PAS periférica) (Figura 1). Enquanto essa onda de pulso viaja até a periferia, alterações na impedância e na descontinuidade estrutural ou geométrica da árvore arterial ao longo da trajetória gera uma onda refletida que caminha em sentido retrógrado de volta à aorta ascendente e ao coração (onda de reflexão). Portanto, a pressão central é resultante da soma dos componentes anterógrado e retrógrado (onda refletida)[9,10].

Com o envelhecimento, ocorre perda de elasticidade da artéria, fato que aumenta a rigidez arterial e a velocidade de transmissão da onda de pulso (VOP). O aumento da VOP acarreta um retorno mais rápido da onda de pulso refletida, ocorrendo sobreposição precoce da onda refletida durante a sístole (diferentemente do que acontece nos jovens saudáveis em que a onda refletida retorna tardiamente durante a sístole), o que conduz à amplificação da pressão sistólica e à elevação da PP central (amplificação da PP), aumentando a pós-carga sobre o ventrículo esquerdo e refletindo-se

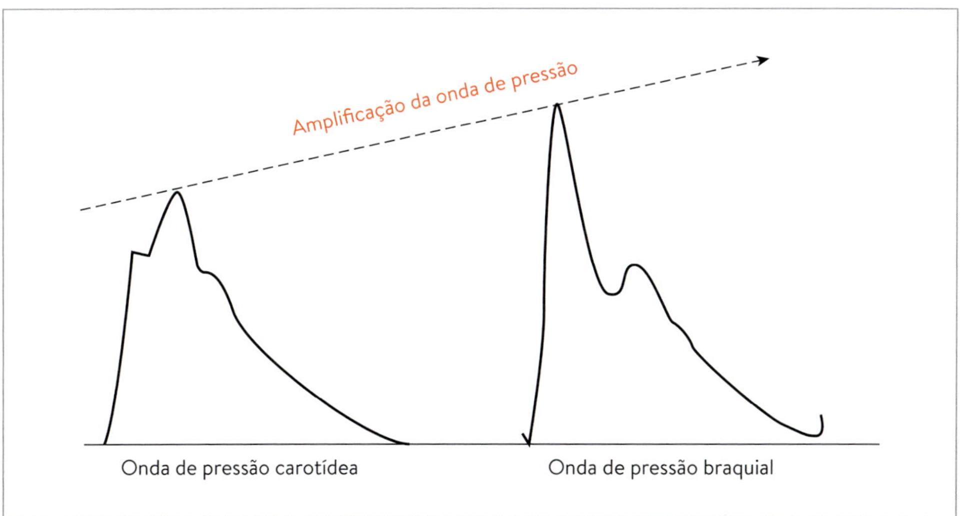

FIGURA 1 Amplificação da onda de pressão da artéria carotídea até as artérias periféricas.

em maior PA central, que praticamente se iguala à PAS periférica (Figura 2)[11,12]. Esse aumento da PAS central ocasionado pelas ondas de reflexão é conhecido como "índice de incremento" ou *augmentation index* (AI) e depende da magnitude e do tempo das ondas refletidas e indiretamente da frequência cardíaca e da rigidez arterial (Figura 3). Portanto, "AI" representa um índice alternativo derivado da análise da curva de pressão central da aorta e quantifica o efeito da reflexão da onda[13-15]. O AI apresenta desvantagem por ser medida isolada da magnitude da reflexão da onda, afetado por muitos fatores confundidores. No entanto, ao considerar o tempo das ondas anterógrada e retrógrada (principais determinantes da pressão central) constitui-se em vantagem. Dados recentes mostram que peso, frequência cardíaca e PA central se relacionam com o AI de forma independente[15]. A análise da pressão central pode proporcionar a avaliação de efeito diferencial dos anti-hipertensivos sobre a árvore arterial, uma vez que a ação deles é diferente nas propriedades estruturais/funcionais vasculares e na hemodinâmica central[8].

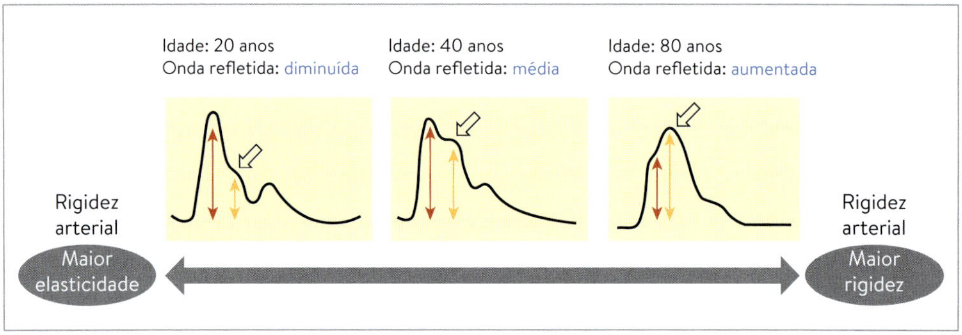

FIGURA 2 Idade e rigidez arterial. A elasticidade da parede arterial é maior aos 20 anos do que aos 80 anos de idade. À medida que o indivíduo envelhece ocorre perda da elasticidade do vaso e ele se torna rígido. A forma da onda de pulso do indivíduo idoso se altera pelo aumento da velocidade de onda de pulso, ocorrendo retorno mais rápido da onda de pulso refletida e sobreposição precoce da onda refletida durante a sístole.

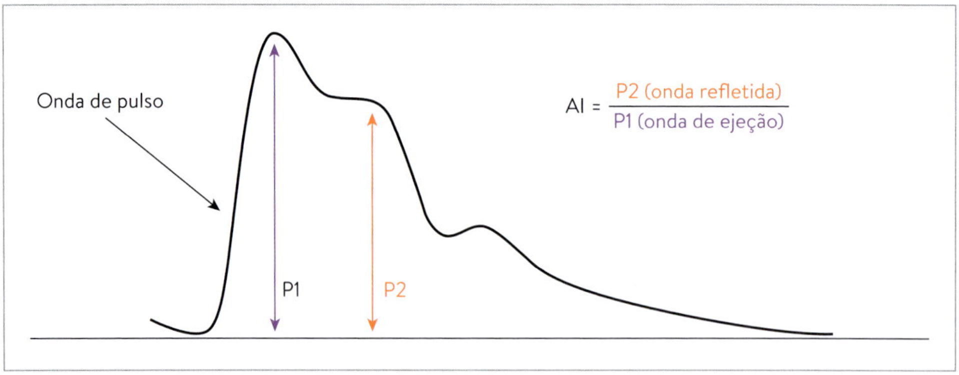

FIGURA 3 Índice de amplificação sistólica (*augmentation index*).

MEDIDA DA PRESSÃO ARTERIAL CENTRAL

A PA central pode ser medida por métodos invasivos ou não invasivos. A medida invasiva utilizando cateteres intra-arteriais apresenta limitações técnicas e alto custo, ficando restrita a estudos de pesquisa em pequenos grupos populacionais. Técnicas não invasivas têm proporcionado grande interesse para a estimativa da PA central na prática clínica[3]. Dois principais métodos estão disponíveis no momento:

- Estimativa da pressão central por registro direto não invasivo da artéria carótida, utilizando tonometria de aplanação (registro da pressão sobre a parede arterial por um transdutor) e registro das ondas de distensão da carótida obtidas por um tipo especial de ultrassom.
- Aplicação de funções de transferência generalizadas para estimativa indireta das ondas de pressão aórtica central, obtidas por medidas feitas por tonometria de aplanação na artéria radial.

Os dois métodos apresentam limitações (erros relacionados à calibração da onda de pressão central obtida pela medida oscilométrica da artéria periférica), porém não os inviabiliza.

VELOCIDADE DE ONDA DE PULSO

As artérias de condução exercem a importante função de amortecimento da onda de pressão sistólica ejetada pelo ventrículo esquerdo, transformando o fluxo pulsátil intermitente em fluxo contínuo na microcirculação. O enrijecimento das grandes artérias compromete essa importante função com grande impacto sobre a saúde vascular. As principais consequências incluem: hipertensão sistólica isolada (HSI), redução da perfusão coronariana e aumento da pós-carga, que promovem remodelamento e disfunção ventricular esquerda, mesmo na ausência de doença arterial coronariana (DAC)[16].

O enrijecimento arterial precede a HSI, aumenta a pressão e carga pulsátil na microcirculação, com impacto em órgãos-alvo, principalmente, naqueles que requerem alto fluxo e, portanto, devem operar com baixa resistência[13]. A própria parede arterial é alvo das consequências do enrijecimento parietal perpetuando um ciclo vicioso de disfunção vascular. A rigidez é a resistência à deformação oferecida por um corpo elástico. Embora a rigidez da parede não possa ser medida diretamente, os índices de rigidez arterial podem ser obtidos indiretamente avaliando-se a relação entre mudanças na PA, mudanças no volume arterial e área da secção transversal ou diâmetro[17].

A VOP é um parâmetro funcional influenciado pela rigidez da parede arterial, como tal, constitui uma maneira direta e tangível de quantificar a rigidez arterial *in vivo*, quanto mais rígida a artéria, maior a VOP.

A VOP (expressa em m/s) é, em princípio, calculada como a razão da distância (Δd) entre dois locais arteriais e o tempo (Δt) gasto pela onda de pulso para percorrer esses locais (Figura 4). O principal alvo para a avaliação da rigidez arterial é a aorta, porque é a maior e mais distensível artéria do corpo e, também, a mais propensa a enrijecimento anormal em resposta à exposição aos fatores de risco.

RIGIDEZ ARTERIAL E CORAÇÃO

A rigidez arterial afeta o acoplamento ventrículo-arterial provocando elevação precoce da PAS, com consequente aumento do pico de estresse parietal de ventrículo esquerdo, remodelamento, hipertrofia, fibrose miocárdica, disfunção diastólica e alteração

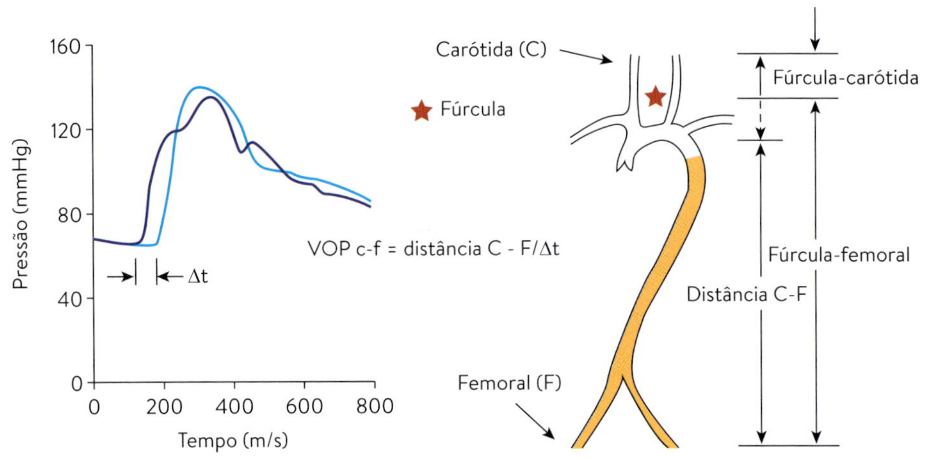

FIGURA 4 Velocidade de onda de pulso (VOP) esquema de avaliação.

da pressão de perfusão coronariana[18]. Além disso, o aumento da carga sistólica é preditor de insuficiência cardíaca[19] e de maior risco de fibrilação atrial[20].

RIGIDEZ ARTERIAL E RIM

O padrão de circulação renal com alto fluxo e baixa resistência aumenta a suscetibilidade dos rins aos efeitos deletérios da pressão pulsátil elevada, com consequente lesão glomerular, albuminúria e redução da taxa de filtração glomerular[21]. Uma importante consequência da DRC associada à rigidez arterial é a desregulação do metabolismo ósseo e do metabolismo do cálcio com maior predisposição para calcificação vascular[22], ativação de marcadores inflamatórios como fator de crescimento transformador beta (GTF-β), fator de necrose tumoral alfa (TNF-α) e interleucina-6 (IL-6)[23], além de alterações no metabolismo do sódio, ativação do sistema renina-angiotensina-aldosterona (SRAA) e hiperativação do sistema simpático que potencializam o enrijecimento vascular.

RIGIDEZ ARTERIAL E CÉREBRO

O cérebro é altamente vascularizado, requer alto fluxo de baixa resistência e, portanto, é suscetível à lesão microvascular pulsátil e hipoperfusão regional[13]. O enrijecimento vascular promove maior pulsatilidade aórtica com consequente transmissão desta carga para microcirculação cerebral, promovendo remodelamento vascular, hipoperfusão e sobrecarga dos mecanismos de autorregulação do fluxo cerebral com aumento do risco de infarto cerebral subclínico e acidente vascular cerebral[24].

Intervenções direcionadas a reduzir o enrijecimento arterial com determinadas classes de anti-hipertensivos podem ter o potencial de prevenir demência vascular a as alterações associadas a lesão da microcirculação cerebral[19].

MÉTODOS DE AVALIAÇÃO DA VELOCIDADE DE ONDA DE PULSO

A VOP foi usada pela primeira vez como índice clínico da elasticidade arterial por Bramwell e Hill em 1922, mas sua determinação não foi aplicada à prática clínica porque seu registro e cálculo eram difíceis de se obter. Métodos não invasivos como técnicas de ultrassom com Doppler, transdutores de pressão e tonometria de aplanação para registro do fluxo arterial e ondas de pressão abriram nova era na aplicabilidade clínica da VOP. A rigidez aórtica, medida pela VOP carótida-femoral (VOPc-f), tem sido a mais utilizada em estudos epidemiológicos. A VOPc-f é um método não invasivo, de boa sensibilidade e reprodutibilidade, além de potente preditor de eventos cardiovasculares em diferentes grupos populacionais (diabetes, hipertensão arterial sistêmica, DRC)[21].

Em indivíduos acima de 50 anos, tanto a PAS como a PP refletem, indiretamente, a rigidez dos grandes troncos arteriais e as anomalias do trânsito das ondas de reflexão da PA e se constituem em fatores de risco importantes de comprometimento cardiovascular (CV)[25]. A medida da rigidez arterial pode ser realizada em todas as regiões do sistema circulatório (aorta e ramos principais). Em indivíduos jovens com artérias elásticas, a VOP é baixa. Em idosos, com maior rigidez da parede arterial, a VOP se eleva. Valores da VOP acima do percentil 95 para idade e sexo são considerados alterados (Figura 5)[26,27]. Indivíduos com valores maiores que percentil 85 da VOP para idade e sexo deveriam ser acompanhados e reavaliados anualmente[27].

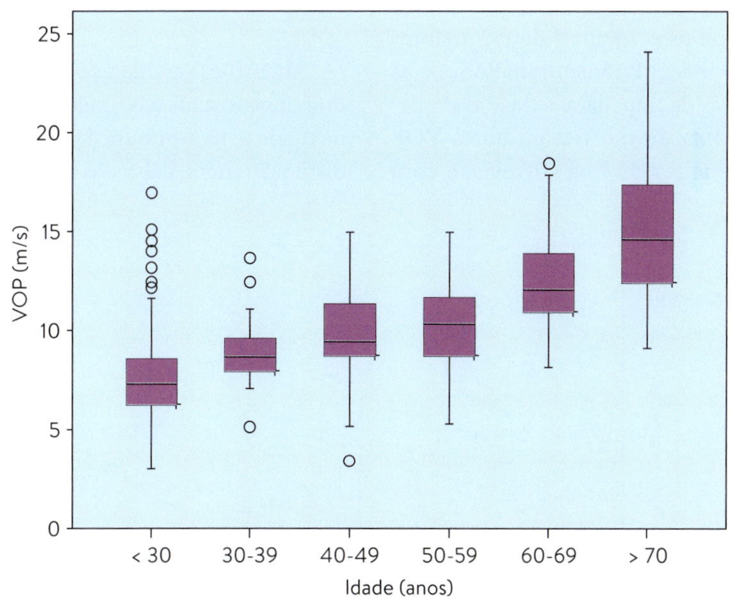

FIGURA 5 Valores médios da velocidade de onda de pulso (VOP) de acordo com a idade (estudo realizado em 1.056 indivíduos). VOP > percentil 95% para média de idade é sugestivo de envelhecimento vascular precoce.

VOP: velocidade de onda de pulso.

MÉTODO OSCILOMÉTRICO

Como descrito anteriormente, VOPc-f é a técnica padrão estabelecida para avaliar rigidez arterial e depende intrinsecamente dos valores da PA. Assim, uma PA alta resultará em VOPc-f elevada e, portanto, maior rigidez; no entanto, sem qualquer alteração na estrutura anatômica e das propriedades fisiológicas da parede vascular. Como a rigidez arterial representa mudanças estruturais persistentes na parede arterial, é discutível se esse aumento da VOPc-f reflete alteração persistente da parede arterial ou apenas uma expressão de PA elevada. O estabelecimento de VOP, independentemente de PA, com certeza refletiria melhor os danos reais da parede vascular[28].

Dispositivos oscilométricos não invasivos usam abordagens matemáticas e são capazes de fornecer uma estimativa de VOP aórtica (VOP aórtica estimada), com base na análise da onda de pulso e análise de separação de onda, em que os principais determinantes clínicos são idade, PAS central (PASc) e as características da impedância da aorta[29]. Estudos de validação mostraram que a VOP aórtica estimada tem boa correlação com VOPc-f determinada de forma não invasiva e VOP aórtica determinada de forma invasiva[30]. Embora promissor, existem limitações com uso de métodos oscilométricos, os valores de VOP são estimados com base na análise da onda de pulso, idade e PAS central e não mensurados como na VOPc-f. Ressalta-se que a análise da onda de pulso é feita na artéria braquial, que é uma artéria muscular, usada como substituta para VOP na aorta, que é um vaso elástico. Como a anatomia das artérias elásticas e musculares é diferente, elas podem enrijecer de maneira distinta.

Novos métodos para estimar a VOP com auxílio da inteligência artificial, usando apenas uma forma de onda de pressão carotídea não calibrada, vêm sendo comparada com o método padrão-ouro, a VOPc-f, com excelente correlação e resultados promissores[31].

ENVELHECIMENTO VASCULAR PRECOCE

Alterações vasculares ocorrem em indivíduos idosos saudáveis resultando em aumento na rigidez e na espessura das grandes artérias e disfunção endotelial. Essas alterações são mais

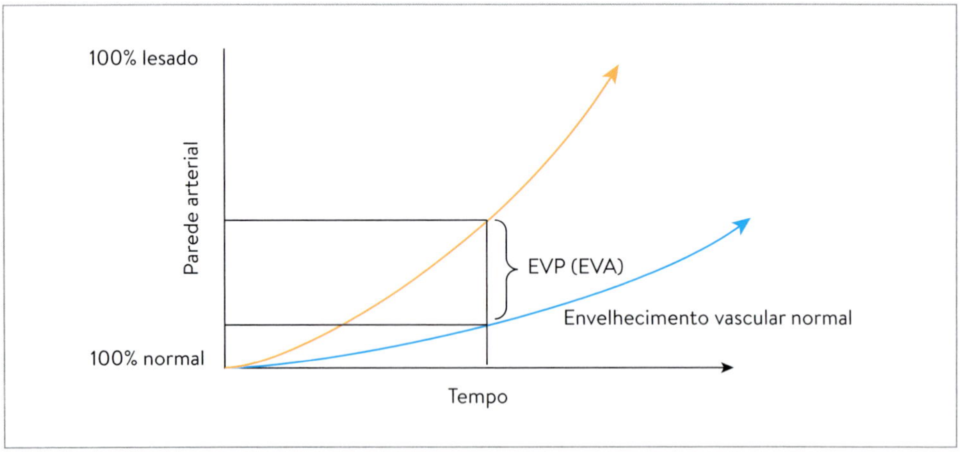

FIGURA 6 Relação entre tempo (idade) e lesão vascular. Indivíduos predispostos apresentam envelhecimento vascular precoce (EVP) (em inglês, *early vascular aging*, EVA).

pronunciadas em hipertensos ou indivíduos com processo aterosclerótico, mesmo nos mais jovens, caracterizando doença vascular subclínica e refletindo interação entre envelhecimento vascular e manifestação de doença vascular. Portanto, pode-se dizer que ocorra um processo de envelhecimento vascular precoce (EVP; do inglês *early vascular aging*) e serve como instrumento de avaliação em indivíduos de maior risco CV ou com forte história familiar de DCV precoce[26,32]. EVP é um processo gradual que envolve alterações bioquímicas, enzimáticas e celulares da vasculatura e modificação dos sinais que as modulam[33]. Em indivíduos susceptíveis, esse processo parece estar acelerado (Figura 6). Aumento da rigidez arterial, dilatação das artérias elásticas centrais, disfunção endotelial e vasodilatação são aspectos importantes deste processo prematuro, que pode ser avaliado pela VOP.

Fatores de risco cardiovascular (tabagismo e HAS), disfunção endotelial, processo aterosclerótico e espessamento arterial podem acelerar o envelhecimento vascular (rigidez)[27,34], além da senilidade *per se*. A HAS pode atuar ativando o sistema renina-angiotensina, promovendo senescência das células endoteliais e reduzindo proliferação celular, além da maior ingestão de sódio e menor de potássio[35,36]. Tabagismo parece participar na produção de excesso de radicais livres de oxigênio durante atividade metabólica mitocondrial ou na inibição da função reparadora do DNA[37]. Por um lado, o endotélio parece regular a rigidez arterial central ao aumentar as moléculas de adesão intercelular, o fator de crescimento transformador beta (TGF-β) e o fosfato oxidase dinucleotídeo adenina nicotinamida e, por outro, reduzir o fator de crescimento endotelial vascular (VEGF) e a biodisponibilidade do óxido nítrico[38,39].

Idade representa o principal determinante da rigidez arterial. Estudos histológicos têm mostrado alterações em artérias musculares distais e em grandes artérias centrais elásticas (aorta proximal e carótida)[40]. Em jovens, as artérias elásticas sofrem dilatação de 10% a cada batimento cardíaco, enquanto as artérias musculares dilatam somente 2 a 3%[41]. Isso explica os diferentes efeitos do envelhecimento entre artérias musculares e elásticas e justifica fratura da elastina mais precocemente nas artérias elásticas após ciclos repetitivos de distensão, que é substituída por colágeno, predispondo a maior rigidez da parede arterial. Aumento na PP central e modificação da parede arterial (degeneração elástica e deposição de colágeno) resultam em ciclo vicioso com menor disponibilidade do óxido nítrico e maior risco de complicações CV[13,42]. Rigidez aórtica e PP central são preditores independentes de eventos CV e se correlacionam com lesões em órgãos-alvo. A rigidez arterial pode representar a verdadeira sobrecarga contínua na parede arterial, diferentemente da PA periférica e das alterações metabólicas intercorrentes, tais como hiperglicemia e dislipidemia[43].

PREVENÇÃO DO ENVELHECIMENTO VASCULAR E TRATAMENTO ANTI-HIPERTENSIVO

A pressão na artéria braquial não expressa adequadamente a PA na aorta ascendente. Assim, a PA aórtica central é melhor preditor de desfecho CV do que a PA periférica ao estimar com maior acurácia a verdadeira pressão que atua sobre o coração e grandes vasos[7,44]. A PP braquial também prediz o risco de eventos CV, especialmente em idosos, e seu valor prognóstico é intimamente relacionado à PAS[45]. No entanto, medidas de PA central e AI são consideradas melhores preditores de mortalidade CV e por todas as causas que a PP braquial[28]. A credibilidade prognóstica da PP braquial é importante em indivíduos acima dos 55 anos, quando a rigidez das artérias centrais (elásticas) aproxima-se das artérias periféricas (tipo muscular), minimizando a amplificação da reflexão da onda e resultando em valores similares da PP braquial e central. A significância da PP central como preditor CV permanece durante o tratamento anti-hipertensivo e é independente da idade, diferentemente da PP braquial, fato sugestivo de que a medicação capaz de reduzir a PA central possa prevenir eventos CV[46]. Elevação do AI também se associa à DAC e risco CV em indivíduos aparentemente saudáveis[47]. Assim, o processo de EVP e seus determinantes podem ser modificados por anti-hipertensivos que podem reduzir a pressão central[48,49]. Por exemplo, atenolol falha em reduzir a PAS aórtica e AI comparado com outros anti-hipertensivos, apesar de reduções similares na PA periférica[7]. Aparentemente, a bradicardia causada pelo betabloqueio aumenta a duração absoluta da sístole permitindo que a onda de reflexão retorne mais precocemente para a aorta e eleve a PAS central[50].

Bloqueadores do sistema renina-angiotensina são efetivos em reduzir a rigidez arterial ao inibirem o efeito da angiotensina II e, consequentemente, melhorarem a função endotelial, bem como antagonistas da aldosterona. Bloqueadores dos canais de cálcio reduzem a rigidez e a reflexão da onda e exercem efeito relaxante direto nas células musculares lisas. Os nitratos também podem reduzir a PA central, especialmente em indivíduos com artérias rígidas e amplificação da reflexão da onda[51]. Semelhante aos nitratos, os inibidores da fosfodiesterase tipo 5 aumentam o monofosfato de guanosina cíclico nas células musculares lisas, e diuréticos podem atuar sobre a rigidez ao reduzirem a PA sistêmica[32]. Dessa forma, a escolha do anti-hipertensivo ideal deveria se basear nos seus efeitos sobre a rigidez arterial. As alterações sobre a rigidez arterial podem ser independentes da redução da PA, afetando diretamente a parede arterial via remodelamento da elastina e do colágeno. Modificações do estilo de vida e tratamento medicamentoso são estratégias benéficas para retardar a degradação vascular antes que a doença clínica se manifeste, especialmente em indivíduos com forte história familiar de eventos CV.

BIBLIOGRAFIA

1. Brandao AA, Amodeo C, Alcantara C, Barbosa E, Nobre F, Pinto F, et al. I Luso-Brazilian Positioning on Central Arterial Pressure. Arq Bras Cardiol. 2017;108(2):100-8.
2. Asmar R ORM, Safar M. Introduction and historical overview. In: Arterial stiffness and pulse wave velocity: clinical applications. Paris: Elsevier; 1999.
3. Laurent S, Cockroft J. Central aortic blood pressure. Paris: Elsevier; 2008.
4. Martin JFV. Modelo experimental de crise hipertensiva: papel da variabilidade pressórica na gênese de lesões cardiovasculares. Ribeirão Preto. Tese [Doutorado em Clínica Médica] – Universidade de São Paulo; 1998.
5. Perry HM Jr, Smith WM, McDonald RH, Black D, Cutler JA, Furberg CD, et al. Morbidity and mortality in the systolic hypertension in the elderly program (SHEP) pilot study. Stroke. 1989;20(1):4-13.
6. Mancia G, De Backer G, Dominiczak A, Cifkova R, Fagard R, Germano G, et al. 2007 ESH-ESC Practice Guidelines for the Management of Arterial Hypertension: ESH-ESC Task Force on the Management of Arterial Hypertension. J Hypertens. 2007;25(9):1751-62.
7. Williams B, Lacy PS, Thom SM, Cruickshank K, Stanton A, Collier D, et al. Differential impact of blood pressure-lowering drugs on central aortic pressure and clinical outcomes: principal results of the Conduit Artery Function Evaluation (CAFE) study. Circulation. 2006;113(9):1213-25.
8. Protogerou A, Papaioannou T, Blacher J, Papamichael C, Lekakis J, Safar M. Central blood pressures: do we need them in the management of cardiovascular disease? Is it a feasible therapeutic target? J Hypertens. 2007;25:265-72.
9. Safar ME, Levy BI, Struijker-Boudier H. Current perspectives on arterial stiffness and pulse pressure in hypertension and cardiovascular diseases. Circulation. 2003;107(22):2864-9.
10. Bortolotto L, Safar M. Blood pressure profile along the arterial tree and genetics of hypertension. Arq Bras Cardiol. 2006;86(3):166-9.

11. Dart AM, Kingwell BA. Pulse pressure – a review of mechanisms and clinical relevance. J Am Coll Cardiol. 2001;37(4):975-84.
12. O'Rourke MF, Nichols WW. Aortic diameter, aortic stiffness, and wave reflection increase with age and isolated systolic hypertension. Hypertension. 2005;45(4):652-8.
13. O'Rourke MF, Safar ME. Relationship between aortic stiffening and microvascular disease in brain and kidney: cause and logic of therapy. Hypertension. 2005;46(1):200-4.
14. Mota-Gomes MA, Feitora AM, Brandão MCB, Chaves H. Augmentation Index – novo preditor de risco cardiovascular. Rev Bras Hipertens. 2006;13(1):63-4.
15. Vaz-de-Melo RO, Pimenta AG, Giollo LT Jr, Martinelli DD, Sacomani CN, Yugar-Toledo JC, et al. Factors associated with increased radial augmentation index in hypertensive individuals. Arq Bras Cardiol. 2011;97(3):241-8.
16. Kaess BM, Rong J, Larson MG, Hamburg NM, Vita JA, Levy D, et al. Aortic stiffness, blood pressure progression, and incident hypertension. Jama. 2012;308(9):875-81.
17. Chirinos JA, Segers P. Noninvasive evaluation of left ventricular afterload: part 2: arterial pressure-flow and pressure-volume relations in humans. Hypertension. 2010;56(4):563-70.
18. Weber T, Chirinos JA. Pulsatile arterial haemodynamics in heart failure. Eur Heart J. 2018;39(43):3847-54.
19. Pandey A, Khan H, Newman AB, Lakatta EG, Forman DE, Butler J, et al. Arterial stiffness and risk of overall heart failure, heart failure with preserved ejection fraction, and heart failure with reduced ejection fraction: the Health ABC Study (Health, Aging, and Body Composition). Hypertension. 2017;69(2):267-74.
20. Shaikh AY, Wang N, Yin X, Larson MG, Vasan RS, Hamburg NM, et al. Relations of arterial stiffness and brachial flow-mediated dilation with new-onset atrial fibrillation: the Framingham Heart Study. Hypertension. 2016;68(3):590-6.
21. Hashimoto J, Ito S. Central pulse pressure and aortic stiffness determine renal hemodynamics: pathophysiological implication for microalbuminuria in hypertension. Hypertension. 2011;58(5):839-46.
22. Raggi P, Bellasi A, Ferramosca E, Islam T, Muntner P, Block GA. Association of pulse wave velocity with vascular and valvular calcification in hemodialysis patients. Kidney Int. 2007;71(8):802-7.
23. Sanders PW. Effect of salt intake on progression of chronic kidney disease. Curr Opin Nephrol Hypertens. 2006;15(1):54-60.
24. Ben-Shlomo Y, Spears M, Boustred C, May M, Anderson SG, Benjamin EJ, et al. Aortic pulse wave velocity improves cardiovascular event prediction: an individual participant meta-analysis of prospective observational data from 17,635 subjects. J Am Coll Cardiol. 2014;63(7):636-46.
25. Laurent S, Hulot J-S, Boutouyrie P. Role of central blood pressure and arterial stiffening. In: Dorobantu M, Mancia G, Grassi G, Voicu V (ed.). Hypertension and heart failure: epidemiology, mechanisms and treatment. Cham: Springer International; 2019. p. 135-54.
26. Nilsson PM, Boutouyrie P, Laurent S. Vascular aging: a tale of EVA and ADAM in cardiovascular risk assessment and prevention. Hypertension. 2009;54(1):3-10.
27. Determinants of pulse wave velocity in healthy people and in the presence of cardiovascular risk factors: establishing normal and reference values. Eur Heart J. 2010;31(19):2338-50.
28. Ben-Shlomo Y, Spears M, Boustred C, May M, Anderson Simon G, Benjamin Emelia J, et al. Aortic pulse wave velocity improves cardiovascular event prediction. J Am Coll Cardiol. 2014;63(7):636-46.
29. Wassertheurer S, Kropf J, Weber T, van der Giet M, Baulmann J, Ammer M, et al. A new oscillometric method for pulse wave analysis: comparison with a common tonometric method. J Hum Hypertens. 2010;24(8):498-504.
30. Reshetnik A, Gohlisch C, Tölle M, Zidek W, Van Der Giet M. Oscillometric assessment of arterial stiffness in everyday clinical practice. Hypertens Res. 2017;40(2):140-5.
31. Tavallali P, Razavi M, Pahlevan NM. Artificial intelligence estimation of carotid-femoral pulse wave velocity using carotid waveform. Sci Rep. 2018;8(1):1014.
32. Kotsis V, Stabouli S, Karafillis I, Nilsson P. Early vascular aging and the role of central blood pressure. J Hypertens. 2011;29(10):1847-53.
33. Bruno RM, Nilsson PM, Engström G, Wadström BN, Empana J-P, Boutouyrie P, et al. Early and supernormal vascular aging. Hypertension. 2020;76(5):1616-24.
34. Hansson GK. Inflammation, atherosclerosis, and coronary artery disease. N Engl J Med. 2005;352(16):1685-95.
35. Bussemaker E, Hillebrand U, Hausberg M, Pavenstadt H, Oberleithner H. Pathogenesis of hypertension: interactions among sodium, potassium, and aldosterone. Am J Kidney Dis. 2010;55(6):1111-20.
36. Shan H, Bai X, Chen X. Angiotensin II induces endothelial cell senescence via the activation of mitogen-activated protein kinases. Cell Biochem Funct. 2008;26(4):459-66.

37. Nilsson PM. Early vascular aging (EVA): consequences and prevention. Vascular health and risk management. 2008;4(3):547-52.
38. Gerhard M, Roddy M-A, Creager SJ, Creager MA. Aging Progressively Impairs Endothelium-Dependent Vasodilation in Forearm Resistance Vessels of Humans. Hypertension. 1996;27(4):849-53.
39. Wilkinson IB, Franklin SS, Cockcroft JR. Nitric oxide and the regulation of large artery stiffness: from physiology to pharmacology. Hypertension. 2004;44(2):112-6.
40. Boutouyrie P, Laurent S, Benetos A, Girerd XJ, Hoeks AP, Safar ME. Opposing effects of ageing on distal and proximal large arteries in hypertensives. J Hypertens Suppl. 1992;10(6):S87-91.
41. Benetos A, Laurent S, Hoeks AP, Boutouyrie PH, Safar ME. Arterial alterations with aging and high blood pressure. A noninvasive study of carotid and femoral arteries. Arterioscler Thromb. 1993;13(1):90-7.
42. Schmitt M, Avolio A, Qasem A, McEniery CM, Butlin M, Wilkinson IB, et al. Basal NO locally modulates human iliac artery function in vivo. Hypertension. 2005;46(1):227-31.
43. Nabeel PM, Chandran DS, Kaur P, Thanikachalam S, Sivaprakasam M, Joseph J. Association of incremental pulse wave velocity with cardiometabolic risk factors. Scientific Reports. 2021;11(1):15413.
44. Agabiti-Rosei E, Mancia G, O'Rourke MF, Roman MJ, Safar ME, Smulyan H, et al. Central blood pressure measurements and antihypertensive therapy: a consensus document. Hypertension. 2007;50(1):154-60.
45. Benetos A, Zureik M, Morcet J, Thomas F, Bean K, Safar M, et al. A decrease in diastolic blood pressure combined with an increase in systolic blood pressure is associated with a higher cardiovascular mortality in men. J Am Coll Cardiol. 2000;35(3):673-80.
46. Roman MJ, Devereux RB, Kizer JR, Lee ET, Galloway JM, Ali T, et al. Central pressure more strongly relates to vascular disease and outcome than does brachial pressure. Hypertension. 2007;50(1):197-203.
47. Weber T, Auer J, O'Rourke MF, Kvas E, Lassnig E, Berent R, et al. Arterial stiffness, wave reflections, and the risk of coronary artery disease. Circulation. 2004;109(2):184-9.
48. Asmar RG, London GM, O'Rourke ME, Safar ME. Improvement in blood pressure, arterial stiffness and wave reflections with a very-low-dose perindopril/indapamide combination in hypertensive patient. Hypertension. 2001;38(4):922-6.
49. Tropeano A-I, Boutouyrie P, Pannier B, Joannides R, Balkestein E, Katsahian S, et al. Brachial pressure: independent reduction in carotid stiffness after long-term angiotensin-converting enzyme inhibition in diabetic hypertensives. Hypertension. 2006;48(1):80-6.
50. Wilkinson IB, MacCallum H, Flint L, Cockcroft JR, Newby DE, Webb DJ. The influence of heart rate on augmentation index and central arterial pressure in humans. J Physiol. 2000;525(1):263-70.

18

Função endotelial e regulação do tônus vascular

Eduardo Costa Duarte Barbosa
Bruna Eibel
Jociane Schardong
Weimar Kunz Sebba Barroso

CONSULTA RÁPIDA

Investigação da disfunção endotelial

Uso de marcadores séricos de disfunção endotelial (proteína C reativa, fator de von Willebrand, ANG II e ET-1) associado ao exame de dilatação mediada pelo fluxo (DMF).
Associação da hipertensão arterial e disfunção endotelial: a elevação da PA é associada com um aumento significativo de 8 a 9% no risco de morte por DCV, enquanto a HAS na meia-idade é associada com um risco duas vezes maior para o desenvolvimento de DAC.

Principais indicações da DMF

Uso da DMF do sistema braquial arterial (técnica padrão ouro para a análise da função endotelial *in vivo*) na prática clínica.
Metanálises indicam uma redução significativa, em torno de 8-13%, para o risco de eventos cardiovasculares para cada ponto percentual de aumento na DMF da artéria braquial. Assim, a ausência de melhora na DMF após determinado tratamento pode identificar pacientes não respondedores, e sinalizar a necessidade de nova abordagem terapêutica.
Uso de DMF para predição de eventos cardíacos em hipertensos jovens.
Uso deDMF para avaliação de risco cardiovascular.

Recomendações para realização do exame

- 20 minutos de repouso prévio;
- Ter uma boa noite de sono que anteceda ao exame;
- Não alterar uso de medicações contínuas;
- Estar em jejum de no mínimo 6 horas;
- Evitar bebidas com cafeína 6 horas antes do exame;
- Evitar bebidas alcoólicas 12 horas antes do exame;
- Evitar tabaco 6 horas antes do exame;
- Evitar exercício físico 24 horas antes do exame.

Uso de estatinas, inibidores da enzima conversora da angiotensina (IECA), bloqueadores do receptor da ANG I, betabloqueadores com ação vasodilatadora. Mudança no estilo de vida, intervenção nutricional (alimentos antioxidantes), prática regular de exercícios físicos e redução de estresse.

O endotélio sintetiza importantes substâncias que desempenham papel fundamental sobre o controle vascular, tanto em situações fisiológicas quanto em processos patológicos, como as síndromes coronarianas. Sabe-se que a monocamada de células endoteliais atua como uma superfície não aderente para plaquetas e leucócitos, produzindo uma variedade de fatores regulatórios, como o óxido nítrico[1]. Dessa forma, influencia não somente o tônus vascular, mas também o seu remodelamento, por meio da produção de substâncias promotoras e inibidoras do seu crescimento[1].

Entre as múltiplas funções biológicas do endotélio, as relacionadas à vasomotricidade incluem: síntese de substâncias relaxantes (vasodilatadoras) e antiplaquetárias, como fator de relaxamento derivado do endotélio (EDRF), fator hiperpolarizante derivado do endotélio (EDHF), prostaciclina (PGI_2), prostaglandinas e bradicinina; síntese de substâncias vasoconstritoras e ativadoras da agregação plaquetária ou do fator de contração derivado do endotélio (EDCF), como endotelinas (ET), endoperóxidos (prostaglandina H_2 e tromboxano A_2), leucotrienos, Ang II e EROs; receptor-modulador de substâncias vasoativas envolvidas na agregação plaquetária e coagulação, como acetilcolina, serotonina, trombina, nucleotídeos da adenosina, vasopressina e ácido araquidônico; metabolismo e inativação de catecolaminas e serotonina (via monoaminoxidase), outros produtos plaquetários e angiotensinases A e C[2].

O óxido nítrico é produzido no endotélio pela eNOS, induzido pela enzima óxido nítrico sintase induzida (iNOS) e no sistema nervoso pela enzima óxido nítrico sintase neuronal (nNOS), sendo a chave do fator relaxante derivado do endotélio, que desempenha um papel fundamental na manutenção do tônus e reatividade vascular. Além de ser o principal determinante do tônus do músculo liso vascular, o óxido nítrico opõe-se às ações de potentes fatores constritores derivados do endotélio, tais como Ang II e ET-1[3]. O óxido nítrico inibe a ativação plaquetária e de leucócitos, mantendo o músculo liso vascular em um estado não proliferativo.[4] Em condições basais, em indivíduos sadios, há tônus vasodilatador moderado e constante, causado pelo óxido nítrico endotelial se difundindo para as células da musculatura lisa vascular; se a formação basal de óxido nítrico cessa, predominará a vasoconstrição[5].

Contudo, além do óxido nítrico, o endotélio produz outras substâncias vasodilatadoras (EDHF, prostaciclinas, cininas) e, também, substâncias vasoconstritoras (Ang II e ET-1). Quando a função do endotélio é normal, há um equilíbrio entre a produção dessas substâncias com uma tendência à vasodilatação. Durante um processo inflamatório, o endotélio é capaz de expressar as chamadas moléculas de adesão (selectinas e integrinas), que permitem a ativação, o rolamento e a adesão de leucócitos à sua superfície. A oxidação do LDL, por exemplo, ativa a proteína quinase C (PKC) e um fator de transcrição nuclear (NF-κB) e, consequentemente, leva ao aumento da transcrição de vários genes (ECA, moléculas de adesão e citocinas). Dessa forma, a exacerbação de uma resposta inflamatória e sua posterior cronicidade podem conduzir à disfunção endotelial, propiciando eventos pró-coagulantes, diferenciação das células musculares lisas vasculares e macrófagos, tendo como consequência o início da doença aterosclerótica[6].

DISFUNÇÃO ENDOTELIAL E SUA AÇÃO NA PAREDE VASCULAR

O termo disfunção endotelial refere-se à alteração da vasodilatação dependente do endotélio e à desregulação das interações endotélio-células sanguíneas, que causam uma inflamação localizada e, posteriormente, lesões vasculares e trombose. A disfunção endotelial ocorre quando os efeitos vasoconstritores se superpõem aos efeitos vasodilatadores, geralmente como resultado de uma diminuição da biodisponibilidade de óxido nítrico, com perda de sua ação vasculoprotetora, por razões diversas como aumento de sua degradação pelas EROs em estados patológicos como hipertensão arterial sistêmica (HAS) e aterosclerose[7]. Além disso, com a vasoconstrição predominante, ocorre diminuição do relaxamento endotelial vascular para acetilcolina e queda do fluxo sanguíneo, visto que essa menor vasodilatação pode ser ocasionada pela presença de placas de lipídios na aorta[7].

Em situações patológicas, pode ocorrer o desacoplamento da eNOS, uma situação em que a transferência de elétrons na cadeia oxidativa não se completa adequadamente. Os elétrons vazam e são captados pelo oxigênio molecular, gerando radicais livres, como o superóxido. O desacoplamento da eNOS é, portanto, um importante mecanismo inicial de disfunção endotelial[8]. Pacientes com doença arterial coronariana (DAC) têm importante disfunção endotelial e diminuição da disponibilidade de óxido nítrico, particularmente quando a DAC é severa e difusa. O ferimento endotelial e a desnudação resultam na disfunção (vasoconstrição paradoxal em resposta a agentes vasodilatadores), que parece ser o evento inicial para o desenvolvimento da aterosclerose. Portanto, o dano endotelial é o evento inicial da aterosclerose[5].

ASSOCIAÇÃO DA HIPERTENSÃO ARTERIAL SISTÊMICA E DISFUNÇÃO ENDOTELIAL

A PA elevada mensurada na infância ou no início da idade adulta pode culminar em um prognóstico desfavorável durante a idade adulta, resultando em desfechos como HAS e, posteriormente, aterosclerose, DAC e infarto agudo do miocárdio (IAM). Até o momento, um número limitado de estudos verificou associações entre a PA no início da idade adulta e o desenvolvimento em longo prazo de DCV ou AVE[9].

Recentemente, o *Harvard Alumni Health Study* (HAHS) analisou a associação da PA no início da idade adulta com a mortalidade por DCV, contabilizando os casos de HAS na meia-idade. Verificaram que a elevação da PA foi associada com um aumento significativo de 8 a 9% no risco de morte por DCV, enquanto a HAS na meia-idade foi associada com um risco duas vezes maior para o desenvolvimento de DAC[9].

Com o progredir da idade, a pressão arterial diastólica perde gradativamente o seu impacto sobre a mortalidade cardiovascular. O processo de envelhecimento é acompanhado de elevação gradual da pressão sistólica secundária ao enrijecimento da parede das artérias. Antes de constituir-se em um processo benigno vinculado ao envelhecimento natural, o desenvolvimento da HAS sistólica isolada em todas as idades, principalmente nas faixas etárias avançadas, é um determinante isolado de risco de eventos cardiovasculares[10].

Há uma variabilidade individual quanto à propensão para desenvolvimento de doença vascular mais agressiva em portadores de níveis semelhantes de HAS. Essa constatação sugere a necessidade de uma abordagem individual de aferição de risco de complicações cardiovasculares. Em uma abordagem clínica prática de avaliação do risco individual de um paciente portador de HAS leve, deve-se levar em consideração, além da coexistência de outros determinantes de risco cardiovascular (gênero masculino, idade avançada, elevação dos lípides séricos, tabagismo e intolerância à glicose), a evidência de acometimentos de órgãos-alvo: vasos retinianos, coração, rins e circulação cerebral[11].

Com o passar das décadas e a mudança da concepção da aterogênese e de todos os fatores de risco que a promovem, tem-se a compreensão de que o ateroma culmina em doença cardíaca isquêmica, doença cerebrovascular e/ou doença vascular periférica. Admitindo que todos os hipertensos primários têm disfunção endotelial e que, quanto mais acentuada for essa disfunção, pior é o prognóstico, os anti-hipertensivos que aumentam a biodisponibilidade do óxido nítrico deverão estar na linha de frente do regime terapêutico desses doentes. Por esse meio, contribuiremos de forma decisiva na prevenção das complicações ateroscleróticas da HAS, como o AVE aterotrombótico, o IAM e outras manifestações da doença coronária[12].

Nesse contexto, a HAS, a inflamação, as dislipidemias e a aterosclerose possuem em sua gênese e/ou em seus mecanismos fisiopatológicos alterações na função endotelial e, quando associadas, potencializam a disfunção endotelial que, por sua vez, perpetua a ação lesiva dos mesmos mecanismos citados, agravando a própria disfunção do endotélio.

COMO AVALIAR A DISFUNÇÃO ENDOTELIAL

A disfunção endotelial pode ser avaliada por métodos invasivos ou não invasivos. A função epicárdica coronária avalia diretamente o leito vascular coronário, consiste no método padrão-ouro, porém é invasiva, onerosa, limitada para pacientes submetidos à angiografia coronária e inviável para medidas repetidas. Entre os métodos não invasivos, a dilatação mediada por fluxo (DMF) da artéria braquial trata-se da técnica mais utilizada para avaliação da função endotelial e é preditora independente de doença cardiovascular (DCV)[13].

Entre as vantagens da técnica de DMF estão o baixo custo, o fácil acesso (artéria braquial), a possibilidade de avaliar outros parâmetros como diâmetro basal do vaso e velocidade do fluxo arterial, além do fato de a função vascular periférica estar fortemente correlacionada à função endotelial das artérias coronárias. Por outro lado, é necessário um avaliador altamente experiente, em razão da sensibilidade da medida[14].

Atualmente, a técnica é realizada utilizando-se de um aparelho de ultrassonografia de alta resolução para avaliação da função endotelial arterial (> 7,5 MHz). Um transdutor linear de alta frequência é utilizado para obter imagens longitudinais das paredes da artéria braquial. As imagens de diâmetro e fluxo arterial, em cada momento do protocolo, são gravadas simultaneamente em um computador com o auxílio de uma placa de captura de vídeo. Para minimizar erros operacionais, tanto o transdutor quanto o braço do sujeito são posicionados e mantidos na mesma posição durante o exame[15,16].

Após 20 minutos de repouso prévio, imagem basal é gravada por 1 minuto e, posteriormente, o manguito de pressão que estará no antebraço é inflado até 200 mmHg e mantido por 5 minutos, caracterizando a hiperemia reativa. Após a deflação do manguito, são gravados 3 minutos da dilatação da artéria braquial dependente do endotélio. Repouso de 10 minutos é realizado e nova imagem basal é capturada por 1 minuto. Então, um jato de nitroglicerina sublingual é administrado e aguardam-se 5 minutos para o pico de ação do fármaco, com posteriores 3 minutos de nova gravação para verificação da possível dilatação de contraprova, avaliando-se a função independente do endotélio, ou seja, da musculatura lisa adjacente ao endotélio[15,16].

Posteriormente ao exame, as imagens gravadas em MPEG ou AVI são convertidas para MP4 (Movavi Video Converter®), recortadas (Movie Maker®) e então analisadas por meio de *software* específico (Cardiovascular Suite®) quanto ao diâmetro, percentual de dilatação mediada pelo fluxo e fluxo arterial pré e pós-hiperemia reativa[15,16].

Ainda, grupos vêm demonstrando interesse e evidências da realização da técnica por meio de "braço robótico" (UNEX Corporation) computadorizado[16], diminuindo potenciais vieses dependentes de avaliador. Por fim, embora não existam até o presente momento valores de referência para a população brasileira, alguns autores[17,18] consideram como disfunção endotelial valores de DMF inferiores a 8%.

Recomendações para a realização do exame

- 20 minutos de repouso prévio.
- Ter uma boa noite de sono que anteceda ao exame.
- Não alterar uso de medicações contínuas.
- Estar em jejum de no mínimo 6 horas.
- Evitar bebidas com cafeína 6 horas antes do exame.
- Evitar bebidas alcoólicas 12 horas antes do exame.
- Evitar tabaco 6 horas antes do exame.
- Evitar exercício físico 24 horas antes do exame[15,16].

AVALIAÇÃO DA DISFUNÇÃO ENDOTELIAL NA PRÁTICA CLÍNICA

A técnica de DMF da artéria braquial é amplamente utilizada em estudos clínicos com o intuito de verificar se determinada intervenção é eficaz para alterar a função endotelial em populações com diferentes condições de saúde[19,20].

A implementação na prática clínica, juntamente com outros exames como velocidade de onda de pulso (VOP) e cardiografia de impedância podem auxiliar os clínicos na identificação de indivíduos assintomáticos com potencial para desenvolvimento de doenças cardiovasculares e, logo, na indicação de tratamento precoce[21].

Para além do diagnóstico, a DMF pode ser utilizada como um instrumento para monitorização de condutas clínicas usadas para tratamento da disfunção endotelial (medidas repetidas) em pacientes com diferentes doenças (HAS, DAC, insuficiência cardíaca)[21-23]. Metanálises indicam uma redução significativa, em torno de 8 a 13%, para o risco de eventos cardiovasculares para cada ponto percentual de aumento na DMF da artéria

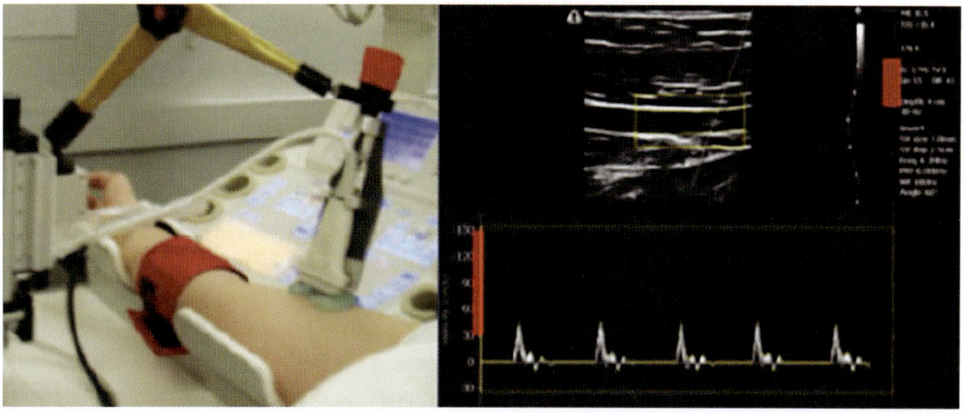

FIGURA 1 Realização da técnica de dilatação mediada pelo fluxo (DMF)[16].

braquial[24]. Assim, a ausência de melhora na DMF após determinado tratamento pode identificar pacientes não respondedores e sinalizar a necessidade de nova abordagem terapêutica.

Considerando que as DCVs apresentam fatores de risco modicáveis que podem influenciar a evolução da doença, intervenções nutricionais e baseadas no exercício físico podem melhorar a função endotelial[25]. Por outro lado, intervenções medicamentosas também são utilizadas para tratamento da disfunção endotelial[26-28] e, da mesma forma, a avaliação da função endotelial pela DMF pode auxiliar na indicação e revisão de condutas terapêuticas ao longo do tempo.

INTERVENÇÃO TERAPÊUTICA NA DISFUNÇÃO ENDOTELIAL

Diversas são as intervenções terapêuticas que podem auxiliar na melhora da função endotelial, entre elas intervenções medicamentosas e não medicamentosas. Em um ensaio clínico cruzado com pacientes hipertensos[26], foi demonstrado que 80 mg/dia de fluvastatina associado a inibidor da enzima conversora de angiotensina por 6 semanas reduziu o colesterol LDL, a proteína C reativa, o fator de von Willebrand e o fator de crescimento endotelial vascular, além de melhorar a vasodilatação mediada por fluxo. Por outro lado, não houve efeito da estatina sobre a pressão arterial.

Uma droga capaz de melhorar a função endotelial é o alopurinol, independentemente de seu efeito sobre os níveis de ácido úrico. Cicero et al.[27] demonstraram, por meio de uma metanálise de ECR com 670 pacientes, um aumento na DMF em torno de 1,79% desvio-padrão (grande tamanho de efeito) após o uso de alopurinol em pacientes com diferentes condições (indivíduos em prevenção primária para DCV; indivíduos com alto risco cardiovascular, mas sem DCV; pacientes em prevenção secundária para DCV com DAC, insuficiência cardíaca crônica ou doença vascular periférica estabelecida). Quando realizada a análise de sensibilidade, não houve diferença para regimes de tratamento que administraram a medicação uma vez/dia em doses menores de 300 mg ou maiores de 300 mg. Da mesma forma, não houve diferença para a duração do tratamento quando comparados períodos menores de 12 semanas e maiores de 12 semanas.

Em uma revisão sistemática publicada recentemente por Sakima et al.[28] foi demonstrado, por meio de uma metanálise com 11 ensaios clínicos randomizados (ECR) e 570 pacientes com doenças não transmissíveis (HAS, doença renal crônica, insuficiência cardíaca ou diabetes), que antagonistas do receptor mineralocorticoide também melhoraram significativamente a DMF em 1,18%. Além disso, houve redução da rigidez arterial avaliada por VOP e do *augmentation index*. Assim, os autores concluem que, para um melhor bloqueio do sistema renina-angiotensina-aldosterona, o tratamento com antagonistas do receptor mineralocorticoide deveria ser considerado, pois inibidores da enzima conversora de angiotensina são mais eficazes que outros anti-hipertensivos, porém não conseguem bloquear completamente esse sistema.

Além das intervenções medicamentosas, intervenções que implicam alterações no estilo de vida apresentam impacto importante sobre a disfunção endotelial. Um exemplo são as intervenções nutricionais[22] e o exercício físico[25].

Nesse sentido, um ECR[22] avaliou o efeito da dieta mediterrânea *versus* dieta com baixo teor de gordura sobre a DMF de 805 pacientes com doença coronariana após um ano de seguimento. Os pacientes que aderiram à dieta mediterrânea apresentaram maior DMF em comparação com aqueles da dieta com baixo teor de gordura (3,83% *versus* 1,16%), com uma diferença entre dietas de 2,63%, mesmo em pacientes com disfunção endotelial grave.

Assim, os autores recomendam a dieta mediterrânea como a melhor estratégia alimentar para a recuperação da disfunção endotelial em pacientes com doença coronariana.

No que diz respeito ao exercício físico, Pedralli et al.[25] demonstraram recentemente, por meio de um ECR com 42 pacientes pré-hipertensos e hipertensos, os benefícios dessa intervenção para essa população. Os indivíduos foram alocados para realizar exercício aeróbico, resistido ou combinado (aeróbico mais resistido) por 40 minutos, duas vezes/semana por oito semanas e foram avaliadas a pressão arterial e a função endotelial por DMF. Os achados sugerem que diferentes modalidades de exercício são igualmente eficazes para melhora da função endotelial em pacientes pré-hipertensos ou hipertensos, além de reduzirem a pressão arterial.

BIBLIOGRAFIA

1. Hristov M, et al. Endothelial progenitor cells: mobilization, differentiation, and homing. Arterioscler Thromb Vasc Biol. 2003;23(7):1185.
2. Batlouni M. Endotélio e hipertensão arterial. Rev Bras Hipertens. 2001;8:328-38.
3. Vanhoutte PM. Endothelial dysfunction - The first step toward coronary arteriosclerosis. Circulation J. 2009;73:595-601.
4. Govers R, Rabelink TJ. Cellular regulation of endothelial nitric oxide synthase. Am J Physiol Renal Physiol. 2001;280(2):193.
5. Pinho RA, et al. Doença arterial coronariana, exercício físico e estresse oxidativo. Arq Bras Cardiol. 2010;94(4):549-55.
6. Behrendt D, Ganz P. Endothelial function: From vascular biology to clinical applications. Am J Cardiol. 2002;90(10):40-8.
7. Hirata Y, et al. Diagnosis and treatment of endothelial dysfunction in cardiovascular disease. Int Heart J. 2010;51(1):1-6.
8. Zhao Y, et al. Vascular nitric oxide: Beyond eNOS. J Pharmacol Sci. 2015.
9. Gray L, et al. Blood pressure in early adulthood, hypertension in middle age, and future cardiovascular disease mortality: HAHS (Harvard Alumni Health Study). J Am Coll Cardiol. 2011;58(23):2396-403.
10. Kannel WB, et al. Systolic blood pressure, arterial rigidity and stroke. The Framingham Study. JAMA. 1981;245:1225-28.
11. Arima H, et al. Effects of prehypertension and hypertension subtype on cardiovascular disease in the Asia-Pacific Region. Hypertension. 2012;59(6):1118-23.
12. Soloviev MA, et al. Correction of endothelial dysfunction in patients with arterial hypertension. Bull Exp Biol Med. 2011;151(2):183-5.
13. Alexander Y, et al. Endothelial function in cardiovascular medicine: a consensus paper of the European Society of Cardiology Working Groups on Atherosclerosis and Vascular Biology, Aorta and Peripheral Vascular Diseases, Coronary Pathophysiology and Microcirculation, and Thrombosis. Cardiovasc Res. 2021;117(1):29-42.
14. Corretti MC, et al. Guidelines for the ultrasound assessment of endothelial-dependent flow-mediated vasodilation of the brachial artery: a report of the International Brachial Artery Reactivity Task Force. J Am Coll Cardiol. 2002;39(2):257-65.
15. Thijssen DHJ, et al. Assessment of flow-mediated dilation in humans: a methodological and physiological guideline. Am J Physiol Heart Circ Physiol. 2011;300(1):2-12.
16. Thijssen DHJ, et al. Expert consensus and evidence-based recommendations for the assessment of flow-mediated dilation in humans. Eur Heart J. 2019;40(30):2534-47.
17. Gaenzer H, et al. Flow-mediated vasodilation of the femoral and brachial artery induced by exercise in healthy nonsmoking and smoking men. J Am Coll Cardiol. 2001;38(5):1313-9.
18. Gokce N, et al. Predictive value of noninvasively determined endothelial dysfunction for long-term cardiovascular events in patients with peripheral vascular disease. J Am Coll Cardiol. 2003;41(10):1769-75.
19. Schardong J, et al. Effects of intradialytic neuromuscular electrical stimulation on strength and muscle architecture in patients with chronic kidney failure: Randomized clinical trial. Artif Organs. 2017.
20. Boff W, et al. Superior effects of high-intensity interval vs. moderate-intensity continuous training on endothelial function and cardiorespiratory fitness in patients with type 1 diabetes: A randomized controlled trial. Front Physiol. 2019;10:450.
21. Tomiyama H, et al. Longitudinal association among endothelial function, arterial stiffness and subclinical organ damage in hypertension. Int J Cardiol. 2018;253:161-6.
22. Yubero-Serrano EM, et al. Mediterranean diet and endothelial function in patients with coronary heart disease: An analysis of the CORDI-

OPREV randomized controlled trial. PLoS Med. 2020;17(9):e1003282.
23. Pearson MJ, Smart NA. Effect of exercise training on endothelial function in heart failure patients: A systematic review meta-analysis. Int J Cardiol. 2017;231:234-43.
24. Xu Y, et al. Non-invasive endothelial function testing and the risk of adverse outcomes: a systematic review and meta-analysis. Eur Heart J Cardiovasc Imaging. 2014;15(7):736-46.
25. Pedralli ML, et al. Different exercise training modalities produce similar endothelial function improvements in individuals with prehypertension or hypertension: a randomized clinical trial Exercise, endothelium and blood pressure. Sci Rep. 2020;10(1):7628.
26. Ruszkowski P, et al. Effects of combined statin and ACE inhibitor therapy on endothelial function and blood pressure in essential hypertension - a randomised double-blind, placebo controlled crossover study. J Renin Angiotensin Aldosterone Syst. 2019;20(3):1470320319868890.
27. Cicero AFG, et al. Effects of allopurinol on endothelial function: A systematic review and meta-analysis of randomized placebo-controlled trials. Drugs. 2018;78(1):99-109.
28. Sakima A, et al. Effect of mineralocorticoid receptor blockade on arterial stiffness and endothelial function: a meta-analysis of randomized trials. Hypertension. 2021;77(3):929-37.

SEÇÃO IV

CLASSIFICAÇÃO, ESTRATIFICAÇÃO DE RISCO E AVALIAÇÃO COMPLEMENTAR

19

Classificação e estratificação de risco

Maria Eliane Campos Magalhães
Erika Maria Gonçalves Campana
Pedro Pimenta de Mello Spineti
Andréa A. Brandão

CONSULTA RÁPIDA

- Mais de 50% dos pacientes hipertensos têm fatores de risco cardiovascular adicionais.
- A presença de um ou mais fatores de risco cardiovascular adicionais aumenta o risco de eventos cardiológicos, cerebrais e nefrológicos.
- A identificação dos fatores de risco cardiovascular adicionais deve fazer parte da avaliação do diagnóstico de todo paciente hipertenso.
- O risco cardiovascular deve ser estimado em todos os pacientes hipertensos por meio de escores simples, baseados na pressão arterial e na presença de fatores de risco adicionais e condições clínicas associadas.

INTRODUÇÃO

A doença cardiovascular (DCV) é multifatorial e tem na hipertensão arterial sistêmica (HAS) um dos seus mais importantes fatores de risco (FR). Há uma relação contínua, linear e casual entre a elevação da pressão arterial (PA) e a ocorrência de eventos e mortalidade cardiovascular (CV). Existe também uma interação entre a PA e os FR cardiovasculares adicionais. A interação entre eles desempenha papel fundamental no início do *continuum* cardiovascular, tendo efeitos pró-aterogênicos[1-5].

Sabidamente, quanto maior for o risco CV absoluto individual e o risco CV global, maior será o impacto do controle da PA na redução de eventos e mortalidade. Um conceito muito valorizado atualmente é o risco residual, que representa a magnitude do risco que permanece depois que os FR tradicionais são controlados. Embora os escores de risco global não incorporem a capacidade de quantificação desse risco residual, é consensual que a identificação precoce e o adequado controle da PA e dos FR adicionais é parte fundamental do bom controle do paciente hipertenso, com o objetivo de redução do risco CV e do risco residual e, consequentemente, da morbidade e mortalidade[1-5].

A estratificação de risco CV nos pacientes portadores de HAS envolve a confirmação do diagnóstico e a classificação da HAS, a avaliação dos FR adicionais, das lesões de órgãos-alvo (LOA) subclínicas e a identificação de doenças associadas envolvendo os aparelhos cardiovascular, cerebrovascular e renal. A partir dessas avaliações e entendendo o caráter multifatorial da DCV, a estratificação de risco deve ser feita utilizando equações ou fluxogramas, que permitam a estimativa do risco com base em modelos de regressão com múltiplas variáveis e desenvolvidos a partir de estudos populacionais. Dessa forma, utilizando os escores de avaliação global do risco cardiovascular os pacientes podem ser estratificados em risco baixo, moderado e alto para eventos cardiovasculares. Esse estadiamento de risco será importante para definir a estratégia de tratamento e a meta de pressão arterial a ser alcançada em cada paciente[1-5].

Vale ressaltar que os principais escores globais de risco presentes nas diretrizes de hipertensão arterial sistêmica (HAS) mundiais[1-5] foram construídos usando dados de populações de grande parte do planeta, porém não incorporaram dados nacionais e, por essa razão, podem subestimar o risco global de pacientes brasileiros. A pesquisa dos fatores modificadores de risco deve ser realizada nos pacientes estratificados pelo escore global como risco moderado, permitindo, dessa forma, uma avaliação mais precisa do risco desse grupo de pacientes[1-5]. Os idosos e os jovens também representam um desafio na estratificação de risco. Além dos fatores modificadores de risco, a incorporação de biomarcadores e a avaliação de risco relacionado à passagem do tempo de vida podem ser importantes para melhorar a predição de risco CV global e reduzir a diferença entre o risco calculado e as taxas de eventos observadas em cada paciente[1-5].

CLASSIFICAÇÃO DA HIPERTENSÃO ARTERIAL SISTÊMICA

O diagnóstico de HAS é definido a partir de valores de pressão arterial sistólica (PAS) ≥ 140 mmHg e/ou pressão arterial diastólica (PAD) ≥ 90 mmHg. Os valores de PA entre 130 e 139 mmHg para a PAS e/ou 85 e 80 mmHg para a PAD definem os portadores de pré-hipertensão arterial sistêmica. A classificação da HAS é determinada de acordo com a PA do consultório e pelo nível mais elevado da PAS ou PAD, apresentados na Tabela I[1].

TABELA I Classificação da hipertensão arterial sistêmica em adultos a partir de 18 anos[1]

Classificação*	PAS (mmHg)		PAD (mmHg)
PA ótima	< 120	e	< 80
PA normal	120-129	e/ou	80-84
Pré-hipertensão arterial sistêmica	130-139	e/ou	85-89
HAS estágio 1	140-159	e/ou	90-99
HAS estágio 2	160-179	e/ou	100-109
HAS estágio 3	≥ 180	e/ou	≥ 110

HAS: hipertensão arterial sistêmica; PA: pressão arterial; PAD: pressão arterial diastólica; PAS: pressão arterial sistólica. * A classificação da HAS deverá ser feita utilizando-se o valor mais elevado de PAS ou PAD. ** Define-se como HAS sistólica isolada quando a PAS for ≥ 180 mmHg e a PAD < 90 mmHg. *** Define-se como HAS diastólica isolada quando a PAS for < 140 mmHg e a PAD ≥ 90 mmHg.

FATORES DE RISCO ADICIONAIS

Os FR adicionais incluem os chamados FR clássicos, mas também novos FR. Estes últimos ainda não foram plenamente incorporados aos escores de risco, mas têm sido relacionados com aumento do risco quando presentes. Entre eles, destacam-se a disglicemia (glicemia de jejum e hemoglobina glicada elevadas), a obesidade abdominal, a síndrome metabólica, a pressão de pulso alargada em idosos (> 65 mmHg), a história de hipertensão gestacional, pré-eclampsia e eclampsia, e a história familiar de hipertensão arterial sistêmica[1-5].

Já os fatores de risco tradicionais apresentam evidências consolidadas de sua relação com morbidade e mortalidade. A literatura mostra uma correlação linear entre a evolução da idade biológica e a morbidade e mortalidade, notadamente para o risco de ocorrência de acidente encefálico. Da mesma forma, a idade em conjunto com o sexo masculino têm papel central no risco de infarto agudo do miocárdio com o risco aumentando em homens a partir de 55 anos e nas mulheres a partir dos 65 anos. Entre os hábitos de vida, o tabagismo (incluindo o uso de charutos, cachimbos, cigarros eletrônicos e até mesmo o fumo passivo) apresenta uma relação causal com a doença aterosclerótica e suas consequências. As alterações do metabolismo glicídico e lipídico representam elementos importantes no risco. Por fim, as alterações de composição corporal representadas pela obesidade (IMC > 30 kg/m^2) ou obesidade central (circunferência abdominal > 80 cm em mulheres ou > 94 cm em homens de descendência europeia ou africana ou > 90 cm naqueles de descendência asiática) também foram incorporadas aos fluxogramas de estratificação global de risco[1-7].

Na avaliação de risco global, os FR a serem considerados estão dispostos na Tabela II por serem os de identificação mais custo-eficaz, os mais prevalentes e com evidências mais sólidas de associação com morbidade e mortalidade[1-5].

TABELA II Fatores de risco adicionais coexistentes no paciente hipertenso[1-5]
Sexo masculino
Idade biológica > 55 anos em homens e > 65 anos em mulheres
História familiar de DCV prematura (< 55 anos em homens e < 65 anos em mulheres) em parentes de 1º grau
Tabagismo
Dislipidemia (LDL colesterol ≥ 100 mg/dL e/ou colesterol não HDL ≤ 130 mg/dL e/ou triglicerídeos > 150 mg/dL e/ou HDL colesterol ≤ 40 mg/dL [homem] e ≤ 46 mg/dL [mulher])
Diabetes melito
Obesidade (IMC ≥ 30 kg/m^2)

DCV: doença cardiovascular.

LESÕES DE ÓRGÃOS-ALVO

As LOA representam alterações estruturais em diferentes órgãos e/ou sistemas e podem preceder o aparecimento de sinais e sintomas de acometimento cardíaco, cerebral e nefrovascular. Os principais escores de risco não incluem essas alterações em seus fluxogramas e, muitas vezes, essa avaliação é subutilizada na avaliação do paciente hipertenso. Porém, a identificação de LOA subclínica é fundamental para uma avaliação mais detalhada do risco cardiovascular global e a sua presença obriga a reclassificar o risco estimado do paciente para uma categoria de risco superior[1-5,8-13].

A importância da avaliação das LOA no contexto da estratificação de risco do paciente hipertenso está bem consolidada na literatura por estudos clássicos como o HOPE[14] e o LIFE[15], nos quais a albuminúria e a hipertrofia ventricular esquerda acrescentaram adicional de risco. Em interessante estudo conduzido por Sehestedt et al.[9], os autores demonstraram o papel das LOA no acréscimo de risco ao escore padrão. Esse adicional de risco foi significativamente maior entre pacientes de baixo risco, reforçando a importância das LOA na reestratificação de risco entre pacientes de risco mais baixo[9]. Nesse trabalho, os autores demonstraram ainda que quanto maior o número de LOA presentes, maior o risco de eventos cardiovasculares, independentemente do escore de fatores de risco tradicional. A presença de velocidade de onda pulso > 12 m/s em participantes classificados como escore de risco baixo aumentava em sete vezes (razão de chance de 7,3; IC = 95% 3,2 – 16,4;

p < 0,001), enquanto a presença de placas ateroscleróticas detectadas pelo doppler de carótidas aumentava em quase quatro vezes o risco de morte cardiovascular (RC: 3,9; IC = 95% 1,9 - 9,2; p=0,002)[9].

A Tabela III identifica as LAO subclínicas que podem estar presentes nos pacientes hipertensos[1-5].

TABELA III Lesões de órgãos-alvo coexistentes no paciente hipertenso[1-5]

Hipertrofia ventricular esquerda ▪ Eletrocardiograma [Índice Sokolow-Lyon ≥ 35 mm; RavL > 11 mm; Voltagem Cornell > 2.400 mm.ms; Índice Cornell > 28 mm (homens) e > 20 mm (mulheres)] (Grau de recomendação: I, nível de evidência: B) ▪ Ecocardiograma: índice de massa ventricular esquerda ≥ 116 g/m² (homens) e ≥ 96 g/m² (mulheres) (Grau de recomendação: IIa, nível de evidência: B)
Índice tornozelo braquial (ITB) < 0,9 (Grau de recomendação: IIa, nível de evidência: B)
Doença renal crônica estágio 3 (taxa de filtração glomerular entre 30 e 60 mL/min/1,73 m²)
Albuminúria entre 30 e 300 mg/24h ou relação albumina/creatinina urinária entre 30 e 300 mg/g (Grau de recomendação: I, nível de evidência: B)
Velocidade de onda de pulso carótido-femural > 10 m/s (Grau de recomendação: IIa, nível de evidência: A)

CONDIÇÕES CLÍNICAS ASSOCIADAS

A presença de doenças cardiovascular, cerebrovascular e renal documentadas aumentam o risco CV no paciente hipertenso. Também representa condição de alto risco a presença de retinopatia atribuível ao processo hipertensivo[1-5,16-20]. As condições clínicas associadas estão descritas na Tabela IV[1-5].

TABELA IV Condições clínicas coexistentes no paciente hipertenso[1-5]

Condição clínica	Apresentação clínica
Doença cardiovascular	Doença arterial coronariana: angina, infarto agudo do miocárdio, isquemia miocárdica silenciosa, cirurgia de revascularização miocárdica ou intervenção coronariana prévias. Insuficiência cardíaca com fração de ejeção preservada ou a reduzida Fibrilação atrial Doença arterial obstrutiva periférica sintomática Doenças da aorta: aneurismas, hematomas ou ulcerações
Doença cerebrovascular	Acidente vascular encefálico isquêmico Hemorragia encefálica Acidente isquêmico transitório
Doença renal	Doença renal crônica estágio 4 ou superior: taxa de filtração glomerular estimada < 30 mL/min/1,73 m² Relação albuminúria/creatininúria em amostra isolada > 300 mg/g creatinina Proteinúria/creatininúria em amostra isolada > 300 mg/g creatinina
Retinopatia	Hemorragias Exsudatos Papiledema

FATORES MODIFICADORES DE RISCO

A utilização dos escores de risco apresenta algumas limitações. Entre elas, inclui-se a estimativa de risco nos pacientes classificados como de risco moderado, que podem ter o seu risco cardiovascular subestimado. Para incrementar a sensibilidade da avaliação de risco nesse grupo, utiliza-se a busca pelos chamados fatores modificadores de risco que estão listados na Tabela V[1-5]. Quando presentes, os fatores modificadores identificam pacientes com risco cardiovascular real elevado que, portanto, devem ser abordados com metas de pressão arterial mais agressivas.

TABELA V Fatores modificadores de risco do paciente hipertenso[1-5]
História familiar ou nos pais de início precoce de hipertensão arterial sistêmica
Sedentarismo
Fatores psicossociais e econômicos
Distúrbios inflamatórios crônicos
Eclampsia/pré-eclampsia prévia
FC > 80 bpm
Pressão de pulso > 60 (em pacientes idosos)
Síndrome metabólica pelos critérios da International Diabetes Federation (IDF)
Apneia do sono
Ácido úrico > 7 mg/dL (homens) e > 5,7 mg/dL (mulheres) (GR: I, nível: C)
Proteína C-reativa ultrassensível > 2 mg/L (GR: I, nível: B)
Nível muito elevado de um fator de risco individual, incluindo hipertensão arterial sistêmica estágio 3

ESTRATIFICAÇÃO DE RISCO GLOBAL

Para uma adequada estratificação de risco, é fundamental usar dados de anamnese e exame físico que permitam identificar a história médica pessoal, hábitos de vida e história familiar; a medida da pressão arterial no consultório e/ou fora dele, utilizando-se técnica adequada e equipamentos validados; e realizar a investigação laboratorial complementar básica (para todos os pacientes hipertensos) e avançada (apenas para grupos específicos)[1-5]. O objetivo dessa avaliação é estabelecer o diagnóstico e classificação da HAS, identificar os FR adicionais, as LOA e as condições clínicas associadas, etapas fundamentais na estratificação de risco do paciente hipertenso[1-5,21].

A partir da classificação da HAS e da identificação dos fatores de risco adicionais, das lesões de órgãos-alvo subclínicas e da presença ou não de condições clínicas associadas, o paciente hipertenso pode ser classificado em três gradações de risco cardiovascular global: baixo, moderado e alto (Tabela VI). Uma forma alternativa, prática e ágil de calcular o risco global é utilizar a Calculadora para

TABELA VI Estratificação de risco cardiovascular no paciente hipertenso[1]

FR, LOA ou doença concomitante	Classificação da hipertensão (PA mmHg)			
	Pré-hipertensão (130-139/85-89)	HAS estágio 1 (140-159/90-99)	HAS estágio 2 (160-179/100-109)	HAS estágio 3 (> 180/> 110)
Sem FR, LOA ou doença concomitante	Sem risco adicional	Risco baixo	Risco moderado	Risco alto
1 a 2 FR	Risco baixo	Risco moderado	Risco alto	Risco alto
≥ 3 FR	Risco moderado	Risco alto	Risco alto	Risco alto
LOA, doenças concomitantes, DM	Risco alto	Risco alto	Risco alto	Risco alto

DM: *diabetes mellitus*; FR: fator de risco cardiovascular; HAS: hipertensão arterial sistêmica; LOA: lesão de órgãos-alvo.

Estratificação de Risco Cardiovascular recomendada e disponibilizada pelo Departamento de Aterosclerose da Sociedade Brasileira de Cardiologia (SBC) em seu *site* e disponível para os sistemas Android e IOS[1-5, 21].

CONSIDERAÇÕES FINAIS

A estratificação de risco cardiovascular global é parte fundamental da avaliação do paciente hipertenso, sendo definidora da estratégia terapêutica e da meta de PA a ser alcançada com o tratamento. As ferramentas consagradas por todas as principais diretrizes mundiais nessa avaliação são os escores de risco cardiovascular, muito úteis, mas com algumas limitações. A idade, o tempo de exposição aos fatores de risco, os fenótipos da hipertensão arterial sistêmica (controlada e não controlada), a duração do tratamento anti-hipertensivo e o tempo de permanência na meta de PA determinada para cada indivíduo (persistência do controle da pressão arterial) constituem elementos não contemplados nos escores de risco, mas com importância fundamental da predição de eventos futuros. Ainda assim, uma estimativa de risco cardiovascular adequada pode ser obtida utilizando-se a classificação da HAS, fatores de risco adicionais, lesão de órgãos-alvo e a pesquisa de condições clínicas associadas[1-5,21].

A estratégia de incorporação de novas recomendações como a valorização do risco vitalício, principalmente em indivíduos jovens; o uso de conceitos mais amplos como risco cardiometabólico e idade vascular, que permite uma melhor compreensão pelo paciente do seu risco de complicações futuras; e a utilização das medidas de PA fora do consultório para uma completa avaliação do fenótipo da hipertensão arterial sistêmica, por sua vez, também podem contribuir para minimizar a limitação dos escores de risco tradicionais[1-5,21].

BIBLIOGRAFIA

1. Barroso WKS, Rodrigues CIS, Bortolotto LA, Mota-Gomes MA, Brandão AA, Feitosa ADM, et al. Brazilian Guidelines of Hypertension - 2020. Arq Bras Cardiol. 2021;116(3):516-658.
2. Whelton PK, Carey RM, Aronow WS, Casey DE Jr, Collins KJ, Dennison Himmelfarb C, et al. 2017 ACC/AHA/AAPA/ABC/ACPM/AGS/APhA/ASH/ASPC/NMA/PCNA Guideline for the Prevention, Detection, Evaluation, and Management of High Blood Pressure in Adults: A Report of the American College of Cardiology/American Heart Association Task Force on Clinical Practice Guidelines. J Am Coll Cardiol. 2018;71(19):e127-e248. Erratum in: J Am Coll Cardiol. 2018;71(19):2275-2279.
3. Williams B, Mancia G, Spiering W, Agabiti Rosei E, Azizi M, et al. 2018 ESC/ESH Guidelines for the management of arterial hypertension: The Task Force for the management of arterial hypertension of the European Society of Cardiology and the European Society of Hypertension: The Task Force for the management of arterial hypertension of the European Society of Cardiology and the European Society of Hypertension. J Hypertens. 2018;36(10):1953-2041. Erratum in: J Hypertens.2019;37(1):226.
4. Rabi DM, McBrien KA, Sapir-Pichhadze R, Nakhla M, Ahmed SB, Dumanski SM, et al. Hypertension Canada's 2020 Comprehensive guidelines for the prevention, diagnosis, risk assessment, and treatment of hypertension in adults and children. Can J Cardiol. 2020;36(5):596-624.
5. Unger T, Borghi C, Charchar F, Khan NA, Poulter NR, Prabhakaran D, et al. 2020 International Society of Hypertension global hypertension practice guidelines. J Hypertens. 2020;38(6):982-1004.
6. Wang OJ, Wang Y, Chen J, Krumholz HM. Recent trends in hospitalization for acute myocardial infarction. Am J Cardiol. 2012;109(11):1589-93.
7. International Diabetes Federation. IDF Consensus Worldwide Definition of the Metabolic Syndrome. 2006. Disponível em: https://www.idf.org/e-library/consensus-statements/60-idf-consensusworldwide-definitionof-the-metabolic-syndrome.html.
8. Townsend RR, Wilkinson IB, Schiffrin EL, Avolio AP, Chirinos JA, Cockcroft JR, et al. Recommendations for improving and standardizing vascular research on arterial stiffness a scientific statement from the American Heart Association. Hypertension. 2015;66(3):698-722.
9. Sehestedt T, Jeppesen J, Hansen TW, Wachtell K, Ibsen H, Torp-Petersen C, et al. Risk prediction is improved by adding markers of subclinical organ

damage to SCORE. Eur Heart J. 2010;31(7):883-91.

10. Orlova IA, Nuraliev EY, Yarovaya EB, Ageev FT. Prognostic value of changes in arterial stiffness in men with coronary artery disease. Vasc Health Risk Manag. 2010;6:1015-21.
11. Cecelja M, Chowienczyk P. Dissociation of aortic pulse wave velocity with risk factors for cardiovascular disease other than hypertension: a systematic review. Hypertension. 2009;54(6):1328-36.
12. Chirinos JA, Segers P, Hughes T, Townsend R. Large-artery stiffness in health and disease JACC state-of-the-art review. J Am Coll Cardiol. 2019;74(9):1237-63.
13. Paiva AMG, Mota-Gomes MA, Brandão AA, Silveira FS, Silveira MS, Okawa RTP, et al. Reference values of office central blood pressure, pulse wave velocity, and augmentation index recorded by means of the Mobil-OGraph PWA monitor. Hypertens Res. 2020.
14. Heart Outcomes Prevention Evaluation Study Investigators, Yusuf S, Sleight P, Pogue J, Bosch J, Davies R, Dagenais G. Effects of an angiotensin-converting-enzyme inhibitor, ramipril, on cardiovascular events in high-risk patients. N Engl J Med. 2000;342(3):145-53. Erratum in: 2000;342(18):1376.
15. Okin PM, Devereux RB, Jern S, Kjeldsen SE, Julius S, Nieminen MS et al.; Losartan Intervention for Endpoint reduction in hypertension Study Investigations. Regression of electrocardiographic left ventricular hypertrophy by losartan versus atenolol: The Losartan Intervention for Endpoint reduction in Hypertension (LIFE) Study. Circulation. 2003;108(6):684-90.
16. Perrone-Filardi P, Coca A, Galderisi M, Paolillo S, Alpendurada F, de Simone G, et al. Noninvasive cardiovascular imaging for evaluating subclinical target organ damage in hypertensive patients: a consensus article from the European Association of Cardiovascular Imaging, the European Society of Cardiology Council on Hypertension and the European Society of Hypertension. J Hypertens. 2017;35(9):1727-41.
17. PROGRESS Collaborative Group. Randomised trial of a perindopril-based blood-pressure-lowering regimen among 6,105 individuals with previous stroke or transient ischaemic attack. Lancet. 2001;358(9287):1033-41.
18. Manning LS, Mistri AK, Potter J, Rothwell PM, Robinson TG. Shortterm blood pressure variability in acute stroke: post hoc analysis of the controlling hypertension and hypotension immediately post stroke and continue or stop post-stroke antihypertensives collaborative study trials. Stroke. 2015;46(6):1518-24.
19. Grundvold I, Skretteberg PT, Liestol K, Erikssen G, Kjeldsen SE, Arnesen H, Erikssen J, Bodegard J. Upper normal blood pressures predict incident atrial fibrillation in healthy middle-aged men: a 35-year follow-up study. Hypertension. 2012;59(2):198-204.
20. Singer DR, Kite A. Management of hypertension in peripheral arterial disease: does the choice of drugs matter? Eur J Vasc Endovasc Surg. 2008;35(6):701-8.
21. Faludi AA, Izar MCO, Saraiva JFK, Chacra APM, Bianco HT, Afiune A Neto, et al. Atualização da Diretriz Brasileira de Dislipidemias e Prevenção da Aterosclerose – 2017. Arq Bras Cardiol. 2017;109(2 Supl 1):1-76. Erratum in: Arq Bras Cardiol. 2017;109(5):499.

Avaliação clínica e complementar básica

Wille Oigman
Ronaldo Altenburg Gismondi
Mario Fritsch Neves

CONSULTA RÁPIDA

Anamnese e exame físico

Devem ser centrados na pessoa. O objetivo é avaliar se há fatores de risco associados, presença de lesão em órgão-alvo e monitorar a eficácia e toxicidade do tratamento.

História	Significado
Presença de sintomas cardiovasculares: dispneia, angina, lipotimia (às vezes descrita como "tonteira" pelo paciente) e palpitações	Avaliar presença de lesões de órgão-alvo e complicações cardiovasculares
Presença de outros fatores de risco para aterosclerose	Cálculo do risco cardiovascular, que balizará o tratamento
Histórico familiar	Na história familiar, valorizar eventos cardiovasculares maiores (IAM, AVC ou morte) em parentes de primeiro grau (homens < 55 anos ou mulheres < 65 anos)
Padrão de sono, roncos à noite, sonolência diurna	Investigação de apneia do sono, causa secundária comum de hipertensão arterial sistêmica
Medicações e alergias	Ajuste no tratamento Influência de automedicação na pressão arterial
História menstrual, gravidez e presença de hipertensão gestacional	Há relação entre pré-eclâmpsia e desenvolvimento de hipertensão Risco cardiovascular aumenta muito na mulher após a menopausa

(continua)

(continuação)

Área a ser examinada	Atenção especial
Sinais vitais	Medida da PA em ambos os braços Cálculo da pressão de pulso Medidas antropométricas – peso, altura, circunferência cintura e quadril
Ectoscopia	Facies cushingoide, mixedematosa, com exoftalmia, renal crônica
Cabeça e pescoço	Bócio tireoidiano Sopro carotídeo Turgência jugular e pulso venoso
Cardiovascular	Ictus, se propulsivo ou desviado Bulha acessória Sopros
Abdominal	Sopro em topografia de artérias renais
Membros inferiores	Edema Pulsos Índice tornozelo-braquial

Exames complementares

A rotina básica do paciente com Hipertensão Arterial Sistêmica é constituída de glicemia, hemoglobina glicada, perfil lipídico, ácido úrico, creatinina e potássio séricos, análise de urina e eletrocardiograma.

INTRODUÇÃO

O primeiro passo na avaliação do paciente hipertenso são os aspectos clínicos da história e do exame físico. O médico deve utilizar o modelo "centrado na pessoa", com ênfase não só nos dados técnicos da hipertensão arterial sistêmica (HAS) e fatores correlatos, mas também no entendimento do impacto da doença, suas crenças, valores e condições de vida. Isso porque a maior barreira atual ao sucesso do tratamento não é a disponibilidade de medicamentos eficazes, mas sim a adesão ao tratamento. A avaliação laboratorial e por imagem deverá ser complementar à anamnese e ao exame físico, com o objetivo de avaliar as lesões de órgãos-alvo.

ANAMNESE E EXAME FÍSICO

A história clínica deve seguir a estrutura básica ensinada nas principais escolas médicas. Contudo, sabemos que na realidade há importantes restrições de tempo nas consultas e, por isso, destacam-se pontos fundamentais que não podem faltar na entrevista do paciente hipertenso, como mostrado na Tabela I.

Dados importantes da história clínica

- **Hereditariedade**: a hipertensão primária tem um alto componente hereditário e a história familiar positiva fortalece esse diagnóstico.

TABELA I Anamnese do paciente hipertenso

História	Significado
Presença de sintomas cardiovasculares: dispneia, angina, lipotimia (às vezes descrita como "tonteira" pelo paciente) e palpitações	Avaliar presença de lesões de órgão-alvo e complicações cardiovasculares
Presença de outros fatores de risco para aterosclerose	Cálculo do risco cardiovascular, que balizará o tratamento
Histórico familiar	Na história familiar, valorizar eventos cardiovasculares maiores (IAM, AVC ou morte) em parentes de primeiro grau (homens < 55 anos ou mulheres < 65 anos)
Padrão de sono, roncos à noite, sonolência diurna	Investigação de apneia do sono, causa secundária comum de hipertensão
Medicações e alergias	Ajuste no tratamento Influência de automedicação na pressão arterial
História menstrual, gravidez e presença de hipertensão gestacional	Há relação entre pré-eclâmpsia e desenvolvimento de hipertensão Risco cardiovascular aumenta muito na mulher após a menopausa

- **Ganho de peso**: a obesidade, ou o excesso de peso, é um fator contributivo para aumento da pressão arterial, e sua identificação pelo índice massa corporal (IMC $= P/A^2$, em que P = peso e A = altura), quando encontrados valores acima de 27 kg/m^2, já merece uma abordagem não farmacológica.
- **Consumo exagerado de sal e de pouco potássio**: já está bem documentado que há um consumo de sal (NaCl), na população em geral, muito acima das necessidades fisiológicas (entre 3,5 e 5,5 g/dia). No Brasil, o consumo médio excede 11 g/dia. Na realidade, apenas 1/3 dos hipertensos se beneficiaria muito de uma restrita redução na ingesta de sal. Contudo, a recomendação da redução no consumo de sal para todos se faz por tornar mais fácil o controle da pressão arterial (PA). Quanto ao potássio, considerado um elemento protetor para aumento da PA, os inquéritos nutricionais apontam para um baixo consumo pela população, visto que os alimentos mais ricos em potássio são mais dispendiosos.
- **Uso habitual de drogas**: antiácidos com alto conteúdo de sal, cafeína, nicotina (fumo), anti-inflamatórios não esteroides, álcool; pílula anticoncepcional, ciclosporina ou tacrolimus; descongestionantes com vasoconstritor, anoréticos; cocaína, anfetaminas e outras drogas ilícitas, agentes neuropsiquiátricos; agentes estimulantes de eritropoiese, retirada súbita da clonidina.
- **Presença de comorbidades**: muitos hipertensos adultos apresentam outros fatores de risco CV modificáveis e, entre os mais frequentes, deve-se ressaltar obesidade, fumo, hipercolesterolemia, diabetes, doença renal crônica e sedentarismo.

Desse modo, a medida dos sinais vitais, a ectoscopia e o exame do aparelho cardiovascular devem ser feitos detalhadamente no indivíduo hipertenso. Na Tabela II, mostramos aspectos específicos do exame físico.

Exame físico

Quanto ao exame físico, os objetivos principais são:

- Confirmar o diagnóstico de hipertensão arterial sistêmica.

TABELA II Exame físico no paciente hipertenso

Área a ser examinada	Atenção especial
Sinais vitais	Medida da PA em ambos os braços Cálculo da pressão de pulso Medidas antropométricas – peso, altura, circunferência cintura e quadril
Ectoscopia	Facies cushingoide, mixedematosa, com exoftalmia, renal crônica
Cabeça e pescoço	Bócio tireoidiano Sopro carotídeo Turgência jugular e pulso venoso
Cardiovascular	Ictus, se propulsivo ou desviado Bulha acessória Sopros
Abdominal	Sopro em topografia de artérias renais
Membros inferiores	Edema Pulsos Índice tornozelo-braquial

- Obter medidas antropométricas.
- Identificar sinais de hipertensão secundária.
- Avaliar a presença de lesões de órgão-alvo.

A avaliação do "facies" pode revelar a suspeita da síndrome de Cushing, acromegalia, hipo ou hipertireoidismo ou de anemia comum no renal crônico.

O exame do coração pode, pela palpação, detectar um aumento de área cardíaca à custa do ventrículo esquerdo (VE), e a ausculta, a presença de um galope protodiastólico (4ª bulha), que significa disfunção diastólica do VE, ou de um galope pré-sistólico (3ª bulha), que é sugestivo de disfunção sistólica do ventrículo esquerdo.

Exames de pulsos arteriais: a palpação dos principais pulsos arteriais é essencial para a avaliação do grau de comprometimento das grandes artérias. A ausculta das carótidas pode levar à necessidade de uma profunda investigação por meio de métodos não invasivos, como ultrassonografia (USG)com doppler. É importante que a USG também revele a presença de placas além do espessamento da camada íntimo-medial.

O exame do fundo de olho é a melhor maneira de avaliar o grau de comprometimento das arteríolas e o tempo de doença, além de fornecer informações essenciais caso haja diabetes melito associado.

A presença de edema de membros inferiores pode chamar a atenção para insuficiência cardíaca ou renal, além de ser comum no uso de antagonistas de canais de cálcio di-hidropiridínicos, principalmente anlodipino, que, muitas vezes, não poderá ser descontinuado.

CAUSAS SECUNDÁRIAS MAIS FREQUENTES

- **Apneia obstrutiva do sono**: hipersonolência diurna, hipertensão resistente, roncos, apneias prolongadas durante o sono. A obesidade abdominal está frequentemente presente.
- **Doença renal crônica (DRC)**: a prevalência de HAS no paciente com DRC é muito elevada. Contudo, deve-se chamar a atenção que HAS e/ou diabetes melito isolados ou associados são as principais causas de doença renal crônica. Em homens idosos, o prostatismo leva insidiosamente à perda da massa renal e consequente DRC.
- **Aldosteronismo primário**: cãibras musculares, fraqueza muscular, alcalose hipopotassêmica e atividade plasmática de renina muito baixa ou zero são os achados mais comuns.
- **Estenose de artéria renal**: é mais frequente no idoso e de origem aterosclerótica. Piora rápida da função renal, principalmente durante o uso de um agente que bloqueie

o sistema renina, e hipertensão de difícil controle sugerem o diagnóstico. Contudo, muitos indivíduos podem apresentar doença aterosclerótica sem HA.

- **Feocromocitoma**: o comportamento da PA é de muita labilidade e paroxística, podendo em 50% dos casos se manter sustentado. Os sintomas mais frequentes são palpitação, palidez episódica, sudorese, ansiedade, hiperglicemia de jejum e episódios de hipotensão postural (em geral, esses indivíduos são hipovolêmicos). Dos tumores, há uma chamada frequência dos 10%: 10% são bilaterais, 10% malignos, 10% compõem síndromes familiares (neoplasias endócrinas múltiplas tipos MEN IIa e IIb), 10% podem se localizar em regiões extra-adrenais, 10% ocorrem em crianças.

CAUSAS SECUNDÁRIAS MENOS FREQUENTES

- **Hipertireoidismo**: perda de peso, exoftalmia, palpitação, intolerância ao calor. A hipertensão é do tipo predominante sistólico.
- **Síndrome de Cushing**: obesidade central e gibosidade cervical, face em "lua cheia", estrias abdominais purpúreas.
- **Coarctação da aorta**: a constrição da aorta pode ocorrer em qualquer ponto do seu seguimento, porém o mais comum é imediatamente após a artéria subclávia esquerda. A HAS é apenas nos membros superiores com praticamente ausência de pulsos nos membros inferiores. A radiografia de tórax é praticamente suficiente para o diagnóstico, demonstrando o sinal do 3 da dilatação da aorta acima e abaixo da constrição.

A abordagem detalhada da HAS secundária está na Seção VIII, que trata específica e pormenorizadamente do assunto.

EXAMES COMPLEMENTARES

A rotina básica do paciente hipertenso tem os mesmos objetivos do exame clínico: avaliar a presença de lesão em órgão-alvo e de causas secundárias.

INVESTIGAÇÃO LABORATORIAL INICIAL

Sangue

- **Hemograma**: deve-se observar a presença de anemia na doença renal crônica e nas situações primárias de aumento do hematócrito (síndrome de Gaisbock).
- **Glicemia de jejum e hemoglobina glicada**: é fundamental afastar a presença de diabetes melito, fator de risco agravante da hipertensão arterial sistêmica.
- **Creatinina sérica e taxa de filtração glomerular (TFG calculada)**: a creatinina sérica é o principal indicador da função renal. Contudo, deve-se atentar que a creatinina somente começa a se elevar quando houver perda de 30 a 40% da massa funcional glomerular, por isso a necessidade de se calcular a TFG.
- **Ácido úrico**: a artrite gotosa é subdiagnosticada e passível de ser agravada pelo uso intempestivo de tiazídico. Da mesma forma que o uso de substâncias que acidificam a urina (p. ex., a vitamina C) pode facilitar a formação de cálculos renais.
- **Potássio**: a hipocalemia pode ser o único indicador para hiperaldosteronismo. Além disso, hipocalemia facilita desenvolvimento de arritmias e prejudica o controle da glicemia.
- **Lipidograma** (colesterol total, HDL-colesterol, LDL-colesterol e triglicerídeos): atores de risco muito frequentes entre os hipertensos, já bem estabelecido o seu tratamento quando alterados. Não há

necessidade de solicitar a dosagem do LDL-colesterol. Ele pode ser obtido (quando os triglicerídeos forem < 400 mg/dL) utilizando-se a fórmula:

LDL-colesterol = Colesterol total – (Triglicerídeos/5 + HDL-colesterol)

Urina

Alterações nos sedimentos e densidade urinária indicam disfunção renal e a necessidade da dosagem da fração albumina:creatinina, principalmente em diabéticos.

Eletrocardiograma (ECG)

O ECG é um exame pouco sensível, porém bastante específico. A presença de sinais indicativos de aumento do átrio e hipertrofia ventricular esquerda (HVE) são dados importantes obtidos pelo exame.

O ECG é também importante para detectar arritmias, principalmente a fibrilação atrial, frequente nos idosos.

CONSIDERAÇÕES FINAIS

A avaliação clínica, com anamnese e exame físico, e os exames complementares básicos (sangue, urina e ECG) fazem parte da rotina básica do paciente hipertenso. A periodicidade dos exames complementares dependerá da gravidade da HAS e do risco cardiovascular, sendo no mínimo anual em indivíduos de baixo risco e semestral naqueles de risco muito alto.

BIBLIOGRAFIA

1. 2020 International Society of Hypertension global hypertension practice guidelines. 2020;38(6).
2. 2017CC/AHA/AAPA/ABC/ACPM/AGS/APhA/ASH/ASPC/NMA/PCNA Guideline for the prevention, detection, evaluation, and management of high blood pressure in adults: executive summary. A report of the American College of Cardiology/American Heart Association Task Force on Clinical Practice Guidelines. Hypertension. 2018;71:1269-1324.
3. Diretrizes Brasileiras de Hipertensão Arterial – 2020. Arq Bras Cardiol. 2021;116(3):516-658.
4. Murabito JM, Nam BH, D'Agostino RB, Lloyd-Jones DM, O'Donnell CJ, Wilson PW. Accuracy of offspring reports of parenteral cardiovascular disease history: the Framingham Offspring Study. Ann Intern Med. 2004;140(6):434-40.
5. Chobanian AV, Bakris GL, Black HR, Cushman WC, Green LA, Izzo Jr. J, et al. Seventh Report of the Joint National Committee on Prevention, Detection, Evaluation, and Treatment of High Blood Pressure. Hypertension. 2003;42(6):1206-52.
6. Wilson PW, Kannel WB, Silbershatz H, D'Agostino RB. Clustering of metabolic factors and coronary heart disease. Arch Intern Med. 1999;159(10):1104-9.
7. Rourke MF, Adji A. Guidelines on guidelines: focus on isolated systolic hypertension in youth. J Hypertens. 2013;31(4):649-54.
8. Mancia G, Narkiewiczk K, Redon J, Zanchetti A, Bohm M, Christiaens T, et al. 2013 ESH/ESC Guidelines for the management of arterial hypertension: the Task Force for the management of arterial hypertension of the European Society of Hypertension (ESH) and of the European Society of Cardiology (ESC). J Hypertens. 2013;31(7):1281-357.
9. D'Agostino RB, Vasan RS, Pencina MJ, Wolf PA, Cobain M, Massaro JM, Kannel WB. General cardiovascular risk profile for use in primary care: the Framingham Heart Study. Circulation. 2008;117(6):743-53.
10. Kaplan NM, Victor RG. Kaplan´s clinical hypertension. Philadelphia: Lippincott Williams & Wilkins; 2006.
11. Frohlich ED. Hypertension evaluation and treatment. Philadelphia: Lippincott Williams & Wilkins; 1998.
12. Friedewald WT, Levi RI, Fredrickson DS. Estimation of the concentration of low density lipoproteins cholesterol in plasma without use of the ultracentrifuge. Clin Chem. 1972;18:499-502.
13. Sokolow M, Lyon TP. The ventricular complex in left ventricular hypertrophy as obtained by unipolar precordial and limb leads. Am Heart J. 1949;37(2):161-86.

Avaliação clínica e complementar diferenciada

Lílian Soares da Costa
Monica Amorim de Oliveira

CONSULTA RÁPIDA

Pulso e pressão de pulso
- Avaliação do pulso carotídeo
- PAS, PAD, PP e risco cardiovascular
- Técnica de medida
- Correlação com prognóstico
- Índice tornozelo-braquial
- Doença arterial periférica
- Claudicação intermitente
- Técnica de medida
- Correlação com prognóstico

Albuminúria
- Microalbuminúria
- Técnica de medida
- Correlação com prognóstico

Ecocardiograma e ressonância magnética
- Hipertrofia e massa do VE
- Função sistólica e diastólica do VE
- Geometria ventricular
- Correlação com prognóstico

Teste ergométrico
- Indicações
- Correlação de risco cardiovascular

A avaliação clínica e complementar diferenciada auxilia:
- Estratificação do risco cardiovascular
- Correlação com prognóstico
- Norteia o tratamento medicamentoso

INTRODUÇÃO

A medida correta da pressão arterial (PA) na avaliação clínica inicial é imprescindível. O método oscilométrico utilizado em aparelho digital veio para auxiliar na detecção da hipertensão do avental branco (HAB) e da hipertensão mascarada (HM), assim como também para inserir a possibilidade de uma maior acurácia das medidas realizadas em consultório[1]. Durante uma avaliação clínica mais minuciosa, a utilização do método oscilométrico pode contribuir a para detecção mais precisa no cálculo da pressão de pulso (PP) e do índice tornozelo-braquial (ITB).

A avaliação detalhada dos pulsos pode auxiliar na construção de um diagnóstico clínico, como a avaliação do pulso carotídeo, que pode fornecer à beira do leito a representação mais precisa de alterações no pulso aórtico central, e o exame de um pulso arterial braquial, caracterizando volume e consistência de vasos periféricos.

Em indivíduos com hipertensão arterial sistêmica (HAS), uma avaliação diferenciada de dados clínicos à beira do leito, bem como a extração de dados na utilização de diferentes exames complementares podem ajudar a equipe médica na elucidação da estratificação de risco e prognóstico cardiovascular. Exemplo dessa diferenciação é a utilização da fundoscopia como uma ferramenta importante na avaliação vascular. O teste ergométrico contribui para a avaliação do diagnóstico associado de doença arterial coronariana.

As avaliações especializadas de exames clínico e/ou complementares auxiliam na identificação de lesões de órgãos-alvo, na reestratificação do risco cardiovascular e na avaliação do prognóstico dos portadores de hipertensão arterial sistêmica.

PULSOS E PRESSÃO DE PULSO (PP)

A conformação do pulso carotídeo é muito semelhante à do pulso aórtico central, atrasando sua ascensão em relação a este, não mais que 20 ms. Alterações detectadas na palpação de pulsos muitas vezes complementam diagnósticos de HAS secundária, como coarctação de aorta ou doença de Takayasu, ou mesmo doenças concomitantes, como aneurisma de aorta, com ou sem dissecção, e estenose supravalvar aórtica.

O aumento do risco cardiovascular guarda correlação com a PA sistólica elevada em idosos e a PA sistólica e diastólica em indivíduos mais jovens[2]. A PP, que é a diferença entre as pressões sistólica e diastólica, determinada principalmente pela rigidez das grandes artérias, também é um forte preditor de risco.[2] Por outro lado, a hipertensão diastólica isolada é incomum e não está associada a um maior risco cardiovascular[3].

A magnitude da associação entre HAS e doença cardiovascular é conhecida e varia de acordo com o desfecho cardiovascular específico. Em um grande estudo de coorte, a HAS aumentou o risco relativo de acidente vascular encefálico em 3,8 e 2,6 e o risco de insuficiência cardíaca em 4,0 e 3,0, em homens e mulheres, respectivamente, em maior grau do que o risco relativo de doença cardíaca coronária (2,0 e 2,2, respectivamente)[4]. Entretanto, a melhor evidência para o papel causal do aumento da PA nas complicações cardiovasculares é a melhora no seu controle, uma vez que a PA é reduzida com terapia anti-hipertensiva[5]. Assim, a perfeita detecção clínica, seja pela medida casual, seja por medidas fora de consultório, trará subsídios na avaliação do diagnóstico e prognóstico.

ÍNDICE TORNOZELO-BRAQUIAL

Na avaliação de pacientes com HAS é primordial a pesquisa de fatores que possam direta ou indiretamente estar relacionados a complicações ateroscleróticas decorrentes do comportamento da pressão arterial. Considerando a aceleração do envelhecimento populacional e a projeção do crescimento de importantes fatores de risco cardiovasculares, é esperado um avanço crescente de doença arterial periférica (DAP) em futuro próximo. A DAP permanece um problema de saúde pública especialmente em países em desenvolvimento, sendo a terceira mais frequente manifestação da doença aterosclerótica no mundo, após a doença coronariana e o acidente vascular encefálico[6].

Do ponto de vista clínico, a presença de claudicação intermitente é marcador de doença aterosclerótica das extremidades. Entretanto, somente 10% dos pacientes com DAP apresentam claudicação[6]. Assim, a sua presença, referida como dor, fadiga, cãibra ou mesmo desconforto na musculatura de pernas, especialmente panturrilhas, induzida por esforços como caminhadas e aliviada após cerca de 10 minutos de repouso, impõe a investigação secundária, mas a ausência de sinais clássicos não descarta a possibilidade dessa alteração circulatória. Em cerca de 50% dos casos, os indivíduos relatam sintomas mais atípicos, como desconforto que não limita suas caminhadas ou mesmo não localizado nas panturrilhas.

Revisão sistemática de Peige Song et al.[6] em 118 artigos, englobando 33 países, enfatiza a prevalência e principais fatores relacionados a DAP no mundo, sendo eles: idade avançada, consumo de tabaco, hipertensão arterial sistêmica, diabetes, hipercolesterolemia, doença cardiovascular e doença renal crônica. Embora a maior prevalência de DAP (73% dos casos) seja em países com menor nível de desenvolvimento socioeconômico, os fatores que a determinam são semelhantes. O risco de aparecimento de DAP aumenta 1,5 vez a cada fator de risco adicional, sendo que a presença de três ou mais desses fatores associados confere um risco dez vezes maior para seu aparecimento[7].

Sendo a DAP um fator de morbidade e mortalidade importante nessa população e um marcador de maior risco de complicações cardiovasculares, a medida do Índice Tornozelo-Braquial (ITB) é incentivada nessa população em diferentes diretrizes, como as Diretrizes Brasileiras de Hipertensão Arterial 2020[1] e as Diretrizes do American Heart Association/American College of Cardiology (AHA/ACC)[8], que recomendam a investigação em todos os indivíduos acima de 65 anos, indivíduos entre 50 e 64 anos com fatores de risco adicionais (referidos anteriormente) ou história familiar de DAP, jovens abaixo de 50 anos com *diabetes mellitus* e um fator de risco adicional ou indivíduos com a presença de doença aterosclerótica em outro local (aorta abdominal, carótidas, coronárias, artérias renais, mesentéricas ou subclávias). Portanto, em indivíduos com HAS, mesmo na ausência de sintomas clássicos de claudicação intermitente, deve-se proceder a investigação de DAP por meio da medida do ITB em repouso.

De acordo com o *Global Peripheral Artery Disease Study* e uma metanálise recente,[6] a DAP foi identificada pela medida do ITB menor ou inferior a 0,9, obtido pela relação entre a PAS do tornozelo e a PAS do braço ipsilateral, em mais de 230 milhões de indivíduos, enfatizando a importância de sua investigação na prática clínica para prevenção, diagnóstico e tratamento adequados. Dos fatores de risco mais importantes na sua associação, o tabagismo independente do seu *status* atual ou passado, a *diabetes mellitus* e a HAS são os mais importantes[6,7]. Em relação especificamente aos dados de PA obtidos nessa metanálise, a elevação da pressão arterial demonstrou risco adicional de 1,67 (1,50-1,86), sendo que para cada 10 mmHg de elevação da PAS há um risco de 1,15 (0,95-1,39), e para a PAD de 1,19 (0,68-2,10). Em relação à PP, a elevação de 1 mmHg determina risco de 1,02 (0,98-1,06)[6].

Embora de baixa sensibilidade, o ITB é um guia útil no diagnóstico de DAP. De baixo custo e ampla validação e acesso, tem importante valor prognóstico na população de hipertensos na atenção primária, sendo um biomarcador útil na prevenção cardiovascular primária (diagnóstico) e secundária (prognóstico cardiovascular e marcador de morbidade e mortalidade).

Em indivíduos saudáveis, a PAS é fisiologicamente mais elevada em membros inferiores quando comparada aos superiores por conta de pressões hidrostáticas e efeito da reflexão e amplificação da onda de pulso. O método mais tradicional para a avaliação do ITB requer um transdutor para análise de doppler contínuo do vaso e um manguito com insuflação manual da pressão arterial, sendo o valor do ITB calculado pela relação entre a maior pressão sistólica medida nos dois tornozelos (tibial posterior e dorsal do pé) e a maior pressão braquial em ambos os braços[6,7]. Em indivíduos saudáveis de baixo risco para DAP, ambos os sexos e etnias distintas, a diferença observada é trivial, considerando-se valores normais superiores a 0,9. Valores reduzidos de ITB demonstram estágios tardios de aterosclerose com comprometimento hemodinâmico de lesões obstrutivas no território distal. O ponto de corte utilizado é 0,9 a 0,4 para detecção de indivíduos com mais alto risco para evento cardiovascular, independentemente de sintomas de DAP ou de fatores de risco associados. A DAP com obstrução leve caracteriza-se por ITB entre 0,71 e 0,90; moderada entre 0,41 e 0,70; e grave entre 0,00 e 0,40 (Tabela I).

TABELA I Indice tornozelo-braquial – aferição da doença arterial obstrutiva periférica e os diferentes graus de obstrução arterial

	Valor	Graus de obstrução
Índice tornozelo-braquial	> 0,90	Sem sinais de obstrução
	0,71-0,90	Leve
	0,41-0,70	Moderada
	0-0,40	Grave

Inicialmente, esse método não invasivo foi utilizado somente para o diagnóstico de DAP, sendo posteriormente comprovado ser um marcador prognóstico de doença cardiovascular e com evidência de alto risco de morbidade e mortalidade[9], sendo hoje o método de menor custo e mais acessível para detecção de aterosclerose e estratificação de risco cardiovascular.

Em consultório, a utilização de métodos de medida sem Doppler, no tornozelo e braço, por meio de aparelhos oscilométricos, tem auxiliado a estratificação desses indivíduos. Estudos com métodos práticos, à beira do leito, devem ser instituídos como alternativa rápida para auxiliar a estratificação de risco da população com HAS. A principal limitação desse método é a possibilidade de achados falsos negativos em presença de calcinose, pela elevação da pressão arterial periférica nesses pacientes.

ALBUMINÚRIA

Microalbuminúria, que é definida como a excreção urinária de albumina de 30 a 300 mg/dia ou 20 a 200 μg/min, é um sinal precoce de dano vascular renal, sendo um marcador de disfunção vascular geral.

Em uma análise detalhada de um indivíduo com HAS, a medição desse biomarcador de risco cardiovascular elevado pode predizer piores desfechos, especialmente em pacientes com doenças renais ou cardíacas[1].

Existe uma correlação significativa entre a PA e a microalbuminúria. As pressões arteriais mais baixas, até pelo menos 115/75 mmHg, e as excreções de albumina mais baixas, abaixo de 2 mg/dia estimados, estão associadas a menor risco cardiovascular. A microalbuminúria pode ser considerada como um indicador de resistência insulínica e do aumento do risco renal e cardiovascular associado à síndrome metabólica. É demonstrado que o risco cardiovascular e renal é elevado mesmo na faixa normal alta de microalbuminúria (abaixo de 30 mg/dia) (Tabela II).

O aumento da albuminúria é reconhecido como um fator de risco independente para doenças cardiovasculares, devendo ser realizado em todos os pacientes hipertensos com fatores de risco associados, *diabetes mellitus* ou doença renal crônica[10].

ECOCARDIOGRAMA E RESSONÂNCIA MAGNÉTICA

Após a avaliação básica com eletrocardiograma em repouso, indicada nas diferentes diretrizes para todos os pacientes com HAS, métodos mais sensíveis podem ser empregados para a detecção de hipertrofia ventricular esquerda (HVE)[1]. O ecocardiograma é um método que permite a avaliação concomitante das funções ventriculares, sistólica e diastólica, dos tamanhos cavitários e de aspectos geométricos do ventrículo esquerdo[11,12].

De sensibilidade semelhante ao ecocardiograma para a avaliação de HVE, tem-se a ressonância magnética, porém seu custo não justifica sua indicação para esse fim, sendo

TABELA II Risco de doença renal crônica (DRC) nos diferentes estágios (EA a E5)

Estágios DRC	Ritmo de filtração glomerular RFG-e (mL/min/1,73m²)		Albuminúria		
			Normal a levemente aumentada (< 30 mg/g)	Moderadamente aumentada (30-300 mg/g)	Severamente aumentada (> 300 mg/g)
E1	Normal ou alto	≥ 90	Baixo	Intermediário	Alto
E2	Levemente reduzido	60-89	Baixo	Intermediário	Alto
E3a	Leve a moderadamente reduzido	45-59	Intermediário	Alto	Muito alto
E3b	Moderado a severamente reduzido	30-44	Alto	Muito alto	Muito alto
E4	Severamente reduzido	15-29	Muito alto	Muito alto	Muito alto
E5	Doença renal terminal	≤ 15	Muito alto	Muito alto	Muito alto

Ritmo de filtração glomerular estimado (RFG-e mL/min/1,73m²) e albuminúria (mg/g). Fonte: adaptada de Barroso et al., 2020[1].

mais empregada na avaliação de complicações vasculares da HAS, como dilatações e aneurismas de aorta e doenças cerebrovasculares.[1,13]

Diferentemente da hipertrofia fisiológica com estrutura e massa preservadas, a HVE induzida pela HAS, avaliada pela ecocardiografia, resulta de estresse sistólico de parede, que leva ao aumento de massa ventricular, muitas vezes associado à fibrose e disfunção miocárdica[12]. Já a ressonância magnética tem sua principal utilidade no manejo da HAS, como ferramenta para diagnóstico de causas de HAS secundária[13,14].

A hipertrofia ventricular esquerda está relacionada ao aumento de mortalidade cardiovascular, sendo o ecocardiograma um exame de maior sensibilidade que o eletrocardiograma (ECG) para sua detecção. Além de maior acurácia que o ECG, possibilita avaliar o valor da massa, com critérios uniformizados de pontos de corte e forma de indexação por superfície corporal (g/m²), tendo valores de normalidade diferentes para homens e mulheres (Tabela III)[11]. Esse aumento do risco cardiovascular nos pacientes com HAS está diretamente relacionado à massa ventricular, independentemente dos valores da pressão arterial[11,12].

Alguns padrões geométricos alterados do ventrículo esquerdo também podem ser encontrados em hipertensos e são preditores de complicações cardiovasculares (hipertrofia concêntrica ou excêntrica e remodelamento concêntrico), sendo a hipertrofia concêntrica a que acarreta maior risco de eventos. Da mesma forma, disfunções ventriculares podem ser encontradas na evolução da doença, também relacionadas a pior prognóstico, sendo muitas vezes inclusive identificadas em indivíduos sem HVE, pela técnica do *speckle tracking* bidimensional, detectando uma disfunção sistólica subclínica[12].

A detecção de HVE por técnicas de ultrassom permitiu uma identificação muito mais precisa de pacientes de alto risco, passando a identificar uma proporção muito maior de indivíduos com HVE. É possível, igualmente, reestratificar indivíduos considerados de risco moderado por investigações de rotina básica,

TABELA III Graus de massa ventricular esquerda ajustadas para sexo

Método linear	Feminino				Masculino			
	Normal	Aumento discreto	Aumento moderado	Aumento severo	Normal	Aumento discreto	Aumento moderado	Aumento severo
Massa do VE, g	67 a 162	163 a 186	187 a 210	≥ 211	88 a 224	225 a 258	259 a 292	≥ 293
Massa/sc, g/m²	43 a 95	96 a 108	109 a 121	≥ 122	49 a 115	116 a 131	132 a 148	≥ 149
Massa/altura, g/m	41 a 99	100 a 115	116 a 128	≥ 129	52 a 126	127 a 144	145 a 162	≥ 163
Massa/altura, g/m	18 a 44	45 a 51	52 a 58	≥ 59	20 a 48	49 a 55	56 a 63	≥ 64
ERP (2 x PPVE/DDVE)	0,22 a 0,42	0,43 a 0,47	0,48 a 0,52	≥ 0,53	0,24 a 0,42	0,43 a 0,46	0,47 a 0,51	≥ 0,52
Espessura do septo, cm	0,6 a 0,9	1,0 a 1,2	1,3 a 1,5	≥ 1,6	0,6 a 1,0	1,1 a 1,3	1,4 a 1,6	≥ 1,7
Espessura da PPVE, cm	0,6 a 0,9	1,0 a 1,2	1,3 a 1,5	≥ 1,6	0,6 a 1,0	1,1 a 1,3	1,4 a 1,6	≥ 1,7
Método 2D								
Massa do VE, g	66 a 150	151 a 171	172 a 182	≥ 193	96 a 200	201 a 227	228 a 254	≥ 255
Massa/SC, g/m²	44 a 88	89 a 100	101 a 112	≥ 113	50 a 102	103 a 116	117 a 130	≥ 131

VE: ventrículo esquerdo; SC: superfície corporal; ERP: espessura relativa da parede; PPVE: parede posterior do ventrículo esquerdo; DDVE: diâmetro diastólico do ventrículo esquerdo; 2D: bidimensional; SC: superfície corporal. Fonte: Barberato et al., 2019[12].

como de alto risco quando o ecocardiograma for realizado[12].

Embora não seja exame de rotina na prática clínica, a ressonância magnética pode demonstrar HVE e avaliação dos índices funcionais do ventrículo esquerdo, incluindo a massa do miocárdio, sendo especialmente útil na diferenciação da hipertrofia da HAS com a de outras condições, como a cardiomiopatia hipertrófica e a amiloidose. Outro dado de extrema importância é o seu emprego na avaliação de resposta terapêutica anti-hipertensiva na regressão da hipertrofia ventricular esquerda, já que a variabilidade intra e interobservador é menor que a obtida com a ecocardiografia[13].

Assim, embora o uso do ecocardiograma para a diagnóstico de hipertrofia ventricular esquerda em todos os indivíduos com HAS seja ainda limitado pelo relativo custo, é indicado para indivíduos com HAS que apresentem suspeita clínica de insuficiência cardíaca e/ou presença de hipertrofia ventricular esquerda ao eletrocardiograma[1,12].

TESTE ERGOMÉTRICO

O teste ergométrico não é recomendado como rotina para os pacientes com HAS por apresentar limitações, como falta de padronização de métodos e definições. Entretanto, em avaliações mais detalhadas, pode fornecer dados importantes relacionados à fisiologia e ao comportamento da dinâmica cardiovascular. Tem indicação na estratificação da DAC estável e na avaliação do risco cardiovascular[1,14].

A indicação para teste ergométrico para a prática de atividade física depende do risco do paciente e das características da atividade física a ser realizada. É recomendado para indivíduos hipertensos que pretendem praticar atividade de alta intensidade (≥ 60% da sua capacidade máxima)[15] e para aqueles de alto ou muito alto risco cardiovascular que irão praticar exercício físico de moderada (40-60% da capacidade máxima) ou alta intensidade. Geralmente não há necessidade de indicação de teste ergométrico de rotina para os assintomáticos com baixo a moderado risco adicional que pretendem praticar atividade de baixa a moderada intensidade. Deve-se considerar de rotina em atletas que participam de atividade esportiva competitiva[16].

Em indivíduos sintomáticos, com dispneia aos esforços, dor torácica ou palpitações, o teste ergométrico deve entrar na propedêutica para diagnóstico, assim como outros exames complementares, como ecocardiograma, Holter ou a combinação deles[16].

Em uma população de baixo risco para doença coronariana e naqueles indivíduos com hipertrofia ventricular esquerda, o teste ergométrico pode apresentar muitos exames falso-positivos[16].

Na ausência de evidência definitiva que suporte valores máximos para o esforço na esteira, não é recomendado realizar o exame com PAS superior a 200 mmHg e/ou PAD superior a 110 mmHg. Assim, estes se tornam valores limitantes para se iniciar o teste, bem como utilizados também como critério de sua interrupção[16,17].

Embora o aumento da PA seja uma resposta fisiológica esperada e normal durante o esforço físico, a sua resposta exagerada durante o esforço tem sido associada ao futuro desenvolvimento de hipertensão arterial sistêmica[18]. Não há consenso para definir valores para resposta exagerada da pressão arterial. A fisiopatologia não é completamente conhecida, com vários mecanismos propostos, como disfunção endotelial, redução da complacência ou aumento da rigidez das grandes artérias, e ativação induzida por estresse neuro-humoral. Ela pode estar associada com disfunção sistólica ventricular esquerda e levar à lesão de órgão-alvo, incluindo hipertrofia ventricular esquerda, aterosclerose carotídea e doença arterial coronariana, independente da

TABELA IV Dados clínicos complementares na estratificação do risco cardiovascular
História familiar ou nos pais de início precoce de hipertensão arterial
Nível muito elevado de um FR individual, incluindo HA estágio 3
Eclâmpsia/pré-eclâmpsia prévia
Apneia do sono
Pressão de pulso > 60 (em pacientes idosos)
Ácido úrico > 7 mg/dL (homens) e > 5,7 mg/dL (mulheres) (GR: I, nível: C)
Proteína C-reativa ultrassensível > 2 mg/L (GR: I, nível: B)
FC > 80 bpm
Síndrome metabólica*
Sedentarismo
Fatores psicossociais e econômicos
Distúrbios inflamatórios crônicos

FR: fatores de risco: HA: hipertensão arterial; FC: frequência cardíaca. *Para que se defina a presença de síndrome metabólica pelos critérios da International Diabetes Federation (IDF) é necessário haver obesidade central, definida como circunferência abdominal > 80 cm em mulheres ou > 94 cm em homens de descendência europeia ou africana ou > 90 cm naqueles de descendência asiática, além de dois entre os quatro fatores a seguir: triglicerídeos > 150 mg/dL, HDL-C baixo (< 40 mg/dL em homens e < 50 mg/dL em mulheres), hipertensão arterial; glicemia de jejum ≥ 100 mg/dL ou DM tipo 2 previamente diagnosticado. Fonte: Barroso et al. 2020[1].

pressão de repouso. Entretanto, dados sobre o valor preditivo em relação a esses eventos são contraditórios[19].

O teste ergométrico não é indicado para fazer diagnóstico de hipertensão arterial sistêmica.

Os resultados dessa abordagem corroboram a sugestão de que uma estratificação do risco cardiovascular apenas com base na investigação de rotina simples pode, muitas vezes, subestimar o risco geral, podendo resultar em um manejo terapêutico potencialmente inadequado, em especial de pacientes de baixo e médio risco. A utilização de dados clínicos complementares diferenciados pode auxiliar na estratificação de risco e prognóstico cardiovascular (Tabela IV).

BIBLIOGRAFIA

1. Barroso WKS, Rodrigues CIS, Bortolotto LA, Mota-Gomes MA, Brandão AA, Feitosa ADM, et al. Diretrizes Brasileiras de Hipertensão Arterial – 2020. Arq Bras Cardiol. 2021;116(3):516-658.
2. Staessen JA, Gasowski J, Wang JG, Thijs L, Hond ED, Boissel JP, et al. Risks of untreated and treated isolated systolic hypertension in the elderly: meta-analysis of outcome trials. Lancet. 2000;355-865.
3. McEvoy JW, Daya N, Rahman F, Hoogeveen RC, Blumenthal RS, Shah AM, et al. Association of Isolated Diastolic Hypertension as Defined by the 2017 ACC/AHA Blood Pressure Guideline With Incident Cardiovascular Outcomes. JAMA. 2020;323:329.
4. Kannel WB. Blood pressure as a cardiovascular risk factor: prevention and treatment. JAMA. 1996;275:1571.
5. The Blood Pressure Lowering Treatment Trialists' Collaboration. Pharmacological blood pressure lowering for primary and secondary prevention of cardiovascular disease across different levels of blood pressure: an individual participant-level data meta-analysis. Lancet. 2021;397:1625.
6. Song P, Rudan D, Zhu Y, Fowkes FJI, Rahimi K, F Fowkes FGR, et al. Global, regional, and national prevalence and risk factors for peripheral artery disease in 2015: an updated systematic review and analysis. Lancet. 2019;(7):e1020-e1030.
7. Firnhaber JM, Powell CS. Lower extremity peripheral artery disease: Diagnosis and treatment. American Family Physician. 2019;99(6):362-369.
8. Whelton PK, Carey RM, Aronow WS, Casey DE Jr, Collins KJ, Dennison Himmelfarb C, et al. 2017 ACC/AHA/AAPA/ABC/ACPM/AGS/APhA/ASH/ASPC/NMA/PCNA Guideline for the prevention, detection, evaluation, and management of high blood pressure in adults: a report of the American College of Cardiology/American Heart Association Task Force on Clinical Practice Guidelines. J Am Coll Cardiol. 2018;71(19):e127-e248.
9. Vlachopoulos C, Xaplanteris P, Aboyans V, Brodmann M, Cífkova R, Cosentino F, et al. The role of vascular biomarkers for primary and secondary prevention. A position paper from the European Society of Cardiology Working Group on peripheral circulation Endorsed by the Association for Research into Arterial Structure and Physiology (ARTERY) Society. Atherosclerosis. 2015;241:e507-e532
10. Forman JP, Brenner BM. "Hypertension" and "microalbuminuria": the bell tolls for thee. Kidney Int. 2006;69:22.
11. Cuspidi C, Lonati L, Macca G, Sampieri L, Fusi V, Severgnini B, et al. Cardiovascular risk stratification in hypertensive patients: impact of echocardiography and carotid ultrasonography. J Hypertens. 2001;19:375.
12. Barberato SH, Romano MMD, Beck ALS, Rodrigues ACT, Almeida ALC, Assunção BMBL, et al. Posicionamento sobre Indicações da Ecocardiografia em Adultos – 2019. Arq Bras Cardiol. 2019;113(1):135-181.
13. Roditi G. MR in hypertension. J Magn Reson Imaging. 2011;34(5):989-1006.
14. Williams B, Mancia G, Spiering W, Agabiti Rosei E, Azizi M, Burnier M, et al. 2018 ESC/ESH Guidelines for the management of arterial hypertension. Eur Heart J. 2018;39(33):3021-104.
15. Gupta MP, Polena S, Coplan N, Panagopoulos G, Dhingra C, Myers J, et al. Prognostic significance of systolic blood pressure increases in men during exercise stress testing. Am J Cardiol. 2007;100(11):1609-13.
16. Fagard RH. Exercise therapy in hypertensive cardiovascular disease. Prog Cardiovasc Dis. 2011;53(6):404-11.
17. Gibbons RJ, Balady GJ, Beasley JW, Bricker JT, Duvernoy WF, Froelicher VF, et al. ACC/AHA Guidelines for Exercise Testing. A report of the American College of Cardiology/American Heart Association Task Force on Practice Guidelines (Committee on Exercise Testing). J Am Coll Cardiol. 1997;30(1):260-311.

18. Singh JP, Larson MG, Manolio TA, O'Donnell CJ, Lauer M, Evans JC, et al. Blood pressure response during treadmill testing as a risk factor for new-onset hypertension. The Framingham heart study. Circulation. 1999;99(14):1831-6.
19. Perçuku L, Bajraktari G, Jashari H, Bytyçi I, Ibrahimi P, Henein MY. Exaggerated systolic hypertensive response to exercise predicts cardiovascular events: a systematic review and meta-analysis. Pol Arch Intern Med. 2019;129(12):855-63.
20. Unger T, Borghi C, Charchar F, Khan NA, Poulter NR, Prabhakaran D, et al. 2020 International Society of Hypertension global hypertension practice guidelines. J Hypertens. 2020;38:982.
21. Krist AH, Davidson KW, Mangione CM, Cabana M, Caughey AB, Davis EM, et al. Screening for Hypertension in Adults: US Preventive Services Task Force Reaffirmation Recommendation Statement. US Preventive Services Task Force. JAMA. 2021;325(16):1650.

22

Acometimento cardíaco na hipertensão arterial sistêmica

Pedro Pimenta de Mello Spineti
Erika Maria Gonçalves Campana
Maria Eliane Campos Magalhães
Andréa A. Brandão

CONSULTA RÁPIDA

Fisiopatologia do acometimento cardíaco na hipertensão arterial sistêmica (HAS)

- A sobrecarga imposta ao coração pela HAS pode desencadear diversos mecanismos de adaptação, entre eles, destaca-se a hipertrofia ventricular esquerda (HVE). A manutenção da sobrecarga e a consequente progressão da HVE culminam com a degeneração da função cardíaca e o desenvolvimento de insuficiência cardíaca e suas consequências.

Hipertrofia ventricular esquerda

- A HVE pode ser detectada pelo ECG, ecocardiograma ou ressonância magnética (RM) do coração.
- Ela é um fator de risco cardiovascular independente e está associada ao aumento do risco de eventos cardiovasculares, independentemente dos níveis de pressão arterial (PA). Os BRA são a classe de anti-hipertensivos mais eficazes para a redução da massa ventricular esquerda (MVE), seguidos pelos BCC, diuréticos e betabloqueadores.

Insuficiência cardíaca (IC)

IC com fração de ejeção preservada

- A HAS é a condição clínica mais frequentemente associada à ICFEp. O diagnóstico de ICFEp é firmado na presença de achados de remodelamento cardíaco e disfunção diastólica em pacientes com sinais e sintomas de IC com FE do VE > 50% ao ecocardiograma.
- As recomendações atuais para o tratamento da ICFEp baseiam-se no tratamento das comorbidades associadas como a HAS.

IC com fração de ejeção reduzida

- O diagnóstico de ICFEr é firmado na presença de sinais e sintomas de insuficiência cardíaca na presença de FE do VE < 50% ao ecocardiograma. O tratamento da HAS em pacientes com ICFEr deve priorizar o uso dos medicamentos modificadores de doença na IC: IECA, betabloqueadores e antagonistas dos receptores mineralocorticoides. INRA, anlodipino e hidralazina também podem ser utilizados. Bloqueadores do canal de cálcio não di-hidropiridínicos e bloqueadores alfa-adrenérgicos estão contraindicados.

INTRODUÇÃO E FISIOPATOLOGIA

A sobrecarga imposta ao coração pela hipertensão arterial sistêmica (HAS) pode desencadear diversos mecanismos de adaptação, entre estes, destaca-se a hipertrofia ventricular esquerda (HVE). A manutenção da sobrecarga e a consequente progressão da HVE culminam com a degeneração da função cardíaca e o desenvolvimento de insuficiência cardíaca e suas consequências[1].

Diversos fatores (Figura 1) têm sido designados como estímulo inicial ao processo de hipertrofia miocárdica. Classicamente, o estresse hemodinâmico gerado pela elevação da pressão arterial (PA) é considerado o elemento fundamental na gênese da HVE[2,3].

Entretanto, o desenvolvimento de HVE envolve uma série de variáveis, além da carga de pressão. Fatores genéticos, idade, sexo masculino e raça, associados ou não com obesidade, em particular, a obesidade abdominal, ingestão abusiva de álcool ou sódio, *diabetes mellitus*, fatores humorais (catecolaminas, insulina, renina, angiotensina II), viscosidade sanguínea e presença de doenças valvulares interferem na instalação e na evolução da HVE[2,4].

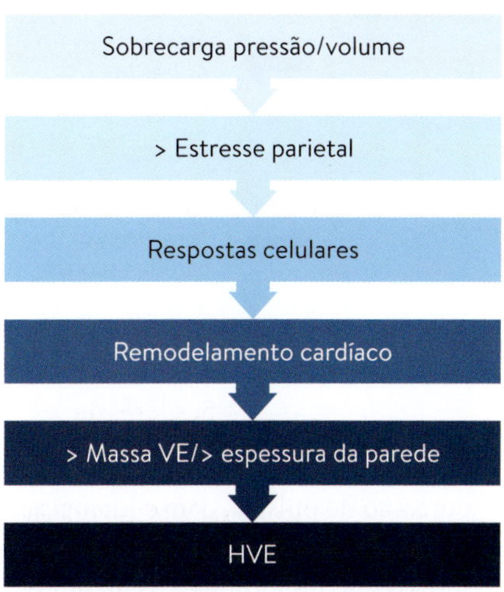

FIGURA 1 Cascata de eventos até o desenvolvimento de hipertrofia ventricular esquerda (HVE).

Atualmente já é bem conhecido que a HVE é mediada não apenas pela sobrecarga mecânica de pressão ou volume, mas também por vários neuro-hormônios que exercem, de forma independente, efeitos tróficos sobre as células cardíacas musculares e não musculares. Os fatores tróficos incluem a angiotensina II, a aldosterona, a norepinefrina e a insulina, que promovem a hipertrofia do miócito e da matriz extracelular, independentemente de seus efeitos sobre a PA. Essas substâncias tróficas estimulam a produção de uma série de citocinas e de fatores do crescimento como os fatores beta, fibroblástico e insulínico que estimulam diretamente a síntese proteica e a hipertrofia celular[5] (Figura 2).

Outro mecanismo importante na gênese das alterações da função do miocárdio hipertrofiado envolve a isquemia do ventrículo esquerdo, principalmente a isquemia subendocárdica relativa, processo frequente na HVE e decorrente de alguns mecanismos (diminuição relativa dos capilares coronarianos, aumento da matriz extracelular, com consequente aumento da distância para difusão do oxigênio até a célula e alterações funcionais e estruturais das coronárias). A hipóxia induzida pela isquemia acaba reduzindo os estoques de fosfato e pode ser, em parte, responsável pelo prejuízo energético observado no componente sistólico da insuficiência cardíaca. Adicionalmente, em situações de déficit intenso de fosfato, ocorre comprometimento da captação de cálcio pelo retículo sarcoplasmático e comprometimento do componente diastólico por déficit de relaxamento miocárdico[1,6].

A redução da reserva coronariana em hipertensos com remodelação concêntrica independe da massa miocárdica ao ecocardiograma. A deposição de colágeno ao redor dos vasos, principalmente ao redor das pe-

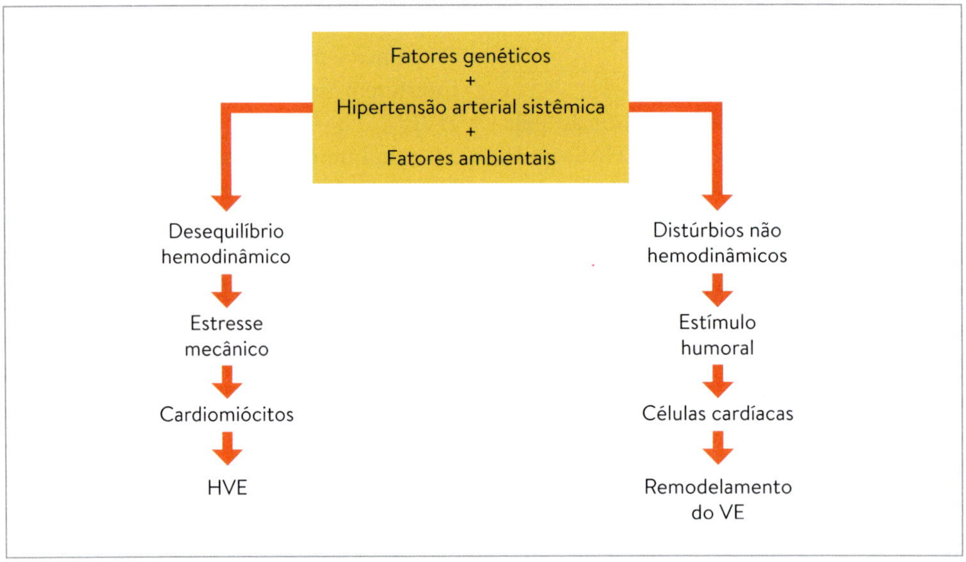

FIGURA 2 Visão geral das vias de desenvolvimento da hipertrofia ventricular esquerda (HVE) e do remodelamento miocárdico.

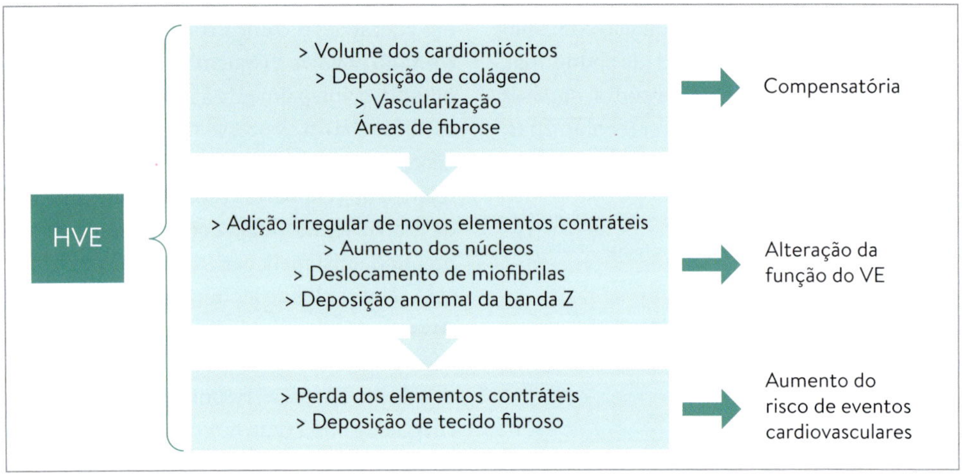

FIGURA 3 Progressão e relevância clínica da hipertrofia ventricular esquerda (HVE).

quenas artérias, e a vasoconstrição mediada pela menor disponibilidade de óxido nítrico[7] levam à redução da luz do vaso e contribuem para o aumento da resistência vascular[1,6,8]. Isso é agravado por alterações vasculares frequentemente presentes na HAS como o aumento da rigidez arterial que aumenta a velocidade da onda de pulso e a pós-carga ao VE, a pressão de pulso e, consequentemente, diminui a pressão de perfusão coronariana[8].

Outro ponto importante é o entendimento dos processos que conduzem à transição entre alterações estruturais do músculo cardíaco e sua interferência na função diastólica do ventrículo esquerdo, e a progressão para a fase mais avançada da cardiopatia hipertensiva com insuficiência sistólica do ventrículo esquerdo. Durante muito tempo, houve grande controvérsia em relação a esse processo. Os estudos acabaram por demonstrar que a perda da função contrátil do músculo cardíaco hipertrofiado é o principal responsável pelo desenvolvimento de disfunção sistólica. Evidências experimentais comprovaram que sarcômeros isolados de corações hipertrofiados apresentam deficiência de encurtamento[8]. Além disso, a HVE se acompanha com frequência de distúrbios da coordenação entre regiões do VE (perda da sincronicidade), o que também compromete a sua função sistólica[9,10].

Surgem, ainda, dados que suportam a possibilidade de pacientes hipertensos progredirem diretamente para a insuficiência cardíaca dilatada sem antecedentes de hipertrofia concêntrica. Isso se confirmando, será importante determinar se os indivíduos que seguem essa via têm um defeito na capacidade de desenvolver espessamento da parede do VE ou então têm predisposição a desenvolverem dilatação do VE talvez por anormalidades na matriz extracelular[11].

HIPERTROFIA VENTRICULAR ESQUERDA

Diagnóstico

A HVE pode ser detectada pelo eletrocardiograma (ECG), ecocardiograma (ECO) ou ressonância magnética (RM) do coração. Cada um desses métodos tem suas vantagens e desvantagens. Na Tabela I são apresentados os principais critérios para cada um desses métodos[12].

O ECG é um método amplamente disponível, de fácil realização e de baixo custo para o diagnóstico da HVE, sua sensibilidade (S) é baixa, mas sua especificidade (E) é elevada[23]. Os critérios mais utilizados para o diagnóstico de HVE são: Cornell voltagem (S 15%, E 96%); Cornell produto (S 19,5%, E 91%); índice Sokolow-Lyon (S 21%, E 89%); escore Romhilt (S 17%, E 95%)[13].

O ECO, se disponível, deve ser o método de escolha para a identificação da HVE. Sua sensibilidade se aproxima de 100%, e a especificidade alcança 86%. Entretanto, é imperativo que seja calculado o índice de massa ventricular esquerda (MVEi) e não apenas a espessura das paredes ventriculares.

TABELA I Critérios para o diagnóstico de hipertrofia ventricular esquerda

Eletrocardiograma		
Sokolow-Lyon	SV1 + RV5 ou RV6	> 35 mm
	RaVL	> 11 mm
Cornell voltagem (índice)	SV3 + RaVL	> 28 mm em homens e > 20 mm em mulheres
Cornell produto (voltagem x duração do QRS)		> 2.440 mm.ms
Ecocardiograma		
MVEi		≥ 96 g/m² (♀)/ ≥ 116 g/m² (♂)
Ressonância magnética		
MVEi (sem músculo papilar)		>85 g/m² (♀)/>108 g/m² (♂)
MVEi (com músculo papilar)		>89 g/m² (♀)/>112 g/m² (♂)

MVEi: massa ventricular esquerda indexada.
Fonte: adaptado de Ott, 2018[12].

A concordância entre as duas medidas é de apenas 60%[14,15]. Atualmente é considerado HVE quando o valor da MVEi pela área de superfície corporal é ≥ 116 g/m² e 96 g/m², para homens e mulheres respectivamente[16,17].

A pesquisa de HVE pelo ECO é especialmente útil em adultos jovens (18 anos de idade) ou com evidência de HAS secundária, HAS crônica não controlada ou história de sintomas de IC[18]. Em contrapartida, indivíduos com PA no estágio 1 ou PA normal alta podem ter sua abordagem terapêutica intensificada, caso sejam detectadas alterações da MVE, demonstrando papel fundamental do ECO também em fases iniciais da HAS[19].

A RM é atualmente o método padrão-ouro para a identificação da HVE. Possui maior acurácia e reprodutibilidade que o ECO. Entretanto seu uso na prática clínica é limitado pelo custo elevado e pela disponibilidade limitada[15].

Impacto prognóstico

A HVE é um fator de risco cardiovascular independente[2,20-23]. A detecção de HVE no ECG ou no ECO associa-se a aumento do risco de eventos cardiovasculares, independentemente da PA[24].

O achado de HVE ao ECG aumenta em 5 a 7 vezes, podendo chegar a 9 vezes o risco de doença coronariana (DAC), acidente vascular encefálico (AVE) e insuficiência cardíaca (IC) e está fortemente associado à mortalidade, com incidência de morte em 5 anos de cerca de 35% nos homens e 20% nas mulheres[2]. Grupos com maiores índices de MVE apresentam correlação independente com a ocorrência de micro-hemorragias cerebrais[25].

Em relação à geometria ventricular, a taxa de eventos cardiovasculares entre homens e mulheres é maior no grupo com HVE concêntrica, seguida de hipertrofia excêntrica e por último o remodelamento ventricular concêntrico, o que vem sendo confirmado por diversos estudos[3].

Outro aspecto a ser considerado é a agregação de fatores de risco cardiovascular em populações que apresentam HVE, o que confere a esse grupo maior risco CV[26].

Tratamento

Atualmente não existem mais dúvidas sobre a eficácia do tratamento anti-hipertensivo para a redução da HVE[27] e há evidências de que a regressão da HVE reduz os riscos associados. Com a regressão da hipertrofia, a função ventricular diastólica tende a se normalizar e, em algumas situações, pode ocorrer também recuperação da contratilidade sistólica e da reserva coronariana[28-30].

Apesar de a escolha do tratamento depender sempre da presença de outras comorbidades, os bloqueadores dos receptores de angiotensina (BRA) são a classe de agentes anti-hipertensivos mais eficazes para a redução da MVE[27,29], reduzindo a massa ventricular em 13%, seguidos pelos bloqueadores dos canais de cálcio (BCC) com 11%, inibidores da enzima conversora da angiotensina (IECA) com 10%, diuréticos com 8% e betabloqueadores com 6%.

O estudo LIFE demonstrou que, em indivíduos hipertensos com HVE ao ECG (critérios de Cornell-produto ou índice de Sokolov-Lyon), o tratamento com losartana resultou em diminuição da gravidade eletrocardiográfica de HVE e associou-se a menor taxa do desfecho composto de AVE, infarto do miocárdio e morte por causa cardiovascular[32]. A regressão da HVE eletrocardiográfica em indivíduos hipertensos também se associou a menor incidência de *diabetes mellitus*[33], de fibrilação atrial[34] e de hospitalizações por insuficiência cardíaca[35].

O estudo LIFE também examinou as implicações prognósticas do tratamento da HVE detectada pelo ecocardiograma. Em um subestudo prospectivo, indivíduos que tinham baixo índice de MVE durante o tratamento com medicamentos anti-hipertensivos apresentaram menores taxas de morbidade cardiovascular de mortalidade geral, de forma independente dos efeitos sobre a PA e do tratamento utilizado[23].

Em indivíduos com HVE, o tratamento com espironolactona pode diminuir a fibrose ventricular esquerda[36]. Além disso, a adição de baixas doses de espironolactona a um IECA[37] ou a um BRA[38] em pacientes hipertensos está associada a uma grande redução na MVE.

Finalmente, existem evidências de estudos experimentais que o BCC anlodipino é capaz de atenuar diversos pontos do processo de apoptose[39].

INSUFICIÊNCIA CARDÍACA

A HAS é o principal fator de risco modificável associado ao desenvolvimento de IC. No Framingham Heart Study, a HAS esteve presente em 91% dos pacientes que evoluíram com IC ao longo 20 anos de acompanhamento[40]. No Registro Breathe, 20% dos pacientes admitidos por IC descompensada no Brasil tinham HAS como etiologia e 71% dos pacientes apresentavam HAS como comorbidade[41].

Embora a disfunção diastólica e a insuficiência cardíaca com fração de ejeção preservada (ICFEp) sejam as complicações cardíacas mais comuns, a HAS também aumenta o risco de infarto do miocárdio e subsequente insuficiência cardíaca com fração de ejeção reduzida (ICFEr)[42].

A prevenção da IC representa o maior benefício associado ao uso de medicamentos para baixar a PA. Uma metanálise dos principais ensaios clínicos randomizados de intervenção envolvendo pacientes com HAS revelou que não apenas a redução da PA, mas também a classe usada de medicamentos anti-hipertensivos, está relacionada à diminuição da incidência de IC[42,43].

Não existem estudos clínicos delineados para definir metas de PA em pacientes com IC. A última Diretriz Brasileira de Insuficiência Cardíaca sugere buscar metas de pressão semelhantes àquela em indivíduos com alto risco para doença cardiovascular (PAS entre 120-130 mmHg)[43].

Insuficiência cardíaca com fração de ejeção preservada (ICFEp)

A HAS é a condição clínica mais frequentemente associada à ICFEp, muitas vezes subdiagnosticada. As alterações no relaxamento e no padrão de enchimento do VE são as principais características da disfunção diastólica na HAS, podendo preceder a alteração na disfunção sistólica. Disfunção diastólica, frequentemente associada a remodelamento do VE e HVE concêntrica, pode resultar em sintomas clínicos de IC, embora a FE seja preservada[44].

Diagnóstico da ICFEp

O diagnóstico de ICFEp é firmado na presença de achados de remodelamento cardíaco e disfunção diastólica em pacientes com sinais e sintomas de insuficiência cardíaca com fração de ejeção do ventrículo esquerdo acima de 50% ao ecocardiograma. Os sistemas de escores H2 FPEF (Tabela II) e HFA-PEFF (Tabela III) podem ajudar no diagnóstico, classificando os pacientes em probabilidade baixa, intermediária ou alta de acordo com achados clínicos, hemodinâmicos e elevação de biomarcadores[45].

Assim, além da avaliação estrutural cardíaca, é de grande importância a realização do Doppler tecidual com medidas da relação E/e' e das velocidades de e' septal e lateral, pois são critérios importantes de avaliação da função diastólica do VE e úteis para caracterização da ICFEp.

TABELA II Escore H2 FPEF para o diagnóstico da insuficiência cardíaca com fração de ejeção preservada (ICFEp)

	Variável clínica	Características	Pontos
H2	Obesidade (***H**eavy*)	IMC > 30 kg/m²	2
	Hipertensão	2 ou mais anti-hipertensivos	1
F	**F**ibrilação atrial	Paroxística ou persistente	3
P	Hipertensão pulmonar	PSAP > 35 mmHg (ecocardiograma)	1
E	Idade avançada (***E**lderly*)	Idade > 60 anos	1
F	Pressões de enchimento (***F**illing pressures*)	E/e' > 9	1

IMC: índice de massa corporal; PSAP: pressão sistólica da artéria pulmonar. Probabilidade de ICFEp (Escore): 0-1 baixa, 2-5 intermediária, 6-9 alta. Fonte: adaptada de Marcondes-Braga et al., 2021[45].

TABELA III Escore HFA-PEFF para diagnóstico de insuficiência cardíaca com fração de ejeção preservada (ICFEp)

Critérios	Maior (2 pontos)	Maior (2 pontos)
Funcional	e' septal < 7 ou e' lateral < 10 ou E/e' > 15 ou Velocidade RT > 2,8 m/s (PSAP > 35 mmHg	E/e' 9-14 ou GLS < 16%
Morfológico	VAEI > 34 mL/m² ou Massa VE ≥ 149/122 g/m² (H/M) e ERP > 0,42	VAEi 29-34 mL/m² ou Massa VE > 115/95 g/m² (H/M) ou ERP > 0,42 ou Septo ou PP ≥ 12 mm
Biomarcador (ritmo sinusal) Biomarcador (fibrilação atrial)	NT-proBNP > 220 pg/mL ou BNP > 80 pg/mL NT-proBNP > 660 pg/mL ou BNP > 240 pg/mL	NT-proBNP 125-220 pg/mL ou BNP 35-80 pg/mL NT-proBNP 365-660 pg/mL ou BNP 105-240 pg/mL

BNP: peptídeo natriurético do tipo B; ERP: espessura relativa da parede; GLS: *strain global longitudinal*; H: homens; M: mulheres; NT-proBNP: peptídeo natriurético N-terminal pró-tipo B; PP: parede posterior; VAEi: índice de volume atrial esquerdo; VE: ventricular esquerda; Velocidade RT: velocidade do fluxo de regurgitação da valva tricúspide.
Fonte: adaptada de Marcondes-Braga et al., 2021[45].

Tratamento da ICFEp

As recomendações atuais para o tratamento da ICFEp baseiam-se no tratamento das comorbidades associadas como a HAS, a isquemia miocárdica, a fibrilação atrial, com o objetivo de diminuir sintomas e potencialmente reduzir a progressão da ICFEp[45].

Os ensaios clínicos que avaliaram o uso de betabloqueadores, IECA, BRA, inibidores da neprilisina e antagonistas dos receptores de angiotensina II (INRA) e espironolactona foram neutros quanto à redução do risco de eventos cardiovasculares comparado ao placebo para pacientes com ICFEp[45].

Recentemente foi demonstrado que a empaglifozina é capaz de reduzir o desfecho composto de morte ou internação por insuficiência cardíaca em pacientes com ICFEp, independentemente da presença de *diabetes mellitus*. Analisando-se os desfechos de forma separada, observa-se que o benefício deveu-se à redução de internações por IC, sem efeito na mortalidade[46]. Espera-se sua incorporação em breve nas recomendações para o tratamento da ICFEp.

Insuficiência cardíaca com fração de ejeção reduzida (ICFEr)

Diagnóstico da ICFEr

O diagnóstico de ICFEr é firmado na presença de sinais e sintomas de insuficiência cardíaca na presença de fração de ejeção do ventrículo abaixo de 50% ao ecocardiograma[43].

Tratamento da ICFEr

O tratamento da HAS em pacientes com ICFEr deve priorizar o uso dos medicamentos modificadores de doença na IC, testados nos grandes ensaios clínicos. A primeira linha do tratamento envolve o uso de terapia tríplice com IECA, betabloqueadores e antagonistas dos receptores mineralocorticoides. A troca de IECA para a associação por INRA em pacientes elegíveis para essa estratégia também pode ajudar no controle da PA, considerando-se o efeito anti-hipertensivo adicional desse medicamento. Anlodipino e hidralazina são medicamentos testados em pacientes com IC e podem auxiliar no controle da PA. Bloqueadores do canal de cálcio não di-hidropiridínicos e bloqueadores alfa-adrenérgicos não devem ser utilizados em pacientes com ICFEr[42].

COMENTÁRIOS FINAIS

A HVE é inicialmente considerada uma resposta fisiológica ao aumento da sobrecarga hemodinâmica secundário à HAS. Em contrapartida, a progressão dessa condição é também reconhecidamente um fator de risco cardiovascular. Os diversos fatores envolvidos na gênese da HVE interagem para promover aumento da síntese proteica que, por sua vez, se expressam como crescimento do volume dos miócitos e dos componentes da matriz extracelular. A consequência desse processo promove alterações funcionais mecânicas e elétricas do coração e o comprometimento do adequado suprimento aos constituintes celulares. Essa condição pode evoluir com insuficiência cardíaca nos fenótipos com fração de ejeção preservada ou reduzida.

O tratamento da HAS, além da redução da PA, promove efetivamente a redução da regressão da HVE e podem prevenir a evolução para IC. As classes terapêuticas com maior poder de alcançar esse objetivo clínico colocam em destaque os IECA e os BRA II. Entretanto, a despeito da classe terapêutica escolhida, as metas fundamentais no tratamento dos indivíduos hipertensos devem ser o controle rigoroso dos níveis tensionais e dos demais fatores de risco cardiovascular, a regressão da HVE e, em última análise, a redução das altas taxas de morbidade e mortalidade associadas a essa condição.

BIBLIOGRAFIA

1. Matos-Souza JR, Franchini KG, Nadruz-Junior W. Hipertrofia ventricular esquerda: o caminho para a insuficiência cardíaca. Rev Bras Hipertens. 2008;15(2):71-4.
2. Bombig MTN, Póvoa R. Cardiopatia hipertensiva: aspectos epidemiológicos, prevalência e fator de risco cardiovascular. Rev Bras Hipertens. 2008;15(2):75-80.
3. Agabiti-Rosei E, Muiesan ML, Salvetti M. Evaluation of subclinical target organ damage for risk assessment and treatment in the hypertensive patients: left ventricular hypertrophy. J Am Soc Nephrol. 2006;17(4 suppl 2):S104-S8.
4. Hill JA, Olson EN. Cardiac plasticity. N Engl J Med. 2008;358(13):1370-80.
5. Katholi RE, Couri DM. Left ventricular hypertrophy: major risk factor in patients with hypertension: update and practical clinical applications. Int J Hypertens. 2011;2011:495349.
6. Díez J. Towards a new paradigm about hypertensive heart disease. Med Clin N Am. 2009;93:637-45.
7. Garcia JAD, Incerpi EK. Fatores e mecanismos envolvidos na hipertrofia ventricular esquerda

e o papel anti-hipertrófico do óxido nítrico. Arq Bras Cardiol. 2008;90(6):443-50.

8. Frohlich ED, Gonzalez A, Diez J. Hypertensive left ventricular hypertrophy risk: beyond adaptive cardiomyocytic hypertrophy. J Hypertens. 2011;29(1):17-26.
9. Tan H-W, Zheng G-L, Li L, et al. Impaired left ventricular synchronicity in hypertensive patients with ventricular hypertrophy. J Hypertens. 2008;26(3):553-9.
10. Frohlich ED. Target organ involvement in hypertension: a realistic promise of prevention and reversal. Med Clin N Am. 2004;88:209-21.
11. Drazner MH. The progression of hypertensive heart disease. Circulation. 2011;123(3):327-34.
12. Ott C, Schmieder RE. Assessment of target organ damage. In: Bakris GL, Sorrentino MJ. Hipertension: a companion to Braunwald's Heart Disease. 3.ed. Elsevier, 2018.
13. Pewsner D, Jüni P, Egger M, et al. Accuracy of electrocardiography in diagnosis of left ventricular hypertrophy in arterial hypertension: systematic review. BMJ. 2007;335(7622):711.
14. de Simone G, Izzo R, Trimarco B. Left ventricular hypertrophy: old marker, new problems and new possibilities. J Hypertens. 2011;29(8):1480-2.
15. Bauml MA, Underwood DA. Left ventricular hypertrophy: an overlooked cardiovascular risk factor. Cleve Clin J Med. 2010;77(6):381-7.
16. Tsiachris D, Chrysohoou C, Oikonomou E, et al. Distinct role of electrocardiographic criteria in echocardiographic diagnosis of left ventricular hypertrophy according to age, in the general population: the Ikaria Study. J Hypertens. 2011;29(8):1624-32.
17. Barroso WKS, Rodrigues CIS, Bortolotto LA, Mota-Gomes MA, Brandão AA, Feitosa ADM, et al. Diretrizes Brasileiras de Hipertensão Arterial – 2020. Arq Bras Cardiol. 2021;116(3):516-658.
18. Whelton PK, Carey RM, Aronow WS, Casey DE Jr, Collins KJ, Dennison Himmelfarb C, et al. 2017 ACC/AHA/AAPA/ABC/ACPM/AGS/APhA/ASH/ASPC/NMA/PCNA Guideline for the prevention, detection, evaluation, and management of high blood pressure in adults: a report of the American College of Cardiology/American Heart Association Task Force on Clinical Practice Guidelines. J Am Coll Cardiol. 2018;71(19):e127-e248.
19. Williams B, MAncia G, Spiering W, Agabiti Rosei E, Azizi M, Burnier M, et al.; ESC Scientific Document Group. 2018 ESC/ESH Guidelines for the management of arterial hypertension. Eur Heart J. 2018;39(33):3021-104.
20. Brandão AA, Pozzan R, Albanesi FF, et al. Role of anthropometric indexes and blood pressure as determinants of left ventricular mass and geometry in adolescents: the Rio de Janeiro Study. Hypertension 1995;26:1190-4.
21. Li X, Li S, Ulusoy E, et al. Childhood adiposity as a predictor of cardiac mass in adulthood. The Bogalusa Heart Study. Circulation. 2004;110:3488-92.
22. de Simone G, Verdecchia P, Pede S, et al. Prognosis of inappropriate left ventricular mass in hypertension. The MAVI study. Hypertension. 2002;40:470-6.
23. Devereux RB, Wachtell K, Gerdts E, et al. Prognostic significance of left ventricular mass change during treatment of hypertension. JAMA. 2004;292(19):2350-6.
24. Póvoa R, Souza Dd. Análise crítica do eletrocardiograma e do ecocardiograma na detecção da hipertrofia ventricular esquerda. Rev Bras Hipertens. 2008;15(2):81-9.
25. Lee SH, Park JM, Kwon SJ, et al. Left ventricular hypertrophy is associated with cerebral microbleeds in hypertensive patients. Neurology. 2004;63(1):16-21.
26. Opadijo OG, Omotoso AB, Akande AA. Relation of electrocardiographic left ventricular hypertrophy to blood pressure, body mass index, serum lipids and blood sugar levels in adult Nigerians. Afr J Med Med Sci. 2003;32(4):395-9.
27. Fagard RH, Celis H, Thijs L, et al. Regression of left ventricular mass by antihypertensive treatment. hypertension. 2009;54(5):1084-91.
28. Gaddam K, Corros C, Pimenta E, et al. Rapid reversal of left ventricular hypertrophy and intracardiac volume overload in patients with resistant hypertension and hyperaldosteronism: a prospective clinical study. Hypertension. 2010;55(5):1137-42.
29. Devereux RB, Lyle PA. Losartan for the treatment of hypertension and left ventricular hypertrophy: the Losartan intervention for endpoint reduction in hypertension (LIFE) study. Expert Opin Pharmacother. 2004;5(11):2311-20.
30. Verdecchia P, Angeli F, Pittavini L, et al. Regression of left ventricular hypertrophy and cardiovascular risk changes in hypertensive patients. Ital Heart J. 2004;5(7):505-10.
31. Klingbeil AU, Schneider M, Martus P, et al. A meta-analysis of the effects of treatment on left ventricular mass in essential hypertension. Am J Med. 2003;115(1):41-6.
32. Okin PM, Devereux RB, Jern S, et al. Regression of electrocardiographic left ventricular hypertrophy during antihypertensive treatment and the prediction of major cardiovascular events. JAMA. 2004;292(19):2343-9.
33. Okin PM, Devereux RB, Harris KE, et al. In-treatment resolution or absence of electrocardiographic left ventricular hypertrophy is associated with decreased incidence of new-onset diabetes

mellitus in hypertensive patients. Hypertension. 2007;50(5):984-90.
34. Okin PM, Wachtell K, Devereux RB, et al. Regression of electrocardiographic left ventricular hypertrophy and decreased incidence of new-onset atrial fibrillation in patients with hypertension. JAMA. 2006;296(10):1242-8.
35. Okin PM, Devereux RB, Harris KE, et al. Regression of electrocardiographic left ventricular hypertrophy is associated with less hospitalization for heart failure in hypertensive patients. Ann Int Med. 2007;147(5):311-9.
36. Nishikawa N, Yamamoto K, Sakata Y, et al. Long-term effect of spironolactone on cardiac structure as assessed by analysis of ultrasonic radio-frequency signals in patients with ventricular hypertrophy. Circ J. 2005;69(11):1394-400.
37. Sato A, Hayashi M, Saruta T. Relative long-term effects of spironolactone in conjunction with an angiotensin-converting enzyme inhibitor on left ventricular mass and diastolic function in patients with essential hypertension. Hypertens Res. 2002;25(6):837-42.
38. Taniguchi I, Kawai M, Date T, et al. Effects of spironolactone during an angiotensin II receptor blocker treatment on the left ventricular mass reduction in hypertensive patients with concentric left ventricular hypertrophy. Circ J. 2006;70(8):995-1000.
39. Yamanaka S, Tatsumi T, Shiraishi J, et al. Amlodipine inhibits doxorubicin-induced apoptosis in neonatal rat cardiac myocytes. J Am Coll Cardiol. 2003;41(5):870-8.
40. Levy D, Larson MG, Vasan RS, et al. The progression from hypertension to congestive heart failure. JAMA. 1996;275(20):1557-62.
41. Albuquerque DC, Souza Neto JD, Bacal F, Rohde LEP, Bernardez-Pereira S, Berwanger O, et al. I Registro Brasileiro de Insuficiência Cardíaca – Aspectos Clínicos, Qualidade Assistencial e Desfechos Hospitalares. Arq Bras Cardiol. 2015;104(6):433-42
42. Di Palo KE, Barone NJ. Hypertension and heart failure: prevention, targets, and treatment. Heart Fail Clin. 2020;16(1):99-106.
43. Comitê Coordenador da Diretriz de Insuficiência Cardíaca. Diretriz Brasileira de Insuficiência Cardíaca Crônica e Aguda. Arq Bras Cardiol. 2018;111(3):436-539.
44. Bombelli M, Facchetti R, Carugo S, et al. Left ventricular hypertrophy increases cardiovascular risk independently of in-office and out-of-office blood pressure values. J Hypertens. 2009;27(12):2458-64.
45. Marcondes-Braga FG, Moura LAZ, Issa VS, Vieira JL, Rohde LE, Simões MV, et al. Atualização de Tópicos Emergentes da Diretriz de Insuficiência Cardíaca – 2021. Arq Bras Cardiol. 2021;116(6):1174-212.
46. Anker SD, Butler J, Filippatos G, Ferreira JP, Bocchi E, Böhm M, et al. Empagliflozin in Heart Failure with a Preserved Ejection Fraction. N Engl J Med. 2021.

23

Acometimento renal

Fernando Antonio de Almeida
Cibele Isaac Saad Rodrigues

CONSULTA RÁPIDA

Importância epidemiológica e clínica do acometimento renal para as doenças cardiovasculares

- Uma das principais causas da doença renal crônica no mundo

Características da hipertensão arterial sistêmica (HAS) associada à lesão renal

- A pressão arterial (PA) elevada é o principal fator de risco para a progressão da insuficiência renal e das complicações cardiovasculares
- A retenção de sódio e volume é o principal mecanismo fisiopatológico
- A hipertensão arterial sistêmica é geralmente resistente ou refratária, e o descenso da PA durante o sono está atenuado à monitorização ambulatorial da pressão arterial (MAPA), o que contribui para aumento do risco cardiovascular e renal

Lesões estruturais renais provocadas pela hipertensão arterial sistêmica

- Arteriosclerose e arteriolosclerose
- Glomerulosclerose global
- Glomerulosclerose segmentar e focal
- Inflamação e fibrose tubulointersticiais
- Na hipertensão maligna
- Necrose fibrinoide arteriolar
- Hiperplasia miointimal (proliferação em "casca de cebola")

Fatores predisponentes para o desenvolvimento e a progressão da lesão renal na hipertensão arterial sistêmica

- Idade superior a 50 anos
- Sexo masculino, afrodescendente
- Duração e gravidade da hipertensão arterial sistêmica
- Intensidade da proteinúria
- Grau da insuficiência renal
- Intensidade da lesão tubulointersticial
- Presença de dislipidemia, consumo de tabaco, obesidade, excesso de sal, anti-inflamatórios não esteroidais (AINE), antibióticos

Avaliação do comprometimento renal na hipertensão arterial sistêmica

- Avaliação clínica
- Creatinina (com estimativa do ritmo de filtração glomerular), urina tipo I
- Relação proteinúria ou albuminúria/creatinina urinária
- Exames de imagem

Implicações clínicas do acometimento renal da hipertensão arterial sistêmica

- Aumenta a morbidade e mortalidade por causas cardiovasculares e renais

IMPORTÂNCIA EPIDEMIOLÓGICA E CLÍNICA DO ACOMETIMENTO RENAL PARA AS DOENÇAS CARDIOVASCULARES

Do ponto de vista epidemiológico, clínico e laboratorial, considera-se critério de acometimento renal a redução do ritmo de filtração glomerular estimado abaixo de 60 mL/min/1,73 m^2 ou a presença de albuminúria ≥ 30 mg/g de creatinina[1]. Levando-se em conta esses critérios, aproximadamente 15% da população adulta norte-americana pode ser considerada portadora de DRC[1]. Nos Estados Unidos e em todo o mundo, a hipertensão arterial sistêmica (HAS) é uma das principais causas de doença renal crônica (DRC) estágios 4 e 5, levando à necessidade de tratamento substitutivo da função renal (diálise) e/ou transplante renal[1]. Na população norte-americana, a porcentagem de indivíduos com DRC terminal causada por *diabetes mellitus* vem diminuindo nos últimos anos, de 42,3% (2003-2006) para 36,9% (2015-2018), mas a HAS mantém-se estável como causa da DRC, de 33,4% (2003-2006) para 31,9% (2015-2018)[1]. No Brasil, a Sociedade Brasileira de Nefrologia começou a realizar em 1999 o censo anual de diálise. De acordo com esses dados, a porcentagem de pacientes com DRC que iniciam tratamento dialítico, tendo a HAS como único fator etiológico clinicamente identificável, cresceu desde então, chegando a representar 34% dos pacientes em diálise nos últimos censos de 2016-2019[2]. No Serviço de Nefrologia da Faculdade de Medicina de Sorocaba – SP entre os anos de 1991 e 1996, a HAS foi responsável por 35% dos casos de DRC terminal e, em 2015, correspondia a 30%[3,4].

A HAS é também o fator de risco mais importante para a progressão da lesão renal preexistente, seja ela primária seja secundária[5,6]. Em contrapartida, a HAS pode ser também consequência de doenças que comprometem primariamente os rins, e sua prevalência cresce à medida que a DRC progride, ocorrendo em aproximadamente 90% dos indivíduos que chegam a necessitar de tratamento dialítico[7].

Vários estudos prospectivos alertam para o fato de que a insuficiência renal, mesmo nos estágios mais iniciais (1 a 3), aumenta o risco de complicações cardiovasculares em indivíduos com HAS ou com doença cardiovascular prévia[7-9]. O acompanhamento de pacientes no período pós-infarto do miocárdio mostrou que elevações progressivas nos valores da creatinina, mesmo dentro da faixa da normalidade, sinalizam para um risco cardiovascular progressivamente maior[9]. Na realidade, essa associação é reconhecida há muito tempo. Já em 1836, Richard Bright associava as doenças cardiovasculares às renais, ao descrever a presença de hipertrofia ventricular esquerda (HVE), sem outra causa que não a HAS na autópsia de pacientes que apresentavam proteinúria e nefrite[10]. No estudo LIFE, foi observada significativa correlação entre o grau de albuminúria e o risco cardiovascular[11]. Da mesma forma, o grau de albuminúria está relacionado à gravidade da HVE, reforçando a ideia de que a lesão renal é um marcador fiel da lesão vascular provocada pela HAS[12].

CARACTERÍSTICAS DA HIPERTENSÃO ARTERIAL SISTÊMICA ASSOCIADA À LESÃO RENAL

Quando a HAS está associada ao comprometimento da função renal, ela se constitui no mais importante fator de risco independente para progressão da insuficiência renal e das lesões cardiovasculares e assume algumas características especiais: é geralmente resistente ou refratária, mais dependentes da sobrecarga de sódio/volume ou do sistema nervoso simpático, respectivamente, e tem o descenso da PA durante o sono atenuado ou ausente à monitorização ambulatorial da pressão arterial (MAPA), o que contribui para exacerbar o risco cardiovascular e renal[13,14].

A Tabela I resume as principais características da HAS associada à lesão renal. O manuseio deficiente do sódio e do volume extracelular (VEC) como consequência da insuficiência renal tem sido apontado como o principal mecanismo fisiopatológico da HAS em indivíduos com déficit de função renal. Entretanto, muitos outros fatores, tais como a ativação inapropriada do sistema renina-angiotensina-aldosterona, a hiperatividade simpática, a disfunção endotelial, o acúmulo de substâncias vasoconstritoras, a produção insuficiente de vasodilatadores, o uso de eritropoetina, maior sensibilidade a anti-inflamatórios não esteroides (AINE) e outros, também têm sido responsabilizados pela gênese e por maior gravidade da hipertensão arterial sistêmica nos indivíduos com insuficiência renal[13,14].

TABELA I Características da hipertensão arterial sistêmica associada ao comprometimento renal

A pressão arterial elevada é o principal fator de risco para a progressão da insuficiência renal e para as complicações cardiovasculares
A retenção de sódio e volume é o principal mecanismo fisiopatológico para elevação da pressão arterial, e a hiperatividade simpática é a principal característica da hipertensão refratária
No indivíduo com acometimento renal a hipertensão arterial sistêmica tem caráter mais grave, e o descenso da PA durante o sono na MAPA está atenuado, o que contribui para o risco cardiovascular e renal
Os fatores fisiopatológicos responsáveis pela elevação da PA nos indivíduos com lesão renal são múltiplos e estão descritos no texto

LESÕES ESTRUTURAIS RENAIS PROVOCADAS PELA HIPERTENSÃO ARTERIAL SISTÊMICA

Até duas décadas atrás, as descrições das lesões renais provocadas pela HAS faziam referência apenas à esclerose arterial, arteriolar e glomerular. Mais recentemente as lesões tubulointersticiais e glomerulares passaram a ser reavaliadas com mais detalhes e valorizadas à luz das alterações funcionais, em particular da proteinúria de origem glomerular (albuminúria).

A descrição clássica das lesões renais induzidas pela hipertensão arterial sistêmica incluía a arteriosclerose, a arteriolosclerose, a hialinose (arteriosclerose hialina) e a glomerulosclerose global, reportadas como presentes na nefrosclerose hipertensiva "benigna"[15]. Já, a hiperplasia miointimal e a necrose fibroide são descritas como parte da lesão provocada pela hipertensão maligna[15]. Os estudos mais recentes descrevem também as lesões tubulointersticiais e a glomerulosclerose segmentar e focal (Gesf) como lesões associadas à hipertensão arterial sistêmica[16]. Na Tabela II estão relacionadas todas as lesões renais hoje consideradas constituintes da nefrosclerose hipertensiva.

Segundo Kashgarian, a arteriolosclerose foi descrita em 1868 por Johnson como o

TABELA II Lesões estruturais encontradas na nefrosclerose hipertensiva[16,18-21]

Arteriosclerose e arteriolosclerose ▪ Hipertrofia da camada média ▪ Fibrose intimal ▪ Hialinose
Glomerulosclerose global
Glomerulosclerose segmentar e focal
Alterações tubulointersticiais ▪ Atrofia tubular ▪ Inflamação ▪ Fibrose
Hipertensão maligna ▪ Necrose fibrinoide arteriolar ▪ Hiperplasia miointimal (proliferação em "casca de cebola")

espessamento da parede arteriolar presente no rim granular da doença de Bright associado à hipertrofia cardíaca[15]. Já no início do século XX a hipertensão arterial sistêmica foi reconhecida como doença, e as lesões vasculares renais foram consideradas semelhantes às outras lesões vasculares sistêmicas[15]. No rim, os vasos mais acometidos são as arteríolas pré-glomerulares, e a lesão mais característica é a hialinose. O termo hialino deriva do grego *hyalos* (vidro) e, microscopicamente, caracteriza-se por um infiltrado homogêneo eosinofílico da parede arteriolar que pode corresponder a elementos proteicos oriundos do plasma que rompeu a barreira endotelial e infiltrou-se na camada mais interna do vaso (Figura 1). Pode resultar também de processo exsudativo local em resposta à isquemia ou à coalescência de restos celulares e proteicos. Frequentemente associa-se à atrofia de células musculares e estreitamento da luz arteriolar[15]. Nesse tipo de lesão, tem sido demonstrada a presença de colágeno, imunoglobulinas, complemento, laminina, fibronectina, glicosaminoglicanos, *transforming growth factor*-β (TGF-β) e outros elementos proteicos[15]. Há evidências de uma complexa interação do sistema renina-angiotensina-aldosterona (SRAA), TGF-β e *plasminogen activator inhibitor* (PAI-1), levando ao acúmulo de matriz extracelular[16]. A hipertrofia, a proliferação celular e a fibrose observadas na parede arterial e arteriolar devem resultar de uma variedade complexa de estímulos sobre a parede vascular, iniciando-se pelo estresse físico (hemodinâmico = elevação da PA) sobre o endotélio e tendo como intermediários vários outros fatores como o TGF-β, *platelet derived growth factor* (PDGF), angiotensina II, aldosterona e endotelina[17,18].

As artérias de pequeno e médio calibre apresentam hipertrofia da camada média, esclerose da camada íntima e replicação da lâmina elástica interna[17,18,21] (Figuras 2 e 3). A lesão glomerular é caracterizada pelo enrugamento dos capilares glomerulares, acúmulo de matriz mesangial, evoluindo para o colapso de áreas do glomérulo e fibrose progressiva. Essas lesões podem culminar com esclerose glomerular global (mais comum) ou de segmentos do glomérulo[17-21] (Figura 3). Nas fases terminais da insuficiência renal, observam-se

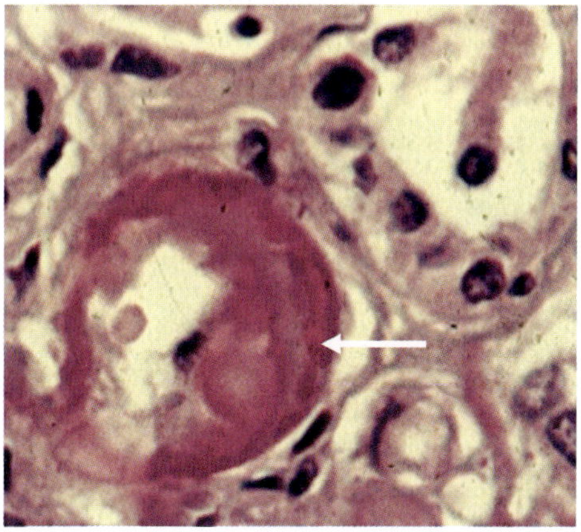

FIGURA 1 Nefrosclerose hipertensiva. Arteríola pré-glomerular com hialinose (seta).

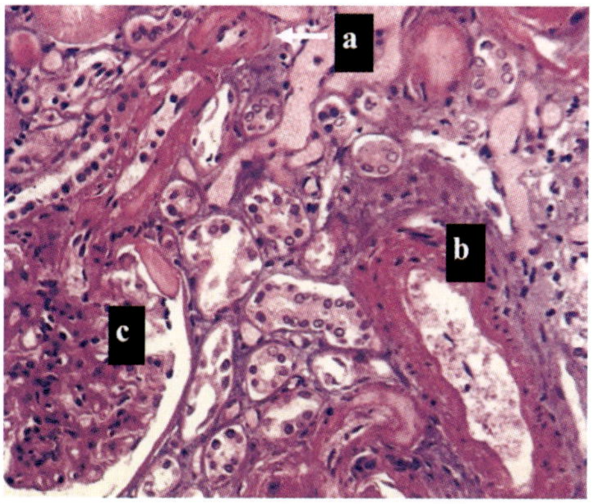

FIGURA 2 Nefrosclerose hipertensiva. A: arteríola pré-glomerular com hialinose e hipertrofia da camada média. B: artéria de médio calibre com hipertrofia da camada média e proliferação. C: glomérulo com acúmulo de matriz mesangial.

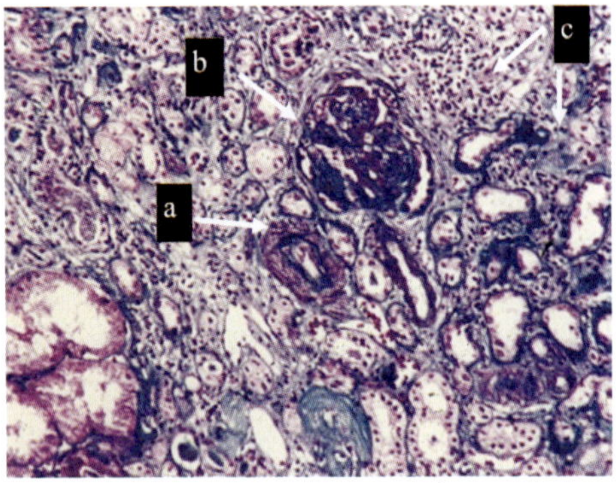

FIGURA 3 Nefrosclerose hipertensiva. A: artéria de pequeno calibre com proliferação da camada média, fibrose intimal e replicação da membrana elástica interna. B: glomérulo com esclerose avançada. C: proliferação celular e fibrose na região tubulointersticial.

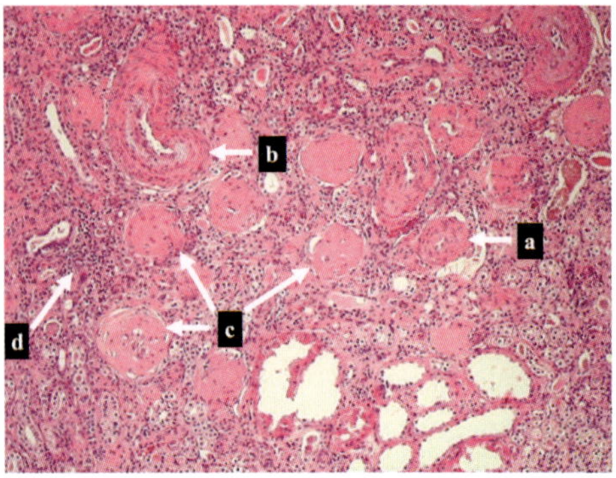

FIGURA 4 Aspecto anatomopatológico de um rim em fase avançada de insuficiência renal. Observe intensa proliferação, fibrose e redução do lume de arteríolas (A) e artérias de pequeno calibre (B). Em (C) esclerose glomerular global e em (D) proliferação e fibrose tubulointersticial.

intensa proliferação de todas as camadas das artérias e das arteríolas e esclerose global da maioria dos glomérulos (Figura 4).

As alterações tubulointersticiais são descritas em todas as séries mais recentes de estudos que realizam biópsias renais em pacientes nos quais a hipertensão arterial sistêmica é entendida como a causa primária de lesão renal[19-22]. Elas são caracterizadas por atrofia tubular, fibrose intersticial e processo inflamatório crônico[18] (Figura 3). Um estudo realizado em ratos com HAS induzida por estenose da artéria renal (modelo 2 rins-1 clipe) demonstrou que o rim contralateral apresenta na região tubulointersticial acúmulo de substâncias pró-fibróticas (colágeno, fibronectina e laminina), proliferação e replicação celular e infiltrado de macrófagos já no sétimo dia após a indução da hipertensão arterial sistêmica, e o processo progride durante o período de 4 semanas do estudo[23].

Em um estudo brasileiro que se tornou referência internacional, Caetano e colaboradores descreveram de forma muito elegante que em 81 pacientes, a maioria com HAS grave, com déficit de função renal, mas sem indícios clínicos ou laboratoriais de doenças renais primárias, os achados anatomopatológicos de biópsias renais foram surpreendentes, pois 16% revelaram ser portadores de lesões glomerulares de caráter inflamatório (a maior parte glomerulonefrite por IgA) e 19% apresentavam Gesf que os autores consideram poder ser secundária à própria HAS ou uma doença renal primária[20]. A atrofia tubular e a fibrose intersticial estavam presentes em todas as formas da doença[20]. Esses autores descreveram também, assim como em outras séries de pacientes biopsiados, a presença de êmbolos de colesterol em pequenas artérias e arteríolas de pacientes com nefrosclerose hipertensiva[18-20].

Outra lesão renal que pode estar associada à HAS é a nefropatia isquêmica, motivo de revisões extensas[24,25]. Nefropatia isquêmica é considerada a lesão renal presente no rim com obstrução parcial ou total da artéria renal. Ocorrem atrofia tubular e fibrose tubulointersticial. Entretanto, o evento mais temível nesses casos é perda repentina da função renal devido à progressão da lesão estenosante da(s) artéria(s) renal(is) ou ao controle adequado da pressão arterial (principalmente com medicamentos que bloqueiam o sistema renina-angiotensina), em ambos os casos havendo redução da perfusão renal. Esses eventos devem despertar a atenção do médico que, nessas circunstâncias, deve dar prioridade para investigar com exames de imagem a possibilidade de obstrução da(s) artéria(s) renal(is).

FATORES PREDISPONENTES PARA O DESENVOLVIMENTO E A PROGRESSÃO DA LESÃO RENAL NA HIPERTENSÃO ARTERIAL SISTÊMICA

Vários são os fatores de risco que podem contribuir para o desenvolvimento e a progressão da nefrosclerose hipertensiva (veja Tabela III). Entre eles, são mais relevantes para o desenvolvimento e a progressão da lesão renal a duração e a gravidade da HAS, a predisposição genética e a raça (afrodescendentes), a idade, ser do sexo masculino e ter baixo nível socioeconômico[17]. Uma vez iniciada a lesão renal, sua progressão dependerá, além desses fatores já citados e da intensidade da proteinúria, do grau de disfunção renal no momento do diagnóstico, da intensidade da lesão tubulointersticial, da presença de dislipidemia e de outros fatores agressores externos, como o fumo, o excesso de consumo de sódio, o uso de anti-inflamatórios, antibióticos e outras drogas[17,18,22].

Desde já é fundamental ressaltar que o inverso também é verdadeiro, ou seja, mesmo com a lesão estabelecida, a intervenção sobre os fatores de risco modificáveis, isto é, o adequado controle da PA (PA < 130/80 mmHg) e metabólico (glicemia e lipemia), o uso de medicamentos que promovam a redução da proteinúria (IECA ou BRA, antagonistas dos receptores mineralocorticoides e inibidores SGLT2), a diminuição da ingestão de sódio e proteínas e a exclusão de eventuais fatores agressores (fumo, AINE), todos reduzem o ritmo de progressão da nefrosclerose hipertensiva[18,22,26,27].

TABELA III Fatores de risco para o desenvolvimento e a progressão da lesão renal induzida pela hipertensão arterial sistêmica
Idade > 50 anos
Sexo masculino
Predisposição genética e raça (afrodescendentes)
Duração e gravidade da hipertensão arterial sistêmica
Baixo nível socioeconômico
Intensidade da proteinúria
Estágio da insuficiência renal
Intensidade da lesão tubulointersticial
Presença de dislipidemia
Outros agressores
Fumo
Obesidade
Excesso de sal e proteínas na dieta
Uso de AINE, antibióticos e outros medicamentos nefrotóxicos

AVALIAÇÃO DO COMPROMETIMENTO RENAL NA HIPERTENSÃO ARTERIAL SISTÊMICA

Avaliação clínica

A Tabela IV resume os principais parâmetros clínicos e laboratoriais utilizados para avaliar o comprometimento renal na HAS. Do ponto de vista clínico, a nefrosclerose hipertensiva, em sua fase inicial, pode ser tão assintomática quanto a própria HAS. Um dos sinais clínicos mais precoces de comprometimento da função renal é a dificuldade em concentrar a urina, que se manifesta pelo aumento do débito urinário, mais notado pelo paciente no período de sono, pois o obriga a levantar-se para urinar (nictúria). Nas fases iniciais da

TABELA IV Avaliação do comprometimento renal na hipertensão arterial sistêmica

Avaliação clínica (presença de)
Hipertensão arterial sistêmica caracterizada como resistente ou refratária Nictúria ou oligúria nas fases mais avançadas Edema Anemia Sinais de hipervolemia e insuficiência cardíaca Fundo de olho com lesões agudas (exsudatos e hemorragias) e crônicas (arteriolares)
Avaliação laboratorial
Creatinina no soro – estimativa do ritmo de filtração glomerular Urina tipo I Albuminúria Distúrbios do metabolismo de cálcio e fósforo e acidose metabólica

lesão renal, isto é, ritmo de filtração glomerular (RFG) próximo do normal, quando o indivíduo recebe sobrecarga de sódio ele terá maior dificuldade em excretar esse excesso de sódio/volume, e o edema (principalmente de membros inferiores) pode se tornar evidente. À medida que a doença renal progride, o edema torna-se mais frequente e intenso. Nesta fase já se detecta clínica e laboratorialmente sinais de anemia, distúrbios do metabolismo cálcio e fósforo, acidose metabólica, e a HAS tende a se tornar mais grave e o controle da PA mais difícil. O aumento do volume extracelular frequentemente se traduz em sobrecarga cardíaca, podendo sobrevir sinais e sintomas de insuficiência cardíaca esquerda (dispneia e estertores pulmonares) ou de insuficiência cardíaca congestiva (estase jugular, hepatomegalia, edema e eventualmente 3ª bulha).

Quando a lesão renal está presente, quase invariavelmente, o exame de fundo de olho deverá mostrar esclerose arteriolar (tortuosidade, cruzamentos patológicos e, eventualmente, arteríolas em "fio de cobre ou de prata") e sofrimento da retina (exsudatos algodonosos, duros e hemorragias). Assim, se o exame do fundo de olho revelar a presença de tais lesões decorrentes da HAS, o fenômeno, por ser sistêmico, deve também estar presente nos rins.

Sabendo que o comprometimento renal em sua fase inicial pode ser assintomático, a avaliação laboratorial passa a ser indispensável para estabelecer se há ou não comprometimento da função renal, assim como para estadiá-lo. Mais importante, precisa ser simples e disponível a todas as unidades de saúde públicas ou privadas. Neste sentido, a dosagem de creatinina plasmática e o exame de urina tipo I são os mais importantes e merecem considerações especiais.

Creatinina sérica

A creatinina é produzida pelas células musculares, chega ao sangue e é excretada pelos rins quase exclusivamente pelo mecanismo de filtração glomerular. Há também pequena secreção tubular que pode ser considerada desprezível do ponto de vista clínico. Assim, os valores da creatinina plasmática representam fielmente o RFG desde que levemos em conta alguns fatores de correção bastante simples, como idade, sexo e massa muscular. Quando examinamos um resultado de creatinina sérica, vemos que sua faixa de normalidade é bastante ampla (0,6 a 1,4 mg/dL – alguns laboratórios especificam o limite superior da normalidade para mulheres o valor de 1,2 mg/dL). Essa variação da normalidade depende justamente das variáveis que citamos: idade, sexo e massa muscular, por isso o resultado da creatinina sérica deve ser interpretado levando-se em consideração esses dados. Com base nos valores da creatinina no soro, idade, sexo e raça, podemos utilizar fórmulas disponíveis em equipamentos eletrônicos que estimam o RFG de forma muito precisa. Entre essas, as fórmulas propostas pelos grupos de trabalho *Modification of Diet in Renal Disease* (MDRD) e *Chronic Kidney Disease Epidemiology Collaboration* (CKD-Epi) são as mais utilizadas mundialmente. Elas podem ser acessadas no endereço eletrônico (mdrd.com). Embora tenham sido criadas para a população norte-americana, são mundialmente aceitas com pequenas restrições dependentes de características raciais.

A classificação da função renal mais aceita atualmente é esta apresentada na Figura 5 e proposta pelo KDIGO – *Kidney Disease: Improving Global Outcomes*, uma organização internacional sem fins lucrativos[28].

Urina tipo I

O exame de urina tipo I, ou sumário/rotina de urina como é conhecido em algumas regiões do Brasil, é um exame simples, prático, amplamente disponível e de muita utilidade na avaliação do comprometimento renal pela HAS. Quais parâmetros devem ser valorizados no exame de urina tipo I? Sem dúvida o mais importante é a presença de proteínas. Atualmente a análise da urina é feita, na maioria dos laboratórios, de forma automática com analisadores que leem as tiras reagentes ou analisam diretamente a amostra para quantificar a albuminúria, inclusive a relação albumina/creatinina.

Os estudos originais de Framingham e depois dados do estudo MRFIT já chamaram a atenção para o risco cardiovascular elevado em indivíduos portadores de hipertensão arterial sistêmica que tinham proteinúria no exame de urina tipo I[29,30]. Mesmo após análise multifatorial, corrigindo para todos os fatores de risco cardiovasculares clássicos, a presença de proteínas no exame de urina ocasional indica maior risco de morte cardiovascular e geral[29,30]. A ausência de proteínas no exame de urina tipo I não exclui por completo a presença de lesão renal, porém, se esta existir deve ter caráter menos grave[31].

A presença de proteínas na urina significa que o filtro glomerular está "qualitativamente" comprometido, permitindo maior passagem

<table>
<tr><td colspan="4" rowspan="3"></td><td colspan="3">Categorias de albuminúria persistente
Descrição e intervalos</td></tr>
<tr><td>A1
Normal a levemente aumenta</td><td>A2
Moderadamente aumenta</td><td>A3
Gravemente aumenta</td></tr>
<tr><td>< 30 mg/g
< 3 mg/mmol</td><td>30-300 mg/g
3-30 mg/mmol</td><td>> 300 mg/g
> 30 mg/mmol</td></tr>
<tr><td rowspan="6">Categorias de RFG (mL/min/1,73 m²)
Descrição e intervalo</td><td>G1</td><td>Normal ou alto</td><td>> 90</td><td rowspan="2">Risco baixo</td><td rowspan="2">Risco moderadamente elevado</td><td rowspan="2">Risco alto</td></tr>
<tr><td>G2</td><td>Levemente diminuído</td><td>60-89</td></tr>
<tr><td>G3a</td><td>Leve a moderadamente diminuído</td><td>45-59</td><td></td><td></td><td rowspan="2">Risco muito alto</td></tr>
<tr><td>G3b</td><td>Moderado a extremamente diminuído</td><td>30-44</td><td></td><td></td></tr>
<tr><td>G4</td><td>Extremamente diminuído</td><td>15-29</td><td></td><td></td><td></td></tr>
<tr><td>G5</td><td>Doença renal terminal</td><td>≤ 15</td><td></td><td></td><td></td></tr>
</table>

FIGURA 5 Classificação do ritmo de filtração glomerular (RFG) e da albuminúria e a relação entre essas duas variáveis e o prognóstico dos indivíduos com lesão renal. Classificação segundo o KDIGO (*Kidney Disease: Improving Global Outcomes*). Para acessar a estimativa do RFG utilize a página mdrd.com.

de proteínas plasmáticas para o filtrado glomerular. Como se trata de uma substância nobre para o organismo, "toda" a proteína presente no filtrado glomerular deveria ser reabsorvida nos túbulos proximais. Entretanto, se a quantidade filtrada exceder a capacidade dos túbulos de reabsorvê-las, elas irão aparecer na urina. Por isso, mesmo pequenas quantidades de proteínas (albumina) na urina significam alteração da permeabilidade glomerular. Tem sido proposto por meio de estudos com ampla base experimental, que este trabalho dos túbulos em reabsorver as proteínas do filtrado glomerular associa-se à proliferação celular e fibrose na região tubulointersticial, possivelmente induzida por mediadores locais de inflamação e proliferação celular[31]. Quanto maior a intensidade da proteinúria, ou o tráfico de proteínas reabsorvidas pelos túbulos, maior o grau de lesão tubulointersticial e mais rápida a progressão da insuficiência renal[26,32].

Antes do desenvolvimento dos aparelhos automáticos que leem tiras reagentes embebidas na urina, um estudo chamou a atenção para a necessidade de valorizar o achado de pequenas quantidades de proteínas no exame de urina tipo I que eram referidas como "traços" ou "vestígios"[31]. Os autores selecionaram amostras de urina de pacientes ambulatoriais, a maioria portadora de HAS ou *diabetes mellitus*, nas quais o resultado do exame de urina tipo I descrevia a presença de "traços" de proteínas. Nessas amostras foram dosadas a concentração de albumina e de proteínas totais. O estudo concluiu que nas amostras com "traços" de proteínas, em 87% delas foi detectada a presença de albuminúria (> 20 mg/L) e em 88% a proteinúria era clinicamente valorizável (> 100 mg/L)[31]. Nesse sentido, uma análise *ad hoc* do estudo Prevend já nos alertava que, na população geral, valores de proteinúria > 200 mg/dL em amostra isolada de urina indicam elevação do risco de mortalidade geral em 5 vezes e de mortalidade cardiovascular em 12 vezes[33].

Outras alterações encontradas no exame de urina tipo I que devem ser valorizadas como indicativas de comprometimento renal induzido pela HAS é o aumento da celularidade na amostra de urina. Quando o sedimento urinário mostra hematúria persistente este é um indício de processo inflamatório glomerular em atividade. Diante de tal achado, justifica-se pesquisar a presença de dismorfismo eritrocitário em exame de urina para esse fim específico. Quando presente, sugere doença glomerular primária. Hematúria discreta pode ocasionalmente ser encontrada na lesão glomerular da nefrosclerose hipertensiva. A hematúria mais intensa, mesmo macroscópica, pode acompanhar as crises de hipertensão arterial sistêmica acelerada ou maligna. Quando se suspeita dessas formas extremas de hipertensão arterial sistêmica, o exame do fundo de olho é indispensável para complementar o exame clínico, pois a presença de exsudatos algodonosos, hemorragias e eventualmente edema de papila indicam lesão arteriolar grave, característica dessa condição clínica.

Proteinúria e albuminúria

Como já ressaltamos, a proteinúria, mesmo em amostra isolada de urina, significa alteração qualitativa do filtro glomerular e indica lesão renal. Vários estudos em pacientes com proteinúria causada por lesão renal de diferentes etiologias demonstraram que, quanto maior a excreção urinária de proteínas, mais rápida será a progressão da insuficiência renal[34,35]. Portanto, a presença de proteinúria, além de marcador de risco cardiovascular, é também um marcador de risco renal. Na HAS, quando a proteinúria é detectável pelos métodos tradicionais, como no exame de urina tipo I, a lesão renal já está avançada. Por isso, há mais de quatro décadas, foram desenvolvidos métodos para detectar pequenas quantidades de albumina (a proteína em maior quantidade no sangue) na urina de indivíduos portadores de hipertensão arterial sistêmica, *diabetes mellitus* e de outras doenças com alto risco cardiovascular. O método inicial foi o radioimunoensaio, posteriormente enzimoimunoensaio, imunonefelometria e, mais recentemente, fluorometria, capazes de detectar quantidades diminutas de albumina na urina, por essa razão chamada anteriormente de "microalbuminúria".

Vários inquéritos epidemiológicos demonstraram que os indivíduos com hipertensão arterial sistêmica têm valores mais elevados de albuminúria quando comparado àqueles com pressão arterial normal e aproximadamente 30% dos hipertensos atingem os valores considerados anormais (> 30 g/24 h ou > 30 mg/g de creatinina)[36-38]. Embora esses valores devam ser revistos em função dos estudos mais recentes, considera-se que a excreção urinária de albumina seja "normal" quando inferior a 20 µg/minuto ou inferior a 30 g/g de creatinina, quando feita em amostra isolada de urina[39,40] (Tabela V). Valores entre 20 e 200 µg/minuto ou entre 30 e 300 µg/mg de creatinina (em amostra isolada) eram rotulados como microalbuminúria e valores superiores a 200 µg/minuto ou 300 g/g de creatinina (em amostra isolada) devem ser considerados proteinúria, pois já serão detectados pelos métodos tradicionais[39,40].

TABELA V Classificação da excreção urinária de albumina[39]

	Urina coletada em período noturno ou 24 horas	Amostra isolada de urina
Normoalbuminúria	< 20 µg/minuto	< 30 µg/mg de creatinina
(Micro) albuminúria	20 a 200 µg/minuto	30 a 300 µg/mg de creatinina
Proteinúria	> 200 µg/minuto	> 300 µg/mg de creatinina

A albuminúria elevada é reconhecida amplamente como um fator de risco para progressão da doença renal e um importante marcador de risco independentemente de comprometimento cardiovascular global[40].

Exames de imagem

São exames pouco solicitados para avaliação do comprometimento renal na HAS, pois se alteram muito tardiamente. À medida que a esclerose renal progride, o volume dos rins diminui e a região cortical torna-se mais densa, por aumento da fibrose. A ultrassonografia dos rins e das vias urinárias é capaz de mostrar nos casos de doença renal crônica em estágios mais avançados redução das dimensões renais e dificuldade de diferenciação entre as regiões cortical e medular. Ultimamente tem sido proposto escores para correlacionar DRC e achados ultrassonográficos[41], mas habitualmente os laudos referem-se a aumento da refringência da região cortical ou simplesmente como "nefropatia crônica bilateral", pois compromete toda a massa renal bilateralmente. A ultrassonografia associada ao Doppler é um exame prático para triagem de casos em que se suspeita de hipertensão renovascular e, caso se confirme a suspeita, angiorressonância ou arteriografia das artérias renais são os exames indicados, procedendo-se a proteção para o uso do contraste radiológico[42].

IMPLICAÇÕES CLÍNICAS DO ACOMETIMENTO RENAL DA HIPERTENSÃO ARTERIAL SISTÊMICA

A presença de lesão renal, mesmo que em fases muito precoces, aumenta muito o risco de morbidade e mortalidade renal e cardiovascular do paciente portador de HAS. Estudos prospectivos de longa duração (4 a 5 anos), nos quais pacientes com valores de creatinina superiores a 1,8 ou 2,0 mg/dL sequer eram admitidos, acabaram por demonstrar que pequenas elevações nos valores de creatinina (≥ 1,4 mg/dL), são marcadores independentes de morbidade e mortalidade cardiovascular[43,44]. Um subestudo do VALIANT demonstrou que a elevação dos valores de creatinina plasmática é uma variável contínua de risco cardiovascular, ou seja, a cada pequeno aumento nos valores de creatinina o risco cardiovascular cresce[9].

Há muito tempo temos muitas evidências de que a proteinúria, mesmo em exames aleatórios, também é um indicador independente de risco cardiovascular futuro[28,29]. Outros estudos, já na fase dos grandes *trials*, confirmaram que a lesão renal ainda precoce, representada pela excreção urinária de albumina (EUA) em pequenas quantidades, é de fato importante e deve ser um parâmetro considerado na prática clínica[11,12,32]. Esses estudos demonstraram que a EUA é uma variável de risco cardiovascular contínua, ou seja, o aumento do risco já ocorre com valores ainda na faixa do que é considerado normoalbuminúria e aumenta progressivamente à medida que a EUA se eleva[11,12,32]. Além disso, já temos demonstrações inequívocas de que a redução na EUA durante o tratamento anti-hipertensivo é acompanhada de redução do risco cardiovascular futuro e, por isso, pode ser usada como um indicador precoce da eficácia do tratamento[45].

RESUMO

A lesão renal provocada pela HAS é responsável pela progressão da doença renal crônica em parcela importante dos indivíduos que chegam a necessitar de tratamento substitutivo da função renal (diálise e transplante renal). A HAS quando acompanhada de déficit da função renal tem caráter mais grave, torna-se mais sensível à sobrecarga de sódio/volume, indica maior risco de progressão da nefropatia e de complicações cardiovasculares. Parâmetros de comprometimento mesmo que discreto da função renal, expressos laboratorialmente por pequenas elevações da creatinina no soro e pela presença de proteinúria ou albuminúria, indicam lesão vascular sistêmica e constituem-se em bons marcadores independentes de risco cardiovascular e renal.

O caminho inverso também é verdadeiro, ou seja, quando o tratamento anti-hipertensivo é acompanhado de redução da proteinúria ou da albuminúria, este também é um bom indicador da eficácia do tratamento e de redução do risco cardiovascular e renal. Por essas razões, as últimas edições das Diretrizes Brasileiras de Hipertensão 2020 incluíram a dosagem de creatinina sérica e o exame de urina tipo I na rotina laboratorial para a avaliação todos os indivíduos hipertensos e indicam a dosagem da albuminúria para pacientes com *diabetes mellitus* ou risco cardiovascular elevado[46].

Agradecimento

Agradecemos à Profa. Dra. Maria Cecília Ferro (*in memoriam*) que, em nome da Disciplina de Patologia da Faculdade de Ciências Médicas e da Saúde da PUC/SP, gentilmente nos forneceu as excelentes fotografias das lesões renais incluídas neste capítulo (Figuras 1 a 4).

BIBLIOGRAFIA

1. US Renal Data System. 2020 Annual Report. CKD in the General Population. Disponível em: https://adr.usrds.org/2020/chronic-kidney-disease/1-ckd-in-the-general-population. Acesso em: 14 mar. 2022.
2. Neves PDMM, Sesso RCC, Thomé FS, Lugon JR, Nascimento MM. Brazilian dialysis survey 2019. Braz J Nephrol. 2021;43(2):217-2.
3. D'Ávila R, Guerra EMM, Rodrigues CIS, Fernandes FA, Cadaval RAM, Almeida FA. Sobrevida de pacientes renais crônicos em diálise peritoneal e hemodiálise. J Bras Nefrol. 1999;21:13-21.

4. Almeida F A, Yamamoto SC, D'Ávila R, Guerra EMM, Cadaval RAM, Rodrigues CIS. Alterações eletrocardiográficas em pacientes portadores de doença renal crônica ao iniciar terapia renal substitutiva. Rev Fac Cienc Méd Sorocaba. 2015;17(1):27-32.
5. Klag MJ, Whelton PK, Randall BL, Neaton JD, Brancati FL, Ford CE, et al. Blood pressure and end-stage renal disease in men. N Engl J Med. 1996;334(1):13-8.
6. Bakris GL, Weir MR, Shanifar S, Zhang Z, Douglas J, van Dijk DJ, et al. Effects of blood pressure level on progression of diabetic nephropathy: results from the RENAAL study. Arch Intern Med. 2003;163(13):1555-65.
7. Buckalew VM Jr, Berg RL, Wang SR, Porush JG, Rauch S, Schulman G. Prevalence of hypertension in 1,795 subjects with chronic renal disease: the modification of diet in renal disease study baseline cohort. Modification of Diet in Renal Disease Study Group. Am J Kidney Dis. 1996;28(6):811-21.
8. Mann JF, Gerstein HC, Pogue J, Bosch J, Yusuf S. Renal insufficiency as a predictor of cardiovascular outcomes and the impact of ramipril: the HOPE randomized trial. Ann Intern Med. 2001;134(8):629-36.
9. Anavekar NS, McMurray JJ, Velazquez EJ, Solomon SD, Kober L, Rouleau JL, et al. Relation between renal dysfunction and cardiovascular outcomes after myocardial infarction. N Engl J Med. 2004;351(13):1285-95.
10. Bright R. Tubular view of morbid appearance in 100 cases connected with albuminous urine. Guy's Hosp Rep. 1836;1:380-400.
11. Wachtell K, Ibsen H, Olsen MH, Borch-Johnsen K, Lindholm LH, Mogensen CE, et al. Albuminuria and cardiovascular risk in hypertensive patients with left ventricular hypertrophy: the LIFE study. Ann Intern Med. 2003;139(11):901-6.
12. Wachtell K, Olsen MH, Dahlof B, Devereux RB, Kjeldsen SE, Nieminen MS, et al. Microalbuminuria in hypertensive patients with electrocardiographic left ventricular hypertrophy: the LIFE study. J Hypertens. 2002; 20:405-12.
13. Mailloux LU, Levey AS. Hypertension in patients with chronic renal disease. Am J Kidney Dis. 1998;32(Suppl 3):S120-41.
14. Pugh D, Gallacher PJ, Dhaun N. Management of hypertension in chronic kidney disease. Drugs. 2019;79:365-79.
15. Kashgarian M. Hypertensive disease and kidney structure. In: Laragh JH, Brenner BM (eds.). Hypertension: pathophysiology, diagnosis and management. 2nd ed. New York: Raven; 1995. p. 433-43.
16. Border WA, Noble NA. Interactions of transforming growth factor-β and angiotensin II in renal fibrosis. Hypertension. 1998;31:181-8.
17. Toto RB. Hypertensive nephrosclerosis in African Americans. Kidney Int. 2003;64:2331-41.
18. Luke RG. Hypertensive nephrosclerosis: pathogenesis and prevalence. Essential hypertension is an important cause of end-stage renal disease. Nephrol Dial Transplant. 1999;14:2271-8.
19. Fogo A, Breyer JA, Smith MC, Cleveland WH, Agodoa L, Kirk KA, et al. Accuracy of the diagnosis of hypertensive nephrosclerosis in African Americans: a report from the African American Study of Kidney Disease (AASK) Trial. AASK Pilot Study Investigators. Kidney Int. 1997;51:244-52.
20. Caetano ERSP, Zatz R, Saldanha LB, Praxedes JN. Hypertensive nephrosclerosis as a relevant cause of chronic renal failure. Hypertension. 2001;38(2):171-6.
21. Vikse BE, Aasarød K, Bostad L, Iversen BM. Clinical prognostic factors in biopsy-proven benign nephrosclerosis. Nephrol Dial Transplant. 2003;18:517-23.
22. Liang S, Le W, Liang D, Hao C, Feng X, Huiping C, et al. Clinico-pathological characteristics and outcomes of patients with biopsy-proven hypertensive nephrosclerosis: a retrospective cohort study. BMC Nephrol. 2016;17(42).
23. Mai M, Geiger H, Hilgers KF, Veelken R, Mann JFE, Dammrich J, et al. Early interstitial changes in hypertension-induced renal injury. Hypertension. 1993;22:754-65.
24. Safian RD, Textor SC. Renal-artery stenosis. N Engl J Med. 2001;344:431-42.
25. Textor SC. Ischemic nephropathy: where are we now? J Am Soc Nephrol. 2004;15:1974-82.
26. de Jong PE, Brenner BM. From secondary to primary prevention of progressive renal disease: the case for screening for albuminuria. Kidney Int. 2004;66:2109-18.
27. Yu HT. Progression of chronic renal failure. Arch Intern Med. 2003;163:1417-29.
28. KDIGO CKD Work Group. KDIGO 2012 clinical practice guideline for the evaluation and management of chronic kidney disease. Kidney Int Suppl. 2013;3:1-150.
29. Kannel WB, Stampfer MJ, Castelli WP, Verter J. The prognostic significance of proteinuria: the Framingham study. Am Heart J. 1984;108(5):1347-52.
30. Grimm RH Jr, Svendsen KH, Kasiske B, Keane WF, Wahi MM. Proteinuria is a risk factor for mortality over 10 years of follow-up. MRFIT Research Group. Multiple Risk Factor Intervention Trial. Kidney Int. 1997;63(suppl):S10-4.

31. Sam R, Shaykh MS, Pegoraro AA, Khalili V, Hristea I, Singh AK, et al. The significance of trace proteinuria. Am J Nephrol. 2003;23(6):438-41.
32. Remuzzi G, Ruggenenti P, Benigni A. Understanding the nature of renal disease progression. Kidney Int. 1997;51:2-15.
33. Hillege HL, Fidler V, Diercks GF, van Gilst WH, de Zeeuw D, van Veldhuisen DJ, et al. Prevention of Renal and Vascular End Stage Disease (PREVEND) Study Group. Urinary albumin excretion predicts cardiovascular and noncardiovascular mortality in general population. Circulation. 2002;106(14):1777-82.
34. The GISEN Group (Gruppo Italiano di Studi Epidemiologici in Nefrologia). Randomised placebo-controlled trial of effect of ramipril on decline in glomerular filtration rate and risk of terminal renal failure in proteinuric, non-diabetic nephropathy. Lancet. 1997;349:1857-63.
35. Ruggenenti P, Perna A, Gherardi G, Garini G, Zoccali C, Salvadori M, et al. Renoprotective properties of ACE-inhibition in non-diabetic nephropathies with non-nephrotic proteinuria. Lancet. 1999;354(9176):359-64.
36. Yudkin JS, Forrest RD, Jackson CA. Microalbuminuria as predictor of vascular disease in non-diabetic subjects. Islington Diabetes Survey. Lancet. 1988;2:530-3.
37. Hoegholm A, Bang LE, Kristensen KS, Nielsen JW, Holm J. Microalbuminuria in 411 untreated individuals with established hypertension, white coat hypertension, and normotension. Hypertension. 1994;24:101-5.
38. Agrawal B, Berger A, Wolf K, Luft FC. Microalbuminuria screening by reagent strip predicts cardiovascular risk in hypertension. J Hypertens. 1996;14:223-8.
39. Molitch ME, DeFronzo RA, Franz MJ, Keane WF, Mogensen CE, Parving HH, et al. Nephropathy in diabetes. Diabetes Care. 2004;27(Suppl 1):S79-83.
40. Almeida FA. Microalbuminúria como marcador precoce de comprometimento da função renal. Rev Bras Hipertens. 2001;8:347-8.
41. Yaprak M, Çakır Ö, Turan MN, Dayanan R, Akın S, Değirmen E, et al. Role of ultrasonographic chronic kidney disease score in the assessment of chronic kidney disease. Int Urol Nephrol. 2017;49:123-31.
42. Harvin HJ, Verma N, Nikolaidis P, Hanley M, Dogra VS, Goldfarb S, et al. ACR Appropriateness Criteria® Renovascular Hypertension. J Am Coll Radiol. 2017;14(11S):S540-S549.
43. Ruilope LM, Salvetti A, Jamerson K, Hansson L, Warnold I, Wedel H, et al. Renal function and intensive lowering of blood pressure in hypertensive participants of the hypertension optimal treatment (HOT) study. J Am Soc Nephrol. 2001;12(2):218-25.
44. Mann JFE, Gerstein HC, Pogue J, Bosch J, Yusuf S, for the HOPE Investigators. Renal insufficiency as a predictor of cardiovascular outcomes and the impact of ramipril: The HOPE randomized trial. Ann Intern Med. 2001;134(8):629-36.
45. Ibsen H, Olsen MH, Wachtell K, Borch-Johnsen K, Lindholm LH, Mogensen CE, et al. Reduction in albuminuria translates to reduction in cardiovascular events in hypertensive patients: losartan intervention for endpoint reduction in hypertension study. Hypertension. 2005;45(2):198-202.
46. Barroso WKS, Rodrigues CIS, Bortolotto LA, Mota-Gomes MA, Brandão AA, Feitosa ADM, et al. Diretrizes Brasileiras de Hipertensão Arterial – 2020. Arq Bras Cardiol. 2021;116(3):516-658.

Acometimento vascular na hipertensão arterial sistêmica

Luiz Aparecido Bortolotto

CONSULTA RÁPIDA

Principais repercussões vasculares da hipertensão arterial sistêmica

- Retinopatia hipertensiva
- Acidente vascular cerebral (isquêmico/ hemorrágico)
- Dissecção e aneurisma de aorta
- Doença arterial coronária
- Doença arterial periférica e carotídea

Principais lesões arteriais da hipertensão arterial sistêmica

- Necrose fibrinoide de arteríolas
- Esclerose arteriolar proliferativa ou hiperplásica
- Espessamento e hialinização da média e íntima.
- Aneurismas miliares em arteríolas cerebrais
- Placas ateroscleróticas
- Lesão medial na parede da aorta

Rastreamento para acometimento vascular do paciente hipertenso

Anamnese

- Alterações visuais (escotomas, fosfenas, diminuição de acuidade visual)
- Dor torácica ou precordial
- Síncope, paresias ou parestesias
- Pulsação abdominal
- Claudicação intermitente

Exame físico

- Assimetria de pulsos
- Presença de sopros vasculares ou abdominais
- Diferença de pressão entre membros Índice tornozelo braquial < 0,9
- Massa pulsátil abdominal
- Fundoscopia: hemorragias, exsudatos, cruzamento AV patológico

Exames complementares

- Medida da rigidez arterial (velocidade de onda de pulso)
- Ultrassom vascular (pescoço, membros, abdome)
- Angiotomografia
- Angiorressonância
- Arteriografia
- Tomografia de coerência óptica

INTRODUÇÃO

A hipertensão arterial sistêmica (HAS) é o principal fator de risco para doenças cardiovasculares, e a maioria de suas complicações envolve o acometimento vascular. As principais complicações arteriais da HAS podem ser classificadas em "hipertensivas", isto é, causadas diretamente pela elevação da pressão arterial (PA) ou "ateroscleróticas", em que as lesões arteriais são causadas pela combinação de fatores de risco incluindo a HAS levando a formação de aterosclerose (Tabela I)[1].

TABELA I Classificação da retinopatia hipertensiva

Hipertensiva	Aterosclerótica
Retinopatia hipertensiva	Doença arterial coronária
AVC hemorrágico	Morte súbita
Nefrosclerose	AVC aterotrombótica
Dissecção e aneurisma de aorta	Doença arterial periférica e carotídea

Adaptado de Smith, 1977[29].

As lesões arteriais que permeiam essas complicações estão descritas na Tabela II. Os processos envolvidos no desenvolvimento dessas lesões são inter-relacionados e incluem aumento do fluxo pulsátil, disfunção endotelial e hipertrofia da célula muscular lisa[2]. Em pacientes idosos, o aumento da pressão arterial sistólica (PAS) tem mais impacto nessas alterações do que a elevação da pressão arterial diastólica (PAD), o que pode explicar o maior risco cardiovascular associado com a PAS e a pressão de pulso (PP) nesses indivíduos[3]. Nos hipertensos mais jovens, tanto a PAD quanto a PAS influenciam as complicações arteriais.

TABELA II Lesões vasculares mais comuns em hipertensão arterial sistêmica

Necrose fibrinoide (hipertensão maligna-acelerada)
Esclerose arteriolar proliferativa ou hiperplásica
Esclerose arteriolar hialina, com espessamento e hialinização da média e íntima
Aneurismas miliares em pequenas arteríolas cerebrais penetrantes (ruptura causa AVC hemorrágico)
Placas ateroscleróticas com formação de trombo (isquemia cardíaca, cerebral, renal)
Lesão medial na parede da aorta (aneurisma e dissecção)

Como consequência da interferência desses três processos, ocorre a esclerose arterial e arteriolar, principal alteração vascular da HAS crônica não tratada[2], levando a hipertrofia da camada média[4], que pode gerar modificações das propriedades funcionais, tais como aumento da rigidez arterial, principalmente de grandes artérias. Essas alterações parecem ser também geneticamente mediadas[5], já que estudos demonstram que polimorfismos genéticos, como do gene da elastina, podem determinar alterações da rigidez arterial[6].

Em hipertensos mais jovens, as modificações das propriedades mecânicas arteriais resultam principalmente do efeito hemodinâmico isoladamente, isto é, do aumento da PA, visto que a diminuição da distensibilidade de artérias carótidas, por exemplo, não é evidenciada em condições isobáricas[4]. Entre os hipertensos idosos, por sua vez, a hipertrofia da parede arterial está mais relacionada ao aumento da matriz extracelular da camada média e da adventícia, cujo padrão está associado com maior redução da distensibilidade arterial, independentemente do nível da PA[4].

Essas alterações, tanto em jovens como em idosos, associadas à HAS, podem envolver também mecanismos ativos no interior da parede arterial, pois, artérias periféricas preferencialmente musculares como a artéria radial, não modificam o diâmetro apesar da elevação da PA, enquanto artérias centrais, preferencialmente elásticas, há aumento proporcional do diâmetro com o aumento da PA[4].

O aumento da rigidez de grandes artérias associado à HAS pode também ser influenciado pela presença de outras comorbidades frequentemente presentes, entre as quais aterosclerose, diabetes melito, doença renal crônica e apneia obstrutiva do sono[7]. As alterações das propriedades arteriais também podem ser desencadeadas, além da sobrecarga hemodinâmica, por alterações dos diferentes sistemas envolvidos no controle da PA. Dessa forma, a angiotensina II, ao estimular a hipertrofia de células musculares lisas vasculares e o acúmulo de colágeno, pode aumentar a espessura da parede arterial, enquanto a aldosterona em excesso pode promover aumento da matriz extracelular pelos fibroblastos; ambas as modificações podem repercutir sobre a função arterial[8]. Além disso, inflamação crônica de baixa intensidade presente na HAS não controlada pode promover várias alterações na parede arterial, entre essas, infiltração de células musculares lisas, macrófagos e células mononucleares e aumento de citocinas e metaloproteinases de matriz extracelular[9].

Mais recentemente, a avaliação não invasiva das propriedades arteriais, sobretudo da rigidez arterial, tem feito parte do arsenal diagnóstico do paciente hipertenso[3]. Um dos métodos mais utilizados é a medida da velocidade de onda de pulso (VOP), que tem mostrado um valor preditivo elevado para risco cardiovascular e tem sido reconhecido como importante ferramenta para avaliar o dano vascular precoce do paciente hipertenso[3]. Esse método, quando disponível, é recomendado pelas atuais Diretrizes Brasileiras de Hipertensão[3] para avalição de pacientes com risco intermediário ou mesmo naqueles com valores de pré-hipertensão, em que a presença de lesão de órgão-alvo subclínica pode modificar a abordagem terapêutica.

Neste capítulo são descritas as principais complicações estritamente arteriais da HAS, e mais frequentemente presentes na prática clínica, tais como a retinopatia hipertensiva, a doença arterial periférica (DAP), o aneurisma e a dissecção de aorta.

RETINOPATIA HIPERTENSIVA

A presença de retinopatia hipertensiva pode ser sugerida por alguns sintomas que aparecem apenas quando as alterações vasculares são mais graves, e por isso o exame de fundoscopia é importante para detecção das lesões mais leves, visto que estas são assintomáticas. Esse exame é recomendado para todo paciente hipertenso em primeira avaliação, principalmente naqueles com estágio 3 de HAS[3], e pode ser feito pelo clínico, com um oftalmoscópio adequado, ou pelo oftalmologista por meio de métodos mais precisos.

Os principais sintomas da retinopatia hipertensiva grave são turvação visual, escotomas (pontos escuros) e fosfenas (pontos luminosos) e em casos de maior gravidade até amaurose parcial ou total.

A classificação de retinopatia hipertensiva mais utilizada na prática clínica é a estabelecida por Keith e Wagener em 1939[10], que estabelece quatro graus de acordo com a gravidade do acometimento das arteríolas retinianas:

- Grau I: um estreitamento do lúmen arteriolar provoca um aumento do reflexo dorsal de luz na arteríola.
- Grau II: cruzamento patológico arteriovenoso (desvio do trajeto ou desaparecimento da veia), resultante de esclerose da adventícia e/ou espessamento da parede arteriolar.
- Grau III: hemorragias e exsudatos algodonosos em razão da ruptura de pequenos vasos.
- Grau IV: alterações do grau III + papiledema.

Outra classificação mais recente de Wong e Mitchell[11] estabelece uma forma mais prática de identificar as alterações da retinopatia hipertensiva (Tabela III). A retinopatia leve pode aparecer bem precocemente, até antes da elevação da PA, enquanto retinopatias moderada e maligna estão associadas a lesões mais graves de rins e coração[1].

TABELA III Classificação da retinopatia hipertensiva

Grau de retinopatia	Sinais retinianos
Nenhuma	Nenhum sinal detectável
Leve	Estreitamento arteriolar generalizado ou focal, cruzamento arteriovenoso, opacidade da parede arteriolar ou combinação dos sinais
Moderada	Hemorragias, microaneurismas, exsudatos duros ou algodonosos, ou combinação de sinais
Maligna	Sinais de retinopatia moderada mais edema bilateral do disco óptico

Fonte: adaptada de Kaplan e Victor, 2010 (p. 128)[1].

DOENÇA ARTERIAL PERIFÉRICA

A HAS é um importante fator de risco para doença arterial periférica (DAP), e o rastreamento para sua presença é fundamental no paciente hipertenso[12,13]. Em estudos da população de Framingham[14,15], observou-se correlação significativa entre PA e ocorrência de claudicação intermitente, sendo o risco de claudicação 2,5 vezes maior no homem e 4 vezes maior na mulher quando a HAS estava presente. Em recente revisão incluindo populações de diferentes partes do mundo, incluindo o Brasil, a HAS ficou entre os principais fatores de risco para DAP, aumentando em 1,67 vez a chance, ficando atrás apenas de diabetes melito (DM) e tabagismo[16]. Visto que a HAS está geralmente associada a esses fatores de risco, torna-se ainda mais importante a pesquisa de DAP, sobretudo nesses pacientes de risco aumentado.

A pesquisa de DAP inicia-se na história clínica, embora seja importante ressaltar que os sintomas aparecem mais frequentemente nas formas mais graves da doença. O principal sintoma da DAP é a claudicação intermitente, caracterizada por desconforto, câibras, fadiga ou sensação de aperto nas extremidades inferiores aos esforços físicos, como caminhar ou subir ladeiras ou escadas[13]. Em geral, o desconforto alivia após cerca de 5 minutos de repouso. Quando a DAP se torna mais grave, o paciente pode apresentar dor em repouso, que alivia com o membro elevado, indicando a isquemia crítica dos membros inferiores.

Ao exame físico, a palpação dos pulsos periféricos deve ser feita de rotina em todo paciente hipertenso, e a ausculta de artérias como a subclávia e femoral, pode revelar sopros indicativos de estenoses[17].

A PA deve ser medida nos quatro membros na primeira avaliação do paciente com HAS, e diferenças em geral superiores a 20 mmHg de um membro em relação ao outro são indicativas da presença de obstrução arterial[3]. Além de indicar a presença de DAP, a assimetria de pulsos periféricos, sobretudo em membros superiores, e a diferença de PA entre membros inferiores e superiores (menor ou ausente em membros inferiores), sobretudo em pacientes jovens, pode indicar a presença de causas secundárias de HAS[3], tais como coarctação de aorta e arterite de Takayasu.

Para o rastreio de DAP, sobretudo em pacientes assintomáticos, o método de menor custo e maior acessibilidade é a medida do índice tornozelo-braquial (ITB)[3,18]. Essa medida é obtida pela razão entre a PAS medida no tornozelo e a obtida na artéria braquial, por medida realizada com o paciente em posição deitada. A medida no tornozelo é feita em geral por um transdutor de Doppler ultrassonográfico posicionado sobre as artérias pediosa dorsal e tibial posterior, com o manguito colocado ao redor do tornozelo, embora o estetoscópio também possa ser usado de forma mais habitual[3]. A PAS braquial é avaliada pelo método tradicional, tanto pelo uso do estetoscópio como pelo transdutor do Doppler. Valores de ITB acima de 0,9 são considerados normais, enquanto valores ≤ 0,90 têm sensibilidade de 95% para detectar estenose significativa de artéria periférica diagnosticada por angiografia[19]. De acordo com uma metanálise de 2008[20], valores de ITB ≤ 0,90 foram associados a maior mortalidade total e cardiovascular e maior taxa de eventos coronários em 10 anos. A gravidade da obstrução arterial também pode ser indicada pelo ITB:

- Entre 0,71 e 0,90 – obstrução leve.
- Entre 0,41 e 0,70 – obstrução moderada.
- Entre 0 e 0,40 – obstrução grave[21].

De acordo com a DBHA[3], tem recomendação IIA e nível de evidência B para identificação de risco no paciente hipertenso. As principais indicações para realização do ITB incluem: idade entre 50-69 anos com tabagismo ou diabetes, idade maior que 70 anos com dor em membro inferior ao exercício, alteração de pulsos em membros inferiores, doença arterial aterosclerótica em outros territórios e pacientes com risco cardiovascular intermediário.

Baseado na suspeita clínica ou pela medida do ITB para a presença de DAP no paciente hipertenso, o ultrassom com Doppler deve ser solicitado para identificar a gravidade e a localização da estenose a fim de se estabelecer o melhor tratamento e o correto encaminhamento para o especialista.

A meta de PA a ser atingida em pacientes com DAP é a mesma recomendada para pacientes de alto risco, ou seja, menor que 130/80 mmHg, embora em pacientes com lesão crítica de membros inferiores, a redução para valores de PA muito baixos foi associada a maior mortalidade[22]. Embora não haja superioridade de classe medicamentosa para o tratamento de HAS em pacientes com DAP, recomenda-se preferencialmente o uso de inibidores da enzima conversora da angiotensina e bloqueadores de canais de cálcio[23].

ANEURISMA DE AORTA TORÁCICA E ABDOMINAL

HAS é um dos mais importantes fatores de risco para aneurisma de aorta, havendo diferenças no impacto se o aneurisma é localizado na aorta torácica ou abdominal[24,25]. Em revisão de Mori et al., foi demonstrado que a HAS aumenta em duas vezes a chance de ocorrência de aneurisma de aorta torácica[24], sendo um dos principais fatores de risco, enquanto em outra metanálise, a HAS aumentou a chance de aneurisma de aorta abdominal em 1,55, sendo inferior ao tabagismo e ao sexo masculino, identificados como os maiores fatores de aneurisma de aorta abdominal[25].

É importante ressaltar que a maioria dos pacientes portadores de aneurisma de aorta é assintomática, mas em alguns casos, a presença de sintomas e outros dados da história clínica podem indicar a suspeita dessa complicação[26]. No caso do aneurisma de aorta torácica, o principal sintoma é dor torácica incaracterística, sem relação com esforço, que pode piorar com movimentos bruscos do corpo. Em relação ao aneurisma abdominal o paciente pode referir dor abdominal inespecífica que aumenta com a posição de bruços ou então com abaulamento pulsátil. Ao exame físico, grandes aneurismas de aorta torácica ascendente podem ser percebidos como uma pulsação na porção superior do tórax próxima à fossa supraesternal; o aneurisma abdominal pode ser identificado pela palpação de massa pulsátil em abdome. Para a confirmação do diagnóstico, exames de imagem são importantes, entre os quais radiografia de tórax (alargamento de mediastino), ultrassom de abdome, angiotomografia ou angiorressonância de aorta, que irão fornecer medida precisa de seu tamanho e localização (Figura 1). O tratamento anti-hipertensivo na presença de aneurisma de aorta deve iniciar com o uso de Betabloqueadores associado a outras medicações quando necessário, como bloqueadores de canais de cálcio diidropiridínicos ou inibidores do sistema renina-angiotensina-aldosterona[3,26]. A indicação de intervenção é baseada nas dimensões e nas velocidade de expansão dos aneurismas e pode ser feita por radiologia intervencionista (angioplastia com implante de *stent*) ou cirurgia, de acordo com a indicação do cirurgião especialista[26].

DISSECÇÃO DE AORTA

A dissecção de aorta é uma complicação grave da HAS e é considerada uma emergência hipertensiva (EH)[3]. Ao redor de 80% dos pacientes com dissecção de aorta têm história prévia de HAS[27], sendo o principal fator de risco. O desenvolvimento da dissecção da aorta requer duas condições fisiopatológicas principais: degeneração da camada média da artéria e estresse mecânico aumentado da parede arterial. A degeneração medial parece ser em decorrência da perda de fibras elásticas e suas conexões, em que a HAS pode ter um papel importante quando não controlada[28]. Além disso, lesão da *vasa vasorum* é condição fundamental para criar um local de entrada para a dissecção. Além da HAS, outros fatores podem levar à degeneração medial, contribuindo para a ocorrência de dissecção da aorta, tais como aneurisma dessa artéria, apneia obstrutiva do sono, doenças do tecido conectivo e anomalias genéticas como a síndrome de Marfan[28]. Em relação ao estresse mecânico aumentado, pode ser induzido por aumento do estresse de cisalhamento provocado pelo aumento de fluxo sanguíneo com elevação da PA e movimento do arco aórtico[28].

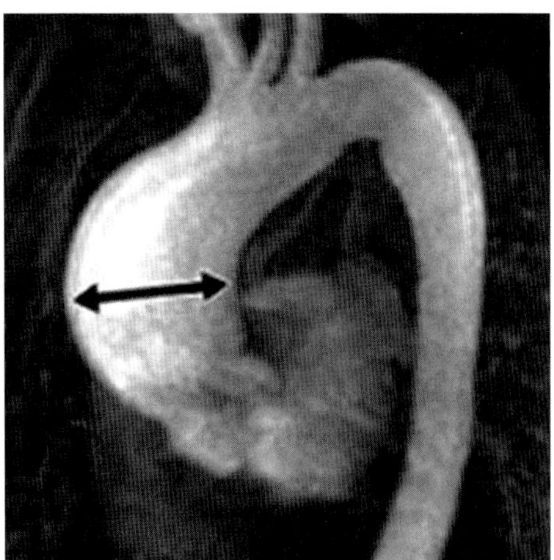

FIGURA 1 Angiorressonância de aorta torácica mostrando aneurisma de aorta ascendente.

A dissecção pode ocorrer tanto na aorta ascendente como na aorta descendente, frequentemente associada a PA muito elevada. O quadro clínico clássico inclui súbita dor torácica anterior ou nas costas, com irradiação para o abdome e membros, de intensidade muito forte, com caráter dilacerante, sem melhora com mudanças de posição e sem relação com esforço. Em alguns casos, a dor ocorre apenas na região dorsal ou abdominal com intensidade leve, e o diagnóstico pode ser confundido com doenças de coluna torácica ou lombar. O achado mais importante do exame físico é a ausência ou diminuição assimétrica de pulsos, quando há obstrução, pela falsa luz, de grandes ramos arteriais como carótida, braquial ou femoral. Na dissecção de aorta ascendente pode haver insuficiência aórtica aguda quando a valva aórtica é envolvida, e a ausculta cardíaca pode revelar sopro diastólico regurgitativo ou aspirativo, geralmente em foco aórtico acessório. Os principais exames complementares indicados para o diagnóstico de dissecção de aorta são o ecocardiograma bidimensional transesofágico (dissecção de aorta ascendente), angiotomografia computadorizada de aorta (Figura 2) com contraste, angiografia por ressonância magnética e aortografia invasiva quando necessária.

Por ser considerada EM quando ocorre com elevação grave e aguda da PA, a dissecção aguda de aorta necessita de tratamento imediato por via parenteral, sendo o nitroprussiato de sódio associado a betabloqueadores endovenosos (propranolol ou metoprolol), o tratamento de escolha[3]. A indicação intervencionista por cirurgia depende de complicações associadas e da localização da dissecção.

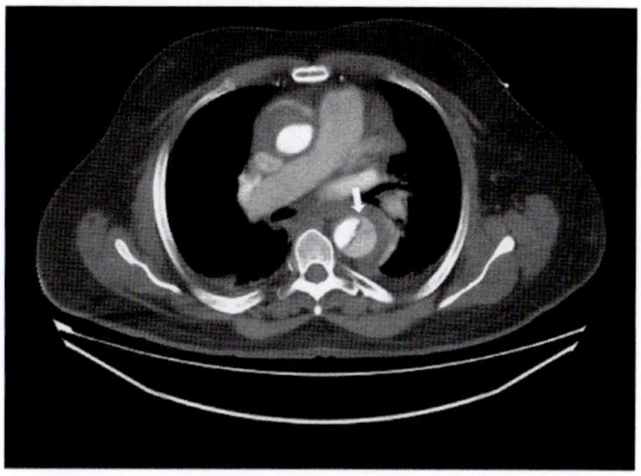

FIGURA 2 Angiotomografia de aorta torácica mostrando imagem de dissecção (seta).

BIBLIOGRAFIA

1. Kaplan N. Primary hypertension: natural history special populations, and evaluation. In: Kaplan N (ed.). Clinical hypertension. Baltimore: Lippincott, Williams & Wilkins; 2002. p.109-43.
2. Safar ME, Asmar R, Benetos A, Blacher J, Boutouyrie P, Lacolley P, et al. Interaction between hypertension and arterial stiffness. An expert reappraisal. Hypertension. 2018;72(4):796-805.
3. Barroso WKS, Rodrigues CIS, Bortolotto LA, Mota-Gomes MA, Brandão AA, Feitosa ADM, et al. Brazilian Guidelines of Hypertension – 2020. Diretrizes Brasileiras de Hipertensão Arterial – 2020. Arq Bras Cardiol. 2021;116(3):516-658.
4. Safar M. Hypertension, systolic blood pressure, and large arteries. Med Clin North Am. 2009;93(3):605-19.
5. Laurent S, Boutouyrie P, Lacolley P. Structural and genetic bases of arterial stiffness. Hypertension. 2005;45(6):1050-5.
6. Hanon O, Luong V, Mourad J, Bortolotto L, Jeunemaitre X, Girerd X. Aging, carotid artery distensibility, and the Ser422Gly elastin gene polymorphism in humans. Hypertension. 2001;38(5):1185-9.
7. Zieman SJ, Melenovsky V, Kass D. Mechanisms, pathophysiology and therapy of arterial stiffness. Arterioscler Thromb Vasc Biol. 2005;25;932-43.
8. Lacolley P, Safar M, Regnault V, Frohlich E. Angiotensin II, mechanotransduction, and pulsatile arterial hemodynamics in hypertension. Am J Physiol Heart Circ Physiol. 2009;297(5):H1567-75.
9. Laurent S, Boutouyrie P. The structural factor of hypertension: large andsmall artery alterations. Circ Res. 2015 13;116(6):1007-21.
10. Keith NM, Wagener HP, Barker NW. Some different types of essential hypertension: their course and prognosis. Am J Med Sci. 1939;197:332-343.
11. Wong TY, Mitchell P. Hypertensive retinopathy. N Engl J Med. 2004;351:2310-7.
12. Clement DL, De Buyzere ML, Duprez DA. Hypertension in peripheral arterial disease. Curr Pharm Des. 2004;10:3615-20.
13. Makin A, Lip GY, Silverman S, Beevers DG. Peripheral vascular disease and hypertension: a forgotten association? J Hum Hypertens. 2001;15:447-54.
14. Kannel WB, McGee DL. Update on some epidemiologic features of intermittent claudication: the Framingham Study. J Am Geriatr Soc. 1985;33:13-8.
15. Murabito JM, Evans JC, Nieto K, Larson MG, Levy D, Wilson PW. Prevalence and clinical correlates of peripheral arterial disease in the Framingham Offspring Study. Am Heart J. 2002;143:961-5.
16. Song P, Rudan D, Zhu Y, Fowkes FJI, Rahimi K, Fowkes FGR, et al. Global, regional, and national prevalence and risk factors for peripheral artery disease in 2015: an updated systematic review and analysis. Lancet Glob Health. 2019;7(8):e1020-e1030.
17. Young J. Physical examination. In: Young JR OJ, Bartholomew JR (ed.). Peripheral vascular diseases. 2. ed. St Louis: CV Mosby; 1996. p.18-32.
18. Dormandy JA, Rutherford RB. Management of peripheral arterial disease (PAD). TASC Working Group. TransAtlantic Inter-Society Concensus (TASC). J Vasc Surg. 2000;31:S1-S296.
19. McDermott MM, Greenland P, Liu K, Guralnik JM, Celic L, Criqui MH, et al. The ankle brachial index is associated with leg function and physical activity: the Walking and Leg Circulation Study. Ann Intern Med. 2002;136:873-83.

20. Fowkes FGR, Murray GD, Butcher I, Heald CL, Lee RJ, Chambless LE, et al. Ankle Brachial Index Combined with Framingham Risk Score to predict cardiovascular events and mortality: a meta-analysis. JAMA. 2008.300(2):197-208.
21. Criqui MD, Denenberg JO, Langer RD, Fronek AF, Bensussen G. Peripheral arterial disease and hypertension. In: Izzo JB, Black HR (ed.). Hypertension Primer. 3. ed. Baltimore: Lippincott Williams & Wilkins; 2003. p.215-7.
22. Clement DL. Hypertension and peripheral artery disease. J Hypertens. 2020;38(12):2378-9.
23. Tsioufis C, Andrikou I, Siasos G, Filis K, Tousoulis D. Anti-hypertensive treatment in peripheral artery disease. Curr Opin Pharmacol. 2018;39:35-42.
24. Mori M, Yousef S, Zhuo H, Bin Mahmood SU, Mojibian H, Zhang Y, et al. Diabetes and hypertension associate differently with the risk of ascending thoracic aortic aneurysm: a CT study of 21,295 patients. JACC Cardiovasc Imaging. 2020;13(7):1634-6.
25. Altobelli E, Rapacchietta L, Profeta VF, Fagnano R. Risk factors for abdominal aortic aneurysm in population-based studies: s systematic review and meta-analysis. Int J Environ Res Public Health. 2018;15(12):2805.
26. Isselbacher E. Diseases of the aorta. In: Zipes DP, Bonow R, Braunwald E (ed.). Heart disease. 7. ed. Philadelphia: Elsevier Saunders; 2005. p.1403-36.
27. Golledge J, Eagle KA. Acute aortic dissection. Lancet. 2008;372:55-66.
28. Akutsu K. Etiology of aortic dissection. Gen Thorac Cardiovasc Surg. 2019;67(3):271-6.
29. Smith WM. Treatment of mild hypertension. Results of a ten-year intervention trial. Circ Res. 1977;25(Suppl. I):98.

Distúrbios metabólicos associados

Joaquim Barreto
Otavio Rizzi Coelho
Wilson Nadruz Junior
Andrei Carvalho Sposito

CONSULTA RÁPIDA

- A hipertensão arterial sistêmica (HAS) segue como o principal fator de risco para doença cardiovascular. A terapêutica anti-hipertensiva atenua, mas não anula esse risco. Hipertensão arterial sistêmica ocorre frequentemente de forma concomitante a distúrbios metabólicos, como dislipidemia e resistência insulínica.
- A resistência insulínica ocorre em até 40% dos hipertensos e promove aumento da pressão arterial (PA). Essa relação envolve disfunção endotelial, hiperativação do sistema renina-angiotensina-aldosterona e aumento do tônus simpático.
- Dislipidemia ocorre em até 80% dos hipertensos. Os níveis de colesterol total e LDL-C relacionam-se de forma independente aos valores de pressão arterial. Essa associação decorre, em parte, de disfunção endotelial, síntese de formas modificadas de lipoproteínas, distúrbios da homeostase do cálcio e supressão do SRAA e de receptores de endotelina 1.
- O uso de estatinas reduz a PA, assim como anti-hipertensivos atenuam a síntese de oxLDL.

INTRODUÇÃO

Apesar de significativos avanços na terapêutica, a hipertensão arterial sistêmica (HAS) segue como o principal fator de risco modificável de doença cardiovascular[1]. A obtenção de metas mais rigorosas de controle da PA atenua, mas não nulifica o risco cardiovascular dessa população[2]. Ao menos em parte, a persistência desse risco residual deve-se ao fato de a elevação da PA ser apenas uma de uma variedade de elementos da síndrome hipertensiva, que não são, ou são apenas parcialmente, atenuados pela redução da pressão arterial[3].

A fisiopatologia da HAS compreende uma complexa interação de vias moleculares que culminam em disfunção endotelial, hiperatividade do sistema renina-angiotensina-aldosterona, beta-oxidação de lipoproteínas e modulação de vias de sinalização celular.[3] Parte dessas vias é também implicada na ocorrência de dislipidemia e resistência insulínica, bem como na repercussão desses distúrbios metabólicos sobre a doença aterosclerótica. Como resultado, a ocorrência desses distúrbios é mais frequente e, plausivelmente, têm também seus efeitos deletérios potencializados, quando ocorrem de forma concomitante à HAS[4,5]. Da mesma forma, a ocorrência desses distúrbios, pela ativação de parte dessas vias, promove elevação da pressão arterial, culminando em pior controle da PA e maior morbidade e mortalidade em hipertensos[6,7].

Apesar de bem estabelecida, a interação dos distúrbios metabólicos supracitados segue desconsiderada no manejo terapêutico de hipertensos, cuja abordagem permanece centrada predominantemente no controle dos níveis de pressão arterial[8]. A compreensão dos mecanismos comuns a essas condições é uma abordagem possível para a otimização da prevenção cardiovascular. Isto posto, os mecanismos moleculares e celulares que integram a complexa interação da HAS com a resistência insulínica e a dislipidemia serão detalhados.

RESISTÊNCIA INSULÍNICA

A resistência insulínica, que consiste na atenuação da resposta biológica à ação da insulina, relaciona-se de forma independente aos níveis de pressão arterial[9]. Essa relação é bem amparada por estudos epidemiológicos que demonstram, inequivocamente, que não apenas a glicemia e a insulinemia são fatores de risco independentes para incidência de HAS, mas também a elevação de PA em pacientes previamente normoglicêmicos predispõe maior incidência de diabetes.[9]

Sobre essa questão, a partir de dados de 3.513 pacientes normotensos incluídos no estudo *Multi-Ethnic Study of Atherosclerosis* (MESA), Levin et al.[4] observaram que pacientes no quartil superior de glicemia de jejum apresentaram, ao longo de 4,7 anos de seguimento, aumento de 55% da incidência de HAS sendo esta aumentada em 8% para cada incremento de 18 mg/dL da glicemia de jejum[4]. De forma similar, a partir de dados de 10.894 indivíduos normotensos de coorte coreana, Sung et al.[10] demonstraram que indivíduos nos quartis superiores de insulinemia e HOMA-IR apresentaram, respectivamente, risco 1,5 e 1,7 vezes superior de tornarem-se diabéticos ao longo de 5 anos de seguimento[10]. Sob outro prisma, em subanálise do estudo *Women's Health Study*, Conen et al.[11] observaram que, em comparação a pacientes normotensas, hipertensas eram duas vezes mais susceptíveis a se tornarem diabéticas, ao longo de 10 anos de seguimento[11].

A resistência insulínica eleva a PA por diferentes mecanismos (Figura 1). Por exemplo, sabe-se que a ligação de insulina aos seus receptores endoteliais (IRS) deflagra a ativação da via da fosfatidilinositol quinase 3 (PI3K) que, por sua vez, promove estímulo à liberação de óxido nítrico (NO) pela enzima NO sintase endotelial (eNOS), dessa forma culminando em vasodilatação. De forma concomitante, a insulina promove também a ativação da proteína-quinase ativada por mitógenos (MAPK), cuja cascata resulta em vasoconstrição secundária à liberação de endotelina 1 (ET-1) e ativação de vias de remodelamento vascular[12]. Nesse contexto, experimentalmente, Cusi et al.[13] demonstraram em modelos animais diabéticos que a resistência insulínica afeta a ativação do eixo PI3K/eNOS/NO, mas não da MAPK/ET1. Como resultado, em indivíduos insulinorresistentes perde-se o equilíbrio responsável pela modulação do tônus vascular, com predomínio de vasoconstrição[13].

A hiperativação do sistema renina-angiotensina-aldosterona (SRAA) foi também envolvida nessa relação. Nesse sentido, ensaios clínicos com *clamp* euglicêmico-hiperinsulinêmicos demonstraram que hipertensos insulinorresistentes apresentam níveis séricos de aldosterona e atividade de angiontesina II aumentados, em comparação a não hipertensos e a hipertensos insulinossensíveis[14]. Ademais, em modelos animais, demonstrou-se

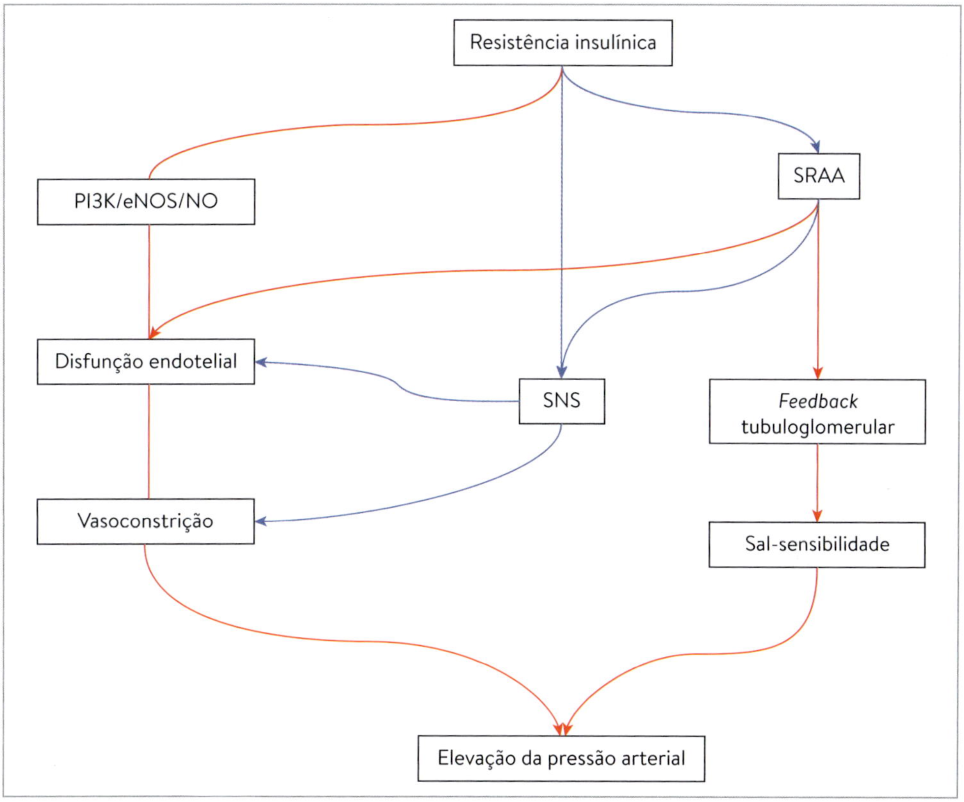

FIGURA 1 Vias fisiopatogênicas envolvidas na elevação de pressão arterial pela resistência insulínica. A resistência insulínica: (i) inibe o eixo PI3K/Akt/NO, promovendo disfunção endotelial e vasoconstrição; (ii) ativa o sistema nervoso autonômico simpático, refletindo em vasoconstrição periférica; (iii) causa hiperativação do sistema renina-angiotensina-aldosterona, cursando assim com vasoconstrição, perda da regulação do *feedback* tubuloglomerular e elevando a sal-sensibilidade, além de acentuar o estímulo simpático.

que a indução de resistência insulínica com dieta gordurosa promove aumento na expressão de receptores de angiotensina, renina e aldosterona[15]. Em concordância com esses achados, em ensaios clínicos o tratamento de hipertensos euglicêmicos com inibidores da SRAA promoveu reduções consistentes de até 30% na incidência de diabetes, sugerindo que SRAA e insulinorresistência se relacionam mutuamente[16-20].

A regulação do sistema nervoso simpático pela insulina foi também implicada na elevação da PA em pacientes insulinorresistentes[21]. De fato, ensaios clínicos com *clamp* euglicêmico-hiperinsulinêmico demonstraram que a taxa de infusão de glicose se relaciona de forma significativa aos níveis séricos de catecolaminas endógenas[14,22,23]. Não obstante, a reatividade vascular à infusão de insulina é superior em hipertensos, sendo os níveis de catecolaminas aumentados a valores até três vezes superiores aos verificados em pacientes insulinossensíveis[24]. Ademais, o tratamento com o inibidor ganglionar simpático, trimetafano, restaurou parcialmente a insulinossensibilidade de hipertensos, sugerindo uma interação reversível entre modulação simpática e da sensibilidade insulínica[25]. Por fim, a angiotensina II, cuja atividade é amplificada em insulinorresistentes, estimula a síntese de catecolaminas pela adrenal e influencia a modulação autonômica do reflexo de barorreceptores, com repercussão hemodinâmica[26-28].

Além dos mecanismos citados, a resistência insulínica é também responsável pela perda de modulação da sal-sensibilidade. Sobre essa questão, sabe-se que em condições fisiológicas a ingestão salina desencadeia reflexamente a vasodilatação da arteríola aferente, promovendo natriurese, e, de forma concomitante, suprime a retenção hidrossalina pela aldosterona, dessa forma restaurando o equilíbrio hidrostático e atenuando a variação da pressão arterial[29]. Na insulinorresistência, a supressão da atividade da eNOS, acrescida da hiperativação do SRAA, desregula esse mecanismo de *feedback* tubuloglomerular, assim determinando que a sal-sensibilidade de indivíduos insulinorresistentes seja superior à verificada em hipertensos sensíveis à ação desse hormônio[30]. Como resultado, hipertensos insulinorresistentes estão sujeitos a maiores elevações de PA secundariamente à ingestão salina, o que, por sua vez, se relacionou à mortalidade[14,30-33].

DISLIPIDEMIA

A dislipidemia acomete 40% da população adulta global, sendo responsável por 2,6 milhões de mortes anualmente e respondendo por até um terço do total de eventos isquêmicos cardiovasculares[34]. Em hipertensos, a prevalência de dislipidemia é duas vezes superior à verificada em não hipertensos, atingindo até 80% dessa população em algumas casuísticas[7,35,36]. Hipertensos dislipidêmicos apresentam incidência de desfechos cardiovasculares e morte até três vezes superior à verificada em hipertensos não dislipidêmicos[37-41]. Da mesma forma, em relação a indivíduos nos quintis inferiores de PA e colesterol total, aqueles nos estratos superiores apresentam risco dez vezes superior de morte cardiovascular[42]. Ademais, em dislipidêmicos, cada incremento de 10 mmHg na pressão arterial sistólica corresponde a aumentos de 34 e 29%, respectivamente, nos riscos relativos de doença arterial coronariana e acidente vascular encefálico[43].

Nesse cenário, os níveis séricos de colesterol total e LDL-C relacionam-se de forma independente aos valores de pressão arterial sistólica e diastólica em hipertensos[44,45]. Em pacientes normotensos, a hipercolesterolemia relacionou-se à maior elevação da PA mediante estresse emocional e atividade física, e a risco duas vezes superior de incidência de HAS primária[46-49]. Dessa forma, a hipercolesterolemia parece interferir na reatividade vascular e, portanto, nos valores de pressão arterial, mesmo antes de a hipertensão arterial sistêmica se estabelecer[46]. Em linha com o exposto, em ensaios clínicos o tratamento com estatinas promoveu reduções médias de até 5 mmHg nos valores de pressão arterial sistólica e atenuou a amplitude da elevação da PA deflagrada por estímulos ambientais[50-54].

Do ponto de vista fisiopatológico, vários foram os mecanismos propostos para a elevação da pressão arterial em dislipidêmicos (Figura 2). Por exemplo, hipercolesterolêmicos apresentam maiores concentrações séricas e tempo de exposição de lipoproteínas à betaoxidação lipídica mediada pela enzima NADPH oxidase, favorecendo aumento dos níveis plasmáticos de oxLDL[55]. Por sua vez, a oxLDL se liga a receptores *scavengers* (LOX-1, SR-BI), deflagrando a apoptose de células endoteliais, degradação de NO, inibição da atividade da eNOS e formação de aminoácido dimetilarginina assimétrico, que antagoniza a L-arginina, precursora da síntese de NO[56-60].

Assim, hipertensos apresentam maior susceptibilidade à formação de oxLDL[61]. De fato, experimentalmente a exposição de macrófagos à angiotensina II estimula a atividade

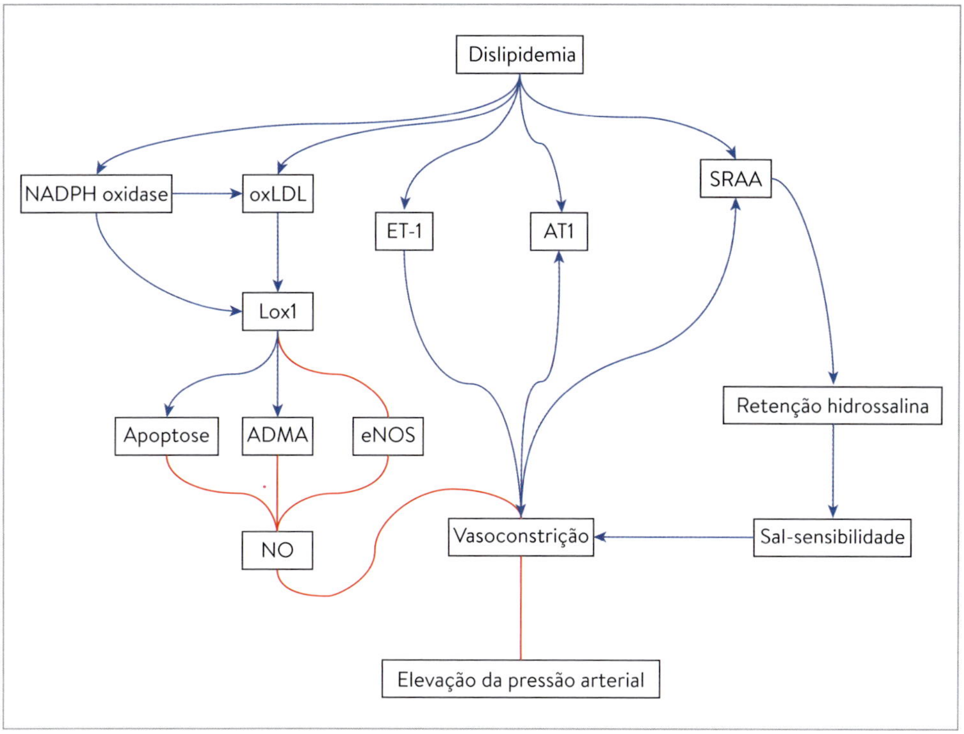

FIGURA 2 Mecanismos envolvidos na elevação da pressão arterial pela dislipidemia. A dislipidemia favorece: (i) atividade da NAPH oxidase, resultando em maior síntese de oxLDL e atividade de LOX1; (ii) oxLDL liga-se aos receptores LOX1, promovendo apoptose de células endoteliais, síntese de aminoácido dimetilarginina assimétrico, que inibe síntese de óxido nítrico, e inibe diretamente a atividade da eNOS; (iii) eleva a expressão de receptores de angiotensina e endotelina 1, bem como os níveis séricos de endotelina 1 e angiotensina II, cursando com vasoconstrição; (iv) hiperatividade de SRAA, cursa com vasoconstrição e retenção hidrossalina, com efeito sobre vasoconstrição e perda da regulação de sal-sensibilidade.

da NADPH oxidase, amplificando a síntese de oxLDL, e promove a superexpressão e o aumento da afinidade de receptores *scavengers*, o que potencializa seu efeito sobre a função endotelial[62-68]. Não obstante, por mecanismos ainda não totalmente esclarecidos, os níveis séricos de colesterol relacionam-se de forma independente à concentração plasmática de angiotensina II e à expressão de seus receptores AT1, do que decorre a perpetuação do mecanismo supracitado, assim como da vasoconstrição induzida pela ação direta da angiotensina II sobre a musculatura lisa[69,70].

Embora menos explorada, a hipercolesterolemia é também relacionada à maior atividade plasmática da renina[71-73]. Sobre essa questão, demonstrou-se que o tratamento com inibidor direto da renina, alisquireno, atenua a disfunção endotelial, reduz os níveis séricos de colesterol e angiotensina II, e inibe a atividade da NADPH oxidase com possível efeito sobre a síntese de oxLDL[74-77]. Não obstante, em modelos animais de hipercolesterolemia induzida por dieta gordurosa, a elevação dos níveis séricos de colesterol relacionou-se ao aumento da concentração plasmática da aldosterona, retenção hidrossalina e menor reatividade ao sal, em relação ao grupo controle[78]. Em conjunto, esses dados sugerem que a dislipidemia amplifica não apenas a atividade do SRAA, como também a expressão de receptores de seus elementos, amplificando assim a disfunção endotelial e a ativação de vias hipertensinogênicas[79].

Além dos mecanismos citados, o efeito da hipercolesterolemia sobre a PA é também atribuído à atividade da endotelina 1. Nesse sentido, os níveis plasmáticos, assim como a expressão no músculo liso vascular de receptores de endotelina 1, relaciona-se positivamente à concentração sérica de colesterol[80,81]. Em parte, esse efeito é decorrente da influência da concentração de colesterol na membrana plasmática de células endoteliais sobre a sinalização de vias moleculares envolvidas na ativação da MAPK e, portanto, na síntese de ET-1[82,83]. De forma similar, em células musculares lisas vasculares o aumento da concentração de colesterol modifica a fluidez da membrana plasmática e induz a expressão de canais de cálcio do tipo L dependente de voltagem, resultando assim em maior reatividade vascular à ET-1, portanto, em elevação sustentada da pressão arterial[84-87].

CONSIDERAÇÕES FINAIS

As principais vias moleculares envolvidas na interação entre HAS, resistência insulínica e dislipidemia foram exploradas. Essa complexa interação envolve a desregulação de vias de sinalização celular, disfunção endotelial, hiperativação do sistema renina-angiotensina-aldosterona, superexpressão de receptores de aldosterona e de canais voltagem dependentes de cálcio, dentre outros. A compreensão desses mecanismos é crucial para a elaboração de estratégias terapêuticas otimizadas para a prevenção cardiovascular.

BIBLIOGRAFIA

1. Song P, Fang Z, Wang H, et al. Global and regional prevalence, burden, and risk factors for carotid atherosclerosis: a systematic review, meta-analysis, and modelling study. Lancet Glob Health. 2020;8(5):e721-e729.
2. Luo D, Cheng Y, Zhang H, et al. Association between high blood pressure and long term cardiovascular events in young adults: systematic review and meta-analysis. BMJ. 2020;370:m3222.
3. Oparil S, Acelajado MC, Bakris GL, et al. Hypertension. Nat Rev Dis Primers. 2018;4:18014.
4. Levin G, Kestenbaum B, Ida Chen YD, et al. Glucose, insulin, and incident hypertension in the multi-ethnic study of atherosclerosis. Am J Epidemiol. 2010;172(10):1144-54.
5. Harris MA, Ferguson TS, Boyne MS, Figueroa JP. High prevalence of dyslipidemia among primary care patients with hypertension and diabetes in Jamaica. Arch Med Sci Atheroscler Dis. 2017;2:e61-e67.
6. Li X, Wang J, Shen X, et al. Higher blood pressure predicts diabetes and enhances long-term risk of cardiovascular disease events in individuals with impaired glucose tolerance: Twenty-three-year follow-up of the Daqing diabetes prevention study. J Diabetes. 2019;11(7):593-598.
7. Zhang Y, Vittinghoff E, Pletcher MJ, et al. Associations of blood pressure and cholesterol levels during young adulthood with later cardiovascular events. J Am Coll Cardiol. 2019;74(3):330-341.
8. Barroso WKS, Rodrigues CIS, Bortolotto LA, et al. Brazilian Guidelines of Hypertension - 2020. Arq Bras Cardiol. 2021;116(3):516-658.
9. Wang F, Han L, Hu D. Fasting insulin, insulin resistance and risk of hypertension in the general population: A meta-analysis. Clin Chim Acta. 2017;464:57-63.
10. Sung KC, Lim S, Rosenson RS. Hyperinsulinemia and homeostasis model assessment of insulin resistance as predictors of hypertension: a 5-year follow-up study of Korean sample. Am J Hypertens. 2011;24(9):1041-5.
11. Conen D, Ridker PM, Mora S, Buring JE, Glynn RJ. Blood pressure and risk of developing type 2 diabetes mellitus: the Women's Health Study. Eur Heart J. 2007;28(23):2937-43.
12. Katakami N. Mechanism of development of atherosclerosis and cardiovascular disease in diabetes mellitus. J Atheroscler Thromb. 2018;25(1):27-39.
13. Cusi K, Maezono K, Osman A, et al. Insulin resistance differentially affects the PI 3-kinase- and MAP kinase-mediated signaling in human muscle. J Clin Invest. 2000;105(3):311-20.

14. Yatabe MS, Yatabe J, Yoneda M, et al. Salt sensitivity is associated with insulin resistance, sympathetic overactivity, and decreased suppression of circulating renin activity in lean patients with essential hypertension. Am J Clin Nutr. 2010;92(1):77-82.
15. Frantz ED, Crespo-Mascarenhas C, Barreto-Vianna AR, Aguila MB, Mandarim-de-Lacerda CA. Renin-angiotensin system blockers protect pancreatic islets against diet-induced obesity and insulin resistance in mice. PLoS One. 2013;8(7):e67192.
16. Yusuf S, Gerstein H, Hoogwerf B, et al. Ramipril and the development of diabetes. JAMA. 2001;286(15):1882-5.
17. Pfeffer MA, Swedberg K, Granger CB, et al. Effects of candesartan on mortality and morbidity in patients with chronic heart failure: the CHARM-Overall programme. Lancet. 2003;362(9386):759-66.
18. Julius S, Kjeldsen SE, Weber M, et al. Outcomes in hypertensive patients at high cardiovascular risk treated with regimens based on valsartan or amlodipine: the VALUE randomised trial. Lancet. 2004;363(9426):2022-31.
19. Vermes E, Ducharme A, Bourassa MG, et al. Enalapril reduces the incidence of diabetes in patients with chronic heart failure: insight from the Studies Of Left Ventricular Dysfunction (SOLVD). Circulation. 2003;107(9):1291-6.
20. Hansson L, Lindholm LH, Niskanen L, et al. Effect of angiotensin-converting-enzyme inhibition compared with conventional therapy on cardiovascular morbidity and mortality in hypertension: the Captopril Prevention Project (CAPPP) randomised trial. Lancet. 1999;353(9153):611-6.
21. Grassi G, Mark A, Esler M. The sympathetic nervous system alterations in human hypertension. Circ Res. 2015;116(6):976-90.
22. Murabayashi M, Daimon M, Murakami H, et al. Association between higher urinary normetanephrine and insulin resistance in a Japanese population. PLoS One. 2020;15(2):e0228787.
23. Huggett RJ, Scott EM, Gilbey SG, Stoker JB, Mackintosh AF, Mary DA. Impact of type 2 diabetes mellitus on sympathetic neural mechanisms in hypertension. Circulation. 2003;108(25):3097-101.
24. Lembo G, Napoli R, Capaldo B, et al. Abnormal sympathetic overactivity evoked by insulin in the skeletal muscle of patients with essential hypertension. J Clin Invest. 1992;90(1):24-9.
25. Gamboa A, Okamoto LE, Arnold AC, et al. Autonomic blockade improves insulin sensitivity in obese subjects. Hypertension. 2014;64(4):867-74.
26. Townend JN, al-Ani M, West JN, Littler WA, Coote JH. Modulation of cardiac autonomic control in humans by angiotensin II. Hypertension. 1995;25(6):1270-5.
27. Matsukawa T, Gotoh E, Minamisawa K, et al. Effects of intravenous infusions of angiotensin II on muscle sympathetic nerve activity in humans. Am J Physiol. 1991;261(3 Pt 2):R690-6. (In eng).
28. Reid IA. Interactions between ANG II, sympathetic nervous system, and baroreceptor reflexes in regulation of blood pressure. Am J Physiol. 1992;262(6 Pt 1):E763-78.
29. Balafa O, Kalaitzidis RG. Salt sensitivity and hypertension. J Hum Hypertens. 2021;35(3):184-192.
30. Ando K, Fujita T. Pathophysiology of salt sensitivity hypertension. Ann Med. 2012;44 Suppl 1:S119-26.
31. Weinberger MH, Fineberg NS, Fineberg SE, Weinberger M. Salt sensitivity, pulse pressure, and death in normal and hypertensive humans. Hypertension. 2001;37(2 Pt 2):429-32.
32. Mente A, O'Donnell M, Rangarajan S, et al. Associations of urinary sodium excretion with cardiovascular events in individuals with and without hypertension: a pooled analysis of data from four studies. Lancet. 2016;388(10043):465-75.
33. Morimoto A, Uzu T, Fujii T, et al. Sodium sensitivity and cardiovascular events in patients with essential hypertension. Lancet. 1997;350(9093):1734-7.
34. Pirillo A, Casula M, Olmastroni E, Norata GD, Catapano AL. Global epidemiology of dyslipidaemias. Nat Rev Cardiol. 2021.
35. Opoku S, Gan Y, Fu W, et al. Prevalence and risk factors for dyslipidemia among adults in rural and urban China: findings from the China National Stroke Screening and prevention project (CNSSPP). BMC Public Health. 2019;19(1):1500.
36. Marques da Silva P, Lima MJ, Neves PM, Espiga de Macedo M. Prevalence of cardiovascular risk factors and other comorbidities in patients with hypertension in Portuguese primary health care populations: The PRECISE study. Rev Port Cardiol. 2019;38(6):427-437.
37. Thomas F, Bean K, Guize L, Quentzel S, Argyriadis P, Benetos A. Combined effects of systolic blood pressure and serum cholesterol on cardiovascular mortality in young (<55 years) men and women. Eur Heart J. 2002;23(7):528-35.
38. Satoh M, Ohkubo T, Asayama K, et al. A combination of blood pressure and total cholesterol increases the lifetime risk of coronary heart disease mortality: EPOCH-JAPAN. J Atheroscler Thromb. 2021;28(1):6-24.
39. Tsukinoki R, Okamura T, Watanabe M, et al. Blood pressure, low-density lipoprotein cholesterol, and incidences of coronary artery disease and

ischemic stroke in Japanese: the Suita study. Am J Hypertens. 2014;27(11):1362-9.
40. Lowe LP, Greenland P, Ruth KJ, Dyer AR, Stamler R, Stamler J. Impact of major cardiovascular disease risk factors, particularly in combination, on 22-year mortality in women and men. Arch Intern Med. 1998;158(18):2007-14.
41. Thomas F, Rudnichi A, Bacri AM, Bean K, Guize L, Benetos A. Cardiovascular mortality in hypertensive men according to presence of associated risk factors. Hypertension. 2001;37(5):1256-61.
42. Neaton JD, Wentworth D. Serum cholesterol, blood pressure, cigarette smoking, and death from coronary heart disease. Overall findings and differences by age for 316,099 white men. Multiple Risk Factor Intervention Trial Research Group. Arch Intern Med. 1992;152(1):56-64.
43. Collaboration APCS. Joint effects of systolic blood pressure and serum cholesterol on cardiovascular disease in the Asia Pacific region. Circulation. 2005;112(22):3384-90.
44. Mancia G, Facchetti R, Bombelli M, et al. Relationship of office, home, and ambulatory blood pressure to blood glucose and lipid variables in the PAMELA population. Hypertension. 2005;45(6):1072-7.
45. Chen H, Chen Y, Wu W, et al. Total cholesterol, arterial stiffness, and systolic blood pressure: a mediation analysis. Sci Rep. 2021;11(1):1330.
46. Borghi C, Veronesi M, Bacchelli S, Esposti DD, Cosentino E, Ambrosioni E. Serum cholesterol levels, blood pressure response to stress and incidence of stable hypertension in young subjects with high normal blood pressure. J Hypertens. 2004;22(2):265-72.
47. Minami M, Atarashi K, Ishiyama A, Hirata Y, Goto A, Omata M. Pressor hyperreactivity to mental and hand-grip stresses in patients with hypercholesterolemia. J Hypertens. 1999;17(2):185-92.
48. Kavey RE, Kveselis DA, Gaum WE. Exaggerated blood pressure response to exercise in children with increased low-density lipoprotein cholesterol. Am Heart J1997;133(2):162-8.
49. Brett SE, Ritter JM, Chowienczyk PJ. Diastolic blood pressure changes during exercise positively correlate with serum cholesterol and insulin resistance. Circulation. 2000;101(6):611-5.
50. Sung BH, Izzo JL, Wilson MF. Effects of cholesterol reduction on BP response to mental stress in patients with high cholesterol. Am J Hypertens. 1997;10(6):592-9.
51. Strazzullo P, Kerry SM, Barbato A, Versiero M, D'Elia L, Cappuccio FP. Do statins reduce blood pressure?: a meta-analysis of randomized, controlled trials. Hypertension. 2007;49(4):792-8.
52. Kanbay M, Yildirir A, Bozbas H, et al. Statin therapy helps to control blood pressure levels in hypertensive dyslipidemic patients. Ren Fail. 2005;27(3):297-303.
53. Glorioso N, Troffa C, Filigheddu F, et al. Effect of the HMG-CoA reductase inhibitors on blood pressure in patients with essential hypertension and primary hypercholesterolemia. Hypertension. 1999;34(6):1281-6.
54. Straznicky NE, Howes LG, Lam W, Louis WJ. Effects of pravastatin on cardiovascular reactivity to norepinephrine and angiotensin II in patients with hypercholesterolemia and systemic hypertension. Am J Cardiol. 1995;75(8):582-6.
55. Libby P, Buring JE, Badimon L, et al. Atherosclerosis. Nat Rev Dis Primers. 2019;5(1):56.
56. Liao L, Aw TY, Kvietys PR, Granger DN. Oxidized LDL-induced microvascular dysfunction. Dependence on oxidation procedure. Arterioscler Thromb Vasc Biol. 1995;15(12):2305-11.
57. Liao L, Granger DN. Modulation of oxidized low-density lipoprotein-induced microvascular dysfunction by nitric oxide. Am J Physiol. 1995;268(4 Pt 2):H1643-50.
58. Barreto J, Karathanasis SK, Remaley A, Sposito AC. Role of LOX-1 (Lectin-Like Oxidized Low-Density Lipoprotein Receptor 1) as a Cardiovascular Risk Predictor: Mechanistic Insight and Potential Clinical Use. Arterioscler Thromb Vasc Biol. 2021;41(1):153-66.
59. Lubrano V, Balzan S. Roles of LOX-1 in microvascular dysfunction. Microvasc Res. 2016;105:132-40.
60. Böger RH, Sydow K, Borlak J, et al. LDL cholesterol upregulates synthesis of asymmetrical dimethylarginine in human endothelial cells: involvement of S-adenosylmethionine-dependent methyltransferases. Circ Res. 2000;87(2):99-105.
61. Wu R, de Faire U, Lemne C, Witztum JL, Frostegård J. Autoantibodies to OxLDL are decreased in individuals with borderline hypertension. Hypertension. 1999;33(1):53-9.
62. Miller YI, Choi SH, Fang L, Tsimikas S. Lipoprotein modification and macrophage uptake: role of pathologic cholesterol transport in atherogenesis. Subcell Biochem. 2010;51:229-51.
63. Keidar S, Kaplan M, Hoffman A, Aviram M. Angiotensin II stimulates macrophage-mediated oxidation of low density lipoproteins. Atherosclerosis. 1995;115(2):201-15.
64. Aviram M, Rosenblat M. Macrophage-mediated oxidation of extracellular low density lipoprotein requires an initial binding of the lipoprotein to its receptor. J Lipid Res. 1994;35(3):385-98.
65. Keidar S. Angiotensin, LDL peroxidation and atherosclerosis. Life Sci. 1998;63(1):1-11.

66. Keidar S, Attias J, Smith J, Breslow JL, Hayek T. The angiotensin-II receptor antagonist, losartan, inhibits LDL lipid peroxidation and atherosclerosis in apolipoprotein E-deficient mice. Biochem Biophys Res Commun. 1997;236(3):622-5.
67. Hayek T, Attias J, Coleman R, et al. The angiotensin-converting enzyme inhibitor, fosinopril, and the angiotensin II receptor antagonist, losartan, inhibit LDL oxidation and attenuate atherosclerosis independent of lowering blood pressure in apolipoprotein E deficient mice. Cardiovasc Res. 1999;44(3):579-87.
68. de Nigris F, D'Armiento FP, Somma P, et al. Chronic treatment with sulfhydryl angiotensin-converting enzyme inhibitors reduce susceptibility of plasma LDL to in vitro oxidation, formation of oxidation-specific epitopes in the arterial wall, and atherogenesis in apolipoprotein E knockout mice. Int J Cardiol. 2001;81(2-3):107-15; discusssion 115-6.
69. Nickenig G, Jung O, Strehlow K, et al. Hypercholesterolemia is associated with enhanced angiotensin AT1-receptor expression. Am J Physiol. 1997;272(6 Pt 2):H2701-7.
70. Yang BC, Phillips MI, Mohuczy D, et al. Increased angiotensin II type 1 receptor expression in hypercholesterolemic atherosclerosis in rabbits. Arterioscler Thromb Vasc Biol. 1998;18(9):1433-9.
71. Pizoń T, Rajzer M, Wojciechowska W, et al. The relationship between plasma renin activity and serum lipid profiles in patients with primary arterial hypertension. J Renin Angiotensin Aldosterone Syst. 2018;19(4):1470320318810022.
72. Kotchen TA, Talwalkar RT. Increased enzymatic activity of renin and hyperlipidemia. Am J Physiol. 1981;240(1):E60-4.
73. Allikmets K, Parik T, Teesalu R. Association between plasma renin activity and metabolic cardiovascular risk factors in essential hypertension. J Intern Med. 1996;239(1):49-55.
74. Nussberger J, Aubert JF, Bouzourene K, Pellegrin M, Hayoz D, Mazzolai L. Renin inhibition by aliskiren prevents atherosclerosis progression: comparison with irbesartan, atenolol, and amlodipine. Hypertension. 2008;51(5):1306-11.
75. Chou CL, Lin H, Chen JS, Fang TC. Renin inhibition improves metabolic syndrome, and reduces angiotensin II levels and oxidative stress in visceral fat tissues in fructose-fed rats. PLoS One. 2017;12(7):e0180712.
76. Chou CL, Pang CY, Lee TJ, Fang TC. Direct renin inhibitor prevents and ameliorates insulin resistance, aortic endothelial dysfunction and vascular remodeling in fructose-fed hypertensive rats. Hypertens Res. 2013;36(2):123-8.
77. Rodríguez-Penas D, Feijóo-Bandín S, Lear PV, et al. Aliskiren affects fatty-acid uptake and lipid-related genes in rodent and human cardiomyocytes. Biochem Pharmacol. 2011;82(5):491-504.
78. Rubattu S, Volpe M, Enea I, Russo R, Romano M, Trimarco B. Influence of hypercholesterolemia on adrenal steroid metabolism and electrolyte balance in spontaneously hypertensive rats. Endocrinology. 1993;133(5):2015-21
79. Borghi C, Urso R, Cicero AF. Renin-angiotensin system at the crossroad of hypertension and hypercholesterolemia. Nutr Metab Cardiovasc Dis. 2017;27(2):115-120.
80. Mangiafico RA, Malatino LS, Santonocito M, Spada RS, Polizzi G, Tamburino G. Raised plasma endothelin-1 concentrations in patients with primary hypercholesterolemia without evidence of atherosclerosis. Int Angiol. 1996;15(3):240-4.
81. Lerman A, Webster MW, Chesebro JH, et al. Circulating and tissue endothelin immunoreactivity in hypercholesterolemic pigs. Circulation. 1993;88(6):2923-8.
82. Paris D, Town T, Humphrey J, Yokota K, Mullan M. Cholesterol modulates vascular reactivity to endothelin-1 by stimulating a pro-inflammatory pathway. Biochem Biophys Res Commun. 2000;274(2):553-8.
83. Zeidan A, Broman J, Hellstrand P, Swärd K. Cholesterol dependence of vascular ERK1/2 activation and growth in response to stretch: role of endothelin-1. Arterioscler Thromb Vasc Biol. 2003;23(9):1528-34.
84. Gleason MM, Medow MS, Tulenko TN. Excess membrane cholesterol alters calcium movements, cytosolic calcium levels, and membrane fluidity in arterial smooth muscle cells. Circ Res. 1991;69(1):216-27.
85. Bergdahl A, Gomez MF, Dreja K, et al. Cholesterol depletion impairs vascular reactivity to endothelin-1 by reducing store-operated Ca2+ entry dependent on TRPC1. Circ Res. 2003;93(9):839-47.
86. Bialecki RA, Tulenko TN. Excess membrane cholesterol alters calcium channels in arterial smooth muscle. Am J Physiol. 1989;257(2 Pt 1):C306-14. (In eng).
87. Ohya Y, Abe I, Fujii K, Takata Y, Fujishima M. Voltage-dependent Ca2+ channels in resistance arteries from spontaneously hypertensive rats. Circ Res. 1993;73(6):1090-9.

26

Controle da obesidade

Paulo César B. Veiga Jardim
Thiago de Souza Veiga Jardim
Luciana Muniz Sanches de Siqueira Veiga Jardim

CONSULTA RÁPIDA

- Há uma epidemia mundial de excesso de peso (sobrepeso) e obesidade.
- Obesos apresentam maior prevalência de hipertensão arterial sistêmica e maior risco cardiovascular global.
- Na prática, avaliação do estado nutricional pelo IMC = peso (kg)/altura (m)^2.
- CC – ponto médio entre a última costela e a crista ilíaca lateral – C/Q.
- (C) ponto médio entre a última costela e a crista ilíaca lateral e a (Q) ao nível do trocânter maior.

IMC (kg/m²)

- 18,5-24,9 Eutrofia
- 25,0-29,9 Sobrepeso
- 30,0-34,9 Obesidade grau I
- 35,0-39.9 Obesidade grau II
- > 40,0 Obesidade III (mórbida)

CC – > 88 cm (mulheres) > 102 cm (homens) C/Q – ≥ 0,85 (mulheres) ≥ 0,95 (homens)	> RCV

Fisiopatologia

- Elevação da resistência vascular periférica – hiperativação do sistema renina-angiotensina-aldosterona – resistência à insulina – intolerância à glicose – hiperinsulinemia – aumento da atividade simpática – expansão volêmica – reabsorção de sódio – disfunção endotelial – *up-regulation* dos receptores de angiotensina II – diminuição do peptídeo natriurético

Tratamento

- É um grande desafio pela baixa adesão – é importante a ação multidisciplinar – conhecer história alimentar – estabelecer metas iniciais (mais acessíveis), intermediárias e finais – organizar hábito alimentar de acordo com cultura e possibilidades – uso de medicamentos como auxiliares importantes – cirurgia bariátrica para casos específicos

INTRODUÇÃO

A epidemia de excesso de peso, representada pelo sobrepeso e obesidade propriamente dita, assola todo o mundo. A realidade brasileira não é diferente. Convivemos com enormes diferenças sociodemográficas, mas os dados epidemiológicos indicam que em torno de 60% da população adulta estão com o peso acima do ideal e essa tendência começa a se fazer sentir entre os jovens[1-5].

Indivíduos obesos apresentam maior prevalência de hipertensão arterial sistêmica (HAS), maior risco cardiovascular global, níveis mais elevados de LDL-colesterol, mais baixos de HDL-colesterol, maior resistência insulínica e consequente intolerância à glicose. Além disso, apresentam também maior tendência à hipertrofia ventricular esquerda (independentemente dos níveis de pressão arterial)[6-8].

A importância dessas associações foi bem ilustrada, já há algum tempo, em uma das publicações do grupo de Estudo de Framingham. O seguimento prospectivo dessa população, ao longo de 44 anos, foi capaz de demonstrar que o excesso de peso (incluindo sobrepeso e obesidade) estaria relacionado a 26% dos casos de HAS nos homens e 28% nas mulheres, além de 23% dos casos de doença arterial coronariana (DAC) nos homens e 15% nas mulheres[9].

Achados semelhantes foram encontrados no *Nurses Health Study*, em que os índices de massa corporal (IMC) mais elevados, aos 18 anos e na meia-idade, apresentaram uma correlação positiva com a hipertensão arterial sistêmica. Foi também demonstrado que, ao longo do tempo, o risco relativo de desenvolver HAS aumenta com o maior ganho de peso. Mulheres que ganharam de 5,0 a 9,9 kg e as que ganharam mais de 25 kg em 18 anos de acompanhamento tiveram risco maior de HAS, de 1,7 e 5,2, respectivamente. Chama atenção a estimativa de que apenas 26 a 40% dos casos de HAS possam ser atribuíveis ao excesso de peso, reforçando o caráter multifatorial dessa patologia[10].

Para a atuação eficiente e objetiva em relação a essa tendência mundial, tanto em nível individual quanto coletivo, é necessário o conhecimento do estado nutricional dos indivíduos.

Na prática, utiliza-se o recomendado pela Organização Mundial da Saúde, que indica o índice de massa corpórea (IMC) como instrumento prático para avaliação do estado nutricional, de acordo com a fórmula IMC = peso (kg)/altura (m)^2. Segundo o IMC, classifica-se o indivíduo conforme o exposto na Tabela I.

TABELA I Classificação de acordo com índice de massa corpórea (IMC)

IMC (kg/m^2)	Classificação
18,5-24,9	Eutrofia
25,0-29,9	Pré-obesidade (sobrepeso)
30,0-34,9	Obesidade grau I
35,0-39,9	Obesidade grau II
> 40	Obesidade grau III

Outro ponto que deve ser observado diz respeito à distribuição de gordura corporal. Esta pode ser avaliada, também de maneira prática, pela circunferência da cintura (CC), que apresenta boa correlação com o IMC e dá indicação de maior risco cardiovascular associado. Sua medida é realizada de maneira simples, com o uso de fita métrica inelástica no ponto médio entre a última costela e a crista ilíaca lateral. Valores de CC acima de 88 cm para mulheres e 102 cm para homens indicam distribuição de gordura central, o que faz com que os indivíduos apresentem maior risco de doença cardiovascular (Tabela II)[11-13].

TABELA II Circunferência da cintura (CC), relação cintura-quadril (C/Q) e risco cardiovascular (RCV)

Mulheres	Homens	RCV
CC > 88 cm	> 102 cm	Aumentado
C/Q ≥ 0,85	≥ 0,95	Aumentado

CC: ponto médio entre a última costela e a crista ilíaca lateral; C/Q: ponto médio entre a última costela e a crista ilíaca lateral/nível do trocânter maior).

Outra forma de avaliar a distribuição da gordura corporal é por meio da relação cintura-quadril (C/Q), na qual a cintura (C) é medida no ponto médio entre a última costela e a crista ilíaca lateral, e a medida do quadril (Q) é feita ao nível do trocânter maior. Valores iguais ou maiores que 0,85 para mulheres e

0,95 para homens são considerados anormais (Tabela II)[11].

FISIOPATOLOGIA

A diferença hemodinâmica entre obesos hipertensos e normotensos está na elevação da resistência vascular periférica dos hipertensos, assim como acontece nos indivíduos eutróficos. Ademais, hiperativação do sistema renina-angiotensina-aldosterona está usualmente presente[7,14,15].

Os mecanismos pelos quais a obesidade eleva a pressão arterial (PA) não são completamente explicados. Uma das teorias propostas atribui papel central à resistência periférica à insulina, levando à intolerância à glicose e consequente hiperinsulinernia. Vários mecanismos foram propostos para explicar como a hiperinsulinemia causaria a HAS. Aumento da atividade simpática, expansão volêmica por reabsorção renal de sódio, disfunção endotelial, *up-regulation* dos receptores de angiotensina II, diminuição do peptídeo natriurético cardíaco, entre outros. Apesar dessas observações, o papel da resistência insulínica ou hiperinsulinemia na patogênese da hipertensão arterial sistêmica ainda não está definitivamente confirmado[7,16-23].

Se a insulina é importante na gênese da HAS, existe uma grande variação entre os pacientes na resposta a esse hormônio, e alguns fatores parecem influenciar essa resposta de forma significativa. Por exemplo, diferenças raciais no efeito da insulina sobre a hipertensão arterial sistêmica foram, há algum tempo, demonstradas sugerindo uma suscetibilidade genética nessa relação[24].

A apneia obstrutiva do sono é outro fator que contribui para o desenvolvimento da HAS em um subgrupo de pacientes obesos. A ativação do sistema nervoso simpático, níveis elevados de aldosterona e elevação dos níveis basais de endotelina, desencadeados por episódios recorrentes de hipoxemia, são as principais causas da elevação da pressão arterial associada a essa condição[7,11,22,23,25].

Existe alguma evidência de que a leptina participe da origem da HAS no paciente obeso, principalmente pelo aumento da atividade simpática. Trata-se de uma proteína produzida e secretada pelo tecido adiposo, que aumenta com a maior disponibilidade de estoques de energia e age no cérebro para inibir a ingestão de alimentos e as reservas no tecido adiposo. Parece haver, nos indivíduos obesos, uma resistência à ação dessa proteína, com níveis circulantes persistentemente elevados e consequente hiperativação simpática[7,26].

A relação entre obesidade e HAS é clinicamente importante, porque a redução de peso pode levar a uma melhora significativa da pressão arterial[27-31].

Em um seguimento de quatro anos de 181 pacientes com excesso de peso, a diminuição de 10% do peso corporal mostrou reduções de 4,3 e 3,8 mmHg para as pressões sistólicas e diastólicas, respectivamente, em avaliações com monitorização ambulatorial da pressão arterial (MAPA), independentemente de outros fatores[32].

O efeito das dietas para perda de peso sobre a PA já havia sido demonstrado em uma metanálise realizada em 2008, com 38 estudos randomizados controlados, que mostrou redução de 6,3 e 3,4 mmHg, respectivamente, para PAS e PAD, com dietas direcionadas à diminuição de peso[33].

Embora o efeito da perda de peso sobre a PA seja independente da diminuição do consumo de sódio, essa redução é capaz de potencializar a queda da PA, como foi demonstrado no estudo TONE. Baixar a ingestão de sódio entre 20 e 40 mEq por dia é capaz de produzir um efeito aditivo na queda da PA, além da queda do peso isoladamente[34].

A manutenção do peso próximo aos valores adequados possibilita benefícios substanciais em termos de hipertensão arterial sistêmica. No estudo de Framingham, esse efeito foi avaliado por um período de 8 anos entre indivíduos com excesso de peso. Foram 623 indivíduos com idades entre 30 e 49 anos e 604 na faixa de 50 a 65 anos. A diminuição de peso sustentada de 6,8 kg ou mais esteve associada à redução de 22 e 26% no risco relativo do desenvolvimento de HAS (definida como PA maior ou igual a 140 x 90 mmHg) para os dois grupos. Nesse contexto, a atividade física regular se destacou como importante medida para a manutenção da perda de peso alcançada[29].

Metanálise de estudos controlados com 4.184 indivíduos demonstrou queda da PAS e PAD de 1,05 e de 0,92 mmHg, respectivamente, para cada 1 kg de peso perdido. Em obesos saudáveis, a associação de uma dieta hipocalórica e alcance de menor IMC associou-se, respectivamente, a uma diminuição média de 4,73/2,75 mmHg para PAS e PAD[30].

Vemos, então, que o efeito da perda de peso sobre a PA é sabidamente importante, mas tem comportamento diferente de acordo com tipos de pacientes, em diversos estudos. Pode, por exemplo, ser atenuado ao longo do tempo em alguns pacientes, como foi demonstrado em uma revisão sistemática de 14 estudos que avaliaram técnicas comportamentais, medicamentosas e cirúrgicas para queda de peso, com seguimento de 2 a 11 anos. A diminuição de 10 kg reduziu a PAS e a PAD em apenas 6 e 4,6 mmHg, respectivamente, com um tempo de acompanhamento de dois anos na maioria dos estudos analisados[35].

Já outra revisão sistemática de estudos com hipertensos demonstrou que a magnitude de redução da PA com a perda de peso foi em média de 4,5/3,2 mmHg para PAS e PAD, respectivamente, ressaltando-se que quanto maior a perda de peso, maior a diminuição da pressão arterial[36].

Em resumo, manter peso próximo do ideal ou retorná-lo a valores adequados contribui, substancialmente, para evitar a hipertensão arterial sistêmica, traz valores de PA alterados para a normalidade e colabora para o tratamento daqueles hipertensos estabelecidos.

TRATAMENTO

Apesar de as claras evidências das vantagens da manutenção da massa corpórea adequada, o controle do peso e, sobretudo, a diminuição do peso para patamares aceitáveis são uma árdua luta e de difícil concretização[37].

Vivemos uma realidade na qual a oferta de alimentos é, de maneira geral, excessiva e inadequada, apesar de haver uma distribuição desigual. Ao longo do tempo, houve uma modificação gritante na qualidade dos pratos oferecidos, com abundância de substâncias altamente calóricas, de fácil metabolização e com menor custo. De outro lado, a indústria dos alimentos utiliza a propaganda de maneira agressiva e indiscriminada, sem o devido cuidado na orientação do consumidor sobre os riscos do ganho de peso com o consumo de alimentos muito calóricos. Associado a todos esses fatos, há um agravante adicional, que é a vinculação cultural entre o consumo abundante de alimentos e o *status* socioeconômico[37].

Esse é um grande desafio para a comunidade como um todo e uma difícil batalha para os profissionais de saúde. Entre estes, para uma ação mais efetiva, a atuação multiprofissional agrega maior possibilidade de sucesso, pois a soma dos esforços acaba por contribuir para melhor resposta dos pacientes. De modo simultâneo e não menos importante é a atuação de cada um, dentro de sua área, estabelecendo estratégias para a melhor maneira de lidar com esse agravo[1-4].

Para uma intervenção dietética, inicialmente devem ser pesquisados, em detalhes, a história e hábitos alimentares do paciente. Em sua história alimentar, devem ser conhecidos os aspectos culturais, suas experiências anteriores em relação a dietas, seus pontos fortes, situações críticas e maiores dificuldades[38-43].

Os hábitos devem ser investigados cuidadosamente (de preferância por meio de recordatório alimentar). Ou seja, o número de refeições, os horários habituais, a regularidade, os locais onde são feitas as refeições, o tempo despendido para alimentar-se, as sensações de fome e seus gatilhos (situações que aumentam a vontade de comer)[38-43].

É, também, importante o conhecimento das atividades paralelas à alimentação (leitura, televisão, computador etc.), o estado emocional e como este influencia na alimentação, os tipos de alimentos ingeridos e sua frequência (carnes, frutas, vegetais, leites e derivados, frituras, gordurosos, açúcares, adoçados, bebidas alcoólicas e refrigerantes)[38-43].

Somente com base nesse conhecimento será possível estabelecer uma estratégia de mudança alimentar para controle do peso, que deve contar com a participação ativa e comprometida do paciente.

A alimentação precisa ser fracionada ao longo do dia, devendo ser respeitadas as possibilidades econômicas e profissionais de cada indivíduo. É recomendada a ingestão de quatro a cinco refeições diárias, sendo suas quantidades e qualidades as necessárias para o balanço adequado de nutrientes e de calorias. Do ponto de vista prático, devem ser restringidos ou diminuídos os alimentos mais "calóricos", representados pelos "açúcares" em geral (açúcar refinado, cristal, mascavo, orgânico etc.), e os alimentos que têm açúcar adicionado na sua composição (adoçados), como doces, refrigerantes etc. Outros alimentos que contêm alto teor calórico e devem também ser controlados são os gordurosos, representados pela carne gorda, o leite integral e seus derivados, os embutidos, frios, a gema de ovo (visível ou não), as frituras etc.[38-43].

Em complementação, a opção deve ser pelos alimentos menos calóricos que, de maneira geral, são representados pelas frutas, verduras, legumes, carnes magras, brancas (sem pele) e cereais. Para a ingestão, devem ser escolhidos alimentos crus (de acordo com a possibilidade), cozidos, refogados, grelhados ou assados[38-43].

O consumo de bebidas alcoólicas, em qualquer quantidade, deve ser preferencialmente proscrito na fase de controle do peso, seja pela quantidade calórica inerente à sua composição, seja pela frequente associação entre o consumo de bebidas alcoólicas e inúmeros alimentos altamente calóricos e com alto teor de sódio[43].

Devem ser desestimulados os hábitos de "beliscar" entre as refeições, de exercer qualquer atividade concomitante ao ato de alimentar-se e de ingerir grandes quantidades de líquidos, sobretudo durante as refeições maiores (almoço e jantar).

Por outro lado, devemos encorajar o hábito de realizar as refeições com calma e devagar, mastigando bem os alimentos, manter a alimentação adequada mesmo fora de casa e ter uma rotina semanal de controle do peso durante o processo de emagrecimento. O incentivo ao aumento da atividade física, além de suas indicações gerais, também irá contribuir de forma significativa para o controle do peso.

Um objetivo alcançável e, portanto, estimulante, é a diminuição de peso entre 800 g e 1,5 kg por semana, o que permite o alcance de metas intermediárias e, dessa forma, aproxima o indivíduo da adoção da alimentação mais recomendada.

Outra estratégia em relação às metas intermediárias é a orientação para que seja obtida a diminuição mensal de 5 a 10% do peso inicial, nos casos em que os valores sejam muito elevados. Nessas situações, os números absolutos podem ser assustadores e representar fator de desânimo para os pacientes. O alcance de metas "mais tímidas", porém exequíveis, poderá dar novo impulso a uma nova etapa e uma nova meta e, assim, a possibilidade de sucesso ficará mais palpável[38-43].

Existem diversos programas de intervenção nutricional visando a mudança de hábito alimentar, com vistas ao controle de peso. A maioria é baseada na utilização de modelos que abordam comportamentos sociais associados à melhora do conhecimento, sendo importante o treinamento de profissionais para esse tipo de intervenção.

É preciso ter em mente, como já afirmamos, que o controle de peso não é tarefa fácil e sim, na verdade, o maior desafio da atualidade. Está diante de todos os profissionais de saúde, em todos os momentos. Para que alguma forma de sucesso seja alcançada, é necessária uma conjunção de fatores, que passam pela boa relação do profissional de saúde com o paciente, pelo apoio dos familiares, dos amigos e de todos os que convivem com o indivíduo. Nesse caso, o maior interessado, que é o paciente que precisa perder peso, deve estar comprometido nesse processo[38-43].

Dietas radicais devem ser desencorajadas, como as ricas em gorduras ou carboidratos, pois não são sustentáveis em longo prazo e acabam por levar ao abandono do tratamento. O acompanhamento dos pacientes após o emagrecimento deve ser estimulado para prevenir o reganho de peso[11,23].

O tratamento medicamentoso da obesidade deve ser considerado em alguns casos, pois pode acelerar o processo e contribuir para melhor adesão e melhora da qualidade de vida. As drogas disponíveis para o tratamento em longo prazo ainda têm limitações, tanto em número quanto na eficácia, mas há significativos avanços nos últimos tempos[44].

Os anorexígenos de ação central, derivados da betafenetilamina (femproporex e anfepramona), utilizados por décadas na inibição do apetite, foram retirados do mercado em razão de seus significantes efeitos colaterais, incluindo HAS, arritmias graves, distúrbios graves do humor, dependência química e aumento de mortalidade cardiovascular[44].

A sibutramina, potente inibidor de recaptação de norepinefrina e serotonina, foi muito utilizada nos últimos anos por conta de sua eficácia e tolerabilidade pela maioria dos pacientes. Há algum tempo, após a publicação do estudo SCOUT, no qual foi evidenciado aumento da mortalidade por doenças cardiovasculares em indivíduos que faziam uso da droga, foi retirada do mercado em alguns países[45].

No Brasil, ainda é comercializada, mas tem de ser utilizada sob supervisão médica e não deve ser prescrita para pacientes com IMC inferior a 30 kg/m^2, idade > 65 anos, crianças e adolescentes, portadores de DM2 associado a outro fator de risco, doença arterial coronariana, insuficiência cardíaca congestiva, doenças cerebrovasculares, arritmias, doença arterial obstrutiva periférica, hipertensão não controlada (PA > 145 × 90 mmHg), transtornos alimentares ou uso de drogas de ação central para tratamento de doenças psiquiátricas. O fato é termos alternativas mais seguras a ela.

O orlistat é um potente inibidor de lipases do trato gastrointestinal e age inibindo a absorção de aproximadamente um terço das gorduras ingeridas. Sua ação ocorre com exclusividade por dificultar a absorção de gorduras e, em consequência, diminuir o teor calórico absorvido. Não tem ação no sistema nervoso central e os efeitos colaterais limitam-se à flatulência, urgência fecal e diarreia[7,44].

A bupropiona (antidepressivo inibidor da recaptação de serotonina), associada à naltrexona (antagonista de receptores opioides), é usada há algum tempo na Europa e Estados Unidos como auxiliar na perda de peso, e encontra-se do mesmo modo disponível no Brasil. Tem interessantes efeitos como coadjuvante na perda de peso, mas não há estudos conclusivos relacionados à hipertensão arterial sistêmica[44,45].

A combinação de Fentermina com Topiramato apresentou benefícios na diminuição de peso, está aprovada para uso no exterior e tem reconhecimento para sua utilização no Brasil[44,47-49].

Nos últimos anos, os peptídeos análogos de GLP-1 (exenatide, liraglutide, albiglutide, dulaglutide, lixisenatide e semaglutide), usados em diabetes, têm demonstrado efeito comprovado na diminuição do peso corpóreo e vêm sendo cada vez mais estudados com essa finalidade, com resultados promissores[44,50,51].

Vários estudos foram realizados e mostraram os efeitos da liraglutida e semaglutida em pacientes obesos com e sem diabetes, hipertensos ou não, e mostraram significante perda de peso comparado com placebo. Os resultados são mantidos por algum tempo e esses efeitos foram confirmados por metanálise. Os efeitos sobre a pressão arterial são também animadores, tanto na PA sistólica quanto na diastólica[44,52-57].

Nos casos de obesidade grau III, de obesidade grau II com distúrbios metabólicos e/ou lesão de órgão-alvo associados, e naqueles em que a obesidade persistente passa a implicar em risco cardiovascular progressivamente maior, a cirurgia bariátrica deve ser considerada.

Houve avanços importantes nos procedimentos bariátricos com resultados bastante positivos. As técnicas cirúrgicas foram muito aperfeiçoadas e os efeitos adversos, imediatos e tardios, melhor conhecidos, passando a ser controlados com mais propriedade. A diminuição do peso, cada vez mais satisfatória, acaba por proporcionar nítida melhora nos parâmetros bioquímicos e de risco cardiovascular[58-62].

É claro que continua com alguns incovenientes e limitações, mas trata-se de uma opção terapêutica efetiva nesse perfil de pacientes, com potencial de redução da mortalidade cardiovascular, na mortalidade total e melhor controle de condições clínicas associadas[58-62].

Nesse caso, assim como ocorre no tratamento convencional da obesidade, é fundamental o acompanhamento cuidadoso e contínuo dos indivíduos em longo prazo.

Finalizando, deve ser ressaltado que o problema da obesidade está longe de ser resolvido, mas a busca e manutenção do peso ideal são de grande importância como alternativa não medicamentosa para o tratamento da hipertensão arterial sistêmica.

BIBLIOGRAFIA

1. Swinburn BA, Caterson I, Seidell JC, James WPT. Diet nutrition and the prevention of excess weight gain and obesity. Public Health Nutrition. 2004;7(1 A): 123-146.
2. Swinburn BA, Kraak VI, Allender S, Atkins VJ, Baker PI, Bogard JR, et al. The global syndemic of obesity, undernutrition, and climate change: the Lancet Commission report. Lancet. 2019;393(10173):791-846.
3. Vigitel Brasil 2019: vigilância de fatores de risco e proteção para doenças crônicas por inquérito telefônico: estimativas sobre frequência e distribuição sociodemográfica de fatores de risco e proteção para doenças crônicas nas capitais dos 26 estados brasileiros e no Distrito Federal em 2019. Disponível em: http://bvsms.saude.gov.br/bvs/publicacoes/vigitel_brasil_2019_vigilancia_fatores_risco.pdf.
4. Brasil. Ministério da Saúde. Secretaria de Atenção à Saúde. Departamento de Atenção Básica. Guia alimentar para a população brasileira / Ministério da Saúde, Secretaria de Atenção à Saúde, Departamento de Atenção Básica. 2. ed., 1. reimpr. Brasília: Ministério da Saúde, 2014. 156 p.: il.
5. Monteiro CA, Conde WI, Popkin BM. Income-specific trends in obesity in Brazil: 1975-2003. Am J Public Health. 2007;97:1808-1812.
6. Powell-Wiley TM, Poirier P, Burke LE, Després JP, Gordon-Larsen P, Lavie CJ, et al. Obesity and Cardiovascular Disease A Scientific Statement From the American Heart Association. Circulation. 2021;143:e984-e1010.
7. Natsis M, Antza C, Doundoulakis I, Stabouli S, Kotsis V. Hypertension in obesity: Novel insights. Cur Hypertens Reviews. 2020;16:30-36.
8. Lauer MS. Anderson KM, Kannel WB, Levy D. The impact of obesity on left ventricular mass and geometry the Framingham Heart Study JAMA. 1991;266:231-39.
9. Wilson PW, D'Agostino RB, Sullivan L, Parise H, Kannel WB. Overweight and obesity as determinants of cardiovascular risk: the Framingham experience. Arch Intern Med. 2002;162:1867-76.
10. Forman JP, Stampfer MJ, Curhan GC. Diet and lifestyle risk factors associated with incident hypertension in women. JAMA. 2009;302(4):401-11
11. Barroso WKS, Rodrigues CIS, Bortolotto LA, Mota-Gomes MA, Brandão AA, Feitosa ADM, et

al. Diretrizes Brasileiras de Hipertensão Arterial – 2020. Arq Bras Cardiol. 2021;116(3):516-658.
12. James PA, Oparil S, Carter BL, Cushman WC, Dennison-Himmelfarb C, Handler J, et al. 2014 evidence-based guideline for the management of high blood pressure in adults: report from the panel members appointed to the eighth Joint National Committee (JNC 8). JAMA. 2013.
13. Williams B, Mancia G, Spiering W, Rosei AE, Azzi M, Burnier M, et al. 2018 ESC/ESH Guidelines for the management of arterial hypertension: The Task Force for the management of arterial hypertension of the European Society of Cardiology (ESC) and European Society of Hypertension ESH) Eur Heart J. 2018;39(33): 3021-104.
14. Schmieder RE. Messerli FH. Does obesity influence early target organ damage in hypertensive patients? Circulation.1993;87:1482-88.
15. Ahmed SB, Fisher ND, Stevanovic R, Hollenberg NK. Body mass index and angiotensin-dependent control of the renal circulation in healthy humans. Hypertension. 2005;46:1316-24.
16. Sarzani R, Salvi F, Dessi-Fulgheri E, Rappelli A. Renin-angiotensin system, natriuretic peptides, obesity, metabolic syndrome and hypertension: an integrated view in humans. J Hypertens. 2008;26:831-38.
17. Williams B. Insulin resistance: the shape of things to come. Lancet. 1994;344:521-30.
18. Powell-Wiley TM, Poirier P, Burke LE, Després JP, Gordon-Larsen P, Lavie CJ, et al. Obesity and Cardiovascular Disease A Scientific Statement From the American Heart Association, Circulation. 2021;143:e984–e1010.
19. Seravalle G, Grassi G. Obesity and hypertension. Pharmacol Res. 2017;122:1-7.
20. Zhao Y, Qin P, Sun H, Liu Y, Liu D, Zhou Q, et al. Metabolically healthy general and abdominal obesity are associated with increased risk of hypertension. British J of Nutr. 2020;123:583–91.
21. Jayedi A, Rashidy-Pour A, Khorshidi M, Shab-Bidar S. Body mass index, abdominal adiposity, weight gain and risk of developing hypertension: a systematic review and dose-response meta-analysis of more than 2.3 million participants. Obesity Reviews. 2018;19:654–667.
22. Saliba LJ, Maffett S. Hypertensive heart disease and obesity: A review. Heart Fail Clin. 2019;15(4):509-17.
23. Kotsis V, Jordan J, Micic D, Finer N, Leitner DR, Toplak H, et al. Obesity and cardiovascular risk: A call for action from the European Society of Hypertension Working Group of Obesity, Diabetes and the High-risk Patient and European Association for the Study of Obesity: Part A: Mechanisms of obesity induced hypertension, diabetes and dyslipidemia and practice guidelines for treatment. J Hypertens. 2018;36(7):1427-40.
24. Saad MF, Lillioja S, Nyomba BL, Castillo C, Ferraro R, De Gregorio M, et al. Racial differences in the relation between blood pressure and insulin resistance. NEJM. 1991;324:733-40.
25. Goodfriend TL, Calhoun DA. Resistant hypertension, obstructive sleep apnea, and aldosterone: theory and therapy. Hypertension. 2004;43:518-22.
26. Aizawa-Abe M, Ogawa Y, Masuzaki H, Ebihara K, Satoh N, Iwai H, et al. Pathophysiological role of leptin in obesity-related hypertension. J Clin Invest. 2000;105:1243-50.
27. Stevens VJ, Corrigan SA, Obarzanek E. Bernauer E, Cook NR, Hebert P, et al. Weight loss intervention in phase I of the Trials of Hypertension Prevention. The TOHP Colaborative Research Group. Arch Intern Med. 1993:153:849-56.
28. Stevens VJ, Obarzanek E, Cook NR, Lee IM, Appel LJ, Smith West D, et al. Long-term weight loss and changes in blood pressure: result of the Trials of Hypertension Prevention, phase II. Ann Intern Med. 2001;134:1-8.
29. Moore LL, Visioni AJ, Qureshi MM, Bradlee ML, Ellison RC, D'Agostino R, et al. Weight loss in overweight adults and the long-term risk of hypertension: the Framingham study: Arch Intern Med. 2005;165:1298-1306.
30. Stelmach-Mardas M, Walkowiak J. Dietary interventions and changes in cardio-metabolic parameters in metabolically healthy obese subjects: a systematic review with meta-analysis. Nutrients. 2016;8(8):pii:E455
31. Fantin F, Giani A, Zoico E, Rossi AP, Mazzali G, Zamboni M. Weight Loss and Hypertension in Obese Subjects. Nutrients. 2019;11(7):1677
32. Schillaci G, Pasqualini L, Vaudo G, Lupattelli G, Pirro M, Gemelli F, et al. Effect of body weight changes on 24-hour blood pressure and left ventricular mass in hypertension: a 4-year follow-up. Am J Hypertens. 2003;16:634-40.
33. Horvath K, Jeitler K, Siering U, Stich AK, Skipka G, Gratzer TW, et al. Long-term effects of weight reducing intrventions in hypertensive patients: systemamic review and meta-analysis. Arch Intern Med. 2008;168:571-85.
34. Whelton PK, Appel LJ, Espeland MA, Applegate WB, Ettinger WH Jr, Kostis JB, et al. Sodium reduction and weight loss in the treatment of hypertension in older persons: a randomized controlled Trial of nonpharmacologic interventions in the elderly (TONE). TONE Collaborative Research Group. JAMA. 1998;279:839-46.
35. Aucon L, Poobalan A, Smith WC, Avenell A, Jung R, Broom J. Effects of weight loss in overweight/

obese individuals and long-term hypertension outcomes: a systematic review. Hypertension. 2005;45:1035-40.
36. Semlitsch T, Jeitler K, Berghold A, Horvath K, Posch N, Poggenburg S, et al. Long-term effects of weight-reducing diets in people with hypertension. Cochrane Database Syst Rev. 2016;3:CD008274.
37. Jardim PCBV. Excesso de peso, o risco cardiovascular do século. Arq Bras Cardiol. 2019;113(2): 185-7.
38. Lichtenstein AH, Appel LJ, Vadiveloo M, Hu FB, Kris-Etherton PK, Rebholz CM, et al. 2021 Dietary Guidance to Improve Cardiovascular Health: A Scientific Statement From the American Heart Association. Circulation. 2021;144.
39. Ávila ALV. Tratamento não farmacológico da síndrome metabólica: Abordagem do Nutricionista. Rev Socesp. 2004;4:652-8.
40. Assis MAA, Nahas MV. Aspectos motivacionais em programas de mudança de comportamento alimentar. Rev Nutr Campinas. 1999;12(1):33-41.
41. Anderson AS. How to implement dietary changes to prevent the development of metabolic syndrome. Br J Nutrition. 2000;83(suppl.1): S165-S168.
42. Reid CM. Data AM. Dewar EM, Jennings GL. Interactions between the effects of exercise and weight losss on risk factors, cardiovascular haemodynamics and left t ventricular structure in overweight subjects. J Hypertens. 1994;12:291-301.
43. Puddey IB, Parker M, Beilin LJ. Vandongen R, Masarei JR. Effects of alcohol and caloric restrictions on blood pressure and serum lipids in overweight men. Hypertens. 1992;20:533-541.
44. Atualização das diretrizes para o tratamento farmacológico da obesidade e o sobrepeso. ABESO, edição especial. 2010:1-18.
45. Scheen AJ. The SCOUT study: risk-benefit profile of sibutramine in overweight high-risk cardiovascular patients. Eur Heart J. 2005;(suppl I):I44.I48.
46. Wadden TA, Foreyt JP, Foster GD, Hill JO, Klein S, O'Neil PM, et al. Weight loss with naltrexone SR/ bupropion SR combination therapy as an adjunct to behavior modification: The COR-BMOD trial. Obesity. 2011;19(1):110-20
47. Allison DB, Gadde KM, Garvey WT, Peterson CA, Schwiers ML, Najarian T, et al. Controlled-release fentermine/topiramate in severely obese adults: A randomized controlled trial (EQUIP). Obesity. 2012;20(2):330-42.
48. Gadde KM, Allison DB, Ryan DH, Peterson CA, Troupin B, Schwiers ML, et al. Effects of low-dose, controlled-release, phentermine plus topiramate combination on weight and associated comorbidities in overweight and obese adults (CONQUER): A randomised, placebo-controlled, phase 3 trial. Lancet. 2011;377(9774):1341-52.
49. Garvey WT, Ryan DH, Look M, Gadde KM, Allison DB, Peterson CA, et al. Two-year sustained weight loss and metabolic benefits with controlled-release phentermine phentermine/topiramate in obese and overweight adults (SEQUEL): A randomized, placebo-controlled, phase 3 extension study. Am J Clin Nutr. 2012;95(2):297-308.
50. Thrasher J. Pharmacologic management of type 2 diabetes mellitus: available therapies. Am J Med. 2017;130(6s):S4-S17.
51. Karagiannis T, Liakos A. Efficacy and safety of once-weekly glucagon-like peptide 1 receptor agonists for the management of type 2 diabetes: A systematic review and meta-analysis of randomized controlled trials. Diabetes Obes Metab. 2015;17(11):1065-74.
52. Varanasi A, Patel P, Makdissi A, Dhindsa S, Chaudhuri A, Dandona P. Clinical use of liraglutide in type 2 diabetes and its effects on cardiovascular risk factors. Endocrine Pract. 2012;18(2):140-5.
53. Vilsboll T, Zdravkovic M, Le-Thi T, Krarup T, Schmitz O, Courrèges JP et al. Liraglutide, a longacting human glucagon-like peptide-1 analog, given as monotherapy significantly improves glycemic control and lowers body weight without risk of hypoglycemia in patients with type 2 diabetes. Diabetes Care. 2007;30(6):1608-10.
54. Wang B, Zhong J, Lin H, Zhao Z, Yan Z, He H, et al. Blood pressure-lowering effects of GLP-1 receptor agonists exenatide and liraglutide: A meta-analysis of clinical trials. Diabetes Obes Metab. 2013;15(8):737-49.
55. Sun F, Wu S, Guo S, Yu K, Yang Z, Li L, et al. Impact of GLP-1 receptor agonists on blood pressure, heart rate and hypertension among patients with type 2 diabetes: A systematic review and network meta-analysis. Diabetes Res Clin Pract. 2015;110(1):26-37.
56. Katout M, Zhu H, Rutsky J, Shah P, Brook RD, Zhong J, et al. Effect of GLP-1 mimetics on blood pressure and relationship to weight loss and glycemia lowering: Results of a systematic meta-analysis and meta-regression. Am J Hypertens. 2014;27(1):130-9.
57. O'Neil PM, Birkenfeld AL, McGowan B, Mosenzon O, Pedersen SD, Wharton S, et al. Efficacy and safety of semaglutide compared with liraglutide and placebo for weight loss in patients with obesity: A randomised, double-blind, placebo and active controlled, dose-ranging, phase 2 trial. Lancet. 2018;392(10148):637-49.
58. Picot J, Jones J, Colquitt, JL, Gospodarevskaya E, Loveman E, Baxter L, et al. The clinical effec-

tiveness and costeffetiveness of bariatric (weight loss) surgery for obesity: a systematic review and economic evaluation. Health Technol Assess Sep. 2009;13(41).

59. Schiavon CA, Berrch-Ferreira AC, Santucci EV, Oliveira JD, Torreglosa CR, Bueno PT, et al. Effects of Bariatric Surgery in Obese Patients With Hypertension The GATEWAY Randomized Trial (Gastric Bypass to Treat Obese Patients With Steady Hypertension). Circulation. 2018;137: 1132-1142.
60. Owen JG, Yazdi F, Reisin E. Bariatric surgery and hypertension. Am J of Hypertens. 2018;31(1):11-17.
61. Benaiges D, Climent E, Goday A, Roux JAF, Pedro-Botet J. Bariatric surgery and hypertension: implications and perspectives after the GATEWAY randomized trial. Cardiovasc Diagn Ther. 2019;9(1):100-3.
62. Shariq OA, McKenzie TJ. Obesity-related hypertension: a review of pathophysiology, management, and the role of metabolic surgery. Gland Surg. 2020;9(1):80-93.

SEÇÃO V

TRATAMENTO NÃO MEDICAMENTOSO

27

Sódio, potássio, cálcio e magnésio: contribuição dos eletrólitos no estabelecimento da hipertensão arterial sistêmica

Carla Brigagão Pacheco da Silva
Daniel Rodrigues
Julio Alves da Silva Neto
Rita de Cássia Aleixo Tostes Passaglia

CONSULTA RÁPIDA

Eletrólitos no controle da hipertensão arterial sistêmica (HAS)

- Desbalanço de Na^{+}, K^{+}, Ca^{++} e Mg^{++} contribui para o aumento da pressão arterial.

Concentração de eletrólitos no sangue

- Valores de referência

Íon	Concentração no sangue
Na^{+}	136-145 mEq/L
K^{+}	3,5-5,5 mEq/L
Ca^{++}	4,3-5,0 mEq/L
Mg^{++}	1,5-1,9 mEq/L

Ingestão diária recomendada

- Ingestão de 1,5 a 2,3 g/dia de Na^{+}, o que equivale a 1 colher de chá de sal.
- Ingestão de K^{+} de pelo menos 3,5 g/dia.
- Ingestão de 1 a 1,5 g/dia de Ca^{++}.
- Ingestão de 320 a 420 mg/dia de Mg^{++}.

Intervenção não medicamentosa para controle da HAS

Dieta balanceada

- Redução da ingestão de Na^{+}.
- Redução do consumo de gorduras.
- Aumento da ingestão de fibras.

Sensibilidade ao sal

- Heterogeneidade nas alterações de pressão arterial frente a mudanças na ingesta de sal.
- O aumento da carga de Na^{+} aumenta desproporcionalmente a pressão arterial em indivíduos sensíveis ao sal.

Dieta DASH

- Dieta baseada no consumo de alimentos minimamente processados e frescos.
- Esse padrão alimentar pode reduzir a pressão arterial sistólica em cerca de 6 a 11 mmHg.

Microbiota intestinal

- Disbiose intestinal pode contribuir para o desenvolvimento da HAS.

INTRODUÇÃO

Íons ou eletrólitos são elementos químicos de natureza mineral que existem em concentrações extremamente pequenas no corpo humano, mas, por meio de um fino ajuste, geram condições fundamentais para a manutenção da vida. Nos mamíferos, incluindo o ser humano, os principais íons presentes nas células são o sódio (Na^+), o potássio (K^+), o cálcio (Ca^{++}) e o magnésio (Mg^{++}). A princípio, esses elementos são adquiridos por meio da ingestão de água e de alimentos, mas o corpo humano também trabalha em um ajustado sistema de reciclagem, principalmente com a participação renal, por meio de reabsorção do filtrado renal para o sangue, evitando, assim, perdas excessivas desses componentes. Ao mesmo tempo, o corpo produz um conjunto de hormônios e neurotransmissores, como noradrenalina, angiotensina II (Ag II), renina, aldosterona, peptídeos natriuréticos atrial e cerebral, vasopressina, paratormônio (PTH), dentre outros, que atuam para a homeostase hidroeletrolítica e, consequentemente, para o controle adequado da pressão arterial (PA)[1-3].

O desbalanço de eletrólitos, ou desbalanço hidroeletrolítico, não somente contribui para o aumento da pressão arterial, como também pode ser consequência da hipertensão arterial sistêmica (HAS), especialmente nos quadros de crise hipertensiva. Nesse mesmo sentido, o sucesso do controle da HAS está relacionado ao manejo adequado desses componentes. É interessante destacar que indivíduos mais jovens apresentam naturalmente melhor controle fisiológico para a regulação corporal desses íons e controle mais adequado da pressão arterial[4,5].

Os íons ou eletrólitos em questão estão classificados nos rótulos de produtos alimentícios como sais minerais. Até o momento, nenhuma terapia anti-hipertensiva, seja dietética ou medicamentosa, se baseia exclusivamente no manejo desses íons. A correção em curto prazo de distúrbios hidroeletrolíticos associados a alterações agudas de PA é feita pela utilização de medicamentos, principalmente por via parenteral (pelas vias endovenosa, intramuscular, subcutânea e intradérmica, vias pelas quais o medicamento é absorvido mais rapidamente). Outrossim, em longo prazo, as intervenções não medicamentosas, como a utilização de dietas balanceadas, direcionadas à redução do consumo de Na^+ e manutenção do teor alimentar de K^+ e Ca^{++}, bem como redução do consumo de gorduras e aumento da ingestão de fibras, podem contribuir para a redução da pressão arterial[6] (Figura 1).

Os íons Na^+, Ca^{++} e Mg^{++} são eletrólitos que possuem tendência a permanecer no fluido extracelular, ao passo que os íons K^+ são capazes de se manter em alta concentração no interior da célula. Os processos de entrada e saída sistemática desses eletrólitos, que ocorrem constantemente nas células, controlam diversas funções fisiológicas, como atividade dos neurônios, tanto do sistema nervoso central como do sistema nervoso autônomo, e músculos esqueléticos, ritmo cardíaco e processos de contração cardíaca e vascular. Todas essas funções são determinantes na regulação da pressão arterial[7].

A concentração de eletrólitos no sangue se mantém em valores estreitos de referência, como os apresentados na Tabela I.

O SÓDIO E A HIPERTENSÃO ARTERIAL SISTÊMICA

O íon Na^+ é um dos eletrólitos que contribui de forma mais pronunciada para o aumento da pressão arterial. Uma concentração sanguínea alta de Na^+ implica em um volume maior de fluido circulante, uma vez que esse íon contribui com a osmolaridade sanguínea [no corpo humano, concentração de solutos (Na^+, ureia e glicose) em um solvente (água)], um dos determinantes para o volume sanguí-

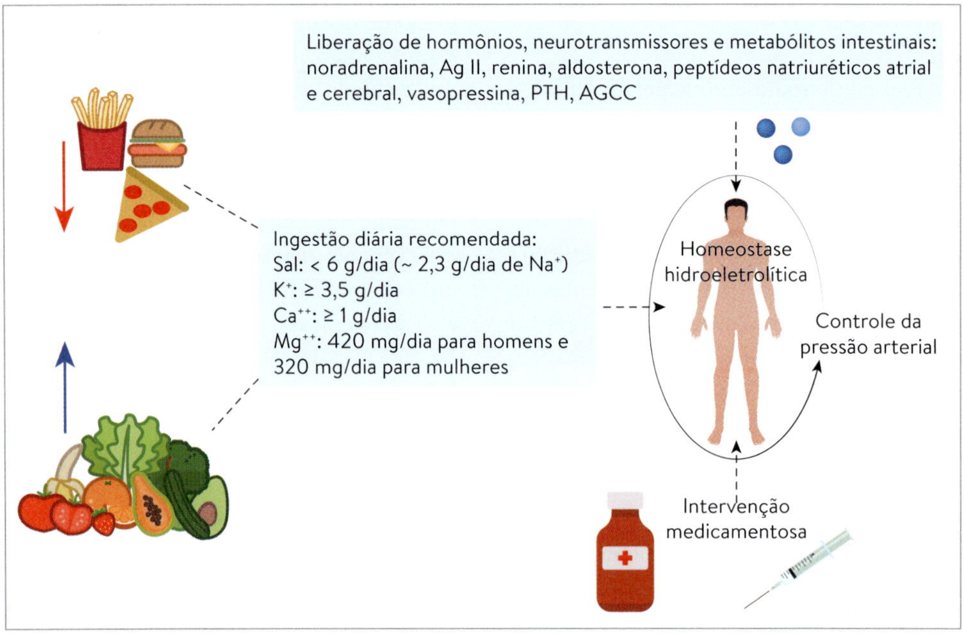

FIGURA 1 Fatores que contribuem para o controle da pressão arterial. Diferentes fatores contribuem para a manutenção da homeostase hidroeletrolítica e, consequentemente, para o controle da pressão arterial, tais como a ingestão adequada de íons (Na^+, K^+, Ca^{++} e Mg^{++}), intervenções medicamentosas, bem como a liberação de hormônios, neurotransmissores e metabólitos intestinais. Dieta balanceada com redução da ingestão de Na^+ e inclusão de alimentos ricos em K^+, Ca^{++} e Mg^{++}, bem como redução do consumo de gorduras e aumento da ingestão de fibras, representam uma das intervenções não medicamentosas para o controle e tratamento de pacientes com níveis elevados de pressão arterial. Ag II, angiotensina II; AGCC, ácidos graxos de cadeia curta; Ca^{++}, cálcio; K^+, potássio; Mg^{++}, magnésio; Na^+, sódio; PTH, paratormônio.

Fonte: Figura BioRender.

TABELA I Valores aproximados de referência para as formas mais comuns de quantificação de eletrólitos no sangue, com as denominações dos distúrbios de hiper ou hipoconcentração

Íon	Concentração no sangue	Distúrbio de alta concentração	Distúrbio de baixa concentração
Na^+	136-145 mEq/L	Hipernatremia	Hiponatremia
K^+	3,5-5,5 mEq/L	Hipercalemia ou hiperpotassemia	Hipocalemia ou hipopotassemia
Ca^{++}	4,3-5,0 mEq/L	Hipercalcemia	Hipocalcemia
Mg^{++}	1,5-1,9 mEq/L	Hipermagnesemia	Hipomagnesemia

Nota: esses valores de referência podem variar para os eletrólitos descritos de acordo com o método e a tecnologia diagnóstica empregados. Eq = o equivalente de um íon corresponde à massa molecular, dividido pela carga, sendo 1 para Na^+ e K^+ e 2 para Ca^{++} e Mg^{++}. Ca^{++}, cálcio; K^+, potássio; Mg^{++}, magnésio; Na^+, sódio; mEq/L, número de miliequivalentes (mEq) contido em 1 litro de solução.

neo e, consequentemente, para a PA e perfusão adequada dos órgãos.

Há outros fenômenos, além da alteração da osmolaridade, relacionados ao risco cardiovascular decorrente de altas concentrações de Na^+ na circulação de forma aguda ou crônica. Nesse sentido, o aumento em curto prazo da liberação de hormônios e neurotransmissores simpáticos já possui efeitos hipertensivos, assim como a indução de hipertrofia de miócitos cardíacos e de células musculares lisas, a geração de estresse oxidativo, a ativação do fator de transcrição nuclear kappa B (NF-κB), contribuindo para a inflamação renal, e a ativação do sistema renina-angiotensina-aldosterona (SRAA), que pode ter sua função suprimida em situações de altas concentrações de sal[8-11].

Segundo as Diretrizes Dietéticas para Americanos (DGA), a ingestão diária de sal não deve ser superior a 6 g (equivalente a 2,3 g/dia ou 100 mEq/dia de Na^+, ou a 1,5 colher de chá de sal de cozinha). A American Heart Association (AHA) recomenda ingestão diária de 1,5 g/dia de Na^+, o que equivale a 1 colher de chá de sal[12], quantidade muito abaixo dos 12 g de sal (equivalente a 4,6 g/dia de Na^+, ou 3 colheres de chá, aproximadamente) que é a média de consumo diário da população adulta em muitos países[13].

Há uma interconexão entre a quantidade de sal ingerida, a produção de mediadores que regulam a sede e a natriurese, e o controle da pressão arterial[14]. A redução na ingestão de Na^+ por meio da dieta pode ativar o SRAA, de forma compensatória, para manter o volume sanguíneo. Em indivíduos sadios, essa manobra parece não modificar os valores de pressão arterial. Por outro lado, benefícios clínicos são observados em portadores de HAS e insuficiência cardíaca submetidos a dietas de restrição de Na^+[15]. Portanto, nem todos os indivíduos apresentam alterações de PA frente a mudanças na ingestão de sal. Essa heterogeneidade, que também é influenciada pelo sexo, idade e etnia dos indivíduos, é denominada sensibilidade ao sal[16,17].

A sensibilidade ao sal é mais comum em afro-americanos, mulheres, pessoas> 45 anos e em indivíduos portadores de HAS ou outras comorbidades, como diabetes melito, doença renal crônica e síndrome metabólica[16,17]. A redução da ingestão de Na^+ está associada à redução da PA sistólica em média de 5,2, 6,4 e 10,2 mmHg em portadores de HAS e 1,3, 4,0 e 1,3 mmHg em indivíduos normotensos, randomizados em etnias branca, negra e asiática, respectivamente[18].

Em indivíduos sensíveis ao sal, o aumento da carga de Na^+ aumenta desproporcionalmente a pressão arterial[16]. Portanto, a ingestão diária recomendada de Na^+ é reduzida para 1,5 g para essa população mais sensível[12,18]. Vale destacar que os efeitos do sal sobre a PA são maiores nos contextos de ingestão de baixo teor de K^+ e de dieta de baixa qualidade em comparação com a dieta DASH[16].

A dieta DASH, do inglês *Dietary Approach to Stop Hypertension*, foi criada por cientistas norte-americanos na década de 1990, como estratégia para prevenir e controlar a HAS. Os estudos iniciais demonstraram que esse padrão alimentar pode reduzir a pressão arterial sistólica em cerca de 6 a 11 mmHg, tanto em indivíduos normotensos quanto em portadores de HAS. Além da redução da pressão arterial, existem evidências de que a dieta DASH também reduz o risco de eventos cardíacos adversos, acidente vascular cerebral, diabetes tipo 2 e obesidade. Essa dieta é baseada no consumo de alimentos minimamente processados e frescos e inclui, majoritariamente, o consumo de vegetais, frutas, carnes magras e laticínios. A dieta DASH também enfatiza a redução da ingestão de Na^+ para cerca de 1,5 g/dia e a inclusão de alimentos ricos em K^+, Ca^{++} e Mg^{++}, o que contribui para a prevenção de disfunção endotelial e promoção da vasodilatação dependente do endotélio[19]. Apesar de os estudos sobre a eficácia em longo prazo serem limitados, a dieta DASH parece ser um padrão alimentar promissor para a prevenção e/ou tratamento de elevações de pressão arterial, principalmente em um contexto de utilização de alimentos ultraprocessados desde a infância.

Estudos recentes têm sugerido que alterações na composição e função da microbiota intestinal também contribuem para a HAS[12,20]. A alta ingestão de sal pode induzir desequilíbrio da barreira intestinal e, consequentemente, inflamação sistêmica, resistência à insulina e aumento da pressão arterial[20]. Smiljanec e Lennon propuseram que interações entre o consumo excessivo de Na^+ e a disbiose intestinal, caracterizada por alteração da diversidade e riqueza na composição da microbiota intestinal, podem contribuir para o desenvolvimento da HAS[12]. Os potenciais mecanismos para o aumento da PA via microbiota intestinal parecem envolver indução de resposta inflamatória e/ou ativação de receptores sensíveis a metabólitos, como os receptores acoplados à proteína G (*G protein-coupled receptor*, GPCR ou GPR) e receptores olfatórios (Olfr)[12]. Nesse sentido, ácidos graxos de cadeia curta (AGCC), que são metabólitos produzidos pela microbiota intestinal, podem modular a PA via receptores Olfr78 e GPR41[21]. Adicionalmente, a indução de células T *helper* (Th)-17 associada à alta ingestão de sal também pode contribuir para a HAS[22].

Considerando que os rins são altamente especializados em reabsorver o Na^+, além dos mecanismos centrais de regulação da sede, uma condição de baixa concentração circulante de Na^+, ou hiponatremia, é muito rara. A hiponatremia é associada à desidratação, queimaduras, doenças renais e reações adversas a medicamentos, uma vez que várias classes de anti-hipertensivos têm como mecanismo de ação principal ou secundário o aumento da excreção urinária de Na^+.

POTÁSSIO

O íon K^+ é um eletrólito com alta afinidade pelo interior da célula, havendo uma concentração menor desse íon nos fluidos circulantes no corpo em comparação ao meio intracelular. A concentração intracelular de K^+ é de cerca de 120 mEq/L, enquanto no fluido circulante é de 3,5 a 5,5 mEq/L[23]. Assim, o K^+ contribui com a excitabilidade celular, e o excesso desse íon pode gerar hiperexcitabilidade neuronal, alterações no controle muscular e, sobretudo, arritmias cardíacas potencialmente fatais[18,24-26].

A Organização Mundial da Saúde (OMS) recomenda uma ingestão dietética de K^+ de pelo menos 3,5 g/dia (equivalente a 90 mmol/dia), o que pode contribuir para a redução da pressão arterial.[18] Assim, a depleção de íons K^+ tem sido associada ao aumento de pressão arterial em indivíduos com HAS primária e HAS secundária causado por excesso de mineralocorticoides[23]. Estudos sugerem que menor relação Na^+/K^+ pode resultar em melhor controle da PA que a redução individual do Na^+ ou aumento isolado do K^+ na dieta[18,23].

Alguns mecanismos associados à redução da PA mediada pelo K^+ envolvem melhora da função endotelial e aumento da liberação de óxido nítrico (NO), vasodilatação pela redução do Ca^{++} citosólico em células do músculo liso, aumento da natriurese e redução da atividade do sistema nervoso simpático[27]. Além disso, efeitos diretos do K^+ sobre a reabsorção transepitelial de Na^+, modulação da atividade do cotransportador renal de Na^+-Cl^- e natriurese induzida por K^+ têm sido sugeridos como mecanismos relacionados ao manejo de íons Na^+ e, por conseguinte, ao controle da pressão arterial. Dessa forma, a alta ingestão de K^+ tem ação inibitória na reabsorção de Na^+[23].

Apesar da suplementação de K^+ na dieta estar associada à redução da PA, a suplementação oral com medicamentos à base de cloreto de potássio tem sido relacionada a reações adversas importantes. O excesso de K^+ no sangue, hiperpotassemia ou hipercalemia, por excesso de ingestão de K^+ na alimentação, é raro. Porém, a insuficiência renal aguda ou crônica, lesões musculares, intoxicações, doenças hemolíticas, hipoaldosteronismo ou reações adversas a medicamentos como os suplementos de K^+, espironolactona (antagonista de receptores mineralocorticoides), captopril (inibidor da enzima conversora de angiotensina), losartana (antagonista de receptores AT1 de angiotensina) e sulfametoxazol + trimetropima (antibióticos da classe das sulfonamidas e derivados diaminopirimidínicos, respectivamente) podem gerar esse distúrbio hidroeletrolítico[28,29].

Por outro lado, a hipocalemia geralmente está associada a episódios de diarreia e vômitos. Medicamentos para asma, como salbutamol e clembuterol, sobrecarga de insulina e alcalose metabólica ou respiratória podem gerar hipocalemia.

O rim é um dos principais órgãos responsáveis pela homeostase do íon K^+.[23] Ademais, tem sido sugerida a participação do sistema endócrino no controle do K^+ sérico, podendo este ser uma ponte para distúrbios agudos de pressão arterial. Assim, elevações graves na glicemia ou administração inapropriada de insulina geram simultaneamente perturbações no equilíbrio do K^+ circulante. Confirmando essa correlação, a paralisia tireotóxica/hipocalêmica periódica gera paralisia de membros inferiores relacionada à hipocalemia e ingesta excessiva de carboidratos[30].

CÁLCIO

O íon Ca^{++} é um eletrólito amplamente relacionado à contração dos músculos cardíacos, esqueléticos e músculo liso vascular. O Ca^{++} também modula a frequência cardíaca, a atividade neuronal e diversas reações enzimáticas do metabolismo energético e coagulação do sangue[31-33].

Quando o Ca^{++} adentra células musculares, ocorre ativação de várias proteínas envolvidas no processo de contração dos músculos em geral, especialmente do coração e vasos sanguíneos; sendo estes diretamente relacionados ao controle da pressão arterial. Assim, os distúrbios de concentração sérica de Ca^{++} relacionam-se a alterações da musculatura esquelética, intestinal, alterações neurológicas, cardíaca e vascular, resultando em instabilidades na pressão arterial[34-36].

O Ca^{++} entra nas células por meio de canais para Ca^{++} na membrana plasmática. No caso de células musculares, além do transporte de Ca^{++} pela membrana, há estoques de Ca^{++} no retículo sarcoplasmático. O perfil de ativação/desativação dos mecanismos de entrada de Ca^{++} por meio da membrana e de mobilização dos estoques intracelulares pode tanto potencializar a vasoconstrição, aumentando a PA, como também aumentar a predisposição a arritmias cardíacas[37-39].

Não há informação científica de que uma redução no consumo dietético de Ca^{++} atenue a HAS; pelo contrário, em indivíduos normotensos, a ingestão de 1 a 1,5 g/dia de Ca^{++} tem sido associada a uma tênue redução de PA sistólica e diastólica. Além disso, a suplementação de Ca^{++} tem mostrado efeitos benéficos sobre o risco de HAS gestacional, principalmente em mulheres com baixa ingestão de Ca^{++} na dieta[27].

Em seres humanos, o Ca^{++} se distribui de diversas formas nos diferentes órgãos, contudo, havendo uma inter-relação entre esses estados. Resumidamente, a maior parte do Ca^{++} corporal é armazenada nos ossos; secundariamente, o Ca^{++} circula no corpo conjugado a moléculas, como o fosfato e a albumina sérica. Nesse aspecto de conjugação a proteínas, menor concentração de albumina plasmática tende a elevar a concentração de Ca^{++} livre no sangue. Ainda nessa perspectiva, um aspecto interessante é que, no interior das células, dentre outras formas existentes de Ca^{++}, a mais importante é a forma iônica bivalente Ca^{++}, que atua como molécula de sinalização para diversas reações celulares. Nesse aspecto em particular, uma das características da HAS experimental é o aumento da sinalização intracelular mediada pelo Ca^{++}, o que resulta em aumentos na excitabilidade e contratilidade do coração e de vasos sanguíneos, além do aumento da liberação de neurotransmissores simpáticos[40-42].

Dois órgãos são fundamentais na regulação da concentração circulante de Ca^{++}, a glândula paratireoide, pela secreção do PTH, e o rim, pelos processos de filtração e reabsorção renal. A absorção intestinal de Ca^{++} também apresenta significância fisiológica.

A hipercalcemia pode ter várias causas, desde a desidratação, reações adversas a diuréticos e vitaminas e até doenças infecciosas e neoplásicas.

MAGNÉSIO

O Mg^{++} é o quarto íon mais abundante no organismo e desempenha importante papel para diversas funções celulares, como síntese proteica e de ácidos nucleicos, sendo cofator para mais de 300 enzimas. Em indivíduos adultos, a quantidade de Mg^{++} é de aproximadamente 25 g, sendo 60% presentes nos ossos e menos de 1% no sangue, em uma faixa de concentração estreita de 1,5 a 1,9 mEq/L (0,75 a 0,95 mmol/L)[43].

A Agência reguladora de Alimentos e Medicamentos dos Estados Unidos (Food and Drug Administration, FDA)[44] recomenda a ingestão diária de 420 mg de Mg^{++} por homens adultos e 320 mg para mulheres adultas. Esses valores podem ser atingidos por meio de uma dieta rica em frutas, verduras de folha escura, amêndoas, sementes, laticínios de baixo teor gorduroso e água mineral. Sendo assim, a suplementação de Mg^{++} só é necessária em condições de hipomagnesemia, que pode ser resultado de ingestão ou absorção inadequada de Mg^{++} pela alimentação. De forma semelhante, distúrbios gastrointestinais que geram vômito, sangramento e diarreia, e aumento da excreção renal por doenças crônicas, metabólicas e inflamatórias podem levar à hipomagnesemia.

O Mg^{++}, assim como o Ca^{++}, é um cátion bivalente. Teoricamente, por não promover contração das artérias, coração nem excitabilidade neuronal, o Mg^{++} pode ser um modulador das funções contráteis e bioeletrogênicas do Ca^{++}, contribuindo para a manutenção de níveis normais de pressão arterial. Nesse aspecto, o estudo clínico *The Honolulu Heart Study*[45] demonstrou pela primeira vez a relação inversa entre o Mg^{++} e a modulação da pressão arterial. Desde então, diferentes estudos demonstram que a ingestão diária de Mg^{++} em uma faixa entre 500 a 1.000 mg apresenta efeito hipotensor. Entretanto, muitas variações de redução de PA foram observadas nesses estudos. Essas diferenças nos achados podem estar relacionadas ao tipo de formulação utilizada para veicular Mg^{++}, dose e tempo de tratamento, e condição clínica dos indivíduos[46]. Além disso, evidências clínicas e experimentais sugerem que o efeito hipotensor do Mg^{++} é melhor evidenciado quando administrado em conjunto com K^+ e frente a baixo consumo de Na^+.

Em relação aos vasos, o efeito hipotensor atribuído ao Mg^{++} pode ser explicado, preferencialmente, por mecanismos relacionados à reatividade vascular[27]. O Mg^{++} reduz a resposta a agentes vasoconstritores e, consequentemente, a resistência vascular periférica. Além disso, evidências demonstram que o Mg^{++} estimula a síntese da prostaciclina (PGI_2), agente vasodilatador, em artérias uterinas e células endoteliais humanas em cultura; aumenta a produção de NO e melhora a função endotelial. De fato, a administração de sulfato de magnésio tem implicação clínica no tratamento da pré-eclâmpsia e da eclâmpsia[47].

Evidências experimentais e clínicas permitem sugerir que o Mg^{++} desempenha papel na modulação da PA na HAS. Entretanto, o contraste nos resultados de estudos clínicos indica a necessidade de mais investigações buscando, principalmente, a homogeneidade dos grupos e variáveis experimentais.

RESUMO

- Os íons participam da regulação de várias funções fisiológicas.
- Os íons Na^+, K^+, Ca^{++} e Mg^{++} têm participação importante no funcionamento do sistema cardiovascular.
- Os eletrólitos regulam funções biológicas, trabalhando em sintonia com o sistema endócrino.
- Alterações significativas na concentração circulante de um íon podem alterar a concentração de outros íons.
- A homeostase eletrolítica e, consequentemente, o controle da PA podem ser controlados com medicamentos, como nas emergências hipertensivas, e sem medicamentos, por meio de dieta equilibrada.
- A redução do consumo de Na^+ na dieta é uma importante intervenção não medicamentosa no tratamento da HAS. A menor relação Na^+/K^+ resulta em melhor controle da pressão arterial que a redução individual do Na^+ ou aumento isolado do K^+ pela dieta.
- A sensibilidade ao sal, isto é, alterações da PA frente a variações na ingestão de sal, é mais comum em afro-americanos, mulheres, pessoas > 45 anos e em indivíduos portadores de HAS, diabetes melito, doença renal crônica e síndrome metabólica.
- Distúrbios da concentração sérica de Ca^{++} relacionam-se a alterações funcionais da musculatura cardíaca e vascular, resultando em instabilidades na pressão arterial.
- Ca^{++} e Mg^{++} são eletrólitos que atuam em conjunto, modulando principalmente as respostas fisiológicas geradas pelo trânsito de Na^+ e K^+.

BIBLIOGRAFIA

1. Neto OMV, Neto MM. Distúrbios do equilíbrio hidroeletrolítico. Medicina (B Aires). 2003;36(2-4):325-37.
2. Ringer S, Buxton DW. Concerning the action of calcium, potassium, and sodium salts upon the Eel's heart and upon the skeletal muscles of the frog. J Physiol. 1887;8(1):15-9.
3. Hollenberg NK. Effects on blood pressure of reduced dietary sodium and the dietary approaches to stop hypertension (DASH) diet: Editor's comments. Curr Hypertens Rep. 2001;3(5):373.
4. Elliott P, Stamler J, Nichols R, Dyer AR, Stamler R, Kesteloot H, et al. Intersalt revisited: Further analyses of 24 hour sodium excretion and blood pressure within and across populations. Br Med J. 1996;312(7041):1249-53.
5. Mill JG, Malta DC, Machado ÍE, Pate A, Pereira CA, Jaime PC, et al. Estimation of salt intake in the Brazilian population: results from the 2013 national health survey. Rev Bras Epidemiol. 2019;22(Suppl 2).
6. Sacks FM, Svetkey LP, Vollmer WM, Appel LJ, Bray GA, Harsha D, et al. Effects on blood pressure of reduced dietary sodium and the dietary approaches to stop hypertension (DASH) diet. N Engl J Med. 2001;344(1):3-10.
7. Iqbal S, Klammer N, Ekmekcioglu C. nutrients The effect of electrolytes on blood pressure. A Brief. 2019;(Dm):1-14.
8. Drenjančević-Perić I, Jelaković B, Lombard JH, Kunert MP, Kibel A, Gros M. High-salt diet and hypertension: Focus on the renin-angiotensin system. Kidney Blood Press Res. 2011;34(1):1-11.
9. Leenen FHH, Blaustein MP, Hamlyn JM. Update on angiotensin II: New endocrine connections between the brain, adrenal glands and the cardiovascular system. Endocr Connect. 2017;6(7):R131-45.
10. Corvol P, Michaud A, Olivier G, Jean-Marie G, Marie-Claire G. Can we live without a functional renin-angiotensin system? Clin Exp Pharmacol Physiol. 2008;35(4):431-3.
11. Arnon A, Hamlyn JM, Blaustein MP. Ouabain augments Ca(2+) transients in arterial smooth muscle without raising cytosolic Na(+). Am J Physiol Heart Circ Physiol. 2000;279(2):H679-91.

12. Smiljanec K, Lennon SL. Sodium, hypertension, and the gut: does the gut microbiota go salty? Am J Physiol Circ Physiol. 2019;317(6):H1173-82.
13. Yi B, Titze J, Rykova M, Feuerecker M, Vassilieva G, Nichiporuk I, et al. Effects of dietary salt levels on monocytic cells and immune responses in healthy human subjects: a longitudinal study. Transl Res. 2015;166(1):103-10.
14. DeClue JW, Guyton AC, Cowley AW, Coleman TG, Norman RA, McCaa RE. Subpressor angiotensin infusion, renal sodium handling, and salt-induced hypertension in the dog. Circ Res. 1978;43(4):503-12.
15. Cognuck SQ, Reis WL, Silva MS, Almeida-Pereira G, Debarba LK, Zorro SV, et al. Sex- And age-dependent differences in the hormone and drinking responses to water deprivation. Am J Physiol - Regul Integr Comp Physiol. 2020;318(3):R567-78.
16. Elijovich F, Weinberger MH, Anderson CAM, Appel LJ, Bursztyn M, Cook NR, et al. Salt sensitivity of blood pressure. Hypertension. 2016;68(3):e7-46.
17. Whelton PK, Carey RM, Aronow WS, Casey DE, Collins KJ, Dennison Himmelfarb C, et al. 2017 ACC/AHA/AAPA/ABC/ACPM/AGS/APhA/ASH/ASPC/NMA/PCNA Guideline for the Prevention, Detection, Evaluation, and Management of High Blood Pressure in Adults: A Report of the American College of Cardiology/American Heart Association Task Force on Clinical Pr. Hypertension. 2018;71(6):E13-115.
18. Whelton PK. Sodium, potassium, blood pressure, and cardiovascular disease in humans. Curr Hypertens Rep.2014 Aug;16(8):465.
19. Sanches Machado d'Almeida K, Ronchi Spillere S, Zuchinali P, Corrêa Souza G. Mediterranean diet and other dietary patterns in primary prevention of heart failure and changes in cardiac function markers: A systematic review. Nutrients. 2018;10(1):58.
20. Tanaka M, Itoh H. Hypertension as a metabolic disorder and the novel role of the gut. Curr Hypertens Rep. 2019;21(8):63.
21. Pluznick JL, Protzko RJ, Gevorgyan H, Peterlin Z, Sipos A, Han J, et al. Olfactory receptor responding to gut microbiota-derived signals plays a role in renin secretion and blood pressure regulation. Proc Natl Acad Sci. 2013;110(11):4410-5.
22. Wilck N, Matus MG, Kearney SM, Olesen SW, Forslund K, Bartolomaeus H, et al. Salt-responsive gut commensal modulates TH17 axis and disease. Nature. 2017;551(7682):585-9.
23. Murillo-de-Ozores AR, Gamba G, Castañeda-Bueno M. Molecular mechanisms for the regulation of blood pressure by potassium. In: Current Topics in Membranes. Elsevier; 2019. p. 285-313.
24. Powell T, Terrar D, Twist VW. Electrical properties of individual cells isolated from adult rat ventricular myocardium. J Physiol. 1980;302:131-53.
25. Liang BT, Gross GJ. Direct preconditioning of cardiac myocytes via opioid receptors and KATP channels. Circ Res. 1999;84(12):1396-400.
26. Tucci PJF, Maciel RH. Estabilidade funcional do coração. An Bras Cardiol.1977;423-7.
27. Iqbal S, Klammer N, Ekmekcioglu C. The effect of electrolytes on blood pressure: A brief summary of meta-analyses. Nutrients. 2019;11(6):1362.
28. Horisberger JD, Giebisch G. Potassium-sparing diuretics. Ren Physiol. 1987;10(3-4):198-220.
29. Markman Filho B, Carlos Sobral Sousa A, Felice Castro Issa A, Ramos Nascimento B, Correa Filho H, Luiz Campos Vieira M, et al. Diretrizes Brasileiras de Hipertensão Arterial-2020 Barroso et al. Arq Bras Cardiol. Arq Bras Cardilologia. 2021;116(3):516-658.
30. Maclel RMB, Lindsey SCS, Dias Da Silva MR. Novel etiopathophysiological aspects of thyrotoxic periodic paralysis. Nat Rev Endocrinol. 2011;7(11):657-67.
31. Katz M. Regulation of cardiac muscle contractility. J Gen Physiol. 1967;50(6):Suppl:185-96.
32. Trovati M, Massucco P, Mattiello L, Costamagna C, Aldieri E, Cavalot F, et al. Human vascular smooth muscle cells express a constitutive nitric oxide synthase that insulin rapidly activates, thus increasing guanosine 3':5'-cyclic monophosphate and adenosine 3':5'-cyclic monophosphate concentrations. Diabetologia. 1999;42(7):831-9.
33. Periasamy M, Janssen PML. Molecular basis of diastolic dysfunction. Heart Fail Clin.2008;4(1):13-21.
34. Brady AJ. Excitation and excitation-contraction coupling in cardiac muscle. Annu Rev Physiol. 1964;26:341-56.
35. Tostes RCA, Wilde DW, Bendhack LM, Webb RC. Calcium handling by vascular myocytes in hypertension. Brazilian J Med Biol Res. 1997;30(3):315-23.
36. Amobi N, Guillebaud J, Smith ICH. Contractile actions of L-type Ca2+ agonists in human vas deferens and effects of structurally different Ca2+ antagonists. Eur J Pharmacol. 2010;627(1-3):285-94.
37. Bers DM. Cardiac excitation-contraction coupling. Nature. 2002;415(6868):198-205.
38. Bassani JW, Bassani RA, Bers DM. Relaxation in rabbit and rat cardiac cells: species-dependent differences in cellular mechanisms. J Physiol. 1994;476(2):279-93.
39. Clark RB, Bouchard R, Giles WR. Action potential duration modulates calcium influx, Na(+)-Ca2+ exchange, and intracellular calcium release in

rat ventricular myocytes. Ann N Y Acad Sci. 1996;779:417-29.

40. Altamirano J, Li Y, DeSantiago J, Piacentino V, Houser SR, Bers DM. The inotropic effect of cardioactive glycosides in ventricular myocytes requires Na+-Ca2+ exchanger function. J Physiol. 2006;575(Pt 3):845-54.
41. Gonano LA, Sepúlveda M, Rico Y, Kaetzel M, Valverde CA, Dedman J, et al. Calcium-calmodulin kinase II mediates digitalis-induced arrhythmias. Circ Arrhythmia Electrophysiol. 2011;4(6):947-57.
42. Amobi N, Guillebaud J, Smith CH. Comparative effects of T-type and L-type Ca(2+)-antagonists against noradrenaline-induced contractions of human vas deferens. BJU Int. 2010;106(4): 578-85.
43. Dietary Reference Intakes for Calcium, Phosphorus, Magnesium, Vitamin D, and Fluoride. Washington: National Academies Press; 1997. 190-248 p.
44. FDA. Food and Drug Administration. Daily value on the new nutrition and supplement facts labels; 2020.
45. Joffres MR, Reed DM, Yano K. Relationship of magnesium intake and other dietary factors to blood pressure: The Honolulu heart study. Am J Clin Nutr. 1987;45(2):469-75.
46. Houston M. The role of magnesium in hypertension and cardiovascular disease. J Clin Hypertens. 2011;13(11):843-7.
47. Sontia B, Touyz RM. Role of magnesium in hypertension. Arch Biochem Biophys. 2007;458(1):33-9.

28

Consumo de álcool

Leila Beltrami Moreira

CONSULTA RÁPIDA

Metabolismo do álcool (etanol)

- Mais de 90% são metabolizados no fígado.
- Enzimas álcool desidrogenase do grupo I (ADH), citocromo P4502E1(CYP2E1) e catalase, sendo convertido a um metabólito ativo, o acetaldeído, que depois é oxidado por diversas vias enzimáticas a acetato.
- Volume de distribuição é menor nas mulheres.

Efeitos do álcool no organismo

- Substância psicoativa
- Dependem de fatores genéticos
- Etanol e acetaldeído são tóxicos para os tecidos: cérebro, coração, artérias, fígado
- Consumo crônico acima de duas doses de álcool para homens e uma dose para mulheres, em uma única ocasião, está associado a aumento de risco cardiovascular, elevação da pressão arterial, cirrose hepática, câncer, adição, lesão cerebral, acidentes.

Álcool e pressão arterial

- Associação dose-resposta, com limiar em dois drinques por dia ou 30 g de álcool/dia

Medidas de consumo de álcool

- 1 mL de álcool puro contém 0,8 g da substância
- 1 drinque contém entre 10 e 15 g de álcool
- 1 dose é equivalente a:
  - Uma lata de cerveja = 350 mL
  - Uma taça de vinho = 150 mL
  - Uma dose de cachaça, uísque ou outra bebida alcoólica destilada = 45 mL

Avaliação do paciente com hipertensão arterial sistêmica

- Avaliação do consumo de álcool na anamnese
- Instrumentos de avaliação:
- Questionário CAGE – problemas com álcool
- Questionário AUDIT – dependência leve

Recomendações

- Dieta saudável; moderação no consumo de álcool
- Limite de 1 drinque/dia (15 g) para mulheres e 2 drinques/dia (30 g) para homens
- Intervenção breve pelo médico ou equipe de saúde
- Encaminhamento para tratamento especializado se for identificada dependência de álcool
- Se paciente não atinge o alvo de pressão com tratamento otimizado, reavaliar consumo de álcool

INTRODUÇÃO

Os efeitos do álcool sobre o organismo são diversos, desde ação sobre o sistema nervoso central até elevação da pressão arterial e aumento do risco cardiovascular. A associação positiva entre consumo de álcool e hipertensão arterial sistêmica (HAS) está bem estabelecida e a limitação no consumo é recomendada entre as medidas de mudança de estilo de vida.

As bebidas fermentadas são produzidas a partir de substâncias naturais, com produção de álcool etílico (etanol). Quando submetidas ao processo de destilação, ocorre aumento da concentração de álcool, constituindo as bebidas conhecidas como destiladas. O teor alcoólico das bebidas é descrito no rótulo da embalagem como °GL, que indica quantos mililitros de álcool absoluto estão contidos em 100 mL da bebida, correspondendo ao percentual de álcool no volume total da bebida. O teor alcoólico de bebidas fermentadas varia entre 7 e 16% do volume, enquanto as bebidas destiladas contêm entre 38 e 54% do volume na forma de álcool.[1] Para obter a quantidade de álcool em gramas, o volume de álcool deve ser multiplicado por 0,8, uma vez que 1 mL de álcool contém 0,8 g da substância. Uma dose de bebida alcoólica contém entre 10 e 15 g de álcool, o que corresponde a uma lata de cerveja (350 mL), uma taça de vinho (150 mL) ou uma dose de cachaça, uísque ou outra bebida alcoólica destilada (45 mL).

A seguir, serão abordados aspectos epidemiológicos do consumo de álcool, mecanismos de ação, efeitos sobre a pressão arterial e abordagem do paciente quanto ao uso de bebidas alcoólicas no tratamento e prevenção de hipertensão arterial sistêmica e doença cardiovascular.

EPIDEMIOLOGIA DO CONSUMO DE ÁLCOOL NO BRASIL

Segundo dados da OMS,[2] o consumo *per capita* de álcool puro na população a partir de 15 anos no Brasil em 2016 foi estimado em 13,4 L para homens e 2,4 L para mulheres, sendo a cerveja a bebida mais consumida, seguida pelos destilados. A prevalência de abstêmios ao longo da vida foi, respectivamente, de 11,4% para homens e 30,8% para mulheres, de morbidades relacionadas ao álcool, 6,9 e 1,6%, e a dependência ao álcool foi de 2,3 e 0,5%. A fração atribuível ao álcool de mortes por cirrose hepática, acidentes de trânsito e câncer em 2016 foi, respectivamente, para homens (H) e mulheres (M) em separado, de 69,5% H por 42,6% M; 36,7% H por 23% M; e 8,7% H por 2,2% M.

Em estudo transversal[3] com dados provenientes da Pesquisa Nacional de Saúde de 2013, considerando a população a partir de 18 anos, a prevalência de uso de álcool nos últimos 30 dias foi estimada em 26,5%, sendo 39,2% no sexo masculino e 15,2% no feminino. Considerando uso episódico excessivo de álcool (consumo de cinco ou mais doses para homens e quatro ou mais doses para mulheres em uma única ocasião, pelo menos uma vez nos 30 dias anteriores à pesquisa), a prevalência foi de 13,7%: 21,6% no sexo masculino e 6,6% no feminino. O uso episódico excessivo de álcool foi mais prevalente entre os 18 e 34 anos.

METABOLISMO DO ÁLCOOL

O álcool etílico (etanol) é uma substância psicoativa, que afeta vias neurais e partes do cérebro, cujos efeitos dependem da dose ingerida, polimorfismos genéticos, experiências anteriores e do ambiente. Os efeitos farmacológicos e patológicos do álcool no organismo dependem da quantidade ingerida e do tempo de exposição ao etanol e seus metabólitos. A concentração plasmática de álcool atingida após sua ingestão depende não só do peso corporal, mas também da proporção de gordura e água do organismo. As mulheres atingem concentração plasmática mais elevada que os homens para uma mesma dose ingerida, em razão do volume de distribuição menor, por terem maior proporção de gordura[4].

Mais de 90% do álcool ingerido são metabolizados no fígado pelas enzimas álcool desidrogenase do grupo I (ADH), citocromo P4502E1 (CYP2E1) e catalase, sendo convertido a um metabólito ativo, o acetaldeído, que depois é oxidado por diversas vias enzimáticas a acetato. A taxa de eliminação é muito variável em razão dos polimorfismos genéticos das principais enzimas que metabolizam o álcool a acetaldeído. Embora pequena parte do álcool seja metabolizada por outras vias que não a da álcool desidrogenase, a CYP2E1 é induzível, tendo participação significativa na metabolização quando as concentrações de álcool são altas e após longo tempo de consumo. A indução da CYP2E1 pelo consumo crônico de álcool leva a concentrações mais elevadas de acetaldeído. Com o aumento da concentração de álcool no substrato, ocorre redução da atividade da ADH1 e aumento da fração ADH3, o que contribui para a elevação da concentração de acetaldeído. A catalase parece ter maior participação no metabolismo do álcool no cérebro. Além das vias oxidativas, o álcool é metabolizado a ácidos graxos (éster de etila), que estão envolvidos em lesão de órgãos induzida pelo álcool, como no coração. Algumas das isoformas da acetaldeído desidrogenase estão envolvidas no rápido metabolismo do acetaldeído. A ALDH2 está mais presente no fígado e no estômago, mas também é encontrada em outros tecidos, incluindo o cerebral. O álcool sofre metabolismo de primeira passagem em menor ou maior grau dependendo da presença de alimentos que prolongam o tempo de esvaziamento do estômago. O acetaldeído do sangue não é capaz de atravessar a barreira hematoencefálica. Embora não seja bem conhecida a via, o cérebro é capaz de produzir acetaldeído a partir do álcool. O acúmulo no sangue está associado com sintomas desagradáveis que previnem consumo adicional, porém especula-se que o acetaldeído tenha ação de reforço no cérebro, bem como quando está em baixa concentração na corrente sanguínea, contribuindo para uso abusivo de álcool e alcoolismo[5,6].

ÁLCOOL E PRESSÃO ARTERIAL

A hipertensão arterial sistêmica induzida pelo consumo crônico de álcool é um processo multifatorial não completamente elucidado. A metabolização do álcool e do acetaldeído gera espécies reativas de oxigênio e redução do óxido nítrico nos tecidos. O estresse oxidativo juntamente com aumento do cálcio intracelular, disfunção endotelial, inflamação vascular, aumento da reatividade vascular e remodelamento estrutural levam ao aumento da resistência vascular periférica e elevação da pressão arterial[7].

Outros mecanismos envolvidos no aumento do risco cardiovascular associado ao consumo crônico de álcool têm sido aventados. Estudos sugerem que o acetaldeído tenha papel importante na patogênese da cardiomiopatia alcoólica. Parece estar envolvido na depressão miocárdica induzida pelo álcool, possivelmente por alterar proteínas regulatórias da concentração de cálcio intracelular. Por sua vez, a acetaldeído desidrogenase ALDH2 interage com receptores de colesterol na superfície de macrófagos e promove aterosclerose por interferir na função lisossomal e autofagia, levando ao acúmulo de LDL-colesterol e formação de células espumosas ao impedir, por mecanismos não conhecidos, a hidrólise do colesterol nos lisossomos[8].

TRATAMENTO NÃO MEDICAMENTOSO: MODERAÇÃO NO CONSUMO DE ÁLCOOL

A partir dos estudos observacionais que demonstraram associação dose-resposta entre consumo de álcool e pressão arterial[9], recomenda-se moderação no consumo de bebidas alcoólicas, ou seja, no máximo um drinque (14 g) por dia para mulheres e dois para homens[10]. Essa recomendação é respaldada por estudos de intervenção que investigaram os efeitos do consumo crônico de álcool sobre a pressão arterial, observando-se essa variável biológica em pacientes hipertensos e normotensos na vigência de consumo e na abstinência, os quais confirmaram a elevação da pressão na fase de consumo e redução gradual com a suspensão do álcool. Em metanálise[11] que incluiu 14 ensaios clínicos randomizados e cerca de 2 mil indivíduos, em sua maioria homens, submetidos à redução de consumo de álcool durante pelo menos uma semana, a redução global da pressão sistólica foi de –3,31 mmHg (IC 95% –2,52 a –4,10) e de –2,04 mmHg (IC 95% –1,49 a –2,58) na diastólica.

A avaliação do paciente hipertenso inclui identificação de fatores de risco cardiovasculares. Assim, deve ser estimado o consumo de bebidas alcoólicas e monitorado. Entre os instrumentos para triagem de problemas com álcool, o questionário CAGE[12] foi criado com o objetivo de identificar possível dependência ao álcool. Com quatro perguntas, é de fácil e rápida aplicação. Já o *Alcohol Use Disorders Identification Test* (AUDIT)[13] foi desenvolvido pela Organização Mundial da Saúde como um instrumento simples para detectar sinais precoces de uso abusivo e identificar dependência leve ao álcool, na atenção primária.

Intervenções para reduzir o consumo de álcool e prevenir o risco vão de uma simples recomendação durante a consulta médica até intervenções estruturadas realizadas pelo médico ou pelos profissionais da equipe de saúde. O paciente deve ser levado a refletir sobre o seu propósito ao consumir bebidas alcoólicas e conscientizar-se do risco para a saúde associado e da necessidade de reduzir a quantidade ou mesmo abandonar o hábito. Identificando-se dependência de álcool, ele deve ser encaminhado para atendimento especializado.

Estudos avaliando intervenções para redução de consumo de álcool são mais frequentemente voltados para intervenções comunitárias. Uma revisão sistemática[14] avaliou intervenção de aconselhamento comportamental de adultos e adolescentes identificados na atenção primária como usuários de álcool acima do limite recomendado. Foram incluídos 23 ensaios clínicos, geralmente excluindo pacientes com dependência ao álcool. A melhor evidência foi para intervenções breves (10 a 15 min), multicontato de aconselhamento comportamental em adultos (10 estudos), com redução de 3,6 drinques/semana; 12% menos relataram episódios de consumo excessivo e 11%, uso de quantidades inferiores ao limite recomendado. Outra metanálise[15] mais recente de ensaios clínicos incluiu 15.147 participantes, com idade mediana de 43 anos, em que o grupo controle recebeu informação simples sobre os riscos do álcool sobre a saúde ou nenhuma intervenção (estudos mais antigos). Houve grande variabilidade nas intervenções breves entre os estudos, variando o tempo da intervenção de 5 a 60 min. A análise primária mostrou redução de 20 g/semana de álcool consumido em relação ao controle. Não houve diferença estatisticamente significativa entre homens (n = 3.486) e mulheres (n = 1.350), que reduziram 42 g e 30 g de álcool por semana, respectivamente.

Estudo de coorte[16] analisou dados de participantes de ensaio clínico desenhado para avaliar o efeito sobre a pressão arterial da instituição de um conjunto de medidas, quais sejam: triagem de uso inadequado de álcool, intervenção breve por médico ou pela equipe de saúde e referenciamento para tratamento especializado. Não foi observada associação significativa entre intervenção breve e mudança na pressão arterial aos 18 meses de seguimento, considerando o conjunto de intervenções feitas pelo médico ou pela equipe de saúde da atenção primária. Porém, análises exploratórias mostraram que os pacientes hipertensos que receberam intervenção breve feita pelo médico, que relataram menor frequência de episódios de uso excessivo de álcool no último ano e estavam com a pressão arterial > 140/90 mmHg na avaliação basal tiveram benefício no controle da hipertensão arterial sistêmica.

Roerecke et al.[16], em metanálise de ensaios clínicos, concluíram que a redução no consumo de álcool reduziu a pressão arterial de forma dose-dependente, com aparente limiar em dois drinques por dia. Ainda, a redução em 50% no consumo de álcool naqueles que consumiam seis ou mais drinques/dia resultou na redução de 5,5 mmHg na pressão arterial sistólica e 4,0 mmHg na diastólica. Portanto, recomendação de consumo de álcool com moderação faz parte da orientação de dieta saudável, e pacientes que não atingem o alvo de pressão com o tratamento devem ser reavaliados quanto ao consumo de bebidas alcoólicas.

BIBLIOGRAFIA

1. Lima LLM, Melo Filho AB. Tecnologia de bebidas. Recife: EDUFRPE, 2011. Rede e-tec. Brasil. Disponível em: http://pronatec.ifpr.edu.br/wp-content/uploads/2013/06/Tecnologia_de_Bebidas.pdf. Acesso em: 23 ago. 2021.
2. Global status report on alcohol and health 2018. Geneva: World Health Organization; 2018. Licence: CC BY-NC-SA 3.0 IGO.
3. Machado IE, Monteiro MG, Malta DC, Lana FCF. Pesquisa Nacional de Saúde 2013: relação entre uso de álcool e características sociodemográficas segundo o sexo no Brasil. Rev Bras Epidemiol. 2017;20(3):408-22.
4. Cederbaum AI. Alcohol metabolism. Clin Liver Dis. 2012;16(4):667-85.
5. Quertemont E. Genetic polymorphism in ethanol metabolism: acetaldehyde contribution to alcohol abuse and alcoholism. Molecular Psychiatry.-2004;9:570-81.
6. Haseba T, Ohno Y. A new view of alcohol metabolism and alcoholism—Role of the High-Km Class III alcohol dehydrogenase (ADH3). Int J Environ Res Public Health. 2010;7:1076-92.
7. Marchi KC, Muniz JJ, Tirapelli CR. Hypertension and chronic ethanol consumption: what do we know after a century of study? World J Cardiol. 2014;6(5):283-94.
8. Zhong S, Li L, Zhang Y-L, Zhang L, Lu J, Guo S, et al. Acetaldehyde dehydrogenase 2 interactions with LDLR and AMPK regulate foam cell formation. J Clin Invest. 2019;129(1):252-67.
9. Briasoulis A, Agarwal V, Messerli FH. Alcohol consumption and the risk of hypertension in men and women: a systematic review and meta-analysis. J Clin Hypertens (Greenwich). 2012;14(11):792-8.
10. 7ª diretriz brasileira de hipertensão arterial. Arch Bras Cardiol. 2016;107(3):supl 3.
11. Xin X, He J, Frontini MG, Ogden LG, Motsamai OI, Whelton PK. Effects of alcohol reduction on blood pressure. A metanalysis of randomized controlled trials. Hypertens. 2001;38:1112-17.
12. Neris W. The CAGE questionnaire. Occup Med (Lond). 2014;64:473-4.
13. Williams N. Questionnaire review: AUDIT questionnaire. Occup Med (Lond). 2014;64:139-40.
14. Jonas DE, Garbutt JC, Amick HR, Brown JM, Brownley KA, Council CL, et al. Behavioral counseling after screening for alcohol misuse in primary care: a systematic review and meta-analysis for the U.S. Preventive Services Task Force. Ann Intern Med. 2012;157(9):645-54.
15. Beyer FR, Campbell F, Bertholet N, Daeppen JB, Saunders JB, Pienaar ED et al. The Cochrane 2018 review on brief interventions in primary care for hazardous and harmful alcohol consumption: A distillation for clinicians and policy makers. Alcohol and Alcoholism. 2019;54(4):417-27.
16. Chi FW, Weisner CM, Mertens JR, Ross TB, Sterling SA. Alcohol brief intervention in primary care: Blood pressure outcomes in hypertensive patients. J Subst Abuse Treat. 2017;77:45-51.
17. Roerecke M, Kaczorowski J, Tobe SW, Gmel G, Hasan OSM, Rehm J. The effect of a reduction in alcohol consumption on blood pressure: a systematic review and meta-analysis. Lancet Public Health. 2017;2(2):e108-e120.

Padrões dietéticos

Maristela Bassi Strufaldi
Cinthia Medice Nishide de Freitas
Thais Farhat de Siqueira
Roberto Dischinger Miranda

CONSULTA RÁPIDA

Introdução

- Modificações dietéticas demonstram benefícios sobre a PA, tais como a redução do sódio e do álcool, controle de peso e possivelmente o aumento no consumo de micronutrientes como potássio e cálcio.
- O efeito hipotensor decorre do padrão dietético global, mais do que um nutriente ou alimento isolado.

Padrões alimentares com efeitos benéficos sobre a PA

- DASH
- Dieta do Mediterrâneo
- *Plant Based Diet*
- Dieta com baixo teor de carboidrato (em pacientes com HAS e DM2)

DASH

- Padrão alimentar rico em frutas, hortaliças, carnes e laticínios com baixo teor de gordura, além de quantidades reduzidas de ácidos graxos saturados, doces e bebidas açucaradas.
- Caracterizado pela redução de sódio e alta oferta de potássio, cálcio, magnésio e fibras.
- Estudos apontam que a dieta DASH reduz a PA em diferentes níveis de ingestão de sódio.

Dieta do Mediterrâneo

- Rica em frutas, hortaliças, cereais integrais, carnes e laticínios com baixo teor de gordura. Apresenta teor elevado de ácidos graxos monoinsaturados e poli-insaturados provenientes do azeite de oliva, peixes e oleaginosas.
- Relação com proteção cardiovascular e efeito favorável na redução da PA em pessoas hipertensas e saudáveis.

Plant based diet (ou dieta à base de plantas)

- Caracterizada por uma redução ou eliminação do consumo de produtos de origem animal, visando uma alimentação mais natural e mais sustentável.
- Dietas vegetarianas adequadamente planejadas são saudáveis e podem ser uma estratégia promissora para controle da PA.

Dieta com baixo teor de carboidrato

- A associação entre a ingestão de carboidratos e o risco de HAS permanece incerta.
- As proporções para definição de quantidade de carboidratos em estratégias *low carb* podem variar de acordo com o país ou região, sendo a classificação < 45% das calorias diárias bastante aceita no Brasil.
- Valores entre 50 e 55% de carboidratos das calorias diárias estão associados à prevenção do desenvolvimento da HAS.
- Em pessoas com pré-diabetes e DM2, padrões alimentares como a dieta *low carb* e *very low carb* estão associados à perda de peso e redução da PA, além da melhora do controle metabólico.

Considerações

- A sustentabilidade de dietas restritas é uma barreira na prática clínica e exige acompanhamento e reavaliação constante da equipe de saúde.
- Além da alimentação, outros fatores como a prática regular de exercício, redução do tabagismo, redução de bebida alcoólica e controle do peso podem contribuir para a prevenção e controle da HAS.

INTRODUÇÃO

A alimentação inadequada está associada a um maior risco cardiovascular, sendo a hipertensão arterial sistêmica (HAS) um dos principais fatores de risco modificáveis[1-3].

Vivemos uma época na qual as opções medicamentosas para o tratamento da HAS multiplicam-se e apresentam maior eficácia e segurança. Considerando a conhecida dificuldade de implementação dos hábitos de vida saudáveis, pode ocorrer menor tendência às mudanças no estilo de vida. Estas, porém, são fundamentais para a prevenção e tratamento da HAS e dos fatores de risco cardiovasculares[4-6].

Dentre os hábitos de vida, a alimentação ocupa um papel de destaque no tratamento e prevenção da HAS e várias modificações dietéticas demonstram benefícios sobre a pressão arterial (PA)[6]. Entre elas, podemos citar a redução da ingestão de sal e álcool[7], redução de peso e, possivelmente, aumento do consumo de alguns micronutrientes como potássio e cálcio[7,8].

Alguns estudos, por outro lado, sugerem que o efeito hipotensor decorre do padrão dietético global, mais do que um nutriente ou alimento isolado,[6] estando associado à prevenção de doenças e redução da morbidade e mortalidade cardiovascular[1-3]. Logo, padrões alimentares considerados saudáveis têm sido associados à redução da PA, como a dieta DASH, Dieta do Mediterrâneo, *plant based diet* ou dieta à base de plantas, entre outras estratégias nutricionais que promovam perda de peso e controle metabólico.

DIETA DASH

O termo DASH originou-se do estudo *Dietary Approaches to Stop Hypertension* e consiste em uma alimentação rica em frutas, hortaliças, carnes e laticínios com baixo teor de gordura, além de quantidades reduzidas de ácidos graxos saturados, doces e bebidas açucaradas[6,9]. Trata-se de um padrão alimentar com alta oferta de potássio, cálcio, magnésio e fibras[9], com porções diárias de alimentos fonte desses nutrientes (Tabela I).

TABELA I Características da dieta DASH quanto aos grupos de alimentos e quantidade de porções

Grupo de alimentos	Porções/dia	Tamanho das porções
Frutas	4-5	½ fruta média ¼ de xícara de frutas secas ½ xícara de frutas frescas, congeladas
Vegetais	4-5	1 xícara de vegetais folhosos crus ½ xícara de vegetais cozidos 177 mL de suco de vegetais
Laticínios com baixo teor de gordura	2-3	237 mL de leite 1 xícara de iogurte 42 g de queijo
Cereais e grãos	7-8	1 fatia de pão ½ xícara de arroz cozido, macarrão ou cereal
Carnes magras, aves e peixes	≤ 2	85 g de carne cozida, aves sem pele ou peixes
Castanhas, sementes e leguminosas	4-5 (por semana)	1/3 xícara ou 42 g de nozes 1 colher de sopa ou 14 g de sementes ½ xícara de feijão cozido

Fonte: adaptado de Barroso et al., 2021[6] e Fuchs et al., 2001[9].

No estudo DASH, Appel et al.[4] avaliaram 459 pacientes com pressão arterial sistólica (PAS) < 160 mmHg e pressão arterial diastólica (PAD) de 80 a 95 mmHg, e estes foram distribuídos aleatoriamente para receber uma das seguintes dietas:

- Dieta controle, pobre em frutas, vegetais e legumes (rica em lanches, doces, carnes e gordura saturada).
- Dieta rica em frutas, vegetais, legumes (pobre em lanches e doces).
- Dieta combinada rica em frutas, vegetais, legumes e laticínios com baixo teor de gordura (pobre em lanches, doces, carnes e gorduras saturadas e totais); essa dieta combinada é chamada de "dieta DASH".

A dieta de frutas e vegetais reduziu a PA em 2,8/1,1 mmHg e a dieta combinada reduziu a PA em 5,5/3,0. Esses efeitos foram mais pronunciados em pacientes com HAS e os efeitos anti-hipertensivos foram máximos no final da segunda semana com qualquer uma das dietas, sendo mantidos por oito semanas (Figura 1).

A adesão ao programa dietético foi maior que 90% nos três grupos. Comparado com a fase inicial de *run-in*, no grupo da dieta combinada houve aumento da excreção urinária de potássio, magnésio, ureia (indicativo da ingestão de proteínas) e fósforo. Destaca-se que a redução de pressão foi mais importante nos participantes portadores de HAS (PAS ≥ 140 ou PAD ≥ 90 mmHg), conforme ilustrado na Tabela II.

Já no estudo multicêntrico DASH-Sodium, que teve como objetivo avaliar o efeito da dieta DASH em combinação com a restrição de sódio, foram incluídos adultos com PA acima de 120/80 mmHg, incluindo hipertensos

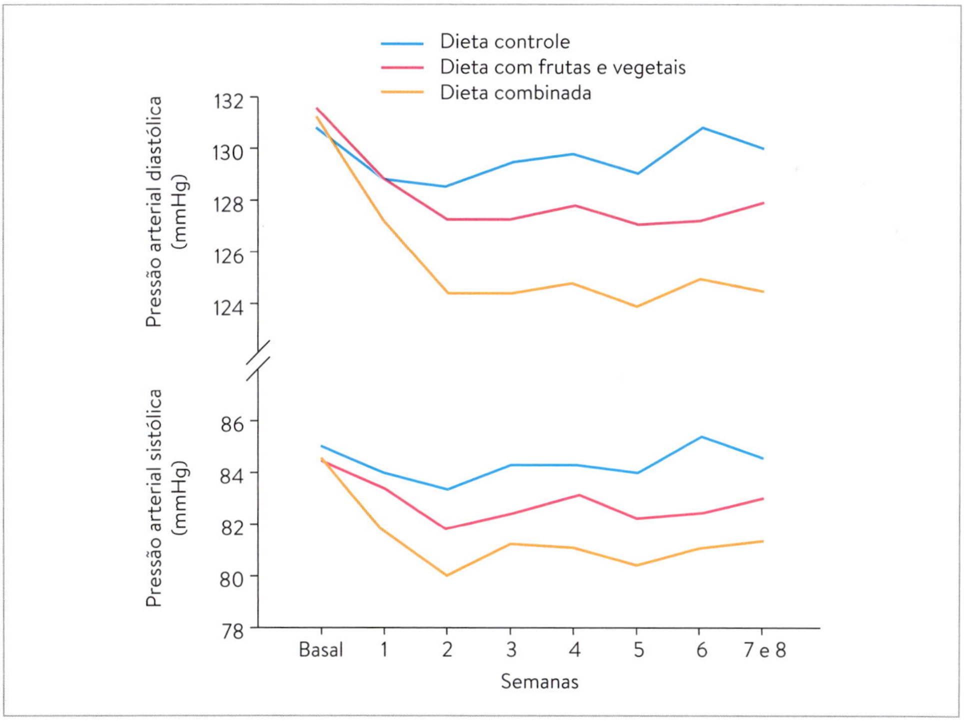

FIGURA 1 Média da pressão arterial sistólica e diastólica ao longo das 8 semanas, nos três grupos de estudados.

Fonte: adaptada de Appel et al., 1997[4].

TABELA II Redução da pressão arterial sistólica (PAS) e diastólica (PAD), comparada ao grupo controle

	PAS		PAD	
	F & V	Combinada	F & V	Combinada
Todos	-2,8*	-5,5*	-1,1	-3,0*
Normotensos	-0,8	-3,5*	-0,3	-2,1*
Hipertensos	-7,2*	-11,4*	-2,8*	-5,5*

* = $p \leq 0{,}01$. F & V = Dieta rica em frutas e vegetais; combinada = F & V e laticínios magros e pobre em gorduras; PAS: pressão arterial sistólica; PAD: pressão arterial diastólica; hipertensão arterial sistêmica = PAS ≥ 140 e/ou PAD ≥ 90 mmHg. Fonte: adaptado de Appel et al., 1997[4].

estágio 1 (PAS = 140-159 ou PAD = 90-95 mmHg). Um total de 412 participantes foi randomizado para receber uma dieta controle (dieta norte-americana típica) ou a dieta DASH e, em cada um dos grupos, os participantes receberam dieta contendo teor baixo (50 mmol/dia de sódio), intermediário (100 mmol/dia) ou alto (150 mmol/dia) de sódio, por 30 dias consecutivos, de forma randômica e cruzada. Destaca-se que 100 mmol de sódio é equivalente a 2,4 g de sódio e 6,0 g de sal[5].

A adesão foi novamente maior que 90% em ambos os grupos. Houve redução progressiva da PAS e PAD com a redução da ingestão de sódio, em ambos os grupos. Na Figura 2, estão representadas as reduções da PAS observadas no estudo.

Logo, os autores concluíram que:

- A dieta DASH reduz a PA em diferentes níveis de ingestão de sódio.
- A redução da ingestão de sódio, abaixo do nível atualmente recomendado, mostrou-se benéfica tanto na dieta controle como na dieta DASH.
- A combinação de intervenções proporcionou um maior efeito sobre a PA que cada uma delas isoladamente.

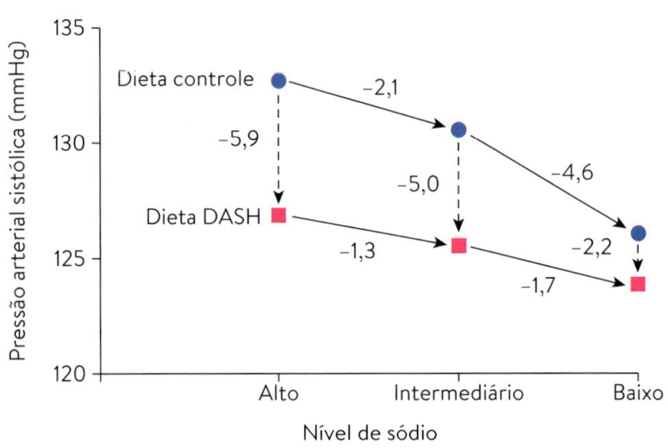

FIGURA 2 Efeito da redução de sódio sobre a pressão arterial sistólica nos grupos de dieta controle e DASH.

Fonte: adaptada de Sacks et al., 2001[5].

Um dos centros envolvidos no estudo DASH-Sodium submeteu parte de seus pacientes a um estudo longitudinal observacional, após o término da intervenção alimentar[10]. Foram realizadas medidas de PA, monitorização ambulatorial da pressão arterial (MAPA), peso e eletrólitos urinários de 24 horas no primeiro, sexto e 12º mês. Após 12 meses, os participantes da DASH aumentaram significantemente sua ingestão de frutas, sucos e vegetais, enquanto os participantes do grupo controle não tiveram mudança no comportamento alimentar. Ambos os grupos aumentaram a ingestão de sódio ao longo do acompanhamento. Entre os participantes do grupo controle, a PA sistólica e diastólica aumentou 5,33 (IC 95% = 0,28 a 10,37) e 3,20 mmHg (IC 95% = 0,25 a 6,16), respectivamente. Nos participantes da DASH, a PA sistólica e diastólica aumentou 3,12 (IC 95% = -0,44 a 6,68) e 0,79 mmHg (IC 95% = -1,15 a 2,72), respectivamente. Ou seja, nos indivíduos com a dieta DASH, apesar do aumento na ingestão de sódio, houve redução sustentável da PA.

DIETA DO MEDITERRÂNEO

A dieta do Mediterrâneo foi descrita pela primeira vez entre as décadas de 1950 e 1960 pelo fisiologista Ancel Keys, com base na observação dos hábitos alimentares de algumas populações da região do Mediterrâneo[11]. Essa observação deu origem ao *The Seven Countries Study*, que identificou menor mortalidade por todas as causas e por doença arterial coronariana nas populações que vivenciavam tal padrão alimentar[12].

A Dieta do Mediterrâneo é rica em frutas, hortaliças e cereais integrais, além de ser pobre em carnes vermelhas. Apresenta teor elevado de ácidos graxos monoinsaturados e poli-insaturados, em razão do consumo de quantidades generosas de azeite de oliva, peixes e oleaginosas, além da inclusão de laticínios e ingestão moderada de vinho tinto[6,13]. A Figura 3 ilustra as recomendações que cercam esse padrão alimentar e é mundialmente utilizada como ferramenta visual para melhora de adesão[14], podendo ser culturalmente adaptada.

O efeito benéfico da dieta do Mediterrâneo na prevenção e manejo das doenças cardiovasculares vem sendo amplamente estudado e atribuído a diversos fatores, como a presença de alimentos de alta densidade e diversidade nutricional, bem como a prática de um estilo de vida saudável[13,15-17].

Um subgrupo do estudo PREDIMED avaliou se a dieta mediterrânea com adição de azeite ou nozes foi capaz de reduzir a PA em comparação à dieta hipolipídica. Foram analisados 235 indivíduos de ambos os sexos e risco cardiovascular alto. Destes, 85,4% eram hipertensos e, a maioria, em tratamento medicamentoso. Ao final de um ano, a PA medida pela MAPA diminuiu nos grupos que seguiram a dieta mediterrânea e aumentou no grupo controle. As pressões arteriais sistólica e diastólica nas 24 horas, vigília e sono decaíram de forma significativa quando comparados os dois grupos de dieta mediterrânea com o grupo-controle[18].

Uma metanálise sobre a dieta mediterrânea realizada a partir de 50 estudos mostrou efeito combinado de –2,35 mmHg (–3,51 a –1,18 mmHg) sobre a PAS, além de benefícios sobre a síndrome metabólica[19]. Já um ensaio clínico randomizado realizado por Jennings et al.[20] com indivíduos entre 65 e 79 anos, recrutados em cinco centros europeus, identificou associação entre adesão à dieta mediterrânea e redução significativa na PA sistólica –5,5 mmHg (IC de 95%, –10,7 a –0,4; p = 0,03), mais evidente em homens (–9,2 mmHg, p = 0,02)[20]. Além disso, houve melhora de alguns parâmetros de rigidez arterial.

Revisão sistemática e metanálise realizada por Rosato et al.[16] relacionou o efeito protetor da dieta do Mediterrâneo sobre o risco de DCV, incluindo doença arterial coronariana

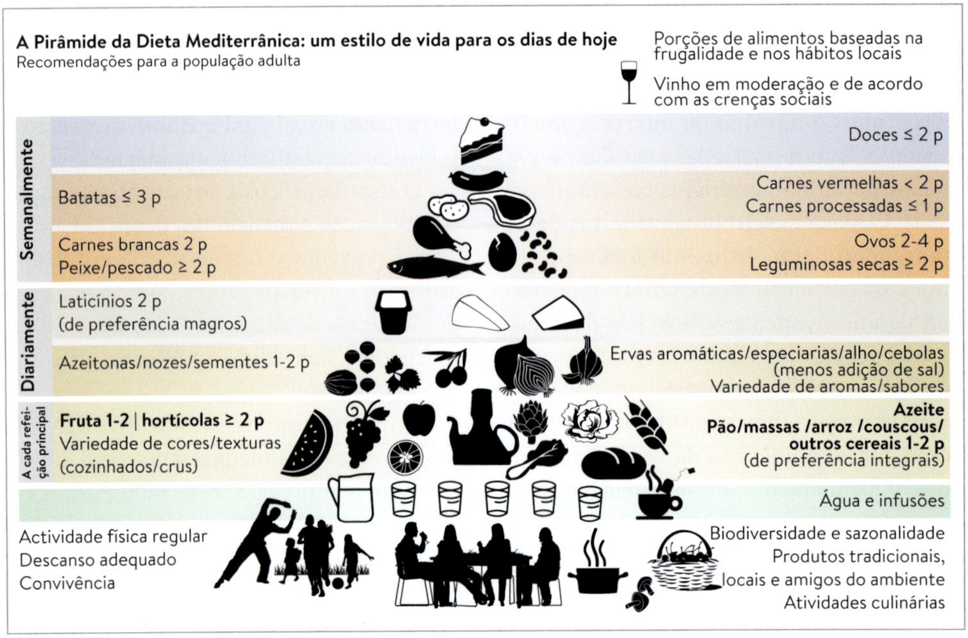

FIGURA 3 Pirâmide alimentar do padrão mediterrâneo.

P: porção. Fonte: adaptada de Bach-Faig et al., 2011[14].

e acidente vascular cerebral (AVC) isquêmico, mas aparentemente não para AVC hemorrágico. Dinu et al. [17], em análise que reuniu mais de 12,8 milhões de participantes, associaram a adesão à dieta mediterrânea ao menor risco de mortalidade por todas as causas[16].

Em termos gerais, a Dieta do Mediterrâneo reduz problemas cardiovasculares[6] e tem um efeito favorável na redução da PA em pessoas hipertensas e saudáveis. Contudo, são necessários mais estudos para descrever com maior clareza as mudanças da PA induzidas por esse padrão dietético[11].

PLANT BASED DIET

A *plant based diet*, ou dieta à base de plantas, é caracterizada por uma redução ou eliminação do consumo de produtos de origem animal, visando a uma alimentação mais natural e mais sustentável, priorizando o consumo de alimentos de origem vegetal, na sua forma mais íntegra, evitando alimentos industrializados e processados.

Consiste em uma alimentação composta por cereais, leguminosas, tubérculos, frutas, verduras, legumes, sementes e oleaginosas. Essa dieta é rica em vitaminas, minerais, fibras e compostos bioativos, que podem desempenhar atividades antioxidante, anti-inflamatória e vasodilatadora, contribuindo para menores taxas de mortalidade[21].

Diversos estudos indicam que a *plant based diet*, particularmente as dietas vegetarianas estritas (nas quais são excluídos todos os alimentos de origem animal), estão associadas a menores níveis de PA, LDL-colesterol e peso corporal, além de menor risco de diabetes e de eventos cardiovasculares[22-28].

As dietas vegetarianas tipicamente apresentam mais fibras e mais potássio, com menor teor de gordura total, principalmente gordura saturada, em comparação com dietas onívoras[29].

Metanálise publicada em 2014, com sete ensaios clínicos randomizados e 32 estudos observacionais, demonstrou que as dietas vegetarianas reduzem a pressão arterial (sistólica e diastólica), em comparação com as dietas onívoras. Em estudos observacionais, as dietas vegetarianas apresentaram, em média, 6,9 e 4,7 mmHg menor para a PA sistólica e diastólica, respectivamente. Em ensaios clínicos randomizados, as dietas vegetarianas diminuíram a pressão arterial sistólica e diastólica em 4,8 e 2,2 mmHg, respectivamente[24].

Diversos estudos demonstram redução na prevalência de HAS em populações vegetarianas[30-32]. As evidências mais atuais sugerem que as dietas à base de plantas podem reduzir a pressão arterial, além de conferir benefícios metabólicos e cardiovasculares. Vários mecanismos possíveis podem explicar esses efeitos: menor ingestão calórica, menor índice de massa corporal, maior ingestão de fibras, menor ingestão de gordura saturada e colesterol, melhora da função endotelial, maior ingestão de ácidos graxos poli-insaturados e monoinsaturados, maior ingestão de antioxidantes e micronutrientes como potássio, maior ingestão de proteína vegetal[25,33].

Dietas vegetarianas adequadamente planejadas são saudáveis e podem ser uma estratégia promissora para controle da PA.

DIETA COM BAIXO TEOR DE CARBOIDRATO (*LOW CARB DIET*)

A definição das dietas com baixo teor de carboidrato não é consistente. Feinman et al.[34] definiram a *low carb diet* (LCD) como menos que 45% de energia diária proveniente de carboidratos. As proporções para definição de quantidade de carboidratos em estratégias *low carb* podem variar de acordo com o país ou região, entretanto, no Brasil, a classificação de 26 a 45% é bastante aceita[35]. A Tabela III ilustra tal classificação com relação às quantidades de carboidratos na alimentação.

TABELA III Classificação dos percentuais de carboidratos na dieta

	% de carboidrato
Habitual (DRI)	45 a 65%
Low carb diet (LCD)	26 a 45%
Very low carb (VLC)	< 26%
Dieta cetogênica com muito baixo carboidrato (VLCKD)	< 10%

DRI: *dietary reference intakes*.
Fonte: adaptado de Feinman et al., 2015[34] e Sociedade Brasileira de Diabetes, 2019[35].

A associação entre a ingestão de carboidratos e o risco de HAS permanece incerta. Li et al.[36] avaliaram 12.177 indivíduos e observaram menor risco de desenvolvimento de HAS com a ingestão de carboidratos entre 50 e 55% do valor energético total ao dia.

Metanálise com 432.179 participantes, que avaliou a associação da ingestão percentual de macronutrientes e mortalidade por todas as causas, demonstrou que tanto o baixo consumo de carboidratos (< 40%) quanto o alto consumo de carboidratos (> 70%) conferiram maior risco de mortalidade do que a ingestão moderada (50 a 55%). No entanto, os resultados variaram de acordo com a fonte de macronutrientes, a mortalidade aumentou quando os carboidratos foram trocados por gorduras ou proteínas de origem animal e diminuiu quando as substituições foram baseadas em alimentos de origem vegetal[36]. Contudo, outros estudos identificaram que dietas *low carb* podem aumentar o risco cardiovascular por elevar o colesterol LDL – um preditor independente para doença coronariana[38,39].

Outra metanálise, que reuniu os dados de 2.161 pessoas com diabetes tipo 2 (DM2), comparou a ingestão de uma dieta *low carb*, padronizada com 40% de carboidratos, com uma alimentação de baixo teor de gordura.

Após 6 meses de acompanhamento, o grupo que consumiu menores quantidades de carboidratos apresentou não só melhora na hemoglobina glicada e triglicerídeos, mas também na PA[40].

Em pessoas com pré-diabetes e DM2, padrões alimentares como as dietas DASH, *low carb* e *very low carb* estão associados à perda de peso e redução da PA, além de melhora do controle metabólico[41]. No entanto, a sustentabilidade de dietas restritas, seja em sódio ou macronutrientes como os carboidratos, é um importante ponto de atenção da prática clínica, que exige acompanhamento e reavaliação da equipe de saúde.

MENSAGEM IMPORTANTE

Vale ressaltar que, além do padrão alimentar, outros fatores da mudança do estilo de vida podem contribuir para a prevenção e controle da HAS, devendo ser esses também preconizados no tratamento não medicamentoso. É o caso da prática regular de exercício, do controle do peso, da redução do tabagismo e do consumo de bebidas alcoólicas, que devem ser metas inseridas no planejamento de autocuidado, ao lado da colaboração ativa da equipe de saúde.

BIBLIOGRAFIA

1. Mertens E, Markey O, Geleijnse JM, Lovegrove JA, Gibens DI. Adherence to a healthy diet in relation to cardiovascular incidence and risk markers: evidence from the Caerphilly Prospective Study. Eur J Nutr. 2018;57(3):1245-58.
2. Filippou CD, Tsioufis CP, Thomopoulos CG, Mihas CC, Dimitriadis KS, Sotiropoulou LI, et al. Dietary Approaches to Stop Hypertension (DASH) diet and blood pressure reduction in adults with and without hypertension: A systematic review and meta-analysis of randomized controlled trials. Adv Nutr. 2020;11(5):1150-60.
3. Soltani S, Arablou T, Jayedi A, Salehi-Abargouei A. Adherence to the dietary approaches to stop hypertension (DASH) diet in relation to all-cause and cause-specific mortality: a systematic review and dose-response metaanalysis of prospective cohort studies. Nutr J. 2020;19(1):37.
4. Appel LJ, Moore TJ, Obarzanek E, Vollmer WM, Svetkey LP, Sacks FM, et al. A clinical trial of the effects of dietary patterns on blood pressure. DASH Collaborative Research Group. N Engl J Med. 1997;336(16):1117-24.
5. Sacks FM, Svetkey LP, Vollmer WM, Appel LJ, Bray GA, Harsha D, et al. Effects on blood pressure of reduced dietary sodium and the dietary approaches to stop hypertension (DASH) Diet. N Engl J Med. 2001;344(1):3-10.
6. Barroso WKS, Rodrigues CIS, Bortolotto LA, Mota-Gomes MA, Brandão AA, Feitosa ADM, et al. Diretrizes Brasileiras de Hipertensão Arterial - 2020. Arq Bras Cardiol. 2021;116(3):516-658.
7. Karanja N, Lancaster KJ, Vollmer WM, Lin PH, Most MM, Ard JD, et al. Acceptability of sodium-reduced research diets, including the Dietary Approaches to Stop Hypertension diet, among adults with prehypertension and stage 1 hypertension. J Am Diet Assoc. 2007;107:1530-8.
8. Soltani S, Arablou T, Jayedi A, Salehi-Abargouei A. Adherence to the dietary approaches to stop hypertension (DASH) diet in relation to all-cause and cause-specific mortality: a systematic review and dose-response metaanalysis of prospective cohort studies. Nutr J. 2020;19:37.
9. Fuchs FD, Chambless LE, Whelton PK, Nieto FJ, Heiss G. Alcohol consumption and the incidence of hypertension: the Atherosclerosis Risk in Communities Study. Hypertension. 2001;37(5):1242-50.
10. Ard JD, Coffman CJ, Lin PH, Svetkey LP. One-year follow-up study of blood pressure and dietary patterns in dietary approaches to stop hypertension (DASH)-sodium participants. Am J Hypertens. 2004;17(12 Pt 1):1156-62.
11. Pergola G, D'Alessandro A. Influence of Mediterranean Diet on blood pressure. Nutrients. 2018;10(1700):1-6.
12. Keys A, Menotti A, Karvunem MJ, et al. The diet and 15-year death rate in the seven countries study. Am J Epidemiol. 1986;124(6):903-15.
13. Mazzocchi A, Leone L, Agostoni C, Pali-Schöll I. The secrets of the Mediterranean Diet. Does [only] olive oil matter? Nutrients. 2019;11(12):2941.
14. Bach-Faig A, Berry EM, Lairon D, Reguant J, Trichopoulou A, Dernini S, et al. Mediterranean Diet Foundation Expert Group, Mediterranean diet pyramid today. Science and cultural updates. Public Health Nutr. 2011;14(12A):2274-84.
15. Papadaki A, Nolen-Doerr E, Mantzoros CS. The effect of the Mediterranean Diet on metabol-

ic health: A systematic review and meta-analysis of controlled trials in adults. Nutrients. 2020;12(11):3342.

16. Rosato V, Temple NJ, La Vecchia C, Castellan G, Tavani A, Guercio V. Mediterranean diet and cardiovascular disease: a systematic review and meta-analysis of observational studies. Eur J Nutr. 2019;58(1):173-91.
17. Dinu M, Pagliai G, Casini A, Sofi F. Mediterranean diet and multiple health outcomes: an umbrella review of meta-analyses of observational studies and randomised trials. Eur J Clin Nutr. 2018;72(1):30-43.
18. Doménech M, Roman P, Lapetra J, de la Corte FJG, Sala-Vila A, de la Torre R, et al. Mediterranean diet reduces 24-hour ambulatory blood pressure, blood glucose, and lipids: one-year randomized, clinical trial. Hypertension. 2014;64(1):69-76.
19. Kastorini CM, Milionis HJ, Esposito K, Giugliano D, Goudevenos JA, Panagiotakos DB. The effect of Mediterranean diet on metabolic syndrome and its components: a meta-analysis of 50 studies and 534,906 individuals. J Am Coll Cardiol. 2011;57(11):1299-313.
20. Jennings A, Berendsen AM, de Groot LCPGM, Feskens EJM, Brzozowska A, Sicinska E, et al. Mediterranean-style diet improves systolic blood pressure and arterial stiffness in older adults results of a 1-year European Multi-Center Trial. Hypertension. 2019;73(3):578-86.
21. Williams KA, Patel H. Healthy Plant-Based Diet: What does it really mean? J Am Coll Cardiol. 2017;70(4):423-5.
22. Fraser GE. Vegetarian diets: what do we know of their effects on common chronic diseases?. Am J Clin Nutr. 2009;89(5):1607S-1612S.
23. McEvoy CT, Temple N, Woodside JV. Vegetarian diets, low-meat diets and health: a review. Public Health Nutr. 2012;15:2287-94.
24. Yokoyama Y, Nishimura K, Barnard ND, Takegami, M, Watanabe M, Sekikawa A, et al. Vegetarian diets and blood pressure: A meta-analysis. JAMA Intern Med. 2014;174(4):577-87.
25. Gibbs J, Gaskin E, Ji C, Miller MA, Cappuccio FP. The effect of plant-based dietary patterns on blood pressure: a systematic review and meta-analysis of controlled intervention trials. J Hypertens. 2021;39(1):23-37.
26. Appleby P, Gwyneth D, Timothy K. Hypertension and blood pressure among meat eaters, fish eaters, vegetarians and vegans in EPIC-Oxford. Public Health Nutr. 2002;5(5):645-54.
27. Fraser G. Vegetarian diets: what do we know of their effects on common chronic diseases? Am J Clin Nutr. 2009;89(5):1607S-1612S.
28. Pettersen B, Anousheh R, Fan J, Jaceldo-Siegl K, Fraser G. Vegetarian diets and blood pressure among white subjects: results from the Adventist Health Study-2 (AHS 2). Public Health Nutr. 2012;10:1-8.
29. Rizzo S, Jaceldo-Siegl K, Sabate J, Fraser G. Nutrient profiles of vegetarian and nonvegetarian dietary patterns. J Acad Nutr Diet. 2013;113:1610-9.
30. Fernandes K, Arruda C, Sakugava S. Relation between dietary and circulating lipids in lacto-ovo vegetarians. Nutr Hosp. 2011;26(5):959-64.
31. Brathwaite N, Fraser HS, Modeste N, Broome H, King R. Obesity, diabetes, hypertension, and vegetarian status among Seventh-Day Adventists in Barbados: preliminary results. Ethn Dis. 2003;13(1):34-9.
32. Teixeira C, Molina C, Zandonade E, Mill G. Cardiovascular risk in vegetarians and omnivores: A comparative study. Arq Bras Cardiol. 2007;89:237-44.
33. Kahleova H, Levin S, Barnard N. Cardio-metabolic benefits of Plant-Based Diets. Nutrients. 2017;9(8):848.
34. Feinman RD, Pogozelski WK, Astrup A, Bernstein RK, Fine EJ, Westman EC, et al. Dietary carbohydrate restriction as the first approach in diabetes management: Critical review and evidence base. Nutrition.2015;31(1):1-13.
35. Sociedade Brasileira de Diabetes. Diretrizes 2019 - 2020. Clannad. 2019;93.
36. Li Q, Liu C, Zhang S, Li R, Zhang Y, He P, Zhang Z, et al. Dietary carbohydrate intake and new-onset hypertension: a nationwide color study in China. Hypertension. 2021;78:422-430.
37. Seidelmann SB, Folsom AR, Rimm EB, Willett WC, Solomon SD. Dietary carbohydrate intake and mortality: reflections and reactions - Authors' reply. Lancet Public Health. 2018;3(11):e521.
38. Swinburn BA. Long-term effects of a reduced fat diet intervention on cardiovascular disease risk factors in individuals with glucose intolerance. Diabetes Res Clin Pract. 2004;63:103-12.
39. Astrup A. The role of dietary fat in the prevention and treatment of obesity. Efficacy and safety of low-fat diets. Int J Obes. 2001;25:S46-50.
40. van Zuuren EJ, Fedorowicz Z, Kuijpers T, Pijl H. Effects of low-carbohydrate- compared with low-fat-diet interventions on metabolic control in people with type 2 diabetes: a systematic review including GRADE assessments. Am J Clin Nutr. 2018;108:300-31.
41. Evert AB, Dennison M, Gardner CD, Garvey WT, Lau KHK, MacLeod J, et al. Nutrition therapy for adults with diabetes or prediabetes: A consensus report. Diabetes Care. 2019;42:731-54.

30

Exercício físico

Leandro Campos de Brito
Teresa Bartholomeu
Andreia Cristiane Carrenho Queiroz
Cláudia Lúcia de Moraes Forjaz

CONSULTA RÁPIDA

Exercício aeróbico

- Durante sua execução, a PAS aumenta e a PAD se mantém ou diminui.
- Após sua finalização, a PAS e PAD permanecem reduzidas por várias horas.
- O treinamento regular reduz a PAS/PAD clínica e de 24 horas.

Exercício resistido dinâmico

- Durante sua execução, a PAS e a PAD aumentam progressivamente.
- Após sua finalização, a PAS e a PAD diminuem, mas a duração dessa redução é controversa.
- O treinamento regular reduz a PAS/PAD clínicas, mas não há evidências de redução da MAPA.

Outros exercícios: isométrico de preensão manual; ioga, tai chi chuan, pilates, exercício no meio aquático, exercícios de alta intensidade etc.

- Reduzem a PA clínica, mas ainda há pouca evidência de redução da MAPA.

Recomendação de atividade física

- Todo adulto deve praticar, pelo menos, 150 minutos de atividade física moderada por semana.

Prescrição de treinamento para o hipertenso

- Treinamento aeróbico complementado pelo resistido dinâmico, fazendo avaliação prévia e prescrição específica.

INTRODUÇÃO

A prática regular de exercícios físicos é conduta primordial na prevenção e no tratamento da hipertensão arterial sistêmica (HAS)[1]. De modo geral, recomenda-se a execução do treinamento aeróbico complementado pelo resistido dinâmico, mas outros exercícios também têm mostrado efeitos promissores. Assim, abordaremos a resposta da pressão arterial (PA) durante a execução e após a finalização do exercício, bem como as adaptações promovidas por um período de treinamento regular. Em cada um desses aspectos, serão discutidos os mecanismos envolvidos e os possíveis fatores de influência. Para completar, serão abordadas: a recomendação populacional de atividade física, a avaliação para a participação em programas de treinamento físico e a prescrição individualizada desse treinamento.

EXERCÍCIO AERÓBICO

Os exercícios aeróbicos são aqueles nos quais a principal via de produção de energia é a aeróbica. Para se obter os benefícios desse treinamento, deve-se realizar exercícios que envolvam a contração de grandes grupos musculares, de forma cíclica e repetitiva, em intensidade leve a moderada e por prolongado período. Modalidades como andar, correr, nadar e dançar, entre outras, são comumente consideradas aeróbicas desde que o praticante consiga executá-las em intensidade adequada (leve a moderada) e de forma contínua[2,3].

Resposta da pressão arterial durante o exercício

Para a execução do exercício aeróbico, a atividade nervosa de áreas corticais e subcorticais (do "comando central") é ativada, diminuindo a atividade nervosa parassimpática e aumentando a atividade simpática[4] (Figura 1A). Com o início do exercício, as fibras aferentes sensoriais musculares mecanorreflexas são estimuladas, e quando a intensidade aumenta ocorre ativação das fibras metaborreflexas. A ativação dessas fibras, denominado "reflexo pressor do exercício", reforça as alterações autonômicas descritas, que atuam no coração e nos vasos, promovendo elevação da frequência cardíaca (FC) e da PA[4]. O aumento da FC e a facilitação do retorno venoso decorrente das contrações musculares promovem aumento do volume sistólico e do débito cardíaco, que é direcionado à musculatura ativa pela vasodilatação dessa região promovida pela produção local de substâncias vasodilatadoras (metabólitos, óxido nítrico) e pela simpatólise funcional, juntamente com a vasoconstrição das regiões inativas provocada pelo aumento da atividade nervosa simpática periférica. Dessa forma, a resistência vascular aumenta na região inativa e diminui na ativa, resultando em manutenção ou redução da resistência vascular sistêmica[5]. Assim, durante a execução do exercício aeróbico, ocorre aumento da PA sistólica (PAS) e manutenção ou redução da PA diastólica (PAD) (Figura 1B).

O aumento da PAS durante o exercício aeróbico é maior em hipertensos que em normotensos[4], proporcional à intensidade do exercício e maior em exercícios que envolvem menores massas musculares, mas não é afetado pela duração do exercício[3].

Resposta da pressão arterial após o exercício

Após a finalização do exercício, a PA diminui e, comumente, permanece inferior ao valor observado pré-exercício por vários minutos ou mesmo horas, sem que haja sintomas clínicos de pré-síncope ou síncope, o que tem sido denominado hipotensão pós-exercício (Figura 1B). Em hipertensos e pré-hipertensos, a magnitude de redução da PAS/PAD pós-exercício aeróbico é de –6/–4 mmHg, sendo a maior redução alcançada em torno de 30-45 minutos pós-exercício e permanecendo reduzida por até 16 horas[6].

Alguns fatores podem potencializar a hipotensão pós-exercício aeróbico. Em relação às características do exercício, aqueles envolvendo maior massa muscular, maior duração, intensidade moderada e realizados no início de noite promovem maior diminuição da PA pós-exercício[6]. Quanto às características dos indivíduos, aqueles com maior PA pré-exercício, mais jovens, do sexo masculino e menos condicionados apresentam maior redução[6].

Os mecanismos envolvidos na redução da PA pós-exercício ainda não estão totalmente esclarecidos, mas a diminuição da resistência vascular sistêmica é comumente observada e a redução do débito cardíaco parece ser facilitada em situações específicas, como na HAS quando a recuperação ocorre na posição sentada[6]. A redução da resistência vascular

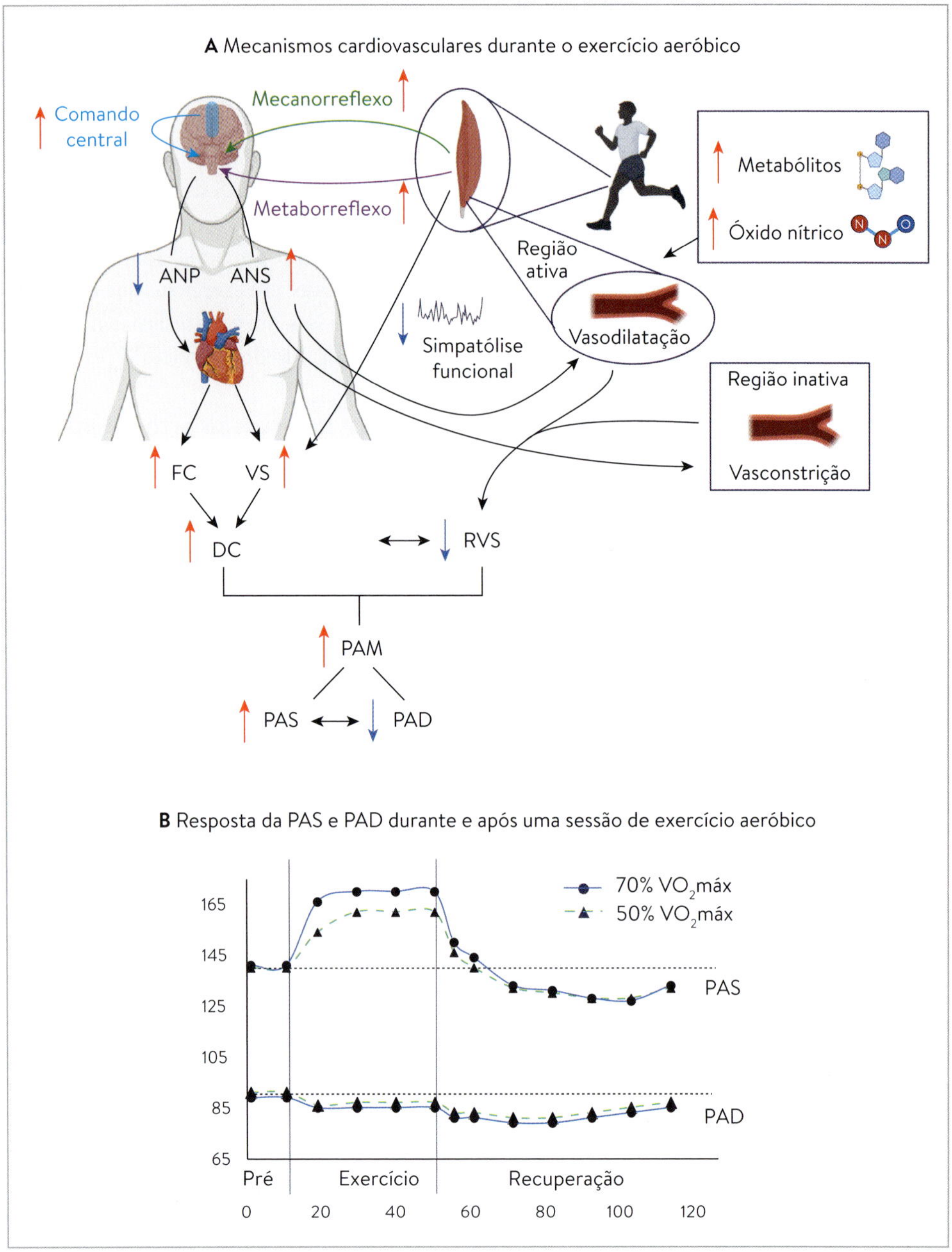

FIGURA 1 A: Mecanismos responsáveis pelo aumento da pressão arterial (PA) durante o exercício aeróbico. B: Respostas de pressão arterial sistólica (PAS) e diastólica (PAD) durante e após o exercício aeróbico. (*Continua*)

ANP: atividade nervosa parassimpática; ANS: atividade nervosa simpática; DC: débito cardíaco; FC: frequência cardíaca; MAPA: monitorização ambulatorial da pressão arterial; ↑: aumenta; ↓: diminui; ↔: mantém; PAM: pressão arterial média; RVS: resistência vascular sistêmica; VS: volume sistólico.

Criado com BioRender.com.

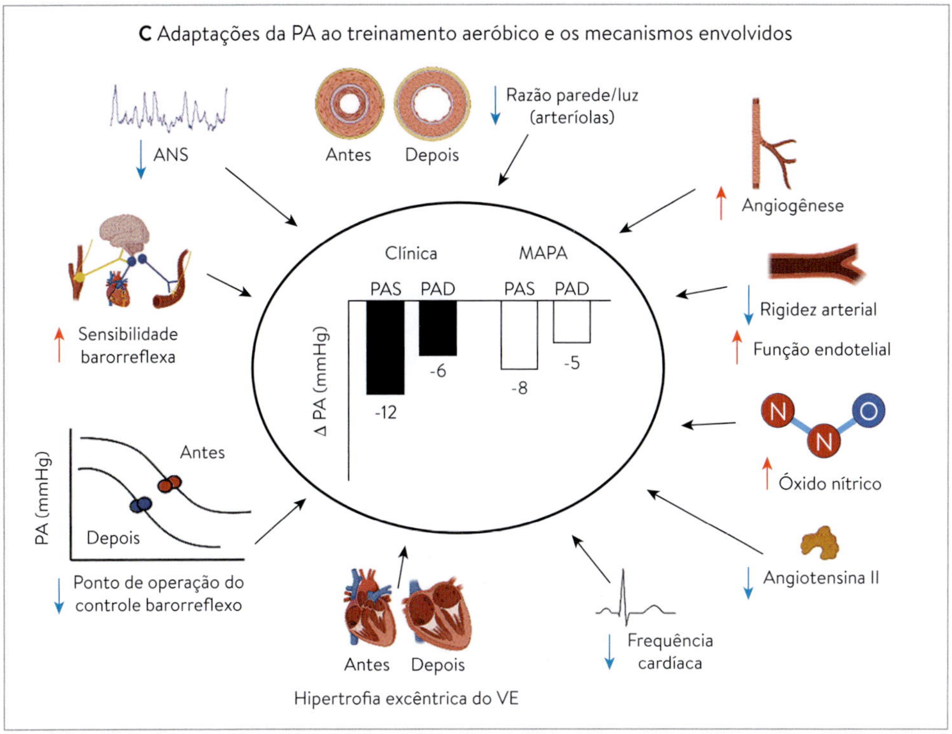

FIGURA 1 (*Continuação*) C: Adaptação da PA após o treinamento aeróbico em hipertensos e possíveis mecanismos envolvidos.

ANP: atividade nervosa parassimpática; ANS: atividade nervosa simpática; DC: débito cardíaco; FC: frequência cardíaca; MAPA: monitorização ambulatorial da pressão arterial; ↑: aumenta; ↓: diminui; ↔: mantém; PAM: pressão arterial média; RVS: resistência vascular sistêmica; VS: volume sistólico.

Criado com BioRender.com.

sistêmica tem sido atribuída à diminuição da atividade simpática periférica e à vasodilatação local histaminérgica. A redução do débito cardíaco parece se dever à diminuição do volume sistólico apesar do aumento da frequência cardíaca[6].

Adaptação da pressão arterial ao treinamento

O treinamento aeróbico reduz as PAS/PAD medidas no consultório e nas 24 horas de hipertensos em, respectivamente, –12/–6 mmHg e –8/–5 mmHg[7] (Figura 1C). Esse efeito hipotensor também é observado na atenuação do aumento da PA em situações de estresse físico, emocional e cognitivo[2,3]. Entre os mecanismos responsáveis pela redução da PA com o treinamento aeróbico (Figura 1C), a diminuição da resistência vascular sistêmica é frequentemente relatada, sendo acompanhada de redução da atividade nervosa simpática, aumento da sensibilidade e mudança do ponto de operação do controle barorreflexo, diminuição na atividade do sistema renina-angiotensina-aldosterona, melhora da função endotelial, diminuição da rigidez das artérias, redução da razão parede/luz das arteríolas e aumento da angiogênese. No coração, ocorre hipertrofia excêntrica do ventrículo esquerdo com redução da FC devido à diminuição do balanço simpatovagal[8].

Conclusões

Observa-se que o exercício aeróbico reduz, aguda e cronicamente, a PA clínica e ambulatorial de hipertensos, contraponto os mecanismos fisiopatológicos da doença, de modo que sua relevância na prevenção e no tratamento da HAS é evidente.

EXERCÍCIO RESISTIDO DINÂMICO

O exercício resistido dinâmico caracteriza-se pela contração de um segmento corporal contra uma resistência que se opõe ao movimento. Ele é também chamado de exercício de musculação, localizado, de força ou com peso. O principal efeito do treinamento resistido é a melhora da estrutura e da função musculares. O protocolo de treinamento inclui a execução de exercícios para grupos musculares específicos e, em cada exercício, realizam-se séries com determinado número de repetições e intensidade, intercaladas por pausas. De acordo com a combinação desses fatores, o treinamento produz aumentos mais expressivos na massa, na força, na potência ou na resistência musculares[2,3,9].

Resposta durante o exercício

Durante o exercício resistido dinâmico ocorre aumento da PAS e da PAD (Figura 2A). Esse aumento decorre da ativação do comando central, mecanorreflexo e metaborreflexo (Figura 2B), o que resulta na inibição da atividade nervosa parassimpática e aumento da simpática, provocando aumento da FC e do débito cardíaco, além de vasoconstrição na região inativa. Paralelamente, a contração muscular do exercício impede mecanicamente a vasodilatação local, contribuindo para o aumento da resistência vascular sistêmica. Esses ajustes promovem aumentos progressivos da PAS e PAD ao longo de cada série do exercício resistido dinâmico (Figura 2A), sendo esses aumentos mais expressivos após a fadiga moderada (quando ocorre redução da velocidade de movimento) e os maiores picos atingidos próximo à fadiga concêntrica (momento em que não se consegue mais realizar o exercício). Nos intervalos entre as séries, a PA diminui, voltando a aumentar na série subsequente[9].

Os aumentos da PAS/PAD durante o exercício resistido dinâmico podem ser expressivos em hipertensos (+80/+70 mmHg, atingindo valores > 240/140 mmHg)[10], sendo esses aumentos atenuados com o uso de anti-hipertensivos[11,12]. Além disso, quanto maior a massa muscular exercitada, o número de repetições por série e a intensidade do exercício, maiores os aumentos da PA, enquanto um intervalo mais longo entre as séries permite melhor recuperação da PA antes do novo esforço. Assim, o aumento da PA no exercício resistido dinâmico depende da associação desses fatores, com os protocolos envolvendo exercícios com menores massas musculares (exercícios unilaterais), menor intensidade, menor número de repetições (parar na fadiga moderada) e maiores intervalos, promovendo menor aumento[9].

Respostas agudas pós-exercício

Após a execução de uma sessão de exercício resistido dinâmico ocorrem reduções da PAS/PAD na ordem de –9/–6 mmHg em hipertensos[13]. Algumas características do protocolo desse exercício podem potencializar esse efeito. Assim, protocolos com exercícios envolvendo maiores massas musculares[13] parecem produzir maior redução da PA pós-exercício, enquanto os efeitos do volume total (número de séries e repetições) e da intensidade ainda precisam ser esclarecidos, havendo sugestão de maior efeito com maior volume[14]. Da mesma forma, os mecanismos da hipotensão pós-exercício resistido dinâmico ainda

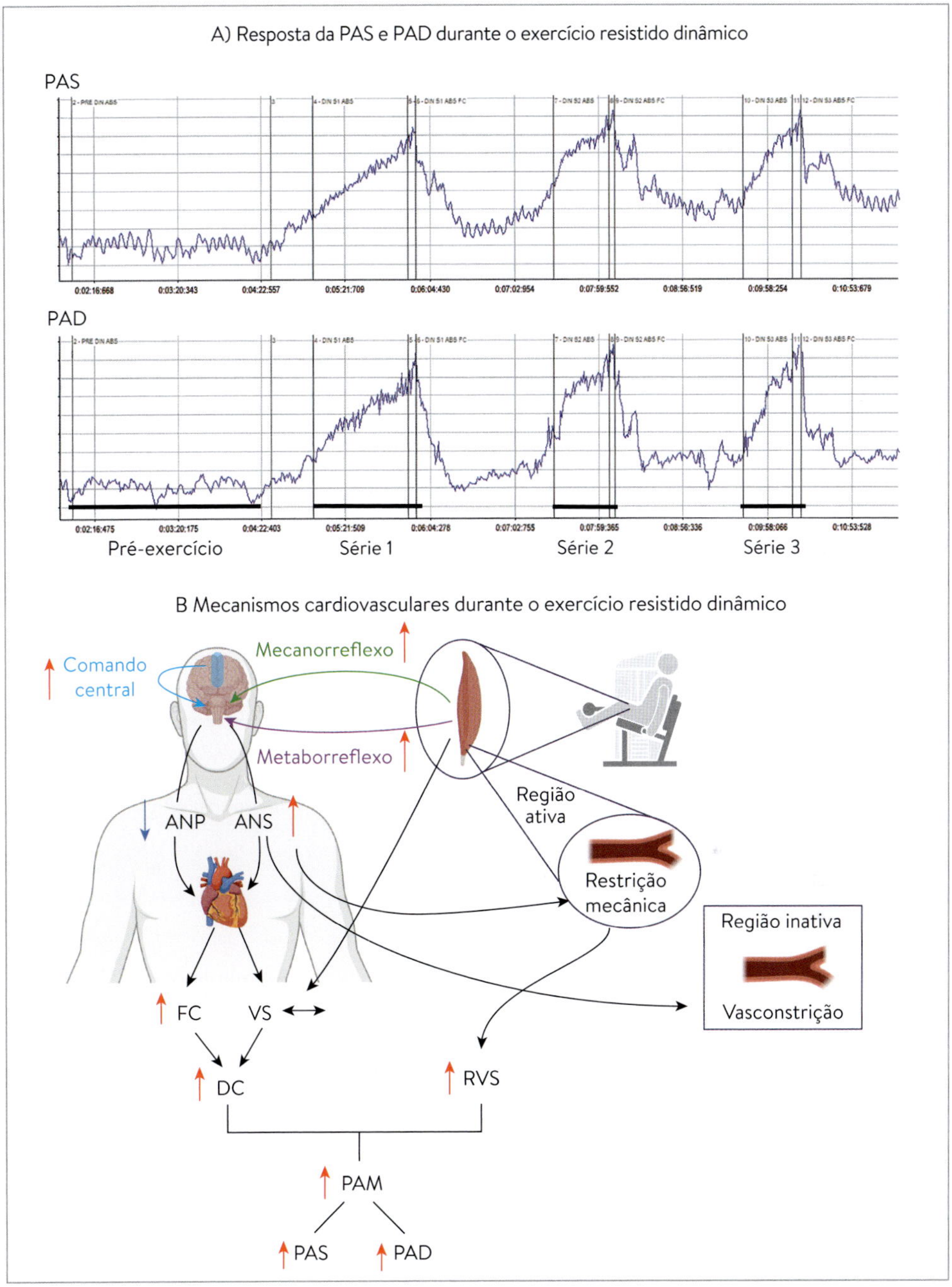

FIGURA 2 A: Respostas de pressão arterial sistólica (PAS) e diastólica (PAD) durante o exercício resistido dinâmico. B: Mecanismos responsáveis pela aumento da PA durante o exercício resistido dinâmico. (*Continua*)

ANS: atividade nervosa simpática; ANP: atividade nervosa parassimpática; FC: frequência cardíaca; VS: volume sistólico; DC: débito cardíaco; RVS: resistência vascular sistêmica; MAPA: monitorização ambulatorial da pressão arterial; ↑: aumenta; ↓: diminui; ↔: mantém; ....: indica um conhecimento que ainda não está estabelecido.

Criado com BioRender.com.

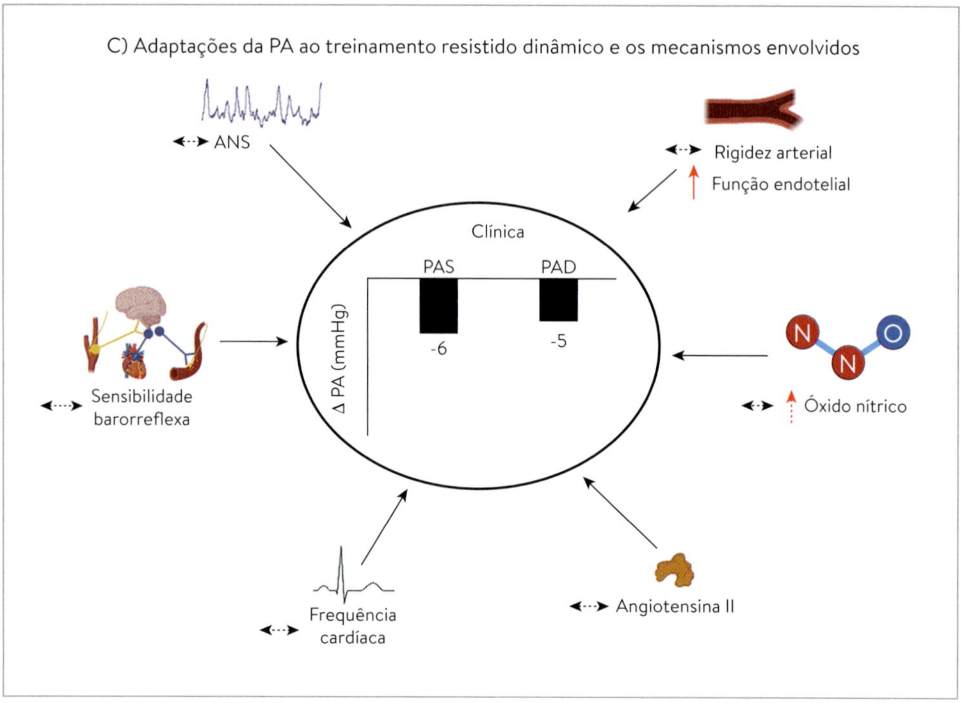

FIGURA 2 (*Continuação*) C: Adaptação da PA após o treinamento resistido dinâmico em hipertensos e possível mecanismos envolvidos.

ANS: atividade nervosa simpática; ANP: atividade nervosa parassimpática; FC: frequência cardíaca; VS: volume sistólico; DC: débito cardíaco; RVS: resistência vascular sistêmica; MAPA: monitorização ambulatorial da pressão arterial; ↑: aumenta; ↓: diminui; ↔: mantém; ....: indica um conhecimento que ainda não está estabelecido.

Criado com BioRender.com.

precisam ser avaliados, havendo sugestão de melhora da função vascular[14]. Para completar, apesar de a execução do exercício promover redução da PA pós-exercício, a manutenção desse efeito em condições ambulatoriais ainda é controversa, com um estudo demonstrando redução por até 10 horas[15] e outro não identificando nenhuma diminuição[16].

Adaptação ao treinamento resistido dinâmico

O treinamento resistido dinâmico promove importante redução da PA clínica de hipertensos, diminuindo a PAS/PAD em torno de –6/–5 mmHg[17], porém não há evidência de redução da PA ambulatorial[9]. No mesmo sentido, as características do protocolo de treinamento resistido que podem potencializar o efeito hipotensor também precisam ser estudadas, e os mecanismos responsáveis pela redução da PA foram pouco explorados (Figura 2C), havendo evidências que esse treinamento promova adaptações vasculares, melhorando a condutância vascular e a função endotelial[18].

Conclusões

Fica evidente que embora o exercício resistido dinâmico possa promover, aguda e cronicamente, a redução da PA clínica de hipertensos, sua relevância, as características que potencializam seu efeito hipotensor e os mecanismos envolvidos ainda precisam ser estabelecidos. Além disso, durante sua execução ocorre aumento expressivo da PA, de modo que alguns cuidados relacionados à prescrição do treinamento devem ser tomados para minimizar qualquer possível risco.

OUTROS TIPOS/MODALIDADES DE EXERCÍCIO

Além dos treinamentos físicos apresentados, outros tipos e modalidades de exercício têm sido investigados quanto aos efeitos sobre a PA e serão abordados a seguir.

Treinamento isométrico de preensão manual (*handgrip*)

Os efeitos do treinamento resistido isométrico sobre a PA de hipertensos foram pouco estudados e os dados existentes são, na sua maioria, obtidos com o exercício de preensão manual (*handgrip*). Assim, esse treinamento reduz a PAS/PAD clínicas em -6/-3 mmHg[19], mas os mecanismos subjacentes ainda não foram elucidados e não há evidências que ele diminua a PA avaliada pela MAPA. É importante destacar ainda que a maioria dos estudos que evidenciaram redução da PA com o treinamento isométrico de *handgrip* empregou um protocolo específico composto de sessões com 4 séries de 2 minutos de contração unilateral mantida em 30% da contração voluntária máxima e respeitando um intervalo passivo de 2 minutos entre as séries. Desse modo, ainda há carência de dados sobre os efeitos de outros protocolos de exercício isométrico (i. e., variação de grupamentos musculares, intensidade, duração e intervalo) e sobre os riscos desse exercício, sobretudo em hipertensos com comorbidades.

Treinamento com ioga, tai chi chuan e pilates

Algumas revisões evidenciaram que os treinamentos de ioga[20] e tai chi chuan[21] podem reduzir a PA clínica de hipertensos, mas os estudos originais, além de escassos, apresentam grande heterogeneidade de protocolos de treinamento e de resultados. Da mesma forma, também há carência de estudos quanto ao efeito do treinamento de pilates, mas um estudo com mulheres hipertensas relatou redução da PA medida na clínica e pela MAPA[22].

Treinamento no meio aquático

Assim como quando realizado no meio terrestre, quando feito no meio aquático, o treinamento aeróbico também reduz a PAS/PAD clínicas de hipertensos em -13/-5 mmHg[23], havendo também um estudo que demonstrou redução da PA de 24 horas, vigília e sono, com esse treinamento em hipertensos resistentes[24]. É importante lembrar, entretanto, que durante a execução do exercício há aumento da PA, cuja magnitude no meio líquido pode ser influenciada por fatores relacionados à pressão hidrostática e ao estresse térmico. Como não é possível medir a PA de forma precisa dentro da água, a garantia da segurança durante a execução desse treinamento fica prejudicada.

Treinamento intervalado de alta intensidade

O treinamento intervalado de alta intensidade (conhecido como HIIT) reduz a PAS/PAD de hipertensos em cerca de -6/-5 mmHg[25]. Porém, ainda há carência de informações quanto a seu efeito na PA avaliada pela MAPA e sua segurança em hipertensos, visto que o aumento da PA durante a execução do exercício depende da intensidade, que é alta no HIIT.

Conclusões

Os treinamentos de ioga, tai chi chuan, pilates, em meio aquático e o HIIT se mostram promissores para a redução da PA de hipertensos. Porém, para sua recomendação na prática clínica, ainda são necessárias mais pesquisas para a efetiva comprovação do efeito hipotensor ambulatorial e da segurança na execução.

RECOMENDAÇÃO POPULACIONAL DE PRÁTICA DE ATIVIDADE FÍSICA

Tanto o comportamento sedentário (i. e., tempo que se passa sentado ou deitado, por exemplo, quando se está assistindo televisão, em frente ao computador ou no celular) quanto a inatividade física (realização de atividade física aquém do necessário para a manutenção da saúde) são fatores de risco para o desenvolvimento da HAS[1]. Assim, as recomendações populacionais da Organização Mundial da Saúde (OMS)[26] para a manutenção e a melhora da qualidade de vida incluem a redução do tempo sedentário e o aumento da prática de atividade física, como demonstrado na Tabela I.

A execução dessa recomendação previne o desenvolvimento da hipertensão arterial sistêmica[27], reduz a PAS/PAD em -4/-5 mmHg[28] e diminui a mortalidade de hipertensos[29]. Para sua execução não é necessária avaliação prévia, mas a prática deve ser interrompida caso apareçam sintomas durante a execução e, nesse caso, deve-se buscar avaliação médica. Além disso, quantidades menores que 150 minutos/semana de atividade física também trazem benefícios e devem ser incentivadas quando não é possível atingir o recomendado.

TABELA I Recomendações populacionais para a redução do comportamento sedentário e aumento do nível de prática de atividade física

Redução do comportamento sedentário
Levantar-se por 5 minutos a cada 30 minutos sentado, fazendo uma pausa ativa (mudar de posição, caminhar, alongar etc.).
Aumento do nível de prática de atividade física
Realizar de 150 a 300 minutos de atividades físicas por semana.
Tipos de atividades: ▪ Domésticas (por exemplo: varrer, limpar, esfregar etc.) ▪ Laborais (por exemplo: carregar, empurrar etc.) ▪ De deslocamento (por exemplo: andar, usar a bicicleta etc.) ▪ De lazer (por exemplo: caminhar, pedalar, dançar, jogar etc.)
Volume: ▪ O tempo mínimo (150 minutos/semana) pode ser obtido realizando-se, em pelo menos 5 dias da semana, 30 minutos de atividade física por dia, o que pode ser feito de forma contínua ou dividida em 3 vezes de 10 minutos ou 2 vezes de 15 minutos ▪ O aumento progressivo deve ser gradual, respeitando-se os limites da pessoa e visando atingir 300 minutos/semana.
Intensidade: ▪ As atividades devem ser realizadas em ritmo moderado, ou seja, havendo aumento da frequência cardíaca, da respiração e da sudorese, mas sem ficar ofegante

PRESCRIÇÃO INDIVIDUALIZADA DE TREINAMENTO FÍSICO

Embora o cumprimento da recomendação populacional de atividade física promova melhora da saúde e qualidade de vida do hipertenso, o treinamento individualizado traz benefícios mais expressivos, mas para sua execução, são necessárias avaliações prévias e prescrição específica.

Avaliação pré-participação

Muitos hipertensos podem apresentar comorbidades, como doenças cardíacas, lesões de órgão-alvo e outros fatores, o que impõe maior risco de ocorrência de eventos cardiovasculares (infarto ou morte súbita) durante a execução dos exercícios físicos[1,2]. Assim, uma triagem pré-participação, avaliando a presença dos fatores mencionados e indicando condutas a serem tomadas, é necessária, como exposto na Tabela II[2].

Nos casos em que a execução de um teste de esforço (TE) é necessária ou recomendada, ele deve ser realizado sob o uso dos medicamentos anti-hipertensivos regulares[2,30]. Além disso, é importante que o TE seja máximo, isto é, que seja interrompido por cansaço físico ou por critérios clínicos que contraindiquem sua continuação[30]. Para completar, se houver isquemia ou arritmias durante sua realização, esses aspectos precisam ser investigados, pois a presença de doença cardíaca indica a necessidade de uma prescrição específica, o que foge do escopo deste capítulo[2]. Por fim, deve-se analisar a resposta da PA no TE, pois hipertensos hiper-reativos (PAS pico > 220 mmHg e/ou aumento da PAD > 15 mmHg) necessitarão de cuidados específicos[30].

Prescrição individualizada

As diretrizes nacionais de HAS[1] recomendam a execução do treinamento aeróbico complementado pelo treinamento resistido dinâmico.

TABELA II Triagem de risco cardiovascular para o início do treinamento físico, indicando fatores a serem considerados e condutas indicadas

Risco	Características	Condutas
Muito alto	Hipertensos que relatam sintomas cardiovasculares como dor no peito, falta de ar, tontura, desmaio ou taquicardia em situações inesperadas ou durante situações de esforço físico ou emocional, que não tenham sido investigados e não tenham outra explicação de saúde.	Não devem fazer exercícios físicos até procurarem um médico para investigar a causa dos sintomas
Alto	Hipertensos com doenças cardíacas diagnosticadas.	Devem realizar avaliação médica e teste ergométrico máximo, sendo tratados como cardiopatas para a prescrição de exercícios
Moderado	Hipertensos com outros 2 ou mais FRC Hipertensos com PAS/PAD maiores que 180/110 mmHg Hipertensos com lesões de órgãos-alvo Hipertensos que pretendem realizar treinamento intenso ou competitivo	A avaliação médica e o teste ergométrico máximo são recomendados
Baixo	Hipertensos com até 1 FRC e sem as condições mencionadas anteriormente	Sem restrições para iniciar o treinamento físico

FRC: fator de risco cardiovascular, sendo considerados: idade = homens ≥ 45 anos ou mulheres ≥ 55 anos, hereditariedade para doença aterosclerótica, pré-diabetes/diabetes, obesidade, dislipidemia ou tabagismo; PAS: pressão arterial sistólica; PAD: pressão arterial diastólica.

Prescrição do exercício aeróbico

O treinamento aeróbico deve ser realizado maximizando a redução da PA e minimizando os riscos. Para isso, devem-se seguir as recomendações sugeridas na Tabela III[1].

TABELA III Prescrição individualizada de treinamento aeróbico
Frequência semanal: 3 a 5 vezes (progredir gradualmente)
Duração: 30 a 60 minutos (progredir gradualmente)
Intensidade: moderada, que pode ser estabelecido por: ▪ Maior intensidade possível sem ficar ofegante ▪ Cansaço subjetivo entre "ligeiramente cansado" e "cansado" (ou seja, entre 11 e 13 na Escala de cansaço subjetivo Borg 20) ▪ 40 e 60% da frequência cardíaca de reserva, ou seja: - FC treino limite inferior = (FCmax – FCrep) x 0,4 + FCrep - FC treino limite superior = (FCmax – FCrep) x 0,6 + FCrep

FC: frequência cardíaca; máx: máxima; rep = repouso. A FCmáx deve ser obtida, preferencialmente, no teste ergométrico máximo, sendo isso obrigatório nos hipertensos que estiverem em uso de betabloqueadores, verapamil ou diltiazem. Nos demais casos, pode-se utilizar a fórmula: FCmáx = 220 – idade. A FCrep deve ser medida após 5 min de repouso em condições adequadas. Hipertensos com cardiopatias devem respeitar a prescrição específica para cardiopatas, que não faz parte do escopo deste capítulo.

É interessante medir a PA antes das sessões de treinamento e quando PAS/PAD estiverem maiores que 160 e 105 mmHg, respectivamente, a sessão não deve ser iniciada. Além disso, em hipertensos hiper-reativos ou mal controlados (PAS/PAD de repouso ≥ 140/90 mmHg), a PA deve ser medida durante o exercício e a intensidade reduzida se os valores estiverem altos (> 180/105 mmHg)[1]. Para completar, por causa da impossibilidade de medir com precisão a PA dentro da água, modalidades que ocorrem no meio líquido (hidroginástica, natação) não são indicadas para hipertensos hiper-reativos ou mal controlados.

Prescrição do treinamento resistido dinâmico

O treinamento resistido dinâmico deve ser realizado em complemento ao aeróbico, visando à melhora global da saúde, mas tomando-se cuidados para minimizar o aumento da PA durante sua execução. Assim, recomenda-se a prescrição apresentada na Tabela IV[1].

TABELA IV Prescrição individualizada do treinamento resistido dinâmico
Frequência semanal: 2 a 3 vezes.
Exercícios: 8 a 10 ▪ Principais grupos musculares ▪ Priorizar execução unilateral
Séries: 1 a 3.
Repetições e intensidade: carga/peso para que durante a série se atinja a fadiga moderada (redução da velocidade de movimento) entre 10 e 15 repetições.
Pausas: 90 a 120 s.

Da mesma forma que o treinamento aeróbico, a sessão de treinamento resistido dinâmico só deve ser iniciada com valores da PAS/PAD inferiores a 160/105 mmHg. Por causa do aumento abrupto e exacerbado da PA durante a execução desse exercício, e impossibilidade de medir a PA com precisão durante sua execução, devem-se tomar cuidados ainda maiores (redução da intensidade e do número de repetições) em hipertensos mal controlados, hiper-reativos e com comorbidades ou lesões de órgãos-alvo.

CONCLUSÕES FINAIS

A redução do comportamento sedentário, o aumento da prática física em geral e, especialmente, a execução regular do treinamento físico aeróbico complementado pelo resistido dinâmico, além de promover redução da PA medida na clínica e pela MAPA, contrapõem-se aos mecanismos fisiopatológicos da HAS, ajudam no controle das comorbidades associadas, contribuem para prevenir o desenvolvimento das lesões de órgãos-alvo e melhoram a saúde geral e a qualidade de vida dos hipertensos. Dessa forma, o incentivo à prática de atividades físicas e a recomendação do treinamento físico regular são condutas primordiais na prevenção e no tratamento da HAS.

BIBLIOGRAFIA

1. Barroso WKS, Rodrigues CIS, Bortolotto LA, Gomes MAM, Brandão A.A, Feitosa ADM, et al. Diretrizes Brasileiras de Hipertensão Arterial – 2020. Arq Bras Cardiol. 2021;116:516-658.
2. American College of Sports Medicine. Diretrizes do ACSM para os testes de esforço e sua prescrição. 6.ed. Rio de Janeiro: Guanabara Koogan; 2007.
3. Plowman SA, Smith DL. Fisiologia do exercício para saúde, aptidão e desempenho. Rio de Janeiro: Guanabara Koogan; 2009.
4. Mitchell JH. Abnormal cardiovascular response to exercise in hypertension: contribution of neural factors. Am J Physiol Regul Integr Comp Physiol. 2017;312:R851-R63.
5. Saltin B, Radegran G, Koskolou MD, Roach RC. Skeletal muscle blood flow in humans and its regulation during exercise. Acta Physiol Scand. 1998;162:421-36.
6. Brito LC, Fecchio RY, Pecanha T, Andrade-Lima A, Halliwill JR, Forjaz CLM. Postexercise hypotension as a clinical tool: a "single brick" in the wall. J Am Soc Hypertens. 2018;12:e59-e64.
7. Cao L, Li X, Yan P, Wang X, Li M, Li R, et al. The effectiveness of aerobic exercise for hypertensive population: A systematic review and meta-analysis. J Clin Hypertens (Greenwich). 2019;21:868-76.
8. Peçanha T, Queiroz ACC, Brito LC, Forjaz CLM. Treinamento aeróbico e hipertensão arterial. In: Bertuzzi P, Brum PC, Alves CRR, Lima-Silva AE (ed.). Aptidão aeróbia: desempenho esportivo, saúde e nutrição. Barueri: Manole; 2017. p. 344-59.
9. Sousa JCS, Fecchio RY, Queiroz ACC, Rezk CC, Cardoso JR. CG, Tinucci T, et al. Sistema cardiovascular e exercícios resistidos. In: Negrão CE, Barreto ACP, Rondon MUPB (ed.). Cardiologia do exercício: do atleta ao cardiopata. 4.ed. Barueri: Manole; 2019. p. 259-78.
10. de Souza Nery S, Gomides RS, da Silva GV, de Moraes Forjaz CL, Mion D, Jr., Tinucci T. Intra-arterial blood pressure response in hypertensive subjects during low- and high-intensity resistance exercise. Clinics (Sao Paulo). 2010;65:271-7.
11. Gomides RS, Costa LA, Souza DR, Queiroz AC, Fernandes JR, Ortega KC, et al. Atenolol blunts blood pressure increase during dynamic resistance exercise in hypertensives. Br J Clin Pharmacol. 2010;70:664-73.
12. Souza DR, Gomides RS, Costa LA, Queiroz AC, Barros S, Ortega KC, et al. Amlodipine reduces blood pressure during dynamic resistance exercise in hypertensive patients. Scand J Med Sci Sports. 2015;25:53-60.
13. Casonatto J, Goessler KF, Cornelissen VA, Cardoso JR, Polito MD. The blood pressure-lowering effect of a single bout of resistance exercise: A systematic review and meta-analysis of randomised controlled trials. Eur J Prev Cardiol. 2016;23:1700-14.
14. de Freitas Brito A, Brasileiro-Santos MDS, Coutinho de Oliveira CV, da Cruz Santos A. Postexercise hypotension is volume-dependent in hypertensives: autonomic and forearm blood responses. J Strength Cond Res. 2019;33:234-41.
15. Melo CM, Alencar Filho AC, Tinucci T, Mion D Jr., Forjaz CL. Postexercise hypotension induced by low-intensity resistance exercise in hypertensive women receiving captopril. Blood Press Monit. 2006;11:183-9.
16. Queiroz AC, Sousa JC, Jr., Silva ND Jr., Tobaldini E, Ortega KC, de Oliveira EM, et al. Captopril does not potentiate post-exercise hypotension: a randomized crossover study. Int J Sports Med. 2017;38:270-7.
17. MacDonald HV, Johnson BT, Huedo-Medina TB, Livingston J, Forsyth KC, Kraemer WJ, et al. Dynamic resistance training as stand-alone antihypertensive lifestyle therapy: a meta-analysis. J Am Heart Assoc. 2016;5:e003231.
18. Fecchio RY, Brito LC, Pecanha T, de Moraes Forjaz CL. Potential mechanisms behind the blood pressure-lowering effect of dynamic resistance training. Curr Hypertens Rep. 2021;23:35.
19. Smart NA, Way D, Carlson D, Millar P, McGowan C, Swaine I, et al. Effects of isometric resistance training on resting blood pressure: individual participant data meta-analysis. J Hypertens. 2019;37:1927-38.
20. Cramer H, Langhorst J, Dobos G, Lauche R. Yoga for metabolic syndrome: A systematic

review and meta-analysis. Eur J Prev Cardiol. 2016;23:1982-93.

21. Zhong D, Li J, Yang H, Li Y, Huang Y, Xiao Q, et al. Tai Chi for essential hypertension: a systematic review of randomized controlled trials. Curr Hypertens Rep. 2020;22:25.
22. Martins-Meneses DT, Antunes HK, de Oliveira NR, Medeiros A. Mat Pilates training reduced clinical and ambulatory blood pressure in hypertensive women using antihypertensive medications. Int J Cardiol. 2015;179:262-8.
23. Igarashi Y, Nogami Y. The effect of regular aquatic exercise on blood pressure: A meta-analysis of randomized controlled trials. Eur J Prev Cardiol. 2018;25:190-9.
24. Guimaraes GV, de Barros Cruz LG, Fernandes-Silva MM, Dorea EL, Bocchi EA. Heated water-based exercise training reduces 24-hour ambulatory blood pressure levels in resistant hypertensive patients: a randomized controlled trial (HEx trial). Int J Cardiol. 2014;172:434-41.
25. Leal JM, Galliano LM, Del Vecchio FB. Effectiveness of high-intensity interval training versus moderate-intensity continuous training in hypertensive patients: a systematic review and meta-analysis. Curr Hypertens Rep. 2020;22:26.
26. World Health Organization. WHO guidelines on physical activity and sedentary behaviour. Geneva: World Health Organization; 2020; p.1-94.
27. Liu X, Zhang D, Liu Y, Sun X, Han C, Wang B, et al. Dose-response association between physical activity and incident hypertension: a systematic review and meta-analysis of cohort studies. Hypertension. 2017;69:813-20.
28. Dunn AL, Marcus BH, Kampert JB, Garcia ME, Kohl HW 3rd, Blair SN. Comparison of lifestyle and structured interventions to increase physical activity and cardiorespiratory fitness: a randomized trial. JAMA. 1999;281:327-34.
29. Leitzmann MF, Park Y, Blair A, Ballard-Barbash R, Mouw T, Hollenbeck AR, et al. Physical activity recommendations and decreased risk of mortality. Arch Intern Med. 2007;167:2453-60.
30. Sociedade Brasileira de Cardiologia. III Diretrizes da Sociedade Brasileira de Cardiologia sobre teste ergométrico. Arq Bras Cardiol. 2010;95:1-26.

Outras estratégias para o controle da hipertensão arterial sistêmica

Fernando Nobre

CONSULTA RÁPIDA

Há intervenções coadjuvantes no tratamento da hipertensão arterial sistêmica (HAS). Algumas delas podem, quando instituídas, colaborar com a redução da pressão arterial (PA), enquanto outras precisam ser evitadas já que podem causar elevações da PA.

São possivelmente determinantes de redução da PA:

- Técnica da respiração lenta, correspondente a um ciclo respiratório a cada 10 segundos.
- Redução do peso corporal, especialmente naqueles pacientes com obesidade grave, por meio da cirurgia bariátrica.
- Consumo de chá e café pode determinar aumentos discretos da PA que se sustentam por períodos curtos após o consumo. Bebedores compulsivos de ambos podem, eventualmente, terem aumentos sustentados e significantes da PA.
- O uso de cacau interfere pouco na PA, porém se consumido abusivamente na forma de "chocolates" pode determinar ganho de peso e aumento da PA em decorrência disso.
- Não há relação direta entre tabagismo e ocorrência de HAS. Igualmente a cessação do tabagismo parece não reduzir a PA[25].
- A utilização de contraceptivos orais pode ter algum efeito na PA, elevando-a, entretanto, sua suspensão leva rapidamente aos mesmos valores obtidos antes do uso.
- Terapia de reposição hormonal não interfere substancialmente na PA.

INTRODUÇÃO

Há algumas intervenções que visam ao controle da hipertensão arterial sistêmica (HAS), que embora não convencionalmente estabelecidas podem ser consideradas coadjuvantes ao tratamento. Tais medidas têm sido consideradas estratégias auxiliares para a redução da pressão arterial (PA).

São alguns exemplos: controle da respiração (utilização da respiração lenta); tratamento da síndrome da apneia obstrutiva do sono (tratada em capítulo específico deste livro); cirurgia bariátrica; consumo de chás e sucos;

controle do uso de substâncias potencialmente hipertensoras; espiritualidade e meditação.

TÉCNICA DA RESPIRAÇÃO LENTA

As variáveis cardiovasculares podem sofrer influências das modificações do ritmo respiratório[1-3]. A respiração lenta, na frequência de 0,1 Hz, que corresponde a um ciclo respiratório a cada 10 segundos, pode promover uma sincronização entre a respiração e ritmos cardiovasculares inatos com consequente modulação das atividades autonômicas central e periférica[4-5].

O barorreflexo é o principal mecanismo regulador da PA em curto prazo, promovendo ajustes agudos da PA, batimento a batimento. Pacientes com HAS têm diminuição da sensibilidade do barorreflexo quando comparados a normotensos e mesmo a hipertensos do avental branco[6].

Há evidências de que a respiração lenta promova melhora da sensibilidade do barorreflexo na variabilidade da frequência cardíaca e no fluxo da microcirculação, além de redução na resistência arterial periférica e consequente diminuição aguda da PA em indivíduos com HAS.

A técnica de respiração lenta pode ser desenvolvida com treinamento, como fazem milenarmente alguns praticantes de ioga e religiosos ao rezar mantras e rosários ou com a utilização de equipamentos eletrônicos auxiliares[6]. Existem equipamentos desenvolvidos para auxiliar a realização da técnica de respiração lenta aprovados pelo órgão regulador de alimentos, medicamentos e equipamentos dos Estados Unidos, Food and Drug Administration (FDA)[7-8].

Um estudo com pacientes portadores de HAS leve mostrou que a prática de 15 minutos diários de exercícios de respiração lenta, realizados com equipamento auxiliar, promoveu significativa redução da PA. O decréscimo na PA sistólica (PAS) foi de 5,5 mmHg, enquanto a redução na PA diastólica (PAD) foi de 3,2 mmHg. Houve também redução nas medições realizadas por meio de automedidas residenciais, de 5,4 e 3,2 mmHg, na PAS e PAD, respectivamente ($P < 0,01$ para ambas). O impacto da intervenção ocorreu após 3 semanas[9].

CIRURGIA BARIÁTRICA NA OBESIDADE GRAVE

Um estudo observacional mostrou que a redução de 4,5 kg pode reduzir a PAS em até 10 mmHg. Entretanto, a recuperação do peso perdido resultou em retorno praticamente ao mesmo valor de PAS do início da observação[10]. Não é desconhecido o papel da obesidade na gênese e na sustentação da HAS.

Podemos afirmar que essa é uma via de mão dupla: quando se ganha peso a PA sobe e o inverso sendo igualmente verdadeira[11].

A cirurgia bariátrica é uma forma eficaz para a redução e a manutenção do peso. Tal estratégia terapêutica é considerada um tratamento custo-efetivo para obesidade moderada ou grave[12].

A redução do peso corporal com a utilização de medicamentos tem sido menos empregada, e, nas pessoas com obesidade grave, a cirurgia bariátrica pode representar um procedimento capaz de promover redução da PA, bem como de melhora consistente de aspectos metabólicos, especialmente com relação ao metabolismo glicídico.

Entretanto, algumas complicações potencialmente fatais como o tromboembolismo pulmonar têm sido descritas principalmente em portadores de muitas condições clínicas associadas[13]. Uma revisão sistemática sobre os efeitos da cirurgia bariátrica, envolvendo 16.867 indivíduos de 52 estudos selecionados de um total de 637 ensaios publicados de 1950 a 2010, demonstrou que, em um seguimento médio de 34 meses, o procedimento reduziu a mortalidade e tem potencial capacidade de curar ou melhorar as condições clínicas associadas como HAS *diabetes mellitus* tipo 2 e dislipidemias, com adicional redução da proteína C-reativa e melhora das provas de função endotelial[14].

Nessa revisão, observou-se uma redução média de 15 mmHg na PAS e de 10 mmHg na PAD, com uma queda de 49% na prevalência de HAS na população avaliada[8]. Houve uma redução de 40% no risco relativo para doença arterial coronariana, em 10 anos, estimado pela escala de risco de Framingham.

As indicações podem ser consideradas, segundo o Consenso Brasileiro Multissocietário da Obesidade[15].

CONSUMO DE CHÁ, CAFÉ, SUCOS E CACAU

Com relação ao consumo de café, a cafeina, seu principal componente com ação cardiovascular, tem mostrado um efeito pressor agudo[16].

O consumo do café está associado a possíveis efeitos benéficos sobre as doenças cardiovasculares em uma recente revisão sistemática envolvendo mais de um milhão de pessoas e milhares de eventos registrados[16]. Em contrapartida, chá-verde e chá-preto podem determinar um pequeno, porém, significativo efeito hipotensor[17,18].

O consumo de bebidas contendo açúcar, como refrigerantes, está associado ao aumento do peso corporal, síndrome metabólica, diabetes do tipo II e maior risco de doença cardiovascular. Assim, o consumo dessas bebidas deve ser desencorajado, adotando-se estilo de vida saudável com redução da PA e do risco de doenças cardiovasculares.

Pacientes com HAS devem ser obrigatoriamente orientados para uma dieta saudável e balanceada com consumo de frutas, legumes, vegetais, produtos contendo ácidos graxos insaturados (especialmente óleo de oliva) com menor consumo de carnes vermelhas e gorduras saturadas[19-21].

O uso de chás, café, sucos (cacau, beterraba e romã) tem pouco efeito sobre a PA, mas devem ser considerados, sobretudo em relação ao consumo abusivo das substâncias que podem elevar a PA de maneira significativa.

O consumo de café, muito frequente, pode elevar a PAS em torno de 5 mmHg por até 15 minutos. A utilização em intervalos menores que esse e sistematicamente mantida poderá representar um tempo mais longo de elevação da PA. A cafeína é capaz de elevar agudamente a PA, por mais de três horas, mas o consumo regular leva à tolerância[22]. A ingestão de café em longo prazo não tem sido associada a maior incidência de HAS, ou seja, tem pouco, discreto e fugaz efeito sobre a PA.

SUPRESSÃO DO TABAGISMO

Registros por meio da MAPA têm demonstrado que, ambos, normotensos e hipertensos, apresentam valores maiores de PA quando comparados com não fumantes[24].

Entretanto, não são observados efeitos crônicos sobre a PA, e a cessação do tabagismo não se correlacionou com redução da PA[25].

Embora o tabagismo seja dos mais perversos fatores de risco para doenças cardiovasculares e respiratórias, além de vários tipos de câncer, não há uma relação direta entre tabagismo e ocorrência de HAS. Igualmente a cessação do tabagismo parece não reduzir a PA[25].

ESPIRITUALIDADE

Esse tema, de grande importância e crescente discussão nas doenças cardiovasculares em geral e na HAS em particular, está definido no Capítulo 32 "Espiritualidade e hipertensão arterial sistêmica".

Entretanto, por sua relevância e significado, a seguir a Tabela I define o papel da espiritualidade na HAS.

O posicionamento do DEMCA/SBC sobre o assunto trata de maneira ampla e baseadas nas melhores evidências o tema em questão[26].

TABELA I Quatro estudos que avaliaram o grau de espiritualidade como preditor de hipertensão arterial sistêmica (HAS)

Chicago Community Adult Health Study[27]	(–) Indicadores religiosos (+) Tendência para o perdão < PA diastólica
Study of Women's Health Across the Nation (SWAN)[28]	(–) Para prevalência e incidência de HAS x comportamento religioso/espiritual
Coorte longitudinal de base populacional de idosos[29]	(+) Maior envolvimento religioso/espiritual x PA baixa
Black Women's Health Study[30]	(+) Menor risco de desenvolver HAS 59 mil mulheres com 23 anos de seguimento

(–) não houve relação observada: (+) a atividade mostrou relação com o comportamento da pressão arterial (PA). Na coluna da esquerda é apresentado o estudo que avaliou o resultado da intervenção

OUTROS FATORES INTERVENIENTES NA PRESSÃO ARTERIAL

Ácidos graxos insaturados

Alguns ensaios clínicos randomizados sugerem efeito hipotensor modesto, em especial, os realizados com laticínios pobres em gordura[31,32] e com proteínas do leite. Cabe ressaltar que as diretrizes alimentares preconizam consumo de laticínios com baixo teor de gorduras.

Produtos do cacau

Uma metanálise de dez ensaios clínicos randomizados (n = 297) identificou a redução de 4,5 mmHg (IC95%: 3,3 a 5,9) e 2,5 mmHg (IC95%: 1,2 a 3,9) nas PAS e PAD, respectivamente, com o consumo aumentado de produtos com cacau[33-35]. Os estudos foram muito heterogêneos, e as intervenções, variadas.

Cuidado, pois o consumo de chocolate ou produtos do cacau acrescenta calorias à dieta, que precisam ser equilibrados com algum grau de restrição alimentar.

Vitamina D

Apesar de alguns estudos observacionais sugerirem que a deficiência de vitamina D está associada à elevação da PA ou à maior incidência de HAS[36-37], os estudos com suplementação de vitamina D apresentam resultados inconsistentes. Portanto, o papel da vitamina D no controle da PA ainda não está estabelecido.

Laticínios

Apesar de serem ricos em ácidos graxos saturados (na versão integral), podem conter constituintes com potencial efeito benéfico, como a proteína do soro do leite (*whey protein*), os fosfolipídios da membrana dos glóbulos de gordura, o cálcio, o magnésio, o potássio, os probióticos e as vitaminas K1 e K2[38,39].

Alguns ensaios clínicos randomizados sugerem efeito hipotensor modesto, em especial, os realizados com laticínios pobres em gordura[40,41].

Alguns ensaios clínicos randomizados sugerem efeito hipotensor modesto, em especial, os realizados com laticínios pobres em gordura[40,41] e com proteínas do leite. Cabe ressaltar que as diretrizes alimentares preconizam consumo de laticínios com baixo teor de gorduras[42].

Outras suplementações alimentares

Os efeitos de redução da PA de suplementos alimentares são, em geral, discretos e heterogêneos. As substâncias cuja suplementação tem alguma evidência de discreta redução da PA são: vitamina C, peptídeos bioativos derivados de alimentos, alho, fibras dietéticas, linhaça, soja, nitratos orgânicos e ômega 3[43,44]. As suplementações de magnésio, vitaminas combinadas, chás e coenzima Q10 não demonstraram redução significativa da PA[45-47].

MEDICAMENTOS QUE INTERFEREM NA PRESSÃO ARTERIAL

Contraceptivos orais

Contraceptivos orais (CO) combinados com estrógeno e progesterona podem estar associados a pequeno, mas significante, aumento da PA ou desenvolvimento de HAS[48-50].

A PA usualmente diminui prontamente com a supressão do uso dos CO.

O aumento da PA parece estar mais correlacionado com o emprego do estrógeno, sendo menos comum, ou mesmo ausente, com o uso apenas de progesterona.

O risco de doença cardiovascular com o uso concomitante de CO e tabagismo é substancialmente aumentado, e essa combinação deve ser sistematicamente proibida.

Terapia de reposição hormonal

Estudos têm demonstrado que na menopausa ocorre o dobro de risco de desenvolvimento de HAS, considerando-se os demais fatores de risco corrigidos.

Mesmo a terapia de reposição hormonal (TRH) tendo estrógeno na sua formulação, não há evidências consistentes sobre o aumento significativo da PA tanto em normotensas quando nas hipertensas[51].

A TRH não deve ser utilizada na prevenção primária ou mesmo secundária de eventos cardiovasculares.

Em resumo, evidências sugerem que a TRH não é associada com aumentos da PA e/ou alterações metabólicas significativas e pode ser prescrita, salvo outras contraindicações, sem maiores problemas[52-55].

CONSIDERAÇÕES FINAIS

Várias intervenções podem determinar alterações da PA.

O conhecimento delas pode ser coadjuvante no controle da PA, cuidando da supressão daquelas que podem elevá-la e buscando efeitos que determinem uma ação hipotensora.

Todas essas intervenções podem ser consideradas adjuvantes na prevenção e no tratamento da HAS e, portanto, devem ser do conhecimento e da aplicação nesses contextos da prevenção e do tratamento da HAS.

BIBLIOGRAFIA

1. Novak V, Novak P, de Champlain J, Le Blanc AR, Martin R, Nadeau R. Influence of respiration on heart rate and blood pressure fluctuations. J Appl Physiol. 1993;74(2):617-26.
2. Cooke WH, Cox JF, Diedrich AM, Taylor A, Beightol LA, Ames JE, et al. Controlled breathing protocols probe human cardiovascular rhythms. Am J Physiol. 1998;274(2):H709-18.
3. Badra LJ, Cooke WH, Hoag JB, Crossman AA, Kuusela TA, Tahvanainen KU, et al. Respiratory modulation of human autonomic rhythms. Am J Physiol Heart Circ Physiol. 2001;280(6):H2674-H880.
4. Bernardi L, Gabutti A, Porta C, Spicuzza L. Slow breathing reduces chemoreflex responses to

hypoxia and hypercapnia and increases baroreflex sensitivity. J Hypertens. 2001;19(12): 2221-9.

5. Bernardi L, Sleight P, Bandinelli G, Cencetti S, Fattorini L, Wdowczic-Szulc J, et al. Effect of rosary prayer and yoga mantras on autonomic cardiovascular rhythms: comparative study. BMJ. 2001;323(7327):1446-9.
6. Joseph CN, Porta C, Casucci G, Casiraghi N, Maffeis M, Rossi M, et al. Slow breathing improves arterial baroreflex sensitivity and decreases blood pressure in essential hypertension. Hypertension. 2005;46(4):714-8.
7. Schein M, Gavish B, Herz M, Rosner-Kahana D, Naveh P, Knishkowy B, et al. Treating hypertension with a device that slows and regularizes breathing: A randomised, double-blind controlled study. J Hum Hypertens. 2001;15:271-8.
8. Rosenthal T, Alter A, Peleg E, Gavish B. Device-guided breathing exercises reduce blood pressure – ambulatory and home measurements. Am J Hypertens. 2001;14:74-6.
9. Meles E, Giannattasio C, Failla M, Gentile G, Capra A, Mancia G. Nonpharmacologic treatment of hypertension by respiratory exercise in the home setting. Am J Hypertens. 2004;17(4):370-4.
10. Stevens VJ, Obarzanek E,Cook NR, Lee IM, Appel LJ,West SD, et al. Trials for the Hypertension Prevention Research Group. Long-term weight loss and changes in blood pressure: results of the Trials of Hypertension Prevention, phase II. Ann Intern Med. 2001;134:1-11.
11. Hall JE, do Carmo JM, da Silva AA, Wang Z, Hall ME. Obesity-induced hypertension: interaction of neurohumoral and renal mechanisms. Circ Res. 2015;116:991-1006.
12. Jordan J, Yumuk V, Schlaich M, Nilsson PM, Zahorska-Markiewicz B, Grassi G, et al. Joint statement of the European Association for the Study of Obesity and the European Society of Hypertension: obesity and difficult to treat arterial hypertension. J Hypertens. 2012;30:1047-55.
13. Flum DR, Belle SH, King WC, Wahed AS, Berk P, Chapman W, et al. Perioperative safety in the longitudinal assessment of bariatric surgery. N Engl J Med. 2009;361(5):445-54.
14. Heneghan HM, Meron-Eldar S, Brethauer SA, Schauer PR, Young JB. Effect of bariatric surgery on cardiovascular risk profile. Am J Cardiol. 2011;108(10):1499-507.
15. Sociedade Brasileira de Cirurgia Bariátrica e Metabólica. Consenso Brasileiro Multissocietário em Cirurgia da Obesidade 2006. http://www.sbcb.org.br/associados.asp?menu=2.
16. Ding M, Bhupathiraju SN, Satija A, van Dam RM, Hu FB. Long-term coffee consumption and risk of cardiovascular disease: a systematic review and a doseresponse meta-analysis of prospective cohort studies. Circulation. 2014;129:643-59.
17. Li G, Zhang Y, Thabane L, Mbuagbaw L, Liu A, Levine MA, et al. Effect of green tea supplementation on blood pressure among overweight and obese adults: a systematic review and meta-analysis. J Hypertens. 2015;33:243-54.
18. Greyling A, Ras RT, Zock PL, Lorenz M, Hopman MT, Thijssen DH, et al. The effect of black tea on blood pressure: a systematic review with meta-analysis of randomized controlled trials. PLoS One. 2014;9:e103247.
19. Dickinson HO, Mason JM, Nicolson DJ, Campbell F, Beyer FR, Cook JV, et al. Lifestyle interventions to reduce raised blood pressure: a systematic review of randomized controlled trials. J Hypertens. 2006;24:215-33.
20. Mente A, de Koning L, Shannon HS, Anand SS. A systematic review of the evidence supporting a causal link between dietary factors and coronary heart disease. Arch Intern Med. 2009;169:659-69.
21. Sofi F, Abbate R, Gensini GF, Casini A. Accruing evidence on benefits of adherence to the Mediterranean diet on health: an updated systematic review and meta-analysis. Am J Clin Nutr. 2010;92:1189-96.
22. van Dam RM, Hu FB, Willett WC. Coffee, caffeine, and health. N Engl J Med. 2020;383(4):369-78.
23. D'Elia L, La Fata E, Galletti F, Scalfi L, Strazzullo P. Coffee consumption and risk of hypertension: a dose-response meta-analysis of prospective studies. Eur J Nutr. 2019;58(1):271-80.
24. Groppelli A, Giorgi DM, Omboni S, Parati G, Mancia G. Persistent blood pressure increase induced by heavy smoking. J Hypertens. 1992;10:495-9.
25. Primatesta P, Falaschetti E, Gupta S, Marmot MG, Poulter NR. Association between smoking and blood pressure: evidence from the health survey for England. Hypertension. 2001;37:187-93.
26. Nobre F, Esporcatte R, Brandão AA, Álvaro Avezum Jr. A, Feitosa ADM, Amodeo C, et al. Posicionamento sobre hipertensão arterial e espiritualidade – 2021. Arq Bras Cardiol. 2021;117(3):599-613.
27. Buck AC, Williams DR, Musick MA, Sternthal MJ. An examination of the relationship between multiple dimensions of religiosity, blood pressure, and Hypertension. Soc Sci Med. 2009;68(2):314-22.
28. Fitchett G, Powell LH. Daily spiritual experiences, systolic blood pressure, and hypertension among midlife women in SWAN. Ann Behav Med. 2009;37(3):257-67.
29. Koenig HG, George LK, Hays JC, Larson DB, Cohen HJ, Blazer DG. The relationship between religious activities and blood pressure in older adults. Int J Psychiatry Med. 1998;28(2):189-213.

30. VanderWeele TJ, Yu J, Cozier YC, Wise L, Argentieri MA, Rosenberg L, et al. Attendance at Religious Services, Prayer, Religious Coping, and Religious/Spiritual Identity as Predictors of All-Cause Mortality in the Black Women's Health Study. Am J Epidemiol. 2017;185(7):515-22.
31. Hidayat K, Du HZ, Yang J, Chen GC, Zhang Z, Lin ZN, et al. Effects of milk proteins on blood pressure: a meta-analysis of randomized control trials. Hypertens Res. 2017;40(3):264-70
32. Barroso WKS, Rodrigues CIS, Bortolotto LA, Mota-Gomes MA, Brandão AA, Feitosa ADM, et al. Diretrizes Brasileiras de Hipertensão Arterial – 2020. Arq Bras Cardiol. 2021;116(3):516-658.
33. Desch S, Schmidt J, Kobler D, Sonnabend M, Eitel I, Sareban M, et al. Effect of cocoa products on blood pressure: systematic review and meta-analysis. Am J Hypertens. 2010;23(1):97-103.
34. Ried K, Fakler P, Stocks NP, Cochrane Hypertension Group National Institute of Integrative Medicine. Effect of cocoa on blood pressure. Cochrane Database Syst Rev. 2017;4(4):CD008893.
35. Taubert D, Roesen R, Lehmann C, Jung N, Schömig E. Effects of low habitual cocoa intake on blood pressure and bioactive nitric oxide: a randomized controlled trial. JAMA. 2007;298(1):49-60.
36. Zhang D, Cheng C, Wang Y, Sun H, Yu S, Xue Y, et al. Effect of vitamin D on blood pressure and hypertension in the general population: an update meta-analysis of cohort studies and randomized controlled trials. Prev Chronic Dis. 2020;17:E03.
37. Ried K, Fakler P, Stocks NP, Cochrane Hypertension Group National Institute of Integrative Medicine. Effect of cocoa on blood pressure. Cochrane Database Syst Rev. 2017;4(4):CD008893.
38. Thorning TK, Bertram HC, Bonjour JP, de Groot L, Dupont D, Feeney R, et al. Whole dairy matrix or single nutrients in assessment of health effects: current evidence and knowledge gaps. Am J Clin Nutr. 2017;105(5):1033-45.
39. Mozaffarian D, Wu JHY. Flavonoids, dairy foods, and cardiovascular and metabolic health: a review of emerging biologic pathways. Circ Res. 2018;122(2):369-84.
40. Thorning TK, Bertram HC, Bonjour JP, de Groot L, Dupont D, Feeney R, et al. Whole dairy matrix or single nutrients in assessment of health effects: current evidence and knowledge gaps. Am J Clin Nutr. 2017;105(5):1033-45. 431.
41. Mozaffarian D, Wu JHY. Flavonoids, dairy foods, and cardiovascular and metabolic health: a review of emerging biologic pathways. Circ Res. 2018;122(2):369-84.
42. Hidayat K, Du HZ, Yang J, Chen GC, Zhang Z, Lin ZN, et al. Effects of milk proteins on blood pressure: a meta-analysis of randomized control trials. Hypertens Res. 2017;40(3):264-70.
43. Schwingshackl L, Chaimani A, Schwedhelm C, Toledo E, Pünsch M, Hoffmann G, et al. Comparative effects of different dietary approaches on blood pressure in hypertensive and pre-hypertensive patients: A systematic review and network meta-analysis. Crit Rev Food Sci Nutr. 2019;59(16):2674-87.
44. Caligiuri SPB, Pierce GN. A review of the relative efficacy of dietary, nutritional supplements, lifestyle, and drug therapies in the management of hypertension. Crit Rev Food Sci Nutr. 2017;57(16):3508-27.
45. Tankeu AT, Agbor VN, Noubiap JJ. Calcium supplementation and cardiovascular risk: A rising concern. J Clin Hypertens. 2017;19(6):640-6.
46. Amoh-Mensah K, Ankomah SE, KariKari AK, Arthur JA. Prevention of hypertension: a critical review of the health benefits of salt, garlic, fish oil, chocolate and vitamin D. Int J Med Sci Tech. 2017;7(7):38-46.
47. Padwal R, Hackam D, Khan N, Tobe S. Primary prevention of CVD: modification of diet in people with hypertension. BMJ Clin Evid. 2016; 2016:pii:0214.
48. Chasan-Taber L, Willett WC, Manson JE, Spiegelman D, Hunter DJ, Curhan G, et al. Prospective study of oral contraceptives and hypertension among women in the United States. Circulation. 1996;94:483-9.
49. Dong W, Colhoun HM, Poulter NR. Blood pressure in women using oral contraceptives: results from the Health Survey for England 1994. J Hypertens. 1997;15:10631068.
50. Brito MB, Nobre F, Vieira CS. Hormonal contraception and cardiovascular system. Arq Bras Cardiol. 2011;96(4):e81-9.
51. Issa Z, Seely EW, Rahme M, Fuleihan GEH. Effects of hormone therapy on blood pressure. Menopause. 2015;22:456-68.
52. Chasan-Taber L, Willett WC, Manson JE, Spiegelman D, Hunter DJ, Curhan G, et al. Prospective study of oral contraceptives and hypertension among women in the United States. Circulation. 1996;94:483-9.
53. Dong W, Colhoun HM, Poulter NR. Blood pressure in women using oral contraceptives: results from the Health Survey for England 1994. J Hypertens. 1997;15:1063-8.
54. Gillum LA, Mamidipudi SK, Johnston SC. Ischemic stroke risk with oral contraceptives: a meta-analysis. JAMA. 2000;284:72-8.
55. de Nadai MN, Nobre F, Ferriani RA, Vieira CS. Effects of two contraceptives containing drospirenone on blood pressure in normotensive women: a randomized-controlled trial. Blood Press Monit. 2015;20(6):310-5.

Espiritualidade e hipertensão arterial sistêmica

Lucélia Batista Neves Cunha Magalhães
Fernando Nobre

CONSULTA RÁPIDA

- Ainda que não tenhamos um conjunto robusto de evidências do papel da espiritualidade na incidência de hipertensão arterial sistêmica (HAS), tanto reduzindo-a como aumentando-a, há indícios dos benefícios de uma visão mais edificante intra e interpessoal da vida, um dos contextos da conceituação de espiritualidade.
- Estudos demonstraram, por exemplo, que a espiritualidade pode contribuir de forma positiva no controle da pressão arterial (PA) e na adesão ao tratamento anti-hipertensivo.
- Por fim, ainda que faltem estudos robustos e bem delineados, as evidências disponíveis facultam uma abordagem espiritual com os pacientes que aceitem e estejam preparados para tal por parte de profissionais de saúde que igualmente tenham formação e conhecimento para tratar do assunto.

"In nothing do men more nearly approach the gods than in giving health to men."
Cícero (106–43 a.C.)

CONCEITO DE ESPIRITUALIDADE

A noção de espiritualidade está ligada, desde sempre, ao desenvolvimento das comunidades humanas e acoplada às práticas religiosas. Com o crescimento dessas comunidades, foram criadas as instituições religiosas, com a espiritualidade sempre inserida nelas, entendida e praticada de diferentes maneiras a depender da religião exercida. Só recentemente a espiritualidade tem sido separada da religião como uma construção teórica e empírica distinta, em razão, provavelmente, do afastamento das autoridades religiosas na vida social moderna com o surgimento dos estados laicos e da ênfase crescente do individualismo nas culturas ocidentais[1].

Contudo, a maioria da produção científica em relação à espiritualidade ainda se encontra vinculada à religiosidade. Desde 2013, a Sociedade Brasileira de Cardiologia (SBC) tem feito movimentos na direção da desvinculação de espiritualidade com a religiosidade, com a criação do Departamento de Estudos em Espiritualidade e Medicina Cardiovascular

(DEMCA). No ano de 2020, produziu a 1ª Diretriz de Espiritualidade como parte do documento de Atualização da Diretriz de Prevenção Cardiovascular[2].

Para o DEMCA, espiritualidade é o "Conjunto de valores morais, mentais e emocionais que norteiam pensamentos, comportamentos e atitudes nas circunstâncias da vida de relacionamento intra e interpessoal".

Pode-se acrescentar, ainda, "o aspecto de ser motivado ou não pela vontade e ser passível de observação e de mensuração"[2]. Outro conceito mais anterior, de 2014, vem de Cristina Puchalski, pioneira em estudos sobre espiritualidade, que definiu: "Aspecto dinâmico e intrínseco da humanidade, pelo qual as pessoas buscam significado, propósito, transcendência e experimentam relacionamento com o eu, a família, os outros, a comunidade, a sociedade, a natureza e o significativo ou sagrado. Espiritualidade é expressa por meio de crenças, valores, tradições e práticas". Percebe-se que a dimensão espiritual "não é de natureza material, mas pertence ao reino das ideias, crenças, valores e ética que surgiram nas mentes e na consciência dos seres humanos"[3].

A proposta do conceito do DEMCA de ser passível de mensuração implica em enquadrar esses conceitos dentro da medicina baseada em evidência (MBE) e produzir novos conhecimentos dentro dessa perspectiva, mesmo que a compreensão desses fenômenos necessite de uma nova metodologia mais abrangente, singular e integradora. Podemos perceber que algumas rupturas metodológicas deverão ser feitas. Por exemplo, um dos grandes "amortecedores" de estresse e sofrimento é a amizade, já bem documentada em aspectos da psicologia positiva, especialmente em análises qualitativas. Porém, quando vamos analisar esse constructo teórico por meio da MBE, este se transforma na variável amigos. Dentro dessa análise puramente quantitativa, amigos podem ser positivos ou mesmo negativos.

Talvez, por essas dificuldades apontadas, seja mais fácil avaliar espiritualidade vinculada à religiosidade. Religiosidade tem quantificações mais consistentes, especialmente a do tipo organizacional, que é relacionada à frequência a templos ou atividades religiosas que ocorrem no contexto de uma instituição religiosa formal e institucionalizada. Dessa forma, percebe-se uma maior facilidade de mensuração por variáveis quantitativas clássicas.

Religiosidade e espiritualidade fazem parte da vida das pessoas e são definidoras de uma série de condutas e procedimentos, sendo necessário abordar, entender e pesquisar. Em um estudo de base populacional formada por médicos residentes de Itajubá, em Minas Gerais, Dias, em 2012, usando questionário específico para avaliar religiosidade, mostrou que 90,8% dos adultos tinham uma religião e que ela, de forma preponderante, fazia parte de sua vida diária[4]. Religiosidade engloba várias dimensões, como: frequência a serviços religiosos, preces privadas, estudos de referências religiosas como a bíblia, participações em eventos religiosos, participação em eventos sociais da comunidade religiosa, além de outros aspectos ligados à espiritualidade. Assim, sem essas diferentes dimensões perdemos a inteireza dessa variável.

ASSOCIAÇÕES ENTRE ESPIRITUALIDADE E RELIGIOSIDADE COM SAÚDE CARDIOVASCULAR

Têm sido crescentes as evidências de que espiritualidade e religiosidade estão associadas a vários desfechos cardiovasculares relevantes, como internações hospitalares[5] e mortalidade[6,7], ou a desfechos substitutos, como hipertensão arterial sistêmica, marcadores inflamatórios, disfunções endoteliais, valores elevados de adrenalina e noradrenalina etc.[8,9] Na maioria delas, há demonstrações apontando para uma menor espiritualidade, levando a aumento dos referidos desfechos. Temos também associações com aumento de riscos cardiovasculares a diferentes exposições, como sentimentos negativos como raiva, hostilidade[10], ansiedade e depressão.

Uma metanálise realizada em 2020 de 17 estudos envolvendo 39.038 pacientes internados com síndrome coronária aguda mostrou que ansiedade foi, de maneira independente, associada a um aumento do risco relativo ajustado de mortalidade de 1,21 (IC de 1,07-1,37, 95%) e de desfechos adversos maiores *(MACEs)* de 1,25 (IC de 1,24 a 1,74, 95%), tendo como grande confundidor a depressão que, quando ajustada, ainda permanece com significância estatística[11].

Por outro lado, avaliando a proteção, temos as chamadas virtudes do espírito, ou sentimentos positivos, como empatia[12], otimismo[13], gratidão[14] e perdão[15] associados e com menos desfechos relevantes ou intermediários.

As causas desses achados não estão bem estabelecidas ainda, porém os estudos de determinantes de doenças e emoções sugerem que hormônios do estresse, como adrenalina, noradrenalina na liberação mais aguda e corticoide na fase mais crônica, e ativação disfuncional do sistema renina-angiotensina-aldosterona (SRAA) possam ser as vias intermediárias desses processos, determinando os riscos cardiovasculares. Pelo lado oposto, ou seja, proteção cardiovascular, outros tipos de sentimentos de virtude ou positivos deveriam liberar substâncias benéficas, como endorfinas, oxitocina e substâncias vasodilatadoras, como bradicininas e anabólicas endógenas, explicando esses achados[9,15]. Um interessante estudo aninhado dentro da coorte Cardia (risco de desenvolver doença arterial coronária em adultos jovens de 18 a 30 anos) mostrou que pensamentos e emoções positivas na admissão desses indivíduos estavam associados a melhor saúde cardiovascular após 20 anos de seguimento. As emoções positivas foram definidas como: Você é feliz? Você tem esperança sobre o futuro? Você se sente igual às outras pessoas? Você aprecia a vida? E como desfecho, saúde cardiovascular foi definida como a ausência de hipertensão arterial sistêmica, dislipidemias, diabetes e tabagismo[16].

ESPIRITUALIDADE E HIPERTENSÃO ARTERIAL SISTÊMICA

Conceito

Hipertensão arterial sistêmica (HAS) é definida como o aumento sustentado da pressão arterial sistólica e/ou diastólica com valores maiores ou iguais a 140 e 90 mmHg, respectivamente, em condições de repouso físico e mental. Pelo conceito, fica claro que a pressão arterial (PA) varia e que a atividade mental pode modificá-la de forma importante. Sabemos que vários são os determinantes da pressão arterial e que em cada situação ela varia para mais ou para menos, de forma episódica ou definitiva. Os sistemas nervosos central, periférico e autonômico interferem na pressão arterial. Assim, é clara a relação entre PA e emoções. Espiritualidade e PA estão fortemente associadas e relacionadas.

ESTUDOS SOBRE COMPORTAMENTO DA PRESSÃO ARTERIAL E ESPIRITUALIDADE

Estudos observacionais

Hipertensão arterial sistêmica tem sido o fator de risco mais estudado em religiosidade e espiritualidade. Temos estudos observacionais de diferentes desenhos, bem como de intervenções para redução da pressão arterial.

Mostram resultados diversos, alguns positivos e outros não.

Em uma grande coorte norte-americana com 59 mil mulheres negras (BWHS), quando analisada a pressão arterial, ela foi mais baixa nas que frequentavam mais os serviços religiosos quando comparado com as que os frequentavam menos. Essa queda da PA foi maior naquelas que, no questionário, relataram maior nível de estresse emocional[17].

Em um outro estudo com seguimento de 8,5 anos, Walton et al. compararam estudantes que meditavam com frequência com que os que não meditavam. Os resultados mostraram que as pressões arteriais foram mais baixas no grupo da meditação de forma significativa. Esses achados correlacionaram-se com mediadores menores antiestresse comparados com controles[18].

Em uma outra publicação, foi constatada uma forte associação entre depressão e sentimento de raiva em pacientes com HAS não controlada[19-20] comparado com hipertensos controlados. Assim, foi aventado que a raiva dificultaria o melhor controle da pressão arterial[20].

No estudo Chicago Community Adult Health Study (CCAHS), constatou-se que maiores indicadores de religiosidade não estavam inversamente associados à hipertensão arterial sistêmica[21]. Por outro lado, um inquérito nacional com religiosos ligados a uma igreja evangélica em São Paulo e classificados como de alta religiosidade, segundo a Escala de Duke-DUREL, constatou que a prevalência de HAS entre eles era menor do que a nacional[22].

Estudos de intervenção

Uma das intervenções mais estudadas em religiosidade e espiritualidade na HAS é a meditação. Khobragade et al. mostraram que a meditação foi eficaz em reduzir a pressão arterial[23]. Sudsuang et al.[24], em estudo de caso-controle, mostraram os mesmos resultados. Estudos randomizados exibiram resultados similares[25] e, em todos esses achados, estavam relacionados a menor estresse com menores níveis de hormônios estressores de forma significativa[26].

Em um estudo randomizado de seguimento para avaliar a adesão ao tratamento anti-hipertensivo, talvez o maior problema na redução de desfechos nesses pacientes, Ogedegbe et al. mostraram, em 256 afro-americanos, que educação e afetos positivos foram capazes de aumentar de forma significativa a adesão ao tratamento anti-hipertensivo quando comparado com educação isolada[28].

Esses achados podem ser explicados por outras variáveis, não ligadas à espiritualidade isoladamente. A essas outras variáveis poderiam se associarem como confundidores: disciplina, autocontrole e sentimentos de resiliência. De toda sorte, inclusive em grandes estudos para definir relação de causa e efeitos da espiritualidade como protetor PA elevada, esses achados iniciais apontam para alguma proteção. Assim a espiritualidade e a religiosidade, modificando pensamentos e crenças, podem ser um instrumento poderoso para prevenir doenças em geral e as cardiovasculares em particular.

De todo o exposto, é fundamental e aconselhável que, para todos os pacientes com HAS, seja realizada uma anamnese espiritual.

MENSURAÇÃO DE ESPIRITUALIDADE

O nível de espiritualidade deve ser avaliado pela anamnese espiritual, entendida como "o conjunto de perguntas feitas ao paciente para que ele compartilhe seus valores espirituais e religiosos, de forma a identificar possíveis questões espirituais que possam contribuir ou prejudicar a terapêutica, como também quais sentimentos são utilizados no cotidiano, na vida de relação, sejam esses positivos (edificantes) ou negativos (não edificantes)". Deve ser sempre centrada no paciente e guiada pelo que ele manifestar a respeito da sua espiritualidade[2]. Essa parte da anamnese deve ser colhida no contato com os profissionais de saúde, no momento da história psicossocial. Essa abordagem é imprescindível, pois pode determinar a evolução desses pacientes, bem como facilitar ou dificultar condutas posteriores[28]. Assim, percebe-se que, ao não abordar esses aspectos, estaremos tendo uma compreensão incompleta da realidade desses indivíduos e perdendo a possibilidade de ampliar nossos vínculos para melhor tratá-los.

Objetivos da avaliação da espiritualidade

É fundamental entender as crenças e a espiritualidade dos pacientes, identificar aspectos que interfiram nos cuidados à sua saúde e avaliar a força espiritual individual, familiar ou social que lhe permitirá enfrentar a doença. Além disso, oferecer compreensão e suporte, ajudá-los a encontrar a aceitação da sua doença e identificar situações de conflito e sofrimentos em suas diferentes dimensões, que exigirão avaliação por profissional capacitado. Nessa avaliação, torna-se fundamental detectar sentimentos negativos que possam contribuir para o adoecimento ou agravamento das doenças, tais como: mágoa, ressentimento, indisposição ao perdão, ingratidão e traição; e os positivos, pois podem ajudar na resiliência, às vezes necessária. Deve ser sutil e respeitando seu momento, seus segredos e sem nenhum juízo de valor. Sempre após essa conversa, pontuar aspectos negativos e positivos identificados.

Escalas e instrumentos para avaliar espiritualidade e religiosidade

"Mensurar espiritualidade e religiosidade na prática clínica e em pesquisa é um desafio, haja vista a complexidade dos elementos e definições envolvidas na denominação, crenças, práticas religiosas/espirituais, participação em comunidades religiosas, apoio para lidar com a doença, perdão, gratidão, altruísmo, bem-estar, dor ou sofrimento espiritual e outros"[2].

Existem muitas escalas para tal fim, porém detalharemos apenas as validadas para espiritualidade, como FICA[29] e HOPE[30].

Avaliação da história espiritual

A avaliação da espiritualidade envolve um conjunto de questões sobre seus diferentes domínios que se associam a desfechos de saúde, baseadas em escalas previamente validadas. Dentre esses, o questionário FICA tem sido mais utilizado. FICA representa o que cada letra significa. **F** de Fé, **I** de importância de aspectos espirituais, **C** de pergunta sobre sua comunidade, **A** da ação como gostaria que fosse a abordagem do seu médico para essas questões (Tabela I). Ele foi criado por médicos, com base na experiência clínica, e pode ser usado em diferentes situações. Analisa quatro dimensões: Fé ou Crenças, Importância e Influência, Comunidade e Ação no tratamento. É de fácil aplicação, rápida execução e boa memorização. Da mesma forma, o HOPE é um condensado das dimensões: **H** refere à esperança, **O** de organização religiosa, **P** se refere às práticas espirituais e **E**, aos efeitos do tratamento. Ele tem se mostrado com bom desempenho na avaliação espiritual (Tabela I).

Uma vez realizada essa anamnese, podemos conhecer o grau de espiritualidade, resistências e resiliências do examinado. Não nos cabe nenhuma interferência na espiritualidade e na religiosidade dos pacientes e devemos respeitar os seus desejos. Caso haja possibilidade e concordância, estimular espiritualidade, seja na promoção da saúde, como redirecionamento e coadjuvante do tratamento e para melhorar a aceitação da

TABELA I

Questionário FICA	Questionário HOPE
F – Fé/crença Você se considera religioso ou espiritualizado? Você tem crenças que ajudam a lidar com os problemas? Se não tem, o que dá significado à vida?	**H – Há fontes de esperança?** Quais são suas fontes de esperança, conforto e paz? A que você se apega nos tempos difíceis? O que lhe dá apoio e faz você andar para a frente?
I – Importância/influência Que importância você dá para a fé e as crenças religiosas na sua vida? A fé ou as crenças já ajudaram você a lidar com estresse ou problemas de saúde? Você tem alguma crença que pode afetar decisões médicas ou o seu tratamento?	**O – Organização religiosa** Você se considera parte de uma religião organizada? Isso é importante? Você faz parte de uma comunidade? Isso ajuda? De que formas sua religião ajuda você? Você é parte de uma comunidade religiosa?
C – Comunidade Você faz parte de alguma comunidade religiosa ou espiritual? Ela lhe dá suporte? Como? Existe algum grupo de pessoas que você realmente ama ou é importante para você?	**P – Práticas espirituais pessoais** Você tem alguma crença espiritual que seja independente da sua religião organizada? Você crê em Deus? Qual é a sua relação com ele? Que aspectos da sua espiritualidade ou prática espiritual ajudam mais? (Oração, meditação, leituras, frequentar serviços religiosos.)
A – Ação no tratamento Como você gostaria que o médico considerasse a questão R/E no seu tratamento? Tem algum líder religioso/espiritual da sua comunidade?	**E – Efeitos no tratamento** Há algum recurso espiritual do qual você está sentindo falta? Há alguma restrição para seu tratamento gerada por suas crenças?

sua situação, seus limites e descobrir um novo significado de vida dentro da nova realidade.

CONSIDERAÇÕES FINAIS

Ainda que não tenhamos um conjunto robusto de evidências do papel da espiritualidade na incidência de HAS, tanto reduzindo-a como aumentando-a, há indícios dos benefícios de uma visão mais edificante intra e interpessoal da vida, um dos contextos da conceituação de espiritualidade.

Estudos demonstraram, por exemplo, que a espiritualidade pode contribuir de forma positiva no controle da PA e na adesão ao tratamento anti-hipertensivo.

Por fim, ainda que faltem estudos mais conclusivos e bem delineados com um grande número de indivíduos, as evidências disponíveis facultam uma abordagem espiritual para os pacientes que aceitarem e que estejam preparados para tal por parte de profissionais de saúde que igualmente tenham formação e conhecimento para tratar do assunto.

BIBLIOGRAFIA

1. Steinhauser KE, Fitchett G, Handzo GF, Johnson KS, Koenig HG, Pargament KI, et al. State of the science of spirituality and palliative care research part I: Definitions, measurement, and outcomes. J Pain Symptom Management. 2017;54(3):428-40.
2. Précoma D. Oliveira GMM. Simão AF, et al. Atualização da Diretriz de Prevenção Cardiovascular da Sociedade Brasileira de Cardiologia. Arq Bras Cardiol. 2019;0-105.
3. Puchalski CM, Vitillo R, Hull SK, Reller N. Improving the spiritual dimension of whole person care: reaching national and international consensus. J Palliat Med. 2014;17(6):642-56.
4. Dias E. Tese de Mestrado. Repositório da USP - Escola de Enfermagem. Religiosidade e Fatores associados: Estudo com residentes na cidade de

Itajubá-MG. Orientadora Profa. Doutora Miako Kimura. Biblioteca Wanda de Aguiar Horta, 2012.

5. Koenig HG, Pargament KI, Nielsen J. Religious coping and health status in medically ill hospitalized older adults. J Nerv Ment Dis. 1998;186(9):513-21.
6. Lucchetti G, Lucchetti AL, Koenig HG. Impact of spirituality/religiosity on mortality: comparison with other health interventions. Explore (NY). 2011;7(4):234-8.
7. Kühlmann AYR, Jonathan R. Etnel G, et al. Systematic review and meta-analysis of music interventions in hypertension treatment: a quest for answers. BMC Cardiovascular Disorders. 2016;16:69.
8. Chida Y, Steptoe A, Powell LH. Religiosity/spirituality and mortality. A systematic quantitative review. Psychother Psychosom. 2009;78(2):81-90.
9. Shattuck EC, Muehlenbein MP. Religiosity/spirituality and physiological markers of health. J Relig He Ji F. 2018;59(2):1035-54.
10. Sin NL. The protective role of positive well-being in cardiovascular disease: Review of current evidence, mechanisms, and clinical implications. Curr Cardiol Rep. 2016;18:106.
11. Chida Y, Steptoe A. The association of anger and hostility with future coronary heart disease. A meta-analytic review of prospective evidence. J Am Coll Cardiol. 2009;53:936-46.
12. Li J, Feng JL, Song J, et al. Anxiety and clinical outcomes of a patients with acute coronary syndromes: a meta- analysis. BMJ Open.2020;10 e034135.
13. Dawson C. Hypertension, perceived clinician empathy, and patient self-disclosure. Res Nurs Health.1985;8(2):191-8.
14. Brenes GA, Stephen R. Rapp SR, et al. Do optimism and pessimism predict physical functioning? J Behav Med. 2002;25(3).
15. Redwine LS, Henry BL, Pung MA, Wilson K, Chinh K, Knight B, et al. Pilot randomized study of a gratitude journaling intervention on heart rate variability and inflammatory biomarkers in patients with stage B heart failure. Psychosom Med. 2016;78(6):667-76.
16. Lee YR, Enright RD. A meta-analysis of the association between forgiveness of others and physical health. Psychol Health. 2019;3:1-18.
17. Boehm JK, Chen Y, Qureshi F, et al. Positive emotions and favorable cardiovascular health: A 20-year longitudinal study. Preventive Med. 2020;136.
18. Cozier YC, Yu J, Wise LA, et al. Religious and spiritual coping and risk of incident hypertension in the black women's health study. Ann Behav Med. 2018;52(12):989-98.
19. Walton KG, Pugh ND, Gelderloos P, Macrae P. Stress reduction and preventing hypertension: Preliminary support for a psych neuroendocrine mechanism. J Altern Compl Med. 1995;1(3):263-83.
20. Rubio-Guerra AF, Rodriguez-Lopez L, Vargas-Ayala G, et al. Depression increases the risk for uncontrolled hypertension. Exp Clin Cardiol. 2013;18(1):10-4.
21. Mushtaq M, Najam N, Pakistan J. Anger as a psychological risk fator of hypertension. Islamabad. 2014;29(1):21-37.
22. Buck AC, Williams DR, Musick MA, Sternthal MJ. An examination of the relationship between multiple dimensions of religiosity, blood pressure, and hypertension. Soc Sci Med. 2009;68(2):314-22.
23. Silva LB, Silva SS, Marcílio AG, Pierin AM. Prevalence of arterial hypertension among Seventh-Day Adventists of the São Paulo state capital and inner area. Arq Bras Cardiol. 2012;98(4):329-37.
24. Khobragade Y, Abas ABL, Ankur B, et al. Meditation as primary intervention strategy in prevention of cardiovascular diseases. Int J Res Med Sci. 2016;4(1):12-21.
25. Sudsuang R. Effect of buddhist meditation on sérum cortisol and total protein levels, blood pressure, pulse rate, lung volume and reaction time. Physiology and Behavior. 1991;50(3):543-8.
26. Schneider RH, Alexander CN, Staggers F, et al. A randomized controlled trial of stress reduction in African Americans treated for hypertension for over one year. American Journal of Hypertension. 2005;18(1):88-98.
27. Paul-Labrador M, Polk D, Dwyer JH, et al. Effects of a randomized controlled trial of transcendental meditation on components of the metabolic syndrome in subjects with coronary heart disease. Arch Intern Med. 2006;166(11):1218-24.
28. Schneider RH, Staggers F, Alexander CN, et al. A randomized controlled trial of stress reduction for hypertension in older African Americans. Hypertension. 1995;26:820-7.
29. Ogedegbe GO, Boutin-Foster C, Wells MT, et al. A randomized controlled trial of positive affect intervention and medication adherence in hypertensiveAfrican Americans. Arch Intern Med. 2012;172:322-6.
30. Puchalski C, Romer AL. Taking a spiritual history allows clinicians to understand patients more fully. J Palliat Med. 2000;3(1):129-37.
31. Anandarajah G, Hight E. Spirituality and medical practice: using the HOPE questions as a practical tool for spiritual assessment. Am Fam Physician. 2001;63(1):81-9.

Abordagem multidisciplinar

Carlos Alberto Machado
Ana Luiza Lima Sousa
Adriana Lúcia van-Erven Ávila
Sandra Lia do Amaral

CONSULTA RÁPIDA

Por que trabalhar em equipe multiprofissional?

- Múltiplos objetivos exigem diferentes estratégias de atuação de forma integrada, formando um mesmo time.
- Melhora a qualidade da assistência, a adesão e o sucesso terapêutico.
- Melhora o vínculo do paciente com o serviço de saúde.

Definição de trabalho em equipe

- É uma modalidade de trabalho coletivo e um agir comunicativo que promove a interação entre os envolvidos.
- As equipes interdisciplinares articulam os saberes e a divisão do trabalho em saúde.

Tipos de equipes

1 - Atuação integrada
2 - Agrupamento
3 - Centrada em resultados/relações

- As diferentes formas de se comunicar vão refletir sobre o tipo de equipe em que se trabalha.
- A menor desigualdade entre os diferentes trabalhos e as competências dos agentes envolvidos refletirá em maior integração da equipe.

Ações específicas e atuação profissional

Médico

- Diagnóstico, estratificação de risco e orientação das condutas terapêuticas não medicamentosas e medicamentosas.

Enfermeiro

- Sistematização do cuidado, identificando as necessidades afetadas não só individualmente, mas também no núcleo familiar e social

Nutricionista

- Abordagem dietoterapêutica

Profissional de educação física

- Incentivar e orientar a prática regular de atividade física

INTRODUÇÃO

A hipertensão arterial sistêmica (HAS) é um importante problema de saúde pública, responsável por milhões de mortes em todo o mundo[1,2], tendo custos de tratamento elevados e alto impacto social[2]. É uma doença que exige manejo diversificado com múltiplos objetivos e diferentes estratégias de atuação, integrando os profissionais em um mesmo time com desenvolvimento de ações conjuntas, interdependentes[3].

A abordagem multiprofissional acrescenta qualidade na assistência, em todos os níveis, melhorando a adesão e o sucesso terapêutico[4-7] e associam-se à redução de custos e a melhores resultados no tratamento.

Além disso, o trabalho em equipe incentiva o vínculo do paciente com o serviço de saúde e com os profissionais e proporciona crescimento profissional aos membros da equipe, com maior articulação dos saberes e, consequentemente, da instituição[8,9].

A organização da assistência à saúde tem adquirido características de trabalho coletivo e complexo, em que a interdisciplinaridade e multiprofissionalidade são necessárias e o trabalho em equipe com uma estratégia de enfrentamento ao processo de especialização é cada vez mais intenso na área da saúde[7,10].

Pacientes com HAS não controlada precisam de uma abordagem multidisciplinar para melhorar suas taxas de controle de forma sustentável. Em conjunto com cardiologistas, nefrologistas, clínicos gerais, enfermeiros, nutricionistas, profissionais de educação física, fisioterapeutas, assistentes sociais, psicólogos, farmacêuticos, agentes comunitários de saúde e outros profissionais podem aumentar as taxas de adesão e controle da hipertensão.

DEFINIÇÃO E CATEGORIAS

O trabalho em equipe consiste em uma modalidade de trabalho coletivo baseado em relações recíprocas durante as intervenções técnicas e um agir comunicativo, que promove a interação entre todos os agentes envolvidos[11]. São reconhecidos diferentes tipos de equipes, desde aquela que atua de forma integrada, àquela que é um agrupamento; ou ainda as centradas em resultados ou nas relações e na interdisciplinaridade. As equipes interdisciplinares articulam os saberes e a divisão do trabalho em saúde, e tais interações acontecem mediadas por uma ação comunicativa[11-13].

Em uma equipe interação existe articulação das ações e interação comunicativa entre os integrantes, promovendo os saberes e superando isolamentos. Já na equipe agrupamento tem uma abordagem em que o trabalho de cada área profissional é reconhecido dentro de um conjunto de atribuições, tarefas ou atividades definidas previamente. Nesse enfoque, a noção de equipe multiprofissional é tomada como uma realidade dada, em que os diferentes profissionais atuam de modo conjunto, sem problematizar ou articular os trabalhos especializados (Figura 1).

Os critérios que auxiliam no entendimento dessa categorização passam pela forma de comunicação entre os agentes, valorizações desiguais dos trabalhos, ações específicas de cada área e autonomia técnica. Independentemente do tipo de formação dessas equipes, são identificadas as diferenças técnicas dos trabalhos especializados, as desigualdades da valorização desse trabalho, as tensões relacionadas à própria concepção de equipe e ao exercício da autonomia técnica ou complementaridade objetiva de cada especialidade

A comunicação entre os profissionais está presente quando a atuação acontece de forma conjunta em equipe, mas as diferentes maneiras de se comunicar vão refletir sobre o tipo de equipe em que se trabalha. Em uma equipe interação, a comunicação é praticada de forma inerente e necessária na elaboração

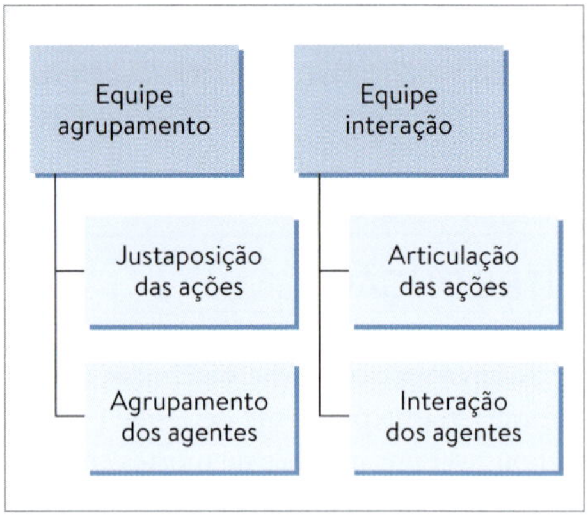

FIGURA 1 Tipos do trabalho em equipe[11].

de um projeto assistencial comum ao trabalho, construído de forma entrelaçada entre o fazer técnico e a comunicação numa perspectiva do agir comunicativo[12,13]. Portanto, quanto menor a desigualdade entre os diferentes trabalhos e as competências dos agentes envolvidos, maior a integração da equipe e mais consenso sobre objetivos, metas e modo de execução do trabalho[11].

Na última década, as práticas colaborativas médicas e de outros profissionais de saúde ganharam força na atenção primária como uma forma de implementar modelos de cuidados baseados em equipe, tendo o indivíduo e sua rede de apoio no centro das ações radiais. E há evidências de que apontam para a eficácia dessa abordagem da equipe multidisciplinar de saúde, na qual normalmente diversos profissionais são responsáveis por atividades integradas[7].

AÇÕES ESPECÍFICAS E ATUAÇÃO PROFISSIONAL

Médico

No nível primário, há a participação do médico generalista e, nos demais níveis, a presença de cardiologista, nefrologista e especialista em hipertensão. As ações específicas do médico são as seguintes:

- Consulta médica.
- Responsável pelo diagnóstico, estratificação de risco e orientação das condutas terapêuticas não medicamentosas e medicamentosas.
- Avaliação clínica dos pacientes, pelo menos, duas vezes por ano.
- Referência e contrarreferência dentro do sistema de saúde.

Além do médico, a participação de profissionais de diversas áreas da saúde (enfermeiros, nutricionistas, profissionais de educação física, farmacêuticos, assistentes sociais, fisioterapeutas, pedagogos, psicólogos), com formação de equipes multiprofissionais no atendimento de hipertensos, ocorre há várias décadas nos países desenvolvidos[14].

Enfermeiro

A atuação do profissional de enfermagem com relação ao paciente com HAS, em qualquer nível de assistência, tem como objetivo precípuo a sistematização do cuidado, identificando as necessidades afetadas não só individualmente, mas também no núcleo familiar e social.

É parte das ações de enfermagem a promoção do acolhimento dos pacientes, tornando-o coparticipante no processo terapêutico e com isso removendo prováveis obstáculos para sua adesão ao tratamento e promovendo o autocuidado. O cuidado sendo construído com as pessoas, de acordo com suas necessidades e potencialidades[15].

A atuação do enfermeiro no cenário das práticas de promoção de saúde capacita as pessoas e os grupos para melhor controle sobre os determinantes e indicadores de sua própria saúde. Neste cenário existem elementos que podem ser utilizados para o desenvolvimento de habilidades avançadas de comunicação no aconselhamento, em técnicas para auxiliar os pacientes quanto à necessidade de mudança de comportamento e mesmo para dar significados para a atuação em equipe multiprofissional[16].

Outras ações que têm sido assumidas como estratégias de trabalho do enfermeiro dentro de uma equipe interação são:

- Promoção de ações educacionais para o conhecimento em saúde tanto com os usuários quanto com os profissionais, proporcionando melhor comunicação entre todos[3].

- Elaboração de estratégias que promovam a adesão dos pacientes às condutas prescritas por meio de técnicas educacionais, motivacionais, cognitivas e de comunicação[3,17-19].
- Realização de visitas domiciliares: reforçando vínculos e estimulando a participação no autogerenciamento de cuidados[20,21].
- Realização de consulta de enfermagem, conforme protocolos, diretrizes clínicas e terapêuticas, ou outras normativas técnicas estabelecidas pelo gestor federal, estadual, municipal, observadas as disposições legais da profissão.
- Participar na construção e na implementação de rotinas, protocolos e fluxos, promovendo comunicação contínua e integrativa entre todos os profissionais envolvidos.

Nutricionista

O manejo da HAS, por ser multifatorial, é mais bem conduzido por uma equipe interdisciplinar[14,22-24].

Esta intervenção interdisciplinar em hipertensos demonstra redução e controle da pressão arterial (PA), otimizando o tratamento medicamentoso instituído e melhorando a qualidade de vida[24,25].

A abordagem dietoterapêutica contribui de forma eficaz para a melhora dos pacientes hipertensos[26]. Uma metanálise mostrou que a orientação nutricional é mais efetiva, na redução e no controle da PA, quando o nutricionista ou nutrólogo fazem parte da equipe interdisciplinar[27]. Além disso, a consulta nessa área mostrou-se mais efetiva na melhora da qualidade da alimentação do paciente com HAS, em outra metanálise[28,29].

Nesse contexto cabe a esses profissionais conduzirem a consulta com a realização da anamnese para a verificação dos hábitos alimentares, a coleta e a avaliação antropométrica (peso, altura, cálculo do índice de massa corpórea – IMC – e a circunferência abdominal). Na anamnese alimentar são verificados: número, tipo e horários de refeições; alimentos ingeridos com as respectivas quantidades; frequência de consumo dos principais alimentos (verduras, frutas, carnes em geral, laticínios, gorduras e carboidratos em geral), além dos alimentos processados (enlatados, conservas, frios, embutidos, salgadinhos, temperos, sopa e molhos prontos)[14]. De posse dessas informações, dos diagnósticos clínicos e laboratoriais, haverá condições de instituir a prescrição e a orientação da dieta de forma individualizada, focando principalmente na normalização da PA, nos controles da glicemia e de perfil lipídico, além de peso corporal adequado[14,28]. A definição da perda ponderal, quando necessária, deverá ter metas de perda de peso factíveis e contínuas[29]. O estímulo para a ingestão adequada de frutas, verduras e legumes[30,31] aliada à utilização de carnes e laticínios magros, óleos vegetais, leguminosas, carboidratos integrais conduzirá à prática de uma alimentação diária variada. Acrescenta-se a isso a redução do consumo de sal/sódio na conduta alimentar do paciente hipertenso[14,32,33].

Essas condutas serão colocadas em prática por meio da educação nutricional que poderá ser feita de forma individual ou em grupo (reuniões de arte culinária, palestras, teatros, música, vídeos), com informações impressas em folhetos ou cartilhas, além da possibilidade de o nutricionista ou o nutrólogo participarem de ações comunitárias de conscientização sobre a importância da alimentação correta no tratamento da HAS[14,28]. É importante que se criem modelos de orientação nutricional que possibilitem a implementação dos conhecimentos sobre nutrição para os hipertensos, traduzidos em prescrições de dietas factíveis, com preparações alimentares saborosas, práticas, respeitando-se os aspectos culturais, psicossociais, socioeconômicos e regionais[14]. O nutricionista e o nutrólogo auxiliam o paciente a fazer as mudanças necessárias em seus hábitos alimentares, promovendo o melhor controle metabólico, peso mais adequado possível, o que ajudará no controle da PA. É importante a continuidade do acompanhamento nutricional para monitoramento das mudanças dietéticas sugeridas, as dúvidas e as dificuldades durante o seguimento, além do acompanhamento da evolução antropométrica[14,28].

A educação em saúde e a nutrição caminham juntas para que o paciente com HAS se conscientize de que é possível ter uma vida saudável. Com a mudança do estilo de vida, com boa alimentação fazendo parte do seu autocuidado, tendo independência para fazer suas escolhas alimentares no dia a dia e em situações não rotineiras, tais como festas e viagens, o paciente hipertenso se tornará muito mais responsável e participativo no gerenciamento do seu tratamento.

Profissional de educação física

O papel do profissional de educação física é importante na equipe multidisciplinar, uma vez que o comportamento sedentário (tempo sentado ou vendo TV/celular/computador) e a inatividade física (prática de atividades físicas aquém do adequado para a saúde) são altamente prevalentes (27,5%) na população mundial[34]. Tem sido demonstrado que a inatividade física corresponde a cerca de 5 a 10% das taxas de mortalidade precoce no Brasil e no mundo[34], principalmente por consequência de doenças crônicas não transmissíveis, como HAS e diabetes melito, e vem sendo considerada um importante problema de saúde pública, pois eleva os custos de seus tratamentos e reduz a expectativa de vida[34-36]. Em face dessa situação emergente, a Organização Mundial da Saúde lançou uma iniciativa de redução de inatividade física em 10 e 15% até 2025 e 2030, respectivamente[37].

Embora o comportamento sedentário possa estar associado ao aumento da mortalidade por todas as causas[35,38], a prática regular de atividade física, em contrapartida, diminui a mortalidade mesmo em indivíduos com elevado comportamento sedentário[35,39]. Adicionalmente, estudos têm mostrado que a prática de atividades físicas diminui a solicitação de exames, racionaliza os encaminhamentos para os serviços de maior complexidade e reduz a procura direta aos atendimentos nas unidades de saúde, gerando economia para o SUS[36]. Dessa forma, a prática regular de atividades físicas deve ser recomendada para prevenção e tratamento da HAS na comunidade, cabendo ao profissional de educação física as seguintes funções:

- Incentivar a todo adulto a realizar pelo menos 150-300 minutos na semana de atividades físicas moderadas e/ou 75-150 minutos de atividades físicas vigorosas, ou uma combinação equivalente entre atividades moderadas e vigorosas[14].
- Aconselhar a redução do comportamento sedentário por meio de sua interrupção regular, por exemplo, levantando-se por cinco minutos a cada 30 minutos sentado[14].
- Programar, ministrar e supervisionar programas de exercícios físicos (atividade física de lazer estruturada e programada), presenciais ou a distância, individuais ou em grupo, adequadas às realidades locais e às características específicas de cada pessoa. Nesse sentido, o uso de recursos tecnológicos (celular, internet, *games*, vídeos etc.) auxiliam na promoção, na motivação, no controle da frequência de execução e da intensidade, bem como permitem a disseminação de dicas importantes de como aumentar e diversificar a prática de atividade física regular diária. É importante observar que o profissional de educação física também deve realizar uma avaliação prévia e indicar avaliação médica nos casos recomendados.

Faz-se necessário destacar que, dentro da equipe e com os representantes da comunidade, o profissional de educação física deve incentivar o desenvolvimento de atividades de lazer nas comunidades para escolhas e condições de vida saudáveis. Um estudo clínico randomizado demonstrou que o trabalho do profissional de educação física com a equipe multidisciplinar reduz a PA, além de melhorar o perfil antropométrico e bioquímico dos pacientes, com melhora da qualidade de vida[40].

O sucesso da atuação de uma equipe multidisciplinar dependerá de uma análise crítica, bem como de um melhor entendimento do papel de cada um e de suas ações dentro da equipe, como resumidamente demonstrado na Figura 2. São necessários treinamentos constantes para facilitar o reconhecimento das ações de cada profissão e suas colaborações, do cotidiano das ações, da estrutura dos locais de trabalho e dos recursos materiais da unidade e das particularidades da comunidade.

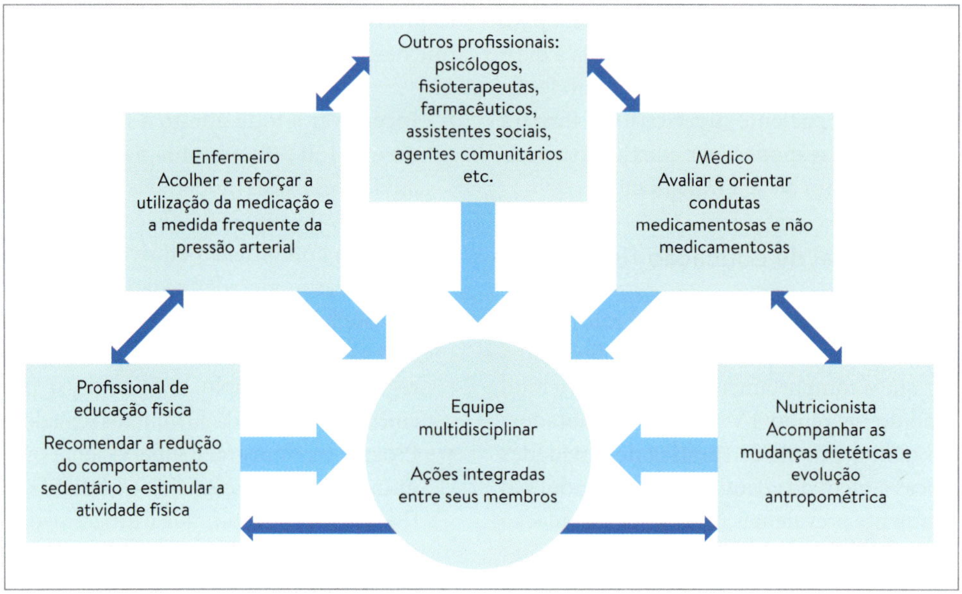

FIGURA 2 Inter-relação entre os membros da equipe multidisciplinar e suas atividades no atendimento ao paciente.

BIBLIOGRAFIA

1. Campbell NR, Khalsa T, World Hypertension League Executive, Lackland DT, Niebylski ML, Nilsson PM, et al. High blood pressure 2016: why prevention and control are urgent and important. The World Hypertension League, International Society of Hypertension, World Stroke Organization, International Diabetes Foundation, International Council of Cardiovascular Prevention and Rehabilitation, International Society of Nephrology. J Clin Hypertens (Greenwich). 2016;18:714-7.
2. Woodham NS, Taneepanichskul S, Somrongthong R, Kitsanapun A, Sompakdee B. Effectiveness of a multidisciplinary approach intervention to improve blood pressure control among elderly hypertensive patients in rural Thailand: a quasi-experimental study. J Multidiscip Healthc. 2020;13:571-80.

3. Peacock E, Krousel-Wood M. Adherence to antihypertensive therapy. Med Clin North Am. 2017;101:229-45.
4. Community Preventive Services Task F. Team-based care to improve blood pressure control: recommendation of the Community Preventive Services Task Force. Am J Prev Med. 2014;47:100-2.
5. Weinstein E, Rucker LM. Team-based care to improve control of hypertension in an inner city practice. Healthc (Amst). 2016;4:52-6.
6. Mansoor SM, Krass I, Aslani P. Multiprofessional interventions to improve patient adherence to cardiovascular medications. J Cardiovasc Pharmacol Ther. 2013;18:19-30.
7. Potthoff SA, Vonend O. Multidisciplinary approach in the treatment of resistant hypertension. Curr Hypertens Rep. 2017;19:9.
8. Strumpf E, Ammi M, Diop M, et al. The impact of team-based primary care on health care services utilization and costs: Quebec's family medicine groups. J Health Econ. 2017;55:76-94.
9. Kravetz JD, Walsh RF. Team-based hypertension management to improve blood pressure control. J Prim Care Community Health. 2016;7:272-5.
10. Kuhmmer R, Lazzaretti RK, Guterres CM, Raimundo FB, Leite LEA, Delabary TS, et al. Effectiveness of multidisciplinary intervention on blood pressure control in primary health care: a randomized clinical trial. BMC Health Serv Res. 2016;16:456.
11. Peduzzi M. Multiprofessional healthcare team: concept and typology. Rev Saude Publica. 2001;35:103-9.
12. Habermas J. Consciência moral e agir comunicativo. Rio de Janeiro: Tempo Brasileiro; 1989, p.118.
13. Campos GWdS. Subjetividade e administração de pessoal: considerações sobre modos de gerenciar o trabalho em equipes de saúde. In: Merhy EE, Onocko R (orgs.). Agir em saúde: um desafio para o público. São Paulo: Hucitec; 1997. p.229-66.
14. Barroso WKS, Rodrigues CIS, Bortolotto LA, Mota-Gomes MA, Brandão AA, Feitosa ADM, et al. Diretrizes Brasileiras de Hipertensão Arterial – 2020. Arq Bras Cardiol. 2020;116:142.
15. Brasil. Ministério da Saúde. Política Nacional de Atenção Básica. Portaria n. 2.436, de 21 de setembro de 2017. Brasília, 2017.
16. Brasil. Ministério da Saúde. Síntese de evidências para políticas de saúde: adesão ao tratamento medicamentoso por pacientes portadores de doenças crônicas. Brasília: Ministério da Saúde; 2016.
17. Marquez Contreras E, Marquez Rivero S, Rodriguez Garcia E, Ramos LLG, Vilas JCP, Suárez AB, et al. Specific hypertension smartphone application to improve medication adherence in hypertension: a cluster-randomized trial. Curr Med Res Opin. 2019;35:167-73.
18. Schoenthaler A, de la Calle F, Pitaro M, Lum A, Chaplin W, Mogavero J, et al. A systems-level approach to improving medication adherence in hypertensive latinos: a randomized control trial. J Gen Intern Med. 2020;35:182-9.
19. Schoenthaler A, De La Calle F, Barrios-Barrios M, Garcia A, Pitaro M, Lum A, et al. A practice-based randomized controlled trial to improve medication adherence among Latinos with hypertension: study protocol for a randomized controlled trial. Trials. 2015;16:290.
20. Serene Olin S, Kutash K, Pollock M, Burns BJ, Kuppinger A, Craig N, et al. Developing quality indicators for family support services in community team-based mental health care. Adm Policy Ment Health. 2014;41:7-20.
21. Ranerup A, Hallberg I. Actors and intentions in the development process of a mobile phone platform for self-management of hypertension. Inform Health Soc Care. 2015;40:299-318.
22. Proia KK, Thota AB, Njie GJ, Finnie RKC, Hopkins DP, Mukhtar Q, et al. Team-based care and improved blood pressure control: a community guide systematic review. Am J Prev Med. 2014;47:86-99.
23. Fortuna RJ, Nagel AK, Rose E, McCann R, Teeters JC, Quigley DD, et al. Effectiveness of a multidisciplinary intervention to improve hypertension control in an urban underserved practice. J Am Soc Hypertens. 2015;9:966-74.
24. Jardim LMSSV, Jardim TV, Souza WKSB, Pimenta CD, Sousa ALL, Jardim PCBV. Multiprofessional treatment of high blood pressure in very elderly patients. Arq Bras Cardiol. 2017;108:53-9.
25. Ferreira NS, de Lira CAB, Ferri LP, Cintra CE, de Morais LC, Gonçalves VO, et al. Abordagem multiprofissional no cuidado à saúde de pacientes do programa HIPERDIA. Rev Bras Hipertens. 2014;21:6.
26. Lopes WMA, Coutinho DJG, Marinho GA, Lima JL, Lopes WA. Nutritionist activity in the prevention and control of systemic arterial hypertension and diabetes mellitus. BJHR. 2020;3:16.
27. Riegel GR, Ribeiro PAB, Rodrigues MP, Zuchinali P, Moreira LB. Efficacy of nutritional recommendations given by registered dietitians compared to other healthcare providers in reducing arterial blood pressure: Systematic review and meta-analysis. Clin Nutr. 2018;37:522-31.
28. Mitchell LJ, Ball LE, Ross LJ, Barnes KA, Williams LT. Effectiveness of dietetic consultations in primary health care: a systematic review of randomized controlled trials. J Acad Nutr Diet. 2017;117:1941-62.

29. Riaz H, Khan MS, Siddiqi TJ, Usman MS, Shah N, Goyal A, et al. Association Between Obesity and Cardiovascular Outcomes: A Systematic Review and Meta-analysis of Mendelian Randomization Studies. JAMA Netw Open. 2018;1:e183788.
30. Zhao CN, Meng X, Li Y, Li S, Liu Q, Tang GY, et al. Fruits for prevention and treatment of cardiovascular diseases. Nutrients. 2017;9:598.
31. Mellendick K, Shanahan L, Wideman L, Calkins S, Keane S, Lovelady C. Diets rich in fruits and vegetables are associated with lower cardiovascular disease risk in adolescents. Nutrients. 2018;10:136.
32. Aminde LN, Cobiac LJ, Veerman JL. Potential impact of a modest reduction in salt intake on blood pressure, cardiovascular disease burden and premature mortality: a modelling study. Open Heart. 2019;6:e000943.
33. He FJ, Tan M, Ma Y, MacGregor GA. Salt reduction to prevent hypertension and cardiovascular disease: JACC State-of-the-Art Review. J Am Coll Cardiol. 2020;75:632-47.
34. Ozemek C, Lavie CJ, Rognmo O. Global physical activity levels - Need for intervention. Prog Cardiovasc Dis. 2019;62:102-7.
35. Zhao R, Bu W, Chen Y, Chen X. The dose-response associations of sedentary time with chronic diseases and the risk for all-cause mortality affected by different health status: a systematic review and meta-analysis. J Nutr Health Aging. 2020;24:63-70.
36. Bielemann RM, Silva BG, Coll CVN, Xavier MO, Silva SG. Burden of physical inactivity and hospitalization costs due to chronic diseases. Rev Saúde Pública. 2015;49.
37. (WHO) World Health Organization. Global action plan on physical activity 2018-2030: more active people for a healthier world. Geneva: WHO; 2018.
38. Turi BC, Monteiro HL, Lemes IR, Codogno JS, Lynch KR, Mesquita CAA, et al. TV viewing time is associated with increased all-cause mortality in Brazilian adults independent of physical activity. Scand J Med Sci Sports. 2018;28:596-603.
39. Ekelund U, Brown WJ, Steene-Johannessen J, Owen N, Powell KE, Bauman A, et al. Do the associations of sedentary behaviour with cardiovascular disease mortality and cancer mortality differ by physical activity level? A systematic review and harmonised meta-analysis of data from 850060 participants. Br J Sports Med. 2019;53:886-94.
40. Radovanovic CAT, Bevilaqua CA, Molena-Fernandes CA, Marcon SS. Intervenção multiprofissional em adultos com hipertensão arterial: ensaio clínico randomizado. Rev Bras Enferm. 2016;69:6.

SEÇÃO VI

TRATAMENTO MEDICAMENTOSO E INTERVENCIONISTA

34

Início do tratamento medicamentoso e seus benefícios

Maria Emília Figueiredo Teixeira
Weimar Kunz Sebba Barroso
Priscila Valverde de Oliveira Vitorino
Eduardo Costa Duarte Barbosa

CONSULTA RÁPIDA

Objetivos principais do tratamento medicamentoso na hipertensão arterial sistêmica (HAS)

- Redução do risco cardiovascular (RCV).
- Prevenção de lesões em órgãos-alvo (LOA).

⇩

Redução de desfechos graves

Decisão do início da terapia medicamentosa

- Medidas de pressão arterial (PA) no consultório (técnica e equipamentos adequados).
- Medidas domiciliares como MAPA e MRPA (sempre que possível).
- Exames complementares.

⇩

Identificação do RCV

Uso de biomarcadores

- Identificação precoce do dano vascular e de lesões subclínicas.
- Velocidade de onda de pulso (VOP) – biomarcador com maior evidência científica.
- Início da terapia medicamentosa de acordo com o estágio e/ou com os valores da PA, a idade e o risco cardiovascular.

Benefícios da terapia medicamentosa na HAS:

- Para portadores de níveis da PA em estágio 2 ou 3 – comprovado.
- Pessoas com hipertensão estágio 1 – evidências em seguimento de médio e longo prazo para redução de acidente vascular encefálico (AVE), doença arterial coronária (DAC) e mortalidade por todas as causas.
- Pré-hipertensos de risco alto – potencial benefício com o tratamento medicamentoso.

INTRODUÇÃO

As doenças cardiovasculares (DCV) são, atualmente, a principal causa de morbidade e mortalidade em todo o mundo[1]. Entre seus fatores de risco, a hipertensão arterial sistêmica (HAS) se destaca como o principal e acomete um terço da população adulta[2-4].

A HAS é uma doença multifatorial, de herança poligênica e é comumente associada a diversos outros fatores de risco cardiovascular (FRCV) como sedentarismo, excesso de peso (sobrepeso e obesidade), dislipidemias (DLP) e *diabetes mellitus* (DM). Portanto, o manejo do paciente exige abordagem ampla com a instituição de diversas medidas para a identificação precoce da elevação da pressão arterial (PA), a estratificação de risco com acurácia e a adoção de estratégias terapêuticas efetivas em reduzir o risco absoluto e também o residual[5-7].

A Diretriz Brasileira de Hipertensão Arterial 2020[8] adotou parâmetros mais rígidos na classificação da PA de consultório (Tabela I), passando a considerar pré-hipertensão (PH) os valores de PA sistólica (PAS) entre 130 e 139 mmHg e diastólica (PAD) entre 85 e 89 mmHg, pois esses indivíduos apresentam maior risco cardiovascular (RCV) que os normotensos e os portadores de pressão ótima. Essa mudança também está alinhada com as evidências científicas mais recentes que consideram, já no cenário da PH, a depender do RCV, a possibilidade de considerar a intervenção com medicamentos como estratégia de tratamento[8-11].

Outros avanços incorporados nas diretrizes mais recentes, em razão das evidências científicas são:

- A utilização de medidas domiciliares da PA sempre que possível para uma identificação mais clara dos possíveis fenótipos de HAS.
- A utilização de biomarcadores em fases iniciais de elevação da PA como estratégia capaz de identificar lesões subclínicas e, em consequência, aumentar a acurácia na estratificação de risco.
- A adoção de estratégias relacionadas aos medicamentos considerando sua utilização em fases mais iniciais da apresentação da doença hipertensiva[8,12-14].

Os objetivos principais do tratamento são a redução do RCV, a prevenção de lesões de órgãos-alvo (LOA) e a consequente redução de desfechos graves, como insuficiência cardíaca (IC), infarto agudo do miocárdio (IAM), acidente vascular encefálico (AVE) e óbito[15].

Para a decisão de início de terapia medicamentosa, é necessário um diagnóstico assertivo baseado nas medidas da PA no consultório, seguindo a técnica adequada e com o uso de aparelhos de boa qualidade e validados. Além disso, sempre que possível devemos contar com as medidas domiciliares

TABELA I Classificação da pressão arterial de acordo com a medição no consultório a partir de 18 anos de idade[4]

Classificação	PAS (mmHg)		PAD (mmHg)
PA ótima	< 120	e	< 80
PA normal	120-129	e/ou	80-84
Pré-HAS	130-139	e/ou	85-89
HAS estágio 1	140-159	e/ou	90-99
HAS estágio 2	160-179	e/ou	100-109
HAS estágio 3	≥ 180	e/ou	≥ 110

HAS: hipertensão arterial sistêmica; PA: pressão arterial; PAS: pressão arterial sistólica; PAD: pressão arterial diastólica. *A classificação é definida de acordo com a PA no consultório e pelo nível mais elevado de PA, sistólica ou diastólica. **A HAS sistólica isolada, caracterizada pela PAS ≥ 140 e PAD < 90 mmHg, é classificada em 1, 2 ou 3, de acordo com os valores da PAS nos intervalos indicados. ***A HAS diastólica isolada, caracterizada pela PAS < 140 mmHg e PAD ≥ 90 mmHg, é classificada em 1, 2 ou 3, de acordo com os valores da PAD nos intervalos indicados.
Fonte: Barroso, et al., 2020[14].

da PA como a monitorização ambulatorial da pressão arterial (MAPA) e a medida residencial da pressão arterial (MRPA), além de exames complementares. Dessa forma estaremos aptos para estabelecer o perfil de risco cardiovascular. Para tal investigação, diversas são as ferramentas atualmente disponíveis[8,16].

HIPERTENSÃO ARTERIAL SISTÊMICA E RIGIDEZ ARTERIAL

Sabe-se que a elevação da PA sustentada é promotora de hipertrofia vascular e miocárdica. No leito arterial, a hipertrofia da camada média (muscular), principalmente das centrais, mais elásticas (aorta e carótidas, por exemplo), concorrem para o aumento na rigidez[17]. Por outro lado, também é conhecido que há indivíduos normotensos com aumento da espessura da mesma camada média, o que pode significar uma herança genética para essa manifestação e que essa situação pode levar à HAS[18]. É possível, portanto, que haja um mecanismo de via dupla e retroalimentação, em que a HAS é causa e consequência de hipertrofia miointimal das artérias (Figura 1)[14,19].

Sempre que possível, o uso de biomarcadores capazes de identificar precocemente o dano vascular pode ser utilizado para avaliar possíveis lesões subclínicas no contexto da doença hipertensiva. Essa abordagem permitirá definir estratégias para o início do tratamento medicamentoso, na presença dessas lesões, em fases iniciais de elevação da PA e conquentemente diminuir o risco residual. Entre os biomarcadores utilizados com esse objetivo, a análise da velocidade de onda de pulso (VOP) é o que apresenta maior evidência científica[13,20,21].

RISCO CARDIOVASCULAR E DECISÃO TERAPÊUTICA

O aumento isolado e progressivo da PA, assim como a associação com outros FRCV atuando de forma sinérgica, leva à disfunção endotelial, ao efeito pró-aterogênico e ao consequente aumento do RCV[3]. O rígido

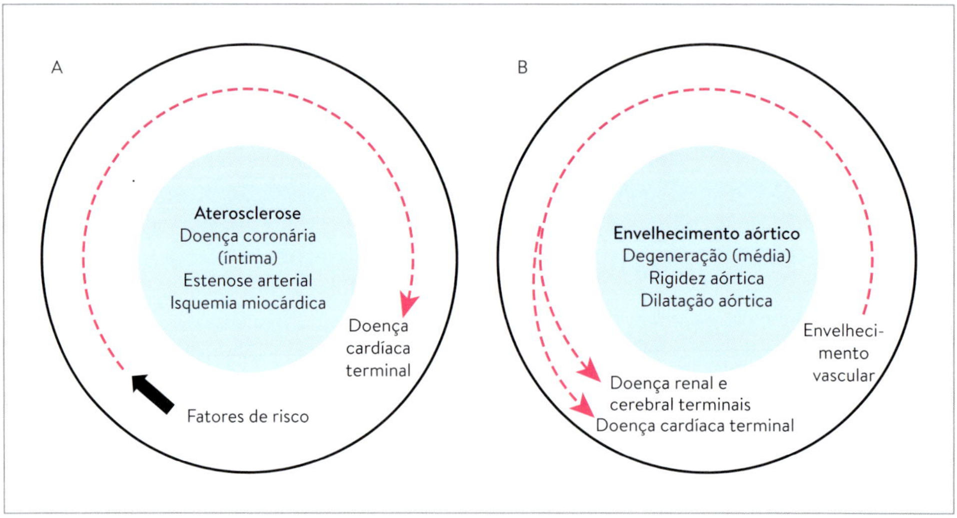

FIGURA 1 Comparação entre o *continuum* cardiovascular clássico (A) e o *continuum* do envelhecimento cardiovascular (B).

Fonte: Barroso et al., 2020[14].

controle dessas condições é necessário para redução desse risco, embora nunca seja nulo, pois mesmo quando devidamente controlados e dentro das metas preconizadas, ainda resta um efeito residual dessas doenças[22,23]. A meta de PA individualizada e a decisão sobre o melhor momento para iniciar a terapia com medicamentos deve considerar as doenças associadas e o RCV.

Via de regra, o bom controle da PA está na manutenção de valores abaixo de 140/90 mmHg, mas não inferiores a 120/70 mmHg[8]. Entretanto, essas metas podem variar em situações específicas e a depender da presença de comorbidades. Portadores de DM, DAC e IC devem ter sua PA em níveis inferiores a 130/80 mmHg, porém não menos que 120/70 mmHg[24-26], de forma a evitar a progressão do próprio quadro. Dentro dos extremos dos grupos etários, as metas devem ser individualizadas: crianças e adolescentes devem ter a PA dentro do preconizado para cada faixa etária e idosos dependerão da avaliação do seu nível de fragilidade e presença de comorbidades, com objetivos de ≤ 140/90 mmHg para hígidos a ≤ 160/90 mmHg para os muito frágeis. O controle intensivo com valores baixos pode trazer prejuízos por má perfusão coronária, renal, risco de quedas, além de efeitos adversos do excesso de medicamentos e altas doses utilizadas[27].

A discussão sobre metas ideais, assim como o melhor momento para o início do tratamento medicamentoso ainda passam pela construção do conhecimento científico. Discute-se ainda, em diversos aspectos, se iniciar uma intervenção em fases iniciais de elevação da PA, diminuindo os danos relacionados e o risco residual, e baseado em uma análise de precisão dos pacientes com maior benefício para esse tipo de estratégia, será a abordagem proposta com maior efetividade na prevenção dos desfechos cardiovasculares[28].

Claramente, portadores de PA persistentemente alta (≥ 160 e/ou 100 mmHg) se beneficiam do uso de medicamentos desde o início do tratamento[7]. Há evidências de que hipertensos estágio I, mesmo de baixo RCV também se beneficiem do uso de medicamentos, com redução, em acompanhamentos de médio e longo prazo, de AVC, de DAC e de mortalidade por todas as causas[8,29,30].

Para pré-hipertensos, a literatura carece de mais evidências para definir o melhor momento para o uso de medicações. Nos pré-hipertensos de risco alto existe benefício na redução de risco de AVC quando tratados com medicamentos anti-hipertensivos (Tabela II)[8,31].

BENEFÍCIOS DO TRATAMENTO MEDICAMENTOSO

Todos os pacientes hipertensos se beneficiarão da adoção de hábitos biopsicossociais saudáveis de forma sustentada[32]. Além disso, a maior parte deles necessitará de um ou mais medicamentos em algum momento[33].

O bom controle da PA é, *per se*, eficaz para reduzir o RCV global, independentemente dos medicamentos utilizados e da magnitude do RCV, embora os resultados sejam mais evidentes naqueles com maior risco[34]. Metanálises robustas de ensaios clínicos demonstram que reduções de 10 mmHg da PAS e 5 mmHg da PAD diminuíram o risco relativo de eventos cardiovasculares maiores, como IAM, AVC, IC e, consequentemente, mortalidade por causas cardiovasculares. Os resultados para os desfechos citados foram semelhantes entre as cinco classes de anti-hipertensivos mais utilizadas: diuréticos, inibidores da enzima conversora de angiotensina (IECA), bloqueadores dos receptores AT1 de angiotensina II (BRA), bloqueados dos canais de cálcio (BCC) e betabloqueadores (BB)[35,36].

Além dos já citados, há também benefícios ou efeitos colaterais específicos para cada classe. Os diuréticos tiazídicos podem trazer alterações no perfil metabólico, embora a

TABELA II

Situação	Abrangência	Recomendação	Classe	Nível de evidência
Início de intervenções no estilo de vida	Todos os estágios de hipertensão e PA 130-139/85-89 mmHg	Ao diagnóstico	I	A
Início da terapia medicamentosa	Hipertensos estágios 2 e 3	Ao diagnóstico	I	A
	Hipertensos estágio 1 de moderado e alto risco CV	Ao diagnóstico	I	B
	Hipertensos estágio 1 e risco CV baixo Indivíduos com PA 130-139/ 85-89 mmHg e DCV preexistente ou alto risco CV	Aguardar 3 meses pelo efeito de intervenções no estilo de vida	IIa	B
	Hipertensos idosos frágeis e/ou muito idosos	PA ≥ 160 mmHg	I	B
	Hipertensos idosos hígidos	PA ≥ 140 mmHg	I	A
	Indivíduos com PA 130-139/85-89 mmHg sem DCV preexistente e risco CV baixo ou moderado	Não recomendado	III	

CV: cardiovascular, DCV: doenças cardiovasculares, PA: pressão arterial. Fonte: Barroso et al., 2020[14].

indapamida tenha boa potência e menor alteração metabólica[37]. A espironolactona é habitualmente indicada como a quarta droga em portadores de HAS resistente ou difícil controle[38]. Os IECA e os BRA são bons protetores renais para os que possuem disfunção e para os diabéticos; os IECA possuem discreta menor tolerabilidade que os BRA, por tosse seca[39]. Os BCC di-hidropiridínicos têm melhor efeito anti-hipertensivo, mas não têm efeito bradicardizante como os não di-hidropiridínicos, e são eficazes para reduzir desfechos renais e cardiovasculares graves em magnitudes semelhantes em relação aos IECA e BRA[40]. Por fim, os BB possuem comportamentos diferentes entre os diversos componentes da classe; devem ser usados em situações específicas, por não reduzirem igualmente ou até aumentarem riscos de desfechos como AVC, em comparação com as demais classes principais[41].

Outras classes menos utilizadas incluem os alfabloqueadores, os simpatolíticos de ação central, os vasodilatadores diretos e os inibidores da renina. Esses devem ser usados com indicações especificas como drogas de segunda linha, por não terem demonstrado redução significativa de desfechos cardiovasculares e/ou possuírem efeitos colaterais menos tolerados que as demais classes[8].

Complementarmente, tão importante quanto a escolha da classe do anti-hipertensivo, é fundamental estar atento para a necessidade, sempre que possível, do uso de medicamentos de meia-vida longa e com evidências científicas de efetividade da redução da PA assim como de desfechos relacionados à doença hipertensiva. Outro aspecto igualmente importante é que na grande maioria das indicações de tratamento medicamentoso na HAS, as combinações fixas devem ser preferidas, pois permitem o uso de medicamentos em menores doses e sinérgicos nas suas ações, aumentam a adesão ao tratamento, atingindo mais rapidamente as metas propostas, com consequente redução dos desfechos cardiovasculares (Figura 2)[10,11,42,43].

CONSIDERAÇÕES FINAIS

Considerando as evidências mais recentes, a HAS é uma doença de elevada prevalência, morbidade e mortalidade em todo o mundo, e apresenta, ainda, baixos níveis de conhecimento e controle. Um passo importante para a redução da mortalidade mundial relacionada a essa causa é prevenir, diagnosticar e tratar adequadamente e no momento oportuno a HAS, evitando a inércia terapêutica, pois o bom controle da PA, com as medidas e com as medicações adequadas para cada paciente, é capaz de reduzir significativamente o risco de desfechos cardiovasculares graves.

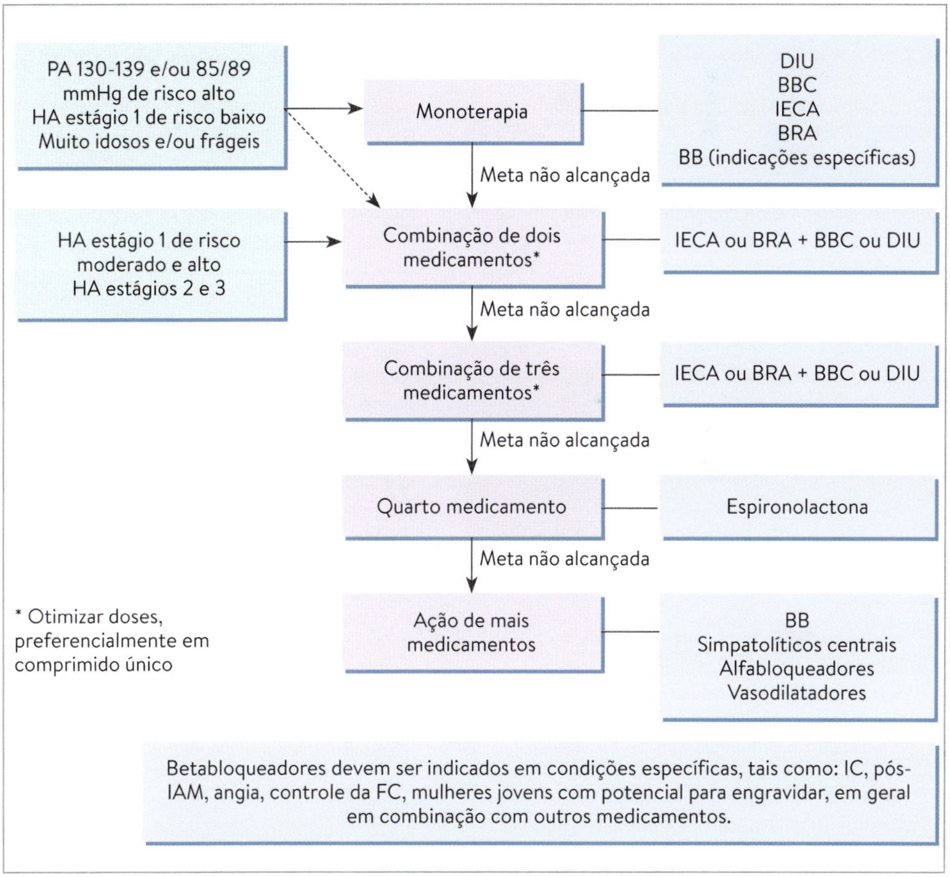

FIGURA 2 Fluxograma para estratégia de início do tratamento medicamentoso[8].

Fonte: Barroso et al., 2020[14].

BIBLIOGRAFIA

1. Roth GA, Mensah GA, Johnson CO, Addolorato G, Ammirati E, Baddour LM, et al. Global burden of cardiovascular diseases and risk factors, 1990-2019: Update From the GBD 2019 Study. J Am Coll Cardiol. 2020;76(25):2982-3021.
2. Jardim PCBV, Souza WKSB de, Lopes RD, Brandão AA, Malachias MVB, Gomes MM, et al. I RBH – First Brazilian Hypertension Registry. Arq Bras Cardiol. 2016;107(2):93-8.
3. Précoma D, Oliveira G, Simão A, Dutra O, Coelho O, Izar M. Atualização da Diretriz de Prevenção Cardiovascular da Sociedade Brasileira de Cardiologia. Arq Bras Cardiol. 2019;113:787-891.
4. Zhou B, Bentham J, Cesare M Di, Bixby H, Danaei G, Cowan MJ, et al. Worldwide trends in blood pressure from 1975 to 2015: a pooled analysis of 1479 population-based measurement studies with 19·1 million participants. Lancet. 2017;389(10064):37-55.
5. Arnett DK, Blumenthal RS, Albert MA, Buroker AB, Goldberger ZD, Hahn EJ, et al. 2019 ACC/AHA Guideline on the Primary Prevention of Cardiovascular Disease: A Report of the American College of Cardiology/American Heart Association Task Force on Clinical Practice Guidelines. Circulation. 2019;140(11):e596-646.
6. Reboussin DM, Allen NB, Griswold ME, Guallar E, Hong Y, Lackland DT, et al. Systematic Review for the 2017 ACC/AHA/AAPA/ABC/ACPM/AGS/APhA/ASH/ASPC/NMA/PCNA Guideline for the Prevention, Detection, Evaluation, and Management of High Blood Pressure in Adults: A Report of the American College of Cardiology/American Heart Association Task Force on Clinical Practice Guidelines. Circulation. 2018;138(17):e595-616.
7. Williams B, Mancia G, Spiering W, Agabiti Rosei E, Azizi M, Burnier M, et al. 2018 ESC/ESH Guidelines for the management of arterial hypertension. J Hypertens. 2018;36(10):1953-2041.
8. Barroso WKS, Rodrigues CIS, Bortolotto LA, Mota-Gomes MA, Brandão AA, Feitosa AD de M, et al. Diretrizes Brasileiras de Hipertensão Arterial – 2020. Arq Bras Cardiol. 2021;116(3):516-658.
9. Feitosa ADM, Mota-Gomes MA, Barroso WS, Miranda RD, Barbosa ECD, Brandão AA, et al. The impact of changing home blood pressure monitoring cutoff from 135/85 to 130/80 mmHg on hypertension phenotypes. J Clin Hypertens. 2021;23(7):1447-51.
10. Olsen MH, Angell SY, Asma S, Boutouyrie P, Burger D, Chirinos JA, et al. A call to action and a lifecourse strategy to address the global burden of raised blood pressure on current and future generations: the Lancet Commission on hypertension. Lancet. 2016;388(10060): 2665-712.
11. Thomopoulos C, Parati G, Zanchetti A. Effects of blood pressure lowering on outcome incidence in hypertension: 4. effects of various classes of antihypertensive drugs – Overview and meta-analyses. J Hypertens. 2015;33(2):195-211.
12. Barroso WKS, Feitosa ADM, Barbosa ECD, Miranda RD, Brandão AA, Vitorino PVO, et al. Prevalence of masked and white-coat hypertension in pre-hypertensive and stage 1 hypertensive patients with the use of TELEMRPA. Arq Bras Cardiol. 2019;113(5):970-5.
13. Cunha PG, Boutouyrie P, Nilsson PM, Laurent S. Early Vascular Ageing (EVA): Definitions and Clinical Applicability. Curr Hypertens Rev. 2017;13(1).
14. Barroso WKS, Barbosa ECD, Mota-Gomes MA. Rigidez Arterial e hemodinâmica central – do endotélio à camada média. São Paulo: Athos Mais; 2020.
15. Unger T, Borghi C, Charchar F, Khan NA, Poulter NR, Prabhakaran D, et al. 2020 International Society of Hypertension Global Hypertension Practice Guidelines. Hypertension. 2020;75(6):1334-57.
16. Karmali KN, Lloyd-Jones DM, Leeuw J van der, Jr. DCG, Yusuf S, Zanchetti A, et al. Blood pressure-lowering treatment strategies based on cardiovascular risk versus blood pressure: A meta-analysis of individual participant data. PLOS Med. 2018;15(3):e1002538.
17. Safar ME, Asmar R, Benetos A, Blacher J, Boutouyrie P, Lacolley P, et al. Interaction Between Hypertension and Arterial Stiffness. Hypertension. 2018;72(4):796-805.
18. Kaess BM, Rong J, Larson MG, Hamburg NM, Vita JA, Levy D, et al. Aortic stiffness, blood pressure progression, and incident hypertension. JAMA. 2012;308(9):875-81.
19. Humphrey JD, Harrison DG, Figueroa CA, Lacolley P, Laurent S. Central artery stiffness in hypertension and aging. Circ Res. 2016;118(3):379-81.
20. Palombo C, Kozakova M. Arterial stiffness, atherosclerosis and cardiovascular risk: Pathophysiologic mechanisms and emerging clinical indications. Vascul Pharmacol. 2016;77:1-7.
21. Chirinos JA, Segers P, Hughes T, Townsend R. Large-Artery Stiffness in Health and Disease: JACC State-of-the-Art Review. J Am Coll Cardiol. 2019;74(9):1237-63.
22. Matsuura Y, Kanter JE, Bornfeldt KE. Highlighting residual atherosclerotic cardiovascular disease risk. Arterioscler Thromb Vasc Biol. 2019;39(1):e1-9.
23. Fuchs FD, Whelton PK. High blood pressure and cardiovascular disease. Hypertension. 2020;75(2):285-92.

24. Brunström M, Carlberg B. Effect of antihypertensive treatment at different blood pressure levels in patients with diabetes mellitus: systematic review and meta-analyses. BMJ. 2016;352.
25. Mahtta D, Elgendy IY, Pepine CJ. Optimal medical treatment of hypertension in patients with coronary artery disease. Expert Rev Cardiovasc Ther. 2018;16(11):815-223.
26. Pinho-Gomes AC, Rahimi K. Management of blood pressure in heart failure. Heart. 2019;105(8):589-95.
27. Group TAS. Effects of intensive blood-pressure control in type 2 diabetes mellitus. N Engl J Med. 2010;362(17):1575-85.
28. Hamczyk MR, Nevado RM, Barettino A, Fuster V, Andrés V. Biological Versus Chronological Aging: JACC Focus Seminar. J Am Coll Cardiol. 2020;75(8):919-30.
29. Brunström M, Carlberg B. Association of blood pressure lowering with mortality and cardiovascular disease across blood pressure levels: a systematic review and meta-analysis. JAMA Intern Med. 2018;178(1):28-36.
30. Lonn EM, Bosch J, López-Jaramillo P, Zhu J, Liu L, Pais P, et al. Blood-pressure lowering in intermediate-risk persons without cardiovascular disease. N Engl J Med. 2016;374(21):2009-20.
31. Thomopoulos C, Parati G, Zanchetti A. Effects of blood-pressure-lowering treatment on outcome incidence. 12. Effects in individuals with high-normal and normal blood pressure. J Hyperten. 2017;35(11):2150-60.
32. Albus C, Ladwig K-H, Herrmann-Lingen C. Psychokardiologie: praxisrelevante Erkenntnisse und Handlungsempfehlungen. DMW – Dtsch Medizinische Wochenschrift. 2014;139(12):596-601.
33. Carey RM, Muntner P, Bosworth HB, Whelton PK. Prevention and Control of Hypertension: JACC Health Promotion Series. J Am Coll Cardiol. 2018;72(11):1278-93.
34. Law MR, Morris JK, Wald NJ. Use of blood pressure lowering drugs in the prevention of cardiovascular disease: meta-analysis of 147 randomised trials in the context of expectations from prospective epidemiological studies. BMJ. 2009;338(7705):1245.
35. Ettehad D, Emdin CA, Kiran A, Anderson SG, Callender T, Emberson J, et al. Blood pressure lowering for prevention of cardiovascular disease and death: a systematic review and meta-analysis. Lancet. 2016;387(10022):957-67.
36. Wei J, Galaviz KI, Kowalski AJ, Magee MJ, Haw JS, Narayan KMV, et al. Comparison of cardiovascular events among users of different classes of antihypertension medications: a systematic review and network meta-analysis. JAMA Netw Open. 2020;3(2):e1921618-e1921618.
37. Roush GC, Ernst ME, Kostis JB, Tandon S, Sica DA. Head-to-head comparisons of hydrochlorothiazide with indapamide and chlorthalidone. Hypertension. 2015;65(5):1041-6.
38. Zhao D, Liu H, Dong P, Zhao J. A meta-analysis of add-on use of spironolactone in patients with resistant hypertension. Int J Cardiol. 2017;233:113-7.
39. Li EC, Heran BS, Wright JM. Angiotensin converting enzyme (ACE) inhibitors versus angiotensin receptor blockers for primary hypertension. Cochrane Database Syst Rev. 2014;2017(8).
40. Lin Y-C, Lin J-W, Wu M-S, Chen K-C, Peng C-C, Kang Y-N. Effects of calcium channel blockers comparing to angiotensin-converting enzyme inhibitors and angiotensin receptor blockers in patients with hypertension and chronic kidney disease stage 3 to 5 and dialysis: A systematic review and meta-analysis. PLoS One. 2017;12(12):e0188975.
41. Wiysonge CS, Bradley HA, Volmink J, Mayosi BM, Opie LH. Beta-blockers for hypertension. Cochrane Database Syst Rev. 2017;2017(1).
42. Feitosa ADM, Mota-Gomes M, Júnior OP, Barroso WKS, Miranda RD, Barbosa ECD, et al. Pharmacological treatment of hypertension: From the golden trio to the octet. Arq Bras Cardiol. 2020;115(2):270-2.
43. Parati G, Kjeldsen S, Coca A, Cushman WC, Wang J. Adherence to single-pill versus free-equivalent combination therapy in hypertension. Hypertension. 2021;77:692-705.

35

Metas de pressão arterial e objetivos do tratamento

Mario Fritsch Neves
Wille Oigman

CONSULTA RÁPIDA

Nos hipertensos de risco cardiovascular baixo ou moderado

- Atingir valores de PA inferiores a 140/90 mmHg, idealmente 120-130/70-80 mmHg.

Nos hipertensos de risco cardiovascular alto

- Atingir valores de PA entre 120-130/70-80 mmHg.

Nos hipertensos com doença coronária

- Procurar a meta de PA < 130/80 mmHg, mas a PA diastólica deve ser mantida com valores acima de 70 mmHg.

Para os hipertensos com episódio prévio de AVE

- Tratamento anti-hipertensivo deve ser titulado até atingir PA < 130/80 mmHg.

Nos hipertensos com doença renal crônica

- Objetivo do tratamento é atingir PA < 130/80 mmHg, mas sempre com monitorização da redução da função renal e alterações eletrolíticas.

No tratamento da hipertensão nos indivíduos diabéticos

- Manter valores próximos a 130/80 mmHg, devendo evitar redução acentuada da PA para valores inferiores a 120/70 mmHg.

Nos hipertensos idosos

- Atingir valores de PA < 140/90 mmHg, desde que bem tolerados. Considerar qualidade de vida, risco de quedas, grau de independência e presença de comorbidades.
- Nos idosos com critérios de fragilidade, PA sistólica de até 150 mmHg pode ser aceita, considerando a relação risco-benefício.

INTRODUÇÃO

O objetivo principal do tratamento anti-hipertensivo é reduzir a morbidade e mortalidade no paciente hipertenso. Nas últimas décadas, esse objetivo tem sido parcialmente atingido e, por isso, observamos uma maior sobrevida dos indivíduos hipertensos. Todavia, ainda há muito que melhorar. Não há dúvidas que os atuais esquemas de tratamento anti-hipertensivo têm sido mais eficazes, especialmente na prevenção das complicações agudas como encefalopatia hipertensiva e edema agudo de pulmão hipertensivo, que são atualmente menos observados nos grandes centros urbanos. Por outro lado, com a maior sobrevida, mas com baixa taxa de controle pressão arterial na população brasileira, as complicações crônicas da hipertensão arterial sistêmica (HAS) vêm sendo mais diagnosticadas nos indivíduos acima de 60 anos. Com essas considerações, a discussão sobre as metas adequadas de pressão arterial (PA) se torna mais relevante, embora sempre considerando a individualização na abordagem do paciente.

Para atingir o objetivo principal, é necessário almejar alguns objetivos específicos relacionados com desfechos intermediários na fisiopatologia da HAS. Assim, as metas terapêuticas devem envolver a atenuação do processo de rigidez arterial, a diminuição da reflexão da onda de pulso com efeitos positivos sobre parâmetros hemodinâmicos centrais e a melhora da função endotelial. Esse conjunto de ações desacelera o envelhecimento vascular associado à PA elevada e propicia um melhor prognóstico para o hipertenso. Entretanto, para alcançar esses alvos específicos e para que esses esforços sejam eficazes e benéficos, a PA precisa estar dentro da meta terapêutica.

O tratamento do paciente hipertenso deve sempre ser individualizado, incluindo a meta de PA a ser alcançada, levando em consideração a idade, a presença de outros fatores de risco e o desenvolvimento de doença cardiovascular ou renal. De uma forma geral, deve-se reduzir a PA visando atingir valores de sistólica menores que 140 mmHg e de diastólica abaixo de 90 mmHg. Metas mais baixas com valores inferiores a 130/80 mmHg podem ser obtidas na prática clínica quando os indivíduos são mais jovens e sem fatores de risco associados. De forma didática, as principais formas de apresentação do paciente hipertenso serão abordadas, procurando individualizar a meta de PA em cada situação. Tabela I.

METAS IDEAIS PARA O HIPERTENSO DE RISCO BAIXO OU MODERADO

A identificação de fatores de risco é essencial para a estimativa do risco de desenvolvimento de doença cardiovascular e renal do paciente hipertenso. Na ausência de fatores de risco adicionais, o nível de PA ganha mais importância para a definição do grau de risco cardiovascular. Nesse contexto, hipertensos no estágio 2, classificados como risco mo-

TABELA I Metas de pressão arterial para o indivíduo hipertenso nas condições mais comuns da prática clínica.

Situação clínica	Manter PAS em (mmHg)	Manter PAD em (mmHg)	Considerações
Risco baixo ou moderado	120-140	70-90	Se tolerar bem, manter PA próximo a 120/80 mmHg
Doença coronária associada	120-130	70-80	PAD < 70 mmHg implica em risco de eventos coronarianos
Histórico de acidente vascular cerebral	120-130	70-80	Associação frequente com DAC indica cuidado com PAD < 70 mmHg
Hipertenso com doença renal crônica	< 130	< 80	Acompanhar eletrólitos e redução da TFG
Hipertenso diabético	≈ 130	≈ 80	Evitar valores de PA < 120/70 mmHg
Idoso hígido	130-139	70-79	Avaliar risco de quedas, grau de independência, comorbidades
Idoso frágil	140-149	70-79	

PAS: pressão arterial sistólica; PAD: pressão arterial diastólica; DAC: doença arterial coronariana.

derado, e aqueles com elevações menores de PA, hipertensos em estágio 1 de baixo risco, apresentam metas terapêuticas semelhantes.

Os benefícios do tratamento dos hipertensos sem outros fatores de risco adicionais que apresentam valores de PA significativamente elevados já estão bem estabelecidos e as recomendações vêm sendo sistematicamente adotadas por diferentes diretrizes de HAS[1-3]. Por outro lado, há uma carência de evidências científicas derivadas de estudos randomizados que justifiquem o tratamento do paciente hipertenso estágio 1 com baixo risco cardiovascular. As necessidades de grande número de participantes e tempo prolongado de seguimento dificultam um estudo randomizado controlado com esse perfil de população. Nesse caso, a melhor abordagem terapêutica é orientada por metanálises de estudos clínicos randomizados que incluíram pacientes com HAS leve e moderada sem doença cardiovascular prévia[4-6]. A análise detalhada do estudo *Heart Outcomes Prevention Evaluation* (HOPE)-3 também indica a necessidade de tratamento dos hipertensos de risco moderado. Nesse estudo, o tratamento medicamentoso de hipertensos estágio 1 com risco cardiovascular intermediário levou a uma diminuição média de 6 mmHg na PA sistólica, reduzindo em 27% a probabilidade de eventos cardiovasculares maiores.[7] Esses resultados reforçam a recomendação de tratamento medicamentoso, sempre associado ao tratamento não medicamentoso, para o paciente hipertenso de risco baixo ou moderado.

Em relação à meta de pressão arterial no hipertenso de baixo risco cardiovascular, também não há estudos randomizados suficientes para uma conclusão definitiva. Um recente estudo epidemiológico realizado na Coreia do Sul abrangendo quase 150 mil participantes concluiu que PA < 140/90 mmHg foi associada a uma redução significativa no risco de mortalidade, acidente vascular cerebral e doença renal em estágio terminal, alcançando o menor risco de mortalidade quando a PA sistólica se manteve entre 120 e 130 mmHg e a PA diastólica ficou entre 70 e 80 mmHg[8].

CUIDADOS COM O HIPERTENSO COM DOENÇA ARTERIAL CORONARIANA

Há muitos anos já está bem estabelecido que a HAS é um importante fator de risco independente para o desenvolvimento de isquemia miocárdica. No adulto jovem e de meia-idade, a PA diastólica tem relação direta com o risco de doença coronária. Naqueles com mais de 60 anos, a PA sistólica passa a ser mais importante[9]. Na população mais idosa, a PA diastólica torna-se inversamente relacionada ao risco de DAC e a pressão de pulso se torna o preditor mais forte para DAC.[9] Em uma metanálise que incluiu quase 1 milhão de adultos, a DAC fatal foi correlacionada com os níveis de PA a partir de 115/75 mmHg para todas as idades[10].

Um recente estudo de coorte revelou que a redução da PA diastólica para valores abaixo de 60 mmHg foi associada com aumento do risco de eventos cardiovasculares em pacientes tratados com PA sistólica inferior a 130 mmHg e alto risco cardiovascular. Os autores identificaram que a relação entre mortalidade e níveis de PA diastólica seguia a forma de curva J[11]. Do contrário, o estudo SPRINT mostrou que, em pacientes não diabéticos com alto risco de eventos cardiovasculares, a redução mais intensa da PA resultou em taxas mais baixas de mortalidade global e cardiovascular. Todavia, os resultados dos desfechos secundários mostraram que a redução intensiva da PA não foi associada à prevenção de síndrome coronária aguda[12].

Esses achados indicam que o tratamento anti-hipertensivo em pacientes com DAC deve procurar resultar em PA < 130/80 mmHg, mas não inferior a 120/70 mmHg. Nos pacientes com evidência de isquemia miocárdica, a PA diastólica deve ser reduzida com cautela até 70 mmHg, especialmente nos diabéticos e nos mais idosos[13]. De fato, muito cuidado deve haver na redução da PA sistólica nos idosos com DAC e com elevada pressão de pulso, pois pode resultar em valores muito baixos de PA diastólica e propiciar isquemia miocárdica[14].

O HIPERTENSO COM HISTÓRIA DE ACIDENTE VASCULAR CEREBRAL

Existe uma relação direta entre a pressão arterial e o risco de acidente vascular cerebral (AVC) e, consequentemente, a HAS é o fator de risco mais importante para AVC isquêmico e hemorrágico. Nos indivíduos mais jovens sem doença cardiovascular ou renal estabelecida, manter a PA na faixa ótima ou normal, próxima à meta de 120/80 mmHg, pode ser mais eficaz para prevenção cerebrovascular primária. Para aqueles com um ou mais episódios prévios de AVC, a meta de PA de 130/80 mmHg é mais adequada para a prevenção secundária[15]. Metas baixas poderiam ser adequadas, mas como a maior parte dessa população é idosa e/ou com DAC associada, o fenômeno da curva J deve ser considerado quando a PA atinge valores abaixo de 120/70 mmHg, com maior risco para eventos cardiovasculares e mortalidade[16].

ATENÇÃO ADICIONAL NO HIPERTENSO COM DISFUNÇÃO RENAL

A doença renal crônica (DRC) pode resultar em elevação da PA, sendo uma causa importante de HAS secundária. Por outro lado, a HAS é uma causa frequente de DRC, o que aumenta o risco de eventos cardiovasculares, doença renal terminal e morte no hipertenso. No estudo *Systolic Blood Pressure Intervention Trial* (SPRINT), a meta de PA sistólica < 120 mmHg diminuiu o risco de doença cardiovascular e mortalidade em adultos não diabéticos com alto risco cardiovascular, mas não foi capaz de atenuar a disfunção renal progressiva[17]. Vale ressaltar que, nesse estudo, a PA foi aferida com dispositivos automatizados e frequentemente sem observadores (medida desacompanhada), uma técnica que, em geral, resulta em valores inferiores aos medidos no consultório[18,19]. As evidências atuais indicam uma meta de PA < 130/80 mmHg em pacientes com DRC[20,21]. Alguns autores consideram metas menos rigorosas com PA < 140/90 mmHg nos pacientes com DRC não diabética e sem albuminúria. A Diretriz Brasileira de Hipertensão 2020 recomenda meta de PA < 130/80 mmHg em adultos com HAS e DRC, independentemente da associação com diabetes. A redução absoluta do risco parece ser maior entre aqueles com albuminúria em decorrência da forte associação entre albuminúria e doença cardiovascular[22,23]. Nos pacientes com DRC terminal, os benefícios do controle intensivo da PA são incertos, pois os estudos são de curta duração~~curta~~ e os efeitos hemodinâmicos podem levar a uma maior redução da TFG. Como recomendações mais importantes no paciente com DRC, atenção especial deve ser dada à medida correta da PA, muitas vezes dificultada pelo edema generalizado e presença de fístulas arteriovenosas para hemodiálise, e a redução da PA deve sempre ser acompanhada de monitorização dos eventos adversos, principalmente diminuição da TFG, que pode levar a anormalidades eletrolíticas[3].

METAS PARA O HIPERTENSO DIABÉTICO

De forma geral, a prevenção de morbidade e mortalidade no paciente hipertenso diabético é obtida com o controle da glicemia, normalização da PA e redução dos outros fatores de risco cardiovascular[24]. Manter a PA controlada no indivíduo diabético é essencial para a proteção renal, reduzindo a albuminúria, além de ser importante para diminuir o risco de AVC e proteger contra lesão de órgão-alvo[25,26]. Evidências de ensaios clínicos randomizados, metanálises e estudos observacionais em diabéticos hipertensos indicam que uma redução da PA sistólica para 130 a 139 mmHg, com valores próximos a 130 mmHg, protege de forma eficaz contra complicações cardiovasculares e renais[27,28]. A PA diastólica pode ser reduzida para 70 a 79 mmHg sem comprometer a proteção e segurança do indivíduo. Por outro lado, não há dados conclusivos que diminuir a PAS para < 130 mmHg leva a uma maior proteção cardiovascular e renal. Portanto, a recomendação no indivíduo diabético é manter a PA em torno de 130/80 mmHg.

Valores de PA sistólica abaixo de 120 mmHg devem ser evitados, pois aumentam o risco de efeitos adversos graves[29]. Na prática, metas ideais de PA podem variar entre os hipertensos diabéticos, de acordo com a idade, tempo de doença e presença de lesão de órgão-alvo. Ainda não há evidências do efeito do controle da pressão arterial em pacientes com diabetes de início recente, sem complicações e sem outros fatores de risco, ou seja, com risco cardiovascular relativamente baixo. Nesses casos, pressão arterial mais baixa pode ser mais bem tolerada e resultar em maior benefício em médio e longo prazos. Comparado aos indivíduos não diabéticos, o controle da PA tende a ser mais difícil nos pacientes diabéticos, o que leva a um maior percentual de HAS resistente nessa população. Nessa situação, uma abordagem mais estruturada deve procurar medir a PA fora do consultório, confirmar adesão ao tratamento, identificar substâncias que interferem na PA, verificar a adequação das combinações medicamentosas e doses utilizadas e, por último, investigar causas secundárias de HAS (Figura 1)[30]. De forma contrária, não é raro o hipertenso diabético demonstrar níveis satisfatórios de PA na consulta e valores elevados na monitorização ambulatorial da pressão arterial (MAPA) ou na monitorização residencial da pressão arterial (MRPA), caracterizando, assim, a hipertensão mascarada (HM). Essas considerações reforçam a necessidade de medidas da PA fora do consultório para uma melhor avaliação de controle no hipertenso diabético[31].

O HIPERTENSO IDOSO FRÁGIL E NÃO FRÁGIL

Alguns fatores devem ser levados em conta para a definição da meta de PA a ser alcançada na população idosa, como a idade cronológica, o estado funcional, o grau de fragilidade e as comorbidades presentes. Na maioria dos ensaios clínicos que mostraram benefício do tratamento da PA em pacientes idosos, o alvo para a PA sistólica variou entre 140 e 150 mmHg, no qual observou-se a maior redução de eventos cardiovasculares e fatais[32]. No estudo HYVET, que incluiu indivíduos muito idosos com idade acima de 80 anos, ativos e não frágeis, a redução da PA sistólica para abaixo de 150 mmHg resultou em reduções significantes na mortalidade, AVC fatal e insuficiência cardíaca[33]. Em recente metanálise, os autores demonstraram robusta evidência de que valores de PA < 150/90 mmHg foram capazes de reduzir mortalidade, AVC e eventos cardíacos em idosos[34]. No entanto, recentes ensaios clínicos mostraram evidências de benefícios com metas mais baixas de PA nessa população[35,36]. No subgrupo de pacientes do estudo SPRINT com mais de 75 anos, o grupo de tratamento intensivo teve uma redução significativa de eventos cardiovasculares, insuficiência cardíaca e morte por todas as causas quando comparado à meta menos in-

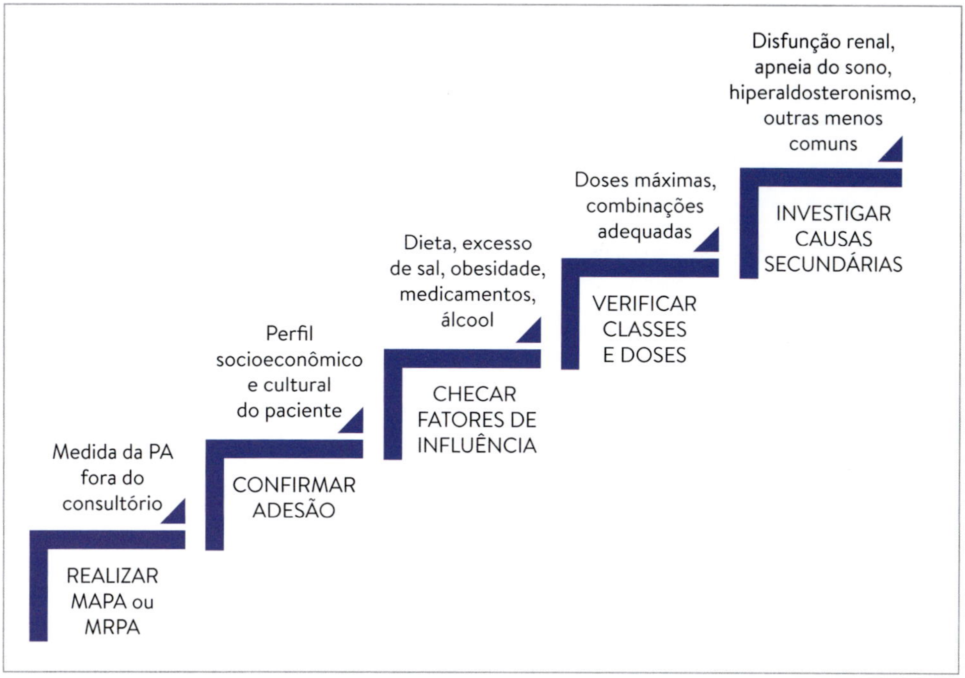

FIGURA 1 Degraus progressivos para abordagem estruturada da hipertensão arterial sistêmica resistente no paciente diabético.

tensiva[35]. Todavia, o benefício do tratamento mais intensivo nos idosos mais frágeis foi contrabalançado pela maior incidência de quedas e maior ocorrência de prejuízo da função renal. Além disso, como citado anteriormente, a medida de PA no estudo SPRINT foi feita sem supervisão, sendo mais baixa do que a medida convencional, e assim a meta atingida equivale a valores entre 130 e 139 mmHg na PA sistólica. Em outra metanálise, o controle de PA mais agressivo em pacientes com idade ≥ 65 anos proporcionou maior redução de eventos cardiovasculares[36]. Entretanto, essa revisão apresenta muitas limitações metodológicas e maior ocorrência de disfunção renal no grupo de controle mais intensivo.

Assim, de uma maneira geral, a recomendação de metas para pacientes idosos ≥ 65 anos é atingir valores de PA < 140/90 mmHg, desde que bem tolerados. Metas de até 130/80 mmHg podem ser atingidas individualmente, considerando-se a qualidade de vida do paciente, o risco de quedas, o grau de independência e a presença de comorbidades. E nos idosos com critérios de fragilidade, PA sistólica de até 150 mmHg pode ser aceita, considerando a relação risco-benefício.

BIBLIOGRAFIA

1. Barrosos WKS, Rodrigues CIS, Bortolotto LA, Mota-Gomes MA, Brandão AA, Feitosa ADM, et al. Diretrizes Brasileiras de Hipertensão Arterial - 2020. Arq Bras Cardiol. 2021;116(3):516-658.
2. Williams B, Mancia G, Spiering W, Agabiti Rosei E, Azizi M, Burnier M, et al. 2018 ESC/ESH Guidelines for the management of arterial hypertension. The Task Force for the management of arterial hypertension of the European Society of Cardiology (ESC) and the European Society of Hypertension (ESH). J Hypertens. 2018;36(10):1953-2041.
3. Unger T, Borghi C, Charchar F, Khan NA, Poulter NR, Prabhakaran D, et al. International Society of

Hypertension global hypertension practice guidelines. J Hypertens. 2020;38(2020):982-1004.
4. Diao D, Wright JM, Cundiff DK, Gueyffier F. Pharmacotherapy for mild hypertension. Cochrane Database of Systematic Reviews. 2012;2012(8):CD006742.
5. Thomopoulos C, Parati G, Zanchetti A. Effects of blood pressure lowering on outcome incidence in hypertension. 1. Overview, meta-analyses, and meta-regression analyses of randomized trials. J Hypertens. 2014;32(12):2285-95.
6. Brunstrom M, Carlberg B. Association of blood pressure lowering with mortality and cardiovascular disease across blood pressure levels: a systematic review and meta-analysis. JAMA Intern Med. 2018;178:28-36.
7. Lonn EM, Bosch J, López-Jaramillo P, Zhu J, Liu L, Pais P, et al. Blood-pressure lowering in intermediate-risk persons without cardiovascular disease. N Engl J Med. 2016;374(21):2009-20.
8. Lee CJ, Ryu J, Kim HC, Ryu DR, Ihm SH, Kim YJ, et al. Clinical benefit of treatment of stage-1, low-risk hypertension. Hypertension. 2018;72(6):1285-93.
9. Franklin SS, Larson MG, Khan SA, Wong ND, Leip EP, Kannel WB, et al. Does the relation of blood pressure to coronary heart disease risk change with aging?: The Framingham Heart Study. Circulation. 2001;103(9):1245-9.
10. Lewington S, Clarke R, Qizilbash N, Peto R, Collins R. Age-specific relevance of usual blood pressure to vascular mortality: a meta-analysis of individual data for one million adults in 61 prospective studies. Lancet. 2002;360(9349):1903-13.
11. Li J, Somers VK, Gao X, Chen Z, Ju J, Lin Q, et al. Evaluation of optimal diastolic blood pressure range among adults with treated systolic blood pressure less than 130 mm Hg. JAMA Netw Open. 2021;4(2):e2037554.
12. The SPRINT Research Group. A randomized trial of intensive versus standard blood-pressure control. N Engl J Med. 2015;373:2103-2116.
13. Mahtta D, Elgendy IY, Pepine CJ. Optimal medical treatment of hypertension in patients with coronary artery disease. Expert Review of Cardiovas. 2018;16(11):815-23.
14. Rosendorff C, Lackland DT, Allison M, Aronow WS, Black HR, Blumenthal RS, et al. Treatment of hypertension in patients with coronary artery disease: a scientific statement from the American Heart Association, American College of Cardiology, and American Society of Hypertension. J Am Coll Cardiol. 2015;65(18):1998-2038.
15. Yannoutsos A, Dreyfuss CT, Safar ME, Blacher J. Optimal blood pressure target in stroke prevention. Curr Opin Neurol. 2017;30(1):8-14.
16. Béjot Y. Targeting blood pressure for stroke prevention: current evidence and unanswered questions. J Neurol. 2021;268(3):785-95.
17. Cheung AK, Rahman M, Reboussin DM, Craven TE, Greene T, Kimmel PL, et al. Effects of intensive BP control in CKD. J Am Soc Nephrol. 2017;28(9):2812-23.
18. Filipovsky J, Seidlerova J, Kratochvil Z, Karnosova P, Hronova M, Mayer O Jr. Automated compared to manual office blood pressure and to home blood pressure in hypertensive patients. Blood Press. 2016;25:228-34.
19. Kjeldsen SE, Lund-Johansen P, Nilsson PM, Mancia G. Unattended blood pressure measurements in the systolic blood pressure intervention trial: implications for entry and achieved blood pressure values compared with other trials. Hypertension. 2016;67:808-12.
20. Chang AR, Appel LJ. Target blood pressure for cardiovascular disease prevention in patients with CKD. Clin J Am Soc Nephrol. 2018;13(10):1572-74.
21. Chang AR, Lóser M, Malhotra R, Appel LJ. Blood pressure goals in patients with CKD: A review of evidence and guidelines. Clin J Am Soc Nephrol. 2019;14(1):161-9.
22. Heerspink HJ, Ninomiya T, Perkovic V, Woodward M, Zoungas S, Cass A, et al. ADVANCE Collaborative Group: Effects of a fixed combination of perindopril and indapamide in patients with type 2 diabetes and chronic kidney disease. Eur Heart J. 2010;31:2888-96.
23. Ku E, Gassman J, Appel LJ, Smogorzewski M, Sarnak MJ, Glidden DV, et al. BP control and long-term risk of ESRD and mortality. J Am Soc Nephrol. 2017;28:671-7.
24. American Diabetes Association. Cardiovascular Disease and Risk Management: Standards of Medical Care in Diabetes-2020. Diabetes Care. 2020;43(Suppl 1):S111-34.
25. Toklu B, Bangalore S. Blood pressure lowering in patients with type 2 diabetes improves cardiovascular events including mortality, but more intensive lowering to systolic blood pressure less than 130 mm Hg is associated with further reduction in stroke and albuminuria without further reduction in cardiac events. Evidence-Based Medicine. 2015;20:183-4.
26. Soliman EZ, Byington RP, Bigger JT, Evans G, Okin PM, Goff DC, et al. Effect of intensive blood pressure lowering on left ventricular hypertrophy in patients with diabetes mellitus: Action to control cardiovascular risk in diabetes blood pressure trial. Hypertension. 2015;66(6):1123-9.
27. Brunström M, Carlberg B. Effect of antihypertensive treatment at different blood pressure levels

in patients with diabetes mellitus: Systematic review and meta-analyses. BMJ. 2016;24:352 i717.

28. Thomopoulos C, Parati G, Zanchetti A. Effects of blood-pressure-lowering treatment on outcome incidence in hypertension:10 Should blood pressure management differ in hypertensive patients with and without diabetes mellitus? Overview and meta-analyses of randomized trials. J Hypertens. 2017;35:922-44.
29. Cushman WC, Evans GW, Byington RP, Goff DC, Grimm RH, Cutler JA, et al. Effects of intensive blood-pressure control in type 2 diabetes mellitus. N Engl J Med. 2010;362(17):1575-85.
30. McFarlane PA. Resistant hypertension in adults with Type 1 or 2 Diabetes: A structured diagnostic approach. Can J Diabetes. 2018.
31. De Boer IH, Bangalore S, Benetos A, Davis AM, Michos ED, Muntner P, et al. Diabetes and hypertension: A position statement by the American diabetes association. Diabetes Care. 2017;40(9):1273-84.
32. Wright JT Jr, Fine LJ, Lackland DT, Ogedegbe G, Dennison Himmelfarb CR. Evidence supporting a systolic blood pressure goal of less than 150 mmHg in patients aged 60 years or older: the minority view. Ann Intern Med. 2014;160(7): 499-503.
33. Beckett N, Peters R, Leonetti G, et al.; HYVET Study Group. Subgroup and per-protocol analyses from the Hypertension in the Very Elderly Trial. J Hypertens. 2014;32:1478-87.
34. Weiss J, Freeman M, Low A, Fu R, Kerfoot A, Paynter R, et al. Benefits and harms of intensive blood pressure treatment in adults aged 60 years or older: A systematic review and meta-analysis. Ann Intern Med. 2017;166(6):419-29.
35. Williamson JD, Supiano MA, Applegate WB, Berlowitz DR, Campbell RC, Chertow GM, et al. Intensive vs standard blood pressure control and cardiovascular disease outcomes in adults aged ≥75 years: a randomized clinical trial. JAMA. 2016;315(24):2673-82.
36. Bavishi C, Bangalore S, Messerli FH. Outcomes of intensive blood pressure lowering in older hypertensive patients. J Am Coll Cardiol. 2017;69(5):486-93.

Diuréticos

Emilton Lima Júnior

CONSULTA RÁPIDA

Mecanismos de ação dos diuréticos
- Eliminam sódio e água do organismo. Conforme a classe diurética, atuam em sítios diferentes do néfron.

Tipos de diuréticos na hipertensão arterial sistêmica
- Diuréticos tiazídicos
- Diuréticos poupadores de potássio
- Diuréticos de alça

Quando usar os diuréticos
- Em associação com as outras classes terapêuticas na hipertensão arterial sistêmica. Em pacientes hipertensos com insuficiência cardíaca e insuficiência renal graus IV e V e em estados de hipervolemia e/ou edema.

Para quem prescrever diuréticos
- Os diuréticos estão indicados como tratamento isolado em pacientes idosos e pessoas negras.

Como prescrever diuréticos
- Hidroclorotiazida: 25-50 mg/1x/d
- Clortalidona: 12,5-25 mg/1x/d
- Indapamida: 1,5-3 mg/1x/d
- Espironolactona: 25-100 mg/1-2x/d
- Amilorida: 2,5-5/1x/d
- Furosemida: 20-240 mg/1-3x/d
- Bumetanida: 1-4 mg/1-3x/d

Prós e contras
- Prós: custo baixo, efetivo na redução da pressão arterial.
- Contras: efeitos metabólicos indesejados, incidência de cãibras, impotência sexual, urgência urinária.

INTRODUÇÃO

O conceito de que a hipertensão arterial sistêmica (HAS) é um fator de risco importante para eventos cardiovasculares que levam à morte ou sequelas limitantes é relativamente recente.

No início do século XX, as companhias norte-americanas de seguro em saúde identificaram maior risco de sinistro na população de hipertensos[1]. Logo, fez-se necessário tratamento da HAS com o objetivo de diminuir o risco de eventos e desfechos fatais. Nessa época, ainda não se sabia o que poderia ser considerado pressão arterial (PA) normal. Tampouco era conhecido se a intervenção (tratamento da HAS) efetivamente reduziria a sinistralidade. Acreditava-se que a pressão aumentaria de forma natural com a idade. A PA sistólica considerada normal era de 100 mais a idade, isto é, para alguém com 70 anos seria normal ter 170 mmHg de pressão sistólica[2].

Desde então, surgiram muitas propostas de tratamento com base no senso comum e silogismo. Se valores elevados da PA aumentariam risco de eventos ou morte, a redução desses valores consequentemente reduziria o risco. Era o que se pensava e se praticava naquela época.

Entre os primeiros tratamentos propostos para HAS estavam o tratamento cirúrgico de simpatectomia, medicamentos naturais ou a utilização de drogas para o tratamento de outras doenças que pudessem ter como efeito a redução da pressão[3].

Rapidamente, percebeu-se que medicamentos de ação diurética, isto é, que retiram líquido do organismo por meio da urina (diurese), reduziam a PA. Conforme documentos encontrados na Grécia, o uso de substâncias com propriedades diuréticas é conhecido desde antes de Cristo[4].

Do início até pouco além da metade do século XX, os diuréticos mercuriais foram os mais utilizados para a tentativa do controle da PA. No entanto, foram abandonados pela sua grande toxicidade[5]. Nesse período, outras estratégias diuréticas de tratamento medicamentoso menos tóxicas foram utilizadas como outra opção aos mercuriais: ureia, manitol e sucrose (diuréticos osmóticos), sal acidificante como o cloreto de amônio, derivados de xantina e a digoxina, estes com efeitos diuréticos além de inotrópicos.

Portanto, até meados dos anos 1950, o tratamento de pacientes com HAS era um dilema.

Na edição de fevereiro de 1958 do periódico *Annals of the New York Academy of Science*, Bayer publicou o artigo intitulado "The mechanism of action of chlorothiazide"[6]. Até aquele momento, não se imaginava a revolução que essa classe de medicamentos traria para o tratamento da HAS.

Outro marco histórico foi a utilização de um tiazídico no primeiro estudo de caso-controle em HAS. Em dezembro de 1967, foi publicado no *Journal of the American Medical Association* (JAMA), sob o título "Effects of treatment on morbidity in hypertension: results in patients with diastolic blood pressures averaging 115 through 129 mmHg – Veterans Administration Cooperative Study Group on Antihypertensive Agents"[7]. Esse estudo demonstrou o impacto do tratamento anti-hipertensivo com diurético tiazídico na redução da mortalidade dos pacientes hipertensos. O grupo de tratamento teve 36% menos eventos que o grupo placebo.

MECANISMO DE AÇÃO

A palavra diurético tem raiz no grego, *diouretikós*, "o que lança urina". Diurético é definido como qualquer substância que aumente o fluxo urinário e a excreção de água[8]. A redução da reabsorção de cloreto de sódio em diferentes áreas do néfron (Figura 1) acarreta o aumento da perda de sódio e água pela urina, promovendo a ação diurética[9].

As classes de diuréticos atuam em diferentes sítios do néfron:

- Sítio I: diuréticos inibidores da anidrase carbônica.
- Sítio II: diuréticos de alça.
- Sítio III: diuréticos tiazídicos.
- Sítio IV: diuréticos poupadores de potássio.

DIURÉTICOS TIAZÍDICOS E TIPO-TIAZÍDICOS

Ao longo do tempo, um número cada vez maior de estudos comprovou a vantagem do tratamento com os diuréticos tiazídicos em pacientes hipertensos e o impacto nos diferentes desfechos cardiovasculares. Para organizar essas informações, diretrizes passaram a ser publicadas pelas diferentes sociedades de cardiologia. Elas traziam recomendações sobre

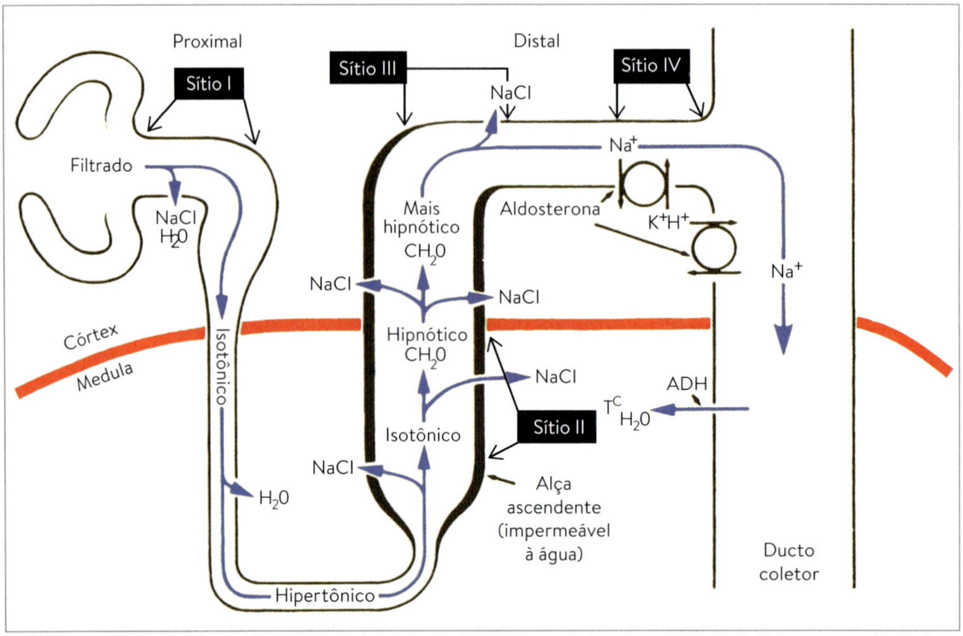

FIGURA 1 Representação esquemática do néfron com os diferentes sítios de ação dos diuréticos.
Fonte: adaptada de Wile, 2012[9].

diagnóstico e tratamento de diversas situações clínicas ligadas à doença hipertensiva.

Na Figura 2, podemos identificar essa evolução em uma linha do tempo feita por Pfeffer[10].

Todas as diretrizes, desde JNC 1[11] até a Diretriz Brasileira de Hipertensão Arterial 2020[12], colocam os diuréticos tiazídicos como drogas de primeira linha no tratamento de HAS.

Os diuréticos tiazídicos são medicamentos de baixo custo e efetivos na redução da pressão arterial e eventos cardiovasculares maiores. Pacientes hipertensos idosos, de raça negra e/ou com sinais de aumento da volemia teriam indicação preferencial de uso de diuréticos no seu tratamento inicial.

Ao longo de seis décadas, além da hidroclorotiazida, foram desenvolvidos outros diuréticos, classificados como tipo-tiazídicos: a clortalidona e a indapamida.

Os diuréticos tipo-tiazídicos trazem consigo uma evolução no tratamento diurético da HAS. A redução da Pa, com o uso dos tipo-tiazídicos, é mais significativa quando comparada com a hidroclorotiazida em doses equivalentes[13].

A partir dos anos 1990, a variabilidade da PA acentuada passou a ser associada à maior chance de eventos cardiovasculares[14]. Logo, medicamentos de ação mais curta, como a hidroclorotiazida, passaram a ser questionados quanto à sua capacidade de proteção integral, se comparados aos diuréticos tipo-tiazídicos.

Em 1997, Psaty et al.[15], em sua pesquisa, concluem que doses elevadas de diuréticos como a hidroclorotiazida não tinham o mesmo impacto na redução de eventos isquêmicos cardíacos que doses baixas do mesmo medicamento. Sendo assim, segundo as diretrizes, as doses a serem utilizadas de hidroclorotiazida

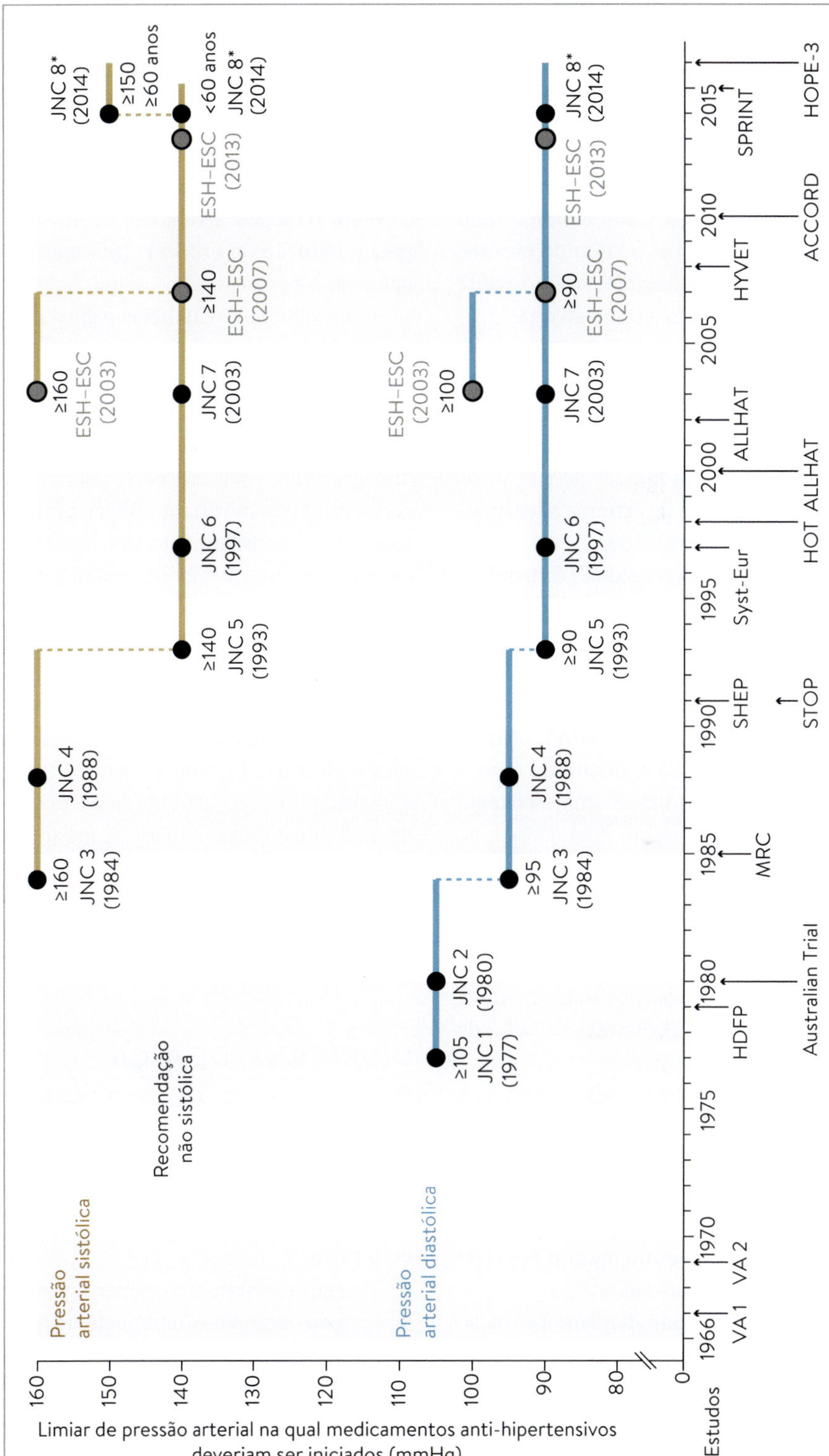

FIGURA 2 Linha do tempo dos grandes estudos clínicos e diretrizes de hipertensão arterial sistêmica até 2016.

não deveriam ser superiores a 50 mg/dia. Esse achado tornou a diferença entre a hidroclorotiazida e os diuréticos tipo-tiazídicos ainda maior.

Entretanto, surge um novo questionamento: se com doses maiores de hidroclorotiazida a redução da pressão arterial é maior, qual seria o motivo pelo qual o risco de eventos isquêmicos cardíacos aumenta, mesmo diante do aparente ganho com a redução da PA?

Ao se estabelecer um tratamento "ideal", o objetivo é diminuir ao máximo o risco de desfechos. Porém, não é exatamente o que acontece em muitos casos. O fato é que o controle de múltiplos fatores de risco nos pacientes é necessário e de extrema relevância, mas de grande complexidade.

A existência do "risco residual" é inequívoca[16]. O controle do risco residual nos pacientes hipertensos, ou seja, controlar todos os outros fatores de risco que possam estar associados à HAS nesse indivíduo, é fundamental para o sucesso da terapêutica. Portanto, utilizar medicamentos que não contribuam com o aumento de risco residual é uma estratégia importantíssima.

Evidências apontam que a perda de potássio que ocorre com o uso dos diuréticos está associada a efeitos metabólicos indesejados.[17] Provavelmente seria esta a causa da ocorrência de desfechos ligados à doença aterosclerótica em pacientes tratados com doses elevadas de hidroclorotiazida.

O uso de hidroclorotiazida aumenta os níveis plasmáticos de lipídeos e a resistência insulínica[18]. Além disso, essa droga ativa o sistema renina-angiotensina-aldosterona e, por conseguinte, todas as ações teciduais e cardiovasculares que aumentam o risco de eventos duros cardiovasculares[19].

Ligados direta ou indiretamente à ativação do eixo da renina-aldosterona, mecanismos inflamatórios são desencadeados. Isto contribui para o desenvolvimento de um estado inflamatório crônico de baixa intensidade, fator importante no risco residual em pacientes hipertensos[19]. A inflamação crônica e sistêmica promove um processo de envelhecimento vascular acelerado e aumento dos desfechos cardiovasculares indesejados. Existe evidência científica de que a indapamida reduz o estresse oxidativo[20], contribuindo para a redução do processo inflamatório no paciente hipertenso.

Com base em evidências robustas, a recomendação é de que pacientes hipertensos com um ou mais elementos semiológicos da síndrome metabólica (aumento da circunferência abdominal, sinais de pré-diabetes ou diabetes, HDL-colesterol baixo ou hipertrigliceridemia) não deveriam utilizar a hidroclorotiazida como tratamento anti-hipertensivo, em razão do risco metabólico indesejado desse medicamento.

Os diuréticos tipo-tiazídicos também foram investigados quanto aos achados metabólicos indesejados. A clortalidona mostrou um comportamento metabólico semelhante à hidroclorotiazida, com aumento do risco de diabetes, piora do perfil lipídico e dos níveis de ácido úrico plasmático[21]. A indapamida, de acordo com as evidências, é um diurético que tem um pequeno impacto metabólico no paciente hipertenso se comparada a outros diuréticos.

DIURÉTICOS DE ALÇA

Esta é uma classe de medicamentos pouco utilizada no tratamento da HA. O seu uso fica limitado aos pacientes hipertensos com insuficiência cardíaca e insuficiência renal grau IV ou V[22].

Apesar de serem mais efetivos na retirada de água do organismo, o impacto na redução da pressão não é expressivo[23], pois a perda hídrica rápida e abundante ativa mecanismos compensatórios fisiológicos. Como efeitos indesejados, ativam o sistema nervoso simpático e o sistema renina-angiotensina-aldosterona[24]. Assim, esses medicamentos podem contribuir para o aumento de desfechos indesejados em pacientes hipertensos que não sejam portadores das doenças que tenham indicação preferencial do seu uso.

DIURÉTICOS POUPADORES DE POTÁSSIO

Essa classe tem indicação bem estabelecida. O mais utilizado em nosso meio é a espironolactona. Outro diurético dessa classe disponível para tratamento da HAS é a amilorida. Entretanto, a sua apresentação farmacêutica é em associação fixa com outro diurético (hidroclorotiazida, clortalidona ou furosemida).

Pacientes com hiperaldosteronismo se beneficiam com a prescrição desse medicamento[25].

Para pacientes com o diagnóstico de hipertensão resistente que irão passar de três para quatro classes de drogas anti-hipertensivas, as diretrizes recomendam que a espironolactona, medicamento dessa classe, seja a quarta droga de escolha[26].

Recomenda-se atenção com os níveis de potássio, especialmente em pacientes em uso de outros medicamentos ou situações clínicas que possam contribuir com isto também, como: inibidores do sistema renina-angiotensina-aldosterona (inibidores da enzima conversora da angiotensina, bloqueadores dos receptores AT1 da angiotensina II e o inibidor da renina) ou em pacientes com insuficiência renal crônica. A associação de uma dessas classes terapêuticas aos poupadores de potássio pode elevar perigosamente os níveis plasmáticos desse eletrólito[27], da mesma forma como acontece em pacientes com insuficiência renal crônica.

O uso de poupadores de potássio associado a outras classes de diuréticos, como os tiazídicos ou os de alça, pode ajudar na diminuição do efeito colateral de cãibras, queixa comum nos pacientes em tratamento com diuréticos[28]. Na Tabela I, mostram-se os diuréticos disponíveis para uso no Brasil.

TABELA I Diuréticos disponíveis para uso no Brasil

Classe	Classe e medicamento	Dose diária habitual (mg)	Tomadas diárias	Comentários e recomendações
Diuréticos tiazídicos e similares	Hidroclorotiazida	25-50	1	Doses mais elevadas dos tiazídicos e similares aumentam o efeito diurético sem adicionar ação anti-hipertensiva
	Clortalidona	12,5-25	1	
	Indapamida	1,5-3,0	1	
Diuréticos de alça	Furosemida	20-240	1-3	Utilizada em insuficiência renal crônica (IRC), insuficiência cardíaca congestiva (ICC) e estados de retenção de líquidos (edema).
	Bumetanida	1-4	1-3	
Diuréticos poupadores de potássio	Espironolactona	25-100	1-2	Pode provocar hiperpotassemia, particularmente na IRC e quando associada a inibidores da ECA ou BRA.
	Amilorida	2,5-5	1	Disponível unicamente associada à hidroclorotiazida ou à clortalidona.

Fonte: adaptada das Diretrizes Brasileiras de Hipertensão Arterial, 2020[12].

BIBLIOGRAFIA

1. Johnson RJ, et al. The discovery of hypertension: evolving views on the role of the kidneys, and current hot topics. Am J Physiol Renal Physiol. 2015;308(3):F167-78.
2. Lüscher TF. What is a normal blood pressure? Eur Heart J. 2018;39(24):2233-40.
3. Evelyn KA, et al. Effect of sympathectomy on blood pressure in hypertension: a review of thirteen years' experience at the Massachusetts General Hospital. JAMA. 1949;140(7):592-602
4. Melillo L. Diuretic plants in the paintings of Pompeii. Am J Nephrol. 1994;14(4-6):423-5.
5. Joint Formulary Committee. British National Formulary. London: Pharmaceutical Press, 2010.
6. Bayer KH. The mechanism of action of chlorothiazide. Ann N Y Acad Sci. 1958;71(4):363-79.
7. Veterans Administration Cooperative Study Group on Antihypertensive Agents. Effects of treatment on morbidity in hypertension - Results in patients with diastolic blood pressures averaging 115 through 129 mmHg. JAMA. 1967;202(11):1028-34.
8. Hoad TF. The Concise Oxford Dictionary of English Etymology. Oxford: Oxford University Press, 1986.
9. Wile D. Diuretics: a review. Ann Clin Biochem. 2012;49(Pt 5):419-31.
10. Pfeffer MA, McMurray JJ. Lessons in uncertainty and humility: clinical trials involving hypertension. N Engl J Med. 2016;375(18):1756-66.
11. Joint National Committee on Detection, Evaluation, and Treatment of High Blood Pressure. Report of the Joint National Committee on Detection, Evaluation, and Treatment of High Blood Pressure: a cooperative study. JAMA. 1977;237:255-61.
12. Barroso WKS, et al. Diretrizes Brasileiras de Hipertensão Arterial - 2020. Arq Bras Cardiol. 2021;116(3):516-658.
13. Roush GC, et al. Head-to-head comparisons of hydrochlorothiazide with indapamide and chlorthalidone: antihypertensive and metabolic effects. Hypertension. 2015;65(5):1041-6.
14. Stevens SL, et al. Blood pressure variability and cardiovascular disease: systematic review and meta-analysis. BMJ. 2016;354:i4098.
15. Psaty BM, et al. Health outcomes associated with antihypertensive therapies used as first-line agents. A systematic review and meta-analysis. JAMA. 1997;277(9):739-45.
16. Alkhalil M. Mechanistic insights to target atherosclerosis residual risk. Curr Probl Cardiol. 2021;46(3):100432.
17. Liang W, et al. Comparison of thiazide-like diuretics versus thiazide-type diuretics: a meta-analysis. J Cell Mol Med. 2017;21(11):2634-42.
18. Papadopoulos DP, Papademetriou V. Metabolic side effects and cardiovascular events of diuretics: should a diuretic remain the first choice therapy in hypertension treatment? The case of yes. Clin Exp Hypertens. 2007;29(8):503-16.
19. Manrique C, et al. Thiazide diuretics alone or with beta-blockers impair glucose metabolism in hypertensive patients with abdominal obesity. Hypertension. 2010;55(1):15-7.
20. Burnier M, et al. Redefining diuretics use in hypertension: why select a thiazide-like diuretic? J Hypertens. 2019;37(8):1574-86.
21. Musini VM, et al. Blood pressure-lowering efficacy of monotherapy with thiazide diuretics for primary hypertension. Cochrane Database Syst Rev. 2014;(5):CD003824.
22. Williams B, et al.; ESC Scientific Document Group. 2018 ESC/ESH Guidelines for the management of arterial hypertension. Eur Heart J. 2018;39(33):3021-34.
23. Wertheimer L, et al. Furosemide in essential hypertension. A statistical analysis of three double-blind studies. Arch Intern Med. 1971;127(5):934-8.
24. Hutcheon DE, Sandhu R. Furosemide and plasma renin activity in essential hypertension. Angiology. 1976;27(10):579-86.
25. Araujo-Castro M. Treatment of primary hyperaldosteronism. Med Clin (Barc). 2020;155(7):302-308.
26. Rossignol P, et al. Spironolactone and resistant hypertension in heart failure with preserved ejection fraction. Am J Hypertens. 2018;31(4):407-14.
27. Villa-Zapata L, et al. Serum potassium changes due to concomitant ACEI/ARB and spironolactone therapy: a systematic review and meta-analysis. Am J Health Syst Pharm. 2021:zxab215.
28. Dueymes JM. Clinical update: spironolactone and altizide as monotherapy in systemic hypertension. Am J Cardiol. 1990;65(23):20K-23K.

Betabloqueadores adrenérgicos em hipertensão arterial sistêmica

Osni Moreira Filho

CONSULTA RÁPIDA

- O sistema adrenérgico está profundamente envolvido no controle da pressão arterial e na fisiopatologia da hipertensão arterial sistêmica.
- Seu manejo pode ser de várias maneiras, incluindo o bloqueio dos receptores beta-adrenérgico. Esse bloqueio vem sendo feito há décadas, por meio de uma classe bastante heterogênea de medicamentos, agrupados como betabloqueadores adrenérgicos (BB).
- Nos anos recentes esta classe deixou de ser de primeira escolha no tratamento da hipertensão, por inferioridade comparativa a outras classes farmacológicas, no que diz respeito à eficácia e a efeitos colaterais.
- Vários BB têm espaço no tratamento da hipertensão, em contextos específicos que envolvem idade, associação a outros fatores de risco e presença de comorbidades.
- Os BB beta-1-seletivos e os que têm efeito vasodilatador e/ou liberador de óxido nítrico são medicações com melhor perfil de eficiência, menos efeitos colaterais e, portanto, com maior potencial de uso.
- Os BB têm efeitos favoráveis em várias outras situações clínicas, cardiológicas ou não. Nessas situações essa classe medicamentosa tem um espaço racional no manejo da hipertensão arterial sistêmica.

INTRODUÇÃO

Entre as medicações utilizadas no manejo da hipertensão arterial sistêmica (HAS), os bloqueadores dos receptores adrenérgicos beta (BB) são ferramentas utilizadas há décadas. Mas a evolução dos conhecimentos trouxe dúvidas sobre se e quando esse uso é adequado. Este capítulo visa aprofundar a discussão do tema e subsidiar o leitor com informações relevantes para sua decisão clínica.

DADOS FISIOLÓGICOS

Catecolaminas são moléculas que têm um grupo catecol (grupo benzeno com duas hidroxilas laterais nos carbonos 1 e 2) e uma cadeia lateral de amina. São sintetizadas com base no aminoácido tirosina e englobam a dopa, a dopamina, a noradrenalina e a adrenalina. Essas duas últimas são as moléculas adrenérgicas. A noradrenalina é um transmissor liberado nos terminais nervosos simpáticos, e a adrenalina é um hormônio secretado pela glândula adrenal[1].

Suas ações se dão por interação com diferentes proteínas de membrana, os chamados adrenoceptores. São divididos em alfa e beta-adrenoceptores. Entre os primeiros estão os alfa-1 e os alfa-2. Quanto aos beta, existem os beta-1, beta-2 e beta-3. São todos receptores do tipo acoplados a proteína G. Tem distribuição ampla no organismo, com diversas ações na fisiologia corporal[1].

As relações entre o estímulo ao receptor e seu efeito fisiológico são complexas, mas podem ser resumidas como segue:

- Receptores alfa-1: vasoconstrição, relaxamento da musculatura lisa gastrointestinal, secreção salivar e glicogenólise hepática.
- Receptores alfa-2: agregação plaquetária, contração da musculatura lisa e liberação de insulina.
- Receptores beta-1: aumento da frequência cardíaca e de sua força de contração.
- Receptores beta-2: broncodilatação, vasodilatação, relaxamento da musculatura lisa visceral, glicogenólise hepática e tremor muscular.
- Receptores beta-3: lipólise, termogênese e relaxamento da musculatura detrusora da bexiga[1].

Cada um dos receptores tem agonistas e antagonistas com diferentes efeitos finais. No presente capítulo estudaremos os antagonistas dos receptores beta-adrenérgicos, os betabloqueadores (BB) com foco principal no manejo da HAS.

CLASSIFICAÇÃO

Os BB podem ser agrupados de diferentes formas[1]. A seguir critérios de classificação e alguns exemplos em cada grupo.

- Segundo o grau de seletividade aos receptores em BB não seletivos ou BB beta-1-seletivos.
  - Não seletivos: propranolol, carvedilol e nadolol.
  - Seletivos: atenolol, bisoprolol, metoprolol e nebivolol.
- Segundo o estímulo simultâneo aos receptores alfa em BB com estímulo alfa associado ou sem estímulo alfa associado.
  - Com estímulo alfa e beta associado: carvedilol.
  - Sem estímulo alfa e beta associado: atenolol, bisoprolol e metoprolol.
- Segundo a atividade agonista parcial em BB com atividade agonista parcial e sem atividade agonista parcial.
  - Com atividade agonista parcial: pindolol.
  - Sem atividade agonista parcial: bisoprolol, metoprolol, nebivolol.
- Segundo a solubilidade lipídica em BB lipossolúveis e hidrossolúveis.
  - Lipossolúveis: carvedilol, metoprolol.
  - Hidrossolúveis: atenolol, nadolol.
- Segundo a presença ou ausência de ações associadas como vasodilatação ou liberação de óxido nítrico.
  - Com efeito vasodilatador ou de liberação de NO: carvedilol, nebivolol.
  - Sem efeito vasodilatador ou de liberação de NO: atenolol, propranolol.

As diferentes formas de classificar os BB demonstram a heterogeneidade do grupo medicamentoso, o que torna difícil generalizar afirmações para todos os BB. A Tabela I auxilia a analisar as características dos BB em uso no Brasil.

EFEITOS ANTI-HIPERTENSIVOS

Os BB não seletivos, como o propranolol, apresentam eficiência anti-hipertensiva, mas sem

TABELA I Características dos betabloqueadores em uso no Brasil (2020)

Droga	Seletividade beta 1	Atividade simpaticomimética intrínseca	Bloqueio alfa-associado	Solubilidade lipídica	Dosagem usual	Tomadas diárias
Atenolol	++	-	-	-	50-100 mg	1-2
Bisoprolol	+++	-	-	+	5-20 mg	1
Carvedilol	-	-	+	+++	12,5-50 mg	1-2
Metoprolol	++	-	-	++	50-200 mg	1
Nadolol	-	-	-	-	40-160 mg	1
Nebivolol	++	-	-	++	2,5-10 mg	1
Pindolol	-	+++	-	++	10-60 mg	1
Propranolol	-	-	-	+++	80-320 mg	2-3

Fonte: Barroso et al., 2020[27]; Kaplan et al., 2015[50].

curva dose-resposta para pressão sistólica e diastólica, com o uso de concentrações crescentes. Tal curva está presente quanto aos seus efeitos bradicardizantes[2]. A eficiência na diminuição da pressão arterial parece ser maior na medida em que aumenta a seletividade beta-1[3]. BB beta-1-seletivos, como o atenolol e o metoprolol, são eficientes, apresentando curva dose-resposta[4]. O nebivolol tem eficiência anti-hipertensiva comparável a outras classes comumente utilizadas[5]. Não se identificam evidências claras da eficiência anti-hipertensiva nos BB com atividade agonista beta parcial, como o pindolol[6]. Os bloqueadores com efeito em receptores alfa e beta, como o carvedilol, apresentam eficiência anti-hipertensiva nas doses iniciais, mas sem curva dose-resposta nas concentrações maiores[7]. Quando utilizados como medicações de segunda linha, os BB têm eficiência semelhante a outras drogas de segunda linha no que tange a pressão sistólica, mas com maiores quedas na pressão diastólica, com possíveis aumentos na pressão de pulso[8]. Nos pacientes jovens e de meia-idade, os BB têm evidências de eficiência anti-hipertensiva superior a bloqueadores de canais de cálcio (BCC), bloqueadores alfa-adrenérgicos, inibidores de enzima conversora da angiotensina (IECA e diuréticos tiazídicos)[3].

EFEITOS EM EVENTOS CARDIOVASCULARES MAIORES

Os BB têm evidências de efeitos favoráveis na aterosclerose, com diminuição de volume de placas[9] e diminuição de sua instabilização[10].

A ação dos BB na prevenção dos efeitos cardiovasculares maiores é de análise mais complexa. Metanálises que não consideram a faixa etária mostram inferioridade dos BB em relação a outros anti-hipertensivos, conforme amplamente analisado[11-20]. Metanálise de rede verificou eficiência superior ao placebo em relação à prevenção de AVC e infarto do miocárdio, mas sem superioridade para acidente vascular cerebral[21]. Já em pacientes mais jovens são outras as conclusões. Uma metanálise, realizada em 2006, verificou a diminuição de eventos maiores contra placebo, em um grupo de 19.414 pacientes com menos de 60 anos e eficiência semelhante a outros anti-hipertensivos, em 30.412 pacientes na mesma faixa etária[22]. Outra metanálise, realizada em 2014, verificou que em pacientes com menos de 60 anos os BB diminuíram os eventos maiores[23]. Em idosos, é consensual a inferioridade dos BB em relação a outros anti-hipertensivos[3].

A maior lipofilicidade de um BB tem perfil favorável em relação à maior hidrofilicidade no que diz respeito à proteção contra eventos cardiovasculares maiores. O atenolol, mais hidrofílico, é inferior a BB lipofílicos, como o metoprolol[24].

O tabagismo tem influência no potencial benefício dos BB, e a eficácia é maior nos não fumantes[25]. O uso de BB em situações de tabagismo poderia inclusive aumentar os eventos cardiovasculares maiores[26]. O sexo masculino tende a ter maior proteção decorrente dos BB que o sexo feminino. Neste último o efeito é neutro ou até prejudicial[26].

Conclui-se que a eficiência protetora dos BB de primeira e segunda geração em relação aos eventos maiores nos hipertensos ocorre predominantemente em homens com menos de 60 anos e não fumantes. Nesse grupo, o uso de droga de primeira linha poderia ser discutido.

EFEITOS COLATERAIS

Bradicardia e distúrbios da condução atrioventricular são comuns no uso dos BB, sendo contraindicado seu uso em bloqueio atrioventricular de segundo e terceiro graus[27]. Os BB podem ter efeitos metabólicos desfavoráveis, como gerar intolerância à glicose, induzir ao aparecimento de novos casos de *diabetes mellitus*, hipertrigliceridemia, elevação do colesterol-LDL e redução do colesterol-HDL[27].

Há preocupação que os BB possam estar associados a efeitos psiquiátricos adversos como insônia, pesadelos, astenia e, em especial, depressão[27]. Questiona-se se haveria efeito causal do uso dos BB sobre a depressão, com tendência a se considerar uma não casualidade[28,29].

Os BB têm aparente inferioridade em relação aos BCC e bloqueadores do receptor 1 da angiotensina 2 (BRA) em relação à prevenção de demência, mas não em relação ao IECA e aos diuréticos[30].

Há preocupação com efeitos prejudiciais na função sexual masculina e feminina[27]. A disfunção sexual masculina e feminina, incluindo diminuição de desejo e anorgasmia, é situação frequente, quando pesquisada ativamente, em pacientes hipertensos, mas há evidências da não dependência do uso ou não de tratamento medicamentoso ou de que classe de medicamento se utiliza[31,32]. Não seriam, portanto, mais frequentes quando em uso de BB.

Vasoconstrição periférica e claudicação intermitente são mais frequentes com o uso de BB[27,29].

SITUAÇÕES ESPECIAIS DE USO DE BETABLOQUEADORES

Coronariopatia

O uso do BB nos hipertensos neste grupo é mais indicado conforme a perspectiva de manejo da coronariopatia propriamente dita. Na doença coronária estável, os BB são indicados para a redução de sintomas e da isquemia miocárdica, com ou sem infarto do miocárdico prévio, mas contraindicados no caso de angina vasoespástica[33]. São igualmente indicados na terapia inicial da insuficiência coronariana aguda, na ausência de sinais de insuficiência cardíaca[34]. São recomendados por tempo indeterminado nos pacientes com disfunção ventricular de origem isquêmica[34].

Insuficiência cardíaca

Os BB analisados contra placebo são eficazes na prevenção de insuficiência cardíaca (IC), mas são menos eficazes quando comparados a outras classes de anti-hipertensivos[35]. São indicados na prevenção da IC de etiologia isquêmica ou não isquêmica, em associação a IECA[36]. São indicados no tratamento da IC com fração de ejeção reduzida com resultados consistentes para carvedilol, bisoprolol e succinato de metoprolol, além de dados menos robustos no grupo dos idosos para o nebivolol[36]. Na IC com fração de ejeção intermediária, os BB são indicados na intolerância aos IECA. Na IC com fração de ejeção preservada, não há evidências em prol do uso dos BB[37].

Arritmias

Em presença de fibrilação atrial, quando há indicação de controle da frequência cardíaca, há espaço para o uso de vários BB, como o metoprolol, o nebivolol, o bisoprolol e o carvedilol[38]. Em taquiarritmias supraventriculares há igualmente indicação para o uso de BB quando a meta é o controle da frequência cardíaca[39]. Nesse contexto de arritmias coexistentes à HAS, os BB podem ser considerados anti-hipertensivos apropriados.

Obesidade

Nos pacientes com sobrepeso ou obesidade, os BB são menos eficientes na diminuição dos eventos cardiovasculares maiores que BCC e de eficiência equivalente a diuréticos tiazídicos. São escassos, entretanto, estudos com esse foco de análise[40].

Gestação

A recomendação de uso de BB na gestação é variável, com indicação de uso de labetalol (indisponível no Brasil), uma aceitação de uso para o metoprolol e o carvedilol e uma recomendação de não utilização para o atenolol[41]. Em hipertensos leves a moderados, o uso associado de BB e BCC tem evidências de eficiência e segurança na prevenção da evolução para quadros hipertensivos graves[42]. Em mulheres em idade gestacional, algumas classes de anti-hipertensivos são contraindicadas, como IECA, BRA e bloqueadores de renina, mas os BB podem ser usados com maior segurança, com exceção do atenolol[43]. Por particularidades farmacocinéticas, o metoprolol pode ter maior efeito em mulheres, sendo sugerido o início com doses menores que em homens[44].

Diabetes mellitus

A ocorrência incidente de *diabetes mellitus* (DM) não é igual entre as classes de anti-hipertensivos. Betabloqueadores considerados classe homogênea, assim como os diuréticos, têm uma incidência maior de DM[45] que IECA, BRA e BCC[46]. No indivíduo já diabético, há preocupação que o uso do BB piore o perfil metabólico, com maior incidência de episódios hipoglicêmicos. Mas não se identificaram evidências desta maior incidência[47]. O manejo da HAS é visto como um dos pilares da prevenção de complicações do DM, mas as classes iniciais de manejo são IECA, BRA, BCC e diuréticos, não sendo recomendado o uso inicial de BB[45].

Doença pulmonar obstrutiva crônica (DPOC) e asma

Segundo as Diretrizes Brasileiras, os BB são contraindicados para uso em situações de DPOC e asma[27]. Porém, nos pacientes portadores de DPOC, a GOLD (*global initiative for chronic obstructive lung disease*) recomenda que o uso eventual de BB deva seguir as diretrizes próprias para HAS, insuficiência cardíaca e coronariopatia, mesmo na presença de quadros pulmonares severos, mas com preferência para os BB beta 1 seletivos[48]. Há menos controvérsia nos asmáticos, em que a GINA (*global initiative for asthma*) não encoraja o uso de BB, e seu eventual uso deve ser analisado caso a caso, com atenção à relação risco benefício, também com preferência para os BB beta 1 seletivos[49].

EFEITOS ALÉM DO SISTEMA CARDIOVASCULAR

Câncer

Evidências pré-clínicas sugerem que os BB podem exercer um efeito protetor nos pacientes com câncer, por alteração no microambiente tumoral e dificultando a progressão *in situ* e metastática da doença[47]. Ainda não é bem clara a participação dos diferentes receptores adrenérgicos na biologia do câncer, mas a maioria das investigações vem sendo conduzidas com BB beta 1 seletivos, como metoprolol ou bisoprolol, como menos estudos analisando compostos não seletivos como o propranolol. Estudos clínicos têm mostrado efeitos benéficos em câncer de ovário, mama, pâncreas, melanoma e em cânceres vasculares como o angiossarcoma.

Enxaqueca

Os BB são a classe de uso mais comum na profilaxia da enxaqueca. Diminuem para menos da metade a frequência das crises em cerca de 50% dos pacientes enxaquecosos. As evidências sugerem que os BB modulam a excitabilidade cortical e o processamento da informação cortical anormal nesses pacientes. São consideradas drogas nível A para profilaxia da enxaqueca, com eficácia estabelecida, o propranolol, o metoprolol e o timolol. Já o nadolol é considerado droga nível B, com provável eficácia[47].

CONCLUSÕES

O bloqueio do sistema adrenérgico é opção importante no manejo da pressão arterial, mas não deve ser considerada genericamente droga de primeira escolha. Há, no entanto, situações nas quais seu uso é fortemente recomendado. É uma classe de medicações muito heterogênea, sendo passíveis de críticas as recomendações para a classe como um todo. Seu eventual uso deve considerar o contexto mais amplo do paciente hipertenso, as opções alternativas, as comorbidades associadas e as respostas a terapêutica, tanto do ponto de vista de eficiência no controle da hipertensão, quanto da eventualidade de efeitos adversos.

BIBLIOGRAFIA

1. Rang HP, Ritter JM, Flower RJ, Henderson G. Rang and Dale's Pharmacology. 8.ed. London: Elsevier; 2016. 759 p.
2. Wong GW, Wright JM. Blood pressure lowering efficacy of nonselective beta-blockers for primary hypertension. Cochrane Database Syst Rev. 2014(2):Cd007452.
3. Cruickshank JM. The role of beta-blockers in the treatment of hypertension. Adv Exp Med Biol. 2017;956:149-66.
4. Wong GW, Boyda HN, Wright JM. Blood pressure lowering efficacy of beta-1 selective beta blockers for primary hypertension. Cochrane Database Syst Rev. 2016;3(3):Cd007451.
5. Seleme VB, Marques GL, Mendes AEM, Rotta I, Pereira M, Lima Júnior E, et al. Nebivolol for the treatment of essential systemic arterial hypertension: a systematic review and meta-analysis. Am J Cardiovasc Drugs. 2021;21(2):165-80.
6. Wong GW, Boyda HN, Wright JM. Blood pressure lowering efficacy of partial agonist beta blocker monotherapy for primary hypertension. Cochrane Database Syst Rev. 2014;2014(11):Cd007450.
7. Wong GW, Laugerotte A, Wright JM. Blood pressure lowering efficacy of dual alpha and beta blockers for primary hypertension. Cochrane Database Syst Rev. 2015;2015(8):Cd007449.
8. Chen JM, Heran BS, Perez MI, Wright JM. Blood pressure lowering efficacy of beta-blockers as second-line therapy for primary hypertension. Cochrane Database Syst Rev. 2010(1):Cd007185.
9. Sipahi I, Tuzcu EM, Wolski KE, Nicholls SJ, Schoenhagen P, Hu B, et al. Beta-blockers and progression of coronary atherosclerosis: pooled analysis of 4 intravascular ultrasonography trials. Ann Intern Med. 2007;147(1):10-8.
10. Heidland UE, Strauer BE. Left ventricular muscle mass and elevated heart rate are associated with coronary plaque disruption. Circulation. 2001;104(13):1477-82.

11. Lewington S, Clarke R, Qizilbash N, Peto R, Collins R. Age-specific relevance of usual blood pressure to vascular mortality: a meta-analysis of individual data for one million adults in 61 prospective studies. Lancet. 2002;360(9349):1903-13.
12. Wu HY, Huang JW, Lin HJ, Liao WC, Peng YS, Hung KY, et al. Comparative effectiveness of renin-angiotensin system blockers and other antihypertensive drugs in patients with diabetes: systematic review and bayesian network meta-analysis. BMJ. 2013;347:f6008.
13. Wiysonge CS, Opie LH. β-Blockers as initial therapy for hypertension. Jama. 2013;310(17):1851-2.
14. Lindholm LH, Carlberg B, Samuelsson O. Should beta blockers remain first choice in the treatment of primary hypertension? A meta-analysis. Lancet. 2005;366(9496):1545-53.
15. Krause T, Lovibond K, Caulfield M, McCormack T, Williams B. Management of hypertension: summary of NICE guidance. BMJ. 2011;343:d4891.
16. Xue H, Lu Z, Tang WL, Pang LW, Wang GM, Wong GW, et al. First-line drugs inhibiting the renin angiotensin system versus other first-line antihypertensive drug classes for hypertension. Cochrane Database Syst Rev. 2015;1:Cd008170.
17. Thomopoulos C, Parati G, Zanchetti A. Effects of blood pressure lowering on outcome incidence in hypertension: 4. Effects of various classes of antihypertensive drugs – overview and meta-analyses. J Hypertens. 2015;33(2):195-211.
18. Thomopoulos C, Parati G, Zanchetti A. Effects of blood pressure-lowering on outcome incidence in hypertension: 5. Head-to-head comparisons of various classes of antihypertensive drugs – overview and meta-analyses. J Hypertens. 2015;33(7):1321-41.
19. Dahlöf B, Devereux RB, Kjeldsen SE, Julius S, Beevers G, de Faire U, et al. Cardiovascular morbidity and mortality in the Losartan Intervention For Endpoint reduction in hypertension study (LIFE): a randomised trial against atenolol. Lancet. 2002;359(9311):995-1003.
20. Williams B. The obese hypertensive: the weight of evidence against beta-blockers. Circulation. 2007;115(15):1973-4.
21. Wei J, Galaviz KI, Kowalski AJ, Magee MJ, Haw JS, Narayan KMV, et al. Comparison of cardiovascular events among users of different classes of antihypertension medications: a systematic review and network meta-analysis. JAMA Netw Open. 2020;3(2):e1921618.
22. Khan N, McAlister FA. Re-examining the efficacy of beta-blockers for the treatment of hypertension: a meta-analysis. CMAJ. 2006;174(12):1737-42.
23. Kuyper LM, Khan NA. Atenolol vs nonatenolol β-blockers for the treatment of hypertension: a meta-analysis. Can J Cardiol. 2014;30(5 Suppl):S47-53.
24. Zhang Y, Sun N, Jiang X, Xi Y. Comparative efficacy of β-blockers on mortality and cardiovascular outcomes in patients with hypertension: a systematic review and network meta-analysis. J Am Soc Hypertens. 2017;11(7):394-401.
25. MRC trial of treatment of mild hypertension: principal results. Medical Research Council Working Party. Br Med J (Clin Res Ed). 1985;291(6488):97-104.
26. Cardiovascular risk and risk factors in a randomized trial of treatment based on the beta-blocker oxprenolol: the International Prospective Primary Prevention Study in Hypertension (IPPPSH). The IPPPSH Collaborative Group. J Hypertens. 1985;3(4):379-92.
27. Barroso WKB, Rodrigues CIS, Bortolotto LA, Mota-Gomes MA, Brandão AA, Feitosa ADM. Diretrizes Brasileiras de Hipertensão Arterial – 2020. Arq Bras Cardiol. 2020;116(3):516-658.
28. Riemer TG, Villagomez Fuentes LE, Algharably EAE, Schäfer MS, Mangelsen E, Fürtig MA, et al. Do β-Blockers Cause Depression?: Systematic Review and Meta-Analysis of Psychiatric Adverse Events During β-Blocker Therapy. Hypertension. 2021;77(5):1539-48.
29. Barron AJ, Zaman N, Cole GD, Wensel R, Okonko DO, Francis DP. Systematic review of genuine versus spurious side-effects of beta-blockers in heart failure using placebo control: recommendations for patient information. Int J Cardiol. 2013;168(4):3572-9.
30. den Brok M, van Dalen JW, Abdulrahman H, Larson EB, van Middelaar T, van Gool WA, et al. Antihypertensive medication classes and the risk of dementia: a systematic review and network meta-analysis. J Am Med Dir Assoc. 2021;22(7):1386-95.e15.
31. Buch-Vicente B, Acosta JM, Martín-Oterino JA, Prieto N, Sánchez-Sánchez ME, Galindo-Villardón P, et al. Frequency of iatrogenic sexual dysfunction associated with antihypertensive compounds. J Clin Med. 2021;10(22).
32. Choy CL, Sidi H, Koon CS, Ming OS, Mohamed IN, Guan NC, et al. Systematic review and meta-analysis for sexual dysfunction in women with hypertension. J Sex Med. 2019;16(7):1029-48.
33. Cesar LA, Ferreira JF, Armaganijan D, Gowdak LH, Mansur AP, Bodanese LC, et al. Guideline for stable coronary artery disease. Arq Bras Cardiol. 2014;103(2 Suppl 2):1-56.
34. Nicolau JC, Feitosa Filho GS, Petriz JL, Furtado RHM, Precoma DB, Lemke W, et al. Brazilian Society of Cardiology Guidelines on Unstable Angina and Acute Myocardial Infarction without

ST-Segment Elevation – 2021. Arq Bras Cardiol. 2021;117(1):181-264.

35. Thomopoulos C, Parati G, Zanchetti A. Effects of blood pressure-lowering treatment. 6. Prevention of heart failure and new-onset heart failure – meta-analyses of randomized trials. J Hypertens. 2016;34(3):373-84; discussion 84.
36. Comite Coordenador da Diretriz de Insuficiencia C, Rohde LEP, Montera MW, Bocchi EA, Clausell NO, Albuquerque DC, et al. Arq Bras Cardiol. 2018;111(3):436-539.
37. Marcondes-Braga FG, Moura LAZ, Issa VS, Vieira JL, Rohde LE, Simões MV, et al. Emerging Topics Update of the Brazilian Heart Failure Guideline – 2021. Arq Bras Cardiol. 2021;116(6):1174-212.
38. Hindricks G, Potpara T, Dagres N, Arbelo E, Bax JJ, Blomstrom-Lundqvist C, et al. 2020 ESC Guidelines for the diagnosis and management of atrial fibrillation developed in collaboration with the European Association for Cardio-Thoracic Surgery (EACTS): The Task Force for the diagnosis and management of atrial fibrillation of the European Society of Cardiology (ESC) Developed with the special contribution of the European Heart Rhythm Association (EHRA) of the ESC. Eur Heart J. 2021;42(5):373-498.
39. Page RL, Joglar JA, Caldwell MA, Calkins H, Conti JB, Deal BJ, et al. 2015 ACC/AHA/HRS Guideline for the Management of Adult Patients With Supraventricular Tachycardia: A Report of the American College of Cardiology/American Heart Association Task Force on Clinical Practice Guidelines and the Heart Rhythm Society. Circulation. 2016;133(14):e506-74.
40. Francischetti EA, de Abreu VG, da Silva Figueiredo LF, Dezonne RS, Coutinho ESF. Effects of blood pressure lowering agents on cardiovascular outcomes in weight excess patients: a systematic review and meta-analysis. Am J Cardiovasc Drugs. 2020;20(5):447-70.
41. Kaye AB, Bhakta A, Moseley AD, Rao AK, Arif S, Lichtenstein SJ, et al. Review of cardiovascular drugs in pregnancy. J Womens Health (Larchmt). 2019;28(5):686-97.
42. Abalos E, Duley L, Steyn DW, Gialdini C. Antihypertensive drug therapy for mild to moderate hypertension during pregnancy. Cochrane Database Syst Rev. 2018;10(10):Cd002252.
43. Nilsson PM, Viigimaa M, Giwercman A, Cifkova R. Hypertension and Reproduction. Curr Hypertens Rep. 2020;22(4):29.
44. Kalibala J, Pechère-Bertschi A, Desmeules J. Gender differences in cardiovascular pharmacotherapy-the example of hypertension: a mini review. Front Pharmacol. 2020;11:564.
45. Committee ADAPP. 10. Cardiovascular disease and risk management: standards of medical care in diabetes – 2022. Diabetes Care. 2021;45(Suppl.1):S144-S74.
46. Elliott WJ, Meyer PM. Incident diabetes in clinical trials of antihypertensive drugs: a network meta-analysis. Lancet. 2007;369(9557):201-7.
47. Fumagalli C, Maurizi N, Marchionni N, Fornasari D. beta-blockers: Their new life from hypertension to cancer and migraine. Pharmacol Res. 2020;151:104587.
48. 2021 Global Initiative for Chronic Obstrutive Lung Disease I. Global strategy for prevention, diagnosis, and management of chronic obstrutive pulmonary disease – 2022 Report. 2022:177.
49. 2021 Global Initiative for Asthma I. Global strategy for asthma management and prevention – update 2021. 2021:217.
50. Kaplan NM, Victor RG, Flynn JT. Kaplan's clinical hypertension. 11. ed. Philadelphia: Wolters Kluwer; 2015. ix, 461 p.

Antagonistas dos canais de cálcio

Erika Maria Gonçalves Campana
Sayuri Inuzuka
Roberto Pozzan
Andréa A. Brandão

CONSULTA RÁPIDA

	Evidências clínicas
▪ O principal mecanismo de ação é pelo bloqueio dos canais de cálcio nas arteríolas, com vasodilatação periférica, explicando assim os principais efeitos na hipertensão arterial sistêmica e na angina de esforço. Tem também um efeito inotrópico negativo proeminente que inibem os seios da face e os nódulos AV, o que também confere um efeito cronotrópico negativo. ▪ Existem dois grupos de antagonistas dos canais de cálcio (ACC): di-hidropiridínicos (DHP) e não di-hidropiridínicos. ▪ Como um grupo, os DHP são mais seletivos vasculares e usados com mais frequência na hipertensão arterial sistêmica do que os agentes não DHP.	▪ O bloqueador de canal de cálcio é equivalente a outros anti-hipertensivos em relação à redução da pressão arterial, aos eventos cardiovasculares e à mortalidade. ▪ Menor incidência de diabetes quando comparados ao uso de diuréticos. ▪ Pouco benefício em indivíduos com insuficiência cardíaca.

FARMACOLOGIA DOS ANTAGONISTAS DOS CANAIS DE CÁLCIO

Introdução

Os antagonistas dos canais de cálcio (ACC) estão entre os agentes mais comumente usados para o tratamento da hipertensão arterial sistêmica (HAS), já que o seu papel na redução da pressão arterial (PA) e na proteção cardiovascular (CV) está muito bem estabelecido, com base em resultados de grandes estudos clínicos. Eles constituem um grupo heterogêneo de medicamentos, que são classificados em dois grupos químicos: di-hidropiridínicos (DHP) e não di-hidropiridínicos (não DHP). Ambos atuam de maneira medicamentosa ao promover a inibição seletiva da abertura do canal do tipo L no músculo liso vascular e no miocárdio, resultando em vasodilatação e redução da resistência vascular periférica[1,2].

As diferenças entre os DHP e não DHP são relacionadas aos locais de ligação nos poros do canal de cálcio, na ação vascular e no nível do sistema elétrico do coração e da contratilidade miocárdica. Os DHP (anlodipino, nifedipino, felodipino, manidipino, levanlodipino, lercanidipino, lacidipino) exercem efeito vasodilatador predominante, com mínima interferência na frequência cardíaca (FC) e na função sistólica, sendo, portanto, usados predominantemente como anti-hipertensivos. Os não DHP (difenilalquilaminas – verapamil e as benzotiazepinas – diltiazem) têm menor efeito vasodilatador, mas exercem inibição nodal no nível do sistema de condução, além de efeito inibidor sobre o miocárdio, por isso reduzem a FC e a contratilidade miocárdica[1,2].

Entres os DHP existem três gerações de moléculas:

- Primeira geração: nifedipino, que é a droga protótipo dessa classe.
- Segunda geração: anlodipino e felodipino.
- Terceira geração: manidipino, levanlodipino, lercanidipino e lacidipino.

Os agentes de segunda e terceira geração apresentam vantagens específicas em relação aos de primeira geração: o início de ação lento e a longa duração da atividade[1,2].

Mecanismo de ação

Existem pelo menos dois tipos de canais de cálcio: o L e o T. O canal de cálcio de abertura de longa duração convencional é denominado canal do tipo L, sua função é permitir o influxo da quantidade necessária de íons de cálcio para o início da contração por meio da liberação de íons de cálcio armazenados no retículo sarcoplasmático. Esse canal L é bloqueado seletivamente pelos ACC, dessa forma ocorre inibição do fluxo interno de íons de cálcio quando o canal de cálcio se torna permeável ou "aberto"[1,2].

Os DHP se ligam aos mesmos locais na subunidade alfa 1 do canal L e exercem um efeito inibitório maior no músculo liso vascular que no miocárdio, conferindo a propriedade de seletividade vascular; seus efeitos no sistema de condução podem ser ignorados. Os não DHP se ligam a dois locais diferentes na subunidade alfa 1 do canal L de cálcio, ambos tendem a diminuir a formação de impulso do nó sinusal e a diminuir a frequência cardíaca, além de inibir a contração miocárdica mais que os DHP, ou seja, são menos seletivos vasculares. Dentro da vasculatura renal, produzem natriurese aumentando o fluxo sanguíneo renal, dilatando as arteríolas aferentes e aumentando a pressão de filtração nos glomérulos[1,2].

Efeitos colaterais

Os ACC não causam distúrbios no metabolismo de potássio, glicose, ácido úrico ou lipídios. Entretanto, não são isentos de efeitos colaterais. Os DHP com meia-vida de eliminação curta geralmente causam taquicardia reflexa e ativação simpática, e, por esse motivo, não tem sido recomendado seu uso rotineiro na prática clínica. Os principais efeitos colaterais dos ACC DHP e não DHP estão apresentados na Tabela I.

Os efeitos colaterais dos DHP costumam ser dose-dependentes e podem resultar em intolerância aos medicamentos e, às vezes, em baixa adesão ao tratamento anti-hipertensivo. O edema de membros inferiores é o efeito colateral mais comum e se manifesta particularmente em pacientes que apresentam abuso na ingestão de sódio na dieta. O uso de DHP com propriedades lipofílicas (manidipino, lercanidipino, lacidipino) pode ser uma estratégia para a manutenção do tratamento com essa classe de medicamentos. Entretanto, a combinação com um inibidor da ECA ou bloqueador do receptor de angiotensina é a melhor maneira de reduzir o edema associado aos DHP.

Os não DHP têm um efeito menos ativo no músculo liso vascular e, portanto, causam menos rubor, dores de cabeça ou edema no tornozelo. A depressão do ventrículo esquerdo

TABELA I Efeitos colaterais antagonistas dos canais de cálcio - ACC

Droga	Dose (mg)	Frequência (dia)	Efeitos colaterais	Comentários
Verapamil	120-360	1-2	Distúrbios de condução, constipação (12%), Rubor facial (< 1%), tontura (5%)	Evite o uso em pacientes com insuficiência cardíaca com fração de ejeção reduzida Evite a associação com betabloqueadores e em pacientes com bradicardia
Diltiazem	80-240	1-2	Distúrbios de condução, constipação (4%), Rubor facial (0-3%), tontura (6-7%), cefaleia (4-9%)	Evite o uso em pacientes com insuficiência cardíaca com fração de ejeção reduzida. Evite a associação com betabloqueadores e em pacientes com bradicardia
Anlodipino	2,5-10	1	Rubor facial (3%), tontura (2%), palpitação (4%), edema dos membros inferiores (10%)	Evite o uso em pacientes com insuficiência cardíaca com fração de ejeção reduzida
Felodipino	2,5-10	1	Rubor facial (5%), tontura (4%), cefaleia (4%), palpitação (1%), edema dos membros inferiores (14%)	Evite o uso em pacientes com insuficiência cardíaca com fração de ejeção reduzida
Nifedipino	10-60	1-3	Rubor facial (6-25%), tontura (6-7%), cefaleia (12%), palpitação (< 25%), edema membros inferiores (6%)	Evite o uso em pacientes com insuficiência cardíaca com fração de ejeção reduzida
Nitrendipino	10-30	1	ND	Evite o uso em pacientes com insuficiência cardíaca com fração de ejeção reduzida
Manidipino	10-30	1	ND	Evite o uso em pacientes com insuficiência cardíaca com fração de ejeção reduzida
Lacidipino	2-6	1	ND	Evite o uso em pacientes com insuficiência cardíaca com fração de ejeção reduzida
Lercanidipino	10-20	1	ND	Evite o uso em pacientes com insuficiência cardíaca com fração de ejeção reduzida
Levanlodipino	2,5-5	1	ND	Evite o uso em pacientes com insuficiência cardíaca com fração de ejeção reduzida

Fonte: adaptada de Bhatt, 2020[2].

continua sendo o principal efeito colateral potencial, especialmente em pacientes com insuficiência cardíaca, assim como a constipação intestinal. A dermatite esfoliativa é um efeito colateral raro do diltiazem[1,2].

Indicações e contraindicações

Os ACC, principalmente o grupo dos DHP, resultam em redução significativa da PA em todos os grupos de pacientes, independentemente de sexo, raça, etnia, idade e ingestão de sódio na dieta. Existem vários estudos clínicos que demonstram resultados na proteção CV de longo prazo com o uso dos ACC no tratamento da HAS[3-6]. Assim, eles estão entre as classes de medicamentos considerados terapia de primeira linha para o tratamento da HAS, seja em monoterapia seja na estratégia de combinação fixa de dois ou mais medicamentos[1,2].

- Di-hidropiridínicos: o nifedipino de ação prolongada e outros DHP como o anlodipino são cada vez mais usados com excelente eficácia e tolerabilidade no tratamento da HAS. As contraindicações incluem estenose aórtica valvar grave hemodinamicamente significativa ou cardiomiopatia hipertrófica obstrutiva, insuficiência cardíaca clinicamente evidente ou disfunção do ventrículo esquerdo, síndromes coronarianas agudas na ausência de betabloqueio concomitante e hipotensão preexistente[1,2].
- Não di-hidropiridínicos: as principais contraindicações aos não DHP envolvem bradicardia, doenças do sistema de condução cardíaco como doença do nó sinusal, doença AV nodal (na ausência de marca-passo), infarto agudo do miocárdio e insuficiência cardíaca de fração de ejeção reduzida (uso com cautela). O uso concomitante de betabloqueador, digitálicos, quinidina ou disopiramida implica cautela no uso combinado com os não DHP[1,2].

Interações medicamentosas

Os ACC têm muitas interações medicamentosas importantes.

- Di-hidropiridínicos: a cimetidina e o suco de toranja aumentam, enquanto o fenobarbital, a fenitoína e a rifampicina induzem a queda nos níveis séricos de nifedipino e do felodipino. O anlodipino aumenta os níveis séricos da sinvastatina e lovastatina. Os anestésicos voláteis interferem na regulação do cálcio miocárdico e têm efeitos inibitórios adicionais aos do nifedipino[2].
- Não di-hidropiridínicos: a combinação com um betabloqueador deve ser feita com cautela na presença de doença do sistema de condução e doença do miocárdio, pois a condução AV e a função do VE podem ser afetadas adversamente. O verapamil aumenta os níveis de digoxina no sangue. Aumenta potencialmente os níveis sanguíneos de atorvastatina, sinvastatina e lovastatina. Já os níveis séricos do fenobarbital, da fenitoína e da rifampicina caem quando usados concomitantemente ao verapamil. O diltiazem pode aumentar os níveis sanguíneos de ciclosporina, cetoconazol, carbamazepina e sildenafila[2].

EVIDÊNCIAS CLÍNICAS PARA O USO DOS ANTAGONISTAS DOS CANAIS DE CÁLCIO

Tratamento da hipertensão arterial sistêmica com antagonistas do canal de cálcio não di-hidropiridínicos

Os ACC fazem parte da primeira linha de tratamento da HAS. O estudo Nordil, um estudo norueguês que fez a utilização de diltiazem comparado a diuréticos e betabloqueadores, demonstrou efetividade na redução da PA e na prevenção de acidente vascular encefálico (AVE), infarto e outras mortes cardiovasculares[7], dados confirmados por uma metanálise[8]. O estudo INVEST comparou o uso de verapamil de liberação prolongada associado com IECA com o uso de atenolol combinado com hidroclorotiazida em pacientes hipertensos coronariopatas e demonstrou que ambas as combinações foram efetivas na redução da PA[9].

Tratamento da hipertensão arterial sistêmica com antagonistas do canal de cálcio di-hidropiridínicos

Uma metanálise de 147 estudos randomizados mostrou que o uso de ACC promoveu prevenção de AVE e redução de eventos cardiovasculares similares quando comparado ao uso de outros anti-hipertensivos[3]. O estudo ACOMPLISH comparou duas estratégias de combinação medicamentosa para tratamento de hipertensos de alto risco cardiovascular, tendo um braço a combinação de IECA com hidroclorotiazida e no outro braço IECA com anlodipino. A combinação do IECA com ACC DHP foi superior e reduziu eventos cardiovasculares primários em 19,6% e secundários quando comparados à combinação do IECA com o diurético[5].

O estudo INSIGHT mostrou que o nifedipino de liberação prolongada foi equivalente em relação ao risco de mortalidade e outros eventos maiores quando comparada ao uso de diurético e apresentou menor incidência de diabetes, gota ou doença vascular periférica[10]. Já o estudo ALLHAT comparou o uso de anlodipino ou lisinopril ou clortalidona e não demonstrou diferença em relação ao risco de doença cardiovascular fatal ou infarto não fatal, no entanto, o grupo do anlodipino apresentou elevação modesta na ocorrência de insuficiência cardíaca e menor incidência de diabetes quando comparada à clortalidona[11]. Em pacientes hipertensos e com diabetes tipo 2, o ALLHAT demonstrou que o anlodipino foi tão efetivo quanto o diurético na redução do risco relativo de doença cardiovascular.

No estudo ASCOT, a combinação de anlodipino com perindopril em relação à combinação de atenolol com diurético tiazídico apresentou no braço do anlodipino maior proteção cardiovascular e induziu menos novos casos de diabetes[6]. O estudo VALUE comparou a valsartana com o anlodipino e ambos apresentaram redução de eventos cardiovasculares semelhantes em indivíduos com alto risco cardiovascular[12].

Os dados científicos sobre o uso de ACC no tratamento da HAS sugerem que a estratégia inicial da terapia com ACC pode prevenir a maior parte das doenças cardiovasculares, exceto em indivíduos com insuficiência cardíaca[2]. Um resumo dos principais estudos com ACC encontra-se na Tabela II.

TABELA II Principais estudos de desfecho em hipertensão arterial sistêmica

Acrônimo	Números e duração	Comparação	Desfecho
ALLHAT[11]	9.048 – braço anlodipino	Anlodipino *vs.* outros (diurético, IECA, betabloqueador)	Igual – DCV, AVC, mortalidade por todas as causas, meta da PA Mais – insuficiência cardíaca Menos – incidência de diabetes

(continua)

TABELA II Principais estudos de desfecho em hipertensão arterial sistêmica (*continuação*)

Acrônimo	Números e duração	Comparação	Desfecho
ASCOT[6]	18.000 pacientes, 5 anos, PA > 160/100 OU 140/90 em uso de medicamentos Idade: 40-80; 3 + FR para DCV	Anlodipino *vs.* atenolol: A + perindopril *vs.* atenolol + tiazídico	Redução de mortalidade, grande redução em todos os eventos CV
VALUE, anlodipino[12]	15.245 pacientes, 50+ idade, PA inicial 155/87 mmHg	Anlodipino *vs.* valsartana ± tiazídico	Mortalidade e desfecho CV semelhantes
ACCOMPLISH[5]	11.506 pacientes com alto risco para eventos	Benazepril + anlodipino *vs.* benazepril + hidroclorotiazida	*Hazard ratio* 0,79 para morte CV, infarto não fatal, AVC não fatal (IC, 0,67-0,92; p = 0,002)

Fonte: adaptado de Bhatt, 2020[2].
ACCOMPLISH: *Avoiding Cardiovascular Events through Combination Therapy in Patients Living with Systolic Hypertension*; ALLHAT: *Antihypertensive and Lipid-Lowering treatment to prevent Heart Attack Trial*; ASCOT: *Angio Scandinavian Cardiac Outcomes Trial*; AVC: acidente vascular cerebral; CV: cardiovascular; DCV: doença cardiovascular; IC: intervalo de confiança; IECA: inibidor da enzima conversora da angiotensina; PA: pressão arterial; VALUE: *Valsartan Antihypertensive Long-term Use Evaluation Trial.*

BIBLIOGRAFIA

1. Barroso WKS, Rodrigues CIS, Bortolotto LA, Mota-Gomes MA, Brandão AA, Feitosa ADdM, et al. Diretrizes Brasileiras de Hipertensão Arterial - 2020. Arq Bras Cardiol. 2021;116(3):516-658.
2. Bhatt D. Opie's cardiovascular drugs: a companion to Braunwald's heart disease. 9.ed. Philadelphia: Elsevier; 2020. 720p.
3. Law MR, Morris JK, Wald NJ. Use of blood pressure lowering drugs in the prevention of cardiovascular disease: meta-analysis of 147 randomised trials in the context of expectations from prospective epidemiological studies. BMJ. 2009;338:b1665.
4. Messerli FH. Calcium antagonists in hypertension: from hemodynamics to outcomes. Am J Hypertens. 2002;15(7 Pt 2):94s-7s.
5. Jamerson K, Weber MA, Bakris GL, Dahlöf B, Pitt B, Shi V, et al. Benazepril plus amlodipine or hydrochlorothiazide for hypertension in high-risk patients. N Engl J Med. 2008;359(23):2417-28.
6. Dahlöf B, Sever PS, Poulter NR, Wedel H, Beevers DG, Caulfield M, et al. Prevention of cardiovascular events with an antihypertensive regimen of amlodipine adding perindopril as required versus atenolol adding bendroflumethiazide as required, in the Anglo-Scandinavian Cardiac Outcomes Trial-Blood Pressure Lowering Arm (ASCOT-BPLA): a multicentre randomised controlled trial. Lancet. 2005;366(9489):895-906.
7. Hansson L, Hedner T, Lund-Johansen P, Kjeldsen SE, Lindholm LH, Syvertsen JO, et al. Randomised trial of effects of calcium antagonists compared with diuretics and beta-blockers on cardiovascular morbidity and mortality in hypertension: the Nordic Diltiazem (NORDIL) study. Lancet. 2000;356(9227):359-65.
8. Thomopoulos C, Parati G, Zanchetti A. Effects of blood pressure lowering on outcome incidence in hypertension. 1. Overview, meta-analyses, and meta-regression analyses of randomized trials. J Hypertens. 2014;32(12):2285-95.
9. Pepine CJ, Handberg EM, Cooper-DeHoff RM, Marks RG, Kowey P, Messerli FH, et al. A calcium antagonist vs a non-calcium antagonist hypertension treatment strategy for patients with coronary artery disease. The International Verapamil-Trandolapril Study (INVEST): a randomized controlled trial. JAMA. 2003;290(21):2805-16.
10. Brown MJ, Castaigne A, Ruilope LM, Mancia G, Rosenthal T, de Leeuw PW, et al. INSIGHT: international nifedipine GITS study intervention as a goal in hypertension treatment. J Hum Hypertens. 1996;10 Suppl 3:S157-60.
11. Major outcomes in high-risk hypertensive patients randomized to angiotensin-converting enzyme inhibitor or calcium channel blocker vs diuretic: The Antihypertensive and Lipid-Lowering Treatment to Prevent Heart Attack Trial (ALLHAT). JAMA. 2002;288(23):2981-97.
12. Julius S, Kjeldsen SE, Weber M, Brunner HR, Ekman S, Hansson L, et al. Outcomes in hypertensive patients at high cardiovascular risk treated with regimens based on valsartan or amlodipine: the VALUE randomised trial. Lancet. 2004;363(9426):2022-31.

Inibidores da enzima conversora da angiotensina no tratamento da hipertensão arterial sistêmica

Rui Póvoa
Fernando Focaccia Póvoa

CONSULTA RÁPIDA

Introdução

- A terapia com inibidores da enzima conversora da angiotensina I (IECA) compõe um dos pilares terapêuticos da hipertensão arterial sistêmica (HAS), sendo o bloqueio do sistema renina-angiotensina-aldosterona indicado como passo inicial no tratamento.

Mecanismos de ação

- Os IECA atuam na inibição da produção de angiotensina II e na diminuição da degradação da bradicinina com maior produção de prostaciclinas e óxido nítrico endotelial, potentes vasodilatadores.

IECA no tratamento da hipertensão arterial sistêmica

- IECA são medicamentos de primeira escolha no tratamento da HAS, e a intensidade da ação anti-hipertensiva depende do estágio da hipertensão, do estado volêmico e das características demográficas da população.

IECAs em combinação com outros anti-hipertensivos

- A combinação preferencial com os IECA são os antagonistas dos canais de cálcio ou os diuréticos tiazídicos, principalmente nos pacientes estágio 1 de risco moderado e alto e estágios 2 e 3.

IECA e proteção em órgãos-alvo

- Os IECA apresentam graus de proteção aos órgãos-alvo da HAS. Podem reduzir: a massa ventricular esquerda hipertrofiada, a proteinúria e o declínio da taxa de filtração glomerular, eventos cerebrais e cardiovasculares (morte cardiovascular, infarto do miocárdio).

Efeitos adversos

- Apesar de sua boa tolerabilidade, podem ocorrer casos de hiperpotassemia, piora da função renal e tosse não produtiva persistente. Eventos reversíveis com a suspensão.

INTRODUÇÃO

O bloqueio do sistema renina-angiotensina-aldosterona (SRAA) com inibidores da enzima conversora da angiotensina I (IECA) ou bloqueadores do receptor AT1 da angiotensina II (BRA) é contemplado com os betabloqueadores (BB), diuréticos (DIU) e antagonistas dos canais de cálcio (ACC) como passo inicial na monoterapia, segundo a Diretriz Brasileira de 2020[1].

Na terapia combinada, os IECA ou os BRA participam de forma importante, sendo os indicados na associação com DIU ou ACC.

São fundamentais no tratamento de diversas situações clínicas, principalmente a hipertensão arterial sistêmica (HAS) e a insuficiência cardíaca com fração de ejeção reduzida, com importantes reduções da morbidade e mortalidade cardiovascular. Apesar da simplicidade didática do fluxograma do SRAA, com benefícios do bloqueio em diversas vias, o duplo bloqueio não se mostrou efetivo e em algumas situações até prejudicial[2].

ASPECTOS DO SISTEMA RENINA-ANGIOTENSINA-ALDOSTERONA

O SRAA é um dos sistemas vasoconstritores mais potentes do organismo. O início da ativação ocorre com a liberação de renina no aparelho justaglomerular, que atua no angiotensinogênio, produzindo a angiotensina I (AI) (um decapeptídeo), que é muito instável sendo desdobrada por uma enzima de conversão, em angiotensina II (AII). A AII produz diversos efeitos no organismo, sendo os principais a vasoconstrição, a redução do fluxo sanguíneo renal, a reabsorção de sódio e água, a contratilidade das células musculares, a secreção de aldosterona pelo córtex da adrenal, além de maior reabsorção de Na-Cl pelos túbulos renais[3].

Os efeitos anti-hipertensivos dos IECA estão relacionados com a inibição da produção de AII e a diminuição da degradação da bradicinina com maior produção de prostaciclinas e óxido nítrico no endotélio vascular e, dessa forma, a vasodilatação. Os IECA aumentam a AI, por causa do bloqueio da conversão para AII. Além disso diminuem a transformação da bradicinina em peptídeos vasoativos. A ECA[2] transforma a AII em angiotensina[1-7] que estimula o receptor, MAS que regula o tônus vascular e age de forma a antagonizar os efeitos do receptor AT1 da AII (Figura 1)[4].

Esses efeitos hemodinâmicos e metabólicos estão intimamente relacionados com a elevação da pressão arterial (PA). Esse sistema foi muito útil na história natural dos seres vivos marinhos que se adaptaram na terra, pois era necessário manter a volemia fora do mar. Com o envelhecimento do homem, os mecanismos de *feedback* desse complexo sistema regulatório ficam ineficientes, com ativação excessiva, podendo o indivíduo, anteriormente normotenso, ficar hipertenso.

Em vista da HAS primária ser uma doença multifatorial, não tendo uma causa etiológica única, diversos fatores genéticos e ambientais interagem de forma adversa desencadeando o processo hipertensivo. A hiperatividade do SRAA é um dos principais mecanismos fisiopatológicos com a retenção de sódio e água e vasoconstrição renal. Esse sistema, além de ativação plasmática, possui ativação tissular com efeitos proliferativos e inflamatórios, levando, além da pressão elevada, a alterações estruturais e funcionais em diversos órgãos-alvo da HAS[5].

A hiperatividade do SRAA acelera ou acentua as lesões em órgãos-alvo, não só por aumento da PA, mas também por ações envolvendo mecanismos inflamatórios, vasoconstritores, levando a remodelamentos estruturais desses órgãos (coração, rins, cérebro e vasos)[6].

Em 1949, Mauricio Rocha e Silva descobriu que o veneno da cobra *Bothrops jararaca* liberava uma substância no sangue que chamou de bradicinina, com propriedades vasodilatadoras. Foi o início para uma investigação completa desse sistema, e, em 1970, Sergio Ferreira verificou que o veneno dessa cobra continha uma substância que intensificava a resposta da bradicinina, por conter um peptídeo inibidor da enzima conversora da angiotensina. Foi o grande início para o desenvolvimento de medicamentos que inibem o SRAA[7,8].

O uso de medicamentos que bloqueiam o SRAA é uma estratégia lógica, e recomendada

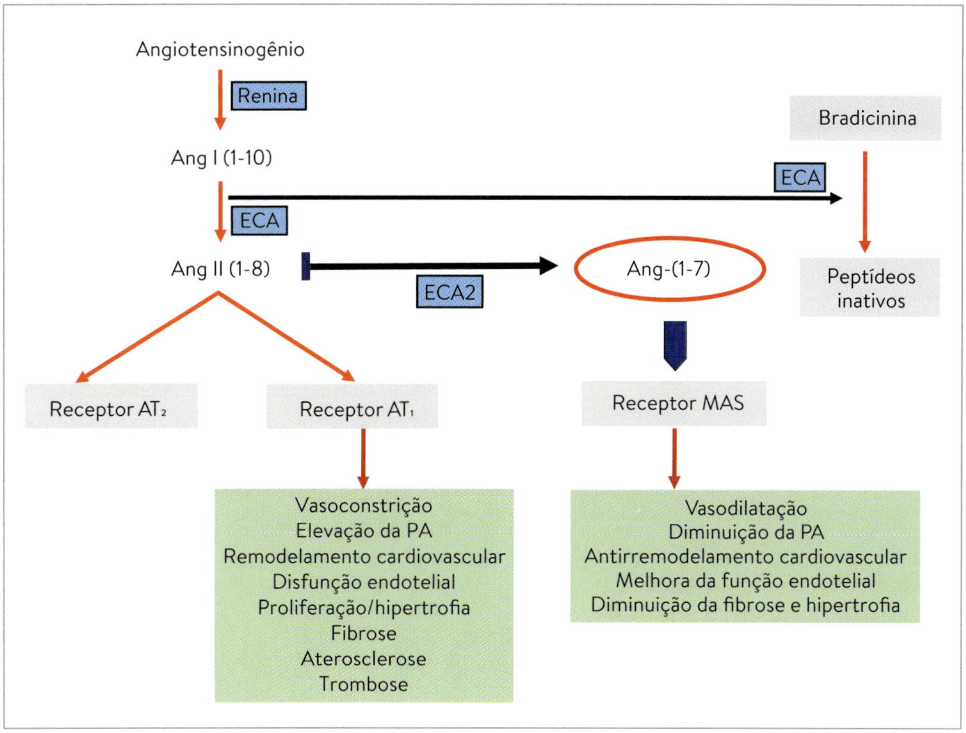

FIGURA 1 Sistema renina angiotensina aldosterona de forma simplificada.
ECA: enzima conversora da angiotensina 1.

pelas diversas diretrizes que abordam a HAS. Três são as classes de fármacos que inibem o SRAA: os IECAs, BRAs e os inibidores diretos da renina. Este último, devido aos efeitos adversos e ausência de evidências na redução da morbidade e mortalidade, está praticamente eliminado do arsenal terapêutico.

São medicamentos que reduzem a PA de forma sustentada, com poucos efeitos adversos, impedem a evolução das lesões em órgãos-alvo e diminuem sensivelmente o risco cardiovascular (CV)[9].

O bloqueio do SRAA se mostrou útil, também, em diversas outras esferas da medicina. São medicamentos úteis na doença arterial coronariana, na insuficiência cardíaca, em algumas arritmias etc. Além desses aspectos positivos, os estudos mostram de forma uniforme que os IECA reduzem consistentemente o risco e a mortalidade CV nos pacientes com insuficiência cardíaca com fração de ejeção reduzida[10,11].

O primeiro IECA (captopril) foi fruto dos estudos do veneno da *Bothrops jararaca* e se tornou viável após os testes clínicos em 1973. Nessa época, o SRAA já era considerado um sistema endócrino envolvido na regulação da PA e da volemia[12].

As considerações terapêuticas desse primeiro IECA foram bem evidentes na estenose experimental de artéria renal, que produz expressivo aumento da PA e era eficientemente controlada com o medicamento. O papel dos IECA foi muito além do controle da PA, com ações em diversas esferas da medicina, principalmente na insuficiência cardíaca e na doença arterial coronariana.

Na Tabela I listamos os principais IECA encontrados no Brasil[1].

TABELA I Principais inibidores da enzima conversora da angiotensina (IECA) utilizados no Brasil (dosagens e número de tomadas)

Fármaco	Dosagem (mg)	Número de tomadas
Captopril	25-150	2-3
Enalapril	5-40	1-2
Benazepril	10-40	1-2
Lisinopril	10-40	1
Fosinopril	10-40	1
Ramipril	2,5-20	1-2
Perindopril	2,5-10	1

Fonte: modificada de Barroso et al., 2021[1].

IECA PARA TRATAMENTO DA HIPERTENSÃO ARTERIAL SISTÊMICA

As principais diretrizes de HAS consideram os IECA anti-hipertensivos de primeira linha para o tratamento. São medicamentos preferenciais na concomitância de insuficiência cardíaca com fração de ejeção reduzida, doença arterial coronariana, história de infarto do miocárdio, *diabetes mellitus* ou doença renal crônica e até na prevenção do acidente vascular cerebral recorrente[1].

A intensidade da redução da PA depende de diversos fatores, incluindo a grau de HAS do paciente, o estado da volemia e principalmente as características demográficas da população. É bem evidente na prática clínica a melhor resposta aos IECA nos pacientes brancos, principalmente naqueles que fazem algum tipo de restrição salina que ativa mais intensamente o SRAA. Os afrodescendentes apresentam resposta inferior da PA, bem documentada em muitos estudos, e isso é atribuído ao baixo nível de renina, à expansão do volume e à maior sensibilidade ao sal[13].

Entretanto, nesse grupo de pacientes, a associação de diuréticos melhora o desempenho dos IECA, minimizando as diferenças raciais. Geralmente os afrodescendentes necessitam de doses maiores para ter uma resposta adequada da PA e se beneficiam da mesma forma que os não afrodescendentes com redução de eventos e proteção de órgãos-alvo[14].

Os idosos apresentam, com o tempo, perda da elasticidade da aorta e das artérias de condução de grande calibre, com isso a pressão arterial diastólica (PAD) estabiliza ou tem um pouco de redução e a pressão arterial sistólica (PAS) se eleva. A atividade plasmática da renina está reduzida, mas diferente do afrodescendente, não é consequência da expansão do volume, e, sim, da senilidade do SRAA. Apesar dessas considerações, a taxa de resposta é equivalente nos jovens e nos idosos[15].

USO RACIONAL DOS IECA EM COMBINAÇÃO COM OUTROS ANTI-HIPERTENSIVOS

Estima-se que 75% dos hipertensos necessitem de dois ou mais medicamentos para atingir as metas de PA preconizadas. Os IECA quando combinados com ACC ou DIU apresentam um sinergismo anti-hipertensivo de maior magnitude e constituem a combinação preferencial[16].

A combinação IECA + DIU preenche os critérios de uma boa combinação, com cada um deles complementando o outro. A ação medicamentosa dos DIU é aumentar a excreção urinária de sódio e reduzir o volume intravascular, provocando a liberação de renina com consequente aumento da angiotensina II. A administração concomitante do IECA bloqueia toda a cascata nociva de ativação do eixo do SRAA desencadeada pelo DIU e acentua a redução da PA. Além desses benefícios na esfera anti-hipertensiva, a hipocalemia desencadeada pelos DIU fica menos acentuada pela ação dos IECA que tendem a reter o potássio.

A associação dos ACC aos IECA é também efetiva, com reduções da PA significantes. De benefícios dessa combinação é a minimização do edema de membros inferiores provocada pelos ACC. Esse edema não é resultado de retenção de sódio e, sim, em razão da vasodilatação da arteríola aferente com consequente aumento da pressão capilar. Os IECA proporcionam dilatação da arteríola eferente e com isso diminuição da pressão capilar e consequente redução do edema[17].

IECA E REDUÇÃO DA PRESSÃO ARTERIAL

Um dos primeiros estudos que avaliaram a associação dos IECA com outro medicamento anti-hipertensivo foi o estudo CAPPP (*Captopril Prevention Project*), no qual o medicamento foi associado a um betabloqueador ou um DIU[18].

Os resultados foram muito aquém dos esperados, pois as reduções da PA com esse IECA eram equivalentes ao tratamento convencional na época com o uso de BB ou DIU.

Em um estudo aberto com os pacientes do estudo RAMONA, foram avaliados 6.427 pacientes hipertensos e diabéticos. A utilização da composição fixa de ramipril mais anlodipino em doses tituláveis (5/5 mmg, 5/10 mg, 10/5 mg e 10/10 mg) reduziu significantemente a PA. No início, a média da PAS e da PAD foi de 157,5/91,3 mmHg e após 4 meses 130,9/79,6 mmHg ($p < 0,001$)[19].

O estudo ATAR (*The Assessment of combination Therapy of Amlodipine/Ramipril*) comparou a associação do ramipril mais anlodipino *versus* o anlodipino. Foi um estudo multicêntrico com a população brasileira, e a associação foi mais eficaz com redução mais expressiva da PA tanto ambulatorial como de consultório[20].

A redução da pressão arterial dos inibidores do SRAA é muito variável e depende de diversos fatores, principalmente do estágio da HAS, etnias e idade. Messerli et al. comparando os três grupos de inibidores do SRAA em 144 estudos (IECA, BRA e inibidores diretos da renina) encontraram efeitos muito similares entre IECA e BRA (Figura 2)[21].

A combinação tríplice (IECA + ACC + DIU) apresenta aspectos de uma combinação de excelência, visto os aspectos medicamentosos complementares, e de ação inibitória dos efeitos adversos de cada fármaco da combinação em particular[1].

IECA EM ESTUDOS DE MORBIDADE E MORTALIDADE

O estudo ALLHAT (*The antihypertensive and lipid-lowering treatment to prevent Heart Attack Trial*) envolveu mais de 42 mil pacientes. Compararam a clortalidona, o anlodipino, o lisinopril e a doxazosina como passo inicial do tratamento em um período de 4,9 anos. Não houve diferenças entre os medicamentos nos desfechos primários que foram doença arterial coronariana ou infarto não fatal[22].

O estudo ANBPZ2 (*The Second Australian National Blood Pressure Study*) comparou a evolução do tratamento de hipertensos com IECA ou diurético, sendo preferenciais o enalapril e a hidroclorotiazida. A redução da pressão foi similar em acompanhamento de cinco anos. A terapêutica baseada no IECA foi significantemente superior com redução de 11% na incidência do desfecho primário de todos os eventos cardiovasculares ou morte por qualquer causa. Entretanto não houve diferenças no acidente vascular cerebral[23].

No estudo STOP-2 (*Second Swedish trial in Old Patients with Hypertension*) em idosos (idade entre 70-84 anos) com PA > 180/105 mmHg que foram randomizados para terapia com BB e/ou DIU, IECA (enalapril ou lisinopril) ou ACC (felodipino ou isradipino). O controle da PA foi similar em um acompa-

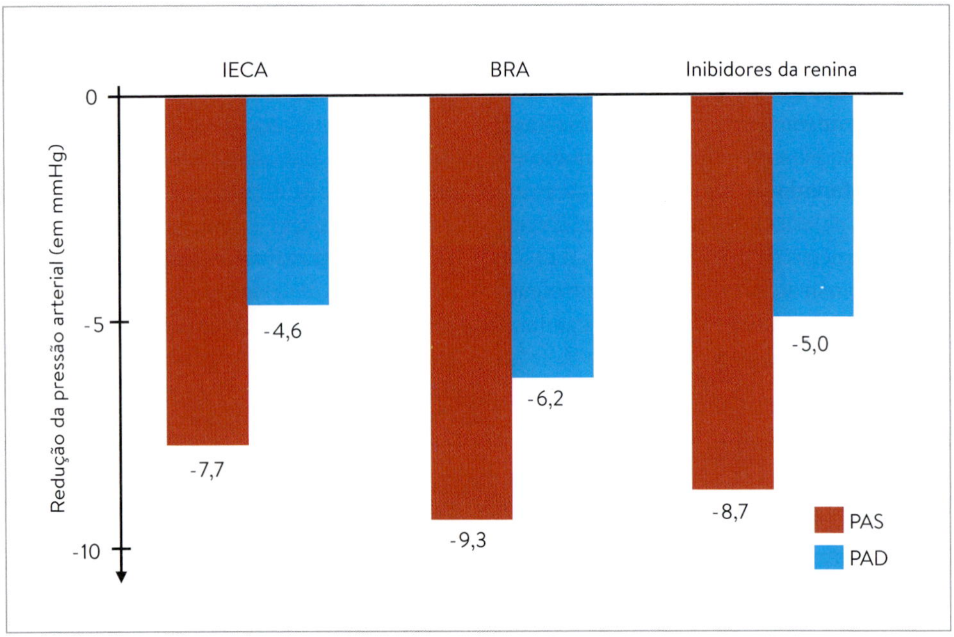

FIGURA 2 Eficácia anti-hipertensiva dos inibidores do SRAA na medida de consultório. Fonte: modificada de Messerli et al., 2021[21].

nhamento de 4,5 anos. Os desfechos primários foram a combinação de acidente vascular cerebral (AVC) fatal, infarto do miocárdio fatal ou outra doença cardiovascular fatal. Os resultados foram similares nos três grupos, entretanto, ocorreram menos infartos do miocárdio e insuficiência cardíaca no grupo tratado com IECA[24].

O estudo ACCOMPLISH (*The Avoiding Cardiovascular events through COMbination therapy in Patients Living with Systolic Hypertension*) comparou em pacientes de alto risco, as reduções da pressão arterial e o impacto na mortalidade e na morbidade cardiovascular, nas associações de IECA com ACC ou de IECA com DIU. Houve reduções semelhantes na PA, entretanto o grupo IECA mais ACC apresentou redução do risco relativo dos desfechos primários compostos de 20% a mais que o outro grupo, refletindo que essa combinação é bastante efetiva[25].

A redução da mortalidade e da morbidade dos IECA foi evidenciada em diversos estudos e metanálises. Em uma revisão sistemática da Cochrane avaliando a eficácia dos IECA na redução da pressão arterial, avaliou 92 estudos e 14 IECA. Os autores concluíram não haver diferenças significantes na redução da PA entre os diferentes IECA, e a magnitude média de redução da pressão tanto sistólica como diastólica foi relativamente modesta[26].

Em outro estudo da Cochrane avaliando os medicamentos anti-hipertensivos de primeira linha, os autores verificaram que os IECA quando comparados ao placebo, apresentavam reduções significantes de eventos: mortalidade total (0,83 [0,72-0,95]), AVC total (0,65 [0,52-0,82]), doença coronariana total (0,81 [0,70-0,94]), total de eventos cardiovasculares (0,76 [0,67-0,85]). Verificaram que os DIU e os ACC apresentavam efeitos similares na redução da morbidade e mortalidade cardiovascular[27].

Quando se analisa o tratamento baseado em IECA, como primeira linha terapêutica, evidenciamos importante redução de morbidade e mortalidade, porém sem diferenças substanciais para DIU, ACC e BRA, excetuando-se o efeito protetor na insuficiência cardíaca desses inibidores do SRAA. Alguns desses aspectos foram muito bem evidenciados no estudo dos trialistas (*Blood Pressure Lowering Treatment Trialists Collaboration*)[28].

A associação de DIU com IECA se mostrou efetiva em pacientes longevos como no estudo HYVET (*HYpertension in the Very Elderly Trial*). Pacientes hipertensos, com PAS ≥ 160 mmHg com 80 anos ou mais que tiveram tratamento ativo a base de indapamida associada ou não ao perindopril. A meta-alvo foi 150/80 mmHg atingida em aproximadamente 50% dos pacientes e ocorreu redução significante do risco de morte por AVC, morte por qualquer causa e insuficiência cardíaca[29].

EVIDÊNCIAS DE PROTEÇÃO A ÓRGÃOS-ALVO

A combinação de um IECA com a indapamida foi muito bem avaliada no estudo de Dahlof et al., estudo PICXEL (*Perindopril/Indapamide in a double-blind Controlled study versus Enalapril in Left ventricular hypertrophy*), em que avaliaram a associação da perindopril mais indapamida *versus* o enalapril e verificaram redução significante da massa ventricular esquerda no grupo perindopril mais indapamida (decréscimo de 13,6 ± 23,9 g *versus* 3,9 ± 23,9 g, p < 0,005)[30].

Entretanto basicamente todos os IECA apresentam capacidade de reduzir a massa ventricular esquerda aumentada, além daquela provocada pela redução da pressão arterial.

Em relação à proteção cerebral, tratamento da HAS reduz de forma significante os eventos cerebrais, que representam uma verdadeira catástrofe na vida do paciente, com alto índice de mortalidade e incapacidade. A agressividade e a mortalidade na recorrência do AVC são substancialmente superiores em relação ao primeiro episódio[31].

O estudo PROGRESS (*Perindopril Protection Against Recurrent Stroke Study*) avaliou a proteção do tratamento baseado no perindopril (4 mg/dia) e se necessário indapamida em pacientes com história de AVC ou ataque isquêmico transitório. Mais de 6 mil pacientes foram acompanhados por 4 anos, e com o tratamento ativo ocorreu diminuição média de 9/4 mmHg e houve redução de 28% de um novo AVC (IC95%, 17-38, p < 0,0001). A redução de eventos foi similar nos hipertensos e não hipertensos. A combinação do perindopril com a indapamida reduziu a PA em 12/5 mmHg e o risco de AVC em 43%[32].

O estudo EUROPA (*The EURopean trial On reduction of cardiac events with Perindopril in stable coronary Artery*) avaliou a ação de perindopril em pacientes com doença arterial coronariana estável (hipertensos ou não) por um período superior há 4 anos. Os benefícios foram consistentes ocorrendo redução de 20% no risco relativo de eventos cardiovasculares (morte cardiovascular, infarto do miocárdio ou parada cardíaca) com IC95%, 9-29, p = 0,0003[33].

Resultados semelhantes ocorreram no estudo HOPE (*The Heart Outcomes Prevention Evaluation*) que avaliou o uso do ramipril em pacientes de alto risco cardiovascular. Em mais de 9 mil pacientes que receberam 10 mg/dia do IECA por um período médio de 3,5 anos; ocorreu redução significante da de taxa de mortalidade, infarto do miocárdio e AVC[34].

O tratamento da HAS apresenta algum grau de proteção renal, principalmente com metas de PA mais baixas, em que reduz a proteinúria e diminui a deterioração da função renal. Nos pacientes com doença renal, principalmente aqueles que têm proteinúria, os inibidores do SRAA claramente são superiores na proteção em comparação com outros agentes anti-hipertensivos. Isso ocorre tanto em hipertensos quanto em normotensos, e provavelmente esse processo está intrinsecamente ligado a redução da perda proteica pelo glomérulo[35]. O captopril utilizado em diabéticos normotensos com microalbuminúria reduziu significantemente a excreção de albumina e inibiu a progressão da nefropatia[36].

O estudo AASK (*The African American Study of Kidney Disease and Hypertension*) avaliou o uso do ramipril em afro-americanos com doença hipertensiva renal, e verificou redução do declínio da taxa de filtração glomerular em comparação com o grupo que recebeu o anlodipino ou metoprolol. O grupo de pacientes que mais se beneficiou foram aqueles com taxa de proteinúria mais elevada (Uprot/cr > 0,22), entretanto, um controle da PA mais intenso não reduziu a progressão da lesão renal[37].

EFEITOS ADVERSOS

Os IECA geralmente são bem tolerados não causando fadiga ou sintomas relacionados com o sistema nervoso central. De forma similar a todos os medicamentos anti-hipertensivos, podem causar hipotensão sintomática. Mais comum em pacientes depletados de volume e com SRAA ativado. Essa hipotensão pode ser minimizada com o uso inicial de baixas doses do IECA e a titulação feita gradualmente[38].

Pode ocorrer discreta elevação do potássio plasmático por causa do efeito antialdosterona em pacientes com função renal normal. Hipercalemia definida com valores acima de 5,1 mEq/L de potássio plasmático ocorreu em 11% dos pacientes do estudo dos *Veterans Affairs*, e o maior preditor foi o nível de creatinina sérica > 1,6 mg/dL[39].

A combinação dos IECA com os antagonistas do receptor mineralocorticoide ou outros diuréticos poupadores de potássio aumenta o risco de hipercalemia, com a necessidade de monitorização cuidadosa dos níveis do potássio sérico e da função renal.

A diminuição da taxa de filtração glomerular é usualmente funcional e reversível quando ocorre a suspensão dos IECA, retornando a condições basais. Quando não existe o retorno às condições iniciais, devemos suspeitar de estenose de artéria renal ou outras causas de hipoperfusão renal tal como a insuficiência cardíaca. Outras situações menos comuns podem estar envolvidas tais como o uso concomitante de anti-inflamatórios não hormonais, ciclosporinas, medicamentos vasoconstritores etc.

O efeito adverso mais comum e responsável por uma adesão à terapêutica inferior aos BRA é a tosse não produtiva persistente. Ocorre em torno de 0,5 a 20% dos pacientes, sendo mais comum na população asiática e essa tosse desaparece rapidamente com a suspensão do medicamento[40].

A etiologia da tosse ainda não está totalmente esclarecida e parece resultar do acúmulo de substâncias decorrentes da metabolização dos IECA incluindo a bradicinina[41].

O angioedema é um efeito adverso raro e grave. Ocorre em 0,1 a 0,2% dos usuários dos IECA e é mais comum na face e no trato respiratório alto, porém em alguns casos pode ocorrer no trato gastrointestinal com sintomas abdominais. A incidência pode ser alta na associação com o omapatrilato, como foi evidenciado no estudo OCTAVE (*Omapatrilat Cardiovascular Treatment versus Enalapril*), em que ocorreu em 0,68% dos casos[42].

EFEITOS NA GESTAÇÃO

O uso de qualquer inibidor do SRAA é contraindicado na gravidez por conta do relato de oligoidrâmnio e anormalidades congênitas, tais como deformidades labiais, retardo do crescimento fetal e disfunção renal. Também são descritas alterações ósseas, no sistema urológico e renal, cardiovascular e sistema nervoso central[43].

Entretanto ainda não é um consenso, principalmente no primeiro trimestre. Bateman et al. em uma grande metanálise com mais 1.333 gravidezes em que mais de 4 mil foram expostas aos IECA no primeiro trimestre encontraram risco relativo para malformações gerais (0,89, IC95% 0,75-1,06), malformações cardíacas (0,95, IC95% 0,75-1,21) e do sistema nervoso central (0,54, IC95% 0,26-1,1) não significantes[44].

Apesar de toda essa polêmica envolvendo esses medicamentos na gestação, as diretrizes são convergentes no sentido de contraindicar o uso na gravidez e em mulheres com possibilidades de engravidar[1].

COMPARAÇÃO DOS IECA COM OS BRA

Com a aparecimento de outro bloqueador do SRAA, eficaz e efetivo, foi inevitável a disputa e a comparação dos grupos. Diversos estudos e comparações surgiram tipificando este ou aquele grupo como melhor. Evidentemente que o resultado das metanálises dependem de quais estudos foram incluídos. Messerli et al. em uma metanálise incluindo os principais estudos com IECA e BRA não encontraram diferenças entre estes dois grupos no que diz respeito à prevenção de eventos cardiocerebrovasculares. Houve diferença estatisticamente significante em relação à interrupção do tratamento com favorecimento aos BRA (Figura 3). Possivelmente o efeito adverso da tosse contribuiu para isso[21].

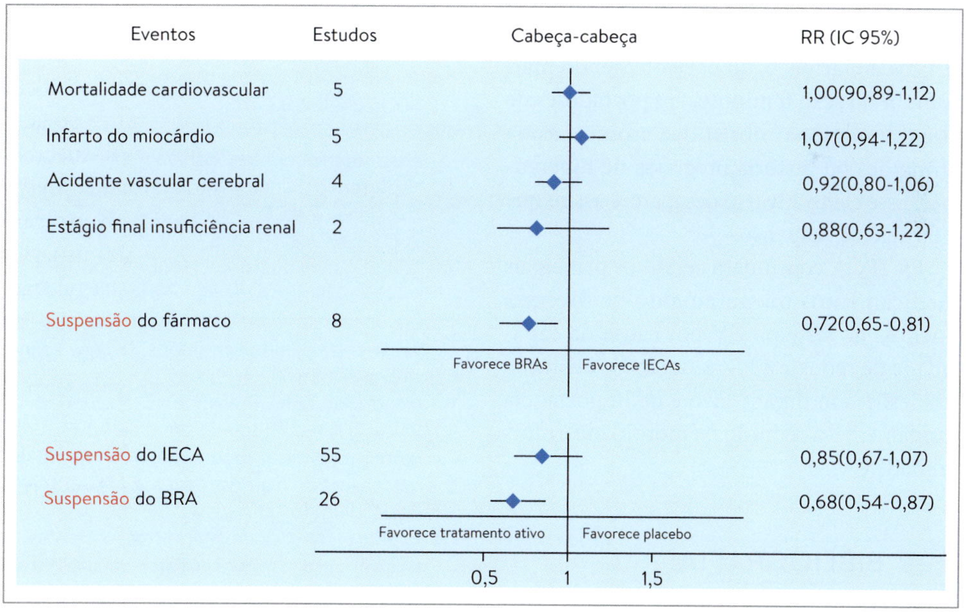

FIGURA 3 Segurança e eficácia dos inibidores da enzima conversora da angiotensina (IECA) e bloqueadores do receptor da angiotensina (BRA) em estudos de comparação "cabeça-cabeça" e comparado com placebo.

Fonte: modificada de Messerli et al., 2021[21].

CONSIDERAÇÕES FINAIS

Os IECA constituem um grupo de medicamentos de primeira linha, com boa adesão e potência anti-hipertensiva comparada aos demais medicamentos, com aplicabilidade além da doença hipertensiva, podendo ser utilizado na insuficiência cardíaca e doença arterial coronariana. Além de reduzir a PA, apresenta importante ação na redução da morbidade e mortalidade cardiovascular. É o recomendado nas combinações com outros anti-hipertensivos. Durante o tratamento com IECA podem ocorrer diversos efeitos adversos, entretanto poucos são sérios que necessitem a retirada do medicamento. Pode ocorrer hipotensão, hipercalemia, enxaquecas, tontura, fadiga e muito raramente o efeito mais importante que é o angioedema necessitando de cuidados mais efetivos.

A tosse tão peculiar aos IECA ocorre em proporção variável de acordo com as características do fármaco, do paciente, sendo mais comum no sexo feminino, em portadores de doença pulmonar obstrutiva crônica, asma brônquica ou história pregressa de tuberculose. Esse efeito adverso desaparece assim que o fármaco é suspenso.

Os IECA continuam sendo os principais medicamentos no tratamento de diversas doenças do sistema CV por causa da capacidade de reduzir a PA, redução de evolução das lesões em órgãos-alvo e de importância fundamental a redução da morbidade e mortalidade CV.

BIBLIOGRAFIA

1. Barroso WKS, Rodrigues CIS, Bortolotto LA, Mota-Gomes MA, Brandão AA, Feitosa ADM, Machado CA, et al. Diretrizes Brasileiras de Hipertensão Arterial – 2020. Arq Bras Cardiol. 2021;116(3):516-658.
2. Dzau VJ, Bernstein K, Celermajer D, Cohen J, Dahlöf B, Deanfield J, et al. The relevance of tissue angiotensin-converting enzyme: manifestations in mechanistic and endpoint data. Am J Cardiol. 2001;88:1L-20L.
3. Donoghue M, Hsieh F, Baronas E, Gosselin M, Stagliano N, Donovan M, et al. A novel angiotensin-converting enzyme-related carboxypeptidase (ACE2) converts angiotensin I to angiotensin 1-9. Circ Res. 2000;87:E1-9.
4. Santos RA, Simoes e Silva AC, Maric C, Silva DMR, Machado RP, et al. Angiotensin-(1-7) is an endogenous ligand for the G protein-coupled receptor Mas. Proc Natl Acad Sci USA. 2003;100:8258-63.
5. Arendse LB, Danser AHJ, Poglitsch M, Touyz RM, Burnett Jr JC, Llorens-Cortes C, et al. Novel therapeutic approaches targeting the renin-angiotensin system and associated peptides in hypertension and heart failure. Pharmacol Rev. 2019 71:539-70.
6. Liu Y, Lin Y, Zhang MM, Li XH, Liu YY, Zhao J, et al. The relationship of plasma renin, angiotensin, and aldosterone levels to blood pressure variability and target organ damage in children with essential hypertension. BMC Cardiovasc Disord. 2020; 20(296):1-7.
7. Ferreira SH. A bradykinin-potentiating factor (BPF) present in the venom of Bothrops jararaca. Br J Pharmacol. 1965;24:163-7.
8. Ferreira SH, Greene LJ. Activity of various fractions of bradykinin potentiating factor against angiotensin I converting enzyme. Nature. 1970;225:379-83.
9. Sica DM, Gehr TWA. Angiotensin-converting enzyme inhibitors. In: Oparil S, Weber MA (eds.). Hypertension. Companion to Brenner & Rector's The Kidney. 2.ed. Philadelphia: Elsevier Saunders; 2005. p.669-82.
10. SOLVD Investigators. Effect of enalapril on mortality and the development of heart failure in asymptomatic patients with reduced left ventricular ejection fractions. N Engl J Med. 1992;327:685-91.
11. Heart Outcomes Prevention Evaluation Study Investigators. Effects of an angiotensin-converting-enzyme inhibitor, ramipril, on cardiovascular events in high-risk patients. N Engl J Med. 2000;342:145-53.
12. Cushman DW, Ondetti MA. History of the design of captopril and related inhibitors of angiotensin converting enzyme. Hypertension. 1991;17:589-92.
13. Weinberger MH. Blood pressure and metabolic responses to hydrochlorothiazide, captopril, and the combination in black and white mild-to-moderate hypertensive patients. J Cardiovasc Pharmacol. 1985;7:552-5.
14. Douglas JG, Bakris GI, Epstein M. Management of high blood pressure in African Americans. Arch Intern Med. 2003;163:525-41.

15. Ravid M, Ravid D. ACE inhibitors in elderly patients with hypertension. Drugs Aging. 1996;8:29-37.
16. Povoa R, Barroso WS, Brandão AA, et al. I Posicionamento Brasileiro sobre Combinação de Fármacos Anti-Hipertensivos. Arq Bras Cardiol. 2014;102(3):203-10.
17. Gradman AH, Cutler NR, Davis PJ, et al. Combined enalapril and felodipine extended release (ER) for systemic hypertension. Am J Cardiol. 1997;79:431-5.
18. Hansson L, Lindholm LH, Niskanen L, Hedner T, Niklason A, Luomanmäki K, et al. Effect of angiotensin-converting-enzyme inhibition compared with conventional therapy on cardiovascular morbidity and mortality in hypertension: The Captopril Prevention project (CAPPP) randomized trial. Lancet. 1999;353:611-6.
19. Simonyi G. Benefits of fixed dose combination of ramipril/amlodipine in hypertensive diabetic patients: a subgroup analysis of RAMONA trial. Chin Med J. 2016;129:1224-8.
20. Miranda RD, Mion D, Rocha JC, Kohlmann JR O, Gomes MAM, Saraiva JFk, et al. An 18-week, prospective, randomized, double-blind, multicenter study of amlodipine/ramipril combination versus amlodipine monotherapy in the treatment of hypertension: the assessment of combination therapy of amlodipine/ramipril (ATAR) study. Clin Ther. 2008;30(9):1618-28.
21. Messerli FH, Bangalore S, Bavishi C, et al. Angiotensin-Converting Enzyme Inhibitors in Hypertension. To Use or Not to Use? J Am Coll Cardiol. 2018;71(13):1474-82.
22. The ALLHAT Officers and Coordinators for the ALLHAT Collaborative Research Group. Major outcomes in high-risk hypertensive patients randomized to angiotensin-converting enzyme inhibitor or calcium channel blocker vs. diuretic: The antihypertensive and lipid-lowering treatment to prevent heart attak trial. JAMA. 2002;288:2981.
23. Wing LMH, Reid CM, Ryan, Beilin LJ, Brown MA, Jennings GLR, et al. Second Australian national Blood pressure Study (ANBP2)- comparative outcome trial of ACE inhibitor-and diuretic-based treatment of hypertension in the elderly: principal results. N Engl J Med. 2003;348:583-92.
24. Hansson L, Lindholm LH, Ekbom T, Dahlöf B, Lanke H, Scherstén B, et al. Randomised trial of old and new antihypertensive drugs in elderly patients: cardiovascular mortality and morbidity the Swedish Trial in Old Patients with Hypertension-2 study. Lancet. 1999;354:1751-6.
25. Weber MA, Bakris GL, Jamerson K, Weir M, Kjeldsen SE, Devereux RB, et al. Cardiovascular events during differing hypertension therapies in patients with diabetes. J Am Coll Cardiol. 2010;56(1):77-85
26. Heran BS, Wong MMY, Heran IK, Wright JM. Blood pressure lowering efficacy of angiotensin converting enzyme (ACE) inhibitors for primary hypertension. Cochrane Database of Syst Rev. 2008,2008(4):CD003823.
27. Wright JM, Musini VM, Gill R. First-line drugs for hypertension. Cochrane Database of Syst Rev. 2018; 2018(4): CD001841.
28. Blood Pressure Lowering Treatment Trialists' Collaboration. Effects of different blood-pressure-lowering regimens on major cardiovascular events: results of prospectively-designed overviews of randomized trials. Lancet. 2003;362:1527-35.
29. Beckett NS, Peters R, Fletcher AE, Staessen JA, Liu L, Dumitrascu D, et al. Treatment of hypertension in patients 80 years of age or older. N Engl J Med. 2008;358:1887-98.
30. Dahlof B, Gosse P, Gueret P, Dubourg O, de Simone G, Schmieder R, et al. Perindopril/indapamide combination more effective than enalapril in reducing blood pressure and left ventricular mass: the PICXEL study. J Hypertens. 2005;23:2063-70.
31. Hankey G, Warlow C. Treatment and secondary prevention of stroke: evidence, costs, and effects on individuals and populations. Lancet. 1999;354:1457-63.
32. PROGRESS Collaborative Group. Randomised trial of a perindopril-based blood-pressure-lowering regimen among 6105 individuals with previous stroke or transient ischaemic attack. Lancet. 2001;358:1033-41.
33. The EURopean trial on reduction of cardiac events with Perindopril in stable coronary Artery disease Investigators. Efficacy of perindopril in reduction of cardiovascular events among patients with stable coronary artery disease: randomised, double-blind, placebo-controlled, multicentre trial (the EUROPA study). Lancet. 2003;362:782-88.
34. The Heart Outcomes Prevention Evaluation Study Investigators. Effects of an angiotensin-converting enzyme inhibitor, ramipril, on cardiovascular events in high-risk patients. N Engl J Med. 2000;342:145-53.
35. Ruggenenti P, Perna A, Gherardi G, et al. Renal function and requirement for dialysis in chronic nephropathy patients on long-term ramipril: REIN follow-up trial. Gruppo Italiano di Studi Epidemiologici in Nefrologia (GISEN). Ramipril Efficacy in Nephropathy. Lancet. 1998;352:1252-6.
36. Viberti G, Mogensen CE, Groop LC, Pauls JF. Effect of captopril on progression to clinical proteinuria in patients with insulin-dependent diabetes mellitus and microalbuminuria. European

Microalbuminuria Captopril Study group. JAMA 1994, 271:275-9.

37. Wright JT Jr., Bakris G, Greene T, et al. Effect of blood pressure lowering and antihypertensive drug class on progression of hypertensive kidney disease: results from the AASK trial. JAMA. 2002;288:2421-31.
38. Hussar DA. The angiotensin-converting enzyme inhibitors (ACEIs). The Drug Advisor. 2002;1:1-8.
39. Reardon LC, Macpherson DS. Hyperkalemia in outpatients using angiotensin-converting enzyme inhibitors: How much should we worry? Arch Intern Med. 1998;158:26-32.
40. Israili ZH, Hall DW. Cough and angiotensin-converting enzyme inhibitor therapy. Ann Int Med. 1992;117:234-42.
41. Wyskida K, Jura-Szołtys E, Smertka M, Owczarek A, Chudek J. Factors that favor the occurrence of cough in patients treated with ramipril – A pharmacoepidemiological study. Med Sci Monit. 2012;18(9)PI21-8.
42. Kostis JB, Packer M, Black HR, Schmieder R, Henry D, Levy Elliot. Omapatrilat and enalapril in patients with hypertension: the Omapatrilat Cardiovascular Treatment vs. Enalapril (OCTAVE) trial. Am J Hypertens. 2004;17:103-11.
43. Karthikeyan VJ, Ferner RE, Baghdadi S, Lane DA, Lip GYH, Beever DG. Are angiotensin-converting enzyme inhibitors and angiotensin receptor blockers safe in pregnancy: a report of ninety-one pregnancies. J Hypertens. 2011;29:396-9.
44. Bateman BT, Patorno E, Desai RJ, Seely EW, Mogun L, Dejene SZ, et al. Angiotensin-converting enzyme inhibitors and the risk of congenital malformations. Obstet Gynecol. 2017;129(1):174-84.

Bloqueadores dos receptores AT1 da angiotensina II

Diogo Pereira Santos Sampaio
Weimar Kunz Sebba Barroso
Aguinaldo F. Freitas Jr
Eduardo Costa Duarte Barbosa

CONSULTA RÁPIDA

- A classe dos bloqueadores dos receptores da angiotensina II (BRA) é uma das mais utilizadas no tratamento da doença hipertensiva tanto em monoterapia ou combinações.
- Tem como principais mecanismos de ação a vasodilatação e natriurese, mas também apresenta efeitos antiproliferativos e anti-inflamatórios.
- Atualmente existem comercialmente disponíveis no Brasil seis medicamentos da classe, em ordem de aparecimento: losartana, valsartana, candesartana, irbesartana, telmisartana e olmesartana.
- Entre eles existem diferenças relacionadas à meia-vida, à biodisponibilidade, à potência e às vias de eliminação.

Diferenciais da classe

- Incidência de eventos adversos semelhante ao placebo.
- Possibilidade de combinação com as principais classes de anti-hipertensivos.

Evidências de proteção cardiovascular com os BRA

- Doença hipertensiva.
- Prevenção secundária do acidente vascular cerebral.
- Insuficiência cardíaca.
- Infarto agudo do miocárdio.
- Diabetes.
- Fibrilação atrial.

INTRODUÇÃO

Os bloqueadores dos receptores AT1 da angiotensina II (BRA) constituem a classe mais utilizada no tratamento da hipertensão arterial sistêmica (HAS) em nosso país[1]. São medicamentos de primeira linha no tratamento dessa condição e apresentam ainda benefício comprovado na insuficiência cardíaca com fração de ejeção reduzida (ICFEr), doença arterial coronariana (DAC), *diabetes mellitus* (DM) e doença renal crônica (DRC)[2].

Os BRA foram introduzidos na prática clínica em 1995, com a losartana[3]. Sua descoberta representou grande avanço no entendimento da fisiologia do sistema renina-angiotensina-aldosterona (SRRA), bem como os efeitos hemodinâmicos de seu bloqueio. Além disso, a introdução dessa classe representou uma alternativa ao tratamento daqueles intolerantes aos inibidores de enzima conversora de angiotensina (IECA)[4,5].

MECANISMOS DE AÇÃO

Os BRA são medicamentos que atuam no SRAA. Seu mecanismo básico de ação é o bloqueio dos receptores AT1 da angiotensina II. Ao impedir essa ação, esses medicamentos contrapõem os efeitos causados por essa via de sinalização: vasoconstrição, inflamação, crescimento e proliferação celular, antinatriurese, aumento da aterogenicidade, aumento da atividade do sistema nervoso simpático e diminuição do fluxo sanguíneo renal[6].

Ainda, ao bloquear a ligação da angiotensina II, ocorre um *feedback* positivo com estímulo a liberação de renina e consequentemente maior geração de angiotensina I e sua conversão em angiotensina II. Dessa forma, os efeitos da angiotensina II sobre o receptor AT2 são amplificados: vasodilatação, natriurese, anti-inflamação, inibição do crescimento celular e aumento do fluxo plasmático renal[6,7].

Concomitante ao aumento dos níveis de angiotensina I e II, advindos do bloqueio dos receptores AT1, ocorre o aumento da geração de alguns peptídeos como a angiotensina 1-7. Este último atua em receptores acoplados à proteína G do tipo *mas,* levando à produção de óxido nítrico e de prostaciclinas e a seus efeitos biológicos: vasodilatação, diurese, natriurese e efeitos antiproliferativos[6].

Dessa modo, pode-se dizer que o efeito resultante da administração de um BRA é a vasodilatação, a natriurese, a antiproliferação e a anti-inflamação, advindos majoritariamente do bloqueio dos receptores AT1 e estímulo aos receptores AT2 e *mas*[6].

Além disso, alguns medicamentos da classe produzem outros efeitos independentemente do bloqueio dos receptores AT1: antagonismo do receptor de tromboxane A2/inibição da agregação plaquetária, estímulo ao receptor PPAR-γ, redução dos níveis séricos de ácido úrico, inibição da produção de prostaglandinas, estímulo à síntese de óxido nítrico e inibição do sistema nervoso simpático[8].

MEDICAMENTOS DA CLASSE

Atualmente existem disponíveis no Brasil seis medicamentos da classe dos BRA comercializados, em ordem de aparecimento: losartana, valsartana, candesartana, irbesartana, telmisartana e olmesartana. No exterior, há ainda a eprosartana e a azilsartana. Esses medicamentos estão disponíveis em formulações isoladas ou em combinações com diuréticos tiazídicos e/ou bloqueadores de canais de cálcio. A Tabela I, adaptada das Diretrizes Brasileiras de Hipertensão Arterial – 2020, aponta as doses e as posologias dos medicamentos da classe disponíveis em nosso território[2].

TABELA I Bloqueadores dos receptores AT1 da angina (BRA) comercialmente disponíveis no Brasil

BRA	Dose diária (mg)	Posologia (x/dia)
Losartana	50-100	1-2
Valsartana	80-320	1
Candesartana	8-32	1
Irbesartana	150-300	1
Telmisartana	20-80	1
Olmesartana	20-40	1

Os BRA, à exceção da losartana, são absorvidos em sua forma ativa. Esta última é uma pró-droga que é convertida no seu metabólito ativo – E 3174[9].

Estruturalmente semelhantes, os diversos medicamentos da classe apresentam variações nos números de sítios disponíveis para ligação com os receptores AT1. Tais diferenças influenciam na atividade biológica de cada medicamento, no grau de afinidade ao receptor AT1 e no tempo de dissociação da ligação a este receptor (grau de insuperabilidade de ligação). Apesar das diferenças, todos podem

TABELA II Aspectos medicamentosos dos bloqueadores dos receptores AT1 da angina (BRA)[8]

BRA	Superabilidade do bloqueio do receptor Superável (S) Insuperável (I)	Meia-vida (em horas)	Biodisponibilidade (%)	Vias de eliminação Biliar (B) Renal (R)	Volume de distribuição (em L)	Metabolismo pelo citocromo P450
Losartana	S / E 3174: I	2/6-9	33	B: 70% R: 30%	34/12	2C9, 3A4, 1A2
Valsartana	S	6	23	B: 80% R: 20%	17	2C9 (fraco)
Candesartana	I	9-12	42	B: 40% R: 60%	10	2C9 (fraco)
Irbesartana	I	11-15	60-80	B: 75% R: 25%	53-93	2C9, 3A4
Telmisartana	I	24	43	B: 100%	500	Não
Olmesartana	I	14-16	26	B: 60% R: 40%	17	Não
Eprosartana	S	5-7	63	B: 10% R: 90%	13	Não
Azilsartana	S	11	60	B: 55% R: 45%	16	2C9

Font: adaptada de Taylor et al., 2011[10].

ser utilizados com uma única dose diária. A Tabela II aponta os aspectos medicamentosos dos diferentes BRA[10].

Como dito anteriormente, além das propriedades de bloqueio dos receptores AT1, determinados medicamentos da classe dos BRA exercem efeitos únicos sobre outras vias[8].

A telmisartana em doses terapêuticas tem atividade sobre os receptores PPAR-γ, levando a efeito benéfico no metabolismo da glicose em modelos experimentais e em seres humanos. A losartana e a irbesartana têm o mesmo efeito, porém com doses supraterapêuticas[8,10].

A losartana e a telmisartana têm ação antiagregante plaquetária[10]. A losartana apresenta ainda a propriedade de reduzir os níveis séricos de ácido úrico ao reduzir a reabsorção desse metabólito no túbulo proximal. Este último efeito pode explicar, em partes, a redução da morbidade e mortalidade cardiovasculares quando comparada ao atenolol, independentemente da pressão arterial (PA), conforme demonstrado no estudo LIFE[11].

O efeito anti-hipertensivo dos diferentes medicamentos dessa classe *versus* o placebo é similar, quando comparado o uso em doses equivalentes, conforme apontado por uma metanálise com 13.451 indivíduos de 46 ensaios clínicos randomizados[12].

Contudo, alguns estudos apontam que a azilsartana tem efeito anti-hipertensivo superior quando comparado à telmisartana[13], olmesartana[14], valsartana, candesartana e losartana[15,16].

Quando comparados aos inibidores da enzima conversora de angiotensina (IECA), metanálises apontam maiores reduções nas pressões arteriais sistólica (PAS) e diastólica (PAD) com BRA[12,17,18].

Além disso, diversos estudos apontam o papel dos BRA na redução da rigidez arterial. Metanálise realizada por Peng et al.

demonstrou redução nas velocidades de onda de pulso em usuários de telmisartana e valsartana[19]. A olmesartana apresentou benefício semelhante[20].

EFEITOS COLATERAIS

No geral, os BRA são bem tolerados e apresentam baixa incidência de efeitos colaterais[21]. Diferente dos IECA que são frequentemente associados à ocorrência de tosse seca, os BRA apresentam incidência semelhante ao placebo para esse efeito[22]. Além disso, as taxas de suspensão ou abandono do tratamento nos usuários de BRA são inferiores aos de IECA e aos de usuários de placebo[18,23].

O angioedema é um efeito colateral raro com o uso de IECA[24]. Tal efeito é ainda menos frequente nos usuários de BRA. Contudo, a ocorrência desse fenômeno com o usuário de IECA suscita maiores cuidados quando optado por trocar o tratamento para BRA.

À semelhança das demais classes de medicamentos inibidores do SRAA, podem causar piora transitória da função renal e hipercalemia, principalmente nos indivíduos portadores de DRC e são contraindicados na gravidez pelo potencial teratogênico[25].

REDUÇÃO DA MORBIDADE E MORTALIDADE CARDIOVASCULARES NA HIPERTENSÃO ARTERIAL SISTÊMICA

No estudo LIFE, o uso de losartana conferiu redução da morbidade e mortalidade cardiovasculares quando comparado ao atenolol, para um mesmo valor de pressão arterial. Tal fato suscitou a hipótese de que o uso da losartana confere outros benefícios além da redução da PA[26].

Já no estudo VALUE, a valsartana foi comparada ao anlodipino para testar o mesmo desfecho do estudo anterior. Não houve diferença na morbidade e mortalidade cardiovasculares entres as duas medicações (10,6% x 10,4%, p = 0,49). Contudo, a redução da pressão arterial atingida pelo braço anlodipino foi superior àquela atingida pelo BRA (diferença de 4,0/2,1 mmHg em 1 mês e 1,5/1,3 mmHg em 1 ano, p < 0,001). Tal fato pode ter justificado a diferença do desfecho entre os dois estudos[27].

Na população japonesa, o *trial* CASE-J apontou que a candesartana e o anlodipino foram equivalentes na redução de eventos cardiovasculares. Contudo, no subgrupo portador de hipertrofia ventricular esquerda, o BRA foi capaz de reduzir a massa do ventrículo esquerdo de modo significativo quando comparado ao bloqueador de canal de cálcio. Além disso, no grupo candesartana, a incidência de casos novos de diabetes foi inferior (RRR 36%)[28].

No estudo ONTARGET, a telmisartana foi equivalente ao ramipril na redução da morbidade e mortalidade cardiovasculares, porém com menor incidência de tosse e angioedema e maior incidência de hipotensão[29].

Comparado ao placebo (em conjunto com terapia anti-hipertensiva escalonada), em intolerantes ao IECA, a telmisartana apresentou redução discreta de um desfecho secundário composto de morte cardiovascular, infarto ou AVE, no estudo TRANSCEND[30].

No *trial* SCOPE, os pacientes submetidos a terapia com candesartana (e demais terapias anti-hipertensivas, conforme necessário) tiveram uma modesta redução de eventos cardiovasculares, principalmente às custas de AVE não fatal, comparados ao placebo (associado à terapia anti-hipertensiva, conforme necessário).

Os BRA são, portanto, medicamentos com benefícios bem estabelecidos na redução da morbidade e mortalidade cardiovasculares[31].

PREVENÇÃO SECUNDÁRIA DE ACIDENTE VASCULAR ENCEFÁLICO

A despeito do benefício estabelecido dos BRA na prevenção primária de AVE, a prevenção secundária com essa classe apresenta resultados conflitantes nos ensaios clínicos.

Na fase aguda/subaguda da doença, o estudo ACCESS demonstrou benefício na redução de novos eventos cardiovasculares (incluindo o AVE) para os usuários de candesartana da ordem de 48%[32]. Já no estudo SCAST, que analisou uma amostra maior, não houve benefício do uso desse medicamento[33].

Na fase crônica, o estudo MOSES comparou a eprosartana com o nitrendipino e demonstrou benefício do BRA na prevenção de um novo evento cerebral[34]. Já no estudo PROFESS, que analisou o uso da telmisartana, o mesmo benefício não foi demonstrado[35].

Desse modo, o papel dos BRA na prevenção secundária do AVE ainda é incerto.

INSUFICIÊNCIA CARDÍACA

No estudo Val-HeFT, o uso de valsartana em pacientes portadores de IC (sem uso de IECA) reduziu a mortalidade por todas as causas em 33% comparado ao placebo. Além disso, esse medicamento foi associado à melhora da classe funcional, à fração de ejeção e aos sinais e sintomas de IC[36].

Comparado ao enalapril, a candesartana teve efeito similar na função ventricular e classe funcional, no estudo RESOLVD[37].

O estudo CHARM mostrou que a candesartana apresentou redução do risco de morte cardiovascular e internações por IC[38].

Em idosos, o tratamento com losartana foi similar ao captopril em relação aos desfechos de morte por todas as causas, morte súbita ou morte súbita revertida e melhora da classe funcional conforme o estudo ELITE II[39].

Estes estudos destacam a redução da morbidade e da mortalidade em portadores de insuficiência cardíaca, sendo uma opção naqueles intolerantes aos IECA.

INFARTO AGUDO DO MIOCÁRDIO

No estudo VALIANT, a valsartana foi não inferior ao captoptril na redução da morbidade e mortalidade cardiovascular pós-infarto, em pacientes com disfunção ventricular esquerda e/ou insuficiência cardíaca[40]. Em uma análise de subgrupo desse estudo, a valsartana e o captopril resultaram em mudanças similares no volume cardíaco, na fração de ejeção e no tamanho do segmento do miocárdio infartado após 20 meses de tratamento[41].

Em uma análise *post-hoc* do estudo TRANSCEND, foi evidenciado que o uso de telmisartana em indivíduos hipertensos foi associado a menor risco de infarto agudo do miocárdio em intolerantes ao IECA[42].

Já quando comparado ao ramipril, a valsartana foi associada a taxas semelhantes de infarto em pacientes portadores doença vascular ou diabetes de alto risco, conforme citado anteriormente no estudo ONTARGET[29].

Esses estudos reforçam o papel dos BRA na prevenção secundária de infarto agudo do miocárdio, principalmente naqueles indivíduos intolerantes aos IECA.

FIBRILAÇÃO ATRIAL

A losartana, a valsartana e a candesartana foram capazes de reduzir a incidência de fibrilação atrial (FA) nova conforme subanálises dos já citados estudos LIFE, VALUE, CHARM e VaL-HeFT, com uma redução do risco relativo de 20 a 35%[43-46].

A telmisartana reduziu significativamente a recorrência de FA quando comparada ao carvedilol, anlodipino e ramipril[47-49]. O mesmo foi observado com a valsartana quando comparada ao anlodipino e ao ramipril[50]. No entanto, esses achados não foram corroborados pelo estudo GISSI-AF, no qual a valsartana não preveniu recorrência de FA comparada ao placebo[51].

A associação de valsartana com anlodipino foi superior à associação de atenolol com anlodipino para a prevenção da recorrência de FA[52]. Já a associação de losartana com amiodarona também foi superior a associação de anlodipino com o antiarrítmico para esse mesmo desfecho[53].

Tomados em conjunto, esses estudos reforçam o papel dos BRA no remodelamento atrial quando comparada a outras classes de anti-hipertensivos, independentemente da redução da PA.

DIABETES

A telmisartana é capaz de ativar o receptor PPAR-γ, aumentando a sensibilidade à insulina com consequente benefício no metabolismo da glicose[54]. Esse fato foi confirmado por uma metanálise de 8 estudos envolvendo 763 pacientes. Nesse estudo foi ainda observado maior redução da glicose com a dose de 80 mg de telmisartana comparada à dose de 40 mg[55].

Uma metanálise dos estudos LIFE, SCOPE e VALUE, com cerca de 30 mil pacientes, demonstrou que a losartana, a candesartana e a valsartana diminuíram a incidência de casos de diabetes com um risco relativo cominado estimado de 0,8[56].

Esses estudos reforçam o benefício no controle glicêmico produzido pelos BRA.

PREVENÇÃO DE NEFROPATIA

Palmer et al. demonstraram numa metanálise com cerca de 43 mil participantes que os BRA foram a classe de anti-hipertensivo mais eficaz para a prevenção da doença renal terminal em pacientes com DRC e diabetes[57].

No estudo RENAAL, o uso de losartana associado ao tratamento convencional de HAS em pacientes portadores de diabetes tipo 2 e nefropatia reduziu o risco de evolução para doença renal terminal em 28% e o risco de proteinúria em 35%.

De modo semelhante, no estudo de Lewis et al., a irbesartana comparada ao placebo e ao anlodipino foi mais eficaz em reduzir a progressão da nefropatia em pacientes diabéticos tipo 2. Comparado ao placebo, o risco de dobrar a creatinina basal foi reduzido em 33% e de evoluir para doença renal terminal foi reduzido em 23%[58].

Em uma metanálise de 20 estudos comparando a telmisartana a IECA, outros BRA, outros anti-hipertensivos ou placebo, foi evidenciado benefício dessa medicação na redução da proteinúria/albuminúria e consequente redução da progressão da disfunção renal[59].

Esses estudos evidenciam o papel dos BRA na redução da proteinúria/piora da nefropatia em indivíduos portadores de DRC, principalmente quando associados a diabetes.

RISCO DE CÂNCER

Em 2018, diversos lotes de BRA tiveram a venda suspensa em todo o mundo dada a contaminação com uma substância carcinogênica (nitrosamina) em sua composição. Tal fato acendeu um alerta sobre o potencial risco de carcinogênese da classe[60].

Metanálise envolvendo o tratamento com várias classes de anti-hipertensivos e mais de 260 mil participantes não encontrou associação entre câncer e nenhuma classe (incluindo os BRA)[61].

Baseado nos estudos atuais, o benefício dos BRA supera em muito o potencial carcinogênico ainda incerto. Provavelmente, a contaminação dos lotes com impurezas sejam responsáveis por esses efeitos e não os princípios ativos propriamente ditos[62].

COVID-19

Com a pandemia da Covid-19, foi aventada a hipótese de que usuários de inibidores do SRAA estariam suscetíveis a desenvolver as formas graves da infecção pelo SARS-CoV-2[63]. Essa hipótese foi baseada no fato de o vírus utilizar o receptor ECA2 para adentrar na célula hospedeira. Tal receptor, por sua vez, tem sua expressão aumentada com o uso dos inibidores do SRAA.

Diversos estudos observacionais realizados não demonstraram essa associação[64]. Uma metanálise realizada com 21 estudos também não demonstrou risco maior de morte ou quadro mais grave de Covid-19 em usuários de IECA ou BRA[65]. Outra demonstrou risco menor de infecção pelo vírus em usuários de BRA comparados ao IECA[66].

Por fim, um ensaio clínico randomizado brasileiro, BRACE-CORONA, também não demonstrou alteração do prognóstico em pacientes hospitalizados com as formas leve e moderada de Covid-19 ao comparar a suspensão *versus* a manutenção do uso de IECA ou BRA[67].

Esses achados apontam, até o momento, que o uso dos BRA é seguro durante a infecção pela Covid-19 e deve ser mantido (a menos que apresente contraindicação como injúria renal aguda e hipercalemia).

CONSIDERAÇÕES FINAIS

Os BRA são anti-hipertensivos eficazes para o tratamento da HAS isoladamente ou em associações. São bem tolerados, com perfil de efeito colaterais semelhante ao placebo e se mostram como uma alternativa aos intolerantes ao IECA. Além de controlar a PA e reduzir a rigidez arterial são capazes de reduzir a morbidade e mortalidade cardiovasculares; úteis na prevenção de FA nova e na recorrência dessa arritmia; eficazes para reduzir a incidência de diabetes e melhorar o controle glicêmico; e têm efeito benéfico na redução da proteinúria e na progressão da nefropatia. Sua associação com câncer e pior prognóstico na Covid-19 não foi estabelecida.

BIBLIOGRAFIA

1. Barroso WKS, Feitosa ADM, Barbosa ECD, Brandão AA, Miranda RD, Vitorino PVO, et al. Hipertensos tratados e avaliados por telemonitoramento residencial da pressão arterial. Estudo TeleMRPA. Arq Bras Cardiol. 2021;117(3):520-7.
2. Barroso WKS, Rodrigues CIS, Bortolotto LA, Mota-Gomes MA, Brandão AA, Feitosa AD de M, et al. Diretrizes Brasileiras de Hipertensão Arterial – 2020. Arq Bras Cardiol. 2021;116(3):516-658.
3. Timmermans PB, Duncia J V, Carini DJ, Chiu AT, Wong PC, Wexler RR, et al. Discovery of losartan, the first angiotensin II receptor antagonist. J Hum Hypertens. 1995;9(Suppl 5):S3-18.
4. Timmermans PB, Smith RD. A new class of therapeutic agents: the angiotensin II receptor antagonists. Cardiologia. 1994;39(12 Suppl 1):397-400.
5. Timmermans PB, Smith RD. The diversified pharmacology of angiotensin II-receptor blockade. Blood Press Suppl. 1996;2:53-61.
6. Ferrario CM. Role of Angiotensin II in Cardiovascular Disease – Therapeutic Implications of More Than a Century of Research. J Renin-Angiotensin-Aldosterone Syst. 2006;7(1):3-14.
7. Abraham HMA, White CM, White WB. The comparative efficacy and safety of the angiotensin receptor blockers in the management of hypertension and other cardiovascular Diseases. Drug Saf. 2015;38(1):33-54.
8. Reid JL. Review: Molecular-specific effects of angiotensin II antagonists: clinical relevance to treating hypertension? J Renin-Angiotensin-Aldosterone Syst. 2005;6(1):15-24.
9. Sica DA, Gehr TWB, Ghosh S. Clinical pharmacokinetics of losartan. Clin Pharmacokinet. 2005;44(8):797-814.
10. Taylor AA, Siragy H, Nesbitt S. Angiotensin receptor blockers: pharmacology, efficacy, and safety. J Clin Hypertens. 2011;13(9):677-86.
11. Høieggen A, Alderman MH, Kjeldsen SE, Julius S, Devereux RB, de Faire ULF, et al. The impact

of serum uric acid on cardiovascular outcomes in the LIFE study. Kidney Int. 2004;65(3):1041-9.
12. Heran BS, Wong MM, Heran IK, Wright JM. Blood pressure lowering efficacy of angiotensin receptor blockers for primary hypertension. Cochrane Database Syst Rev. 2008;2008(4):CD003822.
13. Garg M, Manik G, Singhal A, Singh V, Varshney R, Sethi A. Efficacy and safety of azilsartan medoxomil and telmisartan in hypertensive patients: A randomized, assessor-blinded study. Saudi J Med Med Sci. 2020;8(2):87-94.
14. Zhao D, Liu H, Dong P. Antihypertensive effect of azilsartan versus olmesartan in patients with essential hypertension: a meta-analysis. Irish J Med Sci (1971-). 2019;188(2):481-8.
15. Perry CM. Azilsartan medoxomil. Clin Drug Investig. 2012;32(9):621-39.
16. Kurtz TW, Kajiya T. Differential pharmacology and benefit/risk of azilsartan compared to other sartans. Vasc Health Risk Manag. 2012;133-43.
17. Heran BS, Wong MM, Heran IK, Wright JM. Blood pressure lowering efficacy of angiotensin converting enzyme (ACE) inhibitors for primary hypertension. Cochrane Database Syst Rev. 2008;2008(4):CD003832.
18. Law MR, Wald NJ, Morris JK, Jordan RE. Value of low dose combination treatment with blood pressure lowering drugs: analysis of 354 randomised trials. BMJ. 2003;326(7404):1427.
19. Peng F, Pan H, Wang B, Lin J, Niu W. The impact of angiotensin receptor blockers on arterial stiffness: a meta-analysis. Hypertens Res. 2015;38(9):613-20.
20. Matsui Y, Kario K. Differential impacts of antihypertensive drugs on central blood pressure and their clinical significance. Curr Hypertens Rev. 2012;8(2):114-9.
21. Messerli FH, Bangalore S, Bavishi C, Rimoldi SF. Angiotensin-converting enzyme inhibitors in hypertension: to use or not to use? J Am Coll Cardiol. 2018;71(13):1474-82.
22. Dharmarajan TS, Dharmarajan L. Tolerability of antihypertensive medications in older adults. Drugs Aging. 2015;32(10):773-96.
23. Li EC, Heran BS, Wright JM. Angiotensin converting enzyme (ACE) inhibitors versus angiotensin receptor blockers for primary hypertension. Cochrane Database Syst Rev. 2014;2014(8):CDD009096.
24. Makani H, Messerli FH, Romero J, Wever-Pinzon O, Korniyenko A, Berrios RS, et al. Meta-analysis of randomized trials of angioedema as an adverse event of renin-angiotensin system inhibitors. Am J Cardiol. 2012;110(3):383-91.
25. Catanzaro DF, Frishman WH. Angiotensin receptor blockers for management of hypertension. South Med J. 2010;103(7):669-73.
26. Dahlöf B, Devereux RB, Kjeldsen SE, Julius S, Beevers G, de Faire U, et al. Cardiovascular morbidity and mortality in the Losartan Intervention For Endpoint reduction in hypertension study (LIFE): a randomised trial against atenolol. Lancet. 2002;359(9311):995-1003.
27. Julius S, Kjeldsen SE, Weber M, Brunner HR, Ekman S, Hansson L, et al. Outcomes in hypertensive patients at high cardiovascular risk treated with regimens based on valsartan or amlodipine: the VALUE randomised trial. Lancet. 2004;363(9426):2022-31.
28. Ogihara T, Fujimoto A, Nakao K, Saruta T, CASE-J Trial Group. ARB candesartan and CCB amlodipine in hypertensive patients: the CASE-J trial. Expert Rev Cardiovasc Ther. 2008;6(9):1195-201.
29. ONTARGET Investigators, Yusuf S, Teo KK, Pogue J, Dyal L, Copland I, et al. Telmisartan, ramipril, or both in patients at high risk for vascular events. N Engl J Med. 2008;358(15):1547-59.
30. Telmisartan Randomised AssessmeNt Study in ACE iNtolerant subjects with cardiovascular Disease (TRANSCEND) Investigators, Yusuf S, Teo K, Anderson C, Pogue J, Dyal L, et al. Effects of the angiotensin-receptor blocker telmisartan on cardiovascular events in high-risk patients intolerant to angiotensin-converting enzyme inhibitors: a randomised controlled trial. Lancet. 2008;372(9644):1174-83.
31. Thomopoulos C, Parati G, Zanchetti A. Effects of blood pressure lowering on outcome incidence in hypertension: 4. Effects of various classes of antihypertensive drugs – overview and meta-analyses. J Hypertens. 2015;33(2):195-211.
32. Schrader J, Lüders S, Kulschewski A, Berger J, Zidek W, Treib J, et al. The ACCESS Study. Stroke. 2003;34(7):1699-703.
33. Sandset EC, Bath PM, Boysen G, Jatuzis D, Kõrv J, Lüders S, et al. The angiotensin-receptor blocker candesartan for treatment of acute stroke (SCAST): a randomised, placebo-controlled, double-blind trial. Lancet. 2011;377(9767):741-50.
34. Schrader J, Lüders S, Kulschewski A, Hammersen F, Plate K, Berger J, et al. Morbidity and Mortality After Stroke, Eprosartan Compared with Nitrendipine for Secondary Prevention: principal results of a prospective randomized controlled study (MOSES). Stroke. 2005;36(6):1218-26.
35. Yusuf S, Diener H-C, Sacco RL, Cotton D, Ôunpuu S, Lawton WA, et al. Telmisartan to prevent recurrent stroke and cardiovascular events. N Engl J Med. 2008;359(12):1225-37.
36. Tan L-B, Schlosshan D, Williams SG. The benefits of valsartan in the treatment of heart failure: results from Val-HeFT. Int J Clin Pract. 2004;58(2):184-91.

37. McKelvie RS, Yusuf S, Pericak D, Avezum A, Burns RJ, Probstfield J, et al. Comparison of candesartan, enalapril, and their combination in congestive heart failure: randomized evaluation of strategies for left ventricular dysfunction (RESOLVD) pilot study. The RESOLVD Pilot Study Investigators. Circulation. 1999;100(10):1056-64.
38. Pfeffer MA, Swedberg K, Granger CB, Held P, McMurray JJ V, Michelson EL, et al. Effects of candesartan on mortality and morbidity in patients with chronic heart failure: the CHARM-Overall programme. Lancet. 2003;362(9386):759-66.
39. Pitt B, Poole-Wilson PA, Segal R, Martinez FA, Dickstein K, Camm AJ, et al. Effect of losartan compared with captopril on mortality in patients with symptomatic heart failure: randomised trial – the Losartan Heart Failure Survival Study ELITE II. Lancet. 2000;355(9215):1582-7.
40. Pfeffer MA, McMurray JJ V, Velazquez EJ, Rouleau J-L, Køber L, Maggioni AP, et al. Valsartan, captopril, or both in myocardial infarction complicated by heart failure, left ventricular dysfunction, or both. N Engl J Med. 2003;349(20):1893-906.
41. Solomon SD, Skali H, Anavekar NS, Bourgoun M, Barvik S, Ghali JK, et al. Changes in ventricular size and function in patients treated with valsartan, captopril, or both after myocardial infarction. Circulation. 2005;111(25):3411-9.
42. Foulquier S, Böhm M, Schmieder R, Sleight P, Teo K, Yusuf S, et al. Impact of telmisartan on cardiovascular outcome in hypertensive patients at high risk: a Telmisartan Randomised AssessmeNt Study in ACE iNtolerant subjects with cardiovascular Disease subanalysis. J Hypertens. 2014;32(6):1334-41.
43. Wachtell K, Lehto M, Gerdts E, Olsen MH, Hornestam B, Dahlöf B, et al. Angiotensin II receptor blockade reduces new-onset atrial fibrillation and subsequent stroke compared to atenolol: the Losartan Intervention For End Point Reduction in Hypertension (LIFE) study. J Am Coll Cardiol. 2005;45(5):712-9.
44. Ducharme A, Swedberg K, Pfeffer MA, Cohen-Solal A, Granger CB, Maggioni AP, et al. Prevention of atrial fibrillation in patients with symptomatic chronic heart failure by candesartan in the Candesartan in Heart failure: Assessment of Reduction in Mortality and morbidity (CHARM) program. Am Heart J. 2006;152(1):86-92.
45. Schmieder RE, Kjeldsen SE, Julius S, McInnes GT, Zanchetti A, Hua TA, et al. Reduced incidence of new-onset atrial fibrillation with angiotensin II receptor blockade: the VALUE trial. J Hypertens. 2008;26(3):403-11.
46. Maggioni AP, Latini R, Carson PE, Singh SN, Barlera S, Glazer R, et al. Valsartan reduces the incidence of atrial fibrillation in patients with heart failure: results from the Valsartan Heart Failure Trial (Val-HeFT). Am Heart J. 2005;149(3):548-57.
47. Fogari R, Mugellini A, Zoppi A, Preti P, Destro M, Lazzari P, et al. Effect of telmisartan and ramipril on atrial fibrillation recurrence and severity in hypertensive patients with metabolic syndrome and recurrent symptomatic paroxysmal and persistent atrial fibrillation. J Cardiovasc Pharmacol Ther. 2012;17(1):34-43.
48. Fogari R, Zoppi A, Maffioli P, Mugellini A, Preti P, Perrone T, et al. Effect of telmisartan on paroxysmal atrial fibrillation recurrence in hypertensive patients with normal or increased left atrial size. Clin Cardiol. 2012;35(6):359-64.
49. Galzerano D, Di Michele S, Paolisso G, Tuccillo B, Lama D, Carbotta S, et al. A multicentre, randomized study of telmisartan versus carvedilol for prevention of atrial fibrillation recurrence in hypertensive patients. J Renin Angiotensin Aldosterone Syst. 2012;13(4):496-503.
50. Fogari R, Derosa G, Ferrari I, Corradi L, Zoppi A, Lazzari P, et al. Effect of valsartan and ramipril on atrial fibrillation recurrence and P-wave dispersion in hypertensive patients with recurrent symptomatic lone atrial fibrillation. Am J Hypertens. 2008;21(9):1034-9.
51. GISSI-AF Investigators, Disertori M, Latini R, Barlera S, Franzosi MG, Staszewsky L, et al. Valsartan for prevention of recurrent atrial fibrillation. N Engl J Med. 2009;360(16):1606-17.
52. Fogari R, Zoppi A, Mugellini A, Corradi L, Lazzari P, Preti P, et al. Comparative evaluation of effect of valsartan/amlodipine and atenolol/amlodipine combinations on atrial fibrillation recurrence in hypertensive patients with type 2 diabetes mellitus. J Cardiovasc Pharmacol. 2008;51(3):217-22.
53. Fogari R, Mugellini A, Destro M, Corradi L, Zoppi A, Fogari E, et al. Losartan and prevention of atrial fibrillation recurrence in hypertensive patients. J Cardiovasc Pharmacol. 2006;47(1):46-50.
54. Dézsi CA. The Different Therapeutic Choices with ARBs. Which One to Give? When? Why? Am J Cardiovasc Drugs. 2016;16(4):255-66.
55. Suksomboon N, Poolsup N, Prasit T. Systematic review of the effect of telmisartan on insulin sensitivity in hypertensive patients with insulin resistance or diabetes. J Clin Pharm Ther. 2012;37(3):319-27.
56. Cheung BMY, Cheung GTY, Lauder IJ, Lau C-P, Kumana CR. Meta-analysis of large outcome trials of angiotensin receptor blockers in hypertension. J Hum Hypertens. 2006;20(1):37-43.
57. Palmer SC, Mavridis D, Navarese E, Craig JC, Tonelli M, Salanti G, et al. Comparative efficacy and safety of blood pressure-lowering agents in

adults with diabetes and kidney disease: a network meta-analysis. Lancet. 2015;385(9982):2047-56.
58. Lewis EJ, Hunsicker LG, Clarke WR, Berl T, Pohl MA, Lewis JB, et al. Renoprotective effect of the angiotensin-receptor antagonist irbesartan in patients with nephropathy due to type 2 diabetes. N Engl J Med. 2001;345(12):851-60.
59. Takagi H, Yamamoto H, Iwata K, Goto S-N, Umemoto T, ALICE (All-Literature Investigation of Cardiovascular Evidence) Group. Effects of telmisartan on proteinuria or albuminuria: a meta-analysis of randomized trials. Int J Cardiol. 2013;167(4):1443-9.
60. Berrido AM, Byrd JB. Angiotensin receptor blockers and the risk of cancer: insights from clinical trials and recent drug recalls. Curr Hypertens Rep. 2020;22(3):20.
61. Copland E, Canoy D, Nazarzadeh M, Bidel Z, Ramakrishnan R, Woodward M, et al. Antihypertensive treatment and risk of cancer: an individual participant data meta-analysis. Lancet Oncol. 2021;22(4):558-70.
62. Dézsi CA. A review of clinical studies on angiotensin II receptor blockers and risk of cancer. Int J Cardiol. 2014;177(3):748-53.
63. Fang L, Karakiulakis G, Roth M. Are patients with hypertension and diabetes mellitus at increased risk for COVID-19 infection? Lancet Respir Med. 2020;8(4):e21.
64. Ferrari F, Martins VM, Fuchs FD, Stein R. Renin-angiotensin-aldosterone system inhibitors in COVID-19: a review. Clinics. 2021;76:e2342.
65. Lo KB, Bhargav R, Salacup G, Pelayo J, Albano J, McCullough PA, et al. Angiotensin converting enzyme inhibitors and angiotensin II receptor blockers and outcomes in patients with COVID-19: a systematic review and meta-analysis. Expert Rev Cardiovasc Ther. 2020;18(12):919-30.
66. Kurdi A, Abutheraa N, Akil L, Godman B. A systematic review and meta-analysis of the use of renin-angiotensin system drugs and COVID-19 clinical outcomes: What is the evidence so far? Pharmacol Res Perspect. 2020;8(6):e00666.
67. Lopes RD, Macedo AVS, de Barros E Silva PGM, Moll-Bernardes RJ, dos Santos TM, Mazza L, et al. Effect of discontinuing vs continuing angiotensin-converting enzyme inhibitors and angiotensin II receptor blockers on days alive and out of the hospital in patients admitted with COVID-19. JAMA. 2021;325(3):254.

Bloqueadores alfa-adrenérgicos, bloqueadores adrenérgicos centrais e vasodilatadores diretos

Fernando Nobre
Décio Mion Júnior

CONSULTA RÁPIDA

Alfabloqueadores

- São medicamentos inicialmente propostos e testados para serem empregados no tratamento da hipertensão arterial sistêmica. Em função de sua discreta ação na redução da pressão arterial e de possuírem efeitos adversos observados com frequência, estão restritos praticamente para os casos de hipertrofia prostática benigna. Os principais representantes dessa classe são: prazosina, terazosina e doxazosina. O efeito colateral mais comumente observado é a hipotensão postural, às vezes determinante de síncope.

Bloqueadores adrenérgicos centrais

- Agem em centros de controle cardiovascular do sistema nervoso central.
- Os principais representantes dessa classe de medicamentos são: metildopa, clonidina, moxonidina e rilmenidina, metildopa e clonidina reduzem a estimulação simpática dos centros vasopressores no tronco cerebral.
- Os principais efeitos colaterais dessas drogas são: boca seca, sonolência e efeito rebote com a suspensão abrupta (especialmente com a clonidina). Metildopa pode estar relacionada à hepatite medicamentosa.

Vasodilatadores de ação direta

Atuam sobre a parede vascular, promovendo relaxamento muscular com consequente vasodilatação e redução da resistência vascular periférica.
Os representantes mais comuns são hidralazina e minoxidil.
Apresentam como efeito colateral: hipertricose (com minoxidil), taquicardia reflexa e retenção hídrica, sendo necessária a associação de betabloqueadores e diuréticos para se evitar a taquifilaxia.

BLOQUEADORES ALFA-ADRENÉRGICOS

Embora essa classe tenha sido, inicialmente, proposta para o tratamento da hipertensão arterial sistêmica (HAS), hoje tem a sua aplicação praticamente restrita ao emprego nos pacientes com hipertrofia prostática benigna. Os antagonistas seletivos alfa-1 (prazosina, terazosina, doxazosina) permitem relaxamento do músculo liso de colo vesical, cápsula prostática e uretra prostática, melhorando o fluxo vesical. Por isso têm sido empregados em hiperplasia benigna de próstata e disfunção vesical.

O bloqueio de receptores alfa-1 adrenérgicos inibe a vasoconstrição induzida por catecolaminas, levando à vasodilatação arteriolar e venosa, com queda da pressão arterial (PA) decorrente da diminuição da resistência periférica.

Os bloqueadores não seletivos (alfa-1 e 2) também são empregados no tratamento de disfunção erétil, feocromocitoma (fenoxibenzamina e fentolamina) e crises hipertensivas (fentolamina) por retirada de clonidina ou ingestão de alimentos com tiramina quando há uso concomitante de inibidores da monoamino-oxidase (IMAO).

Os principais efeitos adversos, como hipotensão postural (inclusive com síncope) e taquicardia reflexa, limitam o uso desses medicamentos. A associação com betabloqueadores pode reduzir o efeito da taquicardia reflexa.

BLOQUEADORES ADRENÉRGICOS CENTRAIS

Os agonistas seletivos de receptores alfa-2 adrenérgicos agem em centros de controle cardiovascular do sistema nervoso central.

A ativação desses receptores centrais suprime o influxo simpático do cérebro para a periferia, provocando depleção de norepinefrina nas vesículas neuronais, substituindo-a por seu metabólito: alfa-metilnorepinefrina.

Os representantes dessa classe de medicamentos são: metildopa, clonidina, moxonidina e rilmenidina.

Metildopa e clonidina reduzem a estimulação simpática dos centros vasopressores no tronco cerebral, mas possibilitam a esses centros conservar, ou até mesmo aumentar, sua sensibilidade ao controle barorreceptor. Sendo assim, as ações anti-hipertensivas e tóxicas desses fármacos geralmente dependem pouco ou não dependem da postura dos efeitos de fármacos que agem diretamente sobre os neurônios simpáticos periféricos, como é o caso da guanetidina.

Esses fármacos não foram submetidos a ensaios clínicos randomizados de grande porte para avaliação de benefício sobre a morbidade e mortalidade no tratamento da hipertensão arterial sistêmica.

Metildopa

Os efeitos anti-hipertensivos da metildopa resultam do acúmulo em receptores adrenérgicos, competindo com as catecolaminas endógenas. A absorção é abaixo de 50%, com pico de concentração em 2 a 4 horas. Metabolizada no fígado e excretada pela urina, apresenta meia-vida prolongada em pacientes com insuficiência renal, necessitando de redução da dose.

A metildopa tem indicação para tratamento da hipertensão na gestação, condição na qual tem estudos de segurança para a mãe e o concepto. Ela reduz a PA principalmente por diminuir a resistência vascular periférica, com queda variável na frequência cardíaca e no débito cardíaco. Uma vantagem potencial da metildopa é que ela causa redução na resistência vascular renal. A eficácia máxima da metildopa na redução da PA é limitada. Possui biodisponibilidade baixa girando em torno de 25%.

Tem eficácia aumentada quando associada a diurético. Foi avaliada no tratamento de hipertensão moderada e grave, em associação com enalapril e hidroclorotiazida[1]. A eficácia em reduzir a PA foi igual à da terapia com hidroclorotiazida, propranolol e hidralazina.

A maior parte dos efeitos indesejáveis da metildopa é atribuída aos seus efeitos no sistema nervoso central, sendo o de maior frequência a sedação franca, sobretudo no início do tratamento, com sonolência frequente e não raramente limitando o seu emprego. Ainda podem ocorrer: distúrbios da concentração mental, pesadelos, depressão, vertigens e sinais extrapiramidais, hipotensão postural e disfunção sexual. A suspensão da droga leva à pronta reversão dessas anormalidades. Pode provocar ainda, embora com menor frequência, galactorreia, anemia hemolítica e lesão hepática, sendo contraindicada se houver insuficiência hepática.

Clonidina

Derivado imidazolínico, age tanto pelo estímulo em receptores centrais α2-adrenérgicos quanto em receptores imidazolínicos. Administrada por via oral, é bem absorvida com picos de concentração plasmática em 3 a 5 horas. A excreção fecal varia entre 15 e 30%, com 40 a 60% excretado inalterado pela urina. Em pacientes com insuficiência renal, a meia-vida plasmática de 12 a 16 horas é prolongada para mais de 40 horas, necessitando de redução da dose.

Reduz o débito cardíaco por conta da diminuição da frequência cardíaca e do relaxamento dos vasos de capacitância, com uma queda da resistência vascular periférica, especialmente em posição ortostática. A redução da PA acompanha-se da diminuição da resistência vascular renal com manutenção do fluxo sanguíneo aos rins. Possui ainda outros efeitos no sistema nervoso central que são úteis, como: diminuir instabilidade hemodinâmica durante anestesia geral, efeito analgésico extradural, diminuir o desejo ao uso de narcóticos e álcool durante a abstinência, facilitar tentativas de suspender o tabagismo, diminuir sintomas vasomotores na menopausa e tratar diarreia em diabéticos com neuropatia autonômica. Na investigação de hipertensão secundária, o teste com clonidina pode ser útil para diagnóstico de feocromocitoma em pacientes com aumento dos níveis plasmáticos de catecolaminas[2].

Quanto à sua toxidade, é preciso lembrar que o fármaco não deve ser administrado em pacientes com risco de depressão psíquica, devendo ser suspenso caso isso ocorra. Boca seca e sedação são frequentes e podem ser intensas. Caso seja necessário interromper o uso do medicamento, é necessário fazê-lo gradativamente, enquanto se introduz outro hipertensivo, evitando-se a hipertensão rebote.

Moxonidina e rilmenidina

São estruturas análogas à clonidina, que agem seletivamente ligando-se aos receptores I_1-imidazolínicos na medula rostroventrolateral.

Moxonidina

A moxonidina tem meia-vida em humanos de somente 2 horas, mas está aprovada para uso único diário, baseando-se na diminuição sustentada da PA acima de 24 horas, em decorrência da ação prolongada da modulação da função celular[3]. Tem eliminação renal, havendo necessidade de ajuste de dose de acordo com o ritmo de filtração glomerular. Em pacientes com ritmo de filtração glomerular entre 30 e 60 mL/minuto, doses únicas de moxonidina não devem exceder 0,2 mg e a dose diária não ser maior de 0,4 mg. Não deve ser administrada em pacientes com taxa de filtração glomerular abaixo de 30 mL/minuto. Em um estudo, a moxonidina foi associada ao aumento de morbidade e mortalidade em pacientes com fração de ejeção pré-tratamento de 25,9 ± 6,5, não devendo, portanto, ser administrada em pacientes com insuficiência cardíaca avançada[4].

Rilmenidina, na dose de 1 a 2 mg/dia em monoterapia ou em associação com outros anti-hipertensivos, é efetiva e bem tolerada para o tratamento da hipertensão leve/moderada. Aumenta o tônus parassimpático e, por esse motivo, não eleva a frequência cardíaca ao reduzir a pressão arterial[5].

Há evidências de que os agonistas dos receptores I_1-imidazolínicos apresentam efeitos positivos não somente sobre a PA, mas também em anormalidades metabólicas, como resistência à insulina, diminuição da tolerância à glicose e dislipidemia. Comparando-se à clonidina, apresentam menor incidência de efeitos colaterais[6].

VASODILATADORES DIRETOS

Os vasodilatadores diretos atuam sobre a parede vascular, promovendo relaxamento muscular com consequente vasodilatação e redução da resistência vascular periférica. A diminuição da resistência arterial e da PA média evoca respostas compensatórias mediadas por barorreceptores, pelo sistema nervoso simpático e pela renina, angiotensina e aldosterona. Por esse motivo, são usados em combinação a outras drogas anti-hipertensivas que se opõem às respostas cardiovasculares, como diuréticos e/ou betabloqueadores. São usados em situações especiais, como hipertensos graves e portadores de HAS resistente verdadeira, principalmente aqueles que evoluem com insuficiência renal crônica e à hipertensão associada à gestação. São escassos os ensaios clínicos e metanálises com essa classe de fármacos. No Brasil, estão disponíveis cinco representantes dessa classe para utilização por via oral: hidralazina e minoxidil.

Hidralazina

A hidralazina dilata arteríolas, porém não veias. Pode ser usada de maneira eficaz especialmente na HAS grave. Tem absorção acima de 90%, com pico de concentração plasmática dentro de uma hora e rapidamente metabolizada pelo fígado durante a primeira passagem. É excretada sobretudo pela urina, na forma de metabólito ou inalterada, e necessita de redução de dose na insuficiência renal. A hidralazina é usada em emergências hipertensivas, principalmente a associada à eclâmpsia[6]. Os efeitos colaterias incluem taquicardia, cefaleia e vômitos.

Minoxidil

É um vasodilatador oralmente ativo muito eficaz. Seu efeito é consequente à abertura dos canais de cálcio nas membranas musculares lisas. Esse fármaco também dilata arteríolas e não veias e substitui a hidralazina quando doses máximas desta não forem eficazes ou em pacientes com insuficiência renal e HAS grave sem boa resposta àquela droga. A absorção é acima de 90%, com picos de concentração plasmática dentro de uma hora. Após a administração oral, a PA diminui em cerca de 15 minutos, atingindo o nadir entre 2 e 4 horas. Sua meia-vida plasmática é de aproximadamente 4 horas e os metabólitos são excretados pela urina, necessitando de ajuste de doses em pacientes com insuficiência renal.

Seus efeitos colaterais são taquicardia, palpitações, angina e edema, principalmente quando seu emprego não está associado ao uso de betabloqueadores. Os mais comuns são: cefaleia, sudorese e hipertricose, que é particularmente incômoda nas mulheres.

CONSIDERAÇÕES FINAIS

Os bloqueadores alfa-adrenérgicos são usados em HAS e insuficiência cardíaca com fração de ejeção reduzida, em decorrência da diminuição de pré e pós-carga. Há poucas informações comparativas com outros anti-hipertensivos, sendo o emprego mais restrito a situações específicas, especialmente por apresentarem redução muito discreta da PA e perfil indesejável de efeitos colaterais.

Seu principal uso é na hipertensão arterial sistêmica, que ocorre durante a gravidez, com a metildopa sendo a indicação mais frequente e segura.

Os vasodilatadores diretos têm indicação na HAS grave ou refratária, em associação com outros anti-hipertensivos, obrigatoriamente com betabloqueadores e diuréticos.

BIBLIOGRAFIA

1. Leontti G, Cuspidi C, Sampieri L, et al. Evaluation of the efficacy and safety of enalapril plus hydrochlorothiazide plus methyldopa vs standard triple therapy in the treatment of moderate to severe hypertension: results from a multicenter study. J Hum Hypertens. 1990;4:5-11.
2. Garcia JDM, Leon-Ruiz L, Tenorio CH, et al. Utility of the clonidine test for the diagnosis of pheochromocytoma. Rev Clín Espanhola. 2001;201:245-48.
3. Edwards LP, Brown-Bryan TA, McLean L, Ernsberger P. Pharmacological properties of the central antihypertensive agent, moxonidine. Cardiovasc Ther. 2011 Apr 5.
4. Cohn JN, Pfeffer MA, Rouleau J, et al. Adverse mortality effect of central sympathetic inhibition with sustained-release moxonidine in patients with heart failure (MXCON). Eur J Heart Fail. 2003;5:659-67.
5. Sica DA. Centrally acting antihypertensive agents. J Clin Hypertension. 2007;9(5):399-405.
6. Kaplan NM. Systemic hypertension: mechanisms and diagnosis. In: Braunwald E, Zipes D, Libby P (eds.). Heart disease: a textbook of cardiovascular disease. 6.ed. Philadelphia: W. B. Saunders, 2001. p. 941-71.

Estratégias de tratamento: monoterapia e combinação de fármacos

Andréa A. Brandão
Erika Maria Gonçalves Campana
Maria Eliane Campos Magalhães

CONSULTA RÁPIDA

- A falha no controle da pressão arterial associa-se ao aumento do risco cardiovascular e tem como principais responsáveis a baixa adesão e a inércia terapêutica.
- Apenas 20 a 25% dos hipertensos alcançam as metas de pressão arterial com o uso de monoterapia.
- A combinação de fármacos está indicada como estratégia inicial de tratamento para hipertensos estágio 1 de risco moderado e alto e hipertensos estágios 2 e 3. Inicialmente, a combinação dupla deve ser prescrita; caso a meta da pressão arterial (PA) não seja alcançada, o tratamento deve evoluir para a combinação tripla, em doses otimizadas e preferencialmente em comprimido único.
- O uso de combinação de fármacos anti-hipertensivos é hoje a estratégia preferencial na maior parte dos pacientes por aumentar a eficácia e tolerabilidade, melhorar a adesão, diminuir a inércia terapêutica e, consequentemente, promover um melhor controle da pressão arterial com maior proteção cardiovascular.

IMPORTÂNCIA DO CONTROLE ADEQUADO DA PRESSÃO ARTERIAL

Incontestavelmente, a literatura mostra que a redução da pressão arterial (PA) se associa à redução de morbidade e mortalidade cardiovasculares, independentemente das características da população estudada, do risco cardiovascular (CV) global agregado ou da classe de fármacos empregada[1-3]. Entretanto, apesar da ampla disponibilidade de medicamentos, o controle da hipertensão arterial sistêmica (HAS) permanece insatisfatório. A principal razão para esse paradoxo é a inércia terapêutica e a falha na adesão terapêutica. Outro fator importante que favorece o controle inadequado da PA é o uso limitado da combinação de fármacos anti-hipertensivos (CF), apesar da evidência de sua capacidade superior à monoterapia de controlar a pressão arterial (PA) por melhorar a eficácia, tolerabilidade e adesão ao tratamento e diminuir a inércia terapêutica. Além disso, a natureza multifatorial da HAS envolve mecanismos distintos de elevação da PA. Portanto, a utilização de CF envolvendo dois ou três fármacos representa a escolha ideal como estratégia preferencial no tratamento anti-hipertensivo, e esse aspecto tem sido reconhecido pelas diretrizes recentes[1-4].

O fluxograma para tratamento da HAS recomendado pela Diretriz Brasileira de Hipertensão 2020[1] está apresentado na Figura 1.

RACIONAL PARA INDICAR COMBINAÇÃO DE FÁRMACOS

A decisão terapêutica na HAS, recomendada pelas principais sociedades médicas, determina que o tratamento medicamentoso em monoterapia está recomendado a todos os hipertensos de estágio 1 e risco CV global adicional baixo que não responderem às mudanças de estilo de vida implementadas ao longo de três meses; nos pré-hipertensos de alto risco CV elegíveis para o tratamento farmacológico; nos muito idosos e nos idosos frágeis[1-3]. Nessas situações, a monoterapia está adequada, pois a redução da PA almejada para alcance da meta de PA não é grande e/ou há o receio do evento adverso acompanhando reduções mais intensas da PA.

Sabidamente, a combinação de fármacos será preferencial para a grande maioria dos

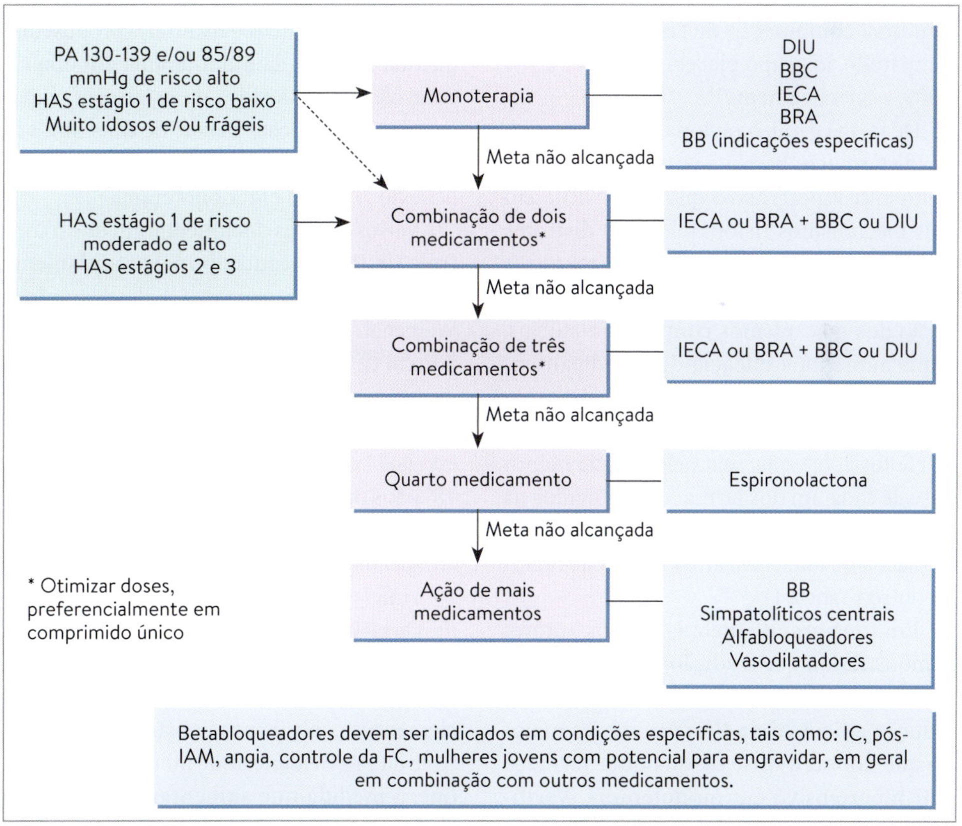

FIGURA 1 Fluxograma para tratamento da hipertensão arterial sistêmica (HAS)[1].

DIU: diurético, BCC: bloqueador de canal de cálcio; IECA: inibidor da enzima conversora de angiotensina, BRA: bloqueador do receptor de angiotensina, BB: betabloqueador, IAM: infarto agudo do miocárdio, FC: frequência cardíaca.

hipertensos, resultando em maiores eficácia, tolerabilidade e adesão ao tratamento, menor inércia terapêutica e, consequentemente, maior proteção cardiovascular. Essa estratégia está recomendada para os hipertensos estágio 1 de risco CV moderado a alto, hipertensos de estágios 2 e 3, desde o início do tratamento, adicionalmente às MEV[1-3].

O início do tratamento com combinação de fármacos em hipertensos estágio 1 de risco moderado está baseado principalmente nos resultados do estudo HOPE-3. Neste, na análise de subgrupos pré-especificados com participantes com a PA na admissão no tercil mais elevado (PAS > 143,5 mmHg), eles tiveram reduções significativas do risco dos dois desfechos primários com o tratamento ativo com uma combinação de fármacos quando comparado ao grupo placebo (p = 0,02 e p = 0,009, respectivamente)[1,5].

De forma geral, o racional para a associação de fármacos baseia-se no incremento do efeito anti-hipertensivo quando se atua em dois mecanismos fisiopatológicos distintos por ações sinérgicas e, adicionalmente, a combinação de fármacos pode inibir a ativação dos mecanismos contrarregulatórios, o que aumenta a eficácia dos medicamentos. Além disso, a combinação de fármacos pode reduzir potencialmente a ocorrência de efeitos colaterais, seja pelo uso de menor dose de cada um dos fármacos envolvidos na combinação ou pela capacidade de um dos fármacos de antagonizar os efeitos adversos do outro (Tabela I)[1-4,6-8].

TABELA I Racional para a combinação de fármacos anti-hipertensivos.[1-4,6-8]

Aumento da eficácia terapêutica
Redução de eventos adversos
Maior rapidez no alcance das metas de pressão arterial
Maior eficácia em populações de alto risco cardiovascular
Maior adesão ao tratamento
Potencialmente redução de custo com as combinações fixas
Menor inércia terapêutica

Em uma grande metanálise[9], os autores demonstraram que a adição de um segundo fármaco anti-hipertensivo resultava em uma redução adicional da PA cinco vezes maior do que dobrar a dose de qualquer fármaco anti-hipertensivo em monoterapia. Verificaram também que o aumento da dose do medicamento em monoterapia tinha impacto pequeno sobre a redução da PA, mas grande influência na ocorrência de efeitos colaterais, os quais aumentavam de forma dose-dependente para a maioria das classes de anti-hipertensivos. Assim, eles propuseram que, na falência da monoterapia em obter o controle da PA, a troca da estratégia para o uso de CF em doses baixas de dois ou mais medicamentos era preferível ao aumento da dose do fármaco em monoterapia[6,9].

Vários estudos documentaram que o controle da PA é alcançado mais rapidamente usando uma estratégia de CF desde o início. Weir et al.[10] compararam o tempo para atingir a meta de PA com CF em uma metanálise de nove ensaios clínicos randomizados que incluíram indivíduos com hipertensão nos estágios 1 ou 2. Após 8 semanas de tratamento, 48% dos pacientes iniciados em monoterapia com a dose inicial habitual de valsartana atingiram a meta de PA, em comparação com 75% iniciados em uma CF com a mesma dose de valsartana combinada com o diurético tiazídico (valsartana + HCTZ).

A falha de adesão ao tratamento é um dos elementos centrais nas baixas taxas de controle da PA. Evidências de literatura mostram que, à medida que aumentamos o número de comprimidos e/ou o de tomadas diárias, diminuímos a adesão[1-3,6,11]. Em um estudo conduzido na Lombardia, na Itália, mais de 60% dos participantes mostraram, ao longo

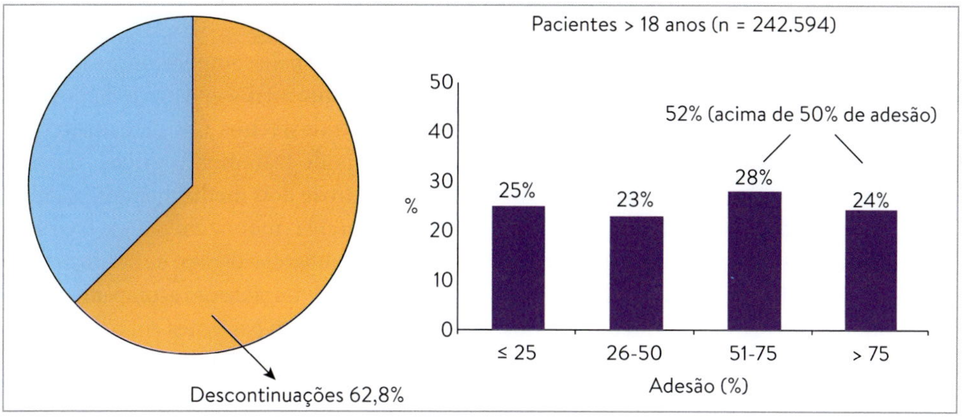

FIGURA 2 Descontinuação* do tratamento (esquerda) e média de adesão** (direita) ao tratamento anti-hipertensivo durante um seguimento de vários anos[11].

*A descontinuação foi definida como ≥ 3 meses sem receita médica.

**A adesão média foi quantificada como porcentagem do tempo coberto por prescrições de medicamentos anti-hipertensivos.

do primeiro ano de tratamento, mais de um episódio de interrupção prolongada (3 meses) do tratamento anti-hipertensivo[11] (Figura 2)[10].

O banco de dados inclui todos os residentes (10 milhões) de uma região do norte da Itália (Lombardia).

Quanto maior o número de medicamentos e/ou de tomadas diárias, menor é a adesão e, consequentemente, pior é o controle da PA e menor é a proteção CV[1-3,6,7]. A simplificação do regime terapêutico pode melhorar a adesão e o controle da PA. Uma revisão sistemática publicada em 2021 demonstrou que pacientes que receberam combinação de fármacos em comprimido único apresentaram melhor adesão, maior persistência e melhor controle da PA em comparação com os que tiveram terapia de combinação livre com os mesmos componentes. Além disso, houve redução significativa da pressão arterial sistólica e diastólica com terapia de combinação de comprimido único (P = 0,0076), assim como a persistência de controle também foi melhor com o uso de combinação fixa[12]. Portanto, o uso de combinações de fármacos na modalidade de combinação fixa parece ser superior ao uso de combinações livres (em que se utilizam simultaneamente dois ou mais anti-hipertensivos em formulações separadas) para melhorar a adesão dos pacientes.

Outro aspecto relevante e que influencia o controle da PA é a inércia terapêutica; nesse contexto, o tratamento anti-hipertensivo não é reavaliado e reajustado, apesar da falta de controle da pressão arterial. Estudo envolvendo mais de 125 mil pacientes hipertensos na região da Lombardia demonstrou que apenas 22 a 36% dos que iniciam com monoterapia avançam para combinação de fármacos em 3 anos, enquanto entre os que iniciam com combinação de fármacos, a grande maioria, cerca de 80% tendem a permanecer com essa estratégia terapêutica. Esses achados indicam que a inércia terapêutica frequentemente impede a titulação adequada do tratamento, desempenhando, assim, um papel importante na baixa taxa de controle da hipertensão que existe em todo o mundo[13].

Além da redução da PA, a estratégia anti-hipertensiva deve ser capaz de reduzir morbidade e mortalidade CV. Algumas metanálises demonstraram que a estratégia com CF promoveu maior redução da PA e, consequentemente, de desfechos CV[1-3,6,7,14]. Entre elas, destaca-se a metanálise de Law et al.,[14] envolvendo 354 ensaios clínicos randomizados, duplo-cegos, controlados por placebo, com diuréticos tiazídicos (DTZ), betabloqueadores (BB), bloqueadores dos canais de cálcio (BCC), inibidores da enzima de conversão da angiotensina (IECA) e bloqueadores do receptor AT1 da angiotensina II (BRA). O conjunto de participantes incluiu 40 mil pacientes tratados e 16 mil pacientes que receberam placebo. Partindo da estratégia de monoterapia até a CF tripla, o aumento do número de fármacos resultou em melhora progressiva do controle da PA e, consequentemente, em diminuição dos principais eventos CV, com redução estimada do risco de AVC em 63% e cardiopatia isquêmica em 46% entre os 60 e 69 anos (Figura 3) [12].

Outra metanálise importante é a de Mancia et al. [11], que analisou o risco de hospitalização por desfechos CV de acordo com a estratégia de tratamento inicial, ou seja, combinação de dois medicamentos (combo) ou monoterapia (mono) em grande coorte da região da Lombardia. O risco de hospitalização por eventos CV durante um acompanhamento de 3 anos (FU) em pacientes em combinação inicial de dois medicamentos anti-hipertensivos foi menor do que em pacientes em monoterapia inicial. Aqueles que iniciaram e continuaram o tratamento com combinações de medicamentos apresentaram menor risco de eventos cardiovasculares. Isso resultou em uma redução de cerca de 20% da hospitalização por doença coronariana, acidente vascular cerebral ou insuficiência cardíaca em comparação com aqueles tratados com monoterapia inicial e subsequente ou seguida

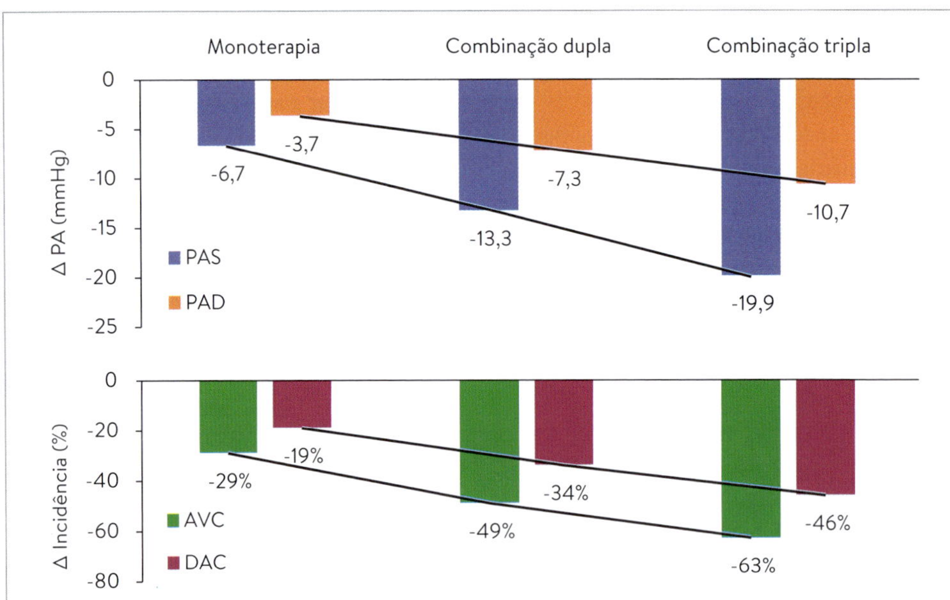

FIGURA 3 Redução de eventos cardiovasculares de acordo com a estratégia terapêutica anti-hipertensiva.[14]

de terapia combinada, ou terapia combinada inicial seguida por monoterapia. Entre os pacientes que iniciaram o tratamento anti-hipertensivo com um único medicamento e permaneceram em monoterapia em razão da inércia terapêutica, a hospitalização por eventos cardiovasculares combinados e de causa específica foi significativamente maior do que a dos pacientes que iniciaram o tratamento com dois medicamentos. O risco de hospitalização por eventos CV foi avaliado por 1 ano após o início do tratamento e os pacientes que iniciaram o tratamento com dois medicamentos mostraram menos eventos CV em comparação com aqueles que iniciaram o tratamento com apenas um medicamento.

TABELA II Características da combinação de fármacos ideal[1-3,6,7]

Elementos que definem a combinação de fármacos ideal
(1) associação com doses baixas de cada componente
(2) combinação de agentes que tenham diferentes mecanismos de ação ou que bloqueiem efetivamente as respostas contrarregulatórias
(3) não combinação de medicamentos de mesma classe terapêutica, exceto em raras exceções
(4) combinações com compatibilidade farmacocinética e nunca com propriedades desproporcionais
(5) o efeito de redução da PA da combinação deve ser significativamente maior que o dos componentes da combinação separadamente, e idealmente semelhante ou até maior que sua soma
(6) a combinação deve ter um perfil de tolerabilidade favorável, ou seja, seus efeitos colaterais não devem ser mais frequentes do que aqueles relativos aos componentes da combinação
(7) deve haver evidências de que o uso da combinação leva a uma redução de morbidade e mortalidade CV

COMBINAÇÕES DE MEDICAMENTOS ESPECÍFICOS

De acordo com as Diretrizes Brasileiras de Hipertensão 2020[1], as classes de fármacos recomendadas para monoterapia e combinações incluem: IECA, BRA, DTZ, BCC. Os BB estariam recomendados quando condições clínicas específicas estão presentes, nas quais essa classe de fármacos demonstrou benefícios incontestáveis de redução de morbidade e mortalidade cardiovasculares, tais como: insuficiência cardíaca, angina, pós-infarto agudo do miocárdio, arritmias e controle da frequência cardíaca, mulheres jovens com potencial de engravidar, em monoterapia e, mais frequentemente, em combinação com outros anti-hipertensivos.

Os elementos que definem uma CF ideal estão na Tabela II[3,6,7].

A Figura 4 resume as combinações de fármacos mais recomendadas, possíveis e não recomendadas de acordo com as principais diretrizes mundiais[1-3,5,7].

A estratégia inicial recomendada pelas principais diretrizes mundiais[1-3], incluindo a Diretriz Brasileira de Hipertensão de 2020,[1] envolve o uso de um inibidor do SRAA (iSRAA) em combinação com um BCC ou um DTZ. O sistema renina-angiotensina-aldosterona (SRAA) tem papel central na regulação da PA e na fisiopatologia da doença cardiovascular. O bloqueio do SRAA já demonstrou benefícios na proteção cardiovascular que vão além da redução de PA, sem alterar variáveis metabólicas; além disso, essa classe demonstrou reduzir eficientemente a PA central[1-3,15-17]. A combinação de um iSRAA com BCC e/ou DTZ[18] em combinação dupla ou tripla é muito bem tolerada, resultando em uma incidência menor de efeitos colaterais, e estudos demonstraram que essas combinações são superiores em termos de controle da PA do que a monoterapia com iSRAA em altas

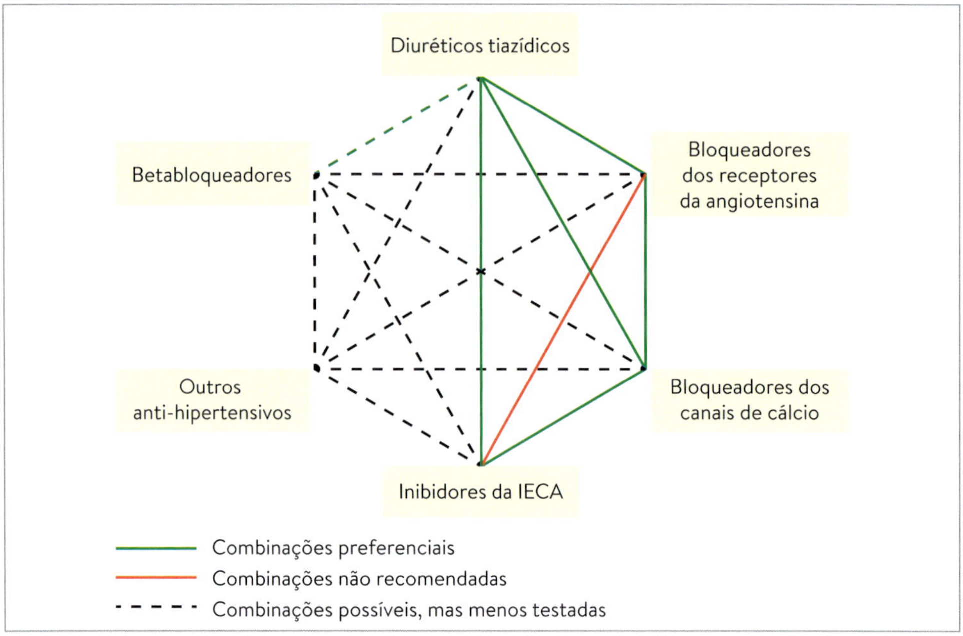

FIGURA 4 Esquema preferencial de associações de medicamentos, de acordo com mecanismos de ação e sinergia[1-3, 6,7].

doses[1-3]. Ademais, as três classes de fármacos demonstram capacidade de reduzir a morbidade e mortalidade CV[1-3].

Uma combinação que pode ser uma alternativa útil envolve os BCC e os DTZ. Idosos com hipertensão sistólica isolada, ou aqueles pacientes com contraindicação ao uso de iSRAA, ou restrições a seu emprego, em razão dos riscos potenciais, como as mulheres em idade fértil, podem se beneficiar dessa combinação[1].

O grupo de pacientes que persiste sem alcançar a meta de PA mesmo após o uso de três fármacos em doses otimizadas, os hipertensos resistentes, necessitará de um quarto medicamento. A espironolactona é a opção preferencial recomendada pelas principais diretrizes[1-3]. Nos casos de impossibilidade do uso da espironolactona, ou havendo necessidade de cinco ou mais fármacos, outras classes de anti-hipertensivos podem ser utilizadas como BB, clonidina, doxazosina e hidralazina[1].

Outras combinações de fármacos possíveis envolvem classes de anti-hipertensivos que podem ter efeitos anti-hipertensivos sinérgicos, bem como demonstram efetiva capacidade de maximizar a proteção cardiovascular, mesmo sem terem a mesma força de evidência científica mostrada pelas combinações de fármacos mais recomendadas[1-3,7]. As combinações que utilizam DTZ e BB são consideradas possíveis, por demonstrarem aumentar a eficácia anti-hipertensiva dos BB em pacientes afro-americanos e em outras populações com HAS de baixa renina, além de evidências que mostraram uma redução da morbidade e mortalidade com o uso da combinação fixa contendo DTZ e BB[1-3,6,7,19]. Todavia, essa combinação tem sido cada vez mais preterida, pois ambas as classes de medicamentos apresentaram efeitos adversos similares, aumentam o risco de intolerância à glicose, resultam em maior incidência de novos casos de diabetes mellitus, fadiga e disfunção sexual[1-3,6,7].

Finalmente a combinação de dois fármacos iSRAA, o duplo bloqueio, está contraindicada por não apresentar benefícios e estar associada à maior ocorrência de efeitos colaterais graves em estudos clínicos[1-3,6,7,19].

CONSIDERAÇÕES FINAIS

Os dados aqui revisados demonstram que a CF tem várias vantagens importantes sobre a monoterapia na HAS. Mostram, também, que o início do tratamento com uma CF está associado a uma maior efetividade do tratamento anti-hipertensivo, com melhor adesão ao tratamento, controle mais rápido da PA, alcance das metas de PA, controle persistente da PA e, consequentemente, maior proteção CV.

BIBLIOGRAFIA

1. Barroso WKS, Rodrigues CIS, Bortolotto LA, Mota-Gomes MA, Brandão AA, Feitosa ADM, et al. Brazilian Guidelines of Hypertension - 2020. Arq Bras Cardiol. 2021;116(3):516-658.
2. Whelton PK, Carey RM, Aronow WS, Casey DE Jr, Collins KJ, Dennison Himmelfarb C, et al. 2017 ACC/AHA/AAPA/ABC/ACPM/AGS/APhA/ASH/ASPC/NMA/PCNA Guideline for the Prevention, Detection, Evaluation, and Management of High Blood Pressure in Adults: A Report of the American College of Cardiology/American Heart Association Task Force on Clinical Practice Guidelines. J Am Coll Cardiol. 2018;71(19):e127-e248. Erratum in: J Am Coll Cardiol. 2018;71(19):2275-9.
3. Williams B, Mancia G, Spiering W, Agabiti Rosei E, Azizi M, et al. 2018 ESC/ESH Guidelines for the management of arterial hypertension: The Task Force for the management of arterial hypertension of the European Society of Cardiology and the European Society of Hypertension: The Task Force for the management of arterial hypertension of the European Society of Cardiology and the European Society of Hypertension. J Hypertens. 2018;36(10):1953-2041. Erratum in: J Hypertens. 2019;37(1):226.
4. Campana E, Cunha V, Glaveckaite S, Gruev I, Lamirault G, Lehmann E, et al. The use of single-pill combinations as first-line treatment for hypertension: translating guidelines into clinical practice. J Hypertens. 2020;38(12):2369-77.
5. Lonn EM, Bosch J, López-Jaramillo P, Zhu J, Liu L, Pais P, et al. HOPE-3 Investigators. Blood-Pressure Lowering in Intermediate-Risk Persons without Cardiovascular Disease. N Engl J Med. 2016.
6. Burnier M. Antihypertensive combination treatment: State of the art. Curr Hypertens Rep. 2015;17(7):51.
7. Póvoa R, Barroso WS, Brandão AA, Jardim PC, Barroso O, Passarelli O Jr, et al. I Brazilian position paper on antihypertensive drug combination. Arq Bras Cardiol. 2014;102(3):203-10.
8. Gradman AH, Basile JN, Carter BL, Bakris GL; American Society of Hypertension Writing Group. Combination therapy in hypertension. J Am Soc Hypertens. 2010;4(1):42-50.
9. Wald DS, Law M, Morris JK, Bestwick JP, Wald NJ. Combination therapy versus monotherapy in reducing blood pressure: meta-analysis on 11.000 participants from 42 trial. Am J Med. 2009;122:290-300.
10. Weir M, Levy D, Crikelair N, Rocha R, Meng X, Glazer R. Time to achieve blood-pressure goal: influence of dose of valsartan monotherapy and valsartan and hydrochlorothiazide combination therapy. Am J Hypertens. 2007;20:807-15.
11. Mancia G, Rea F, Corrao G, Grassi G. Two-drug combinations as first-step antihypertensive treatment. Circ Res. 2019;124(7):1113-23.
12. Parati G, Kjeldsen S, Coca A, Cushman WC, Wang J. Adherence to single-pill versus free-equivalent combination therapy in hypertension: A systematic review and meta-analysis. Hypertension. 2021;77(2):692-705.
13. Rea F, Corrao G, Merlino L, Mancia G. Initial antihypertensive treatment strategies and therapeutic inertia. Hypertension. 2018;72(4):846-853.
14. Law MR, Wald NJ, Morris JK, Jordan RE. Value of low dose combination treatment with blood pressure lowering drugs: analysis of 354 randomised trials. BMJ. 2003;326(7404):1427.
15. Jamerson K, Weber MA, Bakris GL, et al. Benazepril plus amlodipine or hydrochlorothiazide for hypertension in high-risk patients. The ACCOMPLISH trial. N Eng J Med. 2008;359(23):2417-28.
16. Jamerson K, Bakris GL, Dahlöf B, et al.; for the ACCOMPLISH Investigators. Exceptional early blood pressure control rates: the ACCOMPLISH trial. Blood Press. 2007;16:80-6.
17. Pepine CJ, Handberg EM, Cooper-DeHoff RM,Marks RG, Kowey P, Messerli FH, et al. A calcium antagonist vs a non-calcium antagonista hypertension treatment strategy for patients with coronary artery disease. The international ver-

apamil-trandolapril study (invest): a randomized controlled trial. JAMA. 2003;290(21):2805-16.
18. Dahlöf B, Sever PS, Poulter NR, et al. Prevention of cardiovascular events with an antihipertensive regimen of amlodipina adding perindopril as required versus atenolol adding bendroflumethiazide as required, in the Anglo-Scandinavian Cardiac Outcomes Trial-Blood Pressure Lowering Arm (ASCOT-BPLA): a multicentre randomized controlled trial. Lancet. 2005;366(10):895-906.
19. Sever PS, Messerli FH. Hypertension management 2011: optimal combination therapy. Eur Heart J. 2011;32(20):2499-506.

Possíveis combinações de fármacos e evidências científicas

Sergio Emanuel Kaiser
Ronaldo Altenburg Gismondi

CONSULTA RÁPIDA

Obstáculos ao efetivo controle medicamentoso da pressão arterial

- Estima-se que menos da metade dos hipertensos esteja com a PA dentro da meta estabelecida.
- Fatores socioeconômicos, aspectos psicológicos, comorbidades e posologia são algumas das principais barreiras no tratamento anti-hipertensivo.

Combinações de fármacos anti-hipertensivos: vantagens e desvantagens

- Adesão, tolerabilidade e eficácia são três potenciais vantagens da combinação.
- Custo e menos opções de ajuste nas doses são potenciais desvantagens.
- A redução no número de comprimidos e nas tomadas diárias contribui para aumentar a adesão do paciente ao tratamento.

Combinações duplas de anti-hipertensivos mais extensamente empregadas e evidências disponíveis

- As mais utilizadas são um inibidor da enzima conversora de angiotensina ou bloqueador do receptor AT1 associado à hidroclorotiazida ou anlodipino.

Combinação tripla de anti-hipertensivos em dose fixa

- Há três formulações atualmente disponíveis no Brasil e sua principal utilidade é no tratamento do paciente com hipertensão resistente.

INTRODUÇÃO

A hipertensão arterial sistêmica (HAS), particularmente traduzida pela elevação da pressão arterial (PA) sistólica, desponta como o maior determinante planetário de carga de doenças e o principal determinante de anos de vida perdidos ajustados para incapacitação (da sigla DALY, em inglês)[1]. Não obstante seu protagonismo na promoção de morbidades, um expressivo contingente de pacientes, mesmo sabendo ser acometido por essa condição, não exibe níveis tensionais adequadamente controlados. Dados oriundos do estudo ELSA-Brasil, em 2015, estimavam em 43,6 e 60,6%, respectivamente em homens e mulheres, a proporção de hipertensos com níveis de PA controlados, em que se destacava nítido desequilíbrio em favor de etnia branca e maior nível socioeconômico[2].

Incontestavelmente, o tratamento medicamentoso reduz o risco de ocorrência de vários desfechos clínicos. Para cada 10 e 5 mmHg de redução, respectivamente, da pressão arterial (PA) sistólica e diastólica, obtém-se 37% menos chances de um acidente vascular encefálico, 22% de redução no risco de doença coronariana, 46% a menos de insuficiência cardíaca, 20% menos mortes cardiovasculares e 12% menos mortes por qualquer causa, com benefícios mesmo em hipertensos estágio 1 com risco cardiovascular baixo a moderado[3]. Ainda que em hipertensos mais jovens boa parte das evidências de benefícios seja oriunda de estudos com avaliação de desfechos substitutos, a perspectiva de prevenção de complicações em longo prazo apoia o recurso a tratamento medicamentoso[4]. A expectativa por efeitos favoráveis sobre desfechos relevantes promovidos pela terapia medicamentosa só não encontra suporte em pré-hipertensos de risco baixo ou intermediário para eventos cardiovasculares, conforme demonstrado pelo estudo HOPE-3[5].

OBSTÁCULOS AO EFETIVO CONTROLE MEDICAMENTOSO DA PRESSÃO ARTERIAL

Não obstante a exuberância de provas em favor do tratamento medicamentoso contínuo, é particularmente perturbadora a constatação da perda de adesão à terapia mesmo em prazo relativamente curto. Em metanálise de 28 estudos abrangendo mais de 13 mil pacientes, a não adesão à farmacoterapia foi constatada em cerca de 45% dos casos e em quase 84% naqueles de HA não controlada[6]. Após um ano, 40% dos pacientes suspendem o tratamento inicialmente prescrito[7], cuja eficácia no controle da PA depende da associação de dois ou mais fármacos[8], que ao longo da evolução da doença, podem requerer a adição de mais medicamentos[9]. As consequências são óbvias: quanto melhores a adesão e persistência, menor o risco de desfechos cardiovasculares e cerebrovasculares, e vice-versa[10]. Atribui-se à precária taxa de controle dos níveis de PA o motivo pelo qual a HA ainda representa o principal determinante de eventos e mortes cardiovasculares mundo afora[11].

A não adesão à terapia anti-hipertensiva é um fenômeno multidimensional, cujas principais influências são enumeradas na Tabela I[12]. Destaca-se, contudo, o protagonismo da inércia terapêutica, cujas raízes possivelmente remontam a duas tradicionais estratégias: a de iniciar o tratamento com um único fármaco e progredir de forma escalonada – abordagem conhecida como *stepped care* – e a estratégia sequencial, em que um fármaco é substituído por outro até se obter a melhor resposta. Atualmente consideradas como mera referência histórica, tais práticas ainda resistem, particularmente no âmbito da atenção primária, às mudanças referendadas pelas modernas diretrizes.

COMBINAÇÕES DE FÁRMACOS ANTI-HIPERTENSIVOS: VANTAGENS E DESVANTAGENS

O arsenal terapêutico à disposição de médicos e pacientes para o combate à HAS conta com fármacos seguros, eficientes e bem tolerados, boa parte dos quais passíveis de associação em um único comprimido administrado em dose única diária. Há três vantagens principais nas combinações em doses fixas: maior adesão ao tratamento, melhor tolerabilidade e sinergismo na redução da PA. As principais desvantagens seriam o custo, pela ausência de formulações gratuitas em programas do SUS, e a dificuldade no ajuste de doses, em razão da menor diversidade nas formulações disponíveis.

A clássica análise de Law et al. demonstrou a clara superioridade da associação de fármacos em dose menor sobre a alternativa

TABELA I Fatores potencialmente envolvidos na não adesão a medicamentos de uso contínuo
1. Dimensão socioeconômica:
Dificuldade de acesso a serviços de saúde
Falta de suporte familiar
Falta de plano de saúde
Custo da medicação
Barreiras culturais à compreensão do significado da doença e tratamento
2. Dimensão da assistência à saúde
Intervalo de tempo prolongado entre consultas
Pouco tempo disponível para atendimento do paciente em consultas
Desconhecimento a respeito de adesão e intervenções para melhorá-la
3. Dimensão da doença e do paciente
Comorbidades
Ausência de sintomas
Distúrbios cognitivos e/ou psiquiátricos
Distúrbios visuais, auditivos, de mobilidade e deglutição
4. Dimensão da terapia
Número de tomadas diárias
Medicações concomitantes
Necessidade de mudanças na rotina e estilo de vida
Duração do tratamento
Ausência de efeito terapêutico perceptível contra possíveis efeitos adversos de medicamentos
5. Dimensão psicológica
Desconfiança do médico
Dependência de álcool e entorpecentes
Desmotivação
Estigmatização
Falta de percepção sobre significado da doença e do tratamento

Fonte: adaptada de Ferdinand et al., 2017[12].

de dobrar a dose de um único fármaco na expectativa de obter maior controle da PA – vantagem à qual se adiciona a menor taxa de efeitos adversos dose-dependentes[13]. A estratégia baseada em combinação resultaria em uma queda dos níveis tensionais cinco vezes maior do que a obtida ao dobrar-se a dose do fármaco em monoterapia[14]. Essa bem-sucedida abordagem contempla também a interferência sobre diferentes mecanismos fisiopatológicos complementares envolvidos na manutenção de níveis de PA elevados, de modo a prevenir a ação contrarreguladora de um sistema de controle em resposta à inibição de outro[15].

Combinações de fármacos em dose fixa oferecem vantagens sobre a associação de comprimidos em dose livre e contam com o aval de diferentes diretrizes de HAS. Não somente o controle dos níveis tensionais por meio da combinação em dose fixa parece superior à livre associação de fármacos[15], possivelmente em função da melhor adesão,[16] como mesmo o risco de desfechos cardiovasculares parece reduzir-se mediante o início da terapia com associação em dose fixa quando comparado à livre associação de anti-hipertensivos ou à monoterapia[17]. Análises *post hoc* de ensaios aleatorizados e estudos de coorte observacionais em pacientes de alto risco cardiovascular sugerem que o alcance precoce das metas de Pa – objetivo mais rapidamente concretizável com o emprego de combinação de fármacos – associa-se a melhor resultado na prevenção de desfechos cardiovasculares quando comparado à obtenção do controle mais tardio dos níveis tensionais.[18,19] Admite-se que a combinação de dois ou três fármacos resulte em controle das cifras de PA em, respectivamente, 75 a 90% e 95% dos casos[13,14].

No tocante à tolerabilidade, o uso de duas drogas em doses mais baixas tem menos chance de causar efeitos colaterais comparado à monoterapia em dose mais alta. Outra vantagem reside na possibilidade de uma das classes em associação contrabalançar o efeito adverso da outra. À guisa de exemplo, pacientes em uso da combinação de um bloqueador do sistema renina-angiotensina (SRA) e um diurético têm menos chances de sofrer distúrbios na concentração sérica de potássio, já que o risco de hipopotassemia induzida por tiazídico seria amenizado pela ação contrária do antagonista do SRA. Outro exemplo comumente citado é a menor tendência a edema de membros inferiores com a associação entre bloqueador do SRA e anlodipino.

COMBINAÇÕES DUPLAS DE ANTI-HIPERTENSIVOS MAIS EXTENSAMENTE EMPREGADAS E EVIDÊNCIAS DISPONÍVEIS

Poucas são hoje as recomendações para início do tratamento medicamentoso da HAS com apenas uma classe de medicamento. A diretriz brasileira 2020 enumera essencialmente três situações: hipertensos estágio I de baixo risco cardiovascular, pré-hipertensos de alto risco cardiovascular, com PA sistólica entre 130 e 139 mmHg e/ou diastólica entre 85 e 89 mmHg, e indivíduos idosos e/ou frágeis, nos quais a obtenção de níveis de PA mais baixos deve ser mais cautelosa[4]. O clássico polígono ilustrativo das possíveis combinações de fármacos idealizado pela Sociedade Europeia de Cardiologia e incorporado às diretrizes brasileiras de HAS destaca em linhas de cor verde as combinações mais estudadas, em linha tracejada as possíveis, porém menos estudadas, e em linha de cor lilás as associações contraindicadas (Figura 1)[4].

Há poucos estudos especificamente destinados a avaliar associações de fármacos anti-hipertensivos sobre desfechos cardiovasculares. O estudo ACCOMPLISH comparou diretamente as combinações benazepril-hidroclorotiazida e benazepril-anlodipino. A

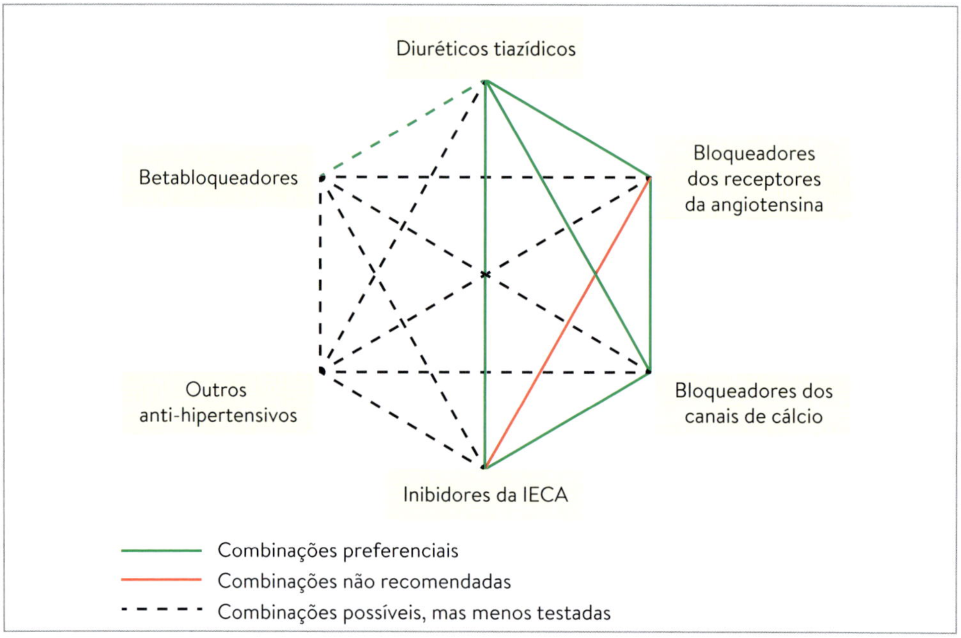

FIGURA 1 Esquema preferencial de associações de medicamentos, de acordo com mecanismos de ação e sinergia[4].

diferença na PA sistólica/diastólica entre os dois grupos de pacientes, embora significativa, foi de apenas 0,9/1,1 mmHg a menos, em favor dos pacientes alocados para a combinação com anlodipino. Observou-se uma redução de 19,6% a favor do grupo benazepril-anlodipino no risco de um desfecho primário composto de infarto do miocárdio (IM) não fatal, acidente cerebrovascular (AVE), internação por angina instável, cirurgia de revascularização miocárdica e ressuscitação cardiopulmonar[20].

O estudo ASCOT-BPLA comparou uma estratégia baseada em anlodipino, seguida da adição de perindopril, se necessário, *versus* atenolol, seguido de bendroflumetiazida. Cerca de 78% dos pacientes em cada grupo usaram a terapia combinada para o controle tensional. Não houve diferenças no desfecho primário composto de IM não fatal e doença coronariana fatal, mas AVE, eventos coronarianos fatais, mortalidade cardiovascular e por todas as causas foram significativamente menores no grupo de tratamento baseado em anlodipino. O desenvolvimento de novos casos de diabetes foi 30% maior no grupo tratado com atenolol e tiazídico[21].

O estudo HOPE-3 teve por objetivo estudar a ação de fármacos em hipertensos estágio 1 e pré-hipertensos em risco intermediário para eventos cardiovasculares. Para essa finalidade, a estratégia inicial de tratamento comparada a placebo baseou-se na combinação fixa candesartana-hidroclorotiazida, com redução de 27% no risco do desfecho composto de morte cardiovascular, IM não fatal e AVE nos hipertensos estágio 1. Contudo, nenhum benefício foi observado em pré-hipertensos[5].

A associação de perindopril e indapamida em três diferentes estudos prospectivos controlados por placebo mostrou-se capaz de reduzir o risco de AVE recorrente em hipertensos com história prévia de AVE[22] e em hipertensos octogenários[23], bem como trouxe uma combinação de desfechos microvasculares e macrovasculares em hipertensos diabéticos[24].

Não obstante a combinação de betabloqueadores com diuréticos tiazídicos pudesse reduzir desfechos cardiovasculares quando comparada a placebo, sua recomendação como primeira escolha perdeu espaço a partir da publicação do estudo LIFE, no qual a associação de atenolol com tiazídico ofereceu menor proteção contra AVE em comparação à associação de losartana e tiazídico[25]. A disfunção erétil é queixa relativamente frequente em pacientes com fatores de risco para doenças cardiovasculares e pode preceder em até cinco anos o surgimento de um desfecho aterosclerótico. Betabloqueadores, especialmente se desprovidos de efeito vasodilatador, e diuréticos tiazídicos são menos tolerados em razão do risco de exacerbação da disfunção erétil nesse perfil de pacientes[26]. Atualmente, o recurso aos betabloqueadores como primeira escolha no tratamento da HAS atende a necessidades específicas.

A associação entre dois bloqueadores do SRA aumentou o risco de desfechos cardiovasculares em estudos prospectivos multicêntricos e é atualmente contraindicada.[27]

No Brasil, há numerosas associações em dose fixa de dois anti-hipertensivos de diferentes classes com dosagens distintas. As mais empregadas envolvem a combinação de um antagonista do SRA (inibidor da ECA ou bloqueador dos receptores AT1) com hidroclorotiazida ou anlodipino. Infelizmente a clortalidona oferece obstáculos químicos à associação em dose fixa com outros fármacos e apenas uma formulação está disponível no nosso mercado, associada a atenolol. Encontra-se também disponível para uso comercial uma associação em dose fixa de 25 ou 50 mg de clortalidona com, respectivamente, 2,5 ou 5 mg de amilorida.

COMBINAÇÃO TRIPLA DE ANTI-HIPERTENSIVOS EM DOSE FIXA

Primeiramente, há que ressaltar a ausência de recomendação, em qualquer diretriz, para o início do tratamento medicamentoso por meio de combinação de três fármacos, mesmo em hipertensos estágio 3. Tais associações, em dose fixa, devem necessariamente conter um diurético em sua composição, seja hidroclorotiazida ou indapamida, e já constam do sequenciamento terapêutico recomendado pela mais recente diretriz europeia de HAS[29]. Esse tipo de combinação presta-se bem à aplicação em hipertensos resistentes, a fim de reduzir a quantidade de tomadas diárias e aumentar a adesão ao tratamento.

O mercado brasileiro conta atualmente com três associações em dose tripla ainda protegidas por patentes, em que diversas concentrações possíveis de cada substância combinam-se em um comprimido de administração em dose única diária, na expectativa de promover melhor adesão à terapia. Uma delas conjuga valsartana, anlodipino e hidroclorotiazida; a outra, perindopril, anlodipino e indapamida; e a terceira, olmesartana, anlodipino e hidroclorotiazida. Provavelmente o leque de opções no mercado brasileiro será brevemente ampliado com a chegada de outras combinações triplas em dose fixa.

CONSIDERAÇÕES FINAIS

No tratamento da HA, o grau de redução da PA é meta prioritária. Em monoterapia, a maior parte dos anti-hipertensivos reduz a PA sistólica em 7 a 13 mmHg e a diastólica, em 4 a 8 mmHg. Desse modo, a maioria dos hipertensos necessitará de dois ou mais fármacos para controle da PA. Além disso, a adesão ao tratamento é maior ao recorrer-se a uma quantidade menor de comprimidos e menor posologia diária, de preferência em tomada única diária e em combinações com menos efeitos adversos. Há evidências indicando a possibilidade concreta de se atingir as metas preconizadas de PA mais rapidamente ao iniciar o tratamento já com a combinação de fármacos.

Desse modo, pode-se concluir que:

- O uso de combinações no mesmo comprimido e em posologia única diária aumenta a adesão ao tratamento e deve ser a preferência, salvo nos casos de custo proibitivo.
- A totalidade das evidências sugere que a combinação de bloqueadores do SRA com bloqueadores dos canais de cálcio diidropiridínicos ou com diuréticos (hidroclorotiazida ou indapamida) represente a opção inicial, por sua eficácia e tolerabilidade, exceto em casos específicos.

BIBLIOGRAFIA

1. Murray CJL, Aravkin AY, Zheng P, Abbafati C, Abbas KM, Abbasi-Kangevari M, et al. Global burden of 87 risk factors in 204 countries and territories, 1990-2019: a systematic analysis for the Global Burden of Disease Study 2019. Lancet. 2020;396:1223-49.
2. Chor D, Ribeiro ALP, Carvalho MS, Duncan BB, Lotufo PA, Nobre AA, et al. Prevalence, awareness, treatment and influence of socioeconomic variables on control of high blood pressure: Results of the ELSA-Brasil Study. PLOS ONE. 2015;10:e0127382.
3. Brunström M, Carlberg B. Association of blood pressure lowering with mortality and cardiovascular disease across blood pressure levels: A systematic review and meta-analysis. JAMA Intern Med. 2018;178:28.
4. Barroso WKS, Rodrigues CIS, Bortolotto LA, Mota-Gomes MA, Brandão AA, Feitosa AD de M, et al. Diretrizes Brasileiras de Hipertensão Arterial – 2020. Arq Bras Cardiol. 2021;116:516-658.
5. Lonn EM, Bosch J, López-Jaramillo P, Zhu J, Liu L, Pais P, et al. Blood-pressure lowering in intermediate-risk persons without cardiovascular disease. N Engl J Med. 2016;374:2009-20.
6. Abegaz TM, Shehab A, Gebreyohannes EA, Bhagavathula AS, Elnour AA. Nonadherence to antihy-

pertensive drugs: A systematic review and meta-analysis. Medicine (Baltimore). 2017;96:e5641.
7. Corrao G, Zambon A, Parodi A, Poluzzi E, Baldi I, Merlino L, et al. Discontinuation of and changes in drug therapy for hypertension among newly-treated patients: a population-based study in Italy. J Hypertens. 2008;26:819-24.
8. Burnier M. Antihypertensive combination treatment: State of the Art. Curr Hypertens Rep.2015;17:51.
9. The ALLHAT Officers and Coordinators for the ALLHAT Collaborative Research Group. Major outcomes in high-risk hypertensive patients randomized to angiotensin-converting enzyme inhibitor or calcium channel blocker vs diuretic: The antihypertensive and lipid-lowering treatment to prevent heart attack trial (ALLHAT). JAMA J Am Med Assoc. 2002;288:2981-97.
10. Bansilal S, Castellano JM, Garrido E, Wei HG, Freeman A, Spettell C, et al. Assessing the impact of medication adherence on long-term cardiovascular outcomes. J Am Coll Cardiol. 2016;68:789-801.
11. Ezzati M, Riboli E. Behavioral and dietary risk factors for noncommunicable diseases. N Engl J Med. 2013;369:954-64.
12. Ferdinand KC, Senatore FF, Clayton-Jeter H, Cryer DR, Lewin JC, Nasser SA, et al. Improving medication adherence in cardiometabolic disease: Practical and regulatory implications. J Am Coll Cardiol. 2017;69:437-51.
13. Law MR, Wald NJ, Morris JK, Jordan RE. Value of low dose combination treatment with blood pressure lowering drugs: analysis of 354 randomised trials. BMJ. 2003;326:1427.
14. Wald DS, Law M, Morris JK, Bestwick JP, Wald NJ. Combination therapy versus monotherapy in reducing blood pressure: Meta-analysis on 11,000 participants from 42 trials. Am J Med. 2009;122:290-300.
15. Bronsert MR, Henderson WG, Valuck R, Hosokawa P, Hammermeister K. Comparative effectiveness of antihypertensive therapeutic classes and treatment strategies in the initiation of therapy in primary care patients: A distributed ambulatory research in therapeutics network (DARTNet) study. J Am Board Fam Med. 2013;26:529-38.
16. Gupta Ajay K., Arshad Shazia, Poulter Neil R. Compliance, safety, and effectiveness of fixed-dose combinations of antihypertensive agents. Hypertension. 2010;55:399-407.
17. Mancia G, Rea F, Corrao G, Grassi G. Two-drug combinations as first-step antihypertensive treatment. Circ Res. 2019;124:1113-23.
18. Dhruva SS, Huang C, Spatz ES, Coppi AC, Warner F, Li S-X, et al. Heterogeneity in early responses in ALLHAT (Antihypertensive and Lipid-Lowering Treatment to Prevent Heart Attack Trial). Hypertension. 2017;70:94-102.
19. Gradman AH, Parisé H, Lefebvre P, Falvey H, Lafeuille M-H, Duh MS. Initial combination therapy reduces the risk of cardiovascular events in hypertensive patients. Hypertension. 2013;61:309-18.
20. Jamerson K, Weber MA, Bakris GL, Dahlöf B, Pitt B, Shi V, et al. Benazepril plus amlodipine or hydrochlorothiazide for hypertension in high-risk patients. N Engl J Med. 2008;359:2417-28.
21. Dahlöf B, Sever PS, Poulter NR, Wedel H, Beevers DG, Caulfield M, et al. Prevention of cardiovascular events with an antihypertensive regimen of amlodipine adding perindopril as required versus atenolol adding bendroflumethiazide as required, in the Anglo-Scandinavian Cardiac Outcomes Trial-Blood Pressure Lowering Arm (ASCOT-BPLA): a multicentre randomised controlled trial. Lancet. 2005;366:895-906.
22. PROGRESS Collaborative Group. Randomised trial of a perindopril-based blood-pressure-lowering regimen among 6105 individuals with previous stroke or transient ischaemic attack. Lancet. 2001;358:1033-41.
23. Beckett NS, Peters R, Fletcher AE, Staessen JA, Liu L, Dumitrascu D, et al. Treatment of hypertension in patients 80 years of age or older. N Engl J Med. 2008;358:1887-98.
24. Patel A. Effects of a fixed combination of perindopril and indapamide on macrovascular and microvascular outcomes in patients with type 2 diabetes mellitus (the ADVANCE trial): a randomised controlled trial. Lancet. 2007;370:829-40.
25. Dahlöf B, Devereux RB, Kjeldsen SE, Julius S, Beevers G, Faire U, et al. Cardiovascular morbidity and mortality in the Losartan Intervention For Endpoint reduction in hypertension study (LIFE): a randomised trial against atenolol. Lancet. 2002;359:995-1003.
26. Terentes-Printzios D, Ioakeimidis N, Rokkas K, Vlachopoulos C. Interactions between erectile dysfunction, cardiovascular disease and cardiovascular drugs. Nat Rev Cardiol. 2021;1-16.
27. Mann JFE, Schmieder RE, McQueen M, Dyal L, Schumacher H, Pogue J, et al. Renal outcomes with telmisartan, ramipril, or both, in people at high vascular risk (the ONTARGET study): a multicentre, randomised, double-blind, controlled trial. Lancet. 2008;372:547-53.
28. Williams B, Mancia G, Spiering W, Agabiti Rosei E, Azizi M, Burnier M, et al. 2018 ESC/ESH Guidelines for the management of arterial hypertension: The Task Force for the management of arterial hypertension of the European Society of Cardiology (ESC) and the European Society of Hypertension (ESH). Eur Heart J. 2018;39:3021-104.

44

Hipertensão arterial resistente e refratária

Antonio Gabriele Laurinavicius
Jonathan Batista de Souza
Márcio Gonçalves de Sousa
Oswaldo Passarelli Júnior

CONSULTA RÁPIDA

Hipertensão arterial resistente (HAR)

A HAR é definida como uma pressão arterial (PA) acima da meta preconizada, apesar da utilização de uma combinação tripla de fármacos anti-hipertensivos, em suas doses máximas toleradas preconizadas, incluindo necessariamente:

- Um bloqueador do sistema renina angiotensina (IECA ou BRA);
- Um bloqueador dos canais de cálcio di-hidropiridínico de ação prolongada;
- Um diurético tiazídico.

HAR controlada

- Pacientes que atingem a meta de PA com quatro ou mais classes de fármacos anti-hipertensivos.

Pseudorresistência

- HAR aparente por conta de diagnóstico e/ou tratamento inadequados.

Causas de pseudorresistência

- Falha na técnica de medida da PA.
- Efeito do avental branco.
- Inércia terapêutica.
- Falta de adesão ao tratamento.

Hipertensão refratária

- Subgrupo de pacientes com HAR verdadeira que não atinge a meta de PA preconizada, apesar do uso de cinco classes de medicamentos anti-hipertensivos.

Quarto medicamento de escolha

- Espironolactona 25-50 mg.
- A partir do quinto fármaco anti-hipertensivo: otimização terapêutica individualizada.

Abordagem integral da HAR

- Consulta a cada 30 a 60 dias;
- Manutenção do mesmo médico nas consultas.
- Rapidez para realizar exames complementares.
- Dosagem de fármacos anti-hipertensivos na urina/sangue.
- Vigilância constante do paciente.
- Fornecimento gratuito dos medicamentos.
- Equipe multiprofissional.
- Acolhimento humanizado do paciente.
- Pesquisa de lesão de órgão-alvo e de potenciais causas secundárias.
- Individualização do esquema anti-hipertensivo de acordo com o perfil do paciente e suas comorbidades.

INTRODUÇÃO

O termo hipertensão refratária foi utilizado pela primeira vez em 1958[1] e a de hipertensão resistente, em 1960[2]. Até o ano de 2008 coexistiam na literatura três termos para representar a mesma entidade clínica: hipertensão de difícil controle, hipertensão resistente e hipertensão refratária. No ano de 2008 ocorreu a primeira tentativa de unificação desses termos com a realização do primeiro Posicionamento da American Heart Association[3], recomendando a utilização do termo hipertensão arterial resistente (HAR). No ano de 2012, verificou-se que existia, dentro dos chamados hipertensos resistentes, um fenótipo extremo caracterizado pela não resposta ao tratamento medicamentoso, sendo proposta uma nova denominação para esse grupo: hipertensão refratária. A partir da introdução desses novos termos, as últimas diretrizes[4-7] realizaram modificações nas definições com pequenas diferenças entre elas, em busca de uma melhor identificação dessa população. Além disso, foi introduzido o conceito de pseudorresistência, para enfatizar a importância de abordar uma população muito frequente, que precisa ser abordada de uma maneira diferenciada, para que não seja submetida a exames complementares e fármacos sem necessidade.

DEFINIÇÃO

A HAR é definida pelo segundo posicionamento da American Heart Association[4] como uma PA acima da meta preconizada, apesar da utilização de uma combinação tripla de fármacos anti-hipertensivos, em suas doses máximas toleradas preconizadas, identificando essas três classes como: um bloqueador do sistema renina-angiotensina (inibidor da enzima conversora ou bloqueador do receptor da angiotensina), um bloqueador dos canais de cálcio di-hidropiridínicos de ação prolongada e um diurético tiazídico. Também são adicionados nessa definição os pacientes que atingem a meta de PA com quatro ou mais classes de fármacos anti-hipertensivos (hipertensão arterial resistente controlada). Foi incluída nessa nova definição a necessidade de afastar a não adesão ao tratamento e a confirmação da meta não atingida fora do ambiente do consultório pela monitorização ambulatorial da pressão arterial de 24 horas (MAPA 24h) ou a monitorização residencial da pressão arterial (MRPA).

O segundo posicionamento de HAR da Sociedade Brasileira de Cardiologia[5] apresenta como diferença em relação a essa definição a necessidade do diurético tiazídico ser de longa ação (indapamida ou clortalidona), o que a maioria das diretrizes não exige, inclusive a Diretriz Brasileira de Hipertensão Arterial de 2020[7]. Sander et al., no ano de 2011, foram pioneiros em introduzir o conceito de hipertensão refratária (HARf) para identificar um novo fenótipo dentro do grupo dos portadores de HAR, inicialmente caracterizados como aqueles que não atingiam a meta de PA a despeito do uso de quatro fármacos anti-hipertensivos[8]. Posteriormente, em 2014, após uma análise de um estudo de coorte[9], foi proposta uma modificação de sua definição inicial para outra, cuja meta de PA não fosse atingida apesar do uso regular de cinco classes de fármacos anti-hipertensivas, conceito atualmente utilizado pelas diretrizes. Dessa forma, a HARf ficou caracterizada como um subgrupo de pacientes com HAR verdadeira, que não atinge a meta de PA preconizada, apesar do uso de cinco classes de fármacos anti-hipertensivos, sendo três delas preferencialmente um diurético tiazídico de ação prolongada, um bloqueador dos canais de cálcio di-hidropiridínicos de ação prolongada, um inibidor do sistema renina-angiotensina, além da espironolactona como quarto fármaco e um quinto fármaco anti-hipertensivo.

A exclusão de pseudorresistência é fundamental para o diagnóstico da HAR verdadeira, HAR controlada ou HARf, sendo definida quando a meta de PA não é alcançada em razão do efeito do avental branco, posologia inadequada ou inércia terapêutica, falta de adesão ao tratamento medicamentoso e não medicamentoso e falha na técnica de medição da PA (Figura 1).

EPIDEMIOLOGIA

Estima-se que a prevalência global da HAR está em torno de 10 a 20% da população hipertensa[10]. Uma metanálise que incluiu mais de 900 mil indivíduos estimou uma prevalência de HAR, entre os hipertensos, de 13,7% (IC: 11,2%-16,2%) em estudos observacionais e de 16,3% (IC: 10,7%-21,9%) em estudos randomizados[10]. Atualmente, a prevalência global de adultos com hipertensão varia de 30 a 45%, sendo estimado o acometimento de 1,5 bilhão de indivíduos em 2025[11]. Com a maior recomendação do uso das medidas de pressão arterial fora do consultório e diferentes abordagens para a caracterização da HAR propostas pelas novas diretrizes e posicionamentos, terminologias como HAR verdadeira, HAR aparente e pseudo-HAR têm sido adotadas. A Tabela I seguinte resume as definições e as respectivas prevalências de cada uma dessas classificações.

No Brasil, o ReHOT *study*[12], um estudo multicêntrico que utilizou dados da MAPA em um grupo de hipertensos em estágio 2 (minimizando o efeito do jaleco branco) com o cuidado na avaliação da adesão por meio da contagem de pílulas encontrou uma prevalência de 11,7%.

Estima-se que a hipertensão arterial sistêmica seja responsável por pelo menos 45% das mortes por DCV e 51% por acidente vascular encefálico (AVE)[13]. Parte disso é resultado de lesões em diferentes órgãos-alvo, entre eles o coração, cérebro, rins, olhos e a vasculatura periférica. Estima-se que a razão de chances de eventos cardiovasculares (morte, AVE, IAM não fatal, IC e lesão renal) entre pacientes com HAR é 1,47 maior (IC 95%: 1,33-1,62; p

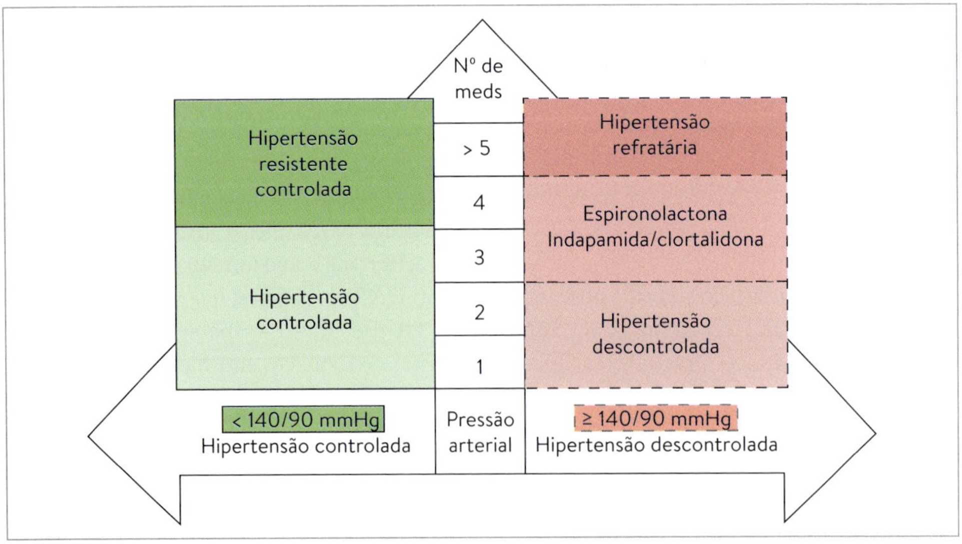

FIGURA 1 Definição da hipertensão arterial resistente (HAR) conforme o número de fármacos e meta de pressão arterial.

TABELA I Definição e prevalência dos diferentes tipos de hipertensão arterial resistente (HAR)

Tipo	Definição	Prevalência
HAR verdadeira	Compreende o grupo de pacientes com HAR em que foram afastados a HAR aparente e a pseudo-HAR	10,3% (95% IC; 7,6% a 13,2%)
HAR aparente	Compreende o amplo grupo de pacientes com HAR que pode incluir tanto pacientes com efeito do jaleco branco quanto não aderentes	14,7% (95% IC; 13,1% a 16,3%)
Pseudo-HAR	Compreende o grupo de pacientes que, apesar de utilizar três ou mais classes de anti-hipertensivos, parte disso ocorre secundariamente ao efeito do jaleco branco ou à má adesão	10,3% (95% IC; 6,0% a 15,5%)

< 0,001) do que os hipertensos não resistentes com níveis tensionais controlados após ajuste para o paciente e características clínicas[13]. A HAR, por apresentar uma resposta inadequada ao tratamento convencional, submete o organismo a um grau de sobrecarga de PA maior quando comparado àqueles indivíduos em que se consegue um controle satisfatório. Consequentemente, possuem maior risco de lesão de órgãos-alvo, além de permanecerem com maior morbidade e mortalidade, a despeito do uso da terapia apropriada[4]. Uma vez que o paciente é categorizado com HAR verdadeira, recomendam-se avaliações diagnósticas específicas, tais como a pesquisa de hipertensão secundária, sabidamente mais prevalente nesse grupo de pacientes.

PSEUDORRESISTÊNCIA

Como vimos, a HAR é o fenótipo mais grave e desafiador do espectro clínico da hipertensão arterial. É fundamental que, no processo de triagem e identificação desses indivíduos, sejam confirmados os dois elementos-chave do binômio que define a HAR: a falta de controle de PA por um lado e a vigência de tratamento adequado por outro. Confirmar a falta de controle de PA é necessário, pois falhas na técnica de medida da PA, assim como o efeito do avental branco, podem levar a superestimar a pressão arterial do paciente e a rotular erroneamente o caso como resistente[14]. Por outro lado, é importante verificar a qualidade do tratamento, pois prescrições médicas com esquemas terapêuticos inadequados, assim como a falta de adesão do paciente ao tratamento, são causas frequentes de falha terapêutica.[7] Na prática clínica, a maioria dos casos de HAR aparente corresponde a uma ou mais das situações que acabamos de descrever e que resumimos na Figura 2. Tais situações recebem em conjunto a denominação pseudorresistência e devem ser afastadas ou resolvidas antes de rotular o caso como HAR verdadeira[5].

Alguns indícios clínicos podem ser especialmente úteis no reconhecimento das situações de pseudorresistência. Entre eles, a ausência de lesões de órgãos-alvo (LOA), na vigência de níveis muito elevados de pressão arterial, fato que deve levantar a suspeita de falha na técnica de aferição da PA ou de efeito do avental branco. Outro indício valioso de pseudorresistência é o relato de sintomas de hipotensão como tonturas, cansaço, fadiga, lipotimias e ortostatismo, associados ao início ou à intensificação da terapêutica anti-hipertensiva.

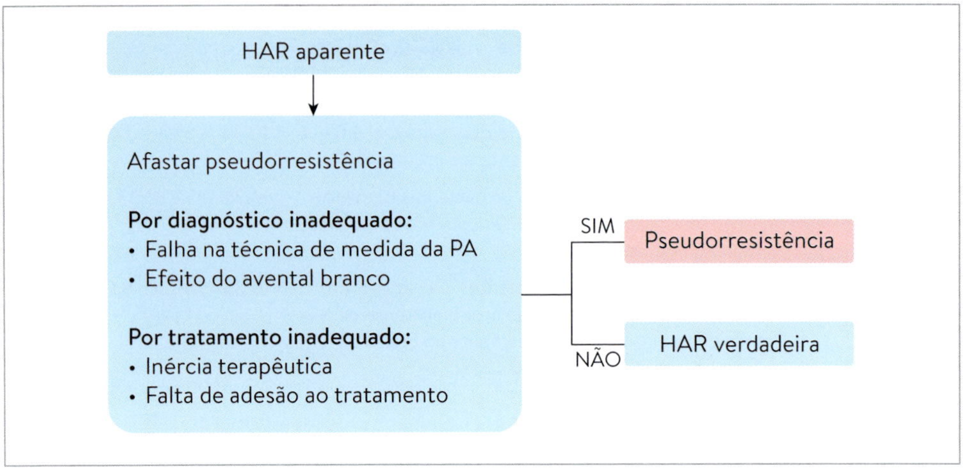

FIGURA 2 Causas de pseudorresistência.

Falha na técnica de medida da pressão arterial

O uso inadequado do manguito, especialmente em pacientes obesos e em idosos com doença aterosclerótica difusa e importante, é uma causa frequente de superestimação dos valores de PA e deve sempre ser considerado como uma possível causa de pseudorresistência[5].

Efeito do avental branco

O efeito do avental branco pode induzir erroneamente ao diagnóstico de HAR, embora estudo recente tenha mostrado que sua real incidência como causa de pseudorresistência seja menor do que previamente imaginado[15]. Na presença dos indícios previamente mencionados, a realização de MAPA, MRPA ou AMPA poderá elucidar a verdadeira natureza do quadro.

Inércia terapêutica

Entendemos por inércia terapêutica o início tardio do tratamento; a prescrição de subdoses; esquemas terapêuticos inadequados; e o atraso na reavaliação das metas e no consequente ajuste da prescrição. Além disso, a inércia terapêutica do médico repercute diretamente no grau de adesão do paciente ao tratamento. Programas de educação médica continuada e sistemas informatizados que monitorem proativamente o atingimento das metas preconizadas são ferramentas valiosas contra a inércia.

Falta de adesão

Menos que 50% dos pacientes aderem de forma adequada ao tratamento e a taxa de adesão é inversamente proporcional ao número de comprimidos prescritos[16], mas é importante lembrar que adesão ao tratamento inclui não apenas a medicação, como também a modificação do estilo de vida. A falta de adesão representa a principal causa de pseudorresistência e deve ser um foco prioritário de atenção do médico assistente, requerendo uma abordagem multidimensional que inclua a humanização do cuidado; o aprofundamento da relação médico-paciente; aproximação e acesso; assim como a educação efetiva do paciente sobre sua condição e tratamento.

FLUXOGRAMA NA ABORDAGEM DO DIAGNÓSTICO DA HIPERTENSÃO ARTERIAL RESISTENTE

Agora descreveremos um fluxograma prático após a suspeita clínica de hipertensão arterial resistente (Figura 3). Inicialmente se faz necessária a confirmação do diagnóstico com a exclusão das causas de pseudorresistência, tais como falta de adesão ao tratamento (medicamentoso e não medicamentoso), posologia inadequada, técnica inadequada de medição da PA e efeito do avental branco. A MAPA é o exame de eleição para a confirmação do controle inadequado da PA, porém, caso não disponível, a MRPA ou a AMPA podem ser utilizadas.

Afastada a pseudorresistência, confirmada a existência da HAR, partimos para investigação diagnóstica com exames específicos, conforme a orientação das Diretrizes de Hipertensão[7] em relação ao comprometimento de lesões em órgãos-alvo e hipertensão secundária. A existência de comorbidades associadas deve ser detectada com exames especializados conforme a suspeita clínica, inclusive por terem impacto na gênese ou por

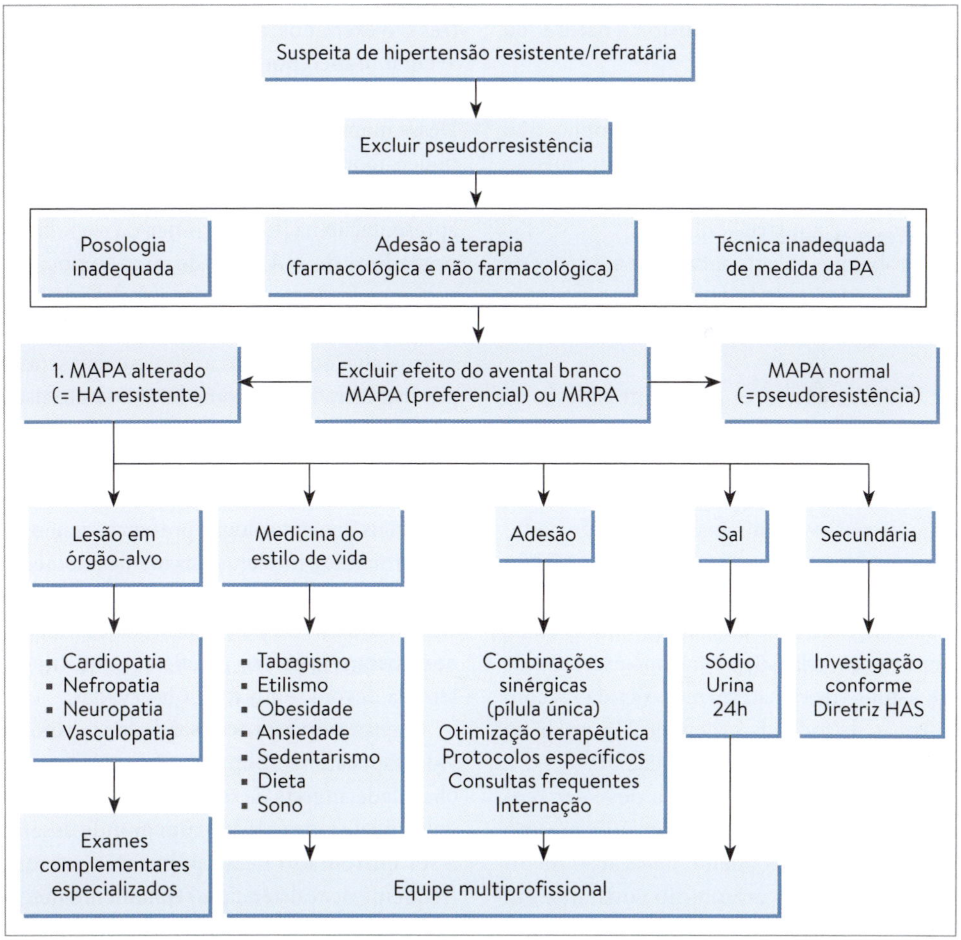

FIGURA 3 Fluxograma de avaliação da hipertensão arterial resistente.

colaborarem para a HAR. Devemos insistir nessa abordagem levando em consideração o possível controle de PA e a reversão dessa condição. A medida da PA fora do consultório é fundamental, sendo a MAPA a metodologia preferencial, pois a PA costuma ser mais elevada no consultório em relação à medida domiciliar. A adesão ao tratamento, conforme descrito, é sempre um grande desafio, especialmente nos serviços públicos.

- Problemas relacionados aos pacientes: rejeição a número excessivo de fármacos em posologias complexas (muitas tomadas e comprimidos), efeitos colaterais dos fármacos, problemas socioculturais, desconhecimento da história natural da doença.
- Problemas relacionados ao médico: relação médico-paciente ruim, posologias não sinérgicas ou doses equivocadas, omissão ou desconhecimento na investigação das causas secundárias tratáveis.
- Problemas relacionados aos serviços de saúde: dificuldade de acesso aos médicos, medicamentos e exames complementares.

Todos esses fatores dificultam a adesão ao tratamento medicamentoso e não medicamentoso, e devem ser verificados e contornados[7].

A ingesta de sal deve sempre ser observada, se possível com a verificação do sódio em urina de 24 horas, pois frequentemente a ingestão é excessiva, pelo consumo de alimentos industrializados e desconhecimento dos pacientes em relação ao consumo excessivo de sal. Estudos demonstram reduções da PA com restrição de sódio da ordem de 22 mmHg na sistólica e 9 mmHg na diastólica[17,18].

A otimização terapêutica deve ser realizada preferencialmente com um mesmo médico, no fortalecimento da relação médico-paciente, com orientação constante em relação ao estilo de vida saudável e verificação constante da adesão ao tratamento com esquemas posológicos sinérgicos e ajustes medicamentosos adequados, respeitando a presença de comorbidades que indiquem ou contraindiquem uma determinada classe de fármaco anti-hipertensivo[5].

TRATAMENTO

O objetivo primordial do tratamento da HAR é promover a redução de eventos cardiovasculares, reduzindo a progressão da doença micro e macrovascular. Há poucas evidências de estratégias medicamentosas dos estudos clínicos randomizados, pois geralmente pacientes portadores de HA estágio três são excluídos, nem se verifica o efeito do avental branco por medidas fora do consultório na randomização dos estudos clínicos. Dessa maneira, o manuseio clínico da HAR é pouco abordado em diretrizes internacionais, pela falta de evidências robustas. O cenário de apresentação na prática clínica da população portadora de HAR é o de uma exposição prolongada de pressão arterial elevada (comumente estágio três), presença de lesão em órgãos-alvo ou doença cardiovascular, sendo, por isso, estratificada como sendo de alto risco cardiovascular. Afastada a pseudorresistência, a verificação do esquema anti-hipertensivo em relação às combinações medicamentosas preferenciais e sua posologia, presença ou não de comorbidades, intolerâncias medicamentosas para uma otimização adequada, correção de subdoses, bem como a verificação de fármacos que possam interferir na eficácia anti-hipertensiva devem sempre ser observadas.

Atenção especial deve ser dada ao estilo de vida, especialmente em relação a três fatores: obesidade, ingesta de sal e álcool. A mudança do estilo de vida (MEV) é um grande desafio a ser enfrentado nessa população e causa frequente de resistência ao tratamento medicamentoso em atingir as metas preconizadas associadas à redução do risco cardiovascular.

Conversar com o paciente sobre o custo (preferência do paciente por fármacos de distribuição gratuita) e potenciais efeitos adversos dos medicamentos, preferência por combinações medicamentosas fixas que reduzem o número de comprimidos a serem ingeridos, bem como discutir sobre os benefícios do tratamento de uma doença assintomática, com risco elevado de complicações cardiovasculares, podem aumentar a adesão. O racional na escolha de um esquema de fármacos anti-hipertensivos é o bloqueio de todos os potenciais mecanismos envolvidos na elevação da PA[5]. A combinação de um fármaco que bloqueie o sistema renina-angiotensina (SRA), podendo ser utilizado um inibidor da enzima de conversão da angiotensina (IECA) ou bloqueador do receptor da angiotensina (BRA), associado a um bloqueador dos canais de cálcio (BCC) di-hidropiridínico de ação prolongada e um diurético tiazídico de ação prolongada (clortalidona ou indapamida), costuma ser eficaz e com boa tolerância clínica[5,19,20]. Essa é considerada a melhor combinação tripla, a mais eficaz e sinérgica, sendo a recomendada pelas diferentes diretrizes internacionais que se posicionam em relação ao esquema anti-hipertensivo preferencial.

Em relação à utilização de um BRA ou IECA na escolha do fármaco que promova o bloqueio do SRA, não existe até o momento nenhuma comprovação, nessa população, de que haja superioridade de uma classe em relação à outra, tanto na eficácia anti-hipertensiva como na proteção cardiovascular. Não existem estudos que tenham comparado a clortalidona com a indapamida, assim, nessa população ambas são consideradas equivalentes. Os diuréticos de alça estarão indicados se o *clearance* de creatinina for inferior a 30 mL/min, embora não haja evidências de que essa estratégia se associe à maior facilidade na redução da PA. Em relação ao quarto fármaco, o estudo PATHWAY-2[21] comparou, em uma população portadora de HAR com um esquema triplo sinérgico de fármacos anti-hipertensivos (IECA ou BRA + BCC + diurético), a espironolactona na posologia de 25 a 50 mg *versus* a doxazosina 4 a 8 mg, o bisoprolol 5 a 10 mg e placebo. Esse estudo demonstrou, de maneira pioneira, a maior eficácia anti-hipertensiva da espironolactona com significância estatística *versus* as outras três estratégias, consagrando a utilização do antagonista do receptor da aldosterona como opção preferencial de quarto medicamento, sendo recomendada pelas diferentes diretrizes. Um subestudo do PATHWAY-2[22] (146 pacientes) avaliou o efeito da amilorida, na posologia de 10 a 20 mg, que reduziu a PAS domiciliar em 20,4 mmHg, similar à redução da espironolactona, que foi de 18,3 mmHg, sendo, dessa maneira, uma opção aos intolerantes.

A escolha do quinto fármaco está ainda em aberto, porque não dispomos de estudos clínicos a respeito dessa estratégia. De maneira racional, verifica-se a participação do simpático nessa população, utilizando-se a frequência cardíaca como parâmetro clínico (FC > 70 bpm). Devem ser considerados fármacos como os betabloqueadores, preferencialmente os cardiosseletivos, com ação vasodilatadora (nebivolol) ou que promovam o bloqueio alfa e beta-adrenérgico (carvedilol), ou se contraindicados os alfa-2 agonistas (metildopa, clonidina, rilmenidina ou moxonidina). A diretriz europeia recomenda a utilização do bisoprolol, que foi o utilizado no estudo PATHWAY-2. O estudo ReHOT[12] comparou os efeitos da espironolactona com um agonista alfa-2 central (clonidina) em hipertensos resistentes. Não foram encontradas diferenças na taxa de controle da PA pela MAPA e no consultório entre a espironolactona e a clonidina, embora tenha havido uma ligeira superioridade da espironolactona, sendo então uma boa opção adicional na população portadora de HAR em uso da espironolactona.

A estratégia sequencial pode ser um alfa-1 bloqueador como a doxazosina, em uma posologia inicial de 1 mg, especialmente em idosos, a fim de evitar hipotensão postural ou síncope, e aumentando a cada duas semanas até o máximo de 16 mg. Os vasodilatadores como a hidralazina representam a última classe a ser introduzida, e por causarem ativação simpática, levando à taquicardia e retenção hidrossalina, devem sempre ser administrados com diurético e betabloqueadores. A substituição da hidralazina pelo minoxidil representa a última opção da estratégia medicamentosa. Do trio de ouro ao octeto do tratamento da hipertensão arterial, existe uma racionalidade recomendada pelas diferentes diretrizes[23] (Figura 4).

Existem algumas comorbidades que podem indicar alguma classe de fármaco anti-hipertensivo preferencial, por exemplo, a presença de insuficiência cardíaca, insuficiência coronariana sintomática, infarto do miocárdio recente (até 3 anos), arritmia cardíaca. Nesses casos, o betabloqueador faz parte do esquema triplo preferencial e o BCC passa a ser o quarto fármaco. No caso da insuficiência cardíaca com fração de ejeção reduzida, os BCC passam a ser a quinta classe a ser introduzida (Figuras 5 e 6).

A internação do paciente portador de HAR não é preconizada por nenhuma diretriz para a otimização terapêutica ou investigação de HA secundária, porém é o padrão-ouro de verificação da adesão e restrição de sódio. Pode ser útil para pacientes que estejam fazendo uso de cinco ou mais classes de fármacos anti-hipertensivos sem que a meta de PA tenha sido atingida[19,20]. A adesão ao tratamento medicamentoso é sempre um desafio e poderá ser implementada com a simplificação do tratamento por meio de combinações fixas. Inclusive já dispomos hoje no mercado de combinações fixas triplas, que combinam as três classes preferenciais (diurético tiazídico + fármaco que bloqueia o SRA + BCC) em várias posologias úteis para esse fenótipo, assim como também para os pacientes que necessitam, para atingir a meta de PA, de três classes de fármacos anti-hipertensivos.

O desenvolvimento de novas moléculas pela indústria farmacêutica para reduzir o risco cardiovascular e a PA faz parte de pesquisas em andamento, embora tenhamos disponível hoje de um arsenal terapêutico com inúmeras classes de fármacos anti-hipertensivos e inúmeras moléculas dentro de

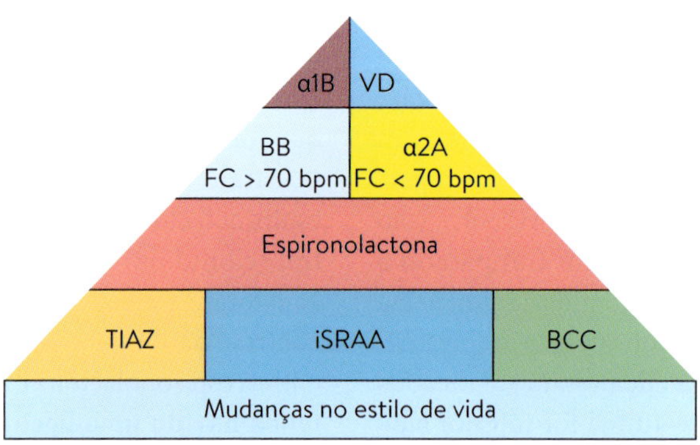

FIGURA 4 Esquema posológico na hipertensão arterial resistente (HAR).

BCC: bloqueador de canais de cálcio; iSRAA: inibidor do sistema renina-angiotensiva-aldosterona; TIAZ: diurético tiazídico; VD: vasodilatadores diretos; α1B: bloqueadores alfa-1; α2A: alfa-2 agonistas; BB: betabloqueadores.

Fonte: adaptada de Feitosa et al., 2020[23].

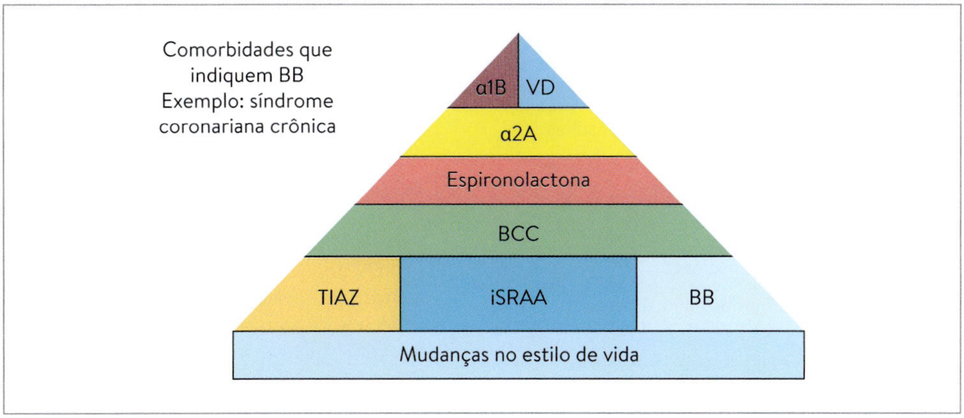

FIGURA 5 Esquema posológico com comorbidades que indiquem betabloqueador (BB).

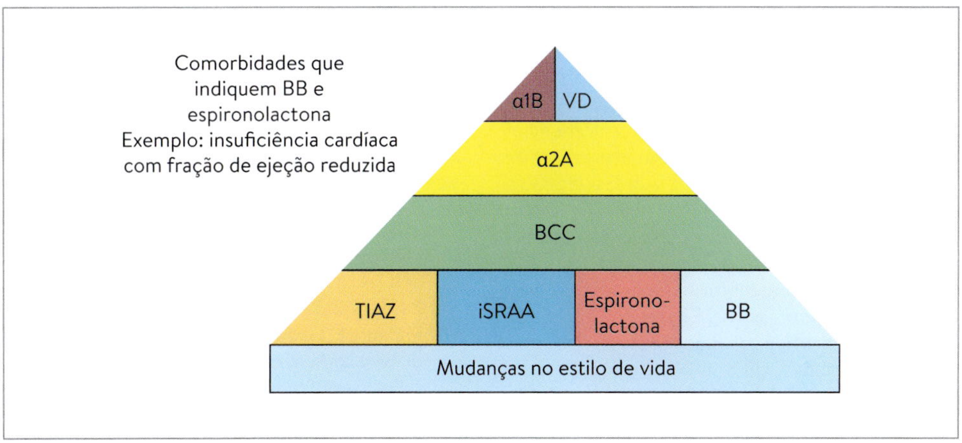

FIGURA 6 Esquema posológico com comorbidades que indiquem betabloqueador (BB) e espironolactona.

cada classe[24,25]. O paciente portador de HAR é pouco abordado pelas diretrizes internacionais, o que deveria ser feito de uma maneira diferenciada, porque representa um grupo especial de alto risco cardiovascular, com características especiais na sua evolução clínica. O acolhimento ao paciente é uma estratégia relevante como coadjuvante ao tratamento, promovendo uma segurança ao paciente que na maioria das vezes corresponde, aumentando a sua determinação na adesão ao tratamento, seguindo as orientações da equipe de saúde com maior comprometimento. O ideal seria um modelo de acompanhamento clínico com consultas mensais ou no máximo bimensais, preferencialmente com o mesmo médico, com experiência no manuseio clínico desses pacientes, em um serviço especializado e com recursos diagnósticos disponíveis (Tabela II).

TABELA II Modelo ideal de abordagem clínica da hipertensão arterial resistente
Consulta a cada 30 a 60 dias
Manutenção do mesmo médico nas consultas
Rapidez para realizar exames complementares
Dosagem de fármacos anti-hipertensivos na urina/sangue
Vigilância constante do paciente
Fornecimento gratuito dos medicamentos
Equipe profissional
Acolhimento humanístico do paciente

BIBLIOGRAFIA

1. Lee RE, Seligmann AW, Clark MA, et al. Therapeutically refractory hypertension: causative factors, and medical management with chorothiazide and other agentes. Ann Inter Med. 1958;49:1129-37.
2. Van Dyne JR. Iproniazid in the treatment of resistant hypertension. A preliminar report on twenty intractable cases. J Am Geriatr Soc. 1960;8:454-62.
3. Calhoun DA, Jones D, Textor S, et al. Resistant hypertension: diagnosis, evaluation, and treatment. A scientific statement from the American Heart Association Professional Education Committee of the Council for High Blood Pressure Research. Hypertension. 2008;51:1403-19.
4. Carey RM, Calhoun CD, Bakris GL, Brook RD, Daugherty SL, Dennison-Himmelfarb CR, et al. Resistant Hypertension: Detection, Evaluation, and Management. Hypertension. 2018;72:e53-e90.
5. Yugar-toledo JC, Moreno Júnior H, Gus M, Rosito GBA, Scala LCN, Muxfeldt ES, et al. Posicionamento sobre Hipertensão Arterial Resistente – 2020. Arq Bras Cardiol. 2020;114:576-96.
6. Willians B, Mancia G, Spiering W, Agabiti Rosei L, Azizi M, et al. 2018 ESC/ESH Guidelines for the management of arterial hypertension. Eur Heart J. 2018;39:3021-104.
7. Barroso WKS, Rodrigues CS, Bortolotto LA, Gomes MM, Brandão AA, Feitosa ADM, et al. Diretrizes Brasileiras de Hipertensão Arterial-2020. Arq Bras Cardiol. 2020.
8. Sander GE, Giles TD. Resistant hypertension: concepts and approach to management. Curr Hypertens Rep. 2011;13:347-55.
9. Calhoun DA, Booth 3rd JN, S Oparil S, Irvin MR, Shimbo D, Lackland DT, et al. Refractory hypertension: determination of prevalence risk factors, and comorbidities in a large, population-based cohort. Hypertension. 2014;63:451-458.
10. Achelrod D, Wenzel U, Frey S. Systematic review and meta-analysis of the prevalence of resistant hypertension in treated hypertensive populations. Am J Hypertens. 2015;28:355-61.
11. Zhou B, Bentham J, Di Cesare M, Bixby H, Danaei G, Cowan MJ, et al. Worldwide trends in blood pressure from 1975 to 2015: a pooled analysis of 1479 population-based measurement studies with 19.1 million participants. The Lancet. 2017;389:37-55.
12. Krieger EM, Drager LF, Giorgi DMA, Pereira AC, Barreto-Filho JAS, Nogueira AR, et al. Spironolactone versus clonidine as a fourth-drug therapy for resistant hypertension: The ReHOT Randomized Study (Resistant Hypertensio Optimal Treatment). Hypertension. 2018;71:681-90.
13. Organization WH. Global action plan for the prevention and control of NCDs 2013-2020. Geneva, 2013.
14. Judd E, Calhoun DA. Apparent and true resistant hypertension: definition, prevalence and outcomes. J Hum Hypertens. 2014;28:463-8.
15. Siddiqui M, Judd EK, Oparil S, Calhoun DA. White-coat effect is uncommon in patients with refractory hypertension. Hypertension. 2017;70:645-651.
16. Hyman DJ, Pavlik V. Medication adherence and resistant hypertension. J Hum Hypertens. 2015;29:213-8.
17. Pimenta E, Gaddam KK, Oparil S, et al. Effects of dietary sodium reduction on blood pressure in subjects with resistant hypertension: results from a randomized trial. Hypertension. 2009;54:475-481.
18. Sacks FM, Svetkey LP, Vollmer WM, et al. Effects on blood pressure of reduced dietary sodium and the Dietary Approaches to Stop Hypertension (DASH) diet. DASH-Sodium Collaborative Research Group. N Engl J Med. 2001;344:3-10.
19. Passarelli Jr. O, Gonzaga CC. Combinação medicamentosa tripla. In: Passarelli Jr O. Póvoa R, Malaquias MVB, Bortolotto LA. Combinações de fármacos anti-hipertensivos na prática clínica. São Paulo: Segmento Farma, 2000. p.89-100.
20. Passarelli Jr O. Estratégias na terapêutica farmacológica. In: Póvoa R, Malaquias MVB, Brandão AA, Barroso WKS, Barbosa E, Passarelli Jr O. Hipertensão resistente na prática clínica. São Paulo: Elservier, 2017. p.263-269.
21. Willians B, MacDonald TM, Morani S, Webb DJ, Sever P, McInes G, et al. British Hypertension Society´s PATHWAY Studies Group. Spironolactone versus placebo, bisoprolol, and doxazosin to determine the optimal treatment for

drug-resistant hypertension (PATHWAY-2): a randomized, double-blind, crossover trial. Lancet. 2015;386:2059-2068.

22. Warnock DG, Kusche-Vihrog K, Tarjus A, Sheng S, Oberleithner H, Kleyman TR, et al. Blood pressure and amiloride -sensitive sodium channels in vascular and renal cells. Nat Rev Nephrol. 2014;10:146-157.
23. Feitosa ADM, Mota-Gomes M, Passarelli Junior O, Barroso WKS, Miranda RD, Barbosa ECD, Brandão AA, Nadruz W. Tratamento medicamentoso da hipertensão: do trio de ouro ao octeto. Arq Bras Cardiol. 2020;115(2):270-272.
24. Badilă E, Japie C, Weiss E, Balahura AM, Bartos D, Udriste AS. The road to better management in resistant hypertension: diagnostic and therapeutics insights. Pharmaceutics. 2021;13.714:1-16.
25. Pathan MK, Cohen DL. Resistant hypertension: Where are we now and where do we go from here? Integr Blood Press Control. 2020;13:83-93.

45

Urgências e emergências hipertensivas

José Fernando Vilela-Martin

CONSULTA RÁPIDA

Definições

- **Urgência hipertensiva**: elevação da PA sistólica (PAS) ≥ 180 mmHg e/ou PA diastólica (PAD) ≥ 120 mmHg sem lesão aguda em órgãos-alvo (LOA) e sem risco de morte iminente. Permite redução da PA em período maior de tempo com reavaliação ambulatorial precoce em 7 dias.
- **Emergência hipertensiva**: elevação da PAS e/ou PAD com LOA e risco imediato de morte. Requer redução rápida e gradual da pressão arterial em minutos a horas, geralmente, com fármacos endovenosos.

Diagnóstico diferencial

- Importante diferenciar as situações de aumento da PA, agudas e crônicas, para melhor manuseio.
- Hipertensão crônica mal controlada por falta de adesão, hipertensão arterial sistêmica de difícil controle, urgência e pseudocrise hipertensiva são situações comuns de elevação da PAS e/ou PAD sem LOA aguda.
- Nas situações descritas acima, a ausência de LOA aguda afasta emergência hipertensiva.

Comentários gerais

- Aumento súbito da PA pode ocasionar LOA antes da PA atingir o limiar de 180/120 mmHg.
- A gravidade da condição clínica não é determinada pelo nível absoluto da PA e sim pela magnitude da sua elevação.
- A definição numérica serve como parâmetro de conduta, mas não como critério absoluto.

Epidemiologia

- Urgência mais comum do que emergência.
- Emergências mais comuns: acidente vascular cerebral e edema agudo de pulmão.
- Principais sintomas: neurológicos e dispneia.

Fisiopatogenia

- Aumento do débito cardíaco.
- Aumento da resistência vascular periférica.
- Alteração da curva de autorregulação.
- Estado pró-trombótico.

Abordagem

- Observação dos sinais/sintomas e caracterização da disfunção aguda dos órgãos-alvo: cérebro, coração, aorta, rins e artérias (fundo de olho).
- Exames complementares devem ser solicitados de acordo com o quadro clínico e exame físico.
- Descartar pseudocrise, hipertensão arterial sistêmica de difícil controle e urgência hipertensiva.

Alvos de redução da pressão arterial
- Alvo de PA varia de acordo com o tipo de emergência hipertensiva.
- Redução gradual e cuidadosa da PA em 10 a 15% na primeira hora de tratamento e de 25% nas duas horas seguintes ao início do tratamento na maioria das situações clínicas.

Alvos específicos
- Crises catecolaminérgicas.
- Edema agudo de pulmão: PAS < 140 mmHg na 1ª hora.
- Dissecção aguda de aorta: PAS < 120 mmHg na 1ª hora.

Tratamento
- Tratamento anti-hipertensivo varia de acordo com o diagnóstico da emergência.
- Medicamentos mais utilizados:
  - Nitroprussiato de sódio.
  - Nitroglicerina.
  - Betabloqueadores.
  - Bloqueadores dos canais de cálcio.
  - Diuréticos de alça.

DEFINIÇÃO E CLASSIFICAÇÃO

Crise hipertensiva (CH) é uma forma de apresentação ou complicação da hipertensão arterial sistêmica (HAS), que compreende condições clínicas que envolvem uma elevação aguda, inadequada, intensa e sintomática da PA, definida arbitrariamente por pressão arterial (PA) ≥ 180 x 120 mmHg[1-4]. Em 1993, o V Joint National Committee on Detection, Evaluation and Treatment of High Blood Pressure[5] publicou uma divisão operacional da CH, classificando-a sob duas formas distintas em relação à gravidade e ao prognóstico: a emergência hipertensiva (EH), situação clínica que cursa com lesão aguda ou em desenvolvimento de órgãos-alvo (LOA) e risco imediato de morte ou urgência hipertensiva (UH), situação que não cursa com LOA[1-4]. A EH requer redução rápida e gradual da PA em minutos a horas, com monitoramento intensivo e uso de medicamentos por via endovenosa (EV), enquanto a UH permite redução mais lenta dos níveis de PA em período de 24 a 48 horas ou superior[1-4]. Em casos de início recente em indivíduos previamente normotensos, como nos casos de glomerulopatia aguda (síndrome nefrítica), dissecção aguda de aorta em paciente de 60 anos e PA 160/110 mmHg ou, mesmo, uma gestante no terceiro trimestre da gestação com pré-eclâmpsia/eclâmpsia e PA pouco elevada (PA = 150/95 mmHg) são verdadeiras apresentações de emergências hipertensivas, apesar de o nível de PA não preencher o critério descrito anteriormente[1-4]. Assim, a definição numérica de CH é conceitual, e a gravidade da condição não deve ser determinada pela PA absoluta, mas pela magnitude de sua elevação. É importante salientar que outras situações acompanhadas por elevações igualmente importantes da PA precisam ser consideradas parte do diagnóstico diferencial de CH e incluem pseudocrise hipertensiva, HAS de difícil controle e HAS crônica não controlada. Atualmente, muitos preconizam que a classificação de CH necessita ser atualizada, principalmente por causa do diagnóstico da UH, uma vez que o fator mais importante a ser observado é a presença de sinais/sintomas e da disfunção aguda dos órgãos-alvo mais do que o valor da PA. Sugere-se que o termo correto para UH deveria ser "elevação da PA sem LOA em evolução"[6]. A Tabela I mostra as diversas apresentações clínicas da EH e a Tabela II evidencia as diferenças entre UH e EH[1-4].

EPIDEMIOLOGIA

Estima-se que aproximadamente 1% dos indivíduos hipertensos possam apresentar CH em sua vida e que a cada ano mais de 500 mil norte-americanos tenham um evento relacionado à elevação aguda da PA[1-4,7].

TABELA I Classificação das emergências hipertensivas[1-4]

Emergências hipertensivas
Cerebrovasculares ▪ Encefalopatia hipertensiva ▪ Acidente vascular cerebral isquêmico ▪ Acidente vascular cerebral hemorrágico ▪ Hemorragia subaracnóidea **Cardiocirculatórias** ▪ Dissecção aguda de aorta ▪ Edema agudo de pulmão com insuficiência ventricular esquerda ▪ Síndromes coronarianas agudas **Renais/comprometimento de múltiplos órgãos** ▪ Hipertensão acelerada/maligna ▪ Hipertensão MDO
Crises adrenérgicas graves ▪ Crise do feocromocitoma ▪ Dose excessiva de drogas ilícitas (cocaína, crack, LSD)
Hipertensão arterial sistêmica na gestação ▪ Eclâmpsia ▪ Pré-eclâmpsia com sinais de gravidade ▪ Síndrome "HELLP" ▪ Hipertensão arterial sistêmica grave em final de gestação

HELPP: *hemolysis, elevated liver enzymes, low platelets*; MDO: múltiplos danos aos órgãos-alvo.

TABELA II Diferenciação entre urgências e emergências hipertensivas quanto ao diagnóstico, prognóstico e conduta

Urgência	Emergência
▪ PA acentuadamente elevada	▪ PA acentuadamente elevada
▪ Sem LOA aguda e progressiva	▪ Com LOA aguda e progressiva
▪ Anti-hipertensivos orais combinados	▪ Anti-hipertensivos parenterais
▪ Sem risco iminente de morte	▪ Com risco iminente de morte
▪ Alta com retorno ambulatorial precoce ▪ (7 dias)	▪ Internação preferencial em unidade de terapia intensiva

LOA: lesão em órgãos-alvo.

Um estudo multicêntrico italiano relatou que a CH está envolvida em aproximadamente 5 casos a cada 1.000 pacientes atendidos no serviço de emergência e que a EH foi responsável por 25% dos casos de CH[8]. Nos Estados Unidos, a incidência de CH é de cerca de 4,8%, sendo 0,8% dos casos atribuídos à EH[9,10]. Estudo brasileiro mostrou que a CH respondeu por uma taxa variável de 0,45 a 0,59% de todos os atendimentos ocorridos na emergência hospitalar e a 1,7% das emergências clínicas, e a UH foi mais comum do que a EH[11]. Dois estudos brasileiros mostraram que acidente vascular cerebral (AVC) isquêmico e edema agudo de pulmão (EAP) foram as lesões em órgãos-alvo mais encontradas nas emergências hipertensivas[11,12]. Uma metanálise e revisão sistemática analisou dados de 8 estudos clínicos de boa qualidade abordando UH e EH, incluindo dois estudos brasileiros[13]. Foram avaliados 1.970 casos de EH e 4.983 de UH, que mostraram 0,3% de prevalência da EH e 0,9% da UH. As apresentações clínicas mais frequentes foram edema pulmonar (32%), seguido por AVC isquêmico (AVCI) (29%), síndrome coronariana aguda (SCA) (18%), AVC hemorrágico (AVCH) (11%), dissecção aguda da aorta (2%) e encefalopatia hipertensiva (2%)[13]. Os principais sintomas das EH foram os neurológicos (35%) e dispneia (31%), enquanto nas urgências foram cefaleia (22%) e sintomas inespecíficos (48%). Apesar das limitações de interpretação dos dados, por serem de populações heterogêneas, este representa estudo epidemiológico pioneiro de grande porte na CH[13]. Outro estudo brasileiro realizado em serviço de emergência mostrou que a UH foi mais comum que a EH (71,7% *vs*. 19,1%, respectivamente) e relatou 9,2% de casos de pseudocrise hipertensiva. Problemas neurológicos e maior idade se associaram à EH, cefaleia se associou à UH e problemas emocionais e dor se associaram à pseudocrise hipertensiva[14]. Mais recentemente, um estudo retrospectivo de coorte, realizado na Tailândia, mostrou uma prevalência de EH de 0,5%, informação próxima dos dados norte-americanos[15].

FISIOPATOGÊNESE DA EMERGÊNCIA HIPERTENSIVA

Há desequilíbrio entre o débito cardíaco e a resistência vascular periférica (RVP), podendo ocorrer um aumento desproporcional do volume intravascular ou da RVP ou de ambos, fato que se reflete na curva pressão--natriurese. O sistema renina-angiotensina--aldosterona desempenha um papel central na regulação da PA em circunstâncias normais. Nas emergências hipertensivas, vasoconstritores liberados na circulação (incluindo angiotensina II) causam aumentos agudos da RVP, lesão endotelial e necrose fibrinoide das arteríolas[16], com consequente elevação da PA. A isquemia resultante estimula a liberação de substâncias vasoativas, criando um círculo vicioso que perpetua a lesão vascular[16,17]. Por outro lado, ocorre falha do sistema de autorregulação do leito vascular, com redução da pressão de perfusão e consequente diminuição do fluxo sanguíneo e aumento da resistência vascular, originando estresse mecânico e lesão endotelial[18]. Além desses mecanismos, um estado protrombótico pode desempenhar papel fundamental na EH[19].

ABORDAGEM DA CRISE HIPERTENSIVA

A abordagem da CH, especialmente a da EH, requer avaliação clínica e exames complementares realizados em unidades de pronto atendimento clínico com suporte hospitalar. A Tabela III mostra a sequência de etapas utilizadas no manejo do paciente com CH, para que a investigação clínica e complementar obtenha as informações necessárias para diagnóstico e estratégia de tratamento, uma vez que o diagnóstico e o tratamento corretos evitam lesões graves que podem resultar desta situação crítica[1-4]. A Tabela IV mostra as principais características para o diagnóstico da pseudocrise hipertensiva, comum nos serviços de emergência clínica, que se caracteriza por uma elevação da PA acentuada na presença de poucos sintomas ou de sintomas subjetivos, sem LOA. Esses pacientes não apresentam risco imediato de morte, comumente são hipertensos não aderentes e sem tratamento adequado, podem ter tido a sua elevação pressórica por algum evento emocional, doloroso ou algum desconforto, como enxaqueca, tontura, além de manifestações de síndrome do pânico[1-4].

TRATAMENTO

Urgência hipertensiva

É importante enfatizar que o risco cardiovascular não é elevado em pacientes com elevação aguda e acentuada da PA sem LOA, uma vez que a sobrevida desses indivíduos é elevada em comparação aos casos de EH[20]. Dessa forma, maior importância diagnóstica deveria ser focada na presença de sinais/sintomas e disfunção aguda dos órgãos-alvo, mais que no valor da PA. A grande maioria desses pacientes não tem adesão ao tratamento anti-hipertensivo, e a simples reintrodução de medicamentos, preferencialmente em combinação medicamentosa, e uma reavaliação precoce em sete dias serão suficientes como conduta a ser adotada de acordo com o Colégio Americano de Médicos de Emergência e a classificação de risco proposta por Reis e colaboradores (Figura 1)[21-23].

De qualquer forma, o tratamento da UH deve ser iniciado após um período de observação em ambiente calmo, condição que ajuda a afastar casos de pseudocrise. Para eles, não

TABELA III Abordagem da crise hipertensiva e investigação clínica e complementar de acordo com a lesão de órgão-alvo envolvida 1-4

1. Fatores desencadeantes			
2. Sintomas ou situações que simulam elevação aguda da PA (enxaqueca, labirintite, trauma físico, dor, estresse emocional, problemas familiares ou profissionais) (ver Tabela 4).			
3. História de hipertensão arterial sistêmica, tempo de evolução, uso de anti-hipertensivos (doses e adesão).			
4. Episódios anteriores semelhantes à situação atual.			
5. Uso de medicamentos que interferem na PA (anti-inflamatórios, esteroides, analgésicos, antidepressivos, moderadores do apetite).			
6. Uso ou abuso de álcool e produtos tóxicos (cocaína, crack, LSD).			
7. Inibidores adrenérgicos de suspensão súbita (agonistas α2 centrais e betabloqueadores).			
8. Associação de outras doenças e fatores de risco (diabetes, doenças cardíacas, doenças renais, tabagismo, dislipidemia).			
9. Investigação clínica dependendo do sistema			
Sistema acometido	**História cínica**	**Exame físico**	**Exames complementares**
Sistema nervoso central	Cefaleia, tontura, distúrbios visuais e da fala, agitação, apatia, confusão, convulsões, coma.	Nível de consciência, déficits neurológicos focais, desvio de rima, anisocoria, alterações de reflexo, sinais de irritação meníngea	TC cerebral Ressonância magnética cerebral
Sistema cardíaco	Dor torácica, sinais e sintomas de insuficiência ventricular esquerda, palpitações, dispneia, edema de membros inferiores	Ritmo cardíaco, FC, ritmo de galope, estase venosa jugular, sopro carotídeo, pulsos periféricos e medida da PA (3 medidas)	ECG, radiografia de tórax, ecocardiograma transtorácico, TC de tórax, cateterismo; enzimas cardíacas, BNP
Sistema vascular (aorta)	Dor torácica intensa, dorsalgia ou lombalgia	Assimetria ou ausência de pulsos periféricos, diferença de PA entre os membros	Ecocardiograma, angiotomografia, cateterismo
Sistema renal	Redução do fluxo urinário, edema, hematúria, disúria,	Massas pulsáteis abdominais e sopro abdominal	Urinálise, ureia, creatinina, eletrólitos, gasometria
Sistema visual	Embaçamento ou turvação visual, fosfenas, escotomas, amaurose	Vasoespasmo, cruzamentos arteriovenosos, artérias em fio de cobre ou prata, exsudatos duros e moles, hemorragia, papiledema	Fundoscopia

BNP: peptídeo natriurético atrial; ECG: eletrocardiograma; FC: frequência cardíaca; PA: pressão arterial; TC: tomografia computadorizada.

TABELA IV Características dos indivíduos com pseudocrise hipertensiva[1-4]

Características
Grupo muito heterogêneo
O diagnóstico requer a exclusão de crise real
Medidas repetidas da PA auxiliam na reavaliação e confirmação do diagnóstico
Frequentemente são hipertensos não complicados ou que deixaram de usar anti-hipertensivos + fator desencadeante
Elevação acentuada da PA desencadeada por dor, desconforto, ansiedade ou abandono do tratamento
Sem sinais de lesão aguda ou em evolução em órgãos-alvo
Frequentemente, há agorafobia ou transtorno do pânico
Avaliar se enxaqueca e episódios rotacionais ou emocionais podem receber tratamento sintomático imediato, enquanto continua a entrevista e observação clínica
Se necessário, observe por algumas horas a redução da PA com medicamentos sintomáticos, analgésicos e/ou ansiolíticos
Tratamento, após diagnóstico, somente com medicamentos sintomáticos e de uso crônico
Relatos de hipotensão grave em casos de pseudocrises e uso de nifedipina sublingual

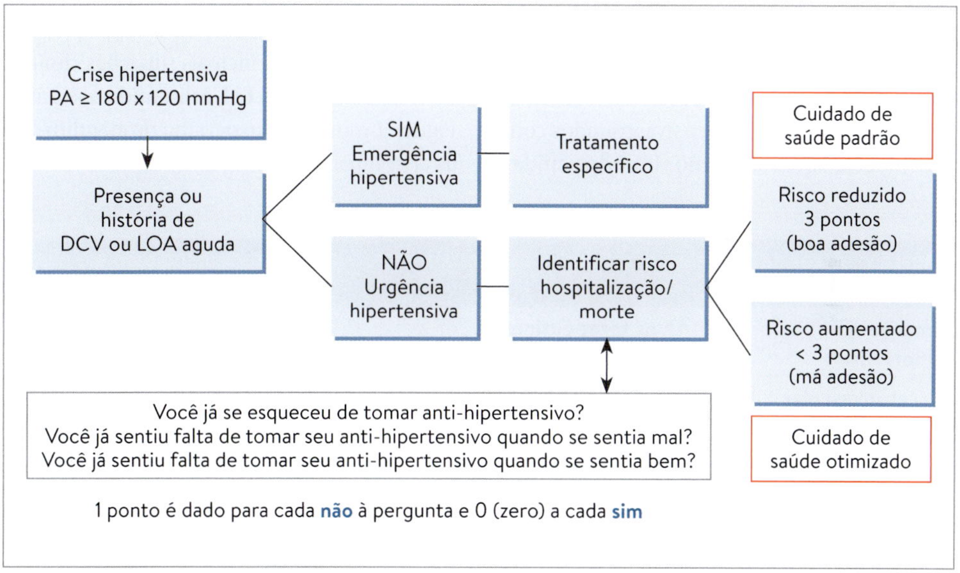

FIGURA 1 Fluxograma de urgência hipertensiva para identificar risco de hospitalização futura e óbito[22,23].

DCV: doença cardiovascular; LOA: lesão de órgão-alvo.

existem evidências que indiquem redução imediata da PA e eles devem ser conduzidos somente com repouso ou uso de analgésicos ou tranquilizantes[1-4].

Para o tratamento da UH, indicam-se captopril ou clonidina. Captopril, na dose de 25-50 mg, tem seu pico máximo de ação em 60 a 90 minutos, enquanto a clonidina apresenta ação rápida, em torno de 30 a 60 minutos, na dose de 0,1 a 0,2 mg. O uso de cápsulas de nifedipino de liberação rápida não é recomendado na UH, por não ser seguro e provocar reduções rápidas e acentuadas da PA, o que pode resultar em isquemia tecidual[1].

Emergências hipertensivas

O tratamento da EH não se baseia em estudos clínicos randomizados desenhados para essa finalidade. Dessa forma, não há sólidas evidências científicas que mostrem qual a melhor estratégia de tratamento. Porém, baseando-se em observações, na experiência clínica e na evolução dos indivíduos tratados, o tratamento anti-hipertensivo é benéfico e reduz a mortalidade[1-4,24]. O tratamento dos pacientes com EH tem o objetivo de impedir a progressão das LOA e deve ser baseado no sistema ou órgão-alvo acometido. Os indivíduos devem ser admitidos, preferencialmente, em unidade de terapia intensiva, tratados com anti-hipertensivos EV e monitorados cuidadosamente para evitar quedas excessivas da PA, que podem resultar em isquemia renal, cerebral ou coronariana. As recomendações gerais de redução da PA para EH devem ser (GR: I; NE: C)[1-4,25]:

- PA média ≤ 25% na 1ª hora.
- PA 160/100-110 mmHg nas próximas 2 a 6 horas.
- PA 135/85 mmHg em um período de 24-48 horas subsequentes.

A Tabela V descreve as metas da PA a serem obtidas com o tratamento, o grau de recomendação e o nível de evidência para cada apresentação de EH. A Tabela VI apresenta os medicamentos de escolha e os contraindicados em cada tipo de EH e a Tabela VII mostra o uso de medicamentos parenterais com dose, ação, indicações e principais efeitos adversos. O tratamento das principais situações clínicas, caracterizadas como EH, é discutido a seguir. A Figura 2 mostra o fluxograma de atendimento da crise hipertensiva, subdividida em UH e EH[1].

TABELA V Alvos da PA a serem obtidos com o tratamento, o grau de recomendação e o nível de evidência para cada apresentação de EH[1-4]

Emergência hipertensiva	Alvos terapêuticos	GR/NE
Cerebrovascular		
Encefalopatia hipertensiva	▪ 20 a 25% da PAM ou ▪ PAD = 100 a 120 mmHg nas primeiras 6 h	GR: I; NE: C
Hemorragia subaracnóidea	▪ 20 a 25% da PAM ou ▪ PAD = 100 a 120 mmHg nas primeiras 6 h	GR: I; NE: C
AVC isquêmico		
Com indicação de trombólise e trombectomia	▪ reduzir PA < 185/110 mmHg antes da terapia fibrinolítica, ▪ manter PA < 185/105 mmHg nas próximas 24 h	GR: I; NE: B
PA ≥ 220/120 mm Hg com outras EH associadas	▪ Redução inicial da PA em 15%	GR: I; NE: C
PA ≥ 220/120 mm Hg sem outras EH associadas	▪ Redução inicial da PA em 15%	GR: IIb; NE: C
PA ≥ 140/90 mmHg, pacientes estáveis	▪ Melhorar o controle da PA a longo prazo	GR: IIa; NE: B

(continua)

TABELA V Alvos da PA a serem obtidos com o tratamento, o grau de recomendação e o nível de evidência para cada apresentação de EH[1-4] *(continuação)*

Emergência hipertensiva	Alvos terapêuticos	GR/NE
Cerebrovascular		
AVC Hemorrágico		
PAS > 220 mmHg	▪ Redução da PA e monitoramento contínuo	GR: IIa; NE: C
PAS entre 150 a 220 mmHg	▪ PAS < 180 mmHg ▪ PAS < 140 mmHg não apresenta redução de mortalidade ou pode gerar incapacidade grave	GR: III; NE: A
Cardiovascular		
Edema agudo pulmonar	▪ PAS < 140 mmHg	GR: I; NE: A
Síndromes coronarianas agudas	▪ PAS < 140 mmHg (evitar < 120 mmHg) ▪ PAD entre 70-80 mmHg	GR: I; NE: A
Dissecção aguda de aorta	▪ PAS < 120 mmHg	GR: I; NE: B
Outros		
Crises catecolaminérgicas	▪ PAS < 140 mmHg ▪ PAS < 120 mmHg, se bem tolerada	GR: I; NE: B
Hipertensão arterial sistêmica maligna	▪ 20 a 25% da PAM ou ▪ PAD = 100 mmHg nas 6 horas iniciais	GR: IIa; NE: B
Múltiplos órgãos (MDO)	▪ 20 a 25% da PAM ou ▪ PAD = 100 mmHg nas 6 h iniciais	GR: IIa; NE: B
Hipertensão arterial sistêmica na gestação (grave)	▪ PA = 120-160 ▪ PAD entre 80-100 mmHg	GR: IIb, NE: B

TABELA VI Fármacos de escolha e os contraindicados em cada tipo de EH

Emergência hipertensiva	Fármacos indicados	Contraindicados
Encefalopatia hipertensiva	NPS Labetalol Diazoxide	Betabloqueadores Metildopa Clonidina
Acidente vascular cerebral isquêmico	Nenhum NPS Labetalol	Betabloqueadores Metildopa Clonidina
Acidente vascular cerebral hemorrágico e hemorragia subaracnóidea	Nenhum NPS Labetalol	Betabloqueadores Metildopa Clonidina
Síndromes coronarianas agudas	Nitroglicerina/nitratos Betabloqueadores NPS	Hidralazina Diazóxido Minoxidil
Edema pulmonar agudo	NPS Diuréticos de alça Morfina Nitroglicerina	Hidralazina Diazóxido Betabloqueadores Labetalol

(continua)

TABELA VI Fármacos de escolha e os contraindicados em cada tipo de EH (*continuação*)

Emergência hipertensiva	Fármacos indicados	Contraindicados
Disseção aguda de aorta	NPS e betabloqueadores Trimetafan e betabloqueadores Labetalol	Hidralazina Diazóxido Minoxidil
Hipertensão arterial sistêmica na gestação	Hidralazina Metildopa Labetalol BCC NPS	Trimetafan Diuréticos Betabloqueadores IECA BRA
Hipertensão arterial sistêmica maligna/acelerada Múltiplos danos aos órgãos-alvo	NPS Labetalol BCC, IECA, BRA, tiazídicos Diálise	Betabloqueadores Trimetafan
Crises catecolaminérgicas	Fentolamina ou Fenoxibenzamina – após, betabloqueadores NPS, nitroglicerina BCC	Betabloqueadores isoladamente
Hipertensão arterial sistêmica no pós-operatório	NPS Hidralazina Diazóxido	

BCC: Bloqueadores dos canais de cálcio; BRA: bloqueadores do receptor de angiotensina; IECA: inibidores da enzima de conversão da angiotensina; NPS: nitroprussiato de sódio.

TABELA VII Fármacos usados por via parenteral para o tratamento das emergências hipertensivas[1-4]

Fármacos	Administração e dosagem	Início	Duração	Indicações	Eventos adversos e precauções
Nitroprussiato (NPS) (vasodilatador arterial e venoso)	Infusão contínua 0,25-10 mg/kg/min EV	Imediato	1-2 min	Maioria das EH	Intoxicação por cianeto, hipotensão grave, náuseas, vômitos. Cuidado na insuficiência renal e hepática e pressão intracraniana alta. Proteger da luz
Nitroglicerina (vasodilatador arterial e venoso)	Infusão contínua EV 5-15 mg/h	2-5 min	3-5 min	DAC EAP	Cefaleia, taquicardia reflexa, taquifilaxia, *flushing*, meta--hemoglobinemia
Metoprolol (BB seletivo)	5 mg EV (repetir 10/10 min, S/N até 20 mg)	5-10 min	3-4 h	DAC DAA (BB + NPS)	Bradicardia, BAV avançado, insuficiência cardíaca, broncoespasmo
Esmolol (BB seletivo de ação ultrarrápida)	Ataque: 500 µg/kg Infusão intermitente EV 25-50 µg/kg/min ↑ 25 µg/kg/min cada 10-20 min. Máximo 300 µg/kg/min	1-2 min	1-20 min	DAA (BB + NPS) Hipertensão arterial sistêmica pós--operatória grave	Náuseas, vômitos, BAV 1º grau, broncoespasmo, hipotensão

(continua)

TABELA VII Fármacos usados por via parenteral para o tratamento das emergências hipertensivas[1-4] (*continuação*)

Fármacos	Administração e dosagem	Início	Duração	Indicações	Eventos adversos e precauções
* Fentolamina (α-bloqueador)	Infusão contínua EV: 1-5 mg. Máximo 15 mg	1-2 min	3-5 min	Excesso de catecolaminas	Taquicardia reflexa, *flushing*, tontura, náuseas, vômitos
* Trimetafan (bloqueador ganglionar do SNS e SNPS)	Infusão contínua EV: 0,5-1,0 mg/min ↑ 0,5mg/min até o máximo de 15 mg/min	1-5 min	10 min	Excesso de catecolaminas DAA	Taquifilaxia
Hidralazina (vasodilatador de ação direta)	10-20 mg EV ou 10-40 mg IM 6/6 h	10-30 min	3-12 h	Eclâmpsia	Taquicardia, cefaleia, vômitos. Piora da angina e do infarto. Cuidado com pressão intracraniana elevada
Diazóxido (vasodilatador músculo liso arteriolar)	Infusão EV 10-15 min 1-3 mg/kg Máximo 150 mg	1-10 min	3-18 h	Encefalopatia Hipertensiva	Retenção de sódio, água, hiperglicemia e hiperuricemia
* Fenoldopam (agonista dopaminérgico)	Infusão contínua EV 0,1-1,6 μg/kg/min	5-10 min	10-15 min	Insuficiência Renal Aguda	Cefaleia, náuseas, rubor
* Nicardipina (bloqueador dos canais de cálcio)	Infusão contínua EV 5-15mg/h	5-10 min	1-4 h	AVC, EAP Encefalopatia Hipertensiva	Taquicardia reflexa, flebite evitar em pacientes com insuficiência cardíaca ou isquemia miocárdica
* Labetalol (α/β-bloqueador)	Ataque: 20-80 mg 10-10 min EV Infusão contínua EV 2 mg/min (máximo 00 mg/24 h)	5-10 min	2-6 h	AVC DAA	Náuseas, vômitos, BAV, broncoespasmo, hipotensão ortostática
Enalaprilato (inibidor da ECA)	Infusão intermitente EV 5,0 mg 6/6 h até 20 mg	15 min.	4-6 h	Insuficiência Ventricular Esquerda com EAP	Hipotensão, insuficiência renal, gestação
Furosemida (diurético de alça)	20-60 mg EV (repetir após 30 min)	2-5 min	30-90 min	EAP Hipervolemia (DRC, GNDA)	Hipopotassemia

AVC: acidente vascular cerebral; BAV: bloqueio atrioventricular; BB: betabloqueador; DAA: dissecção aguda de aorta; DAC: doença aterial coronariana; DRC: doença renal crônica; EAP: edema agudo de pulmão; ECA: enzima de conversão da angiotensina; EV: endovenoso; GNDA: glomerulonefrite difusa aguda; IM: intramuscular; NPS: nitroprussiato de sódio; S/N: se necessário; SNPS: sistema nervoso parassimpático; SNS: sistema nervoso simpático. * Não disponíveis no Brasil.

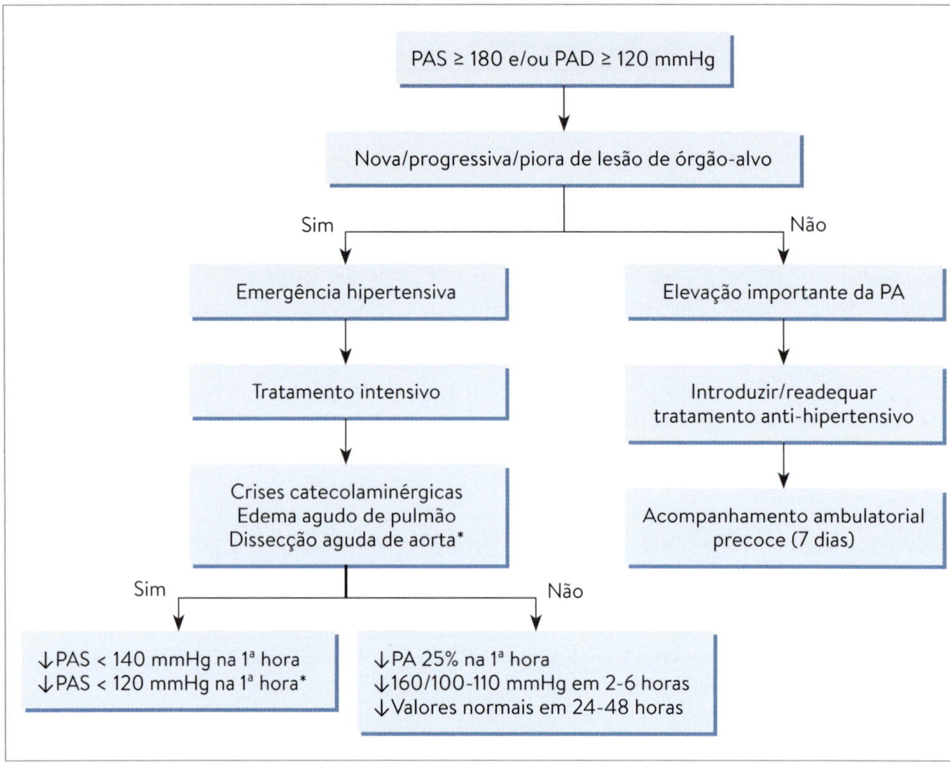

FIGURA 2 Fluxograma de atendimento da crise hipertensiva[1].

Encefalopatia hipertensiva

O edema cerebral é secundário à elevação súbita e/ou mantida da PA. Hipertensos crônicos com HAS acelerada-maligna ou indivíduos previamente normotensos com elevações agudas da PA apresentam falha do mecanismo de autorregulação da perfusão cerebral, favorecendo o edema cerebral. O início é insidioso e evolui com cefaleia, náuseas ou vômitos, alterações do campo visual, fotopsia, visão turva, alucinações visuais, confusão mental, coma, crises convulsivas generalizadas e hiper-reflexia. A PA deve ser reduzida de forma lenta porque reduções intensas e rápidas podem promover hipoperfusão cerebral e perda do mecanismo de autorregulação cerebral. No Brasil, recomenda-se o uso de nitroprussiato de sódio (NPS). Anti-hipertensivos de ação oral devem ser iniciados nas primeiras 24 a 48 horas para melhor controle da PA[1-4,25].

Acidente vascular cerebral isquêmico e hemorrágico

A HAS é o principal fator de risco para AVC, principalmente o hemorrágico[26]. A Figura 3 mostra como proceder diante do envolvimento cerebral. A gravidade do quadro clínico é avaliada pela escala do *National Institute of Health Stroke Scale* (NIHSS). A tomografia (TC) e a ressonância cerebral (RM) possibilitam definir o tipo do AVC e o território envolvido[1-4]. A RM é mais sensível que a TC para os infartos incipientes. Em todos os casos de AVC, a PA deve ser reduzida de maneira lenta e progressiva, especialmente em pacientes com história de aterosclerose coronariana ou cerebral. As metas terapêuticas da PA variam de acordo com cada nível de PA durante o episódio agudo e com a apresentação AVCI ou AVCH (Tabela 5). Os cuidados no manuseio da PA são importantes porque o mecanismo de autorregulação vascular cerebral está alterado, com perda de eficiência da adaptação circulatória à hipotensão e, consequentemente, episódios de isquemia cerebral podem surgir ou se agravar[1]. Nos casos de AVCI, a PA frequentemente diminui espontaneamente em um período de 90 a 120 minutos durante a fase aguda[1-4]. Nos casos de AVCH, a elevação da PA aumenta o risco de expansão do hematoma, o que piora o prognóstico da recuperação neurológica e eleva o risco de morte[1-4].

Síndromes coronarianas agudas

A elevação da PA pode acompanhar as SCA por causa do reflexo desencadeado pela isquemia miocárdica, fato que aumenta a RVP e eleva a demanda de oxigênio pelo miocárdio. O objetivo é reduzir a pós-carga sem aumentar a frequência cardíaca (FC) ou sem reduzir exageradamente a pré-carga, para evitar incremento no consumo de oxigênio pelo miocárdio. Usa-se esmolol, metoprolol ou nitroglicerina (NTG). Nitratos EV reduzem a RVP, melhoram a perfusão coronariana e têm importante efeito venodilatador sistêmico, reduzindo a pré-carga e o consumo de oxigênio pelo miocárdio[1-4,25].

Edema agudo de pulmão

Cerca de 1/3 dos pacientes admitidos com EAP e EH tem a função ventricular esquerda preservada. Isquemia miocárdica pode estar envolvida na fisiopatogenia do EAP associado à EH[27]. Nitratos e NPS são utilizados com a finalidade de reduzir a pré e a pós-carga. Diurético de alça também diminui a sobre-

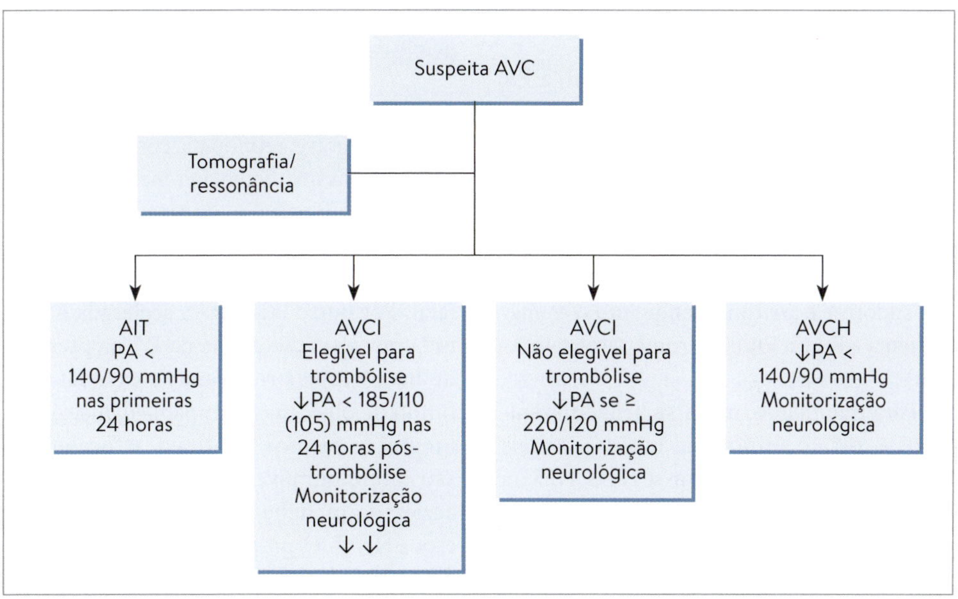

FIGURA 3 Fluxograma de diagnóstico e conduta na suspeita de acidente vascular cerebral isquêmico e hemorrágico.

AIT: acidente isquêmico transitório; AVC: acidente vascular cerebral; AVCH: acidente vascular cerebral hemorrágico; AVCI: acidente vascular cerebral isquêmico.

carga de volume e, consequentemente, a PA. Pressão positiva contínua não invasiva de vias respiratórias pode ser indicado para reduzir o edema pulmonar e o retorno venoso em alguns casos[1-4,25,28].

Dissecção aguda de aorta

Em indivíduos com dor precordial e elevação aguda da PA, considerar a possibilidade de dissecção aguda de aorta. A progressão da dissecção está relacionada ao valor da PA e à velocidade de ejeção ventricular[29]. É importante obter o controle adequado da dor e da FC, usando opiáceos EV e betabloqueadores (FC < 60 bpm)[1-4,25,29]. NPS deve ser associado ao betabloqueador, pois o uso isolado de NPS aumenta a FC e a velocidade de ejeção aórtica, piorando a dissecção[1-4,25]. Em indivíduos asmáticos, os bloqueadores dos canais de cálcio (BCC) não di-hidropiridínicos se constituem em alternativa.

EH pelo uso de substâncias ilícitas

As substâncias ilícitas que elevam a PA têm ação simpaticomimética, potencializando o efeito das catecolaminas, entre elas as anfetaminas e seu derivado ilegal, o *ecstasy*, além da cocaína e sua forma para fumar, o *crack* [1-4,25,30,31]. As anfetaminas aumentam a PA em dose-dependente, causando taquicardia, sudorese e arritmias, enquanto o *ecstasy* aumenta a FC e a PA (síndrome serotoninérgica)[1-4,30,31].

Para tratamento, usam-se benzodiazepínicos e nitrato sublingual nos casos mais leves. Nos mais graves, usam-se NTG, NPS ou fentolamina[1-4,30,31]. Betabloqueadores devem ser evitados, pois podem levar à estimulação alfa-adrenérgica na presença do bloqueio beta-adrenérgico, causando espasmo coronariano[32]. Nos casos de IAM por causa do uso de cocaína, os bloqueadores dos canais de cálcio podem ser usados[30].

Hipertensão arterial sistêmica na gestação

A elevação da PA na gestação (≥ 140/90 mmHg) pode se manifestar como HAS crônica, HAS gestacional, pré-eclâmpsia/eclâmpsia sobreposta à HAS crônica e pré-eclâmpsia/eclâmpsia. Pré-eclâmpsia ocorre após a 20ª semana e é caracterizada por aumento da PA ≥ 140/90 mmHg e proteinúria (> 300 mg/24 h) em mulheres previamente normotensas. Eclâmpsia é caracterizada por convulsões em pacientes com HAS gestacional ou pré-eclâmpsia e cursa com alta mortalidade materna. Os dois pontos principais no tratamento das emergências obstétricas são: 1 – estabilização da mãe, incluindo uso de anti-hipertensivos orais/endovenosos seguros na gravidez, e indicação do parto; e 2 – bem-estar fetal deve ser confirmado por monitorização fetal e ultrassom. A Tabela VI mostra os principais medicamentos utilizados[1-4,25].

Hipertensão arterial sistêmica acelerada/maligna

A HAS maligna caracteriza-se pela presença de HAS grave, retinopatia com papiledema, com ou sem insuficiência renal e/ou cardíaca, necrose fibrinoide de arteríolas renais e endarterite obliterante, podendo apresentar evolução clínica rapidamente progressiva e fatal. Por outro lado, HAS acelerada é definida por elevação aguda da PA na presença de hemorragias retinianas e exsudatos ao fundo de olho, mas sem papiledema. Atualmente, os termos "maligna" e "acelerada" são intercambiáveis, sendo o termo HAS acelerada/maligna mais usado para definir esta EH[1,2,33]. O prognóstico é quase sempre fatal (80% de mortalidade por insuficiência cardíaca e doença renal crônica)[1,2,34]; todavia, o tratamento melhora muito a sobrevida. O melhor modo de manuseá-la é prevenindo-a com tratamento precoce e resolutivo para a HAS. Indivíduos hipertensos graves com hipertrofia de ventrículo esquerdo (HVE) e doença renal devem ser acompanhados como portadores prévios de HAS acelerada/maligna.

Hipertensão arterial sistêmica com múltiplos danos aos órgãos-alvo

HAS com múltiplos danos aos órgãos-alvo (MDO), do termo em inglês MOD (*hypertension with multi organ damage*) é definida pelo envolvimento concomitante de três dos quatro sistemas descritos a seguir[36]:

- Renal (rápida piora da função renal ou proteinúria).
- Neurológico (AVC ou encefalopatia hipertensiva).
- Cardíaco (HVE importante ou disfunção sistólica, anormalidades da repolarização ventricular ou aumento de troponina).
- Hematológico (hemólise microangiopática).

As lesões de fundoscopia (graus III ou IV de Keith-Wagener) podem ocorrer tardiamente[1,2,37]. A comparação entre HAS MDO e HAS acelerada-maligna mostra patogenia, significado clínico e prognóstico similares, fato que implica manuseio clínico semelhante. A Tabela 5 descreve as metas terapêuticas da PA a serem obtidas, e a Tabela 6 apresenta os medicamentos de escolha e os contraindicados nessas situações.

BIBLIOGRAFIA

1. Barroso WKS, Rodrigues CIS, Bortolotto LA, Mota-Gomes MA, Brandão AA, Feitosa ADM, et al. Brazilian Guidelines of Hypertension – 2020. Arq Bras Cardiol. 2021;116(3): 516-658.
2. Vilela-Martin JF, Yugar-Toledo JF, Rodrigues MC, Barroso WS, Bronze L, Torres F, et al. Luso-Brazilian Position Statement on Hypertensive Emergencies – 2020. Arq Bras Cardiol. 2020;114(4):736-51.
3. Bortolotto LA, Silveira JV, Vilela-Martin JF. Crises hipertensivas: definindo a gravidade e o tratamento. Rev Soc Cardiol Estado de São Paulo. 2018;28(3):254-9.
4. Whelton PK, Carey RM, Aronow WS, Casey DE Jr, Collins KJ, Dennison Himmelfarb C, et al. 2017 Guideline for the prevention, detection, evaluation, and management of high blood pressure in adults: a Report of the American College of Cardiology/American Heart Association Task Force on Clinical Practice Guidelines. Hypertension. 2018;71:e13-e115.
5. The fifth report of the Joint National Committee on Detection, Evaluation, and Treatment of High Blood Pressure (JNC V). Arch Intern Med. 1993;153(2):154-83.
6. Black HR, Elliott WJ. Hypertension: a companion to Braunwald's heart disease. 2.ed. Philadelphia: Elsevier (Saunders); 2013. p. 390-4.
7. Chobanian AV, Bakris GL, Black HR, Cushman WC, Green LA, Izzo JL Jr, et al. The Seventh Report of the Joint National Committee on Prevention, Detection, Evaluation, and Treatment of High Blood Pressure. The JNC 7 Report. JAMA. 2003;289:2560-72.
8. Pinna G, Pascale C, Fornengo P, Arras S, Piras C, Panzarasa P, et al. Hospital admissions for hypertensive crisis in the emergency departments: a large multicenter Italian study. PLOS ONE. 2014;9:e93542.
9. Suneja M, Sanders ML. Hypertensive emergency. Med Clin North Am. 2017;101(3):465-78.
10. Janke AT, McNaughton CD, Brody AM, Welch RD, Levy PD. Trends in the Incidence of Hypertensive Emergencies in US Emergency Departments From 2006 to 2013. J Am Heart Assoc. 2016;5(12):pii e004511.
11. Martin JF, Higashiama E, Garcia E, Luizon MR, Cipullo JP. Profile of hypertensive crisis: prevalence and clinical presentation. Arq Bras Cardiol. 2004;83:131-6.
12. Vilela-Martin JF, Vaz-de-Melo RO, Kuniyoshi CH, Abdo AN, Yugar-Toledo JC. Hypertensive crisis: clinical-epidemiological profile. Hypertens Res. 2011;34:367-71.
13. Astarita A, Covella M, Vallelonga, Cesareo M, Totaro S, Ventre L, et al. Hypertensive emergencies and urgencies in emergency departments: a systematic review and meta-analysis. J Hypertens. 2020;38:1203-10.
14. Perin AMG, Flórido CF, Santos JD. Hypertensive crisis: clinical characteristics of patients with hypertensive urgency, emergency and pseudocrisis at a public emergency department. Einstein (São Paulo). 2019;17(4):eAO4685.

15. Kotruchin P, Pratoomrat W, Mitsungnern T, Khamsai S, Imoun S. Clinical treatment outcomes of hypertensive emergency patients: results from the hypertension registry program in Northeastern Thailand. J Clin Hypertens. 2021;23:621-7.
16. Ault MJ, Ellrodt AG. Pathophysiological events leading to the end-organ effects of acute hypertension. Am J Emerg Med. 1985;3(suppl 6):10-5.
17. Varounis C, Katsi V, Nihoyannopoulos P, Lekakis J, Tousoulis D. Cardiovascular hypertensive crisis: recent evidence and review of the literature. Front Cardiovasc Med. 2017;3:51.
18. Taylor DA. Hypertensive crisis: a review of pathophysiology and treatment. Crit Care Nurs Clin North Am. 2015;27(4):439-47.
19. van den Born BJ, Löwenberg EC, van der Hoeven NV, de Laat B, Meijers JC, Levi M, et al. Endothelial dysfunction, platelet activation, thrombogenesis and fibrinolysis in patients with hypertensive crisis. J Hypertens. 2011;29(5):922-7.
20. Martin JFV, Kuniyoshi CH, Andrade LG, Yugar-Toledo JC, Loureiro AC, Cipullo JP. Fatores preditores de mortalidade em pacientes com crise hipertensiva. Arq Bras Cardiol. 2007;89(Supl 1):201.
21. Wolf SJ, Lo B, Shih RD, Smith MD, Fesmire FM; American College of Emergency Physicians Clinical Policies Committee. Clinical policy: critical issues in the evaluation and management of adult patients in the emergency department with asymptomatic elevated blood pressure. Ann Emerg Med. 2013;62(1):59-68.
22. Reis KG, Wilson R, Kalokola F, Wajanga B, Lee MH, Safford M, et al. Hypertensive urgency in Tanzanian adults: a one-year prospective study. Am J Hypertens. 2020;33:1087-91.
23. Masenga SK, Sijumbila G. Hypertensive urgency in low- and middle-income countries. Am J Hypertens. 2020;33(12):1084-6.
24. Maloberti A, Cassano G, Capsoni N, Gheda S, Magni G, Azin GM, et al. Therapeutic approach to hypertension urgencies and emergencies in the emergency room. High Blood Press Cardiovasc Prev. 2018;25:177-89.
25. van den Born BH, Lip GYH, Brguljan-Hitij J, Cremer A, Segura J, Morales E, et al. ESC Council on hypertension position document on the management of hypertensive emergencies. Eur Heart J Cardiovasc Pharmacother. 2019;5(1):37-46.
26. O'Donnell MJ, Chin SL, Rangarajan S, Xavier D, Liu L, Zhang H, et al. Global and regional effects of potentially modifiable risk factors associated with acute stroke in 32 countries (INTERSTROKE): a case-control study. Lancet. 2016;388(10046):761-75.
27. Gandhi SK, Powers JC, Nomeir AM, Fowle K, Kitzman DW, Rankin KM, et al. The pathogenesis of acute pulmonary edema associated with hypertension. N Engl J Med. 2001;344(1):17-22.
28. Rohde LEP, Montera MW, Bocchi EA, Albuquerque DC, Clausell NO, Rassi S, et al. Diretriz Brasileira de Insuficiência Cardíaca Crônica e Aguda. Arq Bras Cardiol. 2018;111(3):436-539.
29. Bossone E, La Bounty TM, Eagle Ka. Acute aortic syndromes: diagnosis and management, an update. Eur Heart J. 2018;39(9):739-49.
30. Frishman WH, Del Vecchio A, Sanal S, Ismail A. Cardiovascular manifestations of substance abuse part 1: cocaine. Heart Dis. 2003;5(3):187-201.
31. Frishman WH, Del Vecchio A, Sanal S, Ismail A. Cardiovascular manifestations of substance abuse part 2: alcohol, amphetamines, heroin, cannabis, and caffeine. Heart Dis. 2003;5(4):253-71.
32. Lange RA, Ciggarroa RG, Flores ED, McBride W, Kim AS, Wells PJ, et al. Potentiation of cocaine induced coronary vasoconstriction by beta adrenergic blockade. Ann Intern Med. 1990;112(12):897-903.
33. Bortolotto LA. Hipertensão acelerada-maligna. Rev Bras Hipertens. 2014;21:203-8.
34. Clough C, Beevers D, Beevers M. The survival of malignant hypertension in blacks, whites and Asians in Britain. J Hum Hypertens. 1990;4(2):94-6.
35. Lip G, Beevers M, Beevers D. Complications and survival of 315 patients with malignant-phase hypertension. J Hypertens. 1995;13(8):915-24.
36. Cremer A, Amraoui F, Lip GY, Morales E, Rubin S, Segura J, et al. From malignant hypertension to hypertension-MOD: a modern definition for an old but still dangerous emergency. J Hum Hypertens. 2016;30(8):463-6.
37. Ma H, Jiang M, Fu Z, Wang Z, Shen P, Shi H, et al. Clinical value of multiorgan damage in hypertensive crises: A prospective follow-up study. J Clin Hypertens. (Greenwich). 2020;22(5):914-23.

Interações medicamentosas

Elizabete Viana de Freitas
Kalil Lays Mohallem

CONSULTA RÁPIDA

- Em geral, o paciente hipertenso necessitará de vários medicamentos para o controle da pressão arterial. A prescrição de vários medicamentos poderá determinar a interação medicamentosa potencial ou gerar reações adversas, especialmente na população idosa.

Interações entre anti-hipertensivos

- Muitos medicamentos são prescritos no tratamento da hipertensão arterial sistêmica. A combinação desses fármacos com frequência gera efeitos adversos e interações entre eles, resultando em sintomas indesejáveis e, outras vezes, em mudanças no efeito dos medicamentos.

Outras interações

- A polifarmácia, comum nos idosos, propicia o aparecimento de interações entre os medicamentos, especialmente naqueles que buscam diversos especialistas, ressaltando-se a importância do entrosamento entre esses profissionais que atendem o hipertenso. Assim, o tratamento medicamentoso deve individualizar cada paciente, levando em conta as comorbidades e os medicamentos que utiliza e priorizando suas necessidades.
- O objetivo deste capítulo será descrever as principais interações entre os medicamentos anti-hipertensivos e entre esses e aqueles mais utilizados na prática clínica, considerando-se os potenciais prejuízos e riscos à saúde.

INTRODUÇÃO

O largo uso dos medicamentos anti-hipertensivos merece uma criteriosa análise da possibilidade de interação medicamentosa. A presença de doenças crônicas, frequente nos indivíduos de mais idade, requer o uso de alguns medicamentos de forma contínua, a exemplo do que acontece com a hipertensão arterial sistêmica, tornando-os mais suscetíveis a interações entre medicamentos, também chamada interação medicamentosa potencial (IMP), podendo causar ineficácia do tratamento, ou gerar reações adversas aos medicamentos (RAM).

Estudo epidemiológico realizado em hospital brasileiro revelou que cada paciente recebe, em média, em suas prescrições, sete medicamentos (variando de 2 a 26) e ao menos 49% das prescrições continham interação medicamentosa importante. Em 17% das prescrições foi encontrada mais de uma interação medicamentosa desconhecida[1].

A hipertensão arterial sistêmica (HAS), por ser doença de alta prevalência e o principal fator de risco cardiovascular, faz com que a consulta para medida da pressão arterial (PA) seja um dos principais motivos de atendimento médico em todo o mundo, e os medicamentos anti-hipertensivos encontram-se entre os mais prescritos.

A diminuição do risco cardiovascular, por meio da redução da PA (assim como dos outros fatores de risco), deve ser o objetivo do tratamento, de acordo com as recomendações de PA das diretrizes[2]. Para atingir esse objetivo, aproximadamente 70% dos indivíduos hipertensos necessitarão de mais de um medicamento anti-hipertensivo[3], e em torno de 30% deles de quatro ou mais para o controle da pressão arterial[4]. Na combinação de fármacos anti-hipertensivos, busca-se, além da maior eficácia, minimizar os efeitos adversos de altas doses de cada medicamento, ou seja, tenta-se alcançar o objetivo com doses mais baixas, levando à menor possibilidade de eventos adversos.

PRINCIPAIS INTERAÇÕES ENTRE ANTI-HIPERTENSIVOS

Dentre todas as possibilidades de combinações entre os medicamentos anti-hipertensivos, algumas devem ser evitadas, pois podem, ao invés de benefícios, trazer prejuízos ao paciente (Figura 1).

A combinação de IECA (inibidores da enzima conversora de angiotensina) e BRA (bloqueador do receptor de angiotensina) demonstrou não ser benéfica, como mostrado no estudo ONTARGET[6] e também no estudo ALTITUDE sem diminuição da morbidade e mortalidade e mesmo piora significativa da função renal, além da hipotensão.[7]

Os antagonistas de canais de cálcio (ACC) associados aos bloqueadores beta-adrenérgicos (BB) têm efeitos farmacológicos complementares na redução da pressão arterial. A combinação de BB com ACC não diidropi-

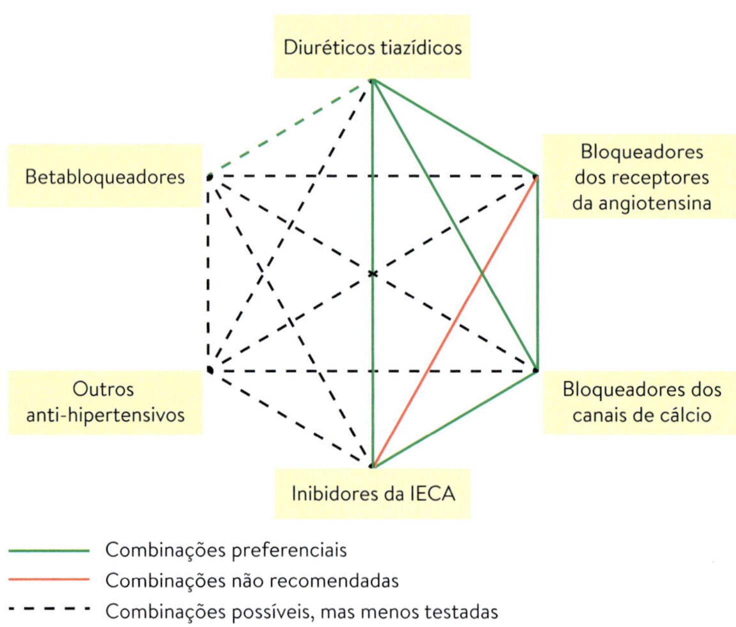

FIGURA 1 Esquema preferencial de associações de medicamentos, de acordo com mecanismo de ação e sinergia[5].

ridínicos, como verapamil e diltiazem, deve ser evitada pelo efeito adicional na frequência cardíaca e condução atrioventricular, podendo resultar em bradicardia grave e/ou bloqueios atrioventriculares.

Estima-se que em 15 a 20% dos pacientes hipertensos a combinação medicamentosa dupla não seja eficaz para que a meta seja atingida, sendo necessário o uso de combinação tripla. A combinação tríplice, em único comprimido, tem se mostrado mais eficaz que a utilização dos três fármacos em separado, tanto na adesão quanto no risco de abandono, com melhoras de 29 e 24%, respectivamente.

A detecção precoce e o reconhecimento de IMP importantes pelo profissional de saúde são vitais para monitorar a ocorrência de RAM relacionadas à IMP. O conhecimento da incidência e dos preditores de RAM ajudará a identificar pacientes que estão em maior risco de tais eventos e exigir uma farmacoterapia mais cautelosa para evitar desfechos indesejáveis.

A frequência e a gravidade dessas interações dependem do número de medicamentos usados no mesmo paciente e das doses empregadas. Além disso, a IMP ocorre por alteração do efeito de uma droga por outra independentemente da concentração – por interação farmacodinâmica ou poderá ocorrer por interação farmacocinética, por alteração na concentração do fármaco, pela mudança do padrão de absorção, distribuição, metabolização e eliminação, causando modificação do efeito bioquímico ou fisiológico dessa droga[8].

No paciente com várias comorbidades, usando múltiplas substâncias, com capacidade de eliminação renal e hepática diminuída, a chance de desenvolver efeitos adversos é muito elevada. As taxas de gordura e água corporal e as proteínas séricas carreadoras das drogas também são fatores importantes nesses efeitos. Além disso, o risco de IMP pode estar subestimado, pois alguns instrumentos disponíveis para avaliá-las ainda consideram apenas duas drogas de cada vez, e não levam em conta interações envolvendo três ou mais drogas nem as dosagens ou duração das terapias ou fatores de risco inerentes ao paciente (idade, função renal etc.).

Em um estudo prospectivo com mais de 18 mil pacientes acompanhados por 6 meses, as RAM foram a causa de 6,5% de todas as internações hospitalares, com média de tempo de internação de 8 dias, com custos financeiros elevados. A maioria dessas RAM poderia ter sido evitada[9].

Em um estudo com pacientes ambulatoriais, a incidência de RAM foi de 25%. Desses, 13% foram RAM graves e 11% previsíveis, sendo que a maioria (63%) foi atribuída à falha do médico frente a sintomas de IMP, assim como (37% dos casos) por falha do paciente em informar aos médicos esses sintomas. As classes de medicamentos mais frequentemente envolvidas nas RAM foram os antidepressivos, os BB, os IECA e os anti-inflamatórios. Esse estudo demonstrou que são eventos comuns e preveníveis ou que podem ser reduzidos em intensidade[10].

A IMP é um evento clínico detectável e mensurável. Considerando que quanto maior o número de interações medicamentosas maior a porcentagem de risco de evento adverso, seja ele por falta de eficácia ou por efeito tóxico, estima-se que pacientes utilizando dois medicamentos tenham 8% de risco de reações adversas com aumento para 50% com prescrição de cinco medicamentos, chegando a 100% ao utilizarem oito medicamentos[11].

Esse aumento de consumo de medicamentos tanto para tratar a hipertensão arterial como outras comorbidades, (polifarmácia) aumenta as chances de IMP, pois grande parte dos medicamentos é metabolizada por vias enzimáticas do citocromo monoxidade P450 (CYP), um dos principais mecanismos envolvidos na ocorrência de interações medicamentosas. Essas enzimas controlam a velocidade com que as drogas são metabolizadas e, com

TABELA I Categorias de intensidade das interações medicamentosas potenciais

Fatal	A interação causa a morte do paciente
Grave	A interação pode representar perigo à vida e/ou requerer intervenção médica para diminuir ou evitar efeitos adversos graves
Moderada	A interação pode resultar em exacerbação do problema de saúde do paciente e/ou requerer uma alteração no tratamento;
Leve	A interação resultaria em efeitos clínicos limitados. As manifestações podem incluir um aumento na frequência ou gravidade dos efeitos colaterais, mas geralmente não requerem uma alteração importante no tratamento.

TABELA II Interações mais frequentes na hipertensão arterial sistêmica

Diuréticos e IECA
BRA e AINE (incluindo AAS)
AINE (incluindo AAS) e diuréticos
IECA e BRA
AINE (incluindo AAS) e IECA
BB e AINE (incluindo AAS)

IECA: inibidores da enzima conversora de angiotensina; BRA: bloqueadores dos receptores de angiotensina; BB: betabloqueadores; AINE: anti-inflamatórios não esteroidais.

isso, influenciam o tempo que permanecem presentes no organismo.

Em uma revisão de artigos publicados entre os anos 2000 e 2020, em bases de dados Scielo, Medline, Pubmed, Periódicos Capes e Biblioteca Virtual em Saúde, mostrou-se que, entre as interações medicamentosas com anti-hipertensivos, as seis mais prevalentes são as descritas na Tabela II[13].

Entre os representantes dos IECA, o mais comumente citado foi o captopril; e entre os diuréticos, a hidroclorotiazida, a espironolactona e a furosemida. A interação entre captopril e hidroclorotiazida foi a mais frequente associação. Esse tipo de associação em dose baixa oferece vantagens, porém se administrados de forma incorreta podem levar à hipotensão postural por vasodilatação e comprometimento da pressão de perfusão renal e filtração glomerular. Dentre as interações farmacodinâmicas, merece destaque a interação entre espironolactona e enalapril, considerada grave, pois os IECA levam à diminuição da secreção de aldosterona, o que acarreta o aumento do potássio sérico, efeito que pode ser potencializado com o uso de diuréticos poupadores de potássio, possibilitando a ocorrência de hipercalemia, além de aumentar o risco de arritmias[14]. A utilização da furosemida aumenta o risco de insuficiência renal ao inibir a aldosterona, podendo levar à hipotensão e hiponatremia.

Outra importante IMP diz respeito ao IECA e ao ácido acetilsalicílico. Essa combinação pode resultar em redução da capacidade hipotensora dos IECA, que aumentam a produção de prostaglandinas com ação vasodilatadora. O ácido acetilsalicílico e demais anti-inflamatórios não esteroidais (AINE) podem elevar os níveis pressóricos, por conta da inibição da síntese dessas prostaglandinas renais, que também são responsáveis pelo aumento do fluxo sanguíneo renal e, consequentemente, causam retenção de líquidos[14].

Porém, baixas doses (< 100 mg) de AAS não influenciam a pressão sistólica e média, sendo esse efeito observado somente em doses mais elevadas.

Entre os medicamentos da interação BRA e aspirina, o mais relatado foi com a losartana (BRA). Porém, presume-se que o efeito benéfico relacionado à prevenção de doenças cardiovasculares, no caso do ácido acetilsalicílico, supere a possível elevação da PA, inclusive em pacientes com hipertensão arterial sistêmica. No caso dos demais anti-inflamatórios, devem ser usados por curto prazo e com o devido acompanhamento para que haja monitoração da função renal, do risco de hemorragia gastrointestinal e da pressão arterial.

A associação IECA e BRA é uma das IMP mais graves, pois apresenta interferência na farmacodinâmica, diante do sinergismo dos fármacos, visto que as duas classes terapêuticas atuam no sistema renina-angiotensina-aldosterona. Essa associação pode elevar os riscos de hipotensão, disfunção renal e hipercalemia, que podem levar à insuficiência renal, paralisia muscular e complicações no ritmo cardíaco, portanto, não sendo recomendada (recomendação III A)[15].

A associação dos BB atenolol e propranolol com o ácido acetilsalicílico também pode atenuar os efeitos anti-hipertensivos dos BB diante da inibição das prostaglandinas renais e consequente prejuízo ao controle da pressão arterial do paciente.

Diante das interações mais prevalentes, é possível verificar que os anti-inflamatórios não esteroidais (AINE) estão em maior frequência nas associações, demonstrando que o uso de AINE podem aumentar a pressão arterial por meio de diferentes mecanismos, entre eles inibição da vasodilatação de prostaglandinas, aumento da reabsorção de sódio, promoção de disfunção endotelial e, no caso do paracetamol especificamente, por meio do aumento do estresse oxidativo.

Os AINE seletivos da COX-2 foram desenvolvidos para evitar os eventos adversos gastrintestinais associados aos inibidores da COX-1; contudo, com frequência causam problemas mais graves, principalmente aos sistemas cardiovascular e renal e, em doses altas, também causam lesão gastrointestinal.

OUTRAS INTERAÇÕES

Em relação ao uso dos inibidores da 5-fosfodiesterase (PDE5), como sildenafil, vardenafil e tadalafil, no tratamento da disfunção erétil masculina, foram publicados alguns estudos de IMP com a classe dos bloqueadores alfa-adrenérgicos. Os inibidores da PDE5 têm ação vasodilatadora sistêmica leve associada com redução da pressão arterial, geralmente insignificante, mas a associação dessas duas classes pode determinar uma interação com efeito sinérgico, resultando em potencialização do efeito vasodilatador sistêmico e consequente hipotensão que pode ser clinicamente significativa e grave, tornando o uso dessa associação contraindicação absoluta.

A duração da interação entre os diferentes inibidores de PDE5 e os nitratos é variável. A interação entre o sildenafil e a nitroglicerina tem duração máxima de 24 horas. Já a interação entre o tadalafil e nitroglicerina é mais duradoura e se mantém por 48 horas após a administração do inibidor da PDE5.

Em algumas situações clínicas nas quais a utilização de um vasodilatador é mandatória, como nas síndromes coronarianas agudas, deve ser feito o monitoramento constante da pressão arterial e da frequência cardíaca, durante o uso da nitroglicerina intravenosa, sempre com dose inicial baixa e titulação gradual.

Outro grupo de drogas bastante utilizado, principalmente pelos idosos, que interfere nos processos farmacocinéticos de vários medicamentos são os inibidores da bomba de prótons (IBP), atuando por inibição ou indução do citocromo P450. As variações que os IBP apresentam em seus radicais resultam em comportamento farmacocinético diverso. Os IBPs, principalmente o omeprazol e seu estereoisômero, o esomeprazol, em concomitância com a furosemida podem levar à hipomagnesemia e aumentam a absorção do nifedipino.[16]

Não é possível enumerar todas as interações medicamentosas; para isso foram desenvolvidas ferramentas (aplicativos) que auxiliam o clínico na tomada de decisão, como *Micromedex Healthcare Series* 2 (https://

www.micromedexsolutions.com), *Lexicomp® Drug Interactions* (https://online.lexi.com/) e *Vidal Consult* (https://www.portal.cardiol.br/vidalconsult), que classificam o risco potencial das associações e interações medicamentosas.

INTERAÇÕES EM IDOSOS

Sobre as interações negativas, Mibielli et al.[17] identificaram nesse grupo etário 20,9% de interações graves e 79,1% de interações moderadas.

Os efeitos das alterações hormonais na menopausa repercutem na incidência de hipertensão arterial sistêmica, doenças cardiovasculares, osteoporose, hipotireoidismo, obesidade, diabetes mellitus, transtornos psicossociais, entre outros. Assim, as mulheres apresentam mais chances de uso de vários medicamentos, aumentando a possibilidade de interação medicamentosa[18].

Um exemplo comum de interação grave é o do anlodipino com sinvastatina. O anlodipino e a sinvastatina, quando administrados concomitantemente, podem acarretar aumento da exposição à sinvastatina e risco elevado de miopatias, incluindo rabdomiólise. Conforme alerta publicado pelo Food and Drug Administration (FDA), caso seja necessário o uso desses dois medicamentos, a dose de sinvastatina não deve exceder 20 mg/dia. Essa associação está bem documentada na literatura. Considerando a frequente coexistência de HAS e hiperlipidemia e que o aumento do colesterol está entre os principais fatores de risco para doença cardiovascular, essa associação pode ser indicada, sendo recomendados intervalos de tempo entre a administração do anlodipino e da sinvastatina, a fim de se obterem menores níveis de concentração máxima dos fármacos. O risco de rabdomiólise relacionado ao uso de altas doses de estatina em associação com bloqueadores dos canais de cálcio também foi reportado com o diltiazem, agravado por fatores predisponentes para o risco de miopatia, como idade avançada e sexo feminino.

A associação da clonidina com atenolol ou propranolol está relacionada ao aumento do risco de bradicardia sinusal e efeito de hipertensão rebote, associado à suspensão abrupta da clonidina. Também foi verificada IMP, envolvendo carvedilol e amiodarona, sendo esta uma interação potencialmente grave farmacodinâmica por sinergismo e farmacocinética por inibição enzimática, com metabolização do carvedilol pela amiodarona, potencializando o efeito anti-hipertensivo e com risco de bradicardia sinusal grave.

Outro exemplo de IMP grave é o uso associado de hidroclorotiazida e metotrexato, que pode resultar em exposição aumentada ao metotrexato levando à reforçada mielossupressão[18].

Foi verificada, também, alta frequência da associação de betabloqueadores com antagonistas dos canais de cálcio. Em estudo transversal realizado em pacientes em uso de fármacos anti-hipertensivos[11], a prevalência para a associação de atenolol e anlodipino foi de 25,9%, classificada como moderada e significativa, predispondo o paciente à hipotensão e ao comprometimento cardíaco, por mecanismo farmacodinâmico de sinergismo. Essa associação correspondeu a 1,2% das interações verificadas nesse estudo, também sendo classificada como moderada[16].

Em relação à presença de IMP envolvendo os fármacos anti-hipertensivos e hipoglicemiantes, a interação mais prevalente identificada foi a hidroclorotiazida com a metformina, correspondendo a 4,5% das interações em um estudo, considerada como IMP moderada, ocorrendo por mecanismo de alteração da tolerância à glicose induzida pelo diurético, aumentando o risco de hiperglicemia.

Na Tabela III, listamos as classes terapêuticas mais comumente prescritas e suas potenciais interações.

TABELA III Principais interações medicamentosas dos anti-hipertensivos

Medicamento	Interação medicamentosa	Efeito clínico	Relevância clínica	Manuseio clínico
Betabloqueadores	Verapamil: diltiazem	Bradicardia aditiva e BAV	Alta	Evitar a associação/ monitorar a FC e a PA
Betabloqueadores	Antidiabéticos incluindo a insulina e análogos da GLP-1	Supressão dos sintomas de hipoglicemia (tremor, sudorese, palpitação)	Alta	Monitorar a glicemia
Betabloqueadores	Broncodilatadores	Reduzem a atividade broncodilatadora; espasmo brônquico	Moderada	Evitar usar em asma e em DPOC. Usar betabloqueador seletivo
Diuréticos	Aspirina (com tiazídicos)	Aumentam o nível sanguíneo de ácido úrico	Moderada	Monitorar o nível de ácido úrico
Diuréticos	AINE	Reduzem o efeito anti-hipertensivo dos diuréticos de alça	Moderada	Monitorar a PA, evitar o uso de AINE
IECA e BRA	Diuréticos	Efeito hipotensivo adicional	Moderada	Monitorar os níveis de PA
IECA e BRA	Diuréticos poupadores de potássio	Hiperpotassemia quando usados juntos	Alta	Monitorar os níveis de K – evitar usar em deficiência de função renal
IECA e BRA	IECA e BRA	Pode ocorrer hiperpotassemia	Alta	Evitar usar juntos
IECA e BRA	AINE	Reduzem efeito anti-hipertensivo por retenção de sódio e hídrica	Moderada	Evitar usar juntos
IECA e BRA	Dose alta de aspirina	Reduzem efeito anti-hipertensivo por retenção de sódio e hídrica	Moderada	Evitar usar juntos
Clonidina	Agentes anti-depressivos de ação central (hipnóticos, tranquilizantes, neurolépticos, anti-epilépticos, alguns antidepressivos, H1 anti-histamínicos, álcool	Efeito sedativo adicional	Alta	Evitar usar juntos e instruir os pacientes a não dirigir ou usar máquinas

BAV: bloqueio atrioventricular; FC: frequência cardíaca; PA: pressão arterial; DPOC: doença pulmonar obstrutiva crônica; AINE: anti-inflamatórios não esteroidais; IECA: inibidores da enzima de conversão da angiotensina; BRA: bloqueadores do receptor da angiotensina. Fonte: Maulana, 2017[20].

Com o uso de agentes anti-hipertensivos mais eficazes e com menor potencial de efeitos colaterais, os vasodilatadores diretos e os bloqueadores alfa-adrenérgicos passaram a ser reservados para situações especiais, tornando escassos os ensaios clínicos com esses fármacos, o que dificulta o estudo das interações medicamentosas a eles relacionadas.[19]

CONSIDERAÇÕES FINAIS

Considerando que a maior parte dos indivíduos hipertensos usa vários medicamentos, podendo estar exposta às IMP, deve-se considerar no tratamento anti-hipertensivo potenciais prejuízos à terapêutica e riscos à saúde.

O entrosamento entre a equipe multiprofissional dedicada e atenta é importante para a prevenção desses eventos, assim como a comunicação com os pacientes (ou seus cuidadores), que devem receber informações suficientes para serem capazes de identificar a ocorrência de uma IMP, para estabelecimento de estratégias a fim de minimizar as consequências de efeitos adversos.

BIBLIOGRAFIA

1. Cruciol-Souza JM, Thomson JC. A pharmacoepidemiologic study of drug interactions in a Brazilian teaching hospital. Clinics. 2006;61(6):515-20.
2. Barroso WKS, Rodrigues CIS, Bortolotto LA, Mota-Gomes MA, Brandão AA, Feitosa ADM, et al. Diretrizes Brasileiras de Hipertensão Arterial - 2020. Arq Bras Cardiol. 2021;116(3):516-658.
3. Gradman AH, Basile JN, Carter BL, Bakris GL; American Society of Hypertension Writing Group. Combination therapy in hypertension. J Am Soc Hypertens.2010;4(1):42-50. Erratum in: J Am Soc Hypertens. 2010;4(2):99.
4. ALLHAT Officers and Coordinators. Major outcomes in high-risk hypertensive patients randomized to angiotensin-converting enzyme inhibitor or calcium channel blocker vs diuretic: the Antihypertensive and Lipid-lowering Treatment to Prevent Heart Attack Trial (ALLHAT). JAMA. 2002;288(23):2981-97. Erratum in JAMA. 2004;291(18):2196, JAMA. 2003;289(2):178.
5. Barroso WKS, Rodrigues CIS, Bortolotto LA, Mota-Gomes MA, Brandão AA, Feitosa ADM, et al. Diretrizes Brasileiras de Hipertensão Arterial 2020. Arq Bras Cardiol. 2021;116(3):516-658.
6. Yusuf S, Teo KK, Pogue J, Dyal L, Copland I, Schumacher H, et al.; ONTARGET Investigators. Telmisartan, ramipril, or both in patients at high risk for vascular events. N Engl J Med. 2008;358(15):1547-59.
7. Parving HH, Brenner BM, McMurray JJ, de Zeeuw D, Haffner SM, Solomon SD, et al; ALTITUDE Investigators. Cardiorenal end points in a trial of aliskiren for type 2 diabetes. N Engl J Med. 2012;367(23):2204-13.
8. Yane S. Herliany, Siti R. Wahyuningsih. The profile of antihypertensive drug prescriptions and interactions at Pindad General Hospital. Pharmacology and Clinical Pharmacy Research. 2020;5(1).
9. Pirmohamed M, James S, Meakin S, et al. Adverse drug reactions as cause of admission to hospital: prospective analysis of 18 820 patients. BMJ. 2004;329:15-19.
10. Gandhi TK, Weingart SN, Borus J, Seger AC, Peterson J, Burdick E, et al. Adverse drug events in ambulatory care. N Engl J Med. 2003;348:1556-64.
11. Bricola CPA, Souza RCF, Montagnini K, Mourad A. Envelhecimento da população e a polifarmácia. Rev Eletr Soc Bras Clin Méd. 2011;1(1).
12. Linjakumpu T, Hartikainen S, Klaukka T, Veijola J, Kivela SL, Isoaho R. Use of medications and polypharmacy are increasing among the elderly. J Clin Epidemiol. 2002;55(8):809-17.
13. Mendes DDS, Lopes YGG, Duarte GM. Interações medicamentosas mais comuns com os anti-hipertensivos: Uma revisão de literatura. 11.ed. Revista Científica Multidisciplinar Núcleo do Conhecimento. 2020; 17(5):103-113.
14. Porto CC. Interação Medicamentosa. v.1. GEN; 2011. p.796.
15. Williams B, Mancia G, Spiering W, et al. ESC Scientific Document Group. 2018 ESC/ESH Guidelines for the management of arterial hypertension. Eur Heart J. 2018;39(33):3021-104.
16. Chagas LS, Melo JIV, Freitas GRM. Inibidores da bomba de prótons. Disponível em: https://www.ufpb.br/cim. Acesso em: 22 ago.2021.
17. Mibielli P, Rozenfeld S, Matos GC, Acurcio FA. Interações medicamentosas potenciais entre idosos em uso dos anti-hipertensivos da Relação Nacional de Medicamentos Essenciais do Ministério da Saúde do Brasil. Cad Saúde Pública. 2014;30(9):1947-56.

18. Gelatti GT, Jerry Berlezi Kal JB, Gewehr DM, et al. Antihypertensive profile and potential drug interactions in climacteric women. Rev Bras Hipertens. 2016;23(3):66-73.
19. Campana EMG, Lemos CC, Magalhães MEC, Brandão AA, Brandão AP Interações e associações medicamentosas no tratamento da hipertensão Bloqueadores alfa-adrenérgicos e vasodilatadores diretos. Rev Bras Hipertens. 2009;16(4):231-6.
20. Maulana A. Drug interactions every physician must know. In: Medicine update. Associação de Médicos da Índia. 2017;27:1072-81.

47

Custo-efetividade do tratamento anti-hipertensivo

Miriam Allein Zago Marcolino
Matheus de Souza Niches
Carisi Anne Polanczyk

CONSULTA RÁPIDA

Avaliação de Tecnologias em Saúde (ATS)

- Processo multidisciplinar que utiliza métodos explícitos para determinar o valor de uma tecnologia em saúde, em diferentes pontos no seu ciclo de vida que tem o objetivo de informar o processo de tomada de decisão para promover um sistema de saúde equitativo, eficiente e de alta qualidade.

Custo-efetividade

- Avaliação comparativa de duas ou mais alternativas de ação, que leva em consideração tanto custos como consequências para a saúde, positivas e negativas.

Razão de custo-efetividade incremental (ICER)

- Razão entre a diferença de custo e a diferença de efetividade de duas alternativas.
- Representa o custo adicional para adquirir um determinado efeito em saúde adicional.

Benefício clínico em avaliações econômicas

- Desfechos clínicos naturais, como anos de vida, mmHg de pressão arterial reduzidos ou medida que incorpora a qualidade e expectativa de vida, chamada de anos de vida ajustados pela qualidade de vida (QALY).

Custo-efetividade do tratamento anti-hipertensivo

- Poucos estudos de avaliação de custo-efetividade para tratamentos medicamentosos e não medicamentosos realizados sob a perspectiva do sistema de saúde brasileiro.

Tratamento não medicamentoso

- Escassez de estudos nacionais e internacionais para tratamentos não medicamentosos.

Tratamento medicamentoso

- Estudos internacionais indicam que tratamento medicamentoso anti-hipertensivo é custo-efetivo em comparação com nenhum tratamento.
- Bloqueadores do receptor de angiotensina parecem ser mais custo-efetivos que os bloqueadores dos canais de cálcio, inibidores da enzima conversora de angiotensina (iECA) e betabloqueadores, enquanto diuréticos parecem ser mais custo-efetivos que iECA, embora exista variabilidade de resultados para a maioria das comparações.

Controle e monitoramento

- A implementação de monitorização ambulatorial da pressão arterial (MAPA) ou monitorização residencial da PA (MRPA) para o diagnóstico de hipertensão arterial sistêmica (HAS) pode se apresentar custo-efetiva, melhorando a acurácia do diagnóstico de hipertensão.

▪ Estudos internacionais apontam que MAPA, embora com maior custo inicial para implementação, é uma estratégia dominante (menor custo e maior efetividade) em comparação com avaliação da PA em consultório e MRPA.	▪ Há maior incerteza sobre a custo--efetividade da MRPA em comparação com avaliação em consultório, com estimativas mostrando a MRPA como estratégia dominante em alguns cenários e avaliações mostrando a MRPA como dominada (maior custo e com efetividade menor ou equivalente).

INTRODUÇÃO

Os sistemas de saúde enfrentam múltiplos desafios à sua sustentabilidade e qualidade do cuidado à população. Os sistemas de saúde operam com orçamento limitado, que deve ser alocado de forma eficiente, a fim de garantir um cuidado em saúde equitativo e com máximo de resultados à população. Entretanto, o crescimento demográfico e o envelhecimento populacional, bem como mudanças em seu estilo de vida, contribuem para um aumento das demandas em saúde, pressionando um sistema que opera já em um contexto de necessidade de contenção de recursos. A hipertensão arterial sistêmica (HAS) é uma das condições de saúde que exige atenção constante do sistema, considerando sua alta prevalência e impacto na morbidade e mortalidade dos indivíduos com essa condição. Em 2018, Nilson et al. estimaram um valor superior a 2 bilhões de reais como atribuível a hospitalizações, procedimentos ambulatoriais e medicamentos em adultos por HAS no Sistema Único de Saúde (SUS)[1].

A Avaliação de Tecnologias em Saúde (ATS) é um processo multidisciplinar que utiliza métodos explícitos para determinar o valor de uma tecnologia em saúde em diferentes pontos no seu ciclo de vida, com o objetivo de informar o processo de tomada de decisão para melhor gestão do sistema[2,3]. Tecnologias em saúde são quaisquer intervenções desenvolvidas para prevenir, diagnosticar ou tratar condições de saúde, promover saúde, reabilitar ou organizar a assistência em saúde, incluindo medicamentos, procedimentos, dispositivos, órteses, próteses, protocolos e outras intervenções[2].

O valor de uma tecnologia na ATS é avaliado em múltiplas dimensões que incluem[2]:

- Aspectos clínicos: avaliações de eficácia, efetividade, segurança.
- Aspectos econômicos: avaliações de custo, custo-efetividade e impacto orçamentário.
- Aspectos organizacionais e ambientais: avaliação da difusão, acessibilidade, utilização e *expertise* relacionados à tecnologia.
- Aspectos ético-sociais: impacto social, ética e aceitabilidade da tecnologia.

Entre esses domínios de valor, a avaliação custo-efetividade é uma avaliação comparativa de duas ou mais alternativas de ação, que leva em consideração tanto custos como consequências para a saúde, positivas e negativas[4]. O principal resultado de avaliações de custo-efetividade é a razão de custo-efetividade incremental (do inglês, *incremental cost-effectiveness ratio*, ICER), que é a razão entre a diferença de custo e a diferença de efetividade de duas alternativas e representa o custo adicional para adquirir determinado efeito em saúde adicional. O benefício em saúde pode ser representado por desfechos clínicos naturais, como anos de vida, mmHg de pressão arterial (PA) reduzidos, ou por uma medida que incorpora a qualidade e expectativa de vida, chamada de anos de vida ajustados pela qualidade de vida (QALY). Quanto menor o valor ($) por QALY, mais custo-efetiva é a tecnologia.

Na prevenção e no controle da HAS, muitos aspectos podem ser avaliados na perspectiva econômica, alguns alvos de estudos conduzidos há mais de três décadas, outros ainda em desenvolvimento (Tabela I).

TABELA I Tecnologias e modelos assistenciais relacionados ao manejo da hipertensão arterial sistêmica (HAS) com implicações econômicas

Intervenção	Comentários
Rastreamento populacional e individual	Busca ativa de hipertensos na comunidade, no domicílio e em locais públicos. Por profissionais de saúde ou leigos, periodicidade: anual, 3 anos, 5 anos
Critérios diagnósticos de HAS	Definição de HAS para início de terapia medicamentosa; global e em subgrupos de risco cardiovascular ou com comorbidades
Manejo não medicamentoso	Redução de risco CV global, dieta cardioprotetora, redução da ingestão de sal, controle da ingestão de álcool, manejo da obesidade, cirurgia bariátrica, prática de atividade física e exercício
Manejo medicamentoso	Medicamentos anti-hipertensivos, isolados ou em pílulas combinadas
Adesão à terapia	Visitas médico-assistenciais, telemedicina, suporte de saúde digital (aplicativos, dispositivos móveis), educação ao paciente e cuidadores
Monitoramento	Uso de MAPA, medida da pressão fora do consultório, MRPA e aconselhamento a distância

Neste capítulo serão abordadas as avaliações de custo-efetividade de diferentes terapias propostas para o controle da HAS. Os dados relatados são provenientes de uma revisão da literatura internacional, mas a ênfase será dada para as avaliações no contexto brasileiro ou de países de baixa e média renda.

TRATAMENTO NÃO MEDICAMENTOSO

Pressão arterial (PA) elevada, tabagismo, obesidade, dieta não saudável e baixo nível de atividade física compõem alguns dos fatores de risco cardiovascular modificáveis e alvos de intervenções para controle da HAS. Diferentes tratamentos não medicamentosos vêm sendo investigados, incluindo evidências que embasam condutas recomendadas sobre o tabagismo, padrão alimentar, perda de peso, consumo de bebidas alcoólicas e exercícios físicos.

Tabagismo

Não há avaliações da custo-efetividade de programas de cessação do tabagismo para controle da HAS especificamente. Mas a cessação é essencial para redução do risco do paciente hipertenso. Estudos internacionais apontam que técnicas de aconselhamento, terapia cognitiva e suplementação de nicotina são econômicas (*cost-saving*) para os sistemas de saúde[5,6].

Em 2018, a Comissão Nacional de Incorporação de Tecnologias no SUS (CONITEC) avaliou uma proposta de incorporação do medicamento tartarato de vareniclina para tratamento adjuvante da cessação do tabagismo em pacientes adultos com doença pulmonar obstrutiva crônica ou doenças cardiovasculares (incluindo HAS) em comparação com terapia de reposição de nicotina ou cloridrato de bupropiona. Em pacientes com doenças cardiovasculares, a avaliação estimou uma ICER de R$ 2.621,15 para cada ex-fumante adicional tratado com tartarato de vareniclina em comparação com cloridrato de bupropiona. Incertezas quanto às evidências de efetividade e segurança da intervenção justificaram a decisão de não incorporação dessa tecnologia[7].

Padrão alimentar

A alimentação com padrão considerado saudável tem sido associada à redução da PA. Em tese de doutorado apresentada à Faculdade de Saúde Pública da Universidade de São Paulo em 2021, Torreglosa apresentou uma análise de custo-efetividade do Programa Alimentar Brasileiro Cardioprotetor (BALANCE) para pacientes com doenças cardiovasculares sob a perspectiva da sociedade e com horizonte temporal de três anos[8]. Os resultados apontaram uma redução de custos de –R$ 415,53 (intervalo de confiança de 95% [IC95%] –687,79; –139,78) e uma diferença de 0,011 (IC95% –0,025; 0,046) anos de vida ganhos (AVG), resultando em uma ICER de –14.098,63/AVG (IC95% –156.178; 154.864), ou seja, muito favorável. Uma revisão sistemática de estudos de custo-efetividade de intervenções para redução do consumo de sal em países da OCDE (Organização para a Cooperação e Desenvolvimento Econômico) aponta que essas intervenções podem ser custo-efetivas para prevenção da HAS e DCV[9].

Redução de peso corporal

O ganho de peso apresenta efeito no aumento da PA bastante documentado, ocorrendo uma relação praticamente linear entre índices de obesidade e PA. A redução do peso corporal também apresenta efeito hipotensor, sendo uma recomendação essencial no tratamento da HAS[10]. Existem múltiplas intervenções voltadas para a redução de peso corporal que poderiam passar por avaliação de custo-efetividade. No entanto, não foram identificados estudos de custo-efetividade específicos para o controle da HAS no contexto brasileiro e em outros contextos, conforme revisões sistemáticas prévias[11,12].

Atividade física e exercício físico

A prática regular de atividade física reduz a incidência de HAS, e os pacientes hipertensos com maior nível de atividade física apresentam redução do risco de mortalidade[10]. Recomenda-se a realização de, pelo menos, 150 minutos por semana de atividade física moderada e a redução de comportamento sedentário. Inúmeros ensaios clínicos e análises econômicas acopladas corroboram que programas multifacetados têm benefício em redução de risco cardiovascular por atuar em vários fatores. Embora essa recomendação seja de importância notável para a prevenção de eventos cardiovasculares, não foram identificados estudos de avaliação da custo-efetividade dessas intervenções isoladas no tratamento da HAS.

TRATAMENTO MEDICAMENTOSO

Os tratamentos anti-hipertensivos podem ser utilizados em monoterapia ou em estratégias com combinação de medicamentos. O uso de combinação de medicamentos é considerado estratégia preferencial considerando inúmeros ensaios clínicos de maior adesão e controle da pressão. Diferentes classes terapêuticas podem ser consideradas ao escolher o tratamento, sendo consideradas preferenciais o uso de diuréticos, bloqueadores dos canais de cálcio (BCC), inibidores da enzima conversora de angiotensina (iECA), bloqueadores dos receptores de angiotensina II (BRA) e betabloqueadores, todos com redução significativa da PA acompanhado por redução de eventos CV fatais e não fatais em comparação com placebo[10].

Da Costa et al. conduziram um estudo transversal de base populacional na cidade de Pelotas (RS) para avaliar o custo-efetividade de diferentes classes de drogas anti-hipertensivas na perspectiva do paciente. Nesse estudo identificou-se que o tratamento da hipertensão consumia 22,9% da renda per capita, correspondendo a um gasto de R$ 392,76 por ano exclusivamente em medicamentos anti-hipertensivos. A razão de custo-efetividade média por percentual de paciente com controle pressórico se mostrou mais favorável para diuréticos e betabloqueadores do que para iECA ou BCC[13].

Uma revisão sistemática de estudos em países de baixa e média renda mostrou variação importante do custo médio mensal de anti-hipertensivos, mas na quase totalidade foi inferior a US$ 50. A monoterapia com diuréticos, BB e BCC foram as mais baratas enquanto iECA e BRA foram as monoterapias com maior custo. Dos estudos que avaliaram os dados com ano de vida perdido com incapacidade, todos mostram resultados com ICER < US$ 1.000/QALY para manejo anti-hipertensivo, abaixo do referencial do limiar de 1 vez o produto interno bruto desses países[14].

Em 2017 foi publicada outra revisão sistemática de estudos de custo-efetividade de diferentes terapias anti-hipertensivas[15]. Park et al. revisaram 76 estudos, 14 comparando medicamentos com nenhum tratamento, 16 comparando com terapia convencional, 29 entre classes terapêuticas, 13 dentro da mesma classe terapêutica e 11 comparando com terapias combinadas. Os estudos de diferentes países tiveram seus custos ajustados para dólares americanos (US$) em 2015, para permitir a comparação entre eles. A maioria dos estudos foi conduzida na Europa (41 estudos), seguido pela América do Norte. As perspectivas do sistema de saúde pública e do sistema suplementar foram usadas com maior frequência.

Na comparação entre medicamentos anti-hipertensivos com nenhum tratamento ou placebo, 14 estudos demonstraram que todos os tipos de medicamentos foram custo-efetivos (25 comparações, 10 incluindo iECA, 10 para diuréticos, 4 para BRA e uma para betabloqueadores). As ICER variaram de dominantes (maior efetividade e menor custo que o comparador) a US$ 19.945/QALY e de dominante a US$ 13.856/AVG.

Dezesseis estudos compararam tratamento anti-hipertensivo (i.e., iECA, BRA e BCC) com terapia convencional, definida como a utilização de medicamentos de controle hipertensivo (i.e., betabloqueadores, diuréticos e outras classes). Todos os tipos de medicamentos foram mais custo-efetivos que tratamento convencional (16 comparações), exceto uma na qual anlodipino foi menos custo-efetivo. A maioria das avaliações foi com BRA (13 comparações) e iECA e BCC foram avaliados em duas comparações cada. Excluindo o anlodipino, o ICER variou de dominante a US$ 29.331/QALY e foi dominante em todas as comparações para AVG.

Quanto a comparações entre anti-hipertensivos de classes diferentes, 11 comparações entre BRA e BCC concluíram que BRA são mais custo-efetivos com ICER variando de dominante a US$ 10.016/QALY e dominante em todas as comparações para AVG; enquanto BCC (anlodipino) foram mais custo-efetivos que BRA (valsartana) em duas comparações. Todos os estudos concluíram que BRA foram mais custo-efetivos que iECA (ICER dominante a US$ 34.244/QALY e dominante para AVG) e betabloqueadores (ICER US$ 1.498-18.137/QALY e dominante a US$ 16.603/AVG). Apenas uma comparação entre BRA e diuréticos foi identificada, que demonstrou que a clortalidona foi mais custo-efetiva que a losartana. Os BCC foram a opção mais custo-efetiva na comparação com iECA em três comparações. Em comparação com betabloqueadores os resultados não foram consistentes. Em comparação com diuréticos os resultados também variaram, com duas comparações apresentando diuréticos como mais custo-efetivos e uma com BCC sendo mais custo-efetivo. Diuréticos foram mais custo-efetivos que iECA em cinco comparações (ICER dominante para QALY e AVG), enquanto iECA foi mais custo-efetiva em uma comparação.

Onze estudos compararam a custo-efetividade de diferentes tipos de terapias combinadas. Em dois estudos, o tratamento com anlodipino + perindopril foi mais custo-efetivo que atenolol + bendroflumetiazida (ICER US$5.649-34.975/QALY e US$ 20.495-31.165/AVG). Terapia dupla foi mais custo-efetiva que terapia tripla e monoterapia.

Kučan et al. reportaram uma avaliação de custo-efetividade que comparou diuréticos, betabloqueadores, iECA/BRA e BCC com nenhuma intervenção na primeira linha de tratamento da HAS, sob a perspectiva da Croácia. Em homens e em mulheres com idade acima de 65 anos, todos os tratamentos apresentaram ganho em QALY e todas as terapias, exceto betabloqueadores, representam redução de custos em comparação com não intervir. Os autores concluíram que os diuréticos são a opção mais custo-efetiva na primeira linha de tratamento de HAS[16].

Lung et al. investigaram a custo-efetividade do tratamento com terapia tripla em pílula combinada (anlodipino, telmisartana e clortalidona) em comparação com tratamento usual (anti-hipertensivo de escolha do médico responsável). A avaliação foi conduzida durante um ensaio clínico randomizado e complementada por modelagem, sob a perspectiva do Sistema de Saúde do Sri Lanka. A ICER foi estimada em US$ 7,93 por participante atingindo PA alvo em 6 meses (IC95%, US$ 6,59 a 11,84) e US$ 2.842,79 (IC95%, US$ −28,67 a 5.714,24) por ano de vida ajustado pela incapacidade (DALY) evitado em um período de 10 anos. Assim, os autores concluem que o tratamento com terapia tripla é uma estratégia custo-efetiva para pacientes com hipertensão leve a moderada[17].

Controle e monitoramento

Duas abordagens são consideradas padrão para o monitoramento da PA fora do consultório: a monitorização ambulatorial da pressão arterial (MAPA) e a monitorização residencial da pressão arterial (MRPA), obedecendo a protocolo previamente estabelecido.

Acumulam-se evidências acerca do benefício do monitoramento ambulatorial e residencial da PA como complemento para o diagnóstico e manejo de pacientes com HAS. Em comparação com o monitoramento da PA em consultório, tanto MAPA quanto MRPA apresentam correlação mais forte com lesões de órgão-alvo e melhor predição de morbidade e mortalidade cardiovascular[10,18]. A MAPA, especialmente na América Latina, está mais restrita a cidades com maior densidade populacional, com menor acesso aos pacientes de países de baixa e média renda. A MRPA, embora necessite de treinamento aos pacientes/avaliadores da PA, permite melhor avaliação que a realizada em consultório, sem potencial efeito da hipertensão do avental branco (HAB) e com evidências de melhora no envolvimento e na aderência dos pacientes ao tratamento da HAS[19].

A implementação de MAPA/MRPA para o diagnóstico de HAS pode se apresentar custo-efetiva, melhorando a detecção de HAB e, portanto, evitando anos de tratamento desnecessário e melhorando a detecção de hipertensão mascarada (HM)[19]. Krakoff estimou que o uso de MAPA no processo diagnóstico apresentava potencial redução de 3-14% no custo do tratamento e redução de 10-23% no tempo de tratamento, dependendo da prevalência de HAB e incidência anual de HAS, considerando a perspectiva dos Estados Unidos[20]. Lovibond et al. avaliaram o custo-efetividade de complementar o diagnóstico da HAS com a MAPA, a MRPA ou com nova avaliação em consultório na perspectiva do Sistema de Saúde do Reino Unido e verificaram que a MAPA como complemento diagnóstico minimiza custos em comparação com a MRPA e a avaliação em consultório, especialmente por evitar tratamento anti-hipertensivo desnecessário. Considerando pacientes com 50 anos ou mais, a MAPA se apresentou como estratégia dominante, com redução de custo e maior ganho em QALY em comparação com avaliação em consultório e MRPA, embora MRPA também seja dominante em comparação com a avaliação em consultório. Em pacientes mais jovens (40 anos em média), ainda que a MAPA apresentasse menor custo, a efetividade foi reduzida em comparação com a MRPA e a avaliação em consultório[21].

Beyhaghi e Viera investigaram o custo-efetividade de MRPA e MAPA em comparação com avaliação clínica da PA, para diagnóstico de HAS. Esse estudo considerou dois cenários: pacientes com e sem pressão elevada na primeira consulta clínica, incluindo assim a avaliação de HAB e HM, na perspectiva do Sistema de Saúde dos Estados Unidos. Em pacientes com pressão elevada na primeira consulta, MAPA se mostrou dominante em todos os subgrupos de idade e sexo, com redução de custos variando entre –US$ 77 (mulheres com 80 anos) até –US$ 5013 (mulheres com 21 anos) e ganho em efetividade avaliada como dias de vida ajustados pela qualidade, enquanto MRPA se mostrou dominada (maior custo e menor efetividade) em comparação com avaliação em consultório. Em pacientes sem pressão elevada na primeira consulta, MAPA foi a estratégia dominante em homens e mulheres com idade menor que 80 anos, com redução de custos variando de –US$128 (mulheres com 70 anos) a –US$ 2.794 (mulheres com 21 anos) e MRPA foi dominada em todos os cenários exceto para homens com 70 anos[22].

Monahan et al. em uma análise de custo-efetividade comparou a prescrição médica de anti-hipertensivo baseado em aferições da pressão por automonitoramento com ou sem telemonitoramento em comparação com cuidado usual na perspectiva do Sistema de Saúde do Reino Unido. Seus resultados apontam que a ICER para prescrição baseada em automonitoramento em comparação com cuidado usual é de £ 3.035/QALY e que a progressão de automonitoramento para telemonitoramento gera uma ICER de £ 17.424/QALY. Considerando um limiar de disposição a pagar de £ 20.000, a análise de sensibilidade probabilística aponta que o telemonitoramento seria a opção mais custo-efetiva em 51% das iterações, enquanto automonitoramento seria a opção mais custo-efetiva em 38% das iterações, apontando que o uso do automonitoramento da PA com ou sem telemonitoramento para guiar a prescrição de anti-hipertensivo se mostra mais custo-efetivo que o cuidado usual, mas há incerteza sobre qual das opções seria a mais custo-efetiva[23].

CONSIDERAÇÕES FINAIS

As análises de custo-efetividade para programas de hipertensão são amplas, refletindo diferentes aspectos do manejo da doença, heterogeneidade metodológica de condução e perspectivas relacionadas ao contexto de cada sistema de saúde o qual foi conduzido. Esses fatos têm implicações práticas, pois limita a capacidade de generalizar os estudos produzidos nos Estados Unidos, países da Europa, da Ásia e da África para o cenário brasileiro. Os custos dos medicamentos, a remuneração dos profissionais de saúde, o custo das doenças prevenidas e a inclusão de custos indiretos afetam diretamente os resultados. Infelizmente as evidências brasileiras são escassas e abordam apenas algumas dimensões da terapia anti-hipertensiva.

Apesar da heterogeneidade das informações, as evidências apontam que as terapias não medicamentosas para o controle da PA e/ou redução de risco cardiovascular têm relação de custo-efetividade muito favorável. Da mesma forma, os anti-hipertensivos também são terapias muito custo-efetivas, compensando seu investimento pelo retorno obtido. Os dados favorecem o uso de medicamentos combinados pelo maior benefício em médio e longo prazo a um menor custo.

BIBLIOGRAFIA

1. Nilson EAF, Andrade R, de Brito DA, de Oliveira ML. Custos atribuíveis a obesidade, hipertensão e diabetes no Sistema Único de Saúde, Brasil, 2018. Rev Panam Salud Publica. 2020;44:e32.
2. O'Rourke B, Oortwijn W, Schuller T. The new definition of health technology assessment: A milestone in international collaboration. Int J Technol Assess Health Care. 2020;36(3):187-90.
3. Howitt P, Darzi A, Yang GZ, Ashrafian H, Atun R, Barlow J, et al. Technologies for global health. Lancet. 2012;380(9840):507-35.
4. Brasil. Ministério da Saúde. Secretaria de Ciência, Tecnologia e Insumos Estratégicos. Departamento de Ciência e Tecnologia. Diretrizes metodológicas: Diretriz de Avaliação Econômica/Ministério da Saúde, Secretaria de Ciência, Tecnologia e Insumos Estratégicos, Departamento de Ciência e Tecnologia. 2. ed. Brasília: Ministério da Saúde, 2014. 132 p.
5. Tsevat J. Impact and cost-effectiveness of smoking interventions. Am J Med. 1992;93(1a):43s-47s.
6. Warner KE. Cost effectiveness of smoking-cessation therapies. Interpretation of the evidence-and implications for coverage. Pharmacoeconomics. 1997;11(6):538-49.
7. Brasil. Ministério da Saúde. Secretaria de Ciência, Tecnologia e Insumos Estratégicos. Departamento de Gestão e Incorporação de Tecnologiasm em Saúde. Coodenação de Avaliação e Monitoramento de Tecnologias. Comissão Nacional de Incorporação de Tecnologias no SUS. Relatório de Recomendação n° 393. Tartarato de vareniclina para tratamento adjuvante da cessação do tabagismo em pacientes adultos com doença pulmonar obstrutiva crônica ou doenças cardiovasculares. Outubro/2018.
8. Torreglosa CR. Análise de custo-efetividade do Programa Alimentar Brasileiro Cardioprotetor (BALANCE): um estudo clínico randomizado e multicêntrico em indivíduos com doença cardiovascular. São Paulo, Tese (Doutorado) – Faculdade de Saúde Pública da Universidade de São Paulo, 2021. 135 p.
9. Schorling E, Niebuhr D, Kroke A. Cost-effectiveness of salt reduction to prevent hypertension and CVD: a systematic review. Public Health Nutr. 2017;20(11):1993-2003.
10. Barroso WKS, Rodrigues CIS, Bortolotto LA, Mota-Gomes, Brandão AA, Feitosa ADM, et al. Diretrizes Brasileiras de Hipertensão Arterial – 2020. Arq Bras Cardiol. 2021;116(3):516-658.
11. Oldridge N, Taylor RS. Cost-effectiveness of exercise therapy in patients with coronary heart disease, chronic heart failure and associated risk factors: A systematic review of economic evaluations of randomized clinical trials. Eur J Prev Cardiol. 2020;27(10):1045-55.
12. Picot J, Jones J, Colquitt JL, Gospodarevskaya E, Loveman E, Baxter L, et al. The clinical effectiveness and cost-effectiveness of bariatric (weight loss) surgery for obesity: a systematic review and economic evaluation. Health Technol Assess. 2009;13(41):1-190, 215-357, iii-iv.
13. Dias da Costa JS, Fuchs SC, Olinto MT, Gigante DP, Menezes AMB, Macedo S, et al. Cost-effectiveness of hypertension treatment: a population-based study. Sao Paulo Med J. 2002;120(4):100-4.
14. Kostova D, Spencer G, Moran AE, Cobb LK, Husain MJ, Datta BK, et al. The cost-effectiveness of hypertension management in low-income and middle-income countries: a review. BMJ Glob Health. 2020;5(9).
15. Park C, Wang G, Durthaler JM, Fang J. Cost-effectiveness analyses of antihypertensive medicines: a systematic review. Am J Prev Med. 2017;53(6s2):S131-s142.
16. Kučan M, Lulić I, Pelčić JM, Mozetič V, Vitezić D. Cost effectiveness of antihypertensive drugs and treatment guidelines. Eur J Clin Pharmacol. 2021;77(11):1665-72.
17. Lung T, Jan S, de Silva HA, Gugglilla R, Maulik PK, Naik N, et al. Fixed-combination, low-dose, triple-pill antihypertensive medication versus usual care in patients with mild-to-moderate hypertension in Sri Lanka: a within-trial and modelled economic evaluation of the TRIUMPH trial. Lancet Glob Health. 2019;7(10):e1359-e1366.
18. Shimbo D, Artinian NT, Basile JN, Krakoff LR, Margolis KL, Rakotz MK, et al. Self-measured

blood pressure monitoring at home: a joint policy statement from the American Heart Association and American Medical Association. Circulation. 2020;142(4):e42-e63.

19. Sánchez RA, Boggia J, Peñaherrera E, Barroso WS, Barbosa E, Villar R, et al. Ambulatory blood pressure monitoring over 24 h: A Latin American Society of Hypertension position paper-accessibility, clinical use and cost effectiveness of ABPM in Latin America in year 2020. J Clin Hypertens (Greenwich). 2020;22(4):527-43.
20. Krakoff LR. Cost-effectiveness of ambulatory blood pressure: a reanalysis. Hypertension. 2006;47(1):29-34.
21. Lovibond K, Jowett S, Barton P, Caufield M, Heneghan C, Gobbs FDR, et al. Cost-effectiveness of options for the diagnosis of high blood pressure in primary care: a modelling study. Lancet. 2011;378(9798):1219-30.
22. Beyhaghi H, Viera AJ. Comparative cost-effectiveness of clinic, home, or ambulatory blood pressure measurement for hypertension diagnosis in US adults. hypertension. 2019;73(1):121-31.
23. Monahan M, Jowett S, Nickless A, Franssen M, Grant S, Greenfield S, et al. Cost-Effectiveness of Telemonitoring and Self-Monitoring of Blood Pressure for Antihypertensive Titration in Primary Care (TASMINH4). Hypertension. 2019;73(6):1231-9.
24. Whelton PK, Carey RM, Aronow WS, Casey DE, Collins KJ, Himmelfarb CD, et al. 2017 ACC/AHA/AAPA/ABC/ACPM/AGS/APhA/ASH/ASPC/NMA/PCNA Guideline for the Prevention, Detection, Evaluation, and Management of High Blood Pressure in Adults: A Report of the American College of Cardiology/American Heart Association Task Force on Clinical Practice Guidelines. Hypertension. 2018;71(6):e13-e115.
25. Bramlage P, Hasford J. Blood pressure reduction, persistence and costs in the evaluation of antihypertensive drug treatment – a review. Cardiovasc Diabetol. 2009;8:18.

Farmacogenética de anti-hipertensivos

Cezar Kayzuka Cotta Filho
José Eduardo Tanus-Santos
Riccardo Lacchini

CONSULTA RÁPIDA

Farmacogenética

- Enfoca o estudo de como características genéticas podem influenciar a resposta aos medicamentos.

Projeto Genoma Humano

- Impulsionou os estudos de farmacogenética e criou uma grande expectativa em relação à possibilidade de personalização dos tratamentos medicamentosos.

Implementação da farmacogenética na clínica

- Na Europa e nos Estados Unidos há importantes casos em que é exigida a genotipagem antes da administração do medicamento.

Enfoque do capítulo

- Apresentar conceitos básicos de farmacogenética e mostrar alguns exemplos de como a farmacocinética ou a farmacodinâmica dos medicamentos anti-hipertensivos é afetada por fatores farmacogenéticos.

Avanço no contexto dos anti-hipertensivos

- Entre os exemplos mais importantes estão os polimorfismos nos citocromos P450 CYP2D6 e CYP2C9, que afetam o metabolismo dos bloqueadores beta-adrenérgicos e inibidores do receptor AT1 de angiotensina II. Alterações no receptor beta 1 e beta 2 adrenérgicos e subunidades da proteína G também implicam alterações das respostas a betabloqueadores.

Avanços e perspectivas

- Com os avanços nas técnicas de genotipagem houve aumento da qualidade e da quantidade de artigos gerados ao longo das duas décadas, aproximando-se da prática clínica.

INTRODUÇÃO

O tratamento da hipertensão arterial sistêmica (HAS) reduz efetivamente o risco de doenças secundárias e desfechos como morte e invalidez. Apesar de diretrizes estabelecerem tratamentos otimizados para a HAS, as taxas de controle da pressão arterial (PA) deixam a desejar inclusive em países desenvolvidos[1,2]. A falta de eficácia na terapia anti-hipertensiva pode expor os pacientes tratados aos mesmos riscos que indivíduos não tratados, apesar dos custos gerados ao sistema de saúde[3]. As respostas exacerbadas e efeitos colaterais também são preocupantes já que podem ser tão ou mais graves quanto a própria doença que estão tratando.

A resposta a determinado tratamento pode ser afetada por diversos fatores, como doenças concomitantes (especialmente as renais e hepáticas), gravidez, tabagismo, interações medicamentosas, idade, além de vários outros fatores ambientais e genéticos[4]. A divulgação do código genético humano pelo projeto Genoma Humano, há quase duas décadas, fomentou as pesquisas em farmacogenética e tem aberto possibilidades de entendermos como fatores genéticos podem participar na variabilidade das respostas medicamentosas. Outros avanços mais recentes como o projeto ENCODE, 1000 Genomes, e a implementação do Clinical Pharmacogenetics Implementation Consortium representam avanços que permitirão não apenas o avanço das pesquisas na área de farmacogenética, mas a implementação na clínica de forma a possibilitar uma medicina de precisão.

Neste capítulo serão introduzidos conceitos básicos da farmacogenética, bem como uma breve descrição de alguns dos principais avanços realizados pela farmacogenética na terapêutica hipertensiva.

ASPECTOS GERAIS DA FARMACOLOGIA E DA FARMACOGENÉTICA

A farmacogenética é a disciplina que trata da influência de fatores genéticos sobre aspectos medicamentosos de determinado tratamento incluindo eficácia terapêutica e efeitos adversos. Os benefícios imaginados com o domínio desta área de conhecimento permitiriam a escolha personalizada da "droga certa" para o "paciente certo"[5]. Os mecanismos pelos quais variações nos genes podem ter impactos clínicos são vários. Polimorfismos afetando os sítios de ação de determinado medicamento podem gerar alterações em sua farmacodinâmica (Figura 1). Por exemplo, polimorfismos podem causar alterações tridimensionais no sítio de ligação de determinado medicamento, alterando a afinidade deste pelo seu alvo. Polimorfismos podem também afetar a eficácia intrínseca desses receptores; por exemplo, se polimorfismos em subunidades da proteína G (envolvida na produção de segundos mensageiros intracelulares) alterarem a afinidade desta por um receptor-alvo de determinado medicamento, podemos ver reduções do efeito medicamentoso, mesmo com o medicamento ligando normalmente e ocupando o mesmo número de receptores[6]. Polimorfismos podem alterar a expressão do gene, tendo o potencial de alterar a quantidade de receptores (ou outras proteínas) envolvidos nas respostas às drogas[7]. Polimorfismos também podem alterar proteínas envolvidas na absorção, no transporte, na metabolização e na excreção dos medicamentos[4] (Figura 2). Medicamentos com janela terapêutica estreita são particularmente suscetíveis a efeitos de polimorfismos, de forma que pequenas variações na farmacocinética ou farmacodinâmica podem gerar efeitos colaterais ou ineficácia terapêutica.

Informações sobre aspectos envolvidos da farmacogenética na farmacodinâmica e farmacocinética de diversas drogas, bem como exemplos das principais proteínas de metabolização e transporte de medicamentos anti-hipertensivos, podem ser consultados nas Tabelas I e II.

ESTRUTURA GÊNICA E TIPOS DE POLIMORFISMOS

Genes são segmentos de DNA capazes de codificar e gerar proteínas. Genes são estruturados em éxons, íntrons e regiões

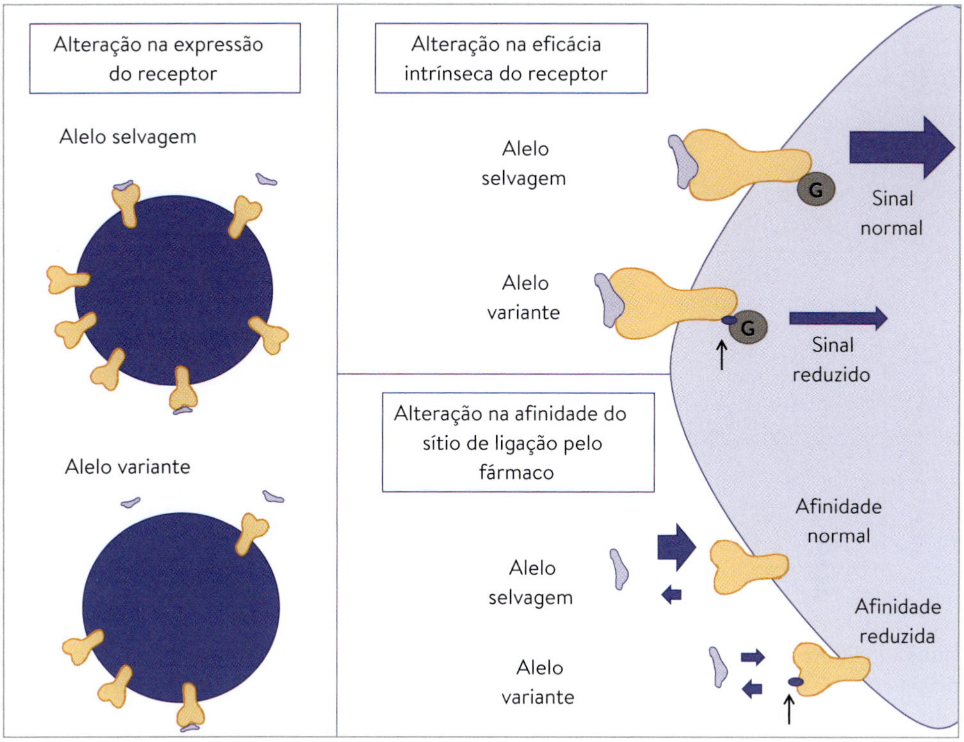

FIGURA 1 Efeitos de polimorfismos genéticos sobre aspectos farmacodinâmicos dos medicamentos. Alelo selvagem é definido como o alelo ancestral, presente na maioria dos indivíduos; alelo variante é o menos frequente, oriundo de uma mutação que se tornou estável em determinada população. As setas indicam mudanças na estrutura do receptor causadas pelo polimorfismo. Polimorfismos podem atuar na modulação na expressão do receptor; polimorfismos podem também alterar sítios de ligação com o medicamento ou com componentes do sistema de segundo mensageiro do receptor, alterando a afinidade pelo medicamento ou a eficácia intrínseca do receptor, respectivamente.

reguladoras como o promotor e as regiões 3'UTR (3' *untranslated regions,* ou regiões 3' não traduzidas) e 5'UTR (Figura 3). O código genético que determina a sequência dos aminoácidos está contido nos éxons. A região do promotor contém sítios reconhecidos por fatores de transcrição que regulam a taxa de transcrição do gene e indiretamente a expressão da proteína. Em íntrons podem existir sítios para *splicing* alternativo, processo no qual éxons podem ser suprimidos de forma controlada, gerando diferentes isoformas de determinada proteína[8].

Polimorfismos são variações genéticas presentes de maneira estável em pelo menos 1% da população. Entre os tipos de polimorfismos estão: 1) os *single nucleotide polymorphisms* (SNP, variações de base única) são trocas de nucleotídeos em determinada posição; 2) inserções/deleções são variações na sequência em que uma porção de vários nucleotídeos é suprimida ou inserida na sequência original; 3) as variações do número de cópias de elementos repetitivos (microssatélites e VNTR, *variable number of tandem repeats*) são polimorfismos em que há uma

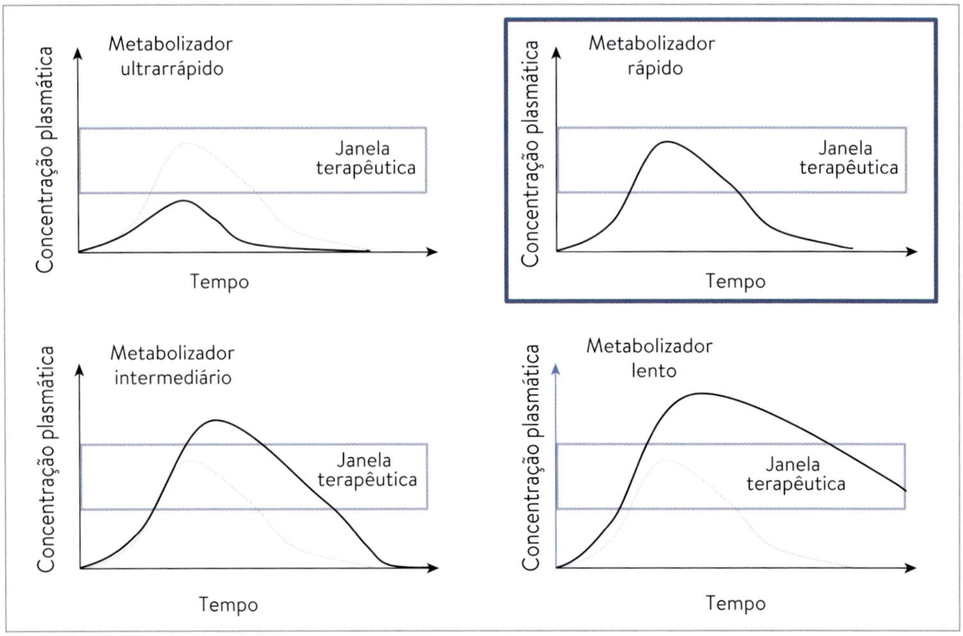

FIGURA 2 Efeito de polimorfismos no sistema citocromo P450 sobre a farmacocinética dos medicamentos. O fenótipo mais comum é o metabolizador rápido. Variantes em polimorfismos nos citocromos P450 podem levar aos fenótipos metabolizador ultrarrápido, metabolizador intermediário e metabolizador lento. Janela terapêutica é a zona de concentrações em que é observado o efeito medicamentoso sem a observação de efeitos colaterais, os quais passam a ser observados acima da janela terapêutica. A amplitude da janela terapêutica é um indicativo da segurança do medicamento. A linha cinza claro representa o fenótipo mais comum para fins de comparação.

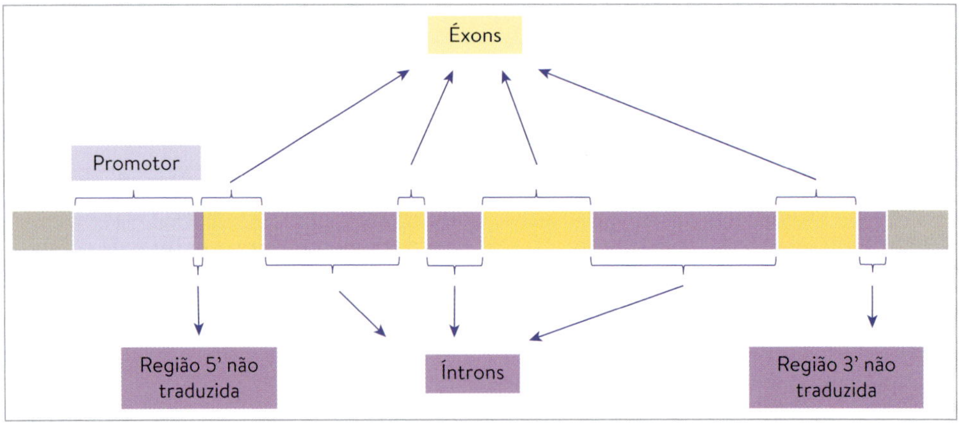

FIGURA 3 Esquema da estrutura de um gene. Em laranja estão marcados os éxons, regiões que contêm o código genético a ser traduzido em proteínas. Em azul claro está apontado o promotor do gene, que regula sua taxa de transcrição. Em azul escuro estão apontados os íntrons e a regiões 5'UTR e 3'UTR (regiões 5'e 3'não traduzidas), que podem conter elementos de regulação pós-transcricional. Alterações no promotor, íntrons e regiões 5'UTR e 3'UTR podem modificar a expressão da proteína, e alterações em éxons podem modificar a estrutura e a função da proteína.

TABELA I Exemplos das principais proteínas de metabolização e transporte de fármacos afetando drogas usadas na hipertensão arterial sistêmica

Medicamento	CYP2C9	CYP2D6	CYP3A	Glicoproteína P
Captopril		X		
Clonidina		X		
Debrisoquina		X		X
Enalapril			X	
Irbesartana	X			
Losartana	X		X	X
Espironolactona				X
Varfarina	X		X	
Carvedilol	X	X		
Metoprolol		X		
Propranolol		X	X	X
Anlodipino			X	
Diltiazem			X	X
Nifedipino			X	
Verapamil			X	X
Digoxina			X	X
Atorvastatina			X	X
Lovastatina			X	X
Fluvastatina	X			

Fonte: adaptada de Siest et al., 2007[45].

alteração no número de repetições de um elemento (Figura 4). Atualmente, os diferentes polimorfismos foram sistematizados em "rs" acompanhados com seus respectivos números. Por exemplo, um polimorfismo de variação de base única (SNP) que faz a troca da timina por citosina na região 786 do gene da NOS3 é representado por "rs2070744". Em éxons, um SNP pode gerar uma alteração em um códon (trincas de nucleotídeos dispostas após um sítio iniciador ATG, que codificam cada aminoácido na sequência linear da proteína) que pode ou não levar à alteração no aminoácido na posição correspondente da proteína. Como os códons são lidos sequencialmente após a sequência iniciadora ATG, se houver uma inserção/deleção de múltiplos de 3 nucleotídeos, simplesmente serão inseridos ou suprimidos aminoácidos na proteína. Variações em números de repetições normalmente podem gerar em éxons a mudança de uma sequência repetitiva de aminoácidos na proteína. Em regiões regulatórias, os polimorfismos podem alterar sítios de ligação de fatores de transcrição (reduzindo, por exemplo, a afinidade de um inibidor de transcrição gênica e levando à maior taxa de transcrição do gene), ou alterar o distanciamento entre esses sítios, o que pode modular a interação entre os diferentes fatores de transcrição.

Informações sobre os polimorfismos e sobre as sequências dos genes podem ser encontradas nos *sites* do PubMed (http://www.ncbi.nlm.nih.gov/snp/) e do Ensembl (www.ensembl.org). Informações sobre frequências alélicas de milhares de polimorfismos em populações de diferentes origens estão disponíveis nos *sites* do HapMap e 1000 Genomes (Tabela II).

TABELA II *Sites* que oferecem informações sobre polimorfismos genéticos e farmacogenéticos/farmacogenômicos

Nome	Informações	*Site*
PharmGKB	Recursos abrangentes que apuram o conhecimento sobre o impacto da variação genética na resposta ao medicamento para pesquisadores e prática clínica	www.pharmgkb.org
DRUGBANK online	Informações sobre aspectos envolvidos na farmacodinâmica e farmacocinética de diversas drogas	http://www.drugbank.ca/
PubMed e Ensembl	Informações sobre os polimorfismos e sobre as sequências dos genes	http://www.ncbi.nlm.nih.gov/snp/; www.ensembl.org
HapMap e 1000 Genomes	Informações sobre frequências alélicas de milhares de polimorfismos em populações de diferentes origens	www.hapmap.org; https://www.ncbi.nlm.nih.gov/variation/tools/1000genomes/
Clinical Pharmacogenetics Implementation Consortium (CPIC)	Informações sobre teste genético para implementação da farmacogenética na prática clínica	https://cpicpgx.org/
Food and Drug Administration (FDA)	Informações listadas pela FDA sobre associação farmacogenética com evidências científicas suficientes para aplicação clínica	https://www.fda.gov/medical-devices/precision-medicine/table-pharmacogenetic-associations

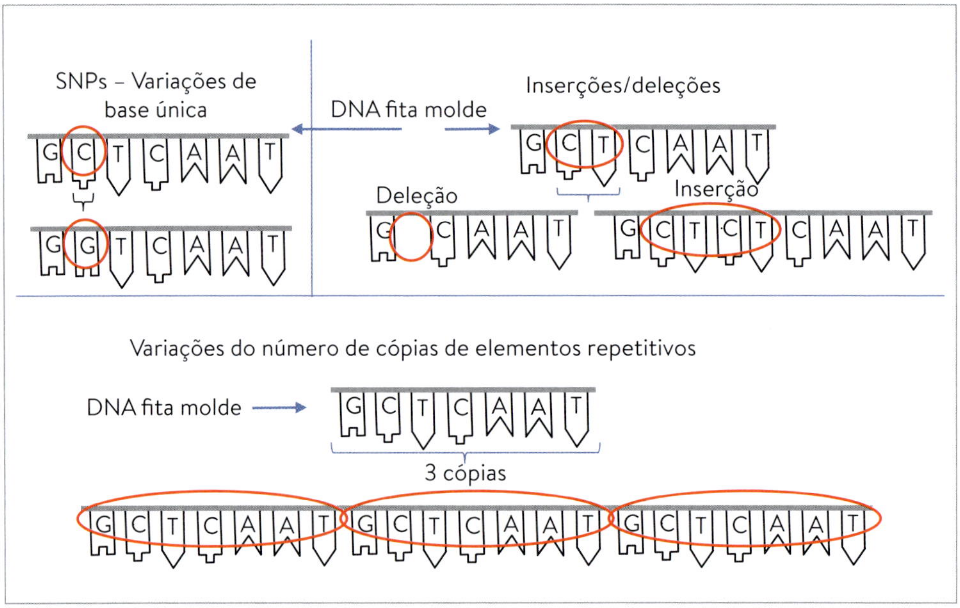

FIGURA 4 Tipos de polimorfismos existentes: SNP, Inserção/deleção, VNTR e microssatélites.

Estudos farmacogenéticos têm usado basicamente dois tipos de estratégias: o estudo de genes candidatos e os recentes *Genome Wide Association Studies* (GWAS). O estudo de genes candidatos se baseia no conhecimento atual de vias bioquímicas, medicamentosas e de processos fisiopatológicos. São escolhidos genes candidatos que codificam pontos-chave dessas vias, e são selecionados preferencialmente polimorfismos funcionais. Essa abordagem é limitada pela existência prévia dos diversos aspectos de um sistema complexo, que na maioria das vezes não está ainda completamente desvendado. Em contrapartida, os GWAS varrem o genoma inteiro procurando associações entre milhares de genótipos e o fenótipo estudado sem partir de hipóteses *a priori*. Estes são estudos fantásticos para levantar novas hipóteses, que devem ser posteriormente validadas por estudos secundários.

Estudos como o GWAS têm ganhado espaço tanto pela acessibilidade de preço, quando se compara aos estudos iniciais, quanto em razão do desenvolvimento tecnológico atual. Como se sabe, o projeto Genoma Humano, que buscou varrer o genoma completo humano, o qual foi concluído em 2003, levou mais de uma década para sua finalização. Uma tecnologia nova denominada sequenciamento de nova geração (do inglês, *next generation sequencing* – NGS) ou sequenciamento paralelo maciço (do inglês, *massive parallel sequencing*) vem ganhando força, possibilitando mapear o genoma completamente em um único dia, bem como desenvolver ferramentas de análises computacionais mais apuradas[9]. Embora haja diferença nas metodologias entre os NGS, todas elas têm a capacidade de realizar o sequenciamento de milhões de pequenos fragmentos de DNA paralelamente.

Além disso, GWAS que utilizam da tecnologia "antiga", microarranjos de DNA, procuram cobrir o genoma por meio de *tagSNP* (em tradução livre, SNP "etiqueta"). TagSNP se valem do fato de haver uma baixa taxa de recombinação entre polimorfismos fisicamente próximos, que acabam segregando em "blocos haplotípicos". A detecção de um SNP dentro do bloco indicaria com grande grau de precisão (dentro de uma população homogênea e de origem bem definida) a presença dos alelos "vizinhos" e, dessa forma, é possível uma cobertura ampla do genoma com apenas alguns milhares de SNP. Isso torna os GWAS naturalmente não diretamente transponíveis de uma população para outra, uma vez que os blocos haplotípicos podem ser diferentes entre populações de origens diferentes.

Uma revisão feita em 2019[4] sumariza estudos com GWAS que traz o envolvimento de novos polimorfismos de genes ainda pouco explorados em respostas a tratamento com medicamentos anti-hipertensivos, como diuréticos, betabloqueadores, bloqueadores dos receptores de angiotensina II, inibidores da enzima conversora de angiotensina e bloqueadores dos canais de cálcio.

A seguir serão apresentados como os fatores genéticos podem influenciar a farmacocinética e a farmacodinâmica de anti-hipertensivos.

FARMACOGENÉTICA AFETANDO ASPECTOS FÁRMACOCINÉTICOS DE ANTI-HIPERTENSIVOS

A maioria dos medicamentos é metabolizada pelo sistema de enzimas do citocromo P450. O perfil de metabolização dos grupos classificados como metabolizadores ultrarrápidos, rápidos, intermediários e lentos leva a diferentes perfis farmacocinéticos dos medicamentos-alvo desse sistema[10]. Como podemos ver na Figura 2, os metabolizadores rápidos (mais frequentes) correspondem ao padrão cinético observado na maioria das pessoas, para as quais o regime terapêutico foi desenhado. Os metabolizadores lentos e intermediários tendem a ter concentrações plasmáticas do medicamento mais altas, podendo apresentar efeitos colaterais que dependem da abrangência da janela terapêutica do medicamento. Em contrapartida, os metabolizadores ultrarrápidos tendem a ter concentrações plasmáticas do medicamento muito menores que o desejado, potencialmente não se beneficiando do tratamento. A detecção desses padrões de metabolização pode ajudar a ajustar as doses administradas e reduzir as intoxicações relacionadas aos tratamentos medicamentosos. Informações sobre os polimorfismos das enzimas do citocromo P450 que podem afetar o metabolismo de diferentes medicamentos na prática clínica são encontradas nos *sites* Clinical Pharmacogenetics Implamentation Consortium (CPIC) e Food and Drug Administration (FDA) (Tabela II).

Um exemplo farmacogenético nas enzimas P450 é o CYP2C9. Foi demonstrado que portadores dos alelos *2 e *3 geram variações nos perfis farmacocinéticos de irbesartana e losartana, e isso refletiu em alterações nas respostas à terapia anti-hipertensiva[11,12]. Por exemplo, metabolizadores lentos tiveram uma resposta duas vezes mais intensa ao uso de irbesartana do que metabolizadores rápidos[13]. Além de metabolizar substâncias exógenas, o CYP2C9, também está envolvido fisiologicamente na síntese de ácidos epoxieicosatrienoicos (EET), potentes vasorrelaxantes que também reduzem a retenção de sódio pelo rim[14], e alelos do mesmo gene foram associados a alterações na pressão arterial em grandes GWAS com hipertensos. Esses mesmos EET são degradados por uma enzima codificada pelo gene *EPHX2*. Foi visto em ratos espontaneamente hipertensos que a atividade de transcrição do gene *EPHX2* era um dos responsáveis por regular a PA nesses animais[15]. Os alelos Arg (do rs41507953 – SNP Lys55Arg) e Gln (do rs751141 – SNP Arg287Gln) do gene *EPHX2* foram associados à menor resposta vasodilatadora da bradicinina (a qual estimula a síntese de EET)[16]. O polimorfismo rs751141 também parece ser fator protetor contra HAS em Chineses Han[17] e a variante desse polimorfismo está relacionado a alteração no nível de EET[18]. Isso poderia ter implicações em medicamentos que interferem no sistema das cininas, como os inibidores da enzima conversora de angiotensina, porém ainda não existem estudos disponíveis validando essa ideia.

O betabloqueador metoprolol é um anti-hipertensivo cuja metabolização ocorre de 70 a 80% pela ação do citocromo P450 CYP2D6[10]. Apesar de grandes diferenças na farmacocinética do metoprolol, dependendo dos alelos do CYP2D6[19], não foram demonstradas alterações na eficácia ou efeitos adversos da droga, uma vez que a janela terapêutica é razoavelmente ampla, e as doses são ajustadas frente à ineficácia terapêutica[10]. Alelos variantes do CYP2D6 também foram associados à menor depuração plasmática do carvedilol, resultando em um aumento em sua biodisponibilidade de mais de 150%[20]. Indivíduos homozigotos para o alelo *CYP2D6*1* tiveram concentrações plasmáticas de carvedilol 14 vezes menores que portadores do genótipo selvagem após uma hora da administração oral e a área abaixo da curva foi 26 vezes menor[20]. Apesar dessas alterações dramáticas na cinética do carvedilol, não foram detectadas variações na frequência cardíaca, pressão arterial ou efeitos adversos, provavelmente pelo fato do principal metabólito do carvedilol ser na realidade mais potente que seu precursor[20] e pelo fato de que este estudo foi feito em indivíduos saudáveis. Entretanto, estão listados na Tabela de Associação Farmacogenética da FDA (*site* pode ser consultado na Tabela II) o metoprolol, o nebivolol e o carvedilol, em que metabolizadores lentos para a enzima CYP2D6 estão sujeitos a concentrações aumentadas dos medicamentos no organismo, podendo ter um potencial impacto na segurança ou na resposta. Tal aumento da concentração do medicamento no organismo pode interferir na seletividade do medicamento pelo tecido cardíaco, principalmente do metoprolol, impactando em efeitos não desejáveis, mas o FDA não exige a utilização do teste genético antes de iniciar o tratamento.

Outro anti-hipertensivo, a debrisoquina tem grande variabilidade no perfil cinético entre os pacientes. Polimorfismos no CYP2D6 afetam a cinética da debrisoquina de tal forma que o pico de concentração e a área abaixo da curva chegam a ser até quatro vezes maiores em metabolizadores lentos, quando comparado com metabolizadores rápidos[21]. A debrisoquina não é mais muito utilizada, justamente pela grande variabilidade na resposta e em efeitos colaterais[22].

Além das enzimas envolvidas na metabolização dos medicamentos, transportadores também têm importante papel na farmacocinética dos tratamentos anti-hipertensivos. O gene *MDR-1* codifica a glicoproteína P, expressa em barreiras epiteliais importantes como no epitélio intestinal, barreira hematoencefálica, glândula adrenal, entre outras. O rs1045642 (3435C>T) do polimorfismo desse gene parece alterar a expressão e densidade desse transportador nas barreiras epiteliais[23]. Assim, portadores do genótipo homozigoto TT tiveram um aumento de 4 vezes na biodisponibilidade de medicamentos carregados pela glicoproteína P quando comparados com portadores do genótipo CC[23]. Em consonância, um estudo mostrou que os indivíduos portadores do alelo T tiveram melhor resposta na diminuição da pressão arterial sistólica quando tratados com losartana[24]. Entretanto, estudos trouxeram um pouco de confusão sobre a influência real desse polimorfismo de tal forma que hoje não há consenso se este polimorfismo é clinicamente relevante no contexto de tratamento com anti-hipertensivos[25]. Apesar da controvérsia, existe ainda um grande potencial no estudo desse transportador, uma vez que ele transporta diversos anti-hipertensivos como carvedilol, diltiazem, losartana, propranolol, verapamil, entre outros[25].

FARMACOGENÉTICA AFETANDO ASPECTOS FARMACODINÂMICOS DE ANTI-HIPERTENSIVOS

Entre os vários sistemas que abordaremos a seguir, o que tem trazido resultados mais promissores em farmacogenética de anti-hipertensivos é o sistema beta-adrenérgico. A inibição de receptores beta-adrenérgicos reduz a contratilidade e frequência cardíacas e leva à redução da pressão arterial em hipertensos. Polimorfismos no sistema beta-adrenérgico foram revisados de maneira extensiva recentemente[5]. No gene do receptor beta-adrenérgico tipo 1 (ADRB1) existem dois polimorfismos mais comuns e largamente estudados, sendo eles: 1165 C > G (rs1801253 ou Arg389Gly) e 145 A > G (rs1801252 ou Ser49Gly).

O alelo Gly do rs1801253 do polimorfismo Arg389Gly foi associado com menor PA basal em hipertensos[26], e também foi associado a efeitos menos intensos ao tratamento com atenolol e metoprolol[5]. Foi demonstrado que o alelo Gly levaria a uma menor taxa de sinalização deste receptor[27], o que justificaria o efeito benéfico na PA basal e a redução na eficácia anti-hipertensiva do bloqueio do receptor. Consistentemente, pacientes com insuficiência cardíaca, portadores do alelo Arg, tiveram uma redução na morbidade e mortalidade cardiovascular quando em uso de bucindolol, enquanto portadores do alelo Gly não tiveram efeitos benéficos pelo tratamento[28]. Entretanto, há algumas controvérsias nesse polimorfismo. Um estudo feito em chineses Han mostrou que o homozigoto Arg389 teve uma redução quatro vezes maior na PA diastólica em resposta ao carvedilol quando comparados aos homozigotos Gly389[29]. Já um outro estudo[30], em chineses portadores do genótipo Gly389Gly foram associados a fator de risco, demonstrado por meio de regressão linear multivariável, e com uma significativa melhora no efeito anti-hipertensivo do metoprolol quando comparado aos Arg/Arg e Arg/Gly. No primeiro caso, os participantes do estudo foram recrutados em uma primeira visita ao ambulatório, e o diagnóstico foi feito durante o estudo, com três medidas durante a semana sem que os pacientes nunca tivessem sido tratados ou que estivessem sem tratamento há 3 meses. Já no segundo estudo, os pacientes considerados hipertensos, foram aqueles internados no hospital, tendo a maioria diagnóstico da doença há ≥ 1 ano e no estágio II da HAS. Como pode se perceber, trata-se de duas populações com mesmo diagnóstico, HAS, mas com fenótipos diferentes. Esses resultados reforçam a necessidade e a importância de uma boa estratificação de fenótipos para que assim, talvez, diminuam as controvérsias nos resultados encontrados de farmacogenética na mesma população.

Um outro polimorfismo do rs1801252 do gene ADRB1 importante é a troca de serina por glicina na posição 49 do mesmo receptor (Ser49Gly). O alelo 49Gly parece aumentar o processo de *downregulation* estimulado por agonista sobre o receptor beta-1, quando comparado com o alelo 49Ser[31]. Por um lado, isso poderia ser benéfico de maneira basal, porém também poderia levar a uma redução na eficácia do efeito anti-hipertensivo dos betabloqueadores. De fato, a combinação entre os alelos 49Ser e 389Arg parece indicar os indivíduos mais responsivos ao tratamento com betabloqueadores quanto à PA[32]. Consistentemente, em indivíduos saudáveis portadores dos alelos 49Ser e 389Arg, houve maior redução na frequência cardíaca induzida por carvedilol[20], o que indicaria maior responsividade.

No gene do receptor beta-2-adrenérgico, foram descritos dois polimorfismos que parecem afetar o benefício pelo tratamento com betabloqueadores em insuficiência cardíaca, o rs1042713 (Arg16Gly) e o rs1042714 (Gln27Glu). Aparentemente, o alelo 27 Glu levaria a uma resistência terapêutica em razão da *downregulation* do receptor, estimulado por agonista[28]. De fato, homozigotos Glu/Glu responderam mais ao tratamento com carvedilol, tendo aumento maior da fração de ejeção do ventrículo esquerdo induzido pelo tratamento[28]. Portadores do haplótipo Gly16Gly/Glu27Glu com insuficiência cardíaca também se beneficiaram mais do tratamento com carvedilol do que portadores de outros haplótipos. Entretanto, ainda há controvérsias quanto à influência desses polimorfismos na resposta aos tratamentos com anti-hipertensivos, sendo essa ideia reforçada pelo PharmGKG (o *site* pode ser consultado na Tabela II).

Uma vez que os receptores beta-adrenérgicos transmitem o sinal para o meio intracelular via proteínas G, polimorfismos em genes relacionados podem afetar a resposta a betabloqueadores. Existe um SNP no gene da subunidade Gα, o $T^{393}C$. Portadores do alelo T em populações japonesas responderam mal ao uso de betabloqueadores[33]. O gene *GNB3*, que codifica a subunidade Gβ também tem um polimorfismo funcional: o $C^{825}T$. Foi demonstrado que portadores do genótipo CC têm uma queda na pressão arterial muito mais intensa que portadores do alelo T após o tratamento com betabloqueadores[34]. Consistentemente, homens hipertensos tratados, portadores do genótipo TT, tiveram maior risco de doenças cardiovasculares quando comparados com portadores CC após um acompanhamento de mais de 11 anos[35]. Isso indicaria que não apenas os portadores do genótipo TT respondem menos quanto à pressão arterial, mas também têm menor benefício do tratamento com betabloqueadores em longo prazo. A detecção desses genótipos poderia indicar os indivíduos que se beneficiariam mais de tratamentos alternativos.

Um novo potencial gene foi identificado em uma metanálise farmacogenômica (do inglês, *pharmacogenomic genome-wide meta-analysis*) provenientes da análise de oito coortes de diferentes GWAS, sendo cinco GWAS (1.254 indivíduos) para conduzir o estudo mais três GWAS (1.592 indivíduos) para replicar e confirmar os achados encontrados[36]. Em pacientes com ascendência europeia, os portadores do alelo A do polimorfismo rs28404156 (G>A) do gene BST1 foram associados com melhor resposta da PA sistólica (PAS) aos antagonistas beta-1-adrenérgico, entretanto não foi visto o mesmo efeito em afrodescendentes. Nesse polimorfismo acontece a troca do aminoácido arginina na posição 153 pela histidina, o que pode ter implicações na função da proteína BTS1. BST1 também denominada de CD157 é um parálogo de CD38, pode influenciar na fosforilação da tirosina quinase 2[37] e da homeostasia de cálcio[38], os quais estão envolvidos na cascata de sinalização vascular da HAS. Além do BST1, nesse mesmo estudo, em regiões próximas a esse gene (BST1), foram encontrados outros genes que podem implicar a fisiologia e a fisiopatologia da HAS, como CD38, FAM200B, FBXL5, FGFBP1 e FGFBP2, abrindo um leque para investigações futuras.

O sistema renina-angiotensina é um dos principais alvos terapêuticos na HAS. A estratégia visa reduzir as concentrações plasmáticas da angiotensina II ou reduzir a ligação desta ao seu receptor AT-1. A enzima conversora de angiotensina (ECA) é um dos principais alvos neste sistema, e seu gene, ACE, apresenta um polimorfismo no íntron 16 caracterizado por uma inserção (alelo I) ou deleção (alelo D) de 287 pares de base. A funcionalidade desse polimorfismo se difere entre etnias[39]. Em brancos homozigotos D, o nível da atividade da ECA era maior que heterozigoto e homozigoto I. Já em afrodescendentes, não foi observada tal diferença significativa. Além disso, nesse mesmo estudo, os níveis séricos da ECA foram correlacionados positivamente com pressão arterial diastólica em brancos, mas não em afrodescendentes. Dessa forma, os portadores do genótipo DD ou alelo D foram associados a melhor resposta aos inibidores da ECA (iECA)[40] quando comparados aos portadores do genótipo II ou alelo I. Outros estudos[41] mostraram que os portadores do alelo I demonstraram melhor resposta ao iECA, diminuindo a PAS e diastólica (PAD), o que representa uma controvérsia nos resultados encontrados. Além disso, foi demonstrado que o polimorfismo do ACE no íntron 16 I/D parece estar relacionado com resposta a diurético tiazídico (hidroclorotiazida) diferindo na resposta entre gêneros[42].

Vários outros polimorfismos, tais como NOS3 (rs2070744 e rs3918188), BDKRB2 (rs1799722), receptor B2 da bradicinina, PRKCA (rs16960228), da proteína quinase C alfa (envolvida em sinalização intracelular) e VEGFA (rs699947, rs1570360 e rs2010963) foram também associados com uma melhor ou pior resposta ao enalapril[2]. Além disso, um GWAS identificou envolvimento do polimorfismo do gene *NPHS1* (rs3814995), o qual codifica uma proteína chamada nefrina, que faz parte da barreira de filtração glomerular renal, em resposta ao bloqueador do receptor de angiotensina (losartana), de forma a diminuir a PAS[43]. Entretanto ainda há poucas evidências acerca desses genes citados anteriormente, necessitando de estudos adicionais.

PERSPECTIVAS DE APLICAÇÃO DA FARMACOGENÉTICA NA PRÁTICA CLÍNICA

A resposta a determinado tratamento pode ser afetada por diversos fatores, e a interação entre esses gera uma complexidade grande.

Isso é agravado quando pensamos que, quanto a fatores genéticos, existem virtualmente milhões de possibilidades e interações gene-gene e gene-ambiente. A própria American Heart Association reconheceu a importância da medicina de precisão/personalizada e criou um Instituto para Medicina de Precisão Cardiovascular em 2013 e uma plataforma em 2016 na qual contém dados para apoiar pesquisadores engajados no assunto, bem como para investir em avanços tecnológicos na área.

Os resultados dos GWAS em HAS, assim como os estudos de genes candidatos, têm tido grande dificuldade em encontrar e validar variantes genéticas associadas a variações na PA induzida pelo tratamento medicamentoso. GWAS tem mostrado que variantes comuns associadas à PA têm efeitos muito pequenos, usualmente inferiores a efeitos de fatores ambientais como idade, gênero e índice de massa corporal. Por causa da multifatoriedade da etiologia da HAS, há uma dificuldade para apontar um único gene que seja responsável pela variação da PA em resposta aos tratamentos.

Apesar dessas dificuldades, investigações das associações entre gene-gene e gene-ambiente afetando a resposta a drogas têm crescido cada vez mais, inclusive no contexto cardiovascular, apesar de um tímido avanço na implementação clínica. A facilidade de acesso em termos de custo e avanços tecnológicos possibilita a execução de pesquisas que antes eram vistas como "complexa" de forma mais corriqueira, como vêm acontecendo com diferentes GWAS.

Ainda restam desafios a serem vencidos. Acreditamos que os pontos-chave para o sucesso da pesquisa em farmacogenética/genômica são: necessidade de enormes bancos de amostras; avaliação do poder amostral; fenótipos bem caracterizados; estratificação genética; interação gene-gene (cis e trans); e, mais recentemente, consideração de traços de herdabilidade como a epigenética. Estudos prospectivos robustos têm de ser validados com outros estudos que devem ser conduzidos de forma parecida, visando permitir comparações. Grande parte dos resultados controversos gerados em estudos de genes candidatos tem sido atribuída ao fato de os estudos terem perfis de amostras diferentes ou serem conduzidos de formas diferentes. Se por um lado a padronização dos estudos cobriria um leque menor de realidades nas quais a farmacogenética seria útil, por outro, facilitaria a consolidação de conhecimentos na área. Além disso, o progresso na pesquisa básica é necessário e, quando bem coordenado com as pesquisas farmacogenética/genômica, possibilitará identificar se os portadores das variantes de determinado polimorfismo são mais vulneráveis ou resilientes a determinada doença, bem como para prever a resposta a diferentes tipos de anti-hipertensivos.

Uma proposta para o avanço da aplicação da farmacogenética anti-hipertensiva na prática clínica está na Figura 5. A farmacogenética anti-hipertensiva ainda é uma ciência em amadurecimento e, apesar dos inúmeros benefícios que poderá trazer pelo seu aspecto translacional, como já vem sendo implementado em contextos como do câncer, dependerá muito de grandes esforços internacionais para sua consolidação e desenvolvimento.

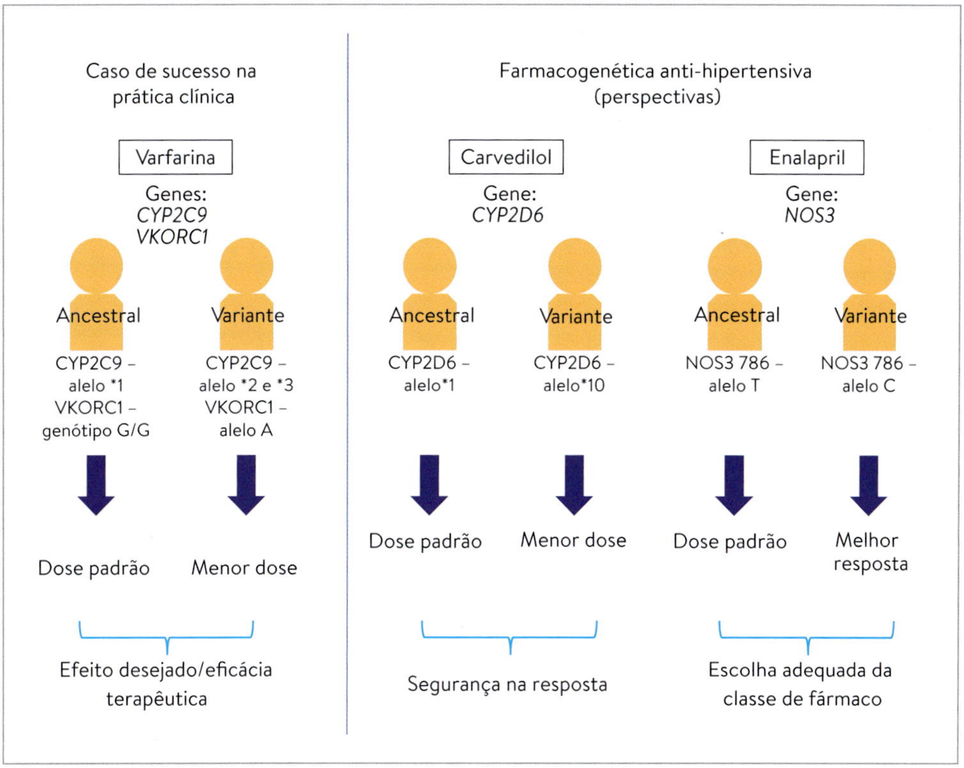

FIGURA 5 Perspectivas futuras para implementação da farmacogenética anti-hipertensiva na prática clínica. A esquerda da imagem mostra a utilização do conhecimento farmacogenético (disponível no *site* CIPC) da varfarina na prática clínica (apenas um modelo de sucesso). O ajuste da dose de acordo com os dados genéticos permite que o efeito desejado da droga seja alcançado sem necessidade de tentativas e erros, proporcionando menor risco de complicações, já que se trata de uma droga com janela terapêutica estreita. A variação do gene *CYP2C9*, especialmente os alelos *2 e *3, pode afetar no prejuízo de até 80% do metabolismo da droga quando se compara com homozigoto CYP2C9*144. O meio e a direita da imagem mostram uma possível aplicação, ainda não validada, do uso da farmacogenética anti-hipertensiva em resposta ao betabloqueador adrenérgico não seletivo (carvedilol) e ao inibidor da enzima conversora da angiotensina (enalapril), respectivamente.

BIBLIOGRAFIA

1. Chobanian AV. Shattuck Lecture. The hypertension paradox – more uncontrolled disease despite improved therapy. N Engl J Med. 2009;361(9):878-87.
2. Cotta Filho CK, Oliveira-Paula GH, Rondon Pereira VC, Lacchini R. Clinically relevant endothelial nitric oxide synthase polymorphisms and their impact on drug response. Expert Opin Drug Metab Toxicol. 2020;16(10):927-51.
3. Cardiologia SBd. 7ª Diretriz Brasileira de Hipertensão Arterial. Arq Bras Cardiol; 2016.
4. Oliveira-Paula GH, Pereira SC, Tanus-Santos JE, Lacchini R. Pharmacogenomics and hypertension: current insights. Pharmgenomics Pers Med. 2019;12:341-59.
5. Duarte JD, Cavallari LH. Pharmacogenetics to guide cardiovascular drug therapy. Nat Rev Cardiol. 2021.
6. Bhatnagar V, O'Connor DT, Brophy VH, Schork NJ, Richard E, Salem RM, et al. G-protein-coupled receptor kinase 4 polymorphisms and blood

pressure response to metoprolol among African Americans: sex-specificity and interactions. Am J Hypertens. 2009;22(3):332-8.

7. Mellen PB, Herrington DM. Pharmacogenomics of blood pressure response to antihypertensive treatment. J Hypertens. 2005;23(7):1311-25.
8. Wang ET, Sandberg R, Luo S, Khrebtukova I, Zhang L, Mayr C, et al. Alternative isoform regulation in human tissue transcriptomes. Nature. 2008;456(7221):470-6.
9. Slatko BE, Gardner AF, Ausubel FM. Overview of next-generation sequencing technologies. Curr Protoc Mol Biol. 2018;122(1):e59.
10. Shin J, Johnson JA. Pharmacogenetics of beta-blockers. Pharmacotherapy. 2007;27(6):874-87.
11. Lajer M, Tarnow L, Andersen S, Parving HH. CYP2C9 variant modifies blood pressure-lowering response to losartan in type 1 diabetic patients with nephropathy. Diabet Med. 2007;24(3):323-5.
12. Chen G, Jiang S, Mao G, Zhang S, Hong X, Tang G, et al. CYP2C9 Ile359Leu polymorphism, plasma irbesartan concentration and acute blood pressure reductions in response to irbesartan treatment in Chinese hypertensive patients. Methods Find Exp Clin Pharmacol. 2006;28(1):19-24.
13. Hallberg P, Karlsson J, Kurland L, Lind L, Kahan T, Malmqvist K, et al. The CYP2C9 genotype predicts the blood pressure response to irbesartan: results from the Swedish Irbesartan Left Ventricular Hypertrophy Investigation vs Atenolol (SILVHIA) trial. J Hypertens. 2002;20(10):2089-93.
14. Bochud M. CYP2C9 variants and blood pressure response to salt: when salt sensitivity meets pharmacogenomics. J Hypertens. 2011;29(1):29-31.
15. Yamamoto H, Okuzaki D, Yamanishi K, Xu Y, Watanabe Y, Yoshida M, et al. Genetic analysis of genes causing hypertension and stroke in spontaneously hypertensive rats. Int J Mol Med. 2013;31(5):1057-65.
16. Lee CR, Pretorius M, Schuck RN, Burch LH, Bartlett J, Williams SM, et al. Genetic variation in soluble epoxide hydrolase (EPHX2) is associated with forearm vasodilator responses in humans. Hypertension. 2011;57(1):116-22.
17. Ma L, Zhao H, Yu M, Wen Y, Zhao T, Yan M, et al. Association of epoxide hydrolase 2 gene Arg287Gln with the risk for primary hypertension in Chinese. Int J Hypertens. 2020;2020:2351547.
18. Yi X, Wu L, Liao D, Wang C, Zhang B. Interactions Among CYP2C8, EPHX2, and CYP4A11 variants and CYP plasma metabolite levels in ischemic stroke. J Atheroscler Thromb. 2016;23(11):1286-93.
19. Nozawa T, Taguchi M, Tahara K, Hashimoto Y, Igarashi N, Nonomura M, et al. Influence of CYP2D6 genotype on metoprolol plasma concentration and beta-adrenergic inhibition during long-term treatment: a comparison with bisoprolol. J Cardiovasc Pharmacol. 2005;46(5):713-20.
20. Sehrt D, Meineke I, Tzvetkov M, Gultepe S, Brockmoller J. Carvedilol pharmacokinetics and pharmacodynamics in relation to CYP2D6 and ADRB pharmacogenetics. Pharmacogenomics. 2011;12(6):783-95.
21. Eichelbaum M, Gross AS. The genetic polymorphism of debrisoquine/sparteine metabolism-clinical aspects. Pharmacol Ther. 1990;46(3):377-94.
22. Rosskopf D, Schurks M, Rimmbach C, Schafers R. Genetics of arterial hypertension and hypotension. Naunyn Schmiedebergs Arch Pharmacol. 2007;374(5-6):429-69.
23. Hoffmeyer S, Burk O, von Richter O, Arnold HP, Brockmoller J, Johne A, et al. Functional polymorphisms of the human multidrug-resistance gene: multiple sequence variations and correlation of one allele with P-glycoprotein expression and activity in vivo. Proc Natl Acad Sci U S A. 2000;97(7):3473-8.
24. Göktaş MT, Pepedil F, Karaca Ö, Kalkışım S, Cevik L, Gumus E, et al. Relationship between genetic polymorphisms of drug efflux transporter MDR1 (ABCB1) and response to losartan in hypertension patients. Eur Rev Med Pharmacol Sci. 2016;20(11):2460-7.
25. Hodges LM, Markova SM, Chinn LW, Gow JM, Kroetz DL, Klein TE, et al. Very important pharmacogene summary: ABCB1 (MDR1, P-glycoprotein). Pharmacogenet Genomics. 2011;21(3):152-61.
26. Johnson JA, Liggett SB. Cardiovascular pharmacogenomics of adrenergic receptor signaling: clinical implications and future directions. Clin Pharmacol Ther. 2011;89(3):366-78.
27. Mason DA, Moore JD, Green SA, Liggett SB. A gain-of-function polymorphism in a G-protein coupling domain of the human beta1-adrenergic receptor. J Biol Chem. 1999;274(18):12670-4.
28. Metra M, Covolo L, Pezzali N, Zaca V, Bugatti S, Lombardi C, et al. Role of beta-adrenergic receptor gene polymorphisms in the long-term effects of beta-blockade with carvedilol in patients with chronic heart failure. Cardiovasc Drugs Ther. 2010;24(1):49-60.
29. Si D, Wang J, Xu Y, Chen X, Zhang M, Zhou H. Association of common polymorphisms in β1-adrenergic receptor with antihypertensive response to carvedilol. J Cardiovasc Pharmacol. 2014;64(4):306-9.
30. Chen L, Xiao T, Xie S, Deng M, Wu D. The association of ADRB1 and CYP2D6 polymorphisms

with antihypertensive effects and analysis of their contribution to hypertension risk. Am J Med Sci. 2018;355(3):235-9.

31. Rathz DA, Brown KM, Kramer LA, Liggett SB. Amino acid 49 polymorphisms of the human beta1-adrenergic receptor affect agonist-promoted trafficking. J Cardiovasc Pharmacol. 2002;39(2):155-60.
32. Liu J, Liu ZQ, Yu BN, Xu FH, Mo W, Zhou G, et al. beta1-Adrenergic receptor polymorphisms influence the response to metoprolol monotherapy in patients with essential hypertension. Clin Pharmacol Ther. 2006;80(1):23-32.
33. Jia H, Hingorani AD, Sharma P, Hopper R, Dickerson C, Trutwein D, et al. Association of the G(s)alpha gene with essential hypertension and response to beta-blockade. Hypertension. 1999;34(1):8-14.
34. Filigheddu F, Reid JE, Troffa C, PinnaParpaglia P, Argiolas G, Testa A, et al. Genetic polymorphisms of the beta-adrenergic system: association with essential hypertension and response to beta-blockade. Pharmacogenomics J. 2004;4(3):154-60.
35. Holmen OL, Romundstad S, Melien O. Association between the G protein beta3 subunit C825T polymorphism and the occurrence of cardiovascular disease in hypertensives: The Nord-Trondelag Health Study (HUNT). Am J Hypertens. 2010;23(10):1121-7.
36. Singh S, Warren HR, Hiltunen TP, McDonough CW, El Rouby N, Salvi E, et al. Genome-Wide Meta-Analysis of Blood Pressure Response to β. J Am Heart Assoc. 2019;8(16):e013115.
37. Okuyama Y, Ishihara K, Kimura N, Hirata Y, Sato K, Itoh M, et al. Human BST-1 expressed on myeloid cells functions as a receptor molecule. Biochem Biophys Res Commun. 1996;228(3):838-45.
38. Funaro A, Ortolan E, Ferranti B, Gargiulo L, Notaro R, Luzzatto L, et al. CD157 is an important mediator of neutrophil adhesion and migration. Blood. 2004;104(13):4269-78.
39. Bloem LJ, Manatunga AK, Pratt JH. Racial difference in the relationship of an angiotensin I-converting enzyme gene polymorphism to serum angiotensin I-converting enzyme activity. Hypertension. 1996;27(1):62-6.
40. Heidari F, Vasudevan R, Mohd Ali SZ, Ismail P, Etemad A, Pishva SR, et al. Association of insertion/deletion polymorphism of angiotensin-converting enzyme gene among Malay male hypertensive subjects in response to ACE inhibitors. J Renin Angiotensin Aldosterone Syst. 2015;16(4):872-9.
41. Heidari F, Vasudevan R, Mohd Ali SZ, Ismail P, Arkani M. RAS Genetic Variants in Interaction with ACE Inhibitors Drugs Influences Essential Hypertension Control. Arch Med Res. 2017;48(1):88-95.
42. Schwartz GL, Turner ST, Chapman AB, Boerwinkle E. Interacting effects of gender and genotype on blood pressure response to hydrochlorothiazide. Kidney Int. 2002;62(5):1718-23.
43. Hiltunen TP, Donner KM, Sarin AP, Saarela J, Ripatti S, Chapman AB, et al. Pharmacogenomics of hypertension: a genome-wide, placebo-controlled cross-over study, using four classes of antihypertensive drugs. J Am Heart Assoc. 2015;4(1):e001521.
44. Johnson JA, Caudle KE, Gong L, Whirl-Carrillo M, Stein CM, Scott SA, et al. Clinical Pharmacogenetics Implementation Consortium (CPIC) Guideline for Pharmacogenetics-Guided Warfarin Dosing: 2017 Update. Clin Pharmacol Ther. 2017;102(3):397-404.
45. Siest G, Jeannesson E, Visvikis-Siest S. Enzymes and pharmacogenetics of cardiovascular drugs. Clin Chim Acta. 2007;381(1):26-31.

Perspectivas para novas modalidades de tratamento medicamentoso

Fernanda M. Consolim-Colombo
Antonio Gabriele Laurinavicius

CONSULTA RÁPIDA

Panorama atual
Apenas 1 a cada 4 hipertensos é adequadamente controlado. Há espaço para novas opções de tratamento medicamentoso.

Antagonistas mineralocorticoides
A busca por novos antagonistas mais seletivos, potentes e bem tolerados tem levado a moléculas promissoras como a finerenona. Estudos clínicos em hipertensos com doença renal crônica e diabetes estão em andamento.

Contrarregulação do SRAA
O estudo do braço contrarregulador do SRA levou ao desenvolvimento de agonistas da ECA2, análogos da angiotensina 1-7 e estimuladores do receptor *Mas*, que são objeto de intensa pesquisa clínica no momento. Estudos clínicos em hipertensos estão em andamento.

Inibidores de vasopeptidase
Em função dos resultados obtidos no contexto da insuficiência cardíaca, atualmente estão sendo testados no tratamento da hipertensão arterial sistêmica. Estudos clínicos já demonstraram sua eficácia na redução da pressão arterial (PA) em subgrupos de pacientes hipertensos.

Inibidores da dopamina beta-hidroxilase
A dopamina beta-hidroxilase (DBH) é a enzima responsável pela conversão da dopamina em noradrenalina e vem sendo pesquisada como potencial alvo terapêutico.

Inibidores centrais da aminopeptidase
O firibastat, um inibidor da aminopeptidase A administrado por via oral, tem demonstrado segurança e eficácia nos estudos clínicos de fase 3 realizados até o momento.

Vacinação anti-hipertensiva
Vacinas antirreceptor da angiotensina II AT1 têm sido testadas em humanos. Mais recentemente foram desenvolvidos novos alvos vacinais, incluindo o canal de cálcio tipo L e o receptor alfa 1D adrenérgico.

INTRODUÇÃO E PANORAMA ATUAL

Apesar da vasta farmacopeia atualmente disponível, apenas 1 a cada 4 portadores de hipertensão arterial sistêmica (HAS) apresenta controle adequado da pressão arterial de acordo com a diretrizes vigentes[1]. Embora grande parte do problema seja decorrente de limitações de acesso e da falta de adesão ao tratamento, certamente há espaço para novas abordagens medicamentosas.

Nos últimos 20 anos, intensas pesquisas relacionadas à compreensão dos componentes do sistema renina-angiotensina-aldosterona (SRAA) e seu papel fisiológico têm contribuído para o desenvolvimento de novas estratégias direcionadas ao tratamento da HAS. Novos agentes que interferem com a ação da aldosterona (antagonistas de receptores mineralocorticoides e inibidores da enzima aldosterona sintase) estão já em fases avançadas de investigação. Além disso, importantes contribuições ocorreram na descoberta de um braço "contrarregulatório" do SRAA, cuja estimulação provoca efeitos fisiológicos opostos aos da via clássica "Ang I - ECA - Ang II - receptor AT1". Foram identificados peptídeos que compõem o novo eixo "vasodilatador e anti-inflamatório" do SRAA: "ECA2 - angiotensina 1-7, receptor *Mas* e alamandina". Novas classes de medicamentos estão sendo desenvolvidas e muitas estão em fases iniciais de estudos clínicos, como os estimuladores da ECA2, análogos da angiotensina 1-7, e estimuladores do receptor *Mas*. Além disso, novas moléculas com dupla atividade de bloqueio (bloqueio da neprilisina e dos receptores AT1) estão em fases avançadas de estudos clínicos em pacientes com HAS. Outras linhas de pesquisa incluem a modulação da atividade simpática pela inibição da dopamina beta-hidroxilase e o controle central do SRA por meio dos inibidores da aminopeptidase. Finalmente, a vacinação anti-hipertensiva representa um horizonte ainda experimental, mas com o potencial de mudar radicalmente o manejo clínico da HAS e de outras doenças crônicas não transmissíveis no futuro.

Apresentaremos a seguir, um resumo das principais características dos novos compostos que estão em fases mais avançadas de estudos clínicos em hipertensos.

ANTAGONISTAS DOS RECEPTORES MINERALOCORTICOIDES

A aldosterona é um mineralocorticoide que regula a homeostase de eletrólitos e de volume em indivíduos normais. Em concentrações elevadas, a aldosterona pode contribuir para o desenvolvimento de HAS e de uma variedade de doenças relacionadas, incluindo hipertrofia e fibrose miocárdicas e insuficiência cardíaca[2]. A aldosterona é produzida na zona glomerulosa da adrenal e a enzima aldosterona sintase catalisa o passo final da sua síntese. O principal efetor da ação da aldosterona é o receptor mineralocorticoide (RM), um fator de transcrição nuclear, expresso em quantidades elevadas no ducto coletor cortical do rim[2,3]. Quando ativados, os RM estimulam a expressão dos canais de sódio, resultando no aumento da reabsorção de sódio e água e perda de potássio, levando eventualmente a uma forma de HAS por expansão de volume. A ativação de RM em tecidos extra-adrenais, particularmente o coração e os vasos sanguíneos, regula positivamente a NADPH oxidase e aumenta a produção de espécies reativas de oxigênio, o que reduz a biodisponibilidade do óxido nítrico, levando à disfunção endotelial e à doença vascular[4].

O primeiro antagonista dos RM, a espironolactona, apareceu no início dos anos 1960[3]. Embora a espironolactona tenha eficácia modesta na redução da PA quando usada como monoterapia, sua importância como medicamento nas doenças CV teve um ressurgimento recente como terapia complementar em pacientes com HAS resistente e em pacientes com IC[5,6]. Em doses mais altas (> 25 mg) a espironolactona perde a seletividade para o RM, e por causa de sua semelhança estrutural com a progesterona apresenta atividade progestogênica e antiandrogênica significativa, induzindo a efeitos adversos incômodos em homens e mulheres[3]. Outro inibidor de RM, já disponível em alguns países, é a eplerenona. Esse medicamento é mais seletivo para os RM, não tendo os efeitos antiandrogênicos da espironolactona. No entanto, é menos potente e tem meia-vida mais curta (3-4 h), levando à redução da eficácia anti-hipertensiva e à necessidade de duas doses diárias.

A busca por novos antagonistas não esteroides dos RM que tenham maior seletividade e afinidade para os receptores levou ao desenvolvimento da molécula BAY 94-8862 (finerenona)[7]. A finerenona foi projetada para ter maior atividade cardíaca que os antagonistas disponíveis e assim melhorar a função miocárdica sem afetar adversamente a homeostase sódio-potássio no rim. Em modelos pré-clínicos de IC relacionada à HAS e disfunção renal, a finerenona teve sucesso nesses objetivos[8]. Recentemente, foram realizados os primeiros estudos clínicos com esse novo medicamento. O estudo ARTS foi projetado para avaliar a segurança e a tolerabilidade da finerenona em pacientes com IC com fração de ejeção reduzida e doença renal crônica leve ou moderada[9]. A administração de finerenona 5 a 10 mg/dia foi pelo menos tão eficaz quanto espironolactona 25 ou 50 mg/dia na redução de biomarcadores de estresse hemodinâmico (de 30% ou mais no pro-BNP) e albuminúria, e foi associada a menor incidência de hipercalemia e de piora da função renal. Os efeitos adversos foram infrequentes e, principalmente, leves[9]. Em 2020, foi publicado o estudo que avaliou o efeito da finerenona sobre desfechos renais em pacientes com diabetes tipo 2 e DRC (estágios 3 e 4). Após 2,6 anos de acompanhamento, o tratamento com finerenona resultou em menor risco de progressão da DRC e eventos CV comparado ao placebo nesses pacientes[10]. Semelhante abordagem foi aplicada em pacientes diabéticos com diferentes graus de DRC, e os dados foram publicados em 2021[11]. Demonstrou-se que, entre os pacientes com diabetes tipo 2 e DRC em estágio 2 a 4, com albuminúria moderadamente elevada ou DRC em estágio 1 ou 2 com albuminúria gravemente elevada, a terapia com finerenona reduziu desfechos CV e renais em comparação com os pacientes do grupo placebo.

INIBIDORES DA ENZIMA ALDOSTERONA SINTASE

Embora os antagonistas dos RM reduzam a PA e protejam contra danos a órgãos-alvo relacionados à HAS, eles podem causar aumentos reativos nos componentes do SRAA, particularmente pelo aumento da concentração da própria aldosterona. Esse mecanismo de "escape" da aldosterona viria a reduzir a eficácia dos antagonistas dos RM, bem como aumentar os efeitos não genômicos da aldosterona, que incluem: estimulação da contratilidade cardíaca e vascular, piora da homeostase da glicose e aumento do impulso simpático central[12]. O conhecimento das limitações dos antagonistas dos RM levou ao desenvolvimento de uma nova classe de agentes "antialdosterona": os inibidores seletivos da enzima aldosterona sintase (enzima importante para a síntese da aldosterona)[13].

O primeiro inibidor de aldosterona sintase oralmente ativo a ser desenvolvido para uso humano foi o composto denominado LCI699[14]. Apesar de estudos em animais terem mostrado aspectos promissores da droga, estudos posteriores em humanos (incluindo hipertensos com hiperaldosteronismo primário) e pacientes com HAS primária identificaram que o composto inibia a produção de aldosterona de forma significativa, porém com pouca redução nos valores de PA e com interferência na via de produção de cortisol. Estudos identificaram que os níveis plasmáticos de 11-desoxicorticosterona aumentaram, confirmando a inibição da 11-β-hidroxilase e a estimulação compensatória da esteroidogênese adrenal pelo composto LCI699. Ou seja: o composto LCI699 estimulou o eixo de *feedback* hipotálamo-pituitária-adrenal e aumentou os níveis de adrenocorticotropina e a esteroidogênese adrenal para compensar a secreção reduzida de cortisol[3]. Com base nos resultados dos estudos de fase II, o desenvolvimento dessa droga foi interrompido e os pesquisadores estão delineando outros compostos com propriedades necessárias para um inibidor de aldosterona sintase terapeuticamente bem-sucedido: (1) maior seletividade para a inibição da aldosterona sintase no CYP11B2 em relação à inibição da 11-β-hidroxilase no CYP11B1; (2) meia-vida de eliminação plasmática mais longa do que a LCI699; e (3) inibição preferencial da etapa 18-oxidase da síntese de aldosterona[15].

CONTRARREGULAÇÃO DO SISTEMA RENINA-ANGIOTENSINA-ALDOSTERONA

O clássico sistema renina-angiotensina (SRAA) foi estudado extensivamente por décadas e rendeu numerosas terapias eficazes para a HAS e suas complicações. Mais recentemente, componentes do SRAA que desempenham papéis contrarreguladores foram identificados, caracterizados e apresentados como alvos terapêuticos para a hipertensão e outras formas de DCV[3,16] (Figura 1).

A enzima conversora de angiotensina carboxipeptidase 2 (ECA2) converte o decapeptídeo angiotensina I (Ang I) no nonapeptídeo Ang (1-9) e o octapeptídeo Ang II no heptapeptídeo Ang (1-7). A angiotensina 1-9 atua em receptores AT2, e o peptídeo Ang (1-7) demonstrou ativar o receptor *Mas*. A ativação desses receptores desencadeia uma cascata de sinalização que resulta em vasodilatação, redução do estresse oxidativo e efeitos anti-hipertróficos e antifibróticos. A ECA2 também media a degradação da Ang II, provavelmente contribuindo para os efeitos anti-hipertensivos/vasoprotetores da via contrarreguladora do SRAA. A amplificação da sinalização dessas vias pode reduzir a PA e previne ou reverte os danos a órgãos-alvo relacionados em modelos de animais hipertensos[17].

Recentemente, demonstrou-se que o peptídeo Ang (1-9) reduz a PA e reverte ou melhora a lesão cardiovascular em modelos animais de HAS, por um mecanismo que envolve a ativação do receptor de angiotensina tipo 2 (AT2)[18]. O potencial terapêutico da ativação do receptor AT2 está sendo explorado em estudos pré-clínicos. Verificou-se que um agonista seletivo do receptor AT2 não peptídico, composto 21 (C21), apesar de não reduzir a PA, possui propriedades anti-inflamatórias, antifibróticas e antiapoptóticas. Esses achados sugerem que o C21 pode ser útil na prevenção de danos a órgãos-alvo induzidos pela HAS[19].

O interesse na ECA2 como um alvo terapêutico levou à síntese de pequenas moléculas que ativam essa enzima, incluindo XNT52 e DIZE. Esses compostos reduzem a PA, melhoram a função miocárdica e revertem a fibrose miocárdica e perivascular em ratos espontaneamente hipertensos (SHR)[20]. Como alternativa à ativação medicamentosa da ECA2, a ECA2 humana recombinante (rhECA2) também foi capaz de reduzir a PA e retardar a progressão da nefropatia diabética em modelos animais[21]. Um estudo de fase I (em voluntários saudáveis), uma única injeção intravenosa de rhACE2 reduziu de forma sustentada (> 24 h) os níveis circulantes de Ang I, sem efeito sobre a PA e sem efeitos adversos importantes[22].

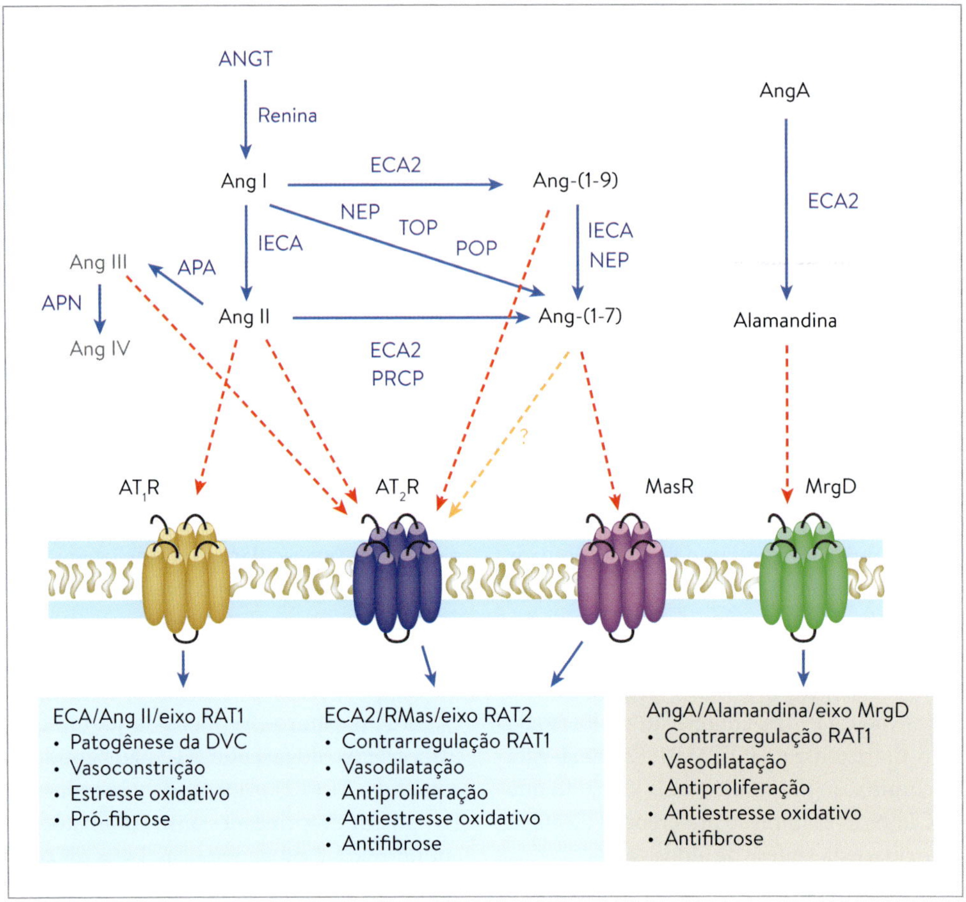

FIGURA 1 Visão geral esquemática do sistema renina-angiotensina-aldosterona (SRAA). Eixo renina / ECA / Ang-II / AT_1R, eixo ECA2 / RMas / RAT_2 e eixo AngA / alamandina-MrgD.

ECA, enzima de conversão da angiotensina; ANGT, angiotensinogênio; Ang, angiotensina; APA, aminopeptidase A; APN, aminopeptidase N; RAT1, receptor de angiotensina II tipo 1; RAT2, receptor de angiotensina II tipo 2; RMas, receptor *Mas*; MrgD, receptor acoplado à proteína G relacionado a *Mas* tipo D; NEP, endopeptidase neutra, POP, prolilоligopeptidase; PRCP, prolilcarboxipeptidase; TOP, oligopeptidase de timeto.

Fonte: modificada de Oparil e Haber, 1974[3].

Estão sendo realizados estudos clínicos (estudos de fase I/II) que irão avaliar os efeitos da infusão endovenosa do peptídeo Ang (1-7) em pacientes com HAS primária, obesidade e em portadores de disautonomias (para referências, acessar o *site* clinicaltrials.gov). Como o peptídeo Ang (1-7) nativo tem curta meia-vida *in vivo*, uma nova formulação via oral tem sido desenvolvida. Foi sintetizada um análogo do Ang (1-7), uma formulação de Ang (1-7) incorporada à hidroxipropil-β-ciclodextrina (HP-β-CD/Ang1-7) resistente à digestão enzimática, que demonstrou ter efeito cardioprotetor em modelos animais de infarto do miocárdio e de resistência à insulina/diabetes tipo 2[23].

Como uma alternativa para o peptídeo Ang (1-7), estão sendo estudados agonistas não peptídicos do receptor *Mas* (composto de imidazol AVE0991 e composto CGEN-856S), os quais foram eficientes em reduzir a PA e proteger vasos e rins em modelos animais de hipertensão e DCV[24].

O mais novo membro da família de peptídeos do SRAA é o peptídeo Ala1-Ang (1-7) denominado de alamandina, que foi isolado do plasma humano e do coração de rato. A alamandina é semelhante em estrutura a Ang (1-7), exceto pela substituição do resíduo Asp N-terminal por Ala, e tem efeitos anti-hipertensivos e antifibróticos, além de atuar por meio de um receptor específico[25]. A alamandina incorporada a um complexo de inclusão β-ciclodextrina (alamandina/HPβCD) demonstrou ser oralmente ativa e reduzir a PA em SHR e inibir a fibrose cardíaca em ratos tratados com isoproterenol[25].

O interesse pelos potenciais efeitos da estimulação do eixo contrarregulatório do SRAA vai além das doenças CV. Revisões recentes analisaram o impacto do uso de medicamentos na via da ECA2 – Ang 1-7/1-9 na insuficiência cardíaca, bem como em modelos experimentais e clínicos de insuficiência respiratória e fibrose pulmonar[26]. Com o mundo enfrentando a pandemia da Covid-19, ainda mais atenção foi dada à via contrarregulatória do SRAA – "angiotensina 1-9 e receptor AT2" e ativadores do eixo "ECA2, angiotensina (1-7), e receptor *MAS*"[27].

INIBIDORES DE VASOPEPTIDASE

A neprilisina é uma metaloprotease da família das endopeptidases dependentes de Zn^{2+} (endopeptidase neutra). Essa enzima vem sendo estudada como um alvo terapêutico na HAS e outras formas de DCV, porque degrada diferentes peptídeos, incluindo, entre outros, os peptídeos natriuréticos atrial (ANP) e ventricular (BNP) – presentes no coração – e o peptídeo tipo-C (CNP) – presente no endotélio vascular e no cérebro[3]. Esses peptídeos natriuréticos produzem muitas ações fisiológicas por meio da estimulação de vias intracelulares desencadeadas pela geração de GMPc (do inglês, *cyclic guanosina monophosphate*). De forma simplificada, a inibição da neprilisina tem como consequência aumento da natriurese, vasodilatação e redução da estimulação sistema nervoso simpático, causando importantes efeitos hemodinâmicos e efeitos antiproliferativos e anti-hipertróficos, no coração e nos vasos[28]. O uso isolado de inibidores da neprilisina não é muito eficaz na redução da PA. A explicação para tal observação decorre do fato da neprilisina também degradar outros peptídeos, como a Ang II e a endotelina-1, e o aumento desses potentes vasoconstritores se contrapõe à ação vasodilatadora dos peptídeos natriuréticos[28]. Entre os outros substratos da neprilisina, a bradicinina e a substância P estão associadas a um sintoma clinicamente relevante da inibição da neprilisina, o angioedema, em especial quando combinados com outra classe de inibidores enzimáticos desses peptídeos, os inibidores da ECA (iECA). O desenvolvimento do omapatrilato, que é um inibidor tanto da ECA quanto da neprilisina, foi interrompido por causa alta incidência de angioedema[29], apesar do potencial benefício demonstrado nos ensaios clínicos para IC com FE reduzida (HFrEF).

Assim, a combinação de um inibidor de neprilisina com um bloqueador do SRA ou com um inibidor da enzima de conversão da endotelina-1 oferece a vantagem teórica de aumentar os efeitos vasodilatadores/natriuréticos favoráveis de ANP e BNP e reduzir os efeitos vasoconstritores deletérios da Ang II ou da endotelina-1 na PA e na lesão de órgãos-alvo. Nesse cenário, foram idealizados medicamentos que possuam ações complementares, de inibição da neprilisina associado ao bloqueio do SRAA ou da endotelina-1, ou seja, inibidores de dupla ação[3] (Figura 2).

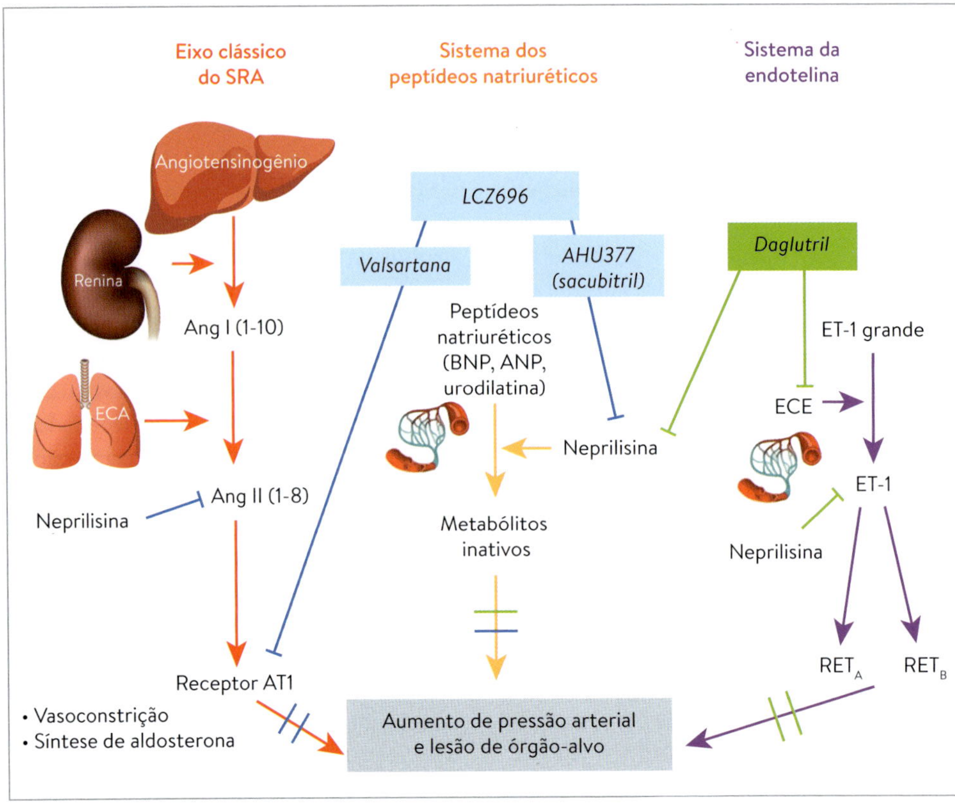

FIGURA 2 Inibidores da vasopeptidase. A combinação de um inibidor da enzima de degradação do peptídeo natriurético neprilisina com um bloqueador do receptor da angiotensina (BRA) ou um inibidor da enzima de conversão da endotelina (iECA) na mesma molécula oferece a vantagem teórica de aumentar os efeitos vasodilatadores/natriuréticos favoráveis dos peptídeos natriuréticos e reduzir os efeitos vasoconstritores/pró-inflamatórios deletérios da angiotensina II (Ang II) e endotelina-1 (ET-1) sobre a pressão arterial (PA) e danos aos órgãos-alvo. O inibidor da neprilisina ARB (ARNI), LCZ696, é uma única molécula que compreende a valsartana BRA e o inibidor da neprilisina pró-droga AHU377 (sacubitril). LCZ696 demonstrou reduzir a PA, particularmente em populações asiáticas, e prevenir a morte por causas cardiovasculares (CV) e hospitalização por insuficiência cardíaca (IC) em pacientes com fração de ejeção do ventrículo esquerdo reduzida (ICFEr). Foi demonstrado que o inibidor ECE-neprilisina dagutril reduz a PA em pacientes com diabetes *mellitus* tipo 2 e nefropatia e reduz a PA pulmonar em pacientes com IC. Vermelho, SRA clássico; laranja, sistema do peptídeo natriurético; púrpura, sistema de endotelina; azul, LCZ696; verde, dagutril.

Fonte: modificada de Oparil e Haber, 1974[3].

O primeiro medicamento produzido que apresenta simultaneamente o efeito de inibição do receptor AT1 de angiotensina (BRA) e da neprilisina foi o LCZ696, que é uma única molécula composta do pró-fármaco inibidor de neprilisina AHU377 (sacubitril) e pela valsartana (BRA), em uma proporção de 1:1[30].

No estudo clínico de "prova de conceito", doses graduadas de LCZ696 (sacubitril/valsartana 100 mg, 200 mg e 400 mg) foram comparadas com doses graduadas de valsartana (80 mg, 160 mg, 320 mg) e de AHU377 (sacubitril 200 mg), em pacientes com hipertensão leve a moderada[31]. O LCZ696 (sacubitril/valsartana), quando comparado ao valsartana, produziu reduções significativamente maiores nos valores de PA, quer no consultório, quer na MAPA. O efeito hipotensor do sacubitril/valsartana tem sido sistematicamente replicado em vários estudos clínicos com hipertensos, inclusive em pacientes asiáticos, idosos com HAS sistólica e afrodescendentes, como pode ser confirmado por recente metanálise[32].

Considerando-se os efeitos do sacubitril/da valsartana na vasoconstrição, na sobrecarga de volume e na ativação neuro-hormonal, foram desenhados estudos focando o impacto do tratamento nos desfechos CV em pacientes com insuficiência cardíaca (IC) com fração de ejeção reduzida (IC FEr) e fração de ejeção preservada (IC FEp). Resultados muito positivos foram obtidos, e de fato postulou-se que esse medicamento foi "o primeiro avanço significativo na terapia de IC em quase uma década"[33,34].

INIBIDORES CENTRAIS DA AMINOPEPTIDASE

A aminopeptidase A (APA) é responsável por metabolizar a angiotensina II em angiotensina III no sistema nervoso central, promovendo a liberação de vasopressina. A inibição da APA é uma estratégia promissora de bloqueio central do SRAA para o controle da hipertensão arterial, e o firibastat, um inibidor da APA administrado por via oral, tem demonstrado segurança e eficácia nos estudos clínicos de fase 3 realizados até o momento[35] (Figura 3).

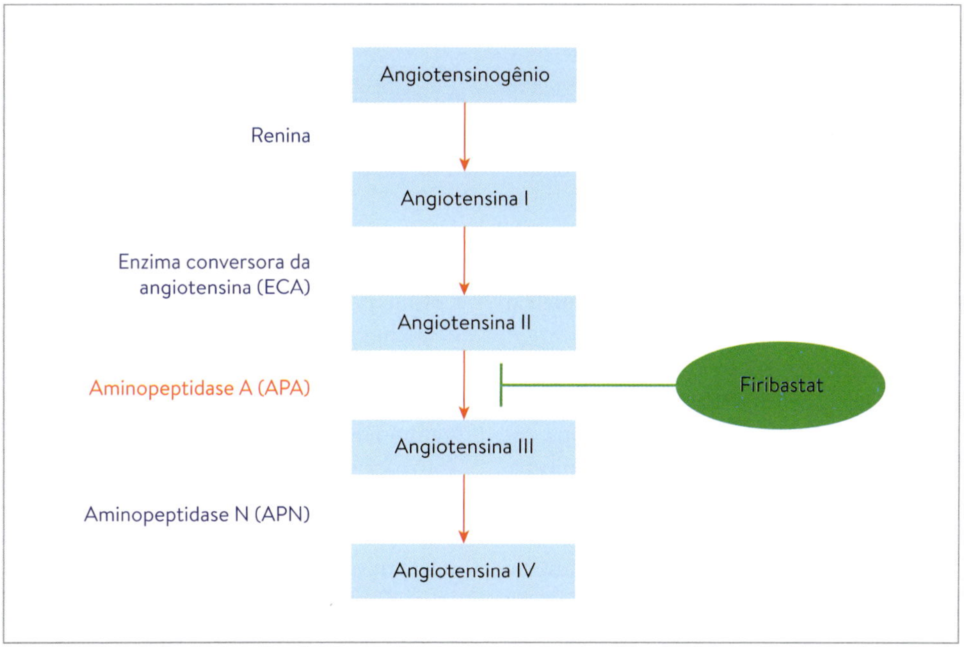

FIGURA 3 Mecanismo de ação do inibidor central da aminopeptidase A.

INIBIDORES DA DOPAMINA BETA-HIDROXILASE

A dopamina beta-hidroxilase (DBH) é a enzima responsável pela conversão da dopamina em noradrenalina. Por modular o tônus simpático tem sido objeto de extensa pesquisa como potencial alvo terapêutico A inibição da DBH reduz os níveis de norepinefrina, com a consequente redução da pressão arterial e aumenta os níveis de dopamina, levando à vasodilatação renal, à diurese e à natriurese[3]. Apesar dessas vantagens teóricas, até o momento nenhum dos inibidores de última geração mais recentemente avaliados – nepicastat, etamicastat e zamicastat – atingiu um perfil de segurança e eficácia anti-hipertensiva necessário para seguir sua avaliação em estudos de fase 3. Não obstante isso, a dopamina beta-hidroxilase continua representando um alvo medicamentoso promissor, na espera de novos compostos com efeitos mais seletivos[36].

VACINAÇÃO ANTI-HIPERTENSIVA

Inicialmente desenvolvida para o controle de doenças infecciosas, a vacinação representa uma estratégia promissora, mas ainda experimental, para o controle de doenças crônicas não transmissíveis como a doença de Alzheimer, o diabetes, a dislipidemia e a hipertensão.

O tratamento da hipertensão arterial por meio de vacinas traz vantagens teóricas: por dispensar o uso diário de comprimidos, resolveria o problema da adesão ao tratamento; diminuiria os custos associados à dispensação mensal da medicação; simplificaria a logística de acompanhamento; e garantiria maior acesso ao tratamento; e, do ponto de vista biológico, permitiria uma redução mais constante e uniforme da PA ao longo dos dias. Em contrapartida, existe preocupação significativa em relação à segurança no longo prazo de uma terapia que, ao contrário da medicação atualmente disponível, não pode ser interrompida em caso de efeitos colaterais.

A ideia central por trás da vacinação anti-hipertensiva é estimular a produção de autoanticorpos contra moléculas-chave na patogênese da HAS. O principal alvo de pesquisa tem sido o SRAA, em particular a renina, a angiotensina I e II e o receptor AT1 da angiotensina II.

A vacina antirrenina foi a primeira testada e, embora promovesse redução da pressão arterial em modelos animais, associou-se ao desenvolvimento de doença renal autoimune. Uma vacina antiangiotensina I (PMD3117) demonstrou segurança em estudos pré-clínicos, mas foi ineficaz quando testada em seres humanos. A vacina antiangiotensina II (AngQb-Cyt006) foi a primeira a demonstrar segurança e eficácia anti-hipertensiva em estudo clínico controlado de fase II e seu efeito foi proporcional ao nível de anticorpos antiangiotensina II. No entanto, esses primeiros resultados não foram confirmados em estudos sucessivos, e o programa de desenvolvimento foi cancelado. Nakagami et al. publicaram os resultados de um estudo de fase I/IIa testando uma nova vacina DNA antiangiotensina II (AGMG0201), administrada por via intramuscular em indivíduos com hipertensão estágios 1 e 2, revelando boa imunogenicidade e ótimo perfil de segurança. No entanto, não dispomos ainda de dados de eficácia clínica, que deverão surgir a partir de novos estudos. Estudos iniciais em modelos murinos mostraram eficácia anti-hipertensiva de vacinas antirreceptor da angiotensina II AT1, bem como de uma vacina bivalente abrangendo o receptor da angiotensina AT1 e o canal de cálcio tipo L. Outro potencial alvo vacinal foi identificado no receptor alfa 1D adrenérgico. Li et al. estudaram a eficácia da vacina ADR-Qβ-004 em modelo murino e observaram redução sustentada da pressão, acompanhada

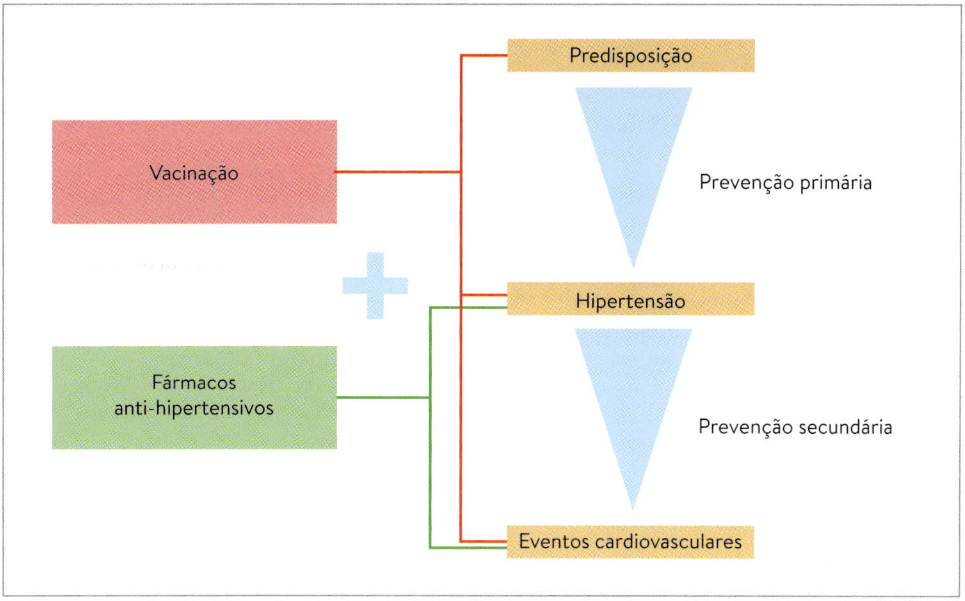

FIGURA 4 Possíveis aplicações clínicas da vacinação anti-hipertensiva.

de proteção contra remodelamento vascular, hipertrofia miocárdica e lesão renal. A Figura 4 apresenta as possíveis aplicações clínicas das vacinas anti-HAS[37].

BIBLIOGRAFIA

1. NCD Risk Factor Collaboration (NCD-RisC). Worldwide trends in hypertension prevalence and progress in treatment and control from 1990 to 2019: a pooled analysis of 1201 population-representative studies with 104 million participants. Lancet. 2021;398(10304):957-80.
2. Ruilope LM. Aldosteron, hypertension, and cardiovascular disease; an endeless story. Hypertension. 2008;52:207-8.
3. Oparil S, Haber E. The renin-angiotensin system (second of two parts). N Engl J Med. 1974; 291:446-57.
4. Schiffrin EL. Effects of aldosterone on the vasculature. Hypertension. 2006;47:312-8.
5. Calhoun DA, Jones D, Textor S, Goff DC, Murphy TP, Toto RD, et al. Resistant hypertension: diagnosis, evaluation, and treatment. A scientific statement from the American Heart Association Professional Education Committee of the Council for High Blood Pressure Research. Hypertension. 2008;51(6):1403-19.
6. Pitt B, Zannad F, Remme WJ, Cody R, Castaigne A, Perez A, Palensky J, Wittes J. The effect of spironolactone on morbidity and mortality in patients with severe heart failure. Randomized Aldactone Evaluation Study Investigators. N Engl J Med. 1999;341(10):709-17.
7. Pitt B, Kober L, Ponikowski P, Gheorghiade M, Filippatos G, Krum H, et al. Safety and tolerability of the novel non-steroidal mineralocorticoid receptor antagonist BAY 94-8862 in patients with chronic heart failure and mild or moderate chronic kidney disease: a randomized, double-blind trial. Eur Heart J. 2013;34:2453-63
8. Kolkhof P, Delbeck M, Kretschmer A, Steinke W, Hartmann E, Bärfacker L, et al. Finerenone, a novel selective nonsteroidal mineralocorticoid receptor antagonist protects from rat cardiorenal injury. J Cardiovasc Pharmacol. 2014;64:69-78.
9. Filippatos G, Anker SD, Böhm S, Gheorghiade M, Køber L, Krum H, Maggioni AP, et al. A randomized controlled study of finerenone vs. eplerenone in patients with worsening chronic heart failure and diabetes mellitus and/or chronic kidney disease. Eur Heart J. 2016;37(27):2105-14.
10. Katayama S, Yamada D, Nakayama M, et al. A randomized controlled study of finerenone versus placebo in Japanese patients with type 2 diabetes

mellitus and diabetic nephropathy. J Diabetes Complications. 2017;31(4):758-65.

11. Filippatos G, Anker SD, Agarwal R, Pitt B, Ruilope LM, Rossing P, et al. Finerenone and cardiovascular outcomes in patients with chronic kidney disease and type 2 diabetes. Circulation. 2021;143(6):540-52.
12. Schumacher CD, Steele RE, Brunner HR. Aldosterone synthase inhibition for the treatment of hypertension and the derived mechanistic requirements for a new therapeutic strategy. J Hypertens. 2013;31:2085-2093.
13. Hargovan M, Ferro A. Aldosterone synthase inhibitors in hypertension: current status and future possibilities. JRSM Cardiovasc Dis. 2014;3:2048004014522440.
14. Ménard J, Watson C, Rebello S, Zhang YM, Dole WP. Hormonal and electrolyte responses to the aldosterone synthase inhibitor LCI699 in sodium depleted healthy subjects. J Am Coll Cardiol. 2010; 55(10s1):A61.E583.
15. Hu Q, Yin L, Hartmann RW. Aldosterone synthase inhibitors as promising treatments for mineralocorticoid dependent cardiovascular and renal diseases. J Med Chem. 2014;57:5011-22.
16. Ferreira AJ, Murça TM, Fraga-Silva RA, Castro CH, Raizada MK, Santos RA. New cardiovascular and pulmonary therapeutic strategies based on the Angiotensin-converting enzyme 2/angiotensin-(1-7)/mas receptor axis.Int J Hypertens. 2012;2012:147825.
17. Fraga-Silva RA, Ferreira AJ, Dos Santos RA. Opportunities for targeting the angiotensin-converting enzyme 2/angiotensin-(1-7)/mas receptor pathway in hypertension. Curr Hypertens Rep. 2013;15:31-8.
18. Ocaranza MP, Moya J, Barrientos V, Alzamora R, Hevia D, Morales C, et al. Angiotensin-(1-9) reverses experimental hypertension and cardiovascular damage by inhibition of the angiotensin converting enzyme/Ang II axis. J Hypertens. 2014;32:771-83.
19. Foulquier S, Steckelings UM, Unger T. Impact of the AT(2) receptor agonist C21 on blood pressure and beyond. Curr Hypertens Rep. 2012;14:403-9.
20. Ferreira AJ, Shenoy V, Qi Y, Fraga-Silva RA, Santos RA, Katovich MJ, et al. Angiotensin-converting enzyme 2 activation protects against hypertension-induced cardiac fibrosis involving extracellular signal-regulated kinases. Exp Physiol. 2011;96:287-94.
21. Oudit GY, Liu GC, Zhong J, Basu R, Chow FL, Zhou J, et al. Human recombinant ACE2 reduces the progression of diabetic nephropathy. Diabetes. 2010; 59:529-38.
22. Haschke M, Schuster M, Poglitsch M, Loibner H, Salzberg M, Bruggisser M, Penninger J, Krähenbühl S. Pharmacokinetics and pharmacodynamics of recombinant human angiotensin-converting enzyme 2 in healthy human subjects.Clin Pharmacokinet. 2013;52:783-92.
23. Marques FD, Melo MB, Souza LE, Irigoyen MC, Sinisterra RD, de Sousa FB, et al. Beneficial effects of long-term administration of an oral formulation of Angiotensin-(1-7) in infarcted rats. Int J Hypertens. 2012;2012:795452.
24. Povlsen AL, Grimm D, Wehland M, Wehland M, Infanger M, Krüger M. The vasoactive Mas receptor in essential hypertension. J Clin Med. 2020;9(1):267.
25. Lautner RQ, Villela DC, Fraga-Silva RA, Silva N, Verano-Braga T, Costa-Fraga F, Jankowski J, et al. Discovery and characterization of alamandine: a novel component of the renin-angiotensin system. Circ Res. 2013;112:1104-11.
26. Kittana N. Angiotensin-converting enzyme 2-Angiotensin 1-7/1-9 system: novel promising targets for heart failure treatment. Fundam Clin Pharmacol. 2018;32(1):14-25.
27. Sharma D, Sharma J, Singh Amit. Exploring the Mystery of Angiotensin-Converting Enzyme II (ACE2) in the Battle against SARS-CoV-2. J Renin Angiotensin Aldosterone System. 2021;2021:9939929.
28. Yamamoto K, Rakugi H. Angiotensin receptor-neprilysin inhibitors: Comprehensive review and implications in hypertension treatment. Hypertens Res. 2021;44;1239-50.
29. Kostis JB, Packer M, Black HR, Schmieder R, Henry D, Levy E. Omapatrilat and enalapril in patients with hypertension: the omapatrilat cardiovascular treatment vs. enalapril (OCTAVE) trial. Am J Hypertens. 2004;17:103-11.
30. Gu J, Noe A, Chandra P, Al-Fayoumi S, Ligueros-Saylan M, Sarangapani R, et al. Pharmacokinetics and pharmacodynamics of LCZ696, a novel dual-acting angiotensin receptor-neprilysin inhibitor (ARNi). J Clin Pharmacol. 2010;50:401-14
31. Ruilope LM, Dukat A, Böhm M, Lacourcière Y, Gong J, Lefkowitz MP. Blood-pressure reduction with LCZ696, a novel dual-acting inhibitor of the angiotensin II receptor and neprilysin: a randomised, double-blind, placebo-controlled, active comparator study. Lancet. 2010;375:1255-66.
32. Geng Q, Yan R, Wang Z, Hou F. Effects of LCZ696 (sacubitril/valsartan) on blood pressure in patients with hypertension: a meta-analysis of randomized controlled trials. Cardiology. 2020;145(9):589-98.
33. Salah HM, Fudim M, Al'Aref SJ, Khan MS, Almarzooq ZI, Devabhaktuni SR, et al. Meta-Analysis of efficacy of sacubitril/valsartan in heart failure with preserved ejection fraction. Am J Cardiol. 2021;145:165-8.

34. Zhang H, Huang T, Shen W, Xu X, Yang P, Zhu D, et al. Efficacy and safety of sacubitril-valsartan in heart failure: a meta-analysis of randomized controlled trials. ESC Heart Fail. 2020;7(6):3841-50.
35. Ferdinand KC, Black HR. Efficacy and safety of firibastat, a first-in-class brain aminopeptidase A inhibitor, in hypertensive, over-weight patients of multiple ethnic origins. Circulation. 2019;140:138-46.
36. Igreja B, Pires NM, Wright LC, Soares-da-Silva P. Effects of zamicastat treatment in a genetic model of salt-sensitive hypertension and heart failure. Eur J Pharmacol. 2019;842:125-32.
37. Nakagami H, Morishita R. Therapeutic vaccines for hypertension: a new option for clinical practice. Curr Hypertens Rep. 2018;20(3):22.

50

Adesão ao tratamento anti-hipertensivo

Fernando Nobre
Décio Mion Júnior

CONSULTA RÁPIDA

Adesão é, por definição, o grau de concordância entre as orientações prescritas e a obediência a elas pelo paciente.
É uma condição multifatorial e, como tal, esses aspectos que interferem sobre ela devem ser, na totalidade, considerados a bem de uma adesão ideal a tudo o que foi orientado ao paciente.
Interferem com a adesão e, portanto, precisam ser considerados: sistema e equipe de saúde, fatores socioeconômicos, relacionados ao tratamento e ao paciente, bem como características da doença.
Além dos classicamente definidos, também têm importância: tolerabilidade aos medicamentos prescritos, experiências do médico prescritor, evidências de benefícios com a adesão (sobretudo com redução da mortalidade) e espiritualidade.

São estratégias recomendadas para melhorar a adesão:

- Identificar a baixa adesão
  - Procurar causas (faltas às consultas)
  - Dificuldades com obtenção dos medicamentos
  - Falta de resposta adequada ao tratamento
  - Trazer medicamentos em uso
- Reforçar a importância do uso para o controle da pressão
- Criar mecanismos de bom relacionamento:
  - Médico-paciente
  - Equipe-paciente
  - Identificar barreiras e ajudar a desconstruí-las
- Oferecer orientações simples e claras sobre o tratamento
- Esquemas de tratamento simples
  - Menos medicamentos – mais adesão.

CONCEITO E SINONÍMIA

A adesão ao tratamento, medicamentoso ou não, é fundamental para o sucesso do tratamento prescrito pelo médico e equipe de saúde (Figura 1). Entretanto, por envolver comportamentos inerentes à saúde que vão além do seguimento da prescrição médica e englobam aspectos referentes ao sistema de saúde, fatores socioeconômicos, além de aspectos relacionados ao tratamento, paciente e à própria doença[1], questões essenciais como fatores de interferência e propostas de intervenções devem ser consideradas[2], principalmente no âmbito das doenças crônicas, pois a adesão promove a redução da morbidade e

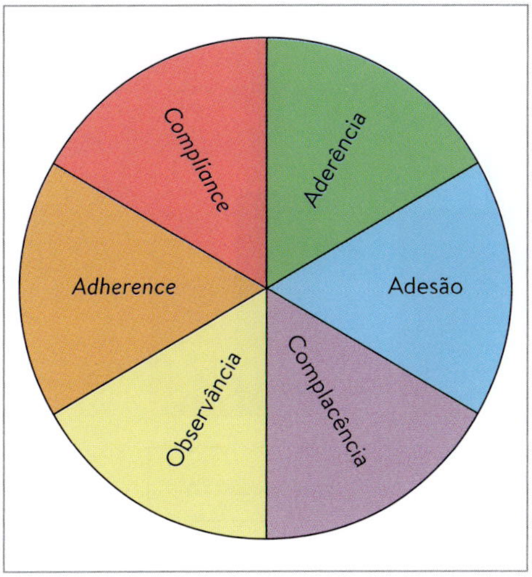

FIGURA 1 Os vários nomes para designar adesão.

mortalidade[3], reduz o número de internações hospitalares, os gastos com a saúde e gera aumento da satisfação do paciente[4].

As taxas de adesão frequentemente são mais elevadas em pacientes com doenças agudas, quando comparadas àqueles com doenças crônicas que, de maneira geral, interrompem o tratamento após 6 meses do seu início[5]. Entretanto, esse diagnóstico é bastante complexo, e reconhecer um paciente que tem boa adesão envolve habilidades nem sempre bem desenvolvidas pelo médico e equipe de saúde.

Além disso, intervir junto ao paciente sem adesão requer abordagem ampla e, por vezes, de alto custo[6,7].

Serão discutidos os aspectos relacionados à adesão ao tratamento, desde sua definição até propostas de intervenções em busca de mais sucesso na observância às orientações determinadas e que, se rigorosamente cumpridas, resultarão em benefícios.

ADESÃO AO TRATAMENTO É UMA QUESTÃO MULTIFATORIAL

Múltiplos fatores contribuem para a adesão ao tratamento quando devidamente identificados e valorizados. A seguir, veremos alguns dos mais frequentemente envolvidos (Figura 2).

Sistema e equipe de saúde

A influência do sistema de saúde e da equipe na adesão ao tratamento é um aspecto a ser considerado no tratamento de pacientes com doenças crônicas. Um bom relacionamento médico-paciente é estratégia para melhorar a adesão ao tratamento[8]. Entretanto, existem aspectos inerentes ao sistema que também podem prejudicar a adesão ao tratamento, como serviços de saúde pouco desenvolvidos, sistema de distribuição de medicamentos ineficaz, falta de conhecimento e treinamento de funcionários administrativos e diretamente relacionados ao atendimento à saúde, redução de tempo nas consultas e falta de incentivo, incapacidade do sistema para educar pacientes e prover seguimento.

Nobre et al.[2] observaram que os pacientes que atendiam às consultas marcadas tinham melhor adesão ao tratamento (Figura 3).

De acordo com a OMS[10], os principais fatores apontados pelos pacientes que in-

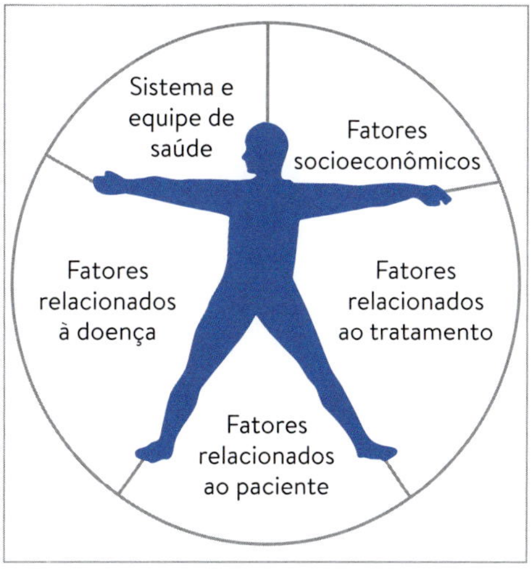

FIGURA 2 As cinco dimensões da adesão segundo critério da Organização Mundial da Saúde.

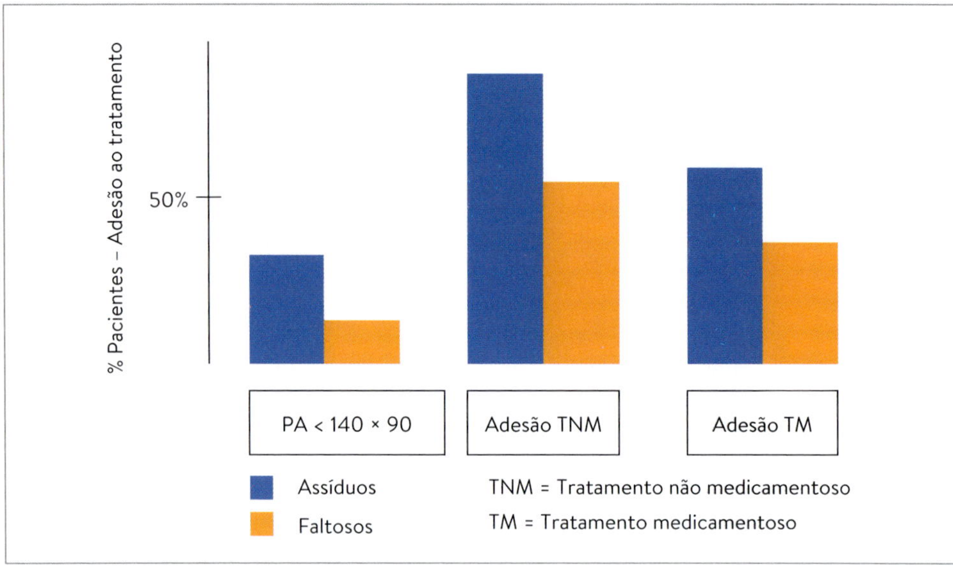

FIGURA 3 Adesão em pacientes assíduos às consultas *vs.* faltosos[2].

terferem no relacionamento e confiança do profissional de saúde estão relacionados à percepção da competência do profissional, qualidade e clareza na comunicação, compaixão e envolvimento do paciente como um participante ativo nas decisões e conveniências dos tratamentos.

Fatores socioeconômicos

Embora o nível socioeconômico não seja um preditor independente para baixa adesão, alguns aspectos são significativos[11], como pobreza, analfabetismo, baixo nível educacional, desemprego, falta de uma rede efetiva de suporte social, condições instáveis de moradia, longa distância do local de tratamento, alto custo do transporte, alto custo da medicação, mudanças no estado civil, cultura e crenças sobre a doença e tratamento, e desestrutura familiar.

Pierin et al.[12], em estudo para avaliar o perfil e o conhecimento de hipertensos sobre a doença, mostraram que homens jovens e não brancos se associaram com desconhecimento sobre a doença e o tratamento, enquanto maiores valores de pressão arterial estavam ligados a pacientes acima de 60 anos, não casados, obesos, de baixa escolaridade e baixa renda. Todas essas características podem associar-se à adesão inadequada ao tratamento.

Iancu et al.[13] avaliaram 129 pacientes com vistas aos determinantes de baixa adesão. Nesse grupo, a maioria tinha algum grau de obesidade e no grupo como um todo foram registrados todos os níveis de hipertensão arterial sistêmica, com mais da metade deles (55,81%) com hipertensão arterial sistêmica grau III.

Dentre os que não tinham adesão ao tratamento, 56% referiram que o custo dos medicamentos, um importante aspecto socioeconômico, era o determinante para não estarem cumprindo com as prescrições que lhes foram feitas.

Fatores relacionados ao tratamento

Considerando o tratamento, os principais fatores que afetam a adesão são relacionados à complexidade do regime terapêutico, duração do tratamento, falha de tratamentos anteriores, frequentes mudanças no tratamento, influência na qualidade de vida, suspensão da medicação em razão de efeitos indesejáveis e falha no reconhecimento da exacerbação dos sintomas[14].

Yiannakopoulou et al.[15] mostraram que a adesão ao tratamento é melhor em indivíduos que nunca mudaram de esquema terapêutico e que tomam apenas um comprimido por dia. Nesse sentido, Mion et al.[16] verificaram, em estudo realizado com 353 hipertensos, que 56% tinham preferência por tratamento medicamentoso, por via oral (84%), em comprimidos (60%), uma vez ao dia (81%) e pela manhã (65%), aspectos esses que devem ser considerados na prescrição do tratamento.

Igualmente, no estudo de Iancu et al.[13], um significativo percentual de pacientes (82%) referiu que era importante o uso de uma única medicação em comparação a duas ou mais.

Fatores relacionados ao paciente

Os fatores relacionados ao paciente que podem reduzir a adesão ao tratamento são recursos escassos, falta de conhecimento, atitudes, crenças, percepções e expectativas frente à doença.

O conhecimento e as crenças dos pacientes sobre sua doença, a motivação para controlá-la, sua habilidade para associar seu comportamento com o manejo da doença e suas expectativas no resultado do tratamento podem influenciar negativamente na adesão. Os caminhos para agir em uma problemática ainda não muito bem compreendida podem afetar o comportamento relacionado à adesão ao tratamento.

Percepções pessoais sobre a necessidade da medicação são influenciadas pelos sintomas, expectativas e experiências além das crenças sobre a doença.

Novamente, vale lembrar o caráter eminentemente assintomático da hipertensão arterial sistêmica como um fator que pode conspirar contra a adesão.

Paczkowska et al.[17] avaliaram 488 pacientes com hipertensão arterial sistêmica (HAS), e 54,8% dos avaliados tinham um bom conhecimento sobre a doença, 40% um conhecimento mediano e 5,3% nenhuma noção sobre a doença, conhecimentos esses relacionados diretamente com o nível sociocultural das pessoas avaliadas.

Eles concluíram com base nas análises de questionários de avaliação que aqueles que apresentavam conhecimento maior sobre a doença tinham adesão ao tratamento substancialmente maior.

Ainda no contexto dos determinantes para a adesão, Pluta et al.[18] concluíram, novamente, avaliando 200 pacientes, que o nível educacional e a compreensão sobre a doença foram responsáveis por maior adesão, especialmente naqueles participantes que tinham boa aceitação da doença e a compreendiam melhor.

Os autores concluem, mais uma vez, sobre a necessidade de bom conhecimento sobre a doença, suas características e evolução.

Fatores relacionados à doença

Alguns determinantes importantes na adesão ao tratamento relacionam-se à gravidade de sintomas, nível de incapacidade física, psicológica, social e vocacional, taxa de progressão e gravidade da doença, disponibilidade efetiva de tratamento, cronicidade, ausência de sintomas e influência na qualidade de vida. Comorbidades, como depressão no diabetes e HIV/AIDS, e abuso de álcool e drogas modificam de forma direta o comportamento relacionado à adesão ao tratamento, possivelmente pelo entendimento da gravidade de estar doente.

Em relação à hipertensão arterial sistêmica, Bardage et al.[19] avaliaram a qualidade de vida de hipertensos em Uppsala, Suécia, e encontraram resultados que indicam que, apesar de a HAS ser uma doença assintomática, na maioria das vezes esse fato não é indicativo de que a qualidade de vida não se altere face à doença.

Outros determinantes

Como se pode observar, e reiteradamente afirmamos, múltiplos são os fatores que podem comprometer nos dois sentidos (aumentando ou reduzindo) a adesão aos tratamentos propostos.

A seguir, alguns aspectos particularizados que também podem influenciar na adesão.

Tolerabilidade aos medicamentos

Em uma doença fundamentalmente assintomática como a HAS, a instituição de tratamentos não pode resultar em efeitos adversos, fazendo com que o paciente que antes não tinha qualquer sintoma, agora, por efeito de medicamentos, passe a apresentá-los.

Dessa forma, a escolha do tratamento que atenda às recomendações estabelecidas e de conformidade com o perfil de cada indivíduo deverá levar em conta, também, os possíveis efeitos adversos. As prescrições deverão ser feitas com particular atenção para esse aspecto (Figura 4).

Erdine et al.[20] avaliaram cinco diferentes classes de medicamentos anti-hipertensivos e suas tolerabilidades que guardam relação com a adesão. Quanto menos efeitos adversos, maior a adesão.

Experiências do médico

Na experiência pessoal do médico prescritor com determinada classe, e dentre esta um representante específico, com relação às dosagens, eventuais efeitos adversos têm importância no tratamento e, por conseguinte, na adesão.

É importante que o paciente seja orientado que a prescrição poderá sofrer alterações de acordo com as respostas apresentadas, so-

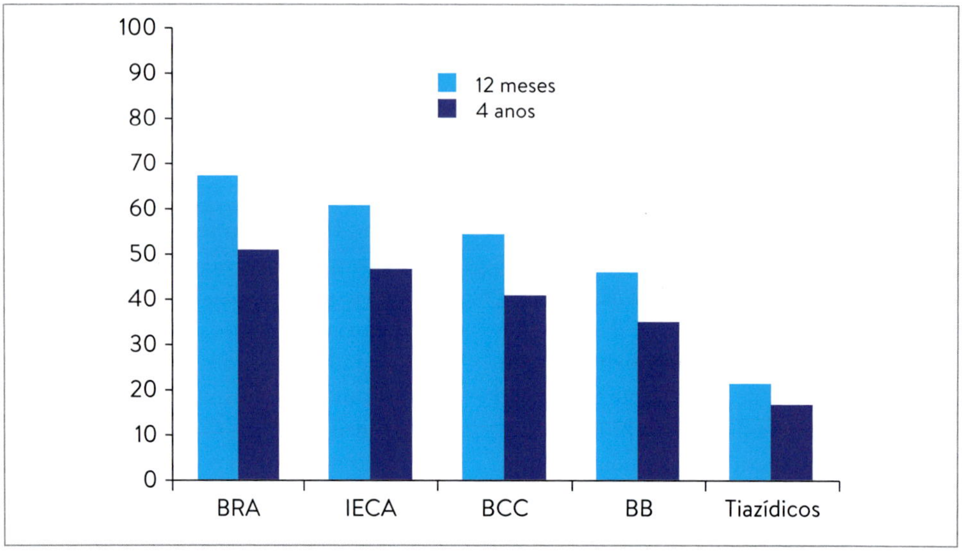

FIGURA 4 Manutenção do tratamento de conformidade com os efeitos adversos de cada classe de medicamentos anti-hipertensivos.

BB: betabloqueadores; BCC: bloqueadores dos canais de cálcio; BRA: bloqueadores dos receptores da angiotensina; IECA: inibidores da enzima conversora da angiotensina.

bretudo com relação ao controle da pressão arterial. Eventualmente, poderão ser necessárias associações de outros medicamentos e ajustes de dosagens.

O conhecimento prévio dessas orientações evita desconfianças e juízo de que o médico não está seguro de suas condutas.

Evidências de benefícios

O maior benefício que podemos oferecer aos pacientes com determinada intervenção é a redução das taxas de mortalidade em decorrência dela (Figura 5).

Está claro que a mortalidade será reduzida com a maior adesão, de modo geral para todas as doenças sob tratamento, mas em particular na hipertensão arterial sistêmica.

Wu et al.[21] seguiram por aproximadamente dois anos pacientes de acordo com o nível de adesão e sua relação com mortalidade. Eles concluíram que quanto maior a adesão, menor a mortalidade.

Espiritualidade

Espiritualidade definida como "um conjunto de valores morais, mentais e emocionais que norteiam pensamentos, comportamentos e atitudes nas circunstâncias da vida de relacionamento intra e interpessoal"[22] guarda relação com maior adesão ao tratamento da HAS, como demonstrado no I Posicionamento sobre Espiritualidade e Hipertensão Arterial Sistêmica[23]. As características de pensamentos e sentimentos mais elevados e positivos presentes nesses pacientes fazem com que tenham maior compromisso com seus valores pessoais, incluindo saúde e atenção aos tratamentos a eles instituídos.

Espiritualidade pode levar à melhor adesão aos tratamentos e melhor controle da pressão arterial por conta de menos pensamentos e sentimentos negativos, como ansiedade, estresse e depressão[24].

ESTRATÉGIAS PARA MELHORAR ADESÃO

Sendo a adesão ao tratamento proposto multifatorial, as intervenções para melhorá-la deverão atuar sobre todos os fatores envolvidos.

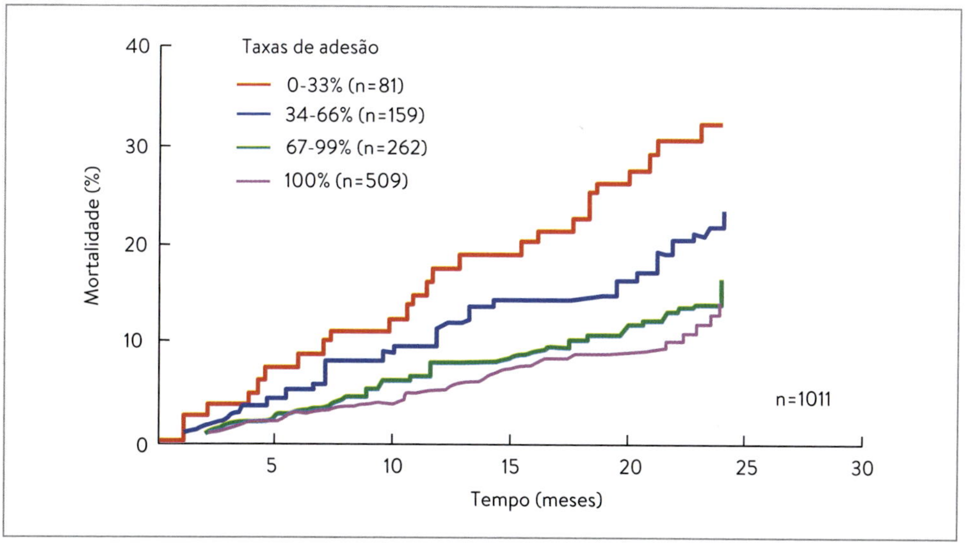

FIGURA 5 Mortalidade de conformidade com o grau de adesão.

Seguir os princípios estabelecidos a seguir é uma prática que melhorará a adesão e, por conseguinte, o prognóstico dos pacientes sob tratamento.

Recomendamos:

- Identificar a baixa adesão:
  - Procurar causas (faltas às consultas).
  - Dificuldades com obtenção dos medicamentos.
  - Falta de resposta adequada ao tratamento.
  - Trazer medicamentos em uso.
- Reforçar a importância do uso para o controle da pressão.
- Criar mecanismos de bom relacionamento:
  - Médico-paciente.
  - Equipe-paciente.
  - Identificar barreiras e ajudar a desconstruí-las.
- Oferecer orientações simples e claras sobre o tratamento
- Esquemas de tratamento simples
- Menos medicamentos – mais adesão.

BIBLIOGRAFIA

1. Pierin AMG, Strelec MAAM, Mion Jr. D. O desafio do controle da hipertensão arterial e a adesão ao tratamento. In: Pierin AMG. Hipertensão arterial: uma proposta para o cuidar. Barueri: Manole, 2004. p.275-289.
2. Nobre F, Pierin AMG, Mion Jr. D. Adesão ao tratamento: o grande desafio da hipertensão. São Paulo: Lemos, 2001.
3. Gusmão JL, Mion Jr. D. Adherence to the treatment - concepts. Rev Bras Hipertens. 2006;13(1):23-25.
4. González MAP, Pisano AG. La modificación de los hábitos y la adherencia terapéutica, clave para el control de la enfermedad crónica. Enferm Clin. 2014;24(1):59-66.
5. Osterberg L, Blaschke T. Drug therapy: adherence to medication. NEJM. 2005;353(5):487-497.
6. Burnier M. Long-term compliance with antihypertensive therapy: another faceto chronotherapeutics in hypertension. Blood Press Monit. 2000;5(Suppl 1):S31-S34.
7. Miller LG, Liu H, Hays RD, Golin CE, Beck CK, Asch SM, et al. How well do clinicians estimate patients' adherence to combination antiretroviral therapy? J Gen Intern Med. 2002;17:1-11.
8. Rose LE. The contexts of adherence for African Americans with high blood pressure. J Advan Nurs. 2000;32:587-94.
9. Coelho EB, Moysés-Neto M, Palhares R, et al. Relação entre a assiduidade às consultas ambulatoriais e o controle da pressão arterial em pacientes hipertensos. Arq Bras Cardiol. 2005; 85:157-161.
10. World Heath Organization. Adherence to long-term therapies: evidence for action. WHO, 2003.
11. Mitra D, Davis KL, Beam C, Medjedovic J, Rustgi V. Treatment patterns and adherence among patients with chronic hepatitis C virus in a US managed care population. Value in Health. 2010; 13(4):479-86.
12. Pierin AMG, Mion Jr D, Fukushima J, Pinto AR, Kaminaga M. O perfil de um grupo de pessoas hipertensas de acordo com conhecimento e gravidade da doença. Rev Esc Enf USP. 2001;35:11-8.
13. Iancu MA, Mateiciuc I-I, Stanescu A-MA, Matei D, Diaconu CC. Therapeutic compliance of patients with arterial hypertension in primary care. Medicina (Kaunas). 2020;56(11):631.
14. Pedersen SE, Hurd SS, LemanskeJr. RF, Becker Allan, Zar HJ, Sly PD, Quiroz MS, et al. Global strategy for the diagnosis and management of asthma in children 5 years and younger. Pediatric Pulmonology. 2011;46:1-17.
15. Yiannakopoulou ECH, Papadopulos JS, Cokkinos DV, Mountokalakis TD. Adherence to treatment antihypertensive treatment: a critical factor for blood pressure control. European Journal of Cardiovascular Prevention and Rehabilitation. 2005;12:243-9.
16. Mion Jr. D, Pierin AMG, Ignez E, Ballas D, Marcondes M. Conhecimento, preferências e perfil dos hipertensos quanto ao tratamento farmacológico e não farmacológico. J Bras Nefrol. 1995;17(4):229-36.
17. Paczkowska A, Hoffmann K, Kus K, Kopciuch K, Zaprutko T, Ratajczak P, et al. Impact of patient knowledge on hypertension treatment adherence and efficacy: A single-centre study in Poland. Int J Med Sci. 2021;18(3):852-60.
18. Pluta A, Sulikowska B, Manitius J, Posieczek Z, Marzec A, Morisky DE. Acceptance of illness and compliance with therapeutic recommendations in patients with hypertension. Int J Environ Res Public Health. 2020;17(18):6789.

19. Bardage C, Isacson DGL. Hypertension and health-related quality of life: an epidemiological study in Sweden. J Clin Epidemiol. 2001;54:172-81.
20. Serap Erdine, Eileen M. Handberg, Bob Kolb. Characteristics of patients with coronary artery disease and hypertension. A report from INVEST Clin Cardiol. 2001; 24(Suppl 5):V6-V8.
21. Wu JYF, Leung WYS, Chang S, Lee B, Zee B, Tong PCY, Chan JCN. Effectiveness of telephone counselling by a pharmacist in reducing mortality in patients receiving polypharmacy: randomised controlled trial. BMJ. 2006;333:7567.
22. Diretriz de prevenção Cardiovascular da Sociedade Brasileira de Cardiologia. Arq Bras Cardiol. 2019;113(4):787-891.
23. Nobre F, Esporcatte R, Brandão AA, Avezum Jr. A, Feitosa ADM, et al. Position statement on hypertension and spirituality - 2021. Arq Bras Cardiol. 2021:117(3):599-613.
24. Kretchy IA, Owusu-Daaku FT, Danquah SA. Mental health in hypertension: assessing symptoms of anxiety, depression and stress on anti-hypertensive medication adherence Int J Ment Health Syst. 2014;8:25.

51

Denervação simpática e outras modalidades

Celso Amodeo
Carlos Borelli Zeller

CONSULTA RÁPIDA

Denervação simpática e outros métodos para redução da pressão arterial

Indicação principal: hipertensão arterial sistêmica (HAS) resistente

Racional: 12% dos pacientes hipertensos são resistentes à terapia combinada de medicamentos, sendo catalogados como hipertensos resistentes (pacientes em uso de três ou mais classes de medicamentos em doses otimizadas há mais de três meses sem controle da pressão arterial - (PA).

Abordagem não medicamentosa além da mudança do estilo de vida

- Denervação simpática renal (DSR).
- Estimulação dos barorreceptores (EBR).
- CPAP para apneia obstrutiva do sono.
- Ablação do seio carotídeo.
- Estimulação cerebral profunda.

Importante: com exceção do CPAP, todos os outros métodos são considerados até o momento experimentais.

DSR e EBR são os métodos mais adiantados em investigação.

DSR: metodologia – ablação por ondas de radiofrequência; alcoolização; emissão extracorpórea de ondas de ultrassom. Mecanismo de redução da PA: bloqueio das fibras simpáticas aferentes e eferentes renais. Atividade das fibras aferentes leva à retenção de sal e água via estímulo dos receptores alfa-adrenérgicos e à ativação do sistema renina-angiotensina-aldosterona via receptores adrenérgicos beta 1, causando elevação da PA. As fibras eferentes do rim afetam o SNS diretamente. Consequentemente, o bloqueio dessas fibras produz redução da PA.

EBR: a estimulação elétrica contínua desses barorreceptores carotídeos reduz os impulsos simpáticos a regiões específicas do sistema nervoso central levando a uma redução da pressão arterial. Esse efeito se mantém ao longo do tempo de estimulação sem alterações.

INTRODUÇÃO

Apesar da quantidade de medicamentos disponíveis para o tratamento da hipertensão arterial sistêmica (HAS) associados às mudanças do estilo de vida que são utilizados no controle da pressão arterial (PA) existe uma dificuldade considerável em uma parte da população para manter os valores da PA dentro das metas preconizadas por diretrizes. Inclui-se nesse grupo de pacientes não controlados (aproximadamente 12%) que são considerados hipertensos resistentes apesar do uso de três ou mais classes de medicamentos em doses otimizadas[1]. Terapêuticas alternativas têm sido estudadas para esse tipo de paciente. Entre essas alternativas destacam-se a estimulação dos barorreceptores arteriais (EBR)[2] e a denervação simpática renal (DNR) que se apresentam em uma fase mais avançada de investigação.

Outras abordagens não medicamentosas indicadas para outras situações clínicas, mas que têm demonstrada capacidade de reduzir a PA são o CPAP[4] para tratamento da apneia obstrutiva do sono; a estimulação cerebral profunda[5] para desordens neurológicas, tais como o parkinsonismo e a síndrome de dores crônicas e a ablação do seio carotídeo[6,7] em estudo para tratamento da doença pulmonar obstrutiva crônica.

Apresentaremos as duas abordagens não medicamentosas que têm sido estudadas diretamente para redução da PA que são a denervação simpática renal e a estimulação dos barorreceptores.

DENERVAÇÃO SIMPÁTICA RENAL

A hiperatividade do sistema nervoso simpático (SNS), um dos mais importantes mecanismos fisiopatológicos na HAS[8,9], está relacionada à gravidade da doença[10], além de permitir a modulação de queda da PA durante o sono REM[11]. Essas modificações da excitabilidade do SNS também guardam íntima relação com a presença de lesão em órgãos-alvo independentemente dos níveis de PA presentes[12,13].

Nos rins, as fibras simpáticas aferentes são responsáveis por diminuir o fluxo sanguíneo a este órgão, a liberação de renina e a retenção de sódio. Já as fibras eferentes mantêm sinapse com neurônios do sistema nervoso central estimulando a atividade simpática e contribuindo para o componente neurogênico da HAS[14-18]. Ou seja, o SNS renal por meio de sua atividade aferente leva à retenção de sal e água via estímulo dos receptores alfa-adrenérgicos e à ativação do sistema renina-angiotensina-aldosterona via receptores adrenérgicos beta 1, causando elevação da PA[19,20]. Já via fibras eferentes. o rim afeta o SNS diretamente[21,22].

Não surpreende que procedimentos de denervação simpática renal (DSR) reduzam a PA à medida que tem como alvo múltiplos mecanismos que fazem a pressão sanguínea aumente. Esses incluem redução da atividade do sistema nervoso simpático mediada pela menor liberação de renina e subsequente atenuação da atividade de angiotensina e aldosterona, além de menor reabsorção de sódio e diminuição da vasoconstrição da artéria renal. Além disso, haverá abolição das elevações reflexas da PA mediadas por nervos sensoriais[20].

Tsai et al.[23] demonstraram em modelo canino que a DSR, por meio da interrupção da inervação renal aferente, levou ao remodelamento substancial do tronco cerebral e gânglio estrelado oito semanas após o procedimento. Essas mudanças foram associadas à redução na captação de fluordeoxiglicose F18 (18FDG) pelo PET. Essa remodelagem neural no tronco cerebral e gânglio estrelado pode explicar parcialmente os efeitos antiarrítmicos descritos na DSR[23].

Na denervação simpática renal é realizada a ablação dos nervos simpáticos aferentes e eferentes existentes na camada adventícia das artérias renais. O cateter, especificamente desenvolvido para este tipo de tratamento, é introduzido na veia femoral e guiado via fluoroscopia e alcança a artéria renal principal. Após estudo do vaso, e excluídos os impedimentos anatômicos para a realização do procedimento, é liberada a energia de radiofrequência, ultrassom, crioenergia ou mesmo radiação esterotáxica na parede da artéria renal. Para otimizar resultados são sugeridos, atualmente, maior número de disparos por radiofrequência em cada quadrante do vaso, permitindo assim maior chance de sucesso no tratamento do paciente portador de HAS resistente[24,25].

Distribuição de acordo com o número total (cada ponto verde representa 10 nervos), número relativo como porcentagem por segmento e distância do lúmen no segmento proximal – Figura 1: (A), médio (B) e distal (C).

Foi só em 1958 que a clorotiazida foi aprovada como primeira medicação anti-hipertensiva bem tolerada.

No entanto, houve um tratamento altamente eficaz que precedeu o diurético: a simpatectomia cirúrgica. Uma série de casos realizada em 1959 com 45% dos 212 pacientes incluídos apresentando PAD > 140 mmHg[26] mostrou que quase todos os pacientes tiveram melhora da queixa de cefaleia, metade teve mudanças de fundoscopia e um terço dos pacientes reclamou de hipotensão ortostática[27]. A abordagem de denervação cirúrgica simpática completa deixou de ser interessante pela frequência de efeitos colaterais indesejados. Dessa forma, a modulação física do sistema nervoso simpático foi esquecida até 2009, quando um relato de caso publicado no *The New England Journal of Medicine* descreveu um homem de 59 anos que se submeteu à DSR com queda da PA de 161/107 para 127/81 mmHg[27].

A denervação simpática renal é conhecida como tratamento cirúrgico da hiperatividade simpática desde o século passado, mas perdeu relevância clínica por causa dos efeitos adversos da denervação lombar e com o surgimento de novas classes de anti-hipertensivos[28,29]. Porém, ressurgiu com o aumento de morbidades associadas à HAS e alguns registros mostrando benefícios imediatos e tardios com essa forma de tratamento[30].

A prova de conceito da DSR foi inicialmente demonstrada em estudos experimentais em animais e, posteriormente, replicado em estudos com humanos.

Os resultados animadores do SYMPLICITY HTN-2[31], demonstrando redução na PA mantida após seis meses no grupo intervenção, foram alvo de críticas por esse estudo não incluir um grupo-controle com modelo *sham*. Nos anos seguintes diversos estudos de braço único com objetivos primários baseados na PA de consultório e sem a avaliação objetiva usando ensaios controlados por modelo *sham* foram publicados. Entretanto, em 2014, o estudo SYMPLICITY HTN-3, randomizado com grupo-controle *sham* incluindo 535 pacientes com HAS resistente falhou em demonstrar redução significativa da PA pós 6 meses de acompanhamento[32]. Mas o interesse pelo tratamento percutâneo se manteve já que algumas falhas foram apontadas nesse estudo, tais como critérios de inclusão inadequados, baixa adesão à terapia medicamentosa, inexperiência dos operadores e danos incompletos ao nervo renal.

Em sequência, três ensaios cuidadosamente projetados e conduzidos de maneira rigorosa foram publicados e trouxeram a denervação renal de volta **à** discussão como um tratamento potencialmente viável para HAS primária. Os estudos SPYRAL HTN-OFF MED, SPYRAL HTN-ON MED e RADIANCE SOLO utilizam duas tecnologias totalmente distintas: energia de radiofrequência (RF) e energia de ultrassom (US) para interromper a inervação simpática por meio de novos desenhos de cateter que têm como objetivo aplicar energia de maneira circunferencial nos quatro quadrantes da artéria renal.

Esses trabalhos tentaram excluir pacientes com marcadores de HAS avançada, doença vascular, aqueles com HAS grave e pacientes com HAS sistólica isolada. A triagem foi feita com MAPA, exigindo leituras de PAS 24 h ou na vigília de 140-170 mmHg. O controle da

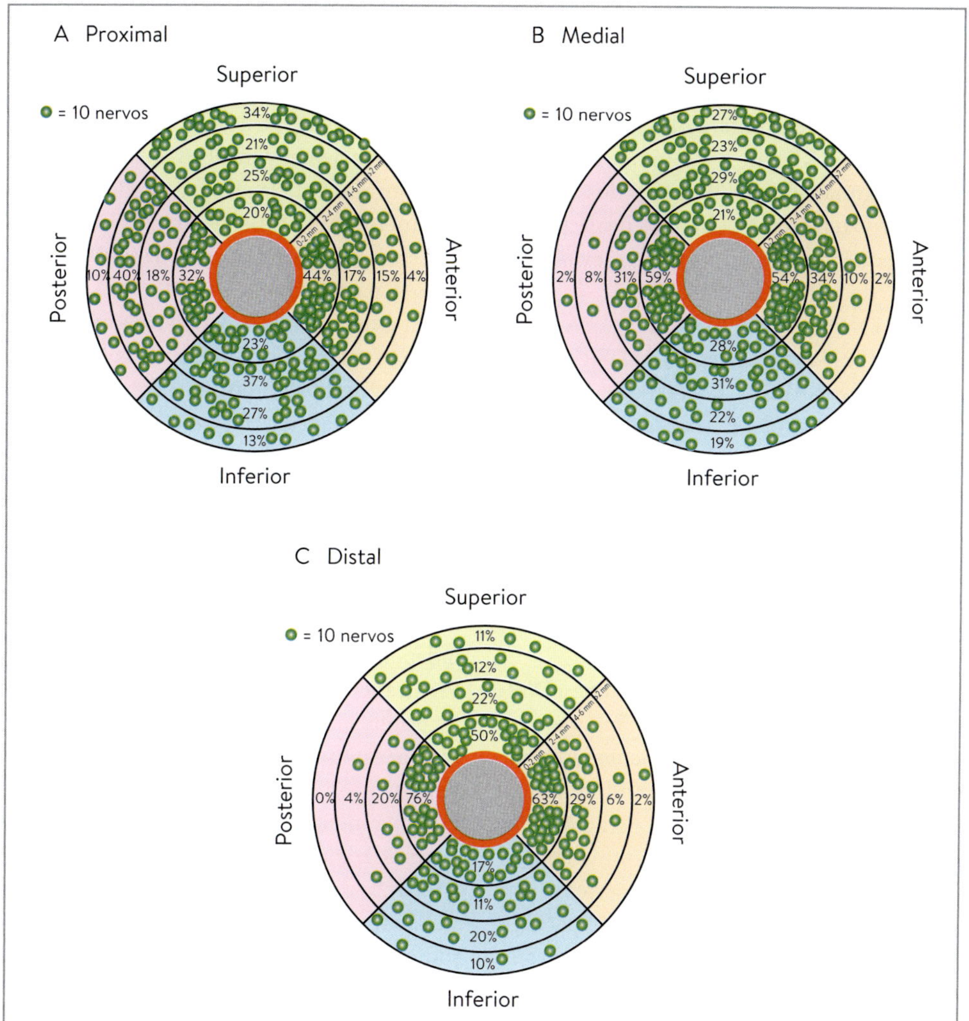

FIGURA 1 Distribuição e densidade dos nervos renais.

Fonte: adaptada de Sakakura et al.[33].

ingestão ou não das pílulas e a amostragem de urina foram realizados para garantir a ausência ou presença das medicações nos diferentes grupos. Procedimentos falsos (*sham*) envolveram angiografia renal com escolha cuidadosa da equipe dos laboratórios de hemodinâmica, mascaramento sensorial dos pacientes e confirmação com avaliação de índices de cegamento em todos os três estudos.

O cateter SPYRAL aplica energia de RF de forma espiral retrógrada, mas a flexibilidade do cateter também permite denervação dos ramos distais das artérias renais, além das artérias principais. Investigações de autópsia humana, bem como estudos pré-clínicos em animais indicam que a maior parte da inervação renal está localizada nos segmentos proximal e médio da artéria renal e menos nos segmentos distais, mas com distância média maior do lúmen para o nervo no segmento proximal e menor nos segmentos distais[33,34]. A profundidade média da lesão alcançada com DSR por RF é de 3 a 4 mm[35], de modo que aproximadamente 30 a 40% dos nervos simpáticos renais são poupados de danos de radiofrequência[33], o que pode ter levado ao fracasso do SYMPLICITY HTN-3.

O HTN OFF MED relatado no *Lancet* em agosto de 2017 avaliou o efeito da DSR por RF com o cateter SPYRAL em 80 pacientes com HAS moderada após um período de 1 mês sem uso de anti-hipertensivos, randomizados em uma proporção 1:1 para DSR ou procedimento *sham*. Os investigadores demonstraram nova prova de conceito para a RDN percutânea por meio de uma significativa queda de 10 mmHg PAS no consultório e uma queda significativa de 5,5 mmHg na PAS na MAPA[37].

O HTN ON MED demonstrou que a DSR reduz PA em pacientes com HAS moderada na presença de até três medicamentos anti-hipertensivos. Em 80 pacientes randomizados houve queda significativa na PAS na MAPA de 9 mmHg no grupo DSR mantida após 6 meses. Vale ressaltar que mesmo neste estudo supervisionado, mais de um terço dos pacientes em ambas as coortes não apresentaram adesão à terapia medicamentosa. Os investigadores foram capazes de demonstrar que os efeitos da DSR foram sustentados durante o período de 24 h da MAPA, dando origem à alegação de que o efeito da DSR está sempre em atividade (*on*), ao contrário do tratamento medicamentoso[36].

Já o RADIANCE SOLO replicou os achados do SPYRAL HTN OFF em 146 pacientes sem utilizar medicação anti-hipertensiva alcançando em 2 meses 8,5 mmHg de queda durante o dia na MAPA e 2,2 mmHg no braço placebo (*sham*). A maior parte da queda de pressão arterial no braço *sham* foi em decorrência do *crossover* com medicações anti-hipertensivas[37].

Se a queda da PA em ao menos 5 mmHg persistir a longo prazo, espera-se que a DSR reduza em 10% os principais eventos cardíacos adversos[38]. E a redução da PA após a DSR em pacientes com HAS leve a moderada seria similar àquela alcançada com um medicamento anti-hipertensivo (cerca de 10 mmHg na PAS de consultório e 5-9 mmHg na PAS na MAPA).

Apesar do ainda debatido efeito da denervação renal na PA, vários efeitos benéficos já foram demonstrados, tais como: redução de arritmias atriais[43,45-47] e ventriculares[48-52], da massa ventricular esquerda[39-44], da FC e variabilidade do intervalo R-R[53], do estímulo simpático cardíaco[54,55] e aumento da sensibilidade à ação da insulina[54,55]. Tais efeitos podem ser capazes de promover redução na mortalidade e morbidade cardiovascular independentemente da redução dos níveis de PA alcançados pelo procedimento.

Alterações da variabilidade da frequência cardíaca podem indicar desequilíbrio do sistema nervoso autônomo em pacientes com HAS[56]. Em particular a alta frequência (HF) é considerada um indicador do tônus vagal, enquanto a razão entre baixa e alta faixas de frequência (relação LF/HF) foi sugerida como indicador de equilíbrio simpático-vagal.

Diferentes efeitos eletrofisiológicos, como a redução em frequência cardíaca[57,58], alteração na refratariedade ventricular, ocorrência de ectopias ventriculares, reduzida indutibilidade e complexidade de arritmias atriais e ventriculares foram documentados após DSR em estudos experimentais e em humanos.

Um estudo recente documentou diminuição da relação LF/HF induzida pela estimulação do nervo renal após a DSR, indicando menor tônus simpático[59].

Enquanto vários preditores de sucesso do procedimento já foram identificados, tais como os relacionados ao valor basal da PA[60], aspectos anatômicos da artéria renal[35,61], gênero[32], idade[62] e função renal[63,64], ainda necessitamos de um método que nos permita quantificar e predizer de maneira objetiva a chance de sucesso. Esse método deve avaliar a inervação renal simpática pré e pós-procedimento, definindo desse modo quanto de denervação foi capaz de promover uma efetiva redução da PA, além de avaliar se o procedimento foi realizado com sucesso e, no acompanhamento, se a hiperatividade simpática foi restabelecida.

ESTIMULAÇÃO DOS BARORRECEPTORES

Equipamentos que permitem a estimulação dos barorreceptores têm sido desenvolvidos para tratar a HAS, mas ainda estão sob investigação em estudos específicos e não incorporados na prática clínica. O estimulador implantável no seio carotídeo Rheos (CVRx, Minneapolis, MN, USA) tem sido estudado em pacientes com HAS resistente[2]. A estimulação elétrica contínua desses barorreceptores carotídeos reduz os impulsos simpáticos a regiões específicas do sistema nervoso central levando a uma redução da PA. Esse efeito se mantém ao longo do tempo de estimulação sem alterações. Durante a implantação do dispositivo as carótidas são expostas, e os eletrodos são colocados bilateralmente na superfície adventícia das carótidas. Os eletrodos são conectados subcutaneamente a um gerador implantado na parede anterior do tórax. Quando esse gerador gera estimulação, notam-se uma inibição simpática e evidente redução da PA.

A segurança desse procedimento foi avaliada em estudo duplo-cego, em que esse dispositivo foi implantado em 265 pacientes que foram subsequentemente randomizados (2:1) para estimulação imediata dos barorreceptores pelos primeiros 6 meses (n = 181) e outro grupo (n = 84) que tiveram a estimulação iniciada 6 meses após a instalação do dispositivo. O grupo menor foi o grupo-controle. No sexto mês, a pressão arterial reduziu no grupo que recebeu a estimulação imediatamente após o implante, mas o desfecho primário não foi atingido pelo fato de a pressão arterial também ter reduzido parcialmente no grupo-controle. Além disso o estudo não preencheu os critérios estabelecidos para garantir a segurança do procedimento.

Dessa forma, o futuro desse procedimento é ainda incerto. Estudos recentes realizados em ovelhas e em humanos com estimulação a longo prazo objetivando analisar a segurança do sistema não identificaram nenhum tipo de injúria ou estenoses nas carótidas.

Outros estudos estão em andamento com novos eletrodos e abordagem unilateral carotídea para estabelecer se o benefício da redução da PA sé suficiente para justificar o alto custo e a natureza invasiva do procedimento.

BIBLIOGRAFIA

1. Krieger EM, Drager LF, Giorgi DMA, Pereira AC, Barreto-Filho JAS, ReHOT Investigators, et al. Spironolactone versus clonidine as a fourth-drug therapy for resistant hypertension: The ReHOT Randomized Study (Resistant Hypertension Optimal Treatment). Hypertension. 2018;71(4):681-90.
2. Illig KA, Levy M, Sanchez L, Trachiotis GD, Shanley C, Irwin E, et al. An implantable carotid sinus stimulator for drug-resistant hypertension: surgical technique and short-term outcome from the multicenter phase II Rheos feasibility trial. J Vasc Surg. 2006; 44:1213-8.
3. Stéphane L, Schlaich M and Esler M. New drugs, procedures, and devices for hypertension. Lancet. 2012;380:591-600.
4. Feldstein CA. Blood pressure effects of CPAP in nonresistant and resistant hypertension associated with OSA: A systematic review of randomized clinical trials. Clin Exp Hypertens. 2016;38(4):337-46.
5. O'Callaghan EL, McBryde FD, Burchell AE, Ratcliffe LE, Nicolae L, Gillbe I, et al. Deep brain stimulation for the treatment of resistant hypertension. Curr Hypertens Rep. 2014;16(11):493.
6. Tan ZY, Lu Y, Whiteis CA, Simms AE, Paton JF, Chapleau MW, et al. Chemoreceptor hypersensi-

tivity, sympathetic excitation, and overexpression of ASIC and TASK channels before the onset of hypertension in SHR. Circ Res. 2010;106:536-45.

7. Trzebski A, Tafil M, Zoltowski M, Przybylski J. Increased sensitivity of the arterial chemoreceptor drive in young men with mild hypertension. Cardiovasc Res. 1982;16:163-72.
8. Kjeldsen SE, Schork NJ, Eide IK. Arterial plasma norepinephrine correlates to blood pressure in middle-aged men with sustained essential hypertension. Am Heart J. 1989;118(4):775-81.
9. Smith P, Graham LN, Mackintosh AF, Stoker JB, Mary DASG. Relationship between central sympathetic activity and stages of human hypertension. Am J Hypertens. 2004;17(3):217-22.
10. Ishii M, Ikeda T, Takagi M, Sugimoto T, Atarashi K, Igari T, et al. Elevated plasma catecholamines in hypertensives with primary glomerular diseases. Hypertension. 1983;5(4):545-51.
11. Grassi G, Seravalle G, Quarti-Trevano F, Dell'Oro R, Boombelli M, Cuspidi C, et al. Adrenergic, metabolic, and reflex abnormalities in reverse and extreme dipper hypertensives. Hypertension. 2008; 52(5):925-31.
12. Schlaich MP, Kaye DM, Lambert E, Sommerville M, Socratous F, Esler MD. Relation between cardiac sympathetic activity and hypertensive left ventricular hypertrophy. Circulation. 2003; 108(5):560-5.
13. Greenwood JP, Scott EM, Stoker JB, Mary DA. Hypertensive left ventricular hypertrophy: relation to peripheral sympathetic drive. J Am Coll Cardiol. 2001; 38(6):1711-7.
14. Katholi RE. Renal nerves in the pathogenesis of hypertension in experimental animals and humans. Am J Physiol. 1983;245(1):1-14.
15. Huan Y, Cohen DL. Renal denervation: a potential new treatment for severe hypertension. Clin Cardiol. 2012;36(1):10-4.
16. Johns EJ. Autonomic regulation of kidney function. Handb Clin Neurol. 2013;117:203-14.
17. Johns EJ, Abdulla MH. Renal nerves in blood pressure regulation. Curr Opin Nephrol Hypertens. 2013;22(5):504-10.
18. Krum H, Schlaich MP, Sobotka PA, Bohm M, Mahfoud F, Rocha-Singh K, et al. Percutaneous renal denervation in patients with treatment-resistant hypertension: final 3-year report of the Symplicity HTN-1 study. Lancet. 2014;383(9917):622-9.
19. Krum H, Sobotka P, Mahfoud F, Böhm M, Esler M, Schlaich M. Device-based antihypertensive therapy: therapeutic modulation of the autonomic nervous system. Circulation. 2011;123(2):209-15.
20. Dibona GF. Physiology in perspective: the wisdom of the body. Neural control of the kidney. Am J Physiol Regul Integr Comp Physiol. 2005;289(3):633-41.
21. Reinecke M, Forssmann WG. Neuropeptide (neuropeptide Y, neurotensin, vasoactive intestinal polypeptide, substance P, calcitonin gene-related peptide, somatostatin) immunohistochemistry and ultrastructure of renal nerves. Histochemistry. 1988;89(1):1-9.
22. Mione MC, Ralevic V, Burnstock G. Peptides and vasomotor mechanisms. Pharmacol Ther. 1990;46(3):429-68.
23. Tsai WC, Chan YH, Chinda K, Chen Z, Patel J, Shen C, et al. Effects of renal sympathetic denervation on the stellate ganglion and brain stem in dogs. Heart Rhythm. 2017;14(2):255-62.
24. Schlaich MP, Sobotka PA, Krum H, Lambert E, Esler MD, Baker IDI Heart and Diabetes Institute. Renal sympathetic-nerve ablation for uncontrolled hypertension. N Engl J Med. 2009;361(9):932-4.
25. Hering D, Lambert EA, Marusic P, Walton AS, Krum H, Lambert GW, et al. Substantial reduction in single sympathetic nerve firing after renal denervation in patients with resistant hypertension. Hypertension. 2013;61(2):457-64.
26. Newcombe CP, Shucksmith HS, Suffern WS. Sympathectomy for hypertension. BMJ. 1959;1(5115):142-4.
27. Hoobler SW, Manning JT, Paine WG, McClellan SG, Helcher PO, Renfert Jr H, et al. The effects of splanchnicectomy on the blood pressure in hypertension. Circulation. 1951;4(2):173-83.
28. Smithwick RH. Splanchnicectomy for essential hypertension. J Am Med Assoc. 1953;152(16):1501-4.
29. Parkes WE. Thoracolumbar sympathectomy in hypertension. Heart. 1958;20(2):249-52.
30. Krum H, Schlaich M, Whitbourn R, Sobotka PA, Sadowski J, Bartus K, et al. Catheter-based renal sympathetic denervation for resistant hypertension: a multicentre safety and proof-of-principle cohort study. Lancet. 2009;373(9671):1275-81.
31. Esler MD, Krum H, Sobotka PA, Schlaich MP, Schmieder RE, Böhm M. Renal sympathetic denervation in patients with treatment-resistant hypertension (The Symplicity HTN-2 Trial): a randomised controlled trial. Lancet. 2010;376(9756):1903-9.
32. Bhatt DL, Kandzari DE, O'Neill WW, D'Agostino R, Flack JM, Katzen BT, et al. A controlled trial of renal denervation for resistant hypertension. N Engl J Med. 2014;370(15):1393-401.
33. Sakakura K, Ladich E, Cheng Q, Otsuka F, Yahagi K, Fowler DR, et al. Anatomic assessment of sympathetic peri-arterial renal nerves in man. J Am Coll Cardiol. 2014;64(7):635-43.
34. Tellez A, Rousselle S, Palmieri T, Rate 4th WR, Wicks J, Degrange A, et al. Renal artery nerve

distribution and density in the porcine model: biologic implications for the development of radiofrequency ablation therapies. Transl Res. 2013;162(6):381-9.

35. Mahfoud F, Tunev S, Ewen S, Cremers B, Ruwart J, Schulz-Jander D, et al. Impact of lesion placement on efficacy and safety of catheter-based radiofrequency renal denervation. J Am Coll Cardiol. 2015;66(16):1766-75.
36. Kandzari DE, Kario K, Mahfoud F, Cohen SA, Pilcher G, Pocock S, et al. The SPYRAL HTN Global Clinical Trial Program: Rationale and design for studies of renal denervation in the absence (SPYRAL HTN OFF-MED) and presence (SPYRAL HTN ON-MED) of antihypertensive medications. Am Heart J. 2016;171(1):82-91.
37. Mauri L, Kario K, Basile J, Daemen J, Davies J, Kirtane A, et al. A multinational clinical approach to assessing the effectiveness of catheter-based ultrasound renal denervation: The RADIANCE-HTN and REQUIRE clinical study designs. Am Heart J. 2018;195:115-29.
38. Ettehad D, Emdin CA, Kiran A, Anderson SG, Callender T, Emberson J, et al. Blood pressure lowering for prevention of cardiovascular disease and death: a systematic review and meta-analysis. Lancet. 2016;387(10022):957-67.
39. Levy D, Larson MG, Vasan Rs, Kannel WB, Ho KK. The progression from hypertension to congestive heart failure. JAMA. 1996;275(20):1557-62.
40. Okin PM, Devereux RB, Jern S, Kjeldsen SE, Julius S, Nieminen MS, et al. Regression of electrocardiographic left ventricular hypertrophy during antihypertensive treatment and the prediction of major cardiovascular events. JAMA. 2004;292(19):2343-9.
41. Mahfoud F, Urban D, Teller D, Linz D, Stawowy P, Hassel JH, et al. Effect of renal denervation on left ventricular mass and function in patients with resistant hypertension: data from a multi-centre cardiovascular magnetic resonance imaging trial. Eur Heart J. 2014;35(33):2224-31.
42. Doltra A, Messroghli D, Stawowy P, Hassel JH, Gebker R, Leppänen O, et al. Potential reduction of interstitial myocardial fibrosis with renal denervation. J Am Heart Assoc. 2014;3(6):1-10.
43. McLellan AJA, Schlaich MP, Taylor AJ, Prabhu S, Hering D, Hammond L, et al. Reverse cardiac remodeling after renal denervation: Atrial electrophysiologic and structural changes associated with blood pressure lowering. Heart Rhythm. 2015;12(5):982-90.
44. Lu D, Wang K, Liu Q, Wang S, Zhang Q, Shan Q, et al. Reductions of left ventricular mass and atrial size following renal denervation: a meta-analysis. Clin Res Cardiol. 2016;105(8):648-56.
45. Zhou Q, Zhou X, TuEr-Hong ZI, Wang H, Yin T, Li Y, et al. Renal sympathetic denervation suppresses atrial fibrillation induced by acute atrial ischemia/infarction through inhibition of cardiac sympathetic activity. Int J Cardiol. 2016;203:187-95.
46. Hou Y, Hu J, Po SS, Wang H, Zhang L, Zhang F, et al. Catheter-based renal sympathetic denervation significantly inhibits atrial fibrillation induced by electrical stimulation of the left stellate ganglion and rapid atrial pacing. Plos One. 2013;8(11):1-10.
47. Qiu M, Shan Q, Chen C, Geng J, Guo J, Zhou X, et al. Renal sympathetic denervation improves rate control in patients with symptomatic persistent atrial fibrillation and hypertension. Acta Cardiol. 2016;71(1):67-73.
48. Kosiuk J, Hilbert S, Pokushalov E, Hindricks G, Steinberg JS, Bollmann A. Renal denervation for treatment of cardiac arrhythmias: state of the art and future directions. J Cardiovasc Electrophysiol. 2014;26(2):233-8.
49. Linz D, Wirth K, Ukena C, Mahfoud F, Pöss J, Linz B, et al. Renal denervation suppresses ventricular arrhythmias during acute ventricular ischemia in pigs. Heart Rhythm. 2013;10(10):1525-30.
50. Huang B, Yu L, He B, Lu Z, Wang S, He W, et al. Renal sympathetic denervation modulates ventricular electrophysiology and has a protective effect on ischaemia-induced ventricular arrhythmia. Exp Physiol. 2014;99(11):1467-77.
51. Lubanda JC, Kudlicka J, Mlcek M, Chochola M, Neuzil P, Linhart A, et al. Renal denervation decreases effective refractory period but not inducibility of ventricular fibrillation in a healthy porcine biomodel: a case control study. J Transl Med. 2015;13(1):4-10.
52. Armaganijan LV, Staico R, Moreira DAR, Lopes RD, Medeiros PTJ, Habib R, et al. 6-month outcomes in patients with implantable cardioverter-defibrillators undergoing renal sympathetic denervation for the treatment of refractory ventricular arrhythmias. JACC Cardiovasc Interv. 2015;8(7):984-90.
53. Tsioufis C, Papademetriou V, Tsiachris D, Dimitriadis K, Kasiakogias A, Kordalis A, et al. Drug-resistant hypertensive patients responding to multielectrode renal denervation exhibit improved heart rate dynamics and reduced arrhythmia burden. J Hum Hypertens. 2014;28(10):587-93.
54. Donazzan L, Mahfoud F, Ewen S, Ukena C, Cremers B, Kirsch CM, et al. Effects of catheter-based renal denervation on cardiac sympathetic activity and innervation in patients with resistant hypertension. Clin Res Cardiol. 2015;105(4):364-71.
55. Van Brussel, PM, Schattenkerk DWE, Dobrowolski LC, Winter RJ, Reekers JA, Verbene HJ, et al.

Effects of renal sympathetic denervation on cardiac sympathetic activity and function in patients with therapy resistant hypertension. Int J Cardiol. 2016;202:609-14.

56. Schroeder EB, Liao D, Chambless LE, Prineas RJ, Evans GW, Heiss G. Hypertension, blood pressure, and heart rate variability. Hypertension. 2003;42(6):1106-11.
57. Ukena C, Mahfoud F, Spies A, Kindermann I, Liz D, Cremers B, et al. Effects of renal sympathetic denervation on heart rate and atrioventricular conduction in patients with resistant hypertension. Int J Cardiol. 2013;167(6):2846-51.
58. Böhm M, Mahfoud F, Townsend RR, Kandzari DE, Pocock S, Ukena C, et al. Corrigendum to: Ambulatory heart rate reduction after catheter-based renal denervation in hypertensive patients not receiving anti-hypertensive medications. Eur Heart J. 2019; 40(27):2205.
59. Hoogerwaard AF, et al. Renal sympathetic denervation induces changes in heart rate variability and is associated with a lower sympathetic tone. Clin Res Cardiol. 2018;108(1):22-30.
60. Kandzari DE, Bhatt DL, Brar S, Devireddy CM. Esler M, Fahy M, et al. Predictors of blood pressure response in the SYMPLICITY HTN-3 trial. Eur Heart J. 2014;36(4):219-27.
61. Ozkan U, Oguzkurt L, Tercan F, Kizikiliç O, Koç Z, Koca N. Renal artery origins and variations: angiographic evaluation of 855 consecutive patients. Diagn Interv Radiol. 2006;12(1):183-6.
62. Ewen S, Ukena C, Linz D, Kindermann I, Cremers B, Laufs U, et al. Reduced effect of percutaneous renal denervation on blood pressure in patients with isolated systolic hypertension. Hypertension. 2015;65(1):193-9.
63. Vink EE, Verloop WI, Bost RBC, Voskuil M, Spiering W, Vonken EJ, et al. The blood pressure-lowering effect of renal denervation is inversely related to kidney function. J Hypertens. 2014;32(10):2045-53.
64. Converse Jr RL, Jacobsen TN, Toto RD, Jost CM, Cosentino F, Fouad-Tarazi F, et al. Sympathetic overactivity in patients with chronic renal failure. N Engl J Med. 1992;327(27):1912-18.
65. Bisognano JD, Bakris G, Nadim MK, Sanchez L, Kroon AA, Schafer J, et al. Baroreflex activation therapy lowers blood pressure in patients with resistant hypertension. J Am Coll Cardiol. 2011;58:765-73.

SEÇÃO VII

SITUAÇÕES ESPECIAIS

52

Hipertensão arterial sistêmica no idoso

Rafael Marques Calazans
Marcos Alexandre Frota da Silva
Thiago Cardona Felipe
Roberto Dischinger Miranda

CONSULTA RÁPIDA

Introdução

- Idoso é todo indivíduo com 60 anos ou mais.
- A hipertensão arterial sistêmica (HAS) é uma doença de alta prevalência em idosos, sendo fator determinante para as elevadas morbidade e mortalidade dessa população.
- A HAS é ainda fator de risco (FR) modificável para declínio cognitivo, demência e perda de funcionalidade.

Fisiopatologia

- A pressão arterial sistólica (PAS) aumenta com a idade em razão da perda da distensibilidade e da elasticidade dos vasos de grande capacitância, resultando em aumento da velocidade da onda de pulso.
- A pressão de pulso (PP = PAS – PAD) também aumenta com a idade e é FR independente para eventos cardiovasculares (CV).
- A rigidez arterial, avaliada por métodos não invasivos, é também FR para eventos CV.

Avaliação clínica e diagnóstico

- A consulta de um paciente idoso apresenta características bem distintas.
- A investigação clínica esbarra na multiplicidade de doenças, alterações cognitivas e apresentações atípicas dos sinais e sintomas.
- A medida da PA pode resultar em valores inexatos, em razão de alguns fatores, como: hiato auscultatório, pseudo-hipertensão, maior variabilidade e variações posturais.
- Monitoramento de PA fora do consultório ganha importância, visto a menor tolerabilidade em caso de tratamento inadequado.

Decisão terapêutica

- Há uma mudança no paradigma de como o paciente idoso deve ser encarado, com menos valor à idade biológica e mais atenção à funcionalidade e à presença de fragilidade.
- A AGA, utilizando escalas e testes de forma sistematizada, possibilita identificar com precisão a condição global do idoso e montar estratégias para a abordagem terapêutica.

Início do tratamento da HAS no idoso

Condição	PA sistólica	PA diastólica
Hígido/ fragilidade leve	140 mmHg	90 mmHg
Fragilidade moderada a severa	160 mmHg	90 mmHg

Metas de tratamento da HAS no idoso

Condição	PA sistólica	PA diastólica
Hígido/ fragilidade leve	130-139 mmHg	70-79 mmHg
Fragilidade moderada a severa	140-149 mmHg	70-79 mmHg

Tratamento

- Todas as MEV que se aplicam no indivíduo jovem são válidas para o idoso.
- Na escolha do anti-hipertensivo para pacientes idosos, devem-se considerar elevada prevalência de comorbidades, contraindicações específicas, prováveis interações medicamentosas e custo.
- O anti-hipertensivo inicial pode ser um tiazídico, um BCC, IECA/BRA ou suas combinações.
- O tratamento anti-hipertensivo em idosos deve ser ainda mais individualizado e cuidadoso que na população adulta.

INTRODUÇÃO

A Organização Mundial da Saúde (OMS) considera idoso, em países em desenvolvimento, todo indivíduo com 60 anos ou mais[1]. O idoso com idade até 80 anos pode ser chamado de "idoso jovem", enquanto aquele com idade maior ou igual a 80 anos é chamado de "muito idoso" ou "longevo". O número de idosos vem em ascensão em todo o mundo. No Brasil, por exemplo, os idosos somam 23,5 milhões dos brasileiros, mais que o dobro do registrado em 1991, quando a faixa etária contabilizava 10,7 milhões de pessoas. De acordo com projeções das Nações Unidas "uma em cada 9 pessoas no mundo tem 60 anos ou mais, e estima-se um crescimento para 1 em cada 5 por volta de 2050". Nessa estimativa, em 2050 pela primeira vez haverá mais idosos que crianças menores de 15 anos[3].

A hipertensão arterial sistêmica (HAS) é uma doença muito prevalente em idosos, sendo um fator determinante para as elevadas morbidade e mortalidade dessa população[4]. Existe relação linear da pressão arterial (PA) com a idade, sendo a prevalência de HAS de aproximadamente 7% na população de 18 a 39 anos, chegando a mais de 60% na faixa etária acima de 65 anos. O estudo de Framingham demonstrou que quase 65% dos homens e 75% das mulheres apresentam HAS aos 70 anos[5,6]. É essencial salientar que a HAS é um importante fator de risco modificável para perda cognitiva, demência e declínio de funcionalidade[6,7].

FISIOPATOLOGIA

A pressão arterial diastólica (PAD) tende a aumentar até os 50 anos, assumindo valores estáveis entre os 50 e 60 anos, com tendência à diminuição a partir dos 60 anos, enquanto a pressão arterial sistólica (PAS) costuma se elevar durante toda a vida. Assim, a pressão de pulso (PP = PAS – PAD) aumenta com a idade[8-10]. O mecanismo fisiopatológico que justifica o aumento da PAS observado com a idade é a redução da elasticidade e da distensibilidade dos vasos de grande capacitância, resultando em um aumento nas velocidades de propagação da onda de pulso arterial (VOP) em direção à circulação periférica (centrífuga) e das ondas reflexas que retornam ao coração (centrípeta). A superposição dessas duas ondas na fase protomesossistólica causa o aumento da PAS e o alargamento da PP observados nos idosos[11].

Atualmente, a medida da VOP carotídeo-femoral é considerada o padrão-ouro para avaliar a rigidez arterial dos vasos centrais. Idosos com velocidades menores que 7,6 m/s, na ausência de comorbidades, são considerados de boa saúde vascular e corresponderam a menos de 4% da população de mais de 60 anos[12,13]. Em um estudo, os valores da VOP em idosos, ajustados para idade, PA e gênero, foram em média de 9,4 m/s para os hipertensos sem controle e de 9,1 m/s para normotensos[14]. Por outro lado, em longevos, a amplificação da PP pode ser uma preditora superior de desfechos cardiovasculares (CV) em relação à VOP[15].

Além disso, os indivíduos idosos com aumento das pressões diastólica e sistólica cursam com menor fluxo renal, atividade de renina plasmática, volume intravascular e débito cardíaco, além de maiores resistência vascular periférica e massa do ventrículo esquerdo (VE), quando comparados aos jovens com a mesma alteração de PA. Basicamente, a PA é o resultado do produto da resistência vascular periférica pelo débito cardíaco. Enquanto no jovem há uma elevação do débito cardíaco e pouca alteração na resistência vascular periférica, no paciente idoso observa-se o contrário: débito cardíaco reduzido e nítido aumento da resistência periférica, o que confirma a noção de que em pessoas idosas, ao contrário dos jovens, a PA é determinada em grande parte pela rigidez das grandes artérias centrais[8-10,16].

A arteriosclerose influencia diretamente no aumento da resistência periférica no idoso, resultando no processo de envelhecimento do vaso. A arteriosclerose é uma patologia multifatorial, marcada inicialmente por disfunção endotelial e, posteriormente, por alterações morfológicas da íntima e do endotélio. Essas alterações ocorrem como uma resposta fibroproliferativa na parede arterial gerada pela agressão à superfície endotelial. Uma menor quantidade de óxido nítrico é liberada pelo endotélio atingido pelo envelhecimento, reduzindo o relaxamento vascular. Por outro lado, há uma diminuição da sensibilidade da musculatura lisa vascular aos efeitos da endotelina, o que reduz o seu efeito vasoconstritor. Há um progressivo afinamento, desorganização e fragmentação da elastina, além de aumento do conteúdo de colágeno. Ocorre também deposição de cálcio e lipídios, com perda de elasticidade concomitante. Essas alterações vasculares têm fortes implicações clínicas na patogênese das doenças CV[17].

Uma relação linear entre aumento de PP e eventos CV fatais ou não fatais foi demonstrada em uma metanálise de idosos hipertensos[18]. Amostra da população de Framingham entre 50 e 79 anos também mostrou maior risco CV associado à maior PP e reforçou a importância da elevação da PAS e da redução da PAD nessa associação[19].

Do ponto de vista renal, o envelhecimento associa-se a um declínio contínuo da massa dos rins, com queda no número de glomérulos. Esse envelhecimento renal progressivo fica bem perceptível na mudança de estrutura dos glomérulos, com acentuado espessamento da membrana basal que se associa a alterações bioquímicas. Essas alterações levam à menor área de filtração glomerular, com consequente redução da taxa de filtração glomerular. De um modo geral, essas alterações possuem pouco significado clínico em idosos saudáveis. Porém, principalmente nos idosos frágeis, pequenas alterações ambientais ou descompensações de doenças crônicas já podem desencadear uma insuficiência renal[20].

AVALIAÇÃO CLÍNICA E DIAGNÓSTICO

A avaliação de um paciente idoso apresenta características bem diferentes das de um adulto jovem. A investigação clínica pode ser influenciada pelo alto número de comorbidades, algumas com sintomas semelhantes, que comumente mascaram o quadro clínico. Além disso, é necessária uma maior atenção às condições cognitivas do idoso, que, em um primeiro momento, pode dar falsa impressão de normalidade, gerando informações erradas ou omitidas[21].

A palpação dos pulsos arteriais periféricos deve ser feita de rotina, em razão da possibilidade real de envolvimento aterosclerótico difuso. A palpação dos pulsos carotídeos, seguida da ausculta dessas artérias, pode detectar diminuição da amplitude dos pulsos, bem como a presença de sopros. Na dúvida, deve-se utilizar o exame com ulrassonografia-Doppler das artérias carótidas e vertebrais. A ausculta das topografias renais pode mostrar sopros sistólicos ou sistodiastólicos que sugerem estenose de artérias renais, o que poderia ocasionar uma HAS refratária de etiologia renovascular[21].

Os pulsos arteriais de membros inferiores devem ser todos palpados, já que a diminuição de amplitude de segmentos arteriais, bem como o relato de claudicação intermitente indicam a realização de Doppler desses vasos[21].

O exame da região precordial é iniciado pela inspeção e palpação em busca de aumentos do VE ou ventrículo direito (VD). A ausculta cardíaca pode detectar uma quarta bulha, o que indica uma dificuldade de enchimento do VE, ou uma terceira bulha, resultado de uma possível dilatação do VE, comum na insuficiência cardíaca dilatada. Sopros cardíacos são relativamente frequentes em pacientes idosos com HAS e, muitas vezes, indicam alterações degenerativas mitrais ou aórticas. A realização de um EcoDoppler pode dar mais informações sobre as valvas mitral e aórtica, bem como demonstrar a massa e a função do VE[21].

A medida da PA no idoso pode resultar em valores inexatos, em decorrência da maior variabilidade da PA e de algumas outras peculiaridades dessa população, como: hipotensão ortostática e pós-prandial, pseudo-hipertensão e hiato auscultatório[21].

Definese hipotensão ortostática (HO) como uma redução de 20 mmHg na PAS e/ou 10 mmHg na PAD, em 3 minutos, quando o paciente passa da posição supina para a ortostática. Recomenda-se a verificação da PA no idoso na posição deitada e em pé, pois as alterações ateroscleróticas nas regiões dos seios carotídeos, assim como a HAS de longa data, podem reduzir a sensibilidade dos barorreceptores, aumentando a variação da PA em idosos e reduzindo os reflexos posturais, o que predispõe à HO. Uso de medicamentos como vasodilatadores, nitratos, diuréticos, betabloqueadores e antidepressivos também pode colaborar. A prevalência desse achado em idosos com mais de 75 anos tem sido referida como 34%[4].

O hiato auscultatório é definido como o desaparecimento dos ruídos de Korotkoff após a fase I de Korotkoff, seguido do reaparecimento dos sons após um período de hiato, o que pode ocorrer após um decréscimo de até 40 mmHg da PA. Essa situação pode levar à subestimação da PAS ou à superestimação da PAD. Ao se realizar a medida palpatória da PAS antecedendo a medida auscultatória, é possível identificar de maneira simples o hiato auscultatório[4]. Esse fenômeno também pode ser evitado com a utilização de aparelhos automáticos oscilométricos.

Já a pseudo-hipertensão pode surgir em idosos com calcificação da parede arterial, arteriosclerose pronunciada e enrijecimento tão intenso dos vasos que, para colabar a artéria braquial, o manguito precisa ser insuflado em valores mais altos que a PAS verdadeira. Para realizar esse diagnóstico, é usada a manobra de Osler, ou seja, inflar o manguito até níveis acima da PAS e, concomitantemente, palpar a artéria radial. A persistência da palpabilidade sugere rigidez da artéria, mostrando que a PAS obtida pela ausculta pode estar superestimada. Esse diagnóstico também é sugerido quando a PAS está aumentada de longa data, porém o paciente não possui lesão em órgãosalvo (LOA), assim como nos casos de sintomas de hipotensão ao se atingir o controle da PA[4].

Além de todas essas particularidades, os idosos apresentam maior variabilidade da PA e também estão sujeitos às variações da PA pela presença no consultório – hipertensão do avental branco e mascarada –, fazendo com que a monitorização fora do consultório, seja ambulatorial (MAPA) ou residencial (MRPA), seja cada vez mais importante no diagnóstico da HAS no idoso. A automedida da PA (AMPA), apesar das limitações, também deve ser considerada[22,23]. Esses métodos podem ainda detectar episódios de hipotensão, como a HO e a pós-prandial.

DECISÃO TERAPÊUTICA

Metanálises de ensaios clínicos randomizados incluindo centenas de milhares de pacientes mostraram que uma redução de 5 mmHg na PAD ou de 10 mmHg na PAS está associada a reduções significativas em todos os eventos CV principais em 20%, mortalidade por todas as causas em 10 a 15%, insuficiência cardíaca em 40%, eventos coronários em 20% e acidente vascular cerebral em 35%[24]. Essas reduções de risco relativo são consistentes, independentemente da PA basal dentro da faixa hipertensiva, do nível de risco CV, etnia, sexo e comorbidades, sendo muito importante destacar, ainda, independentemente da idade[25,26].

Mudança do paradigma do paciente idoso

Nas diretrizes mais recentes de HAS, com pioneirismo para a diretriz brasileira, houve uma mudança no paradigma de como o paciente idoso, principalmente os longevos, deve ser encarado. Essa mudança se dá pelo fato de a idade cronológica ser um substituto pobre para a idade biológica, com muitos idosos longevos tendo um alto grau de robustez e uma vida plenamente funcional, enquanto alguns idosos mais jovens já começam a apresentar sinais de fragilidade e perda funcional. Assim, outras variáveis passam a ganhar mais importância ao avaliar o *status* de um paciente idoso, principalmente a fragilidade e o nível de funcionalidade. Dessa forma, na hora de tomar decisões terapêuticas nos pacientes idosos, principalmente no que tange à meta terapêutica, cada vez mais utilizar a funcionalidade e a fragilidade deve direcionar o raciocínio clínico[27].

A Avaliação Geriátrica Ampla (AGA), utilizando escalas e testes de forma sistematizada, possibilita identificar com precisão a condição global do idoso, permitindo definir estratégias para uma abordagem terapêutica adequada[28,29]. No hipertenso idoso, o clínico deve realizar a avaliação da funcionalidade e da capacidade para a execução das atividades de vida diária[30,31]. A medição da velocidade de marcha (VM) deve ser feita de rotina por ser facilmente aplicada e por ser um bom preditor de funcionalidade e sobrevida[32,33]. Aqueles com VM < 0,8 m/s possuem maior risco de sarcopenia e fragilidade, devendo-se aprofundar a investigação[34,35]. Para fechar o diagnóstico de fragilidade, deve-se utilizar os "critérios de Fried"[36] ou a "Escala Clínica de Fragilidade"[37], ambos já amplamente utilizados, com as vantagens de serem confiáveis, simples e com boa associação prognóstica[32,33].

A fragilidade está associada a maior risco de HAS, eventos CV e mortalidade[38,39]. O controle adequado da HAS leva a melhores desfechos mesmo nos pacientes frágeis. Por outro lado, pacientes com fragilidade avançada costumam apresentar valores mais baixos de PA, menor cognição, massa muscular reduzida e maior mortalidade[40].

Pacientes com melhor funcionalidade e menos comorbidades apresentam reserva orgânica e sobrevida suficientes para obter os maiores benefícios de tratamento anti-hipertensivo e devem, desde que bem toleradas, ter metas de PA mais próximas àquelas dos mais jovens[30,41].

Por outro lado, idosos com funcionalidade mais reduzida, demência avançada e fragilidade devem ter o tratamento ainda mais individualizado, com metas de PA menos rigorosas, com um maior foco em qualidade de vida e controle de sintomas[38,42-44].

Quando iniciar o tratamento

Classicamente, as diretrizes concordam que os pacientes idosos com HAS grau 2 ou 3 devem receber tratamento com medicamentos anti-hipertensivos juntamente com intervenções no estilo de vida[45]. Tem havido menos consistência sobre se os medicamentos para redução da PA devem ser oferecidos a pacientes com hipertensão sistólica grau 1[46,47]. Essa incerteza estava relacionada ao fato de que, em pacientes mais velhos, os ensaios clínicos randomizados invariavelmente recrutaram aqueles com pelo menos grau 2 de hipertensão sistólica.

Em ensaios clínicos randomizados mais recentes, foi demonstrado um efeito protetor do tratamento em pacientes com HAS de grau 1, com uma boa representatividade de idosos. É o caso dos dados publicados do estudo SPRINT, que incluiu uma coorte de pacientes com mais de 75 anos, nos quais a redução mais intensa da PA reduziu o risco de eventos CV maiores e mortalidade[48]. Isso foi ainda apoiado pelo estudo HOPE-3, que mostrou efeitos benéficos da redução da PA sobre os resultados CV em pacientes, muitos com HAS grau 1 (PAS > 143 mmHg e PA média = 154 mmHg), cuja média de idade foi de 66 anos[49]. Há, portanto, justificativa para recomendar agora o tratamento para redução da PA a pacientes idosos com HAS de grau 1[26].

Os medicamentos para redução da PA não devem ser retirados com base apenas na idade. Está bem estabelecido que a diminuição do tratamento leva a um aumento acentuado do risco CV. Isso foi exemplificado em pacientes mais velhos por uma análise de subgrupo do Estudo de Hipertensão em Muito Idosos (HYVET)[50], relatando que, em pacientes com idade maior ou igual a 80 anos, a redução do risco CV foi maior naqueles que continuaram o tratamento, em vez de naqueles cujo tratamento foi descontinuado[51].

Assim como nos adultos jovens, é recomendado que os pacientes idosos com pré-hipertensão e risco CV baixo/moderado devam receber orientações sobre estilo de vida, porque isso reduz o risco de progredir para HAS estabelecida e pode reduzir ainda mais o risco CV. Não se deve oferecer a esses pacientes tratamento com drogas redutoras de PA. No entanto, com base nos dados do ensaio HOPE-3, o tratamento medicamentoso pode ser considerado nesses pacientes se sua PA está próxima do limiar diagnóstico de HAS de 140/90 mmHg, após uma tentativa prolongada de controlar a PA com mudanças no estilo de vida. Drogas para baixar a PA podem ser consideradas para pacientes com PA normal alta e doença CV estabelecida, especialmente doença arterial coronariana[49].

Metas terapêuticas

Na maior parte dos ensaios clínicos que demonstraram benefício do tratamento de redução da PA em pacientes idosos hipertensos, a meta de PAS variou entre 140 e 150 mmHg, faixa em que se observou a maior redução de eventos CV e fatais[53]. Em metanálise e revisão sistemática incluindo nove estudos, os autores demonstraram robusta evidência de que reduções < 150/90 mmHg trazem redução de mortalidade, AVC e eventos cardíacos em idosos[54]. No estudo HYVET, que teve pacientes longevos e sem fragilidade, uma redução da PAS < 150 mmHg (média 144 mmHg) levou a diminuições importantes na mortalidade, IC e AVC fatal[50]. No entanto, recentes ensaios clínicos mostraram evidências de benefícios de metas mais baixas de PA em pacientes idosos[25,48,55,75]. No subgrupo de indivíduos do estudo SPRINT com mais de 75 anos, o grupo de tratamento intensivo que atingiu uma média de PA de 124/62 mmHg teve uma redução significativa de eventos CV e em mortalidade por todas as causas quando comparado com a meta menos intensiva, na qual a média alcançada foi 135/67 mmHg[48]. Nesse estudo, sugere-se um benefício do tratamento mais intensivo mesmo nos idosos mais frágeis, mas houve maior incidência de quedas e maior ocorrência de prejuízo da função renal no controle mais intensivo. Uma observação digna de nota no SPRINT é que a medida de PA foi realizada sem supervisão, o que geralmente leva à PA mais baixa que a convencional. Assim, a meta atingida equivale a valores entre 130 e 139 mmHg, se comparada com a medida realizada nos estudos anteriores. Em uma metanálise, foi demonstrado que o controle de PA mais agressivo em pacientes com idade ≥ 65 anos reduziu mais eventos CV, mas apresenta muitas limitações metodológicas e revelou maior ocorrência de insuficiência renal no grupo de controle mais intensivo[55].

De maneira geral, a recomendação de metas para pacientes idosos brasileiros ≥ 60 anos é alcançar valores de acordo com sua condição global (hígidos ou frágeis), com meta de PAS de 130 a 139 mmHg nos idosos hígidos e 140 a 149 mmHg nos frágeis, com meta de PAD de 70 a 79 tanto em hígidos quanto nos frágeis. Entre os indivíduos considerados "hígidos", também estão incluídos aqueles com fragilidade leve, enquanto no grupo dos "frágeis" são contemplados aqueles com fragilidade moderada e severa[56].

Os valores da PA de consultório em que se deve iniciar o tratamento para HAS, bem como as metas de PA estão resumidos na Tabela I.

Como já discutido anteriormente, o idoso costuma ter uma PA bastante divergente, com PAS mais elevadas e PAD mais reduzidas. Dessa forma, muitas vezes é inviável manter tanto a PAS quanto a PAD dentro da meta. Nessas situações, o mais recomendado é priorizar manter a PAS dentro da meta, já que ela está mais associada a desfechos negativos do que a PAD[57].

A exceção se dá naqueles pacientes com doença arterial coronariana (DAC), em que a PAD deve ser reduzida com cautela até 70 mmHg, devendo-se evitar ficar abaixo de 65 mmHg, especialmente nos diabéticos e nos mais idosos, já que valores muito baixos de PAD podem propiciar isquemia miocárdica[58].

O tratamento da HAS é uma questão importante também em pacientes com insuficiência cardíaca com fração de ejeção reduzida (ICFER). É sabido que os melhores

TABELA I Recomendações para o tratamento da hipertensão arterial sistêmica em idosos

	PAS de consultório		PAD de consultório	
Condição global do idoso	**Limiar de tratamento**	**Meta de PA**	**Limiar de tratamento**	**Meta de PA**
Hígido/fragilidade leve	≥ 140 mmHg	130-139 mmHg	≥ 90 mmHg	70-79 mmHg
Fragilidade moderada a severa	≥ 160 mmHg	140-149 mmHg	≥ 90 mmHg	70-79 mmHg

desfechos clínicos ocorrem em doses otimizadas das medicações de primeira linha, no caso os betabloqueadores e o inibidor da enzima conversora da angiotensina (IECA) ou bloqueador do receptor AT1 da angiotensina II (BRA). Dessa forma, nos casos de ICFER a otimização dessas medicações deve ser objetivada. Porém, não é incomum, ao tentar otimizá-las, a PA acabar sendo reduzida abaixo da meta terapêutica. Nessas condições, uma PA abaixo da meta é aceitável, desde que bem tolerada pelo paciente[59].

TRATAMENTO

Tratamento não medicamentoso

Todas as medidas de mudanças de estilo de vida (MEV) válidas aos indivíduos jovens também devem ser consideradas para o idoso. No idoso, porém, é preciso ter um maior cuidado, devendo sempre pesar o real benefício e o potencial risco de cada medida adotada. Os idosos são mais sal-sensíveis, o que leva a uma maior eficácia da restrição salina nessa população[60]. O estudo TONE mostrou que, para cada 80 mmol de sódio (o que equivale a 2,0 g de sal) reduzidos na dieta por dia, houve uma redução de 2,0 mmHg na PAD e de 4,3 mmHg na PAS. Quando alcançada queda simultânea de peso, o efeito de redução da PA foi potencializado.[61] Deve ser evitada a redução excessiva da ingesta de sal, já que pode levar à perda de apetite, desnutrição e hiponatremia[62].

Exercícios físicos, resistidos e aeróbicos, são de grande valia nos idosos e devem ser estimulados. Em idosos, especialmente naqueles já com certo grau de sarcopenia, a redução do peso pode estar associada à perda inadequada a massa muscular e piorar a funcionalidade[63].

O consumo de álcool e tabaco ainda possui certa prevalência nos idosos e deve ser investigado. Do mesmo modo, todos os medicamentos em uso pelo paciente devem ser revisados, pois alguns deles podem elevar a pressão.

Tratamento medicamentoso

Na escolha do anti-hipertensivo para pacientes idosos, devem-se considerar elevada prevalência de comorbidades, contraindicações específicas, prováveis interações medicamentosas e custo, bem como a disponibilidade do medicamento e a experiência clínica com ele. É prudente iniciar com monoterapia ou combinação em doses baixas e, se necessário, realizar aumento ou combinação gradual de anti-hipertensivos, com intervalo mínimo de duas semanas[27].

O anti-hipertensivo inicial pode ser um bloqueador dos canais de cálcio (BCC), um diurético tiazídico ou um bloqueador do sistema renina-angiotensina-aldosterona (SRAA), seja BRA ou IECA. Os três grupos de medicações têm um alto número de estudos clínicos e são referência nas mais diversas diretrizes de HA, incluindo nos idosos[64,65].

Os betabloqueadores (BB) não são recomendados como monoterapia inicial em idosos[66], exceto na presença de comorbidades com indicação própria para o uso do BB, como ICFER, algumas arritmias ou insuficiência coronariana[27,64,67,68]. Pacientes com doença pulmonar obstrutiva crônica (DPOC) ou asma, mas com indicação clínica para o uso de BB, devem ser tratados com BB cardiosseletivo após compensação respiratória, sempre de forma cuidadosa[69]. Um fator que merece atenção é a possibilidade de indução de bradicardia severa quando utilizados em combinação com inibidores da acetilcolinesterase, muito usados na doença de Alzheimer[70].

Outras classes de anti-hipertensivos (antagonistas da aldosterona, medicamentos de ação central e vasodilatadores diretos), bem como outras modalidades de tratamento invasivo, devem ser utilizadas apenas como alternativas para o tratamento do idoso com HAS refratária.

O risco de quedas em idosos pode crescer no primeiro mês de tratamento com diuréticos e, na primeira semana, com as demais classes de anti-hipertensivos. Porém, em longo prazo, o uso de anti-hipertensivos pode ter até mesmo um efeito protetor[71,72].

Com o aumento da idade, há uma maior prevalência de comorbidades, de forma que mais de 65% dos longevos possuem duas ou mais patologias crônicas. Esses pacientes comumente recebem um alto número de medicamentos, em esquemas de difícil gerenciamento, o que culmina em um alto custo e em um risco elevado de interações medicamentosas. Assim, ao realizar o plano terapêutico, critérios como adesão medicamentosa, custo e possíveis interações medicamentosas devem ser levados em consideração[73].

Dessa forma, o tratamento anti-hipertensivo em idosos deve ser individualizado e seguir alguns princípios gerais de tratamento[74] (Tabela II).

TABELA II Princípios gerais do tratamento da hipertensão arterial sistêmica no idoso
Considerar que alterações hemodinâmicas decorrentes do envelhecimento podem afetar a distribuição, metabolização, eliminação, efeito e ação dos medicamentos.
Conhecer interações medicamentosas mais comuns dos anti-hipertensivos.
Iniciar com doses baixas e aumentar gradativamente.
Instruir paciente e familiares sobre a doença, a importância do tratamento, a pressão arterial-alvo e os possíveis efeitos adversos dos medicamentos.
Se possível, aguardar 1 mês antes de aumentar dose ou associar outro medicamento.
Considerar as condições socioeconômicas e cognitivas do paciente.
Avaliar comorbidades que contraindiquem o uso de um medicamento específico.
Dar preferência, sempre que possível, para medicações em combinações fixas de tomada única diária.

CONSIDERAÇÕES FINAIS

A prevalência da HAS aumenta progressivamente com a idade, elevando o risco de eventos cardiovasculares e de declínio cognitivo. O enrijecimento arterial é um importante mecanismo fisiopatológico e, quando possível, deve ser avaliado. O tratamento comprovadamente diminui o risco de desfechos negativos, independentemente da idade, devendo sempre ser individualizado, em especial nos idosos frágeis e com multimorbidades. As medidas, medicamentosas ou não, são semelhantes às do adulto, merecendo cuidados especiais para implementação. O monitoramento de pressão fora do consultório é fundamental, também no idoso, para o tratamento adequado. A utilização de medicamentos em combinações fixas, de dose única diária, pode ajudar na adesão dessa população, que apresenta frequente polifarmácia. A condição funcional, e não mais a idade cronológica *per se*, é que deve nortear a decisão terapêutica e as metas.

BIBLIOGRAFIA

1. World Health Organization. (WHO). World Report on Ageing and Health 2015.. Disponível em: http://apps.who.int/iris/ bitstream/10665/186463/1/9789240694811_eng.pdf?ua=1.
2. Kuczmarski RJ, Ogden CL, Grummer-Strawn LM, Flegal KM, Guo SS, Wei R, et al. CDC growth charts: United States. Adv Data. 2000;8(314):1-27.
3. Dados sobre o envelhecimento no Brasil. Secretaria Nacional de Promoção de Defesa dos Direitos Humanos. Disponível em: http://www.educadores.diaadia.pr.gov.br/arquivos/File/pdf/envelhecimento.pdf.
4. Aronow WS, Fleg JL, Pepine CJ, et al. ACCF/AHA 2011 Expert Consensus Document on Hypertension in the Elderly. A Report of the American College of Cardiology Foundation Task Force on Clinical Expert Consensus Documents Developed in Collaboration with the American Academy of

Neurology, American Geriatrics Society, American Society for Preventive Cardiology, American Society of Hypertension, American Society of Nephrology, Association of Black Cardiologists, and European Society of Hypertension. J Am Coll Cardiol. 2011-57(20):2037114.

5. Peters R, Beckett N, McCormack T, Fagard R, Fletcher A, Bulpitt C. Treating hypertension in the very elderly—benefits, risks, and future directions, a focus on the hypertension in the very elderly trial. Eur Heart J. 2014;35(26):1712-8.
6. Iadecola C. Hypertension and Dementia. Hypertension. 2014;64(1):3-5.
7. Costa Filho AM, Mambrini JVM, Malta DC, Lima-Costa MF, Peixoto SV. Contribution of chronic diseases to the prevalence of disability in basic and instrumental activities of daily living in elderly Brazilians: the National Health Survey (2013). Cad Saúde Pública (Online). 2018;34(1):e00204016.
8. Kelly R, Hayward C, Avolio A, O'Rourke M. Noninvasive determination of age-related changes in the human arterial pulse. Circulation. 1989;80(6):1652-9.
9. Franklin SS, Gustin Wt, Wong ND, Larson MG, Weber MA, Kannel WB, et al. Hemodynamic patterns of age-related changes in blood pressure. The Framingham Heart Study. Circulation. 1997;96(1):308-15.
10. Pearson JD, Morrell CH, Brant LJ, Landis PK, Fleg JL. Age-associated changes in blood pressure in a longitudinal study of healthy men and women. J Gerontol A Biol Sci Med Sci. 1997;52(3):M177-83.
11. O'Rourke MF, Nichols WW. Aortic diameter, aortic stiffness, and wave reflection increase with age and isolated systolic hypertension. Hypertension. 2005;45(4):652-8.
12. Niiranen TJ, Lyass A, Larson MG, Hamburg NM, Benjamin EJ, Mitchell GF, et al. Prevalence, correlates, and prognosis of healthy vascular aging in a western community-dwelling cohort: The Framingham Heart Study. Hypertension. 2017;70(2):267-74.
13. Freitas EGB, Souza DF, Ferreira-Filho SR. Probability of at least one high arterial blood pressure measurement in elderly patients with healthy vascular aging in two years of follow-up. Kidney Blood Press Res. 2018;43(6):1765-71.
14. de Mendonca GS, de Souza DF, de Alvarenga Cunha Brunelli AC, de Oliveira Peres CI, Freitas EGB, Lacerda GN, et al. Arterial stiffness in elderly patients with normotension and hypertension in Brazil. J Clin Hypertens (Greenwich). 2018;20(9):1285-93.
15. Benetos A, Gautier S, Labat C, et al. Mortality and cardiovascular events are best predicted by low central/peripheral pulse pressure amplification but not by high blood pressure levels in elderly nursing home subjects: the PARTAGE (predictive values of blood pressure and arterial stiffness in institutionalized very aged population) study. J Am Coll Cardiol. 2012;60(16):1503-11.
16. Kaplan NM. Clinical hypertension. 7.ed. Baltimore: Williams & Wilkins, 1998. 444 p.
17. Bilato C, Crow MT. Atherosclerosis and the vascular biology of aging. Aging. 1996;8:222-4.
18. Blacher J, Staessen JA, Girerd X, Gazowski J, Thijs L, Liu L, et al. Pulse pressure not mean pressure determines cardiovascular risk in older hypertensive patients. Arch Intern Med. 2000;160:1085-9.
19. Mahmood SS, Levy D, Vasan RS, Wang TJ. The Framingham Heart Study and the epidemiology of cardiovascular disease: a historical perspective. Lancet. 2014;383(9921):999-1008.
20. Musso CG, Oreopoulos DG. Aging and physiological changes of the kidneys including changes in glomerular filtration rate. Nephron Physiol. 2011;119(Suppl 1):1-5.
21. Campana EMG, Freitas EV, Brandão AA, et al. Hipertensão arterial no idoso. In: Freitas EV, Py L (eds.). Tratado de Geriatria e Gerontologia. Rio de Janeiro: GEN, 2016. p.507-21.
22. Feitosa ADM, Mota-Gomes MA, Barroso WS, Miranda RD, Barbosa ECD, Pedrosa RP, et al. Relationship between office isolated systolic or diastolic hypertension and white-coat hypertension across the age spectrum: a home blood pressure study. J Hypertens. 2020;38(4):663-670.
23. Nobre F, Mion Jr. D, Gomes MAM, Barbosa ECD, Rodrigues CIS, Neves MFT, et al. 6ª Diretrizes de Monitorização Ambulatorial da Pressão Arterial e 4ª Diretrizes de Monitorização Residencial da Pressão Arterial. Arq Bras Cardiol. 2018;110(5Supl.1):1-29.
24. Alessi A, Brandão AA, Paiva AM, et al. I Posicionamento brasileiro sobre pré-hipertensão, hipertensão do avental branco e hipertensão mascarada: diagnóstico e conduta. Arq Bras Cardiol. 2014-102(2):1108.
25. Blood Pressure Lowering Treatment Trialists' Collaboration. Pharmacological blood pressure lowering for primary and secondary prevention of cardiovascular disease across different levels of blood pressure: an individual participant-level data meta-analysis. Lancet. 2021;397(10285):1625-36. Erratum in: Lancet. 2021;397(10288):1884.
26. Brunstrom M, Carlberg B. Association of blood pressure lowering with mortality and cardiovascular disease across blood pressure levels: a systematic review and meta-analysis. JAMA Intern Med. 2018;178:28-36.
27. Barroso WKS, Rodrigues CIS, Bortolotto LA, Mota-Gomes MA, Brandão AA, Feitosa ADM, et

al. Diretrizes Brasileiras de Hipertensão Arterial – 2020. Arq Bras Cardiol. 2021;116(3):516-658.
28. Wu C, Smit E, Peralta CA, Sarathy H, Odden MC. Functional status modifies the association of blood pressure with death in elders: Health and retirement study. J Am Geriatr Soc. 2017;65(7):1482-9.
29. Soobiah C, Daly C, Blondal E, Ewusie J, Ho J, Elliott MJ, et al. An evaluation of the comparative effectiveness of geriatrician-led comprehensive geriatric assessment for improving patient and healthcare system outcomes for older adults: a protocol for a systematic review and network metaanalysis. Syst Rev. 2017;6(1):65.
30. Rockwood K, Song X, MacKnight C, et al. A global clinical measure of fitness and frailty in elderly people. CMAJ. 2005;173(5):489-95.
31. Rockwood K, Song X, Mitnitski A. Changes in relative fitness and frailty across the adult lifespan: evidence from the Canadian National Population Health Survey. CMAJ. 2011;183:E487-94.
32. Afilalo J, Eisenberg MJ, Morin JF, et al. Gait speed as an incremental predictor of mortality and major morbidity in elderly patients undergoing cardiac surgery. J Am Coll Cardiol. 2010;56(20):1668-76.
33. Studenski S, Perera S, Patel K, Rosano C, et al. Gait speed and survival in older adults. JAMA. 2011;305(1):50.
34. Delgado J, Masoli JAH, Bowman K, et al. Outcomes of treated hypertension at age 80 and older: Cohort analysis of 79,376 individuals. J Am Geriatr Soc. 2017;65(5):995-1003.
35. Odden MC, Moran AE, Coxson PG, Peralta CA, Goldman L, BibbinsDomingo K. Gait speed as a guide for blood pressure targets in older adults: A modeling study. J Am Geriatr Soc. 2016;64(5):101-23.
36. Fried LP, Tangen CM, Walston J, et al. Frailty in older adults: evidence for a phenotype. J Gerontol A Biol Sci Med Sci. 2001;56(3):M146-M156.
37. Rodrigues MK, Nunes Rodrigues I, Vasconcelos Gomes da Silva DJ, et al. Clinical frailty scale: Translation and cultural adaptation into the Brazilian Portuguese Language. J Frailty Aging. 2020.
38. Masoli JAH, Delgado J, Pilling L, Strain D, Melzer D. Blood pressure in frail older adults: associations with cardiovascular outcomes and all-cause mortality Age Ageing. 2020;afaa028.
39. Atkins JL, Delgado J, Pilling LC, et al. Impact of low cardiovascular risk profiles on geriatric outcomes: Evidence from 421,000 participants in two cohorts. J Gerontol A Biol Sci Med Sci. 2019;74(3):350-7.
40. Ravindrarajah R, Hazra NC, Hamada S, et al. Systolic blood pressure trajectory, frailty, and all-cause mortality > 80 years of age: Cohort study using electronic health records. Circulation. 2017;135(24):2357-68.
41. Peters R, Beckett N, Forette F, et al. Incident dementia and blood pressure lowering in the Hypertension in the Very Elderly Trial cognitive function assessment (HYVET-COG): a double-blind, placebo controlled trial. Lancet Neurol. 2008;7(8):683-9.
42. Gulla C, Flo E, Kjome RL, Husebo BS. Deprescribing antihypertensive treatment in nursing home patients and the effect on blood pressure. J Geriatr Cardiol. 2018;15(4):275-83.
43. Warwick J, Falaschetti E, Rockwood K, et al. No evidence that frailty modifies the positive impact of antihypertensive treatment in very elderly people: an investigation of the impact of frailty upon treatment effect in the HYpertension in the Very Elderly Trial (HYVET) study, a double-blind, placebo-controlled study of antihypertensives in people with hypertension aged 80 and over. BMC Med. 2015;13:78.
44. Russo G, Liguori I., Aran L, et al. Impact of SPRINT results on hypertension guidelines: implications for "frail" elderly patients. J Hum Hypertens. 2018;32:633-8.
45. Kjeldsen S, Feldman RD, Lisheng L, Mourad JJ, Chiang CE, Zhang W, et al. Updated national and international hypertension guidelines: a review of current recommendations. Drugs. 2014;74:2033-51.
46. Diao D, Wright JM, Cundiff DK, Gueyffier F. Pharmacotherapy for mild hypertension. Cochrane Database Syst Rev. 2012;8:CD006742.
47. Zanchetti A, Grassi G, Mancia G. When should antihypertensive drug treatment be initiated and to what levels should systolic blood pressure be lowered? A critical reappraisal. J Hypertens. 2009;27:923-34.
48. Williamson JD, Supiano MA, Applegate WB, Berlowitz DR, et al.; SPRINT Research Group. Intensive vs Standard Blood Pressure Control and Cardiovascular Disease Outcomes in Adults Aged ≥75 Years: A Randomized Clinical Trial. JAMA. 2016;315(24):2673-82.
49. Lonn EM, Bosch J, Lopez-Jaramillo P, Zhu J, Liu L, Pais P, et al., HOPE-3 Investigators. Blood-pressure lowering in intermediate-risk persons without cardiovascular disease. N Engl J Med. 2016;374:2009-20.
50. Beckett N, Peters R, Leonetti G, Duggan J, Fagard R, Thijs L, et al.; HYVET Study Group. Subgroup and per-protocol analyses from the Hypertension in the Very Elderly Trial. J Hypertens. 2014;32:1478-87.
51. Carlberg B. What do we know about the risks of stopping antihypertensive treatment? J Hypertens. 2014;32:1400-1.
52. Williams B, Mancia G, Spiering W, et al. 2018 ESC/ESH Guidelines for the management of arterial

hypertension [correction appears in Eur Heart J. 2019;40(5):475]. Eur Heart J. 2018;39(33):3021-104.

53. Wright JT Jr, Fine LJ, Lackland DT, Ogedegbe G, Dennison Himmelfarb CR. Evidence supporting a systolic blood pressure goal of less than 150 mmHg in patients aged 60 years or older: the minority view. Ann Intern Med. 2014;160(7):499-503.
54. Weiss J, Freeman M, Low A, Fu R, Kerfoot A, Paynter R, et al. Benefits and harms of intensive blood pressure treatment in adults aged 60 years or older: A systematic review and meta-analysis. Ann Intern Med. 2017;166(6):419-29.
55. Bavishi C, Bangalore S, Messerli FH. Outcomes of intensive blood pressure lowering in older hypertensive patients. J Am Coll Cardiol. 2017;69(5):486-93.
56. Fabrício-Wehbe SCC. Adaptação cultural e validade da Edmonton Frail Scale – EFS em uma amostra de idosos brasileiros. Rev Latino-Am Enfermagem. 2009;17(6).
57. Palaniappan L, Simons LA, Simons J, Friedlander Y, McCallum J. Comparison of usefulness of systolic, diastolic, and mean blood pressure and pulse pressure as predictors of cardiovascular death in patients ≥ 60 years of age (The Dubbo Study). Am J Cardiol. 2002;90(12):1398-401.
58. Rosendorff C, Lackland DT, Allison M, Aronow WS, Black HR, Blumenthal RS, et al. Treatment of hypertension in patients with coronary artery disease: A scientific statement from the American Heart Association, American College of Cardiology, and American Society of Hypertension. J Am Coll Cardiol. 2015;65(18):1998-2038.
59. McDonagh TA, Metra M, Adamo M, et al. 2021 ESC Guidelines for the diagnosis and treatment of acute and chronic heart failure. Eur Heart J. 2021;ehab368.
60. World Health Organization. WHO. Guideline: Sodium intake for adults and children. Geneva, 2012.
61. Whelton PK, Appel LJ, Espeland MA, et al. Sodium reduction and weight loss in the treatment of hypertension in older persons: a randomized controlled trial of nonpharmacologic interventions in the elderly (TONE). TONE Collaborative Research Group [correction in JAMA. 1998;279(24):1954]. JAMA. 1998;279(11):839-46.
62. Mente A, O'Donnell MJ, Rangarajan S, et al. Association of urinary sodium and potassium excretion with blood pressure. N Engl J Med. 2014;371(7):601-11.
63. Inder JD, Carlson DJ, Dieberg G, McFarlane JR, Hess NC, Smart NA. Isometric exercise training for blood pressure management: a systematic review and meta-analysis to optimize benefit. Hypertens Res. 2016;39(2):88-94.
64. Feitosa-Filho GS, Peixoto JM, Pinheiro JES, et al. Updated Geriatric Cardiology Guidelines of the Brazilian Society of Cardiology - 2019. Arq Bras Cardiol. 2019;112(5):649-705.
65. Butrous H, Hummel SL. Heart Failure in Older Adults. Can J Cardiol. 2016;32(9):1140-7.
66. Stortecky S, Schoenenberger AW, Moser A, Kalesan B, Juni P, Carrel T, et al. Evaluation of multidimensional geriatric assessment as a predictor of mortality and cardiovascular events after transcatheter aortic valve implantation. JACC Cardiovasc Interv. 2012;5(5):489-96.
67. Bangalore S, Messerli FH, Kostis JB, Pepine CJ. Cardiovascular protection using beta-blockers: a critical review of the evidence. J Am Coll Cardiol. 2007;50(7):563-72.
68. Wiysonge CS, Bradley HA, Volmink J, Mayosi BM, Opie LH. Beta-blockers for hypertension. Cochrane Database Syst Rev. 2017;1(1):CD002003.
69. Finks SW, Rumbak MJ, Self TH. Treating hypertension in chronic obstructive pulmonary disease. N Engl J Med. 2020;382(4):353-63.
70. Isik AT, Soysal P, Stubbs B. Cardiovascular outcomes of cholinesterase inhibitors in individuals with dementia: A meta-analysis and systematic review. J Am Geriatr Soc. 2018;66(9):1805-11.
71. Kahlaee HR, Latt MD, Schneider CR. Association between chronic or acute use of antihypertensive class of medications and falls in older adults. A Systematic Review and Meta-Analysis. Am J Hypertens. 2018;31(4):467-79.
72. Ang HT, Lim KK, Kwan YH, Há YC, Lim JY. A systematic review and metaanalyses of the association between anti-hypertensive classes and the risk of falls among older adults. Drugs Aging. 2018;35(7):625-35.
73. Barnett K, Mercer SW, Norbury M, Watt G, Wyke S, Guthrie B. Epidemiology of multimorbidity andimplications for health care, research, and medical education: a cross-sectional study. Lancet. 2012;380(9836):37-43.
74. Freitas EV, Mohallem KL, Gamarski R, Pereira SR. Manual Prático de Geriatria. 2.ed. Rio de Janeiro: GEN, 2017.
75. Zhang W, Zhang S, Deng Y, et al. Trial of intensive blood-pressure control in older patients with hypertension. N Engl J Med. 2021;385(14):1268-79.

53

Criança e adolescente

Isabel Cristina Britto Guimarães
Vera H. Koch

CONSULTA RÁPIDA

- Toda criança e adolescente ≥ 3 anos de idade, deve ter a pressão arterial (PA) verificada anualmente.
- Crianças < 3 anos de idade devem ter a PA medida em caso de prematuridade, muito baixo peso ao nascer, restrição de crescimento intrauterino, antecedente de internação em UTI neonatal, cardiopatias congênitas, nefrouropatias, transplante de órgãos sólidos, doença oncológica, uso crônico de medicações que elevam a PA, doenças sistêmicas associadas à hipertensão arterial sistêmica (HAS) e evidência de hipertensão intracraniana.
- Toda criança e adolescente ≥ 3 anos de idade, com excesso de peso, uso crônico de medicações que elevam a PA, doença renal, coarctação de aorta e diabetes, deve ter sua PA verificada em toda avaliação clínica.
- O diagnóstico de HAS na criança e adolescente no ambulatório será feito, quando pelo método auscultatório, se a PA estiver > percentil 95 em 3 visitas distintas, de acordo com idade, sexo e percentil de estatura.

Tratamento não medicamentoso

- Recomendado para todos os pacientes pediátricos com valores de PA acima do percentil 90 ou PA < 130/80 (≥ 13 anos de idade).
- Redução de peso, exercício físico, intervenção dietética e controle de estresse.
- Redução da ingestão de sódio na dieta.

Definição atualizada da pressão arterial de acordo com a faixa etária

Crianças de 1 a 13 anos de idade	Crianças com idade ≥ 13 anos
PA normal: < P90 para idade, sexo e altura	PA normal: < 120 x < 80 mmHg
Pressão arterial elevada: PA ≥ P90 e < 95 percentil para idade, sexo e altura ou PA 120 x 80 mmHg mas < P95 (o que for menor)	Pressão arterial elevada: PA 120 x < 80 mmHg a PA 129 x < 80 mmHg
Hipertensão arterial sistêmica estágio 1: PA ≥ P95 para idade, sexo e altura até < P95 + 12 mmHg ou PA entre 130 x 80 até 139 x 89 mmHg (o que for menor)	Hipertensão arterial sistêmica estágio 1: PA 130x80 ou até 139/89 mm Hg
Hipertensão arterial sistêmica estágio 2: PA ≥ P95 + 12 mmHg para idade,sexo e altura ou PA ≥ 140 x 90 mmHg (o que for menor)	Hipertensão arterial sistêmica estágio 2: PA ≥ 140 x 90 mmHg

Tratamento medicamentoso

- Nos casos com HAS sintomática, secundária a DRC ou DM, presença de LOA, HA estágio 2 sem causa modificável aparente e HAS persistente não responsiva à mudança de estilo de vida.
- Alvo: redução da PA abaixo do percentil 90 de acordo com a idade, o sexo e o percentil de estatura.
- Não resposta à monoterapia por mais de seis meses, considerar encaminhamento ao especialista em HA na criança e no adolescente.

CONTEXTO EPIDEMIOLÓGICO E IMPORTÂNCIA DA HIPERTENSÃO EM PEDIATRIA

A prevalência de hipertensão arterial sistêmica (HAS) em crianças e adolescentes varia nos diversos estudos, observando-se valores de 1 a 4%, após múltiplas mensurações, tanto em crianças eutróficas quanto obesas[1,2]. Apesar dos vários estudos que avaliaram a hipertensão pediátrica em todo o mundo, faltavam estimativas da prevalência global de hipertensão pediátrica, provavelmente por causa da diversidade metodológica de técnicas de medição e definições de HAS dos estudos publicados existentes. Uma recente revisão sistemática e metanálise preenche essa lacuna, com base em 47 estudos, que definiram HAS de acordo com o quarto relatório do *National High Blood Pressure Education Program* (NHBPEP) e incluíram medições de pressão arterial (PA) em pelo menos 3 visitas separadas. A prevalência combinada observada foi de 4% para HAS, 9,67% para PA elevada (PAE), 4% para HAS estágio 1 e 0,95% para HAS estágio 2, em indivíduos ≤ 19 anos[3]. Em análise de subgrupos, a prevalência de HAS foi maior entre crianças com sobrepeso/obesidade. Uma tendência de aumento da prevalência de HA na infância foi observada durante as últimas duas décadas. Em 2015, a prevalência de HA variou de 4,32% entre as crianças de 6 anos a 3,28%, entre os adolescentes de 19 anos, e atingiu um pico de 7,89% entre os de 14 anos[4]. No Brasil, o estudo ERICA avaliou 73.399 estudantes de 12 a17 anos, com uma prevalência de PAE de 14,5%, taxa máxima de 29,3%, nos meninos de 15 a 17 anos, prevalência de HAS de 9,6%, principalmente > 13 anos de idade, e em 17,8% dos indivíduos avaliados, a prevalência de HAS foi atribuída à obesidade[5].

Como os estudos incluídos na metanálise descrita definiram HAS de acordo com os parâmetros normativos do quarto relatório do NHBPEP[3], a prevalência global de HAS infantil pode ser ainda maior se analisada de acordo com a versão recentemente atualizada do quarto relatório que utiliza apenas normativa de dados para PA sistólica (PAS) e diastólica (PAD) em crianças não obesas[6]. Estudos que já utilizaram essa nova normatização sugerem que sua aplicação resultará em um aumento geral na prevalência de HAS, particularmente em jovens obesos, bem como naqueles indivíduos com outros fatores de risco cardiovascular (FRCV)[7].

O índice de massa corporal (IMC) e o nível socioeconômico na infância, assim como a presença de fatores de risco parental e polimorfismos genéticos, são preditores independentes de obesidade, hipertensão e dislipidemia em adultos. A doença cardiovascular aterosclerótica começa na infância e se desenvolve como um processo ao longo da vida. Níveis elevados de PA na infância, bem como tabagismo na infância, padrões de estilo de vida e atividade física, têm sido associados ao futuro desenvolvimento da aterosclerose, a partir dos 9 anos de idade. Mudanças nos fatores de risco modificáveis, como redução no IMC, diminuição do consumo de álcool e aumento no consumo de vegetais foram pelo menos parcialmente responsáveis pela resolução da PA elevada/HAS na transição da infância para a idade adulta[8]. Além disso, os efeitos da PA elevada na infância sobre a aterosclerose precoce podem ser revertidos principalmente se os níveis normais de PA forem alcançados na idade adulta[9,10].

DEFINIÇÃO E ETIOLOGIA

O NHBPEP 2004 introduziu o conceito de normatização da medida de PA na criança e no adolescente utilizando percentis de PA e sua correlação com percentis de estatura em crianças e adolescentes de 1 a 17 anos de idade[3]. Esse estudo, entretanto, incluiu em sua análise indivíduos com sobrepeso e obesidade, este viés foi corrigido em 2017, com a publicação de novas diretrizes construídas exclusivamente com base em análise de dados em indivíduos eutróficos. A aplicação dessa nova normatização, como descrito, já se traduz em aumento predominante da prevalência de PA elevada (anteriormente denominada pré-hipertensão) e, menos intensamente, da prevalência HAS, especialmente em adolescentes obesos do sexo masculino[7].

As diretrizes 2017 apresentam dois importantes avanços, o primeiro é a adoção dos mesmos parâmetros que definem HAS no adulto para adolescentes ≥ 13 anos de idade, o que facilita sobremaneira a transição de cuidado do adolescente para a clínica de adultos, como demonstra a Tabela I[11]. Outra vantagem é a apresentação de uma tabela simplificada de valores "alerta" de PAS e PAD, para o sexo feminino e masculino, cuja confirmação deve suscitar avaliação adicional do caso, como demonstra a Tabela II. Esse estudo, no entanto, apresenta, um grande desafio, que

TABELA I Definição atualizada da pressão arterial de acordo com a faixa etária

Crianças de 1 a 13 anos de idade	Crianças com idade ≥ 13 anos
PA normal: < P90 para idade, sexo e altura	PA normal: < 120 x < 80 mmHg
Pressão arterial elevada: PA ≥ P90 e < 95 percentil para idade, sexo e altura ou PA 120 x 80 mmHg mas < P95 (o que for menor)	Pressão arterial elevada: PA 120 x < 80 mmHg a PA 129 x < 80 mmHg
Hipertensão arterial sistêmica estágio 1: PA ≥ P95 para idade, sexo e altura até < P95 + 12 mmHg ou PA entre 130 x 80 até 139 x 89 mmHg (o que for menor)	Hipertensão arterial sistêmica estágio 1: PA 130x80 ou até 139/89 mm Hg
Hipertensão arterial sistêmica estágio 2: PA ≥ P95 + 12 mmHg para idade,sexo e altura ou PA ≥ 140 x 90 mmHg (o que for menor)	Hipertensão arterial sistêmica estágio 2: PA ≥ 140 x 90 mmHg

Fonte: adaptada de Flynn et al., 2017[6].

TABELA II Valores de alerta, que requerem avaliação adicional, de PA sistólica (PAS) e diastólica (PAD), em mmHg, para ambos os sexos

Idade	Sexo masculino		Sexo seminino	
	PAS	PAD	PAS	PAD
1	98	52	98	54
2	100	55	101	58
3	101	58	102	60
4	102	60	103	62
5	103	63	104	64
6	105	66	105	67
7	106	68	106	68
8	107	69	107	69
9	107	70	108	71
10	108	72	109	72
11	110	74	111	74
12	113	75	114	75
≥ 13	120	80	120	80

Fonte: adaptada de Flynn et al., 2017[6].

é utilização da monitorização ambulatorial da pressão arterial (MAPA) para o diagnóstico de HAS utilizando os parâmetros sugeridos na Tabela III[12]. Sugere-se que a MAPA deva ser realizada para confirmação da HAS em crianças e adolescentes com medidas de consultório em nível de PA elevada por 1 ano ou mais, ou, em nível de HAS estágio 1 em 3 visitas clínicas de crianças e adolescentes em condições de alto risco[6]. Para o diagnóstico de HAS no primeiro ano de vida, utilizam-se ainda os parâmetros descritos em 1987[13].

A HAS na criança e no adolescente pode ser de etiologia primária ou secundária. A HAS secundária é a causa mais frequente de HAS pediátrica nas faixas etárias mais jovens. A etiologia primária apresenta, na maioria das vezes, um perfil característico, idade superior a 6 anos, história familiar de HAS e associação com sobrepeso/obesidade, e, apesar de cada vez mais frequente, ainda é um diagnóstico de exclusão.

Deve-se suspeitar de HAS secundária nos seguintes casos: crianças pequenas com HAS estágio 1; crianças/adolescentes com HAS estágio 2; crianças/adolescentes com urgência e emergência hipertensiva; crianças e adolescentes com HAS e sinais de doença sistêmica; crianças e adolescentes com HAS de difícil manejo clínico; achados sugestivos à MAPA: hipertensão mascarada (HM), HA diastólica, HA do sono, ausência de descenso da pressão[14].

A etiologia da HAS secundária varia com a idade, até 6 anos de idade, predominam a nefropatia parenquimatosa e coarctação de aorta (CoAo) e, entre 6 e 10 anos, predomina a nefropatia parenquimatosa[14]. As nefropatias em geral são responsáveis por 60 a 90% dos casos de HA de etiologia secundária; podendo acometer toda a faixa etária pediátrica, apesar de serem mais frequentes nas crianças de menor idade. Causas menos comuns são arterites sistêmicas, tumores renais, doenças endocrinológicas e neurológicas, síndrome de HAS associada com apneia obstrutiva do sono, ou uso de drogas/HAS induzida por drogas ilícitas (descongestionantes, cafeína, AINH, medicações para distúrbio de déficit de atenção/hiperatividade, esteroides contraceptivos hormonais, antidepressivos tricíclicos, anfetaminas, cocaína, entre outras)[6].

Em estudo recente incluindo, 1.025 crianças hipertensas na Polônia entre os pacientes com HAS grave, as nefropatias foram responsáveis pela HA em 68% dos casos. Nesse grupo, cicatriz renal grosseira foi detectada em 50%; hidronefrose, em 9,2%; doença policística renal, em 7,1%; glomerulonefrite crônica,

TABELA III Sugestão para estadiamento da pressão arterial avaliada pela MAPA em crianças e adolescentes

Classificação	PA no consultório	PAS/PAD ambulatorial	Carga sistólica/ diastólica
PA normal	< P90	< P95	<25%
Hipertensão avental branco	≥ P95	< P95	<25%
PA elevada	≥ P90 ou > 120/80 mmHg	< P 95	≥ 25%
Hipertensão Mascarada	< P95	< P95	≥ 25%
Hipertensão ambulatorial	> P95	>P95 (>P90 HA secundária)	25 a 50%
Hipertensão ambulatorial grave	>P95	>P95	>50%

HA: hipertensão arterial; MAPA: monitorização ambulatorial da pressão arterial.
Fonte: adaptada de Flynn et al., 2017[6].

em 20,6%; e encontravam-se em recuperação de lesão renal aguda por causa da síndrome hemolítica urêmica 4,7%. A HAS renovascular apresentou prevalência de 5-10%[15].

METODOLOGIA DA MEDIDA DE PRESSÃO ARTERIAL

A PA deve ser medida anualmente em crianças e adolescentes ≥ 3 anos de idade. A medida deve ser repetida em todas as consultas no caso de condições de risco como obesidade, doença renal, obstrução de arco aórtico ou CoAo, diabetes *mellitus* ou utilização crônica de medicamentos reconhecidamente associada à elevação de PA. A execução correta da técnica na criança e no adolescente, segundo padronização previamente estabelecida, é condição obrigatória para obtenção de valor fidedigno de medida e categorização correta da PA em pediatria[6].

A PA deve ser medida preferencialmente no braço direito, com o paciente deitado até os 3 anos de idade, e, nas crianças maiores, em posição sentada com o braço apoiado no nível do coração. Deve-se selecionar o manguito correto, sendo o comprimento da bolsa inflável de 80 a 100% da circunferência do braço (CB), e a largura de, pelo menos, 40% da CB. O sino do estetoscópio deve ser colocado na artéria braquial, na fossa antecubital, com a extremidade inferior do manguito posicionada a 2 a 3 cm acima da fossa antecubital. A PA deve ser avaliada incialmente pela palpação da artéria braquial, considerando-se que o desaparecimento do pulso radial durante a inflação do manguito corresponde à PA sistólica (PAS). Em sequência, para a medida auscultatória, o manguito deve ser inflado até 20 a 30 mmHg acima do ponto em que o pulso radial desaparece e depois esvaziado lentamente, 2 a 3 mmHg/s. Os primeiros sons audíveis (fase I de Korotkoff) correspondem à PAS, o desaparecimento dos sons (fase V de Korotkoff) deve ser considerado PA diastólica (PAD). Se os sons de Korotkoff forem ouvidos até zero, considera-se PAD o ponto em que o som se abafa (Korotkoff fase IV). Todo paciente hipertenso deve ter a medida de PA avaliada nos 4 membros. A medida da PA em membros inferiores (MMII) deve ser feita com o paciente em decúbito ventral, utilizando um manguito de tamanho apropriado colocado na coxa e o estetoscópio aposto sobre a artéria poplítea. A PAS em MMII é geralmente 10 a 20% mais elevada do que a PA medida na artéria braquial. As Tabelas IV e V apresentam os valores de PA normal, elevada e HAS estágio 1 e 2, de acordo com sexo, idade e percentil de altura, adaptado da publicação de Flynn et al., 2017[6].

As seguintes condições clínicas de risco determinam a necessidade de medida rotineira de PA em crianças < 3 anos de idade: prematuridade, muito baixo peso ao nascer, restrição de crescimento intrauterino, antecedente de internação em unidade de terapia intensiva neonatal ou de cateterização umbilical pós-natal, cardiopatias congênitas operadas ou não, infecção urinária de repetição, hematúria ou proteinúria, nefrouropatias, transplante de órgãos sólidos, doença oncológica ou transplante de medula óssea, uso crônico de medicamentos com reconhecido efeito de elevação de PA, doenças sistêmicas associadas a HAS (neurofibromatose, esclerose tuberosa, anemia falciforme, entre outras), evidência de hipertensão intracraniana.

Dispositivos oscilométricos, devidamente validados para a faixa etária pediátrica, podem ser usados para a avaliação inicial da PA em crianças e adolescentes. Se houver suspeita de PA elevada com base em leituras oscilométricas, medidas confirmatórias devem ser realizadas por método auscultatório. O diagnóstico de HAS baseia-se na confirmação de valores ≥ P95 em 3 visitas diferentes por método auscultatório. Em relação à medida de PA do recém-nascido, sugere-se que seja

TABELA IV Valores de pressão arterial para meninos de acordo com a idade e percentil de altura

		Pressão arterial sistólica (mmHg) Percentis da estatura ou medida da estatura (cm)							Pressão arterial diastólica (mmHg) Percentis da estatura ou medida da estatura (cm)						
Idade (anos)	**Percentis da PA**	**5%**	**10%**	**25%**	**50%**	**75%**	**90%**	**95%**	**5%**	**10%**	**25%**	**50%**	**75%**	**90%**	**95%**
1	Estatura (cm)	77,2	78,3	80,2	82,4	84,6	86,7	87,9	77,2	78,3	80,2	82,4	84,6	86,7	87,9
	P50	85	85	86	86	87	88	88	40	40	40	41	41	42	42
	P90	98	99	99	100	100	101	101	52	52	53	53	54	54	54
	P95	102	102	103	103	104	105	105	54	54	55	55	56	57	57
	P95 + 12 mmHg	114	114	115	115	116	117	117	66	66	67	67	68	69	69
2	Estatura (cm)	86,1	87,4	89,6	92,1	94,7	97,1	98,5	86,1	87,4	89,6	92,1	94,7	97,1	98,5
	P50	87	87	88	89	89	90	91	43	43	44	44	45	46	46
	P90	100	100	101	102	103	103	104	55	55	56	56	57	58	58
	P95	104	105	105	106	107	107	108	57	58	58	59	60	61	61
	P95 + 12 mmHg	116	117	117	118	119	119	120	69	70	70	71	72	73	73
3	Estatura (cm)	92,5	93,9	96,3	99	101,8	104,3	105,8	92,5	93,9	96,3	99	101,8	104,3	105,8
	P50	88	89	89	90	91	92	92	45	46	46	47	48	49	49
	P90	101	102	102	103	104	105	105	58	58	59	59	60	61	61
	P95	106	106	107	107	108	109	109	60	61	61	62	63	64	64
	P95 + 12 mmHg	118	118	119	119	120	121	121	72	73	73	74	75	76	76
4	Estatura (cm)	98,5	100,2	102,9	105,9	108,9	111,5	113,2	98,5	100,2	102,9	105,9	108,9	111,5	113,2
	P50	90	90	91	92	93	94	94	48	49	49	50	51	52	52
	P90	102	103	104	105	105	106	107	60	61	62	62	63	64	64
	P95	107	107	108	108	109	110	110	63	64	65	66	67	67	68
	P95 + 12 mmHg	119	119	120	120	121	122	122	75	76	77	78	79	79	80

(continua)

TABELA IV Valores de pressão arterial para meninos de acordo com a idade e percentil de altura (*continuação*)

		Pressão arterial sistólica (mmHg) Percentis da estatura ou medida da estatura (cm)							Pressão arterial diastólica (mmHg) Percentis da estatura ou medida da estatura (cm)						
Idade (anos)	**Percentis da PA**	**5%**	**10%**	**25%**	**50%**	**75%**	**90%**	**95%**	**5%**	**10%**	**25%**	**50%**	**75%**	**90%**	**95%**
5	Estatura (cm)	104,4	106,2	109,1	112,4	115,7	118,6	120,3	104,4	106,2	109,1	112,4	115,7	118,6	120,3
	P50	91	92	93	94	95	96	96	51	51	52	53	54	55	55
	P90	103	104	105	106	107	108	108	63	64	65	65	66	67	67
	P95	107	108	109	109	110	111	112	66	67	68	69	70	70	71
	P95 + 12 mmHg	119	120	121	121	122	123	124	78	79	80	81	82	82	83
6	Estatura (cm)	110,3	112,2	115,3	118,9	122,4	125,6	127,5	110,3	112,2	115,3	118,9	122,4	125,6	127,5
	P50	93	93	94	95	96	97	98	54	54	55	56	57	57	58
	P90	105	105	106	107	109	110	110	66	66	67	68	68	69	69
	P95	108	109	110	111	112	113	114	69	70	70	71	72	72	73
	P95 + 12 mmHg	120	121	122	123	124	125	126	81	82	82	83	84	84	85
7	Estatura (cm)	116,1	118	121,4	125,1	128,9	132,4	134,5	116,1	118	121,4	125,1	128,9	132,4	134,5
	P50	94	94	95	97	98	98	99	56	56	57	58	58	59	59
	P90	106	107	108	109	110	111	111	68	68	69	70	70	71	71
	P95	110	110	111	112	114	115	116	71	71	72	73	73	74	74
	P95 + 12 mmHg	122	122	123	124	126	127	128	83	83	84	85	85	86	86
8	Estatura (cm)	121,4	123,5	127	131	135,1	138,8	141	121,4	123,5	127	131	135,1	138,8	141
	P50	95	96	97	98	99	99	100	57	57	58	59	59	60	60
	P90	107	108	109	110	111	112	112	69	70	70	71	72	72	73
	P95	111	112	112	114	115	116	117	72	73	73	74	75	75	75
	P95 + 12 mmHg	123	124	124	126	127	128	129	84	85	85	86	87	87	87

(*continua*)

TABELA IV Valores de pressão arterial para meninos de acordo com a idade e percentil de altura (*continuação*)

		Pressão arterial sistólica (mmHg) Percentis da estatura ou medida da estatura (cm)							Pressão arterial diastólica (mmHg) Percentis da estatura ou medida da estatura (cm)						
Idade (anos)	**Percentis da PA**	**5%**	**10%**	**25%**	**50%**	**75%**	**90%**	**95%**	**5%**	**10%**	**25%**	**50%**	**75%**	**90%**	**95%**
9	Estatura (cm)	126	128,3	132,1	136,3	140,7	144,7	147,1	126	128,3	132,1	136,3	140,7	144,7	147,1
	P50	96	97	98	99	100	101	101	57	58	59	60	61	62	62
	P90	107	108	109	110	112	113	114	70	71	72	73	74	74	74
	P95	112	112	113	115	116	118	119	74	74	75	76	76	77	77
	P95 + 12 mmHg	124	124	125	127	128	130	131	86	86	87	88	88	89	89
10	Estatura (cm)	130,2	132,7	136,7	141,3	145,9	150,1	152,7	130,2	132,7	136,7	141,3	145,9	150,1	152,7
	P50	97	98	99	100	101	102	103	59	60	61	62	63	63	64
	P90	108	109	111	112	113	115	116	72	73	74	74	75	75	76
	P95	112	113	114	116	118	120	121	76	76	77	77	78	78	78
	P95 + 12 mmHg	124	125	126	128	130	132	133	88	88	89	89	90	90	90
11	Estatura (cm)	134,7	137,3	141,5	146,4	151,3	155,8	158,6	134,7	137,3	141,5	146,4	151,3	155,8	158,6
	P50	99	99	101	102	103	104	106	61	61	62	63	63	63	63
	P90	110	111	112	114	116	117	118	74	74	75	75	75	76	76
	P95	114	114	116	118	120	123	124	77	78	78	78	78	78	78
	P95 + 12 mmHg	126	126	128	130	132	135	136	89	90	90	90	90	90	90
12	Estatura (cm)	140,3	143	147,5	152,7	157,9	162,6	165,5	140,3	143	147,5	152,7	157,9	162,6	165,5
	P50	101	101	102	104	106	108	109	61	62	62	62	62	63	63
	P90	113	114	115	117	119	121	122	75	75	75	75	75	76	76
	P95	116	117	118	121	124	126	128	78	78	78	78	78	79	79
	P95 + 12 mmHg	128	129	130	133	136	138	140	90	90	90	90	90	91	91

(*continua*)

TABELA IV Valores de pressão arterial para meninos de acordo com a idade e percentil de altura (*continuação*)

		Pressão arterial sistólica (mmHg) Percentis da estatura ou medida da estatura (cm)							Pressão arterial diastólica (mmHg) Percentis da estatura ou medida da estatura (cm)						
Idade (anos)	**Percentis da PA**	**5%**	**10%**	**25%**	**50%**	**75%**	**90%**	**95%**	**5%**	**10%**	**25%**	**50%**	**75%**	**90%**	**95%**
13	Estatura (cm)	147	150	154,9	160,3	165,7	170,5	173,4	147	150	154,9	160,3	165,7	170,5	173,4
	P50	103	104	105	108	110	111	112	61	60	61	62	63	64	65
	P90	115	116	118	121	124	126	126	74	74	74	75	76	77	77
	P95	119	120	122	125	128	130	131	78	78	78	78	80	81	81
	P95 + 12 mmHg	131	132	134	137	140	142	143	90	90	90	90	92	93	93
14	Estatura (cm)	153,8	156,9	162	167,5	172,7	177,4	180,1	153,8	156,9	162	167,5	172,7	177,4	180,1
	P50	105	106	109	111	112	113	113	60	60	62	64	65	66	67
	P90	119	120	123	126	127	128	129	74	74	75	77	78	79	80
	P95	123	125	127	130	132	133	134	77	78	79	81	82	83	84
	P95 + 12 mmHg	135	137	139	142	144	145	146	89	90	91	93	94	95	96
15	Estatura (cm)	159	162	166,9	172,2	177,2	181,6	184,2	159	162	166,9	172,2	177,2	181,6	184,2
	P50	108	110	112	113	114	114	114	61	62	64	65	66	67	68
	P90	123	124	126	128	129	130	130	75	76	78	79	80	81	81
	P95	127	129	131	132	134	135	135	78	79	81	83	84	85	85
	P95 + 12 mmHg	139	141	143	144	146	147	147	90	91	93	95	96	97	97
16	Estatura (cm)	162,1	165	169,6	174,6	179,5	183,8	186,4	162,1	165	169,6	174,6	179,5	183,8	186,4
	P50	111	112	114	115	115	116	116	63	64	66	67	68	69	69
	P90	126	127	128	129	131	131	132	77	78	79	80	81	82	82
	P95	130	131	133	134	135	136	137	80	81	83	84	85	86	86
	P95 + 12 mmHg	142	143	145	146	147	148	149	92	93	95	96	97	98	98

(continua)

TABELA IV Valores de pressão arterial para meninos de acordo com a idade e percentil de altura (*continuação*)

		Pressão arterial sistólica (mmHg) Percentis da estatura ou medida da estatura (cm)							Pressão arterial diastólica (mmHg) Percentis da estatura ou medida da estatura (cm)						
Idade (anos)	**Percentis da PA**	**5%**	**10%**	**25%**	**50%**	**75%**	**90%**	**95%**	**5%**	**10%**	**25%**	**50%**	**75%**	**90%**	**95%**
17	Estatura (cm)	163,8	166,5	170,9	175,8	180,7	184,9	187,5	163,8	166,5	170,9	175,8	180,7	184,9	187,5
	P50	114	115	116	117	117	118	118	65	66	67	68	69	70	70
	P90	128	129	130	131	132	133	134	78	79	80	81	82	82	83
	P95	132	133	134	135	137	138	138	81	82	84	85	86	86	87
	P95 + 12 mmHg	144	145	146	147	149	150	150	93	94	96	97	98	98	99

Fonte: adaptada de Flynn et al., 2017[6].

TABELA V Valores de pressão arterial para meninas de acordo com a idade e percentil de altura

		Pressão arterial sistólica (mmHg) Percentis da estatura ou medida da estatura (cm)							Pressão arterial diastólica (mmHg) Percentis da estatura ou medida da estatura (cm)						
Idade (anos)	**Percentis da PA**	**5%**	**10%**	**25%**	**50%**	**75%**	**90%**	**95%**	**5%**	**10%**	**25%**	**50%**	**75%**	**90%**	**95%**
1	Estatura (cm)	75,4	76,6	78,6	80,8	83	84,9	86,1	75,4	76,6	78,6	80,8	83	84,9	86,1
	P50	84	85	86	86	87	88	88	41	42	42	43	44	45	46
	P90	98	99	99	100	101	102	102	54	55	56	56	57	58	58
	P95	101	102	102	103	104	105	105	59	59	60	60	61	62	62
	P95 +12 mmHg	113	114	114	115	116	117	117	71	71	72	72	73	74	74
2	Estatura (cm)	84,9	86,3	88,6	91,1	93,7	96	97,4	84,9	86,3	88,6	91,1	93,7	96	97,4
	P50	87	87	88	89	90	91	91	45	46	47	48	49	50	51
	P90	101	101	102	103	104	105	106	58	58	59	60	61	62	62
	P95	104	105	106	106	107	108	109	62	63	63	64	65	66	66
	P95 + 12 mmHg	116	117	118	118	119	120	121	74	75	75	76	77	78	78
3	Estatura (cm)	91	92,4	94,9	97,6	100,5	103,1	104,6	91	92,4	94,9	97,6	100,5	103,1	104,6
	P50	88	89	89	90	91	92	93	48	48	49	50	51	53	53
	P90	102	103	104	104	105	106	107	60	61	61	62	63	64	65
	P95	106	106	107	108	109	110	110	64	65	65	66	67	68	69
	P95 + 12 mmHg	118	118	119	120	121	122	122	76	77	77	78	79	80	81
4	Estatura (cm)	97,2	98,8	101,4	104,5	107,6	110,5	112,2	97,2	98,8	101,4	104,5	107,6	110,5	112,2
	P50	89	90	91	92	93	94	94	50	51	51	53	54	55	55
	P90	103	104	105	106	107	108	108	62	63	64	65	66	67	67
	P95	107	108	109	109	110	111	112	66	67	68	69	70	70	71
	P95 + 12 mmHg	119	120	121	121	122	123	124	78	79	80	81	82	82	83

(continua)

TABELA V Valores de pressão arterial para meninas de acordo com a idade e percentil de altura (*continuação*)

Idade (anos)	Percentis da PA	Pressão arterial sistólica (mmHg) Percentis da estatura ou medida da estatura (cm)							Pressão arterial diastólica (mmHg) Percentis da estatura ou medida da estatura (cm)						
		5%	10%	25%	50%	75%	90%	95%	5%	10%	25%	50%	75%	90%	95%
5	Estatura (cm)	103,6	105,3	108,2	111,5	114,9	118,1	120	103,6	105,3	108,2	111,5	114,9	118,1	120
	P50	90	91	92	93	94	95	96	52	52	53	55	56	57	57
	P90	104	105	106	107	108	109	110	64	65	66	67	68	69	70
	P95	108	109	109	110	111	112	113	68	69	70	71	72	73	73
	P95 + 12 mmHg	120	121	121	122	123	124	125	80	81	82	83	84	85	85
6	Estatura (cm)	110	111,8	114,9	118,4	122,1	125,6	127,7	110	111,8	114,9	118,4	122,1	125,6	127,7
	P50	92	92	93	94	96	97	97	54	54	55	56	57	58	59
	P90	105	106	107	108	109	110	111	67	67	68	69	70	71	71
	P95	109	109	110	111	112	113	114	70	71	72	72	73	74	74
	P95 + 12 mmHg	121	121	122	123	124	125	126	82	83	84	84	85	86	86
7	Estatura (cm)	115,9	117,8	121,1	124,9	128,8	132,5	134,7	115,9	117,8	121,1	124,9	128,8	132,5	134,7
	P50	92	93	94	95	97	98	99	55	55	56	57	58	59	60
	P90	106	106	107	109	110	111	112	68	68	69	70	71	72	72
	P95	109	110	111	112	113	114	115	72	72	73	73	74	74	75
	P95 + 12 mmHg	121	122	123	124	125	126	127	84	84	85	85	86	86	87
8	Estatura (cm)	121	123	126,5	130,6	134,7	138,5	140,9	121	123	126,5	130,6	134,7	138,5	140,9
	P50	93	94	95	97	98	99	100	56	56	57	59	60	61	61
	P90	107	107	108	110	111	112	113	69	70	71	72	72	73	73
	P95	110	111	112	113	115	116	117	72	73	74	74	75	75	75
	P95 + 12 mmHg	122	123	124	125	127	128	129	84	85	86	86	87	87	87

(*continua*)

TABELA V Valores de pressão arterial para meninas de acordo com a idade e percentil de altura (*continuação*)

		Pressão arterial sistólica (mmHg) Percentis da estatura ou medida da estatura (cm)							Pressão arterial diastólica (mmHg) Percentis da estatura ou medida da estatura (cm)						
Idade (anos)	**Percentis da PA**	**5%**	**10%**	**25%**	**50%**	**75%**	**90%**	**95%**	**5%**	**10%**	**25%**	**50%**	**75%**	**90%**	**95%**
9	Estatura (cm)	125,3	127,6	131,3	135,6	140,1	144,1	146,6	125,3	127,6	131,3	135,6	140,1	144,1	146,6
	P50	95	95	97	98	99	100	101	57	58	59	60	60	61	61
	P90	108	108	109	111	112	113	114	71	71	72	73	73	73	73
	P95	112	112	113	114	116	117	118	74	74	75	75	75	75	75
	P95 + 12 mmHg	124	124	125	126	128	129	130	86	86	87	87	87	87	87
10	Estatura (cm)	129,7	132,2	136,3	141	145,8	150,2	152,8	129,7	132,2	136,3	141	145,8	150,2	152,8
	P50	96	97	98	99	101	102	103	58	59	59	60	61	61	61
	P90	109	110	111	112	113	115	116	72	73	73	73	73	73	73
	P95	113	114	114	116	117	119	120	75	75	76	76	76	76	76
	P95 + 12 mmHg	125	126	126	128	129	131	132	87	87	88	88	88	88	88
11	Estatura (cm)	135,6	138,3	142,8	147,8	152,8	157,3	160	135,6	138,3	142,8	147,8	152,8	157,3	160
	P50	98	99	101	102	104	105	106	60	60	60	61	62	63	64
	P90	111	112	113	114	116	118	120	74	74	74	74	74	75	75
	P95	115	116	117	118	120	123	124	76	77	77	77	77	77	77
	P95 + 12 mmHg	127	128	129	130	132	135	136	88	89	89	89	89	89	89
12	Estatura (cm)	142,8	145,5	149,9	154,8	159,6	163,8	166,4	142,8	145,5	149,9	154,8	159,6	163,8	166,4
	P50	102	102	104	105	107	108	108	61	61	61	62	64	65	65
	P90	114	115	116	118	120	122	122	75	75	75	75	76	76	76
	P95	118	119	120	122	124	125	126	78	78	78	78	79	79	79
	P95 + 12 mmHg	130	131	132	134	136	137	138	90	90	90	90	91	91	91

(*continua*)

TABELA V Valores de pressão arterial para meninas de acordo com a idade e percentil de altura (*continuação*)

		Pressão arterial sistólica (mmHg) Percentis da estatura ou medida da estatura (cm)							Pressão arterial diastólica (mmHg) Percentis da estatura ou medida da estatura (cm)						
Idade (anos)	**Percentis da PA**	**5%**	**10%**	**25%**	**50%**	**75%**	**90%**	**95%**	**5%**	**10%**	**25%**	**50%**	**75%**	**90%**	**95%**
13	Estatura (cm)	148,1	150,6	154,7	159,2	163,7	167,8	170,2	148,1	150,6	154,7	159,2	163,7	167,8	170,2
	P50	104	105	106	107	108	108	109	62	62	63	64	65	65	65
	P90	116	117	119	121	122	123	123	75	75	75	76	76	76	76
	P95	121	122	123	124	126	126	127	79	79	79	79	80	80	81
	P95 + 12 mmHg	133	134	135	136	138	138	139	91	91	91	91	92	92	93
14	Estatura (cm)	150,6	153	156,9	161,3	165,7	169,7	172,1	150,6	153	156,9	161,3	165,7	169,7	172,1
	P50	105	106	107	108	109	109	109	63	63	64	65	66	66	66
	P90	118	118	120	122	123	123	123	76	76	76	76	77	77	77
	P95	123	123	124	125	126	127	127	80	80	80	80	81	81	82
	P95 + 12 mmHg	135	135	136	137	138	139	139	92	92	92	92	93	93	94
15	Estatura (cm)	151,7	154	157,9	162,3	166,7	170,6	173	151,7	154	157,9	162,3	166,7	170,6	173
	P50	105	106	107	108	109	109	109	64	64	64	65	66	67	67
	P90	118	119	121	122	123	123	124	76	76	76	77	77	78	78
	P95	124	124	125	126	127	127	128	80	80	80	81	82	82	82
	P95 + 12 mmHg	136	136	137	138	139	139	140	92	92	92	93	94	94	94
16	Estatura (cm)	152,1	154,5	158,4	162,8	167,1	171,1	173,4	152,1	154,5	158,4	162,8	167,1	171,1	173,4
	P50	106	107	108	109	109	110	110	64	64	65	66	66	67	67
	P90	119	120	122	123	124	124	124	76	76	76	77	78	78	78
	P95	124	125	125	127	127	128	128	80	80	80	81	82	82	82
	P95 + 12 mmHg	136	137	137	139	139	140	140	92	92	92	93	94	94	94

(*continua*)

TABELA V Valores de pressão arterial para meninas de acordo com a idade e percentil de altura (*continuação*)

		Pressão arterial sistólica (mmHg) Percentis da estatura ou medida da estatura (cm)							Pressão arterial diastólica (mmHg) Percentis da estatura ou medida da estatura (cm)						
Idade (anos)	**Percentis da PA**	**5%**	**10%**	**25%**	**50%**	**75%**	**90%**	**95%**	**5%**	**10%**	**25%**	**50%**	**75%**	**90%**	**95%**
17	Estatura (cm)	152,4	154,7	158,7	163	167,4	171,3	173,7	152,4	154,7	158,7	163	167,4	171,3	173,7
	P50	107	108	109	110	110	110	111	64	64	65	66	66	66	67
	P90	120	121	123	124	124	125	125	76	76	77	77	78	78	78
	P95	125	125	126	127	128	128	128	80	80	80	81	82	82	82
	P95 + 12 mmHg	137	137	138	139	140	140	140	92	92	92	93	94	94	94

Fonte: adaptada de Flynn et al., 2017[6].

avaliada por método oscilométrico[6]. Uma compilação de valores normativos para PA no período neonatal está disponível para recém-nascidos a partir de 15 dias de vida de 26 até 44 semanas de idade pós-conceptual[16] (Tabela VI).

TABELA VI Valores estimados de pressão arterial após 2 semanas de vida em recém-nascidos de 26 a 44 semanas de idade pós-concepção

Idade pós concepção		Percentil 50	Percentil 95	Percentil 99
44 semanas	PAS	88	105	110
	PAD	50	68	73
	PAM	63	80	85
42 semanas	PAS	85	98	102
	PAD	50	65	70
	PAM	62	76	81
40 semanas	PAS	80	95	100
	PAD	50	65	70
	PAM	60	75	80
38 semanas	PAS	77	92	97
	PAD	50	65	70
	PAM	59	74	79
36 semanas	PAS	72	87	92
	PAD	50	65	70
	PAM	57	72	71
34 semanas	PAS	70	85	90
	PAD	40	55	60
	PAM	50	65	70
32 semanas	PAS	68	83	88
	PAD	40	55	60
	PAM	50	65	70
30 semanas	PAS	65	80	85
	PAD	40	55	60
	PAM	48	65	68
28 semanas	PAS	60	75	80
	PAD	38	50	54
	PAM	45	58	63
26 semanas	PAS	55	72	77
	PAD	30	50	56
	PAM	38	57	63

Fonte: adaptada de Dionne et al., 2012[16].

ANAMNESE E EXAME FÍSICO

O diagnóstico de PA elevada ou HAS na faixa etária pediátrica requer anamnese detalhada, incluindo história perinatal, história nutricional e de atividade física, avaliação psicossocial e levantamento de antecedentes de saúde pessoal e familiar, assim como a realização de um exame clínico cuidadoso para identificar os achados sugestivos de causas secundárias de HAS.

A altura, o peso e os percentis da criança para a idade devem ser determinados no início do exame físico. Como a obesidade está fortemente ligada à hipertensão, o IMC deve ser calculado a partir da altura e do peso, e o percentil do IMC calculado[17]. A presença de baixa estatura pode indicar uma doença crônica subjacente. Quando a hipertensão é confirmada, a PA deve ser medida em ambos os braços e em uma perna. Normalmente, a PA é 10 a 20 mmHg mais alta nas pernas do que nos braços. Se a PA da perna for inferior à PA do braço ou se os pulsos femorais estiverem fracos ou ausentes, pode se tratar de CoAo. Deve-se suspeitar de HAS renovascular em crianças e adolescentes em estágio 2; assim como nos casos de sopro abdominal ou epigástrico. O restante do exame físico deve buscar pistas encontradas na história e deve se concentrar nos achados que podem indicar a causa e a gravidade da hipertensão[3]. A Tabela VII lista importantes achados do exame físico em crianças hipertensas.

EXAMES COMPLEMENTARES

Consideram-se exames adequados para a avaliação inicial de todos os pacientes: ureia/creatinina, perfil lipídico, eletrólitos séricos (incluindo cálcio, fósforo e magnésio) e urinários, urina 1 e ultrassonografia de rins e vias urinárias (6 anos e pacientes com função renal ou urina 1 alterados). Para pacientes obesos sugere-se a inclusão de avaliação da hemoglobina A1c e de enzimas hepáticas. Naqueles com exames iniciais normais sugere-se o diagnóstico diferencial entre HAS primária ou renovascular, enquanto a depender dos dados de história, de exame físico e de anormalidades na investigação inicial, sugere-se complementação diagnóstica pertinente para diferenciação etiológica da HAS.

A elucidação de origem endocrinológica deve ser direcionada pelos dados de anamnese, exame clínico, exames iniciais e pode envolver avaliação de hormônio tireóideo, esteroides séricos e urinários, aldosterona sérica. Na suspeita de feocromocitoma, devem ser solicitadas metanefrinas séricas e catecolaminas urinárias. A pesquisa de má-formação do trato urinário pode exigir a realização de outros exames de imagem como a cintilografia renal com DMSA, cintilografia com MIGB (metaiodobenzilguanidina) e a uretrocistografia miccional. A biópsia renal deve ser considerada na avaliação das glomerulopatias primária e secundárias.

Os seguintes achados sugerem a possibilidade de hipertensão renovascular: estágio 2, diastólica muito aumentada, sopro em região epigástrica ou flancos, hipocalemia, dimensões renais anormalmente discrepantes na avaliação ultrassonográfica. A triagem não invasiva pode ser iniciada com ultrassom renal com Doppler, em crianças maiores e adolescentes, com peso normal, capazes de cooperar com o procedimento, tomografia computadorizada e/ou ressonância magnética são também boas opções de estudos de triagem não invasiva. O "padrão-ouro" para diagnóstico é a angiografia de subtração digital, que quando sugestiva, deve ser seguida de arteriografia renal, exame capaz de refinar o diagnóstico e estabelecer o tratamento em casos nos quais a angioplastia por balão da região estenosada ou a colocação de *stents* esteja indicada.

Deve-se suspeitar de HAS monogênica em pacientes com história familiar de início

TABELA VII Exemplos de achados de exame físico sugestivos de hipertensão arterial sistêmica secundária

Achado	Etiologia possível	
Sinais vitais	Taquicardia	Hipertireoidismo, feocromocitoma, neuroblastoma, hipertensão primária
	Diminuição dos pulsos em membros inferiores	Coarctação da aorta
Ouvido, nariz e garganta	Hipertrofia de adenoides	Síndrome de hipertensão associada com a apneia obstrutiva do sono
Peso/estatura	Retardo de crescimento	Doença renal crônica
	Obesidade truncal	Síndrome de Cushing; síndrome de resistência periférica à insulina
Cabeça e pescoço	Fácies de lua cheia	Síndrome de Cushing
	Fácies de elfo	Síndrome de Williams
	Pescoço alado	Sindrome de Turner
	Tireomegalia	Hipertireoidismo
Pele	Palidez, rubor, sudorese	Pheochromocytoma
	Acne, hirsutismo, estrias	Síndrome de Cushing, abuso de anabolizantes
	Manchas *café au lait*	Neurofibromatose
	Adenoma sebáceo	Esclerose tuberosa
	"*Rash*" malar	Lúpus eritematoso sistêmico
	Acantrose nigricans	Diabetes tipo 2
Torax	Mamilos muito espaçados	Síndrome de Turner
	Sopro	Coarctação de aorta
	Atrito pericárdico	Colagenoses, uremia
Abdome	Massa palpável	Tumor de Wilms, neuroblastoma, feocromocitoma
	Sopro epigástrico/flanco	Estenose de artéria renal
	Rins palpáveis	Doença policística renal, hidronefrose, rim multicístico displásico, tumores
Genitalia	Distúrbios da diferenciação do sexo	Hiperplasia adrenal
Extremidades	Artrite	Colagenoses
	Fraqueza muscular	Hiperaldosteronismo, síndrome de Liddle

Fonte: Modificado do Task Force, 2004[3].

precoce, hipopotassemia, renina plasmática suprimida ou relação aldosterona/renina elevada.

Recomenda-se a realização do ecocardiograma para avaliar o dano cardíaco (massa, geometria e função do ventrículo esquerdo) no momento da consideração de tratamento medicamentoso da HAS, como também para excluir o diagnóstico de CoAo [6].

O estudo do sono, por meio da polissonografia, está indicado para crianças e adolescentes com distúrbio de sono detectado pela anamnese[6].

A MAPA deve ser realizada para a confirmação da HAS em crianças e adolescentes com medidas de PA de consultórios compatíveis com PA elevada por pelo menos um ano ou com valores de PA compatíveis com HAS estágio 1 em 3 visitas clínicas[6]. Deve ser rotineiramente indicada em crianças e adolescentes com condições de alto risco, como doença renal crônica, diabetes *mellitus* tipos 1 e 2, obesidade, síndrome de apneia obstrutiva do sono, CoAo, antes e após a reparação cirúrgica, síndromes genéticas associadas a HAS (neurofibromatose, síndrome de Turner, síndrome de Williams), transplante de órgão sólidos, pacientes nascidos prematuros e pacientes hipertensos em tratamento. O procedimento deve seguir técnicas padronizadas, utilizar monitores validados para uso pediátrico e dados normativos pediátricos[12]. A categorização da PA pela MAPA leva em conta além da medida, os parâmetros da carga pressórica e a presença de *dipping* de PA durante o sono, como demonstrado na Tabela III[6].

TRATAMENTO

Os principais objetivos do tratamento da HAS são manter a PA para reduzir o risco de lesões de órgãos-alvo (LOA) e da manutenção da HAS e de outras doenças cardiovasculares associadas na vida adulta. Seu planejamento depende da etiologia da HAS, do risco cardiovascular associado, de outras doenças de base e da presença de LOA[6]. Nas crianças e nos adolescentes com diagnóstico de HAS, o objetivo do tratamento com a instituição de medidas não medicamentosas e medicamentosas deve ser a redução a PAS e PAD $<$ P90 e $<$ 130/80 mmHg para adolescentes $\geq$ 13 anos.

Tratamento não medicamentoso

Mudanças do estilo de vida são recomendadas para redução da PA. Estudos em adultos demonstram redução da PA e da mortalidade cardiovascular com intervenções nutricionais, como a redução da ingestão de sal e incremento do consumo óleo de oliva[11]. Estudos na população jovem sugerem que os efeitos quanto à associação de dieta e atividade física são semelhantes aos descrita nos adultos[6].

O tratamento não medicamentoso inclui a redução de peso, exercício físico, intervenção dietética e controle do estresse. A associação entre essas quatro medidas tem efeito potencializado quando comparado ao efeito individual de cada intervenção[6].

A redução de peso apresenta bons resultados, e a utilização da abordagem motivacional parece ser o método mais eficaz no controle da obesidade[19].

O exercício físico regular representa estratégia importante no tratamento da HAS em crianças e adolescentes. Entre os benefícios observados, está a perda de peso, considerando ter o excesso de peso. Recomenda-se atividade aeróbica regular (30-60 minutos), moderada ou intensa, pelo menos 3 vezes por semana, se possível diariamente[6]. No caso de atletas com elevação da PA de grau leve a moderado (HAS estágio 1) e que não apresentem LOA, podem ser liberados para manter as atividades de caráter competitivo, sendo recomendado monitorização da PA a cada 30 a 90 dias. Atletas com HAS estágio 2 ou com evidências de LOA, a avaliação pré-participação deverá ser mais cuidadosa, não sendo recomendados esportes de caráter competitivo, caso a PA não esteja adequadamente controlada. O treinamento resistido ou localizado pode ser realizado, exceto levantamento de peso[6,20].

A intervenção dietética deve incluir restrição do consumo de sódio, assim como suplementação de potássio e cálcio. Estudos observacionais demonstram efeito positivo de polifenóis do azeite de oliva[6,18]. A dieta *DASH* (*dietary approaches to stop hypertension*) tem sido recomendada também. A dieta preconiza o aumento na ingestão de frutas, verduras, produtos com baixo teor de gorduras, grãos integrais, aves, peixe, nozes e redução da ingestão de carne vermelha, açúcares e doces. Essa medida é especialmente eficaz na HAS associada à obesidade[6,21].

O controle de estresse também vem adquirindo importância nessa faixa etária, com base em resultados de estudos, que demonstram redução da PA com a introdução de diferentes estratégias de meditação, *mindfulness* ou *yoga*[6].

Tratamento medicamentoso

O tratamento medicamentoso está indicado nos casos de HAS com sintomas, HAS secundária a DRC ou DM, presença de LOA, HAS estágio 2 sem causa modificável aparente e persistente não responsiva a mudanças do estilo de vida[6].

A recomendação é iniciar com um agente anti-hipertensivo na sua menor dose, e aumentá-la a cada 2-4 semanas até o alvo. Caso não seja efetivo, adicionar outras classes de medicamentos em sequência. Como muitas classes determinam retenção de sal e água, recomenda-se considerar a associação de tiazídico como segundo medicamento. Os eventos adversos associados com a utilização dos agentes anti-hipertensivos em crianças e adolescentes têm-se mostrado, em geral, de grau menor[6,22,23].

A utilização de todas as classes de anti-hipertensivos parece segura, pelo menos, em curto prazo[22,23]. Porém, diretrizes internacionais recentes recomendam a utilização preferencial de inibidores da enzima conversora da angiotensina (IECA), bloqueadores dos receptores da angiotensina (BRA), bloqueadores dos canais de cálcio de ação longa (BCCa) ou diuréticos tiazídicos como drogas de primeira linha. No caso de necessidade de um terceiro anti-hipertensivo, recomendam-se alfabloqueadores, betabloqueadores, simpatolíticos de ação central ou poupadores de potássio[6,22,23]. No caso da HAS secundária, a escolha do anti-hipertensivo deve ser feita em consonância com o princípio fisiopatológico envolvido (Tabela VIII)[22].

TABELA VIII Casos especiais no manejo da hipertensão arterial sistêmica na criança e dolescentes, segundo condição clínica ou comorbidade

Causa/ comorbidade	Manejo
Doença pulmonar ativa	Evitar BB
Gestação	Evitar IECA e BRA
HA renovascular	IECA ou BRA associado a vasodilatador ou diurético
Coarctação de aorta	BB (pré-operatório); pode ser substituído por IECA ou BRA
DRC ou DM	IECA ou BRA
Hipovolemia ou estenose bilateral de artéria renal	Risco de LRA com uso de IECA e BRA
Angioedema	Evitar IECA e BRA
Anúria	Evitar DIU tiazídicos

BB: betabloqueadores; BRA: bloqueadores dos receptores da angiotensina; DIU: diuréticos; DM: *diabetes mellitus*; DRC: doença renal crônica; HA: hipertensão arterial; IECA: inibidores da enzima conversora da angiotensina.

Em pacientes com hipertensão arterial resistente (HAR), deve-se instituir maior redução da ingestão de sódio, pesquisa detalhada da utilização de substâncias ou alimentos que causam HAS, detalhamento da adesão ao esquema terapêutico e otimização máxima desse esquema[6].

Em caso de não resposta à monoterapia por mais de 6 meses, considerar o encaminhamento ao especialista em HAS em criança e adolescente[23]. A Tabela IX apresenta os medicamentos utilizados em pediatria e suas doses[6,22,23].

TABELA IX Medicamentos anti-hipertensivos utilizados em crianças e adolescentes no Brasil

Droga	Idade	Dose inicial	Dose máxima	Intervalo
Clonidina*	> 12 a	0,2 mg/dia	2,4 mg/dia	12h
Atenolol*		0,5-1 mg/kg/dose	2 mg/kg/dia (máx. 100 mg/dia)	12/-24 h
Propranolol		1-2 mg/kg/dose	4 mg/kg/dia (máx. 640 mg/dia)	8-12 h
Anlodipina*	1-5 anos	0,1 mg/kg/dose	0,6 mg/kg/dia (máx. 5 mg/dia)	24 h
	> 6 anos	2,5 mg/dia	10 mg/dia	24 h
Isradipina*	Criança	0,05-0,1 mg/kg/dose	0,6 mg/kg/dia (máx. 10 mg/dia)	8-12 h
Felodipina*	> 6 anos	2,5 mg/dia	10 mg/dia	24 h
Nifedipina XL*		0,25-0,5 mg/kg/dose	3 mg/kg/dia (máx. 120 mg/dia)	12-24 h
Candesartana*	1-5 anos	0,02 mg/kg/dose (máx. 4 mg/dia)	0,4 mg/kg/dia (máx. 16 mg/dia)	12-24 h
Olmesartana	> 6 anos	< 35 kg: 10 mg/dia	< 35 kg: 20 mg/dia	24h
		> 35 kg: 20 mg/dia	> 35 kg: 40 mg/dia	24 h
Losartana*	> 6 anos	0,7 mg/kg/dia (máx. 50 mg/dia)	1,4 mg/kg/dia (máx. 100 mg/dia)	24 h
Valsartana*	> 6 anos	1,3 mg/kg/dia	2,7 mg/kg/dia (máx. 160 mg/dia)	24 h
Prazosin	> 12 anos	0,05-0,1 mg/kg/dose	0,5 mg/kg/dia	8 h
Furosemida		0,5-2 mg/kg/dose	6 mg/kg/dia	4-12 h
Espironolactona		1 mg/kg/dose	3,3 mg/kg/dia (100 mg/dia)	6-12 h
Clortalidona	> 40 kg	0,3 (máx. 50 mg/dia)	2 mg/kg/dia	24 h
Hidroclorotiazida		1 mg/kg/dose	2 mg/kg/dia (máx. 37,5 mg/dia)	
Benazepril	> 6 anos	0,2 (máx. 10 mg/dia)	0,6 mg/kg/dia (máx. 40 mg/dia)	24 h
Captopril	Lactente	0,05 mg/kg/dose	6 mg/kg/dia	6-24h
	Criança	0,5 mg/kg/dose	6 mg/kg/dia	8 h
Enalapril	> 1 mês	0,08 mg/kg/dose	0,6 mg/kg/dia (máx. 40 mg/dia)	12-24 h
Fosinopril*	> 6 anos	0,2 mg/kg/dose (máx. 10 mg/dia)	0,6 mg/kg/dia (máx. 40 mg/dia)	24 h
Lisinopril*	> 6 anos	0,07 mg/kg/dose (máx. 5 mg/dia)	0,6 mg/kg/dia (máx. 40 mg/dia)	24 h
Ramipril*		1,6 mg/m^2/dia	6 mg/m^2/dia	24 h
Hidralazina*		0,75 mg/kg/dose	7,5 mg/kg/dia (máx. 200 mg/dia)	6 h
Minoxidil*	< 12 anos	0,2 mg/kg/dose	50 mg/dia	6-8 h
	> 12 anos	5 mg/dia	100 mg/dia	

Max: máximo; h: horas

SEGUIMENTO DE CRIANÇAS E ADOLESCENTES COM HIPERTENSÃO ARTERIAL SISTÊMICA

A frequência do acompanhamento dependerá da gravidade e necessidade de tratamento medicamentoso. Nos pacientes submetidos à terapia não medicamentosa, a reavaliação deve ocorrer a cada 3-6 meses. Nos que necessitarem de medicação, o acompanhamento deve ser quinzenal ou mensal até a determinação da dose ideal ou da necessidade de associação com outro medicamento. Em uma fase intermediária, a cada 4-6 semanas, e trimestralmente quando a HAS estiver controlada. A MRPA pode ser utilizada como adjuvante do controle da PA, nos casos em que o tratamento medicamentoso é instituído.

Na consulta de acompanhamento, detalhar a adesão ao tratamento e a presença de efeitos colaterais dos medicamentos em uso. A solicitação de exames laboratoriais dependerá da medicação utilizada, da gravidade da HAS e das doenças de base existentes, assim como a frequência de checagem de LOA. A solicitação da MAPA está indicada quando não há controle da HAS, ou nos casos de risco de HM, como no pós-operatório tardio de CoAo.[6]

CRISE HIPERTENSIVA

É rara em crianças, geralmente secundária a alguma doença, podendo ocorrer tanto em crianças sem conhecimento prévio de HAS quanto em hipertensos crônicos. É classificada em emergência hipertensiva (EH) e urgência hipertensiva (UH). A EH caracteriza-se por elevação da PA que ameaça a integridade do sistema cardiovascular, rins ou sistema nervoso central. A UH é uma hipertensão grave, sem lesões em órgãos-alvo. Não existe um consenso quanto a PA para definir EH[6]. A Associação Americana de Pediatria (AAP) define EH como qualquer condição em que a criança apresenta PA acima do estágio 2. Contudo, a AAP destaca, que crianças com PA > P95 + 30 mmHg correm maior risco de complicações[6,22,24]. Pacientes na vigência de UH podem fazer uso inicialmente de alfa-agonistas centrais, vasodilatadores ou BCC[6]. O objetivo do tratamento é reduzir a PA em 25% nas primeiras 8 horas, seguida de uma redução lenta em torno de 24-48 horas, até alcançar o P95, uma vez que a redução rápida poderá acarretar danos, principalmente cerebrais[6,22,24]. A Tabela X apresenta os medicamentos mais utilizados na EH em pediatria[6,2].

RESUMO

A HAS é uma condição clínica relevante para crianças e adolescentes e pode estar associada à presença de aterosclerose precoce e lesão de órgão-alvo. Seu reconhecimento requer a medida da PA de forma regular. A elevação da PA está frequentemente associada à obesidade e outros fatores de risco. O tratamento requer estratégias que envolvem mudanças do estilo de vida e o tratamento medicamentoso quando necessário.

TABELA X Principais medicamentos e doses pediátricas utilizados para controle da emergência hipertensiva

Medicamento	Via	Dose	Início da ação	Duração
Nitroprussiato de sódio	IV	0,5-10 μg/kg/min	Segundos	Somente durante a infusão
Labetalol	IV	0,25-3 mg/kg/h ou Dose em bolo de 0,2-1 mg/kg, seguida da infusão de 0,25-3 mg/kg/h	2-5 minutos	2-4 horas
Nicardipina	IV	1-3 μg/kg/min	2-5 min	30 minutos a 4 horas, maior quanto mais longo o uso
Hidralazina	IV	0,2-0,6 mg/kg em bolo	10-30 minutos	4-12 horas
	IM	IV ou IM, máx = 20 mg		
Esmolol	IV	Ataque 100-500 μg/kg seguido de infusão 50-300 μg/kg/min	Segundos	10-30 minutos
Fentolamina	IV	0,05-0,1 mg/kg em bolo, máx = 5 mg/dose	Segundos	15-30 minutos

IM: intramuscular; IV: intravenoso.

BIBLIOGRAFIA

1. Chiolero A, Cachat F, Burnier M, Paccaud F, Bovet P. Prevalence of hypertension in schoolchildren based on repeated measurements and association with overweight. J Hypertens. 2007;25(11):2209-17.
2. McNiece KL, Poffenbarger TS, Turner JL, Franco KD, Sorof JM, Portman RJ. Prevalence of hypertension and pre-hypertension among adolescents. J Pediatr. 2007;150(6):640-4, 644.e1.
3. National High Blood Pressure Education Program Working Group on High Blood Pressure in Children and Adolescents. The fourth report on the diagnosis, evaluation, and treatment of high blood pressure in children and adolescents. Pediatrics. 2004;114(2 Suppl 4th Report):555-76.
4. Song P, Zhang Y, Yu J, Zha M, Zhu Y, Rahimi K, et al. Global prevalence of hypertension in children: a systematic review and meta-analysis. JAMA Pediatr. 2019;173(12):1154-63.
5. Bloch VK, Klein CH, Szklo M, Kuschnir MCC,Abreu GA, Barufaldi LA, et al. Prevalências de hipertensão arterial e obesidade brasileiros. Rev Saúde Pública. 2016:50(supl 1):1-13.
6. Flynn JT, Kaelber DC, Baker-Smith CM, Blowey D, Carroll AE, et al.; Subcommittee on Screening and Management of High Blood Pressure in Children. Clinical practice guideline for screening and management of high blood pressure in children and adolescents. Pediatrics. 2017;140(3):e20171904.
7. Blanchette E, Flynn JT. Implications of the 2017 AAP Clinical Practice Guidelines for Management of Hypertension in Children and Adolescents: a Review. Curr Hypertens Rep. 2019;21(5):35.
8. Kelly RK, Thomson R, Smith KJ, Dwyer T, Venn A, Magnussen CG. Factors affecting tracking of blood pressure from childhood to adulthood: the childhood determinants of adult health study. J Pediatr. 2015;167(6):1422-8.e2.
9. Juonala M, Viikari JS, Raitakari OT. Main findings from the prospective cardiovascular risk in young finns study. Curr Opin Lipidol. 2013;24(1):57-64.
10. Koskinen JS, Kytö V, Juonala M, Viikari JSA, Nevalainen J, Kähönen M, et al. Childhood risk factors and carotid atherosclerotic plaque in adulthood: The Cardiovascular Risk in Young Finns Study. Atherosclerosis. 2020;293:18-25.
11. Whelton PK, Carey RM, Aronow WS, Casey DE Jr, Collins KJ, Dennison J. et al. 2017. ACC/AHA/AAPA/ABC/ACPM/AGS/APhA/ASH/ASPC/NMA/PCNA Guideline for the prevention, detection, evaluation, and management of high blood pressure in adults: a report of the American College of Cardiology/American Heart Association Task Force on Clinical Practice Guidelines. J Am Coll Cardiol. 2018;71(19):e127-e248.

12. Flynn JT, Daniels SR, Hayman LL, Maahs DM, McCrindle BW, et al.; American Heart Association Atherosclerosis, Hypertension and Obesity in Youth Committee of the Council on Cardiovascular Disease in the Young. Update: ambulatory blood pressure monitoring in children and adolescents: a scientific statement from the American Heart Association. Hypertension. 2014;63(5):1116-35.
13. Task Force on Blood Pressure Control in Children. Report of the Second Task Force on Blood Pressure Control in Children -1987. National Heart, Lung, and Blood Institute, Bethesda, Maryland. Pediatrics. 1987;79(1):1-25.
14. Chrysaidou K, Chainoglou A, Karava V, Dotis J, Printza N, Stabouli S. Secondary hypertension in children and adolescents: novel insights. Curr Hypertens Rev. 2020;16(1):37-44.
15. Wyszynska T, Cichocka E, Wieteska-Klimczak A, Jobs K, Januszewicz P. A single pediatric center experience with 1025 children with hypertension. Acta Paediatr. 1992;81(3):s244-6.
16. Dionne JM, Abitbol CL, Flynn JT. Hypertension in infancy: Diagnosis, management and outcome. Pediatr Nephrol. 2012;27(1):17-32.
17. Guimarães IC, Almeida AM, Santos AS, Barbosa DB, Guimarães AC. Blood pressure: effect of body mass index and of waist circumference on adolescents. Arq Bras Cardiol. 2008;90(6):426-32.
18. Rios-Leyvraz M, Bloetzer C, Chatelan A, Bochud M, Burnier M. Sodium intake and blood pressure in children with clinical conditions: A systematic review with meta-analysis. J Clin Hypertens (Greenwich). 2019;21(1):118-26.
19. Hansen HS, Hyldebrandt N, Froberg K, Nielsen JR. Blood pressure and physical fitness in a population of children - the Odense Schoolchild Study. J Hum Hypertens. 1990;4(6):615-20.
20. McCambridge TM, Benjamin HJ, Brenner JS, Cappetta CT, Demorest RA, Gregory AJ, et al.; Council on Sports Medicine and Fitness. Athletic participation by children and adolescents who have systemic hypertension Pediatrics. 2010;125(6):1287-94
21. Paula Bricarello L, Poltronieri F, Fernandes R, Retondario A, de Moraes Trindade EBS, de Vasconcelos FAG. Effects of the Dietary Approach to Stop Hypertension (DASH) diet on blood pressure, overweight and obesity in adolescents: A systematic review. Clin Nutr ESPEN. 2018;28:1-11.
22. Barroso WKS, Rodrigues CIS, Bortolotto LA, Mota-Gomes MA, Brandão AA, Feitosa ADM, et al. Diretrizes Brasileiras de Hipertensão Arterial - 2020. Arq Bras Cardiol. 2021;116(3):516-658.
23. Chaturvedi S, Lipszyc DH, Licht C, Craig JC, Parekh P. Pharmacological interventions for hypertension in children. Evid Based Child Health. 2014;9(3):498-580.
24. Wu HP, Yang WC, Wu YK, Zhao LL, Chen CY, Fu YC. Clinical significance of blood pressure ratios in hypertensive crisis in children. Arch Dis Child. 2012;97:200-5.

Hipertensão arterial sistêmica na gestação

Carlos Eduardo Poli-de-Figueiredo

CONSULTA RÁPIDA

- "Hipertensão-induzida pela gestação" é definida como elevação da pressão arterial sistólica (PAS) (acima de 140 mmHg) e diastólica (PAD) (acima de 90 mmHg) em pelo menos 2 ocasiões com 6 horas de diferença.
- Os distúrbios hipertensivos da gestação são classificados em 4 categorias: pré-eclâmpsia/eclâmpsia, pré-eclâmpsia sobreposta, hipertensão crônica e hipertensão gestacional.
- A incidência de hipertensão arterial sistêmica (HAS) na gravidez é variável. No Brasil a ocorrência está em torno de 7,5%.
- A HAS na gestação também é a principal causa de morte materna representando 23% de todas as mortes das gestantes.
- Mulheres com história de pré-eclâmpsia têm maior risco de morte cardiovascular e renal.
- A gênese dos distúrbios hipertensivos da gestação (em especial da pré-eclâmpsia/eclâmpsia) não é conhecida, e seus mecanismos fisiopatológicos não estão completamente elucidados.

Pré-eclâmpsia

- O critério tradicional para o diagnóstico de pré-eclâmpsia (aparecimento de HAS e proteinúria após a 20ª semana de gestação) é adequado para a maioria das mulheres nulíparas e previamente saudáveis.
- A pré-eclâmpsia pode produzir alterações hematológicas, hepáticas e renais. O hematócrito e a hemoglobina podem estar aumentados por causa da hemoconcentração. As plaquetas diminuem em 20% (níveis abaixo de 100.000 plaquetas/mm indicam gravidade). A elevação das enzimas hepáticas reflete dano hepático com possível necrose hemorrágica periportal. A combinação de enzimas hepáticas elevadas, hemólise e plaquetopenia caracteriza a síndrome HELLP (do inglês, *hemolysis, elevated liver enzymes, low platelet*), uma forma severa de pré-eclâmpsia com elevada morbidade e mortalidade.
- Após o diagnóstico de pré-eclâmpsia, a gestante deve ser cuidadosamente acompanhada, e, na maioria das vezes, a internação hospitalar é indicada. A internação reduz o risco de morte fetal em comparação com pacientes não internadas e prolonga a gestação.
- Eclâmpsia é a ocorrência de convulsões em uma paciente com pré-eclâmpsia.
- Os medicamentos mais comumente usados para o tratamento da HAS são: metildopa, labetalol, nifedipino, hidralazina e betabloqueadores como pindolol, oxprenolol, metoprolol, clonidina, prazosina. O uso do prazosina não é recomendado pelas Diretrizes Canadense.
- Inibidores da enzima conversora da angiotensina (IECA), bloqueadores dos receptores AT1 da angiotensina II são contraindicados em todas as fases da gravidez.

INTRODUÇÃO

Os distúrbios hipertensivos são importantes complicações da gestação, estando entre as principais causas de morbidade e mortalidade materna e fetal. A incidência de hipertensão arterial sistêmica (HAS) na gravidez é variável, dependendo do critério e da população estudada. No Brasil foi realizado um estudo de base populacional com 4.892 mulheres em quatro regiões distintas do país, no período de 1991 a 1995, mostrando que a ocorrência de HAS na gestação era de 7,5%[1]. No Hospital São Lucas da Pontifícia Universidade Católica do Rio Grande do Sul (PUCRS) a incidência de pré-eclâmpsia era de 4,6% em gestações de baixo risco[2]. Nos países menos desenvolvidos e nos desenvolvidos, a pré-eclâmpsia figura entre as principais causas de morte materna[3]; na América Latina, os distúrbios hipertensivos são a maior causa de óbito (25,7%), segundo revisão sistemática da Organização Mundial da Saúde(OMS)[4]. No Brasil, a HAS na gestação também é a principal causa de morte materna, representando 23% dessas mortes[5].

Revisando as mortes maternas no Datasus, encontramos que no período de 2015 a 2019 o número de mortes maternas foi de 8.357 (http://tabnet.datasus.gov.br/cgi/tabcgi.exe?-sim/cnv/mat10uf.def), dessas, 1.746 (20,9%) foram relacionadas a distúrbios hipertensivos gestacionais. Foram registrados 786 casos de eclâmpsia, ou seja, 45% das mortes atribuídas aos distúrbios hipertensivos da gestação ocorreram associadas com crises convulsivas. Nesse levantamento, entre 597 e 632 mortes (34,2% a 36,2%) foram atribuídas a pré-eclâmpsia. (Poli-de-Figueiredo, 2022 – comunicação pessoal). A eclâmpsia é mais prevalente e associada com maiores índices de mortalidade nas regiões do Brasil com menor renda (0,8% e 22%) em comparação com as regiões com maior renda (0,2% e 8,1%)[6].

Uma revisão integrativa estimou a prevalência combinada de pré-eclâmpsia no Brasil em 6,7% (2.988 casos em 52.986 mulheres), com uma frequência variando entre 1,7 e 6,2%; os casos de prematuridade associada à HAS na gestação variaram entre 0,5% e 1,72%[7]. No estudo com maior número de gestantes e 12,2% de hipertensão na gestação, a pré-eclâmpsia ocorreu em 2.171 mulheres (5,9%), pré-eclâmpsia sobreposta em 360 (9,8%), síndrome HELLP em 115 (0,3%) e eclâmpsia em 36 (0,1%) de um total de 36.724 gestantes hospitalizadas para o parto[8].

Muitos estudos epidemiológicos mostram que mulheres com história de pré-eclâmpsia têm maior risco de morte cardiovascular e renal, sendo a gestação considerada um teste de esforço[9]. A HAS na gestação também é uma das principais causas de parto prematuro, que está associada à mortalidade e a complicações médicas ao longo da vida.

A pré-eclâmpsia é uma síndrome sistêmica com manifestações maternas e fetais. A doença materna é caracterizada por comprometimento de múltiplos órgãos por causa da disfunção placentária com consequente desequilíbrio entre fatores angiogênicos e antiangiogênicos, alterações oxidativas, resposta inflamatória sistêmica, disfunção endotelial, ativação de leucócitos, de complementos e da cascata da coagulação, redução do volume intravascular e alteração da reatividade vascular[10]. A pré-eclâmpsia é classicamente caracterizada pelo surgimento de HAS e proteinúria patológica após a 20ª semana de gestação. É o principal distúrbio hipertensivo gestacional, podendo gerar graves complicações na mãe e no feto, como: descolamento prematuro de placenta, coagulação intravascular disseminada (CIVD), hemólise, hemorragia cerebral, falência hepática, edema agudo de pulmão e insuficiência renal aguda[11].

CLASSIFICAÇÃO E CONCEITOS

A gênese da HAS da gestação (em especial da pré-eclâmpsia/eclâmpsia) não é conhecida, e seus mecanismos fisiopatológicos não estão completamente elucidados. Apesar dos avanços no entendimento dessas doenças, muita controvérsia existe em relação às suas definições e classificações. Vários grupos revisaram e publicaram diretrizes, consensos e pareceres relacionados ao diagnóstico, avaliação e manejo da hipertensão na gestação. A Tabela I ilustra as mais recentes classificações por diferentes grupos: Sociedades Brasileiras de Hipertensão, Cardiologia e Nefrologia[12], Rede Brasileira de Estudos sobre Hipertensão na Gravidez (REBHG)[13], International Society of Hypertension[14], American College of Obstetricians and Gynecologists[15,16], Australian Government Department of Health[17], International Society for the Study of Hypertension (ISSHP)[18] e National Institute for Health and Clinical Excellence[19] do Reino Unido.

Outras classificações importantes anteriores não estão representadas na Tabela I, como as propostas pelo National High Blood Pressure Education Program Working Group (NHBPEPWG)[20], pela OMS[21], pela European Society of Cardiology e pela European Society of Hypertension[22], pela Hypertension Canada[23] e pela Society of Obstetric Medicine of Australia and New Zealand (SOMANZ)[24].

As Diretrizes Brasileiras de Hipertensão de 2020[12] seguem a proposta do American College of Obstetricians and Gynecologists (ACOG) que é uma evolução das antigas diretrizes feitas pelo NHBPEPWG[20]. Como visto na Tabela I, a maioria das diretrizes segue o modelo proposto pela ACOG. A International Society for the Study of Hypertension in Pregnancy (ISSHP) ainda acrescenta as categorias da hipertensão do avental branco (HAB) e a hipertensão mascarada (HM) e recomenda a separação de HAS primária e secundária. Mesmo assim, a ISSHP não recomenda investigação rotineira de HAS secundária. O National Institute for Health and Clinical Excellence (NICE) e a International Society of Hypertension (ISH) têm pequenas diferenças na nomenclatura, e a ISH inclui síndrome HELLP como uma categoria em separado, porém essas peculiaridades não

TABELA I Classificação dos distúrbios hipertensivos gestacionais

	DBHA 2020[12]	RBEHG 2021[13]	ISH 2020[14]	ACOG 2019[15,16]	Australia 2019[17]	ISSHP 2022[18]	NICE 2019[19]
PA (mmHg)	140/90	140/90	140/90	140/90	140/90	140/90	140/90
HAS crônica	Sim	Sim	Preexistente	Sim	Sim	Sim	Sim
HAS gestacional	Sim	Sim	Sim	Sim	Sim	Sim	Sim
PE/eclâmpsia	Sim	Sim	Sim	Sim	Sim	Sim	Sim
PE/eclâmpsia sobreposta a HAS crônica	Sim	Sim	Preexistente. HAS gestacional com proteinúria sobreposta	Sim	Sim	Sim	Não
Outras categorias			HELLP			HAB HM Essencial Secundária	

ACOG: American College of Obstetricians and Gynecologists; Australia: Australian Government Department of Health; DBHA: Diretrizes Brasileiras de Hipertensão 2020; HAB: hipertensão do avental branco; HAS: hipertensão arterial sistêmica; HELLP: síndrome com hemólise, trombocitopenia e alteração de enzimas hepáticas; HM: hipertensão mascarada; ISH: International Society of Hypertension; ISSSHP: International Society for the Study of Hypertension; PA: pressão arterial; PE: pré-eclâmpsia; Nice: National Institute for Health and Clinical Excellence; RBEHG: Rede Brasileira de Estudos sobre Hipertensão e Gravidez.

resultam em nenhuma mudança prática em relação às Diretrizes Brasileiras e a ACOG. O NICE não coloca a categoria de pré-eclâmpsia sobreposta à hipertensão crônica, mas coloca a hipertensão crônica como fator de risco para a pré-eclâmpsia/eclâmpsia.

No Brasil, classificamos os distúrbios hipertensivos da gestação em 4 categorias: Pré-eclâmpsia/eclâmpsia, pré-eclâmpsia sobreposta, hipertensão crônica e hipertensão gestacional. A Tabela II apresenta nomenclatura, definições e classificação propostas pelas Diretrizes Brasileiras de Hipertensão – 2020.

O termo síndrome de pré-eclâmpsia é muito utilizado por nosso grupo quando não é possível diferenciar entre pré-eclâmpsia e pré-eclâmpsia sobreposta à HAS crônica[25]. A dificuldade na escolha do termo adequado

TABELA II Definições e classificação dos distúrbios hipertensivos na gestação conforme as Diretrizes Brasileiras de Hipertensão 2020[12]

Definições	
Hipertensão gestacional	PAS ≥ 140 mmHg e/ou PAD ≥ 90 mmHg, ou ambos, medida em duas ocasiões com intervalo mínimo de 4 horas
Hipertensão gestacional grave	PAS ≥ 160 mmHg e/ou PAD ≥ 110 mmHg, ou ambas, medidas em duas ocasiões com intervalo mínimo de 4 horas
Proteinúria	Proteinúria > 300 mg em 24 horas, razão proteinúria/creatinina urinária de 0,3 g/g de creatinina ou ++ em fitas reagentes (idealmente, quantificar)
Classificação	
Pré-eclâmpsia (com ou sem sinais de gravidade)	PAS ≥ 140 mmHg ou PAD ≥ 90 mmHg, ou ambos, em geral após 20 semanas de gestação e frequentemente com proteinúria. Na ausência de proteinúria, pode-se considerar o diagnóstico quando houver sinais de gravidade: trombocitopenia (plaquetas < 100.000/mL), creatinina > 1,1 mg/dL ou 2x creatinina basal, elevação de 2x das transaminases hepáticas, EAP, dor abdominal, sintomas visuais ou cefaleia, convulsões, sem outros diagnósticos alternativos
Hipertensão crônica	HA diagnosticada ou presente antes da gestação ou antes das 20 semanas de gestação; ou HA diagnosticada pela primeira vez durante a gravidez e que não normaliza no período pós-parto
Hipertensão crônica com pré-eclâmpsia sobreposta	Pré-eclâmpsia em mulher com história de HA antes da gravidez ou antes de 20 semanas de gestação
Hipertensão gestacional	PAS ≥ 140 mmHg ou PAD ≥ 90 mmHg, ou ambas, em mulher com PA previamente normal, após 20 semanas de gestação, medida em duas ocasiões com, pelo menos, 4 horas de intervalo, sem proteinúria ou sinais de gravidade, e que retorna ao normal no período pós-parto
Outras definições diagnósticas	
Eclâmpsia	Convulsões tônico-clônicas na ausência de outras condições causais
Síndrome HELLP	Hemólise, elevação de enzimas hepáticas e trombocitopenia
Síndrome de encefalopatia posterior reversível (PRES) e síndrome da vasoconstrição encefálico reversível	Ocorre PRES com alteração de imagem pela presença de edema vasogênico e sinais hiperintensos na porção posterior do cérebro na RM, além de estar associado a alterações visuais, convulsão, cefaleia e alteração de sensório. A síndrome da vasoconstrição cerebral reversível caracteriza-se por estreitamento de artérias do cérebro com cefaleia em trovoada ou sinais neurológicos focais

EAP: edema agudo de pulmão, HA: hipertensão arterial, PA: pressão arterial, PAS: pressão arterial sistólica, PAD: pressão arterial diastólica, PRES: síndrome de encefalopatia posterior reversível.

advém do fato que a HAS na gestação é uma síndrome, e tentativas de definição utilizam marcadores arbitrariamente selecionados, assim como alterações de importância fisiopatológica[18,19]. É possível que grupos de pesquisa estejam estudando manifestações diferentes de pré-eclâmpsia por causa do uso de definições distintas dessa condição[26]. Não existe padronização da classificação e dos critérios diagnósticos dos distúrbios hipertensivos da gestação, levando à dificuldade de interpretar e comparar diferentes estudos e potencialmente resultando confusão nos cuidadores das pacientes. Na pré-eclâmpsia/eclâmpsia a proteinúria e a PA devem voltar ao normal até 12 semanas após o parto. A evolução para eclâmpsia caracteriza-se por convulsões nessas pacientes.

Em relação aos valores que definem HAS: as Diretrizes de 2017 da ACC/AHA definiram como hipertensão estágio 1 valores de PAS 130-139 e PAD de 80-90 mmHg[27]. Em função desse posicionamento e de dados epidemiológicos, os valores para definição de HAS gestacional têm sido questionados[28,29], porém a maioria das diretrizes considera o valor de 140/90 mmHg para o diagnóstico.

A medida de consultório, ou medida casual da PA, é utilizada para definição de HAS gestacional. Assim como nas não gestantes, a PA medida fora do consultório é menor. As funções da MAPA e da MRPA na gestação ainda não estão claramente definidas, porém permitem identificar hipertensão mascarada (HM) e, em especial, hipertensão do avental branco (HAB)[18,24]. Adicionalmente a MAPA também permite reconhecer a HAS durante o sono. Seu uso é útil particularmente na primeira metade da gestação[24]. A HAB, assim como a HM, pode ocorrer em até um terço das gestantes. Sua identificação é fundamental para evitar o tratamento desnecessário e potencialmente lesivo ao feto[24]. Neste momento, a MAPA ou a MRPA são indicadas para avaliar a suspeita de HAB e de HM na gestação, sendo que os valores de referência para o diagnóstico de hipertensão na gestação MAPA/MRPA devem ser idênticos aqueles usados para a população em geral (Consultório: 140/90 mmHg; MAPA 24 horas e média da MRPA = 130/80 mmHg).

Na lista do *Medical Subject Headings* (MeSH) da National Library of Medicine e do National Institutes of Health encontramos o termo "hipertensão-induzida pela gestação" (introduzido em 2005 e revisado em 2021) como subitem de "hipertensão", ou das "complicações da gestação", e definido pela condição de uma mulher grávida com elevação da PAS (acima de 140 mmHg) e PAD (acima de 90 mmHg) em pelo menos 2 ocasiões com 6 horas de diferença. Anteriormente (1970-2004) estavam classificadas como subitem de "hipertensão" ou como "complicações cardiovasculares da gestação". Esse termo é subsequentemente dividido em "pré-eclâmpsia", "eclâmpsia" e "síndrome HELLP" (hemólise, aumento de enzimas hepáticas e redução das plaquetas). Nos Descritores em Ciência da Saúde da Biblioteca Virtual em Saúde da Biblioteca Regional de Medicina (BIREME) encontramos abaixo de "Complicações na Gravidez" a "Hipertensão Induzida pela Gravidez" (ou "Hipertensão Gestacional"), tendo como subitens "Eclâmpsia", "Pré-eclâmpsia" e "Síndrome HELLP". "Toxemia gravídica" ou "gestose" são termos em desuso, mas considerados sinônimo de pré-eclâmpsia. Portanto, buscas bibliográficas podem ser feitas usando esses diversos indexadores.

PRÉ-ECLÂMPSIA

Etiologia

A etiologia da pré-eclâmpsia é desconhecida. Várias são as hipóteses que tentam explicá-la, tornando-a conhecida como a patologia das teorias[30]. A placenta é considerada responsável pelas manifestações da pré-eclâmpsia por muitos estudiosos, já que o parto é a única maneira de cura da doença. Biologia celular e molecular alterada na placenta, isquemia placentária, antioxidantes, toxicidade das lipoproteínas, resposta inflamatória sistêmica, herança genética, fatores humorais e imunes e adaptação cardiovascular inadequada têm sido extensivamente investigados[31,32].

O entendimento da pré-eclâmpsia avançou muito nos últimos anos, e a pré-eclâmpsia parece ser uma condição com a participação de interações numerosas e constantes entre os sistemas placentários, imune e cardiovascular[33,34].

Fisiopatologia

A gestação normal é caracterizada por marcada redução na resistência vascular periférica e PA, bem como aumentos do débito cardíaco, do volume sanguíneo, do fluxo sanguíneo renal e da taxa de filtração glomerular. Na pré-eclâmpsia, essas adaptações hemodinâmicas fisiológicas estão alteradas[35,36]. A doença materna é caracterizada por vasoespasmo, ativação da cascata de coagulação e alterações humorais relacionadas com volume sanguíneo e controle de PA. A resposta inflamatória e o estresse oxidativo também podem estar envolvidos na fisiopatologia da pré-eclâmpsia. Todas essas alterações descritas afetam a placenta, o rim, o fígado e o cérebro, tendo como principal efeito a isquemia desses órgãos[20].

O endotélio vascular exerce importante papel na regulação da resistência vascular e da PA. Existe evidência de um desequilíbrio entre a síntese endotelial de vasodilatadores e vasoconstritores na pré-eclâmpsia[37]. Desse modo, a pré-eclâmpsia tem sido considerada uma condição relacionada à disfunção endotelial[38]. O aumento do volume da célula endotelial e a vacuolização do citoplasma eram tidos como patognomônicos da pré-eclâmpsia (endoteliose glomerular), assim como a presença de depósitos fibrinoides subendoteliais[39,40].

A invasão do trofoblasto no segmento miometrial das artérias espiraladas não ocorre na pré-eclâmpsia, havendo, sim, estreitamento dessas artérias. Na camada média do vaso ocorrem aterose aguda e necrose fibrinoide, na íntima surgem fibrina, macrófagos com lipídios e células musculares lisas[40]. A placenta tem papel central na fisiopatologia da pré-eclâmpsia. Portanto, invasão anormal das artérias espiraladas, redução da perfusão útero-placentária, resultando em isquemia placentária com liberação de fatores placentários com ativação e disfunção endotelial, aumento de substâncias vasoconstritoras, redução de substâncias vasodilatoras e aumento da sensibilidade vascular a substâncias, como a angiotensina II, reduzem a natriurese de pressão e aumentam a resistência vascular periférica levando à HAS[41].

A via da L-arginina/óxido nítrico também parece participar na fisiopatologia da pré-eclâmpsia. A captação da L-arginina, aminoácido do precursor do óxido nítrico, está aumentada em eritrócitos de gestantes com pré-eclâmpsia[42], existe aumento de análogos endógenos da L-arginina na pré-eclâmpsia como dimetil-L-arginina assimétrica[43] e seus níveis estão relacionados com disfunção endotelial. Também foi descrito aumento da atividade fosfodiesterásica do plasma de gestantes com pré-eclâmpsia[44], que pode resultar em maior degradação do GMPc, que é o fator efetor da ação do óxido nítrico. A inibição da síntese de óxido nítrico é um dos modelos de hipertensão na gestação em animais propostos, e o uso de L-arginina exógena parece ter efeitos benéficos na PA[45].

Existe evidência que a pré-eclâmpsia é causada por uma resposta inflamatória materna sistêmica. A resposta inflamatória é um evento esperado no terceiro trimestre da gestação, porém menos severo que na pré-eclâmpsia.

Portanto, a pré-eclâmpsia é um dos extremos de um processo contínuo comum a todas as gestações[46]. Essa visão é corroborada pelos achados de endoteliose glomerular não só na pré-eclâmpsia, mas também na gestação normal[47]. Sugere-se que a transição entre gestação normal a termo, hipertensão gestacional e pré-eclâmpsia parece ser um processo contínuo, talvez com progressiva adaptação a gestação[47]. A pré-eclâmpsia pode ser um processo adaptativo, e não uma condição anormal separada[47].

Avanços importantes no entendimento dessa síndrome ocorreram recentemente com a descrição da presença de fatores angiogênicos circulantes relacionados ao risco de pré-eclâmpsia[48-55]. Receptores placentários solúveis tirosina quinase 1 fms-simile (do inglês, *soluble fms-like tyrosine kinase* ou sFlt-1, também conhecido como receptor solúvel do fator de crescimento vascular endotelial – VEGF) são frações circulantes de receptores da membrana celular, que, quando na circulação, antagonizam os efeitos dos fatores angiogênicos VEGF (do inglês, *vascular endothelial growth factor*) e do fator de crescimento placentário[51]. Excesso de sFlt foram descritos na pré-eclâmpsia e os níveis circulantes estavam associados à severidade da pré-eclâmpsia[51]. Presume-se que a isquemia placentária levaria à hipóxia e à produção placentária desse fator solúvel na circulação, levando à redução dos fatores VEGF e PlGF (do inglês, *placenta growth factor*) circulantes e, consequentemente, disfunção endotelial[49,51,52,55]. Esse fator inclusive está aumentado, mesmo antes da apresentação clínica da pré-eclâmpsia e serviria como marcador do risco de desenvolver a doença[52]. Posteriormente, verificou-se que a endoglina solúvel, um correceptor solúvel para o fator de crescimento de transformação beta-1 (TGF-beta-1), outro fator antiangiogênico circulante estava aumentado na gestação[53,55], e sua interação com sFlt levaria ao desenvolvimento da síndrome HELLP[54]. Portanto, crescentes evidências associam fatores angiogênicos com os fenótipos da pré-eclâmpsia[48-55]. O balanço angiogênico representa um dos principais avanços para o entendimento da fisiopatologia da pré-eclâmpsia e para a predição e manejo dessa síndrome. O estudo Prognoses[56] mostrou que a relação sFlt-1:PlGF tem valor preditivo para excluir a ocorrência de pré-eclâmpsia na semana subsequente. Essa relação também pode predizer desfechos adversos e tempo para o parto[57]. As diretrizes do NICE sugerem testes baseados em PlGF para casos com suspeita de pré-eclâmpsia[19].

A fisiopatologia da pré-eclâmpsia também pode ser vista com outro enfoque: como uma síndrome que ocorre na gestação e é diagnosticada com aumento da PA e da excreção urinária de proteína, porém vista como resultante de duas causas distintas: placentária ou materna[58] ou de dois estágios distintos[59]. O termo placentário é reservado para os casos que são primariamente derivados da redução da perfusão placentária, e o termo materno para as síndromes que são primariamente devidas a doenças maternas prévias. A proposta dos autores é de que essas categorias podem convergir pelo mecanismo comum de disfunção endotelial, e que a combinação de fatores maternos e placentários é particularmente danosa. Essa abordagem tem encontrado respaldo[60] e adiciona mais um critério para classificar essa síndrome.

Fatores de risco

Os fatores de risco de pré-eclâmpsia são divididos em fatores pré-concepcionais e fatores associados à gestação[25,61-63]. Os fatores pré-concepcionais são nuliparidade, história prévia de pré-eclâmpsia, extremos de idade reprodutiva, história familiar, hipertensão crônica, doença renal, obesidade, resistência à insulina, diabetes gestacional, hiper-homocisteinemia, estresse, doenças autoimunes, como lúpus e síndrome antifosfolipídica e trombofilias. Alguns dos fatores associados à gestação são: gestação múltipla, infecção urinária, anomalias congênitas, mola hidatiforme e anomalias cromossômicas[61,62].

Uma das hipóteses da etiologia da pré-eclâmpsia é a má adaptação imune, na qual a exposição ao mesmo esperma por longo prazo induz tolerância imunológica, produzindo um efeito protetor, enquanto a mudança de parceiro ou inseminação com gametas de doadores aumenta a frequência de pré-eclâmpsia[61]. Atualmente, tem sido investigada a participação paterna como fator de risco para pré-eclâmpsia. Pais de crianças geradas em gestação pré-eclâmptica, quando trocam de parceira, apresentam duas vezes mais chance de terem filhos nessas mesmas condições[64]. Tem sido descrito também que homens nascidos de gestação com pré-eclâmpsia apresentam maior probabilidade de terem filhos gerados em uma gestação com essa patologia[65], indicando que tanto a mãe quanto o pai podem transmitir a predisposição genética para pré-eclâmpsia[66]. Uma das manifestações do fator genético nessa síndrome é o tipo racial. Pessoas de raça negra, quando comparados com caucasianos, apresentam maior suscetibilidade de desenvolver pré-eclâmpsia durante a gestação[25].

O fato de a pré-eclâmpsia ser considerada um extremo de uma gestação com uma excessiva resposta inflamatória, faz com que qualquer fator que aumente a resposta inflamatória possa predispor a gestante à pré-eclâmpsia[63].

Alguns estudos têm observado que o fumo reduz o risco de desenvolver pré-eclâmpsia por causa de componentes vasodilatadores e seu efeito de redução da volemia[25], porém esse achado não é uniforme[67], e o fumo está associado à restrição de crescimento intrauterino. O desfecho da pré-eclâmpsia, quando ocorre, é pior em gestantes fumantes[20].

Uma revisão sistemática mostrou que os seguintes fatores estavam associados à pré-eclâmpsia na avaliação pré-natal: história prévia de pré-eclâmpsia, anticorpos antifosfolipídio, *diabetes mellitus*, gestação múltipla, nuliparidade, história familiar de pré-eclâmpsia, PAD acima de 80 mmHg na avaliação inicial, elevado índice de massa corporal antes da gestação, idade maternal acima de 40 anos para mulheres multíparas, intervalo acima de 10 anos entre as gestações, doenças autoimunes e/ou renais e hipertensão crônica[68].

Nas recomendações do NICE, os seguintes fatores são considerados de risco moderado: idade maior que 40 anos, primeira gestação, intervalo de mais de 10 anos desde a última gestação, gestação múltipla, índice de massa corporal de 35 ou mais e história familiar de pré-eclâmpsia. Hipertensão crônica, doença renal crônica, doença hipertensiva em gestação anterior, diabetes e doença autoimune são considerados fatores de alto risco para pré-eclâmpsia[19].

Mais adiante, apresentaremos informações sobre predição de pré-eclâmpsia.

Apresentação clínica

A pré-eclâmpsia pode apresentar-se como uma síndrome materna (HAS, alterações sistêmicas e proteinúria ou não) ou como uma síndrome fetal (crescimento intrauterino restrito, redução de líquido amniótico, oxigenação inadequada)[58,63].

A pré-eclâmpsia é uma doença multissistêmica, em geral, caracterizada por PA elevada e proteinúria acima de 300 mg em 24 horas. A observação do protocolo de verificação da PA em gestantes é importante no diagnóstico de HAS. O esfigmomanômetro deve estar calibrado e validado. A paciente deve ficar em repouso de, no mínimo, 10 minutos antes da verificação da PA. Deve estar sentada com o braço no nível do coração, e a PA deve ser verificada novamente em um intervalo de 4 horas para confirmação do resultado[69]. Na medida da PAD, deve-se usar a fase V de Korotkoff (desaparecimento do som)[20,69]. As medidas de pressão arterial para estabelecer o diagnóstico devem ser feitas com menos de 7 dias de diferença[20]. A HAS é considerada grave se existir aumento sustentado de PAS de 160 mmHg ou PAD de 110 mmHg[12,13]. Atualmente as diretrizes brasileiras consideram a PA de 160/110 mmHg como o limiar para definir HAS grave, em conformidade com quase todas as diretrizes internacionais.

A pré-eclâmpsia ocorre principalmente em nulíparas, após a 20ª semana gestacional. Geralmente as gestantes apresentam rápido aumento de peso, seguido de edema generalizado. Outros sinais e sintomas que podem estar presentes são mal-estar, cefaleia, dor epigástrica e no quadrante superior direito do abdome, náuseas, distúrbios visuais (escotomas, visão turva, amaurose) e hiper-reflexia[11,14,20,36].

Se houver história prévia de HAS, doença renal, sinais de lesão em órgão-alvo ou se a PA e a excreção urinária não normalizarem após 12 semanas do parto, o diagnóstico deve ser de pré-eclâmpsia sobreposta.

A pré-eclâmpsia pode se apresentar com ou sem sinais de gravidade, conforme descrito na Tabela III. A apresentação com sinais de gravidade é considerada quando a HAS grave está associada com proteinúria importante, ou quando existir comprometimento multissistêmico como edema pulmonar, convulsões, oligúria (volume urinário < 400 mL/24 h), trombocitopenia, anormalidades nas enzimas hepáticas associadas com dor no quadrante superior direito, ou sintomas persistente ou graves do sistema nervoso central (estado mental alterado, cefaleia, visão turva ou cegueira)[63]. A definição de proteinúria importante é variável nas diferentes diretrizes, sendo que o ponto de corte da excreção urinária de proteína pode ser de 1, 2, 3 ou 5 g/24 horas[10]. A pré-eclâmpsia de início precoce (antes das 34 semanas de gestação) também deve ser considerada grave conforme recomendação[10,18].

O critério tradicional para diagnóstico de pré-eclâmpsia (aparecimento de HAS e proteinúria após a 20ª semana de gestação) é adequado para a maioria das mulheres nulíparas e previamente saudáveis. Porém, algumas mulheres podem desenvolver HAS gestacional severa (sem proteinúria), associada com morbidade materna e perinatal significativas. Além disso, HAS e proteinúria podem estar ausentes em 10-15% das mulheres que desenvolvem hemólise, aumento de enzimas hepáticas ou redução das plaquetas (síndrome HELLP), e em 38% daquelas que desenvolvem eclâmpsia. Os critérios usuais também são menos confiáveis em mulheres com HAS ou proteinúria antes das 20 semanas de gestação, especialmente naquelas recebendo medicamentos anti-hipertensivos[63]. Foi verificado que no Reino Unido as pacientes que desenvolveram eclâmpsia apresentavam, na última visita pré-natal, proteinúria ou HAS ausentes (11%), proteinúria sem HAS (10%), HAS sem proteinúria (22%) e HAS e proteinúria em 57%[70].

O início da doença tem relevância no prognóstico e no manejo. Se as manifestações ocorrem antes de 33 semanas, o prognóstico é pior do que aquele iniciando após a 36ª semana de gestação ou após o parto.

Conforme discutido anteriormente, os distintos grupos utilizam diferentes classificações para os distúrbios hipertensivos gestacionais. A SOMANZ[24] inovou ao considerar PE quando ocorre HAS após a 20ª semana de gestação acompanhada de uma ou mais manifestação de comprometimento sistêmico (renal, hematológico, hepático, neurológico, edema pulmonar, crescimento intrauterino restrito ou descolamento prematuro de placenta). Além disso, como critério de comprometimento renal eles consideram a presença de proteinúria de 300 mg/24 horas (ou medida equivalente), oligúria ou elevação da creatinina plasmática. Essa é uma maneira de reconhecer a natureza sistêmica da apresentação clínica da pré-eclâmpsia, porém usa uma definição mais específica que garanta a presença de pré-eclâmpsia "verdadeira" nos estudos científicos[72].

Aspectos laboratoriais

A pré-eclâmpsia pode produzir alterações hematológicas, hepáticas e renais. O hematócrito e a hemoglobina podem estar aumentados em razão da hemoconcentração. Plaquetas diminuem em 20% das pacientes por causa do consumo endotelial, da diminuição da síntese ou da destruição por fenômenos imunológicos. Níveis abaixo de 100.000 plaquetas/mm^3 indicam gravidade. Elevação das enzimas hepáticas aspartato aminotransferase (AST), alanina aminotransferase (ALT) e lactato desidrogenase (LDH) refletem dano hepático com possível necrose hemorrágica periportal. A combinação de enzimas hepáticas elevadas, hemólise e plaquetopenia caracteriza a síndrome HELLP (do inglês, *hemolysis, elevated liver enzymes, low platelet*), uma forma severa de pré-eclâmpsia com elevada morbidade e mortalidade[20].

Níveis de fibrinogênio, produtos de degradação da fibrina e tempo de protrombina também podem estar alterados e são utilizados como parâmetros no acompanhamento da progressão e da gravidade da doença.

O rim tem como lesão característica, mas não exclusiva, a endoteliose glomerular, havendo proteinúria e diminuição da filtração. Essa perda de função não é percebida clinicamente pelo grande aumento do fluxo glomerular no início da gestação. A depuração de urato diminui levando à hiperuricemia, que está citada entre as muitas propostas de marcadores de pré-eclâmpsia[20].

A proteinúria acima de 300 mg/dL em uma amostra de 24 horas correlaciona-se com uma leitura igual ou acima de 1+ em fita reagente em uma amostra ao acaso. Existe discrepância entre as determinações de 24 horas com as medidas ao acaso, portanto, o ideal é mensurar a proteinúria de 24 horas[20]. Quando não for possível, a alternativa conveniente é a coleta de urina com medida da relação da proteinúria e da creatininúria para estimar a proteinúria de 24 horas (IPC). Na opinião dos autores, o IPC é adequado para estimar a excreção urinária de proteínas e quando a urina de 24 horas for solicitada uma medida da creatininúria deveria também ser feita, de forma a detectar potenciais equívocos da coleta.

A proteinúria apresenta uma boa correlação com a presença dos níveis de ácido úrico[74], e nova hiperuricemia foi considerada uma alternativa para proteinúria na definição de PE[73]. Níveis de ácido úrico acima de 6 mg/dL são considerados anormais na gestação[74].

Existe uma intensa busca por novos marcadores na doença hipertensiva gestacional. O uso de biomarcadores pode servir para identificar pacientes com riscos de apresentarem desfechos desfavoráveis, de permitir diagnóstico precoce e correto, mas até recentemente nenhum teste alcançava padrões clínicos para ser um teste preditivo[75].

A dosagem de sFlt-1 e PLGF, em especial associada com múltiplos marcadores, parece contribuir na avaliação de gestantes com HAS. O estudo ASPRE avaliou múltiplos marcadores e mostrou que com 11 a 13 semanas de gestação a sensibilidade para predição de pré-eclâmpsia pré-termo é baixa[56], porém em análise subsequente, as gestantes com hipertensão crônica e PLGF reduzido têm maior risco de complicações da pré-eclâmpsia pré-termo[76]. Como vimos em "Fisiopatologia", a relação sFlt-1:PLGF tem valor preditivo negativo para pré-eclâmpsia, e pode predizer desfechos adversos[57].

No rastreamento das gestantes, deve-se no mínimo rastrear marcadores clínicos de pré-eclâmpsia no pré-natal. Se possível, e disponível, rastrear com 11 a 14 semanas para o risco de pré-eclâmpsia com uma combinação de marcadores como PA, doppler uterino e PLGF[19]. Para predição de pré-eclâmpsia devemos utilizar a história clínica (fatores de risco) e, quando disponível, a relação sFlt-1/PLGF pode auxiliar. Para predição de desfechos na pré-eclâmpsia, múltiplos marcadores, ultrassom com doppler e a relação sFlt-1/PLGF tem sido sugerido.

Ferramentas práticas para estratificação de risco estão disponíveis. O estudo *Preeclampsia Integrated and Estimated Risks* desenvolveu uma calculadora para prever o risco de desfechos adversos dentro de 48 horas da internação da gestante com pré-eclâmpsia. A calculadora está disponível em: https://pre-empt.obgyn.ubc.ca/home-page/past-projects/fullpiers/, acesso em 18 abr. 2022. A Fetal Medicine Foundation desenvolveu uma calculadora mais complexa para predição de pré-eclâmpsia e é recomendada pela International Federation of Gynecology and Obstetrics, disponível em: https://fetalmedicine.org/research/assess/preeclampsia/first-trimester, acesso em 18 abr. 2022.

Complicações

Uma das principais complicações da pré-eclâmpsia é a síndrome HELLP. No fígado, além da necrose periportal, pode haver hemorragia subcapsular e ruptura hepática. Nessa síndrome, a insuficiência renal aguda é frequente inclusive com necessidade de tratamento dialítico em muitos casos[77]. O mecanismo fisiopatológico é multifatorial, mas hipovolemia, sangramento, hemólise são os mais importantes, podendo levar à necrose tubular aguda.

Ainda como complicações maternas, podem ser citados: descolamento prematuro de placenta, parto prematuro, edema pulmonar, pancreatite hemorrágica, CIVD e acidente vascular encefálico.

Eclâmpsia é a ocorrência de convulsões em uma paciente com pré-eclâmpsia. Essa é a forma mais grave de apresentação clínica da doença. Caracteriza-se por convulsões tônico-clônicas generalizadas, que podem ser ou não precedidas por sinais premonitórios como cefaleia, escotomas, dor epigástrica e hiper-reflexia. É difícil associar os níveis tensionais com o desenvolvimento de eclâmpsia, podendo esta ocorrer mesmo com a PA pouco alterada. As convulsões podem ocorrer antes do trabalho de parto – 50%, durante – 25% – ou após o parto – 25%[20,30]. A ocorrência da síndrome PRES (do inglês, *Posterior Reversible Encephalopathy Syndrome*), em que existem alterações reversíveis na neuroimagem nas regiões posteriores do cérebro em associação com crise hipertensiva e eclâmpsia, é cada vez mais reconhecida[78].

Complicações fetais são frequentes na pré-eclâmpsia, ocorrendo crescimento intrauterino restrito, oligodrâmnios, sofrimento fetal agudo e, até mesmo, morte intrauterina[79].

Prevenção

A prevenção primária efetiva da pré-eclâmpsia não é possível no presente momento, pois os mecanismos envolvidos na gênese dessa patologia ainda não são bem conhecidos. Portanto, a anticoncepção é a única forma de evitar a pré-eclâmpsia. As mulheres de alto risco devem ser acompanhadas durante toda a gestação, visando ao reconhecimento da doença em seus estágios iniciais. É possível que interferindo em alguns dos fatores de risco, a prevenção primária seja alcançada[61].

De acordo com a teoria do efeito protetor produzido pela exposição a antígenos do esperma do parceiro no longo prazo, exposição ao esperma – leia-se relações sexuais sem preservativo – pelo mesmo período, torna-se uma medida preventiva pré-concepcional.

Primigestas são mulheres que tem maior risco de desenvolver pré-eclâmpsia. Como o efeito da multiparidade é perdido, após a troca de parceiro, a mulher deve ser considerada como se estivesse em sua primeira gestação. Um intervalo maior que 10 anos entre as gestações também é fator de risco.

A prevenção da obesidade e, consequentemente, da resistência à insulina pode resultar em redução na frequência da síndrome[61].

A prevenção secundária é feita quando se interrompe o processo da doença antes do surgimento de qualquer manifestação clínica detectável. Estratégias para prevenção secundária da pré-eclâmpsia podem utilizar a suplementação de cálcio e ácido acetilsalicílico em baixas doses[61]. Entretanto, a diminuição do risco de pré-eclâmpsia é aparente, porque esse efeito está associado a pacientes com alto risco de HAS e ingestão basal baixa de cálcio. Estudo realizado pelo National Institutes of Health dos Estados Unidos demonstrou que a suplementação dietética de 2 g diários de cálcio não é indicado, pelo menos para mulheres norte-americanas, se o objetivo for reduzir a incidência de pré-eclâmpsia ou melhorar o bem-estar fetal[80]. Portanto, a suplementação de cálcio não melhora o desfecho perinatal, mas é possível que tenha importância para populações com baixa ingestão basal de cálcio[61]. Em revisão da Cochrane[81], verificou-se que a suplementação de cálcio esteve associada com redução da HAS e pré-eclâmpsia, nas pacientes com alto risco para a doença e com ingestão baixa de cálcio basal (menor que 600 mg/dia). A ISSHP recomenda suplementação de pelo menos 500 mg de cálcio para TODAS as mulheres com ingestão dietética de cálcio menor que 900 mg/dia. As DBH VIII[12] recomendam suplementação de cálcio (> 1 g/dia) para gestantes com baixa ingestão de cálcio e em risco moderado e aumentado de pré-eclâmpsia. O protocolo da RBEHG[13] sugere que todas as mulheres devem ser orientadas a ter uma dieta rica em cálcio e para aquelas com risco para pré-eclâmpsia e/ou dieta pobre em calcio, recomenda-se a suplementação de 1 a 2 g de carbonato de cálcio ao dia ou 2 a 4 g de citrato de calcio ao dia, em doses fracionadas (ex.: 500 mg de carbonato de cálcio 3 x/dia ou 1 g de citrato de cálcio 3 x/dia)[13].

Baixas doses de ácido acetilsalicílico (AAS) (75 a 150 mg/dia) ao final do 1º trimestre da gestação podem ser úteis na prevenção primária de pré-eclâmpsia em gestantes com risco moderado e aumentado[82-84]. No entanto, o uso não é recomendado na ausência de risco[83].

A predição de PE deve ser feita, preferencialmente, no 1º trimestre por meio de avaliação que leva em conta a história clínica materna – fatores de risco – associada à ultrassonografia com Doppler que verifica se há resistência ao fluxo nas artérias uterinas. Existem também exames laboratoriais que avaliam a angiogênese como dosagem da endoglina solúvel, PIGF (*placental endotelial growth factor*), sFlt-1 (*soluble fms-like tyrosine kinase receptor-1*) e razão sFlt-1/PlGF que são promissores, mas ainda não estão disponíveis na prática clínica[12].

O uso de AAS em baixas doses (75-150 mg/dia) para a prevenção de eclâmpsia encontra-se resumido na Tabela III. Preferencialmente, deve ser iniciado antes de 16 semanas, sem aumento de complicações maternas ou fetais, e encontra-se nas recomendações de diretrizes internacionais como o NICE 2019[19], da OMS[21] e do Colégio Americano de Ginecologia e Obstetrícia (ACOG)[15,16]. Um estudo[56] realizado com 1.776 pacientes, com dose de 150 mg de AAS comparada com placebo iniciado entre 11 e 14 semanas, mostrou um total de eventos (pré-eclâmpsia) de 1,6% no grupo do AAS contra 4,3% no grupo placebo (*OR*: 0,38, IC95% 0,2 a 0,74, p = 0,004). O uso de AAS na prevenção da pré-eclâmpsia em pacientes de alto risco preferencialmente antes das 16 semanas de gestação até a 36ª semana. A premissa para o benefício do AAS é a maior inibição da produção de tromboxane em relação a prostaciclinas, levando à manutenção ou ao restabelecimento da predominância funcional da prostaglandina vasodilatadora.

Metanálise mostrou que o uso de antiplaquetários, especialmente o AAS em baixas doses, está associado a uma redução de 15%

TABELA III Recomendações das Diretrizes Brasileiras de Hipertensão 2020 para o uso de AAS na prevenção da pré-eclâmpsia[12]

Risco	Fator de risco	Recomendação
Alto	PE prévia com desfecho fetal adverso Gestação múltipla HA crônica DM tipos 1 ou 2 Doença renal Doença autoimune (LES/SAAF)	Recomenda-se ácido acetilsalicílico em baixa dose para 1 ou mais desses critérios
Moderado	Nuliparidade Obesidade (IMC ≥ 30 kg/m²) História familiar de PE (mãe ou irmã) Idade ≥ 35 anos História obstétrica prévia ruim (PIG, prematuridade, baixo peso, mais de 10 anos de intervalo entre as gestações)	Considerar o uso de ácido acetilsalicílico em baixa dose, se o paciente apresentar mais de 1 fator de risco

DM: *diabetes mellitus*; HAS: hipertensão arterial sistêmica; IMC: índice de massa corporal; LES: lúpus eritematoso sistêmico; PE: pré-eclâmpsia; PIG: pequeno para a idade gestacional; SAAF: síndrome do anticorpo antifosfolipídeo.

no risco de pré-eclâmpsia, 8% de parto prematuro e 14% de morte fetal ou neonatal[85].

O uso de antioxidantes na prevenção de pré-eclâmpsia não deve ser considerado. Os estudos ACTS (do inglês, *Australian Collaborative Trial of Supplements*) e VIP (do inglês, *vitamins in preeclampsia*) mostraram que o uso concomitante de vitamina C e vitamina E não preveniam pré-eclâmpsia em mulheres nulíparas ou em mulheres de risco, mas o estudo VIP detectou aumento no risco de recém-nascido de baixo peso com a intervenção[86,87].

A prevenção terciária é sinônimo de tratamento e previne complicações[61].

Tratamento

O objetivo principal do tratamento é evitar a morbidade e mortalidade materna e fetal e, quando possível, prolongar a gestação. Interrupção da gestação e remoção da placenta são as formas efetivas de terapêutica[12,20]. A interrupção da gestação é sempre benéfica para a mãe, porém pode não ser benéfica para o feto prematuro[12]. Apesar de o feto também estar em risco, o tratamento conservador pode ser considerado para buscar maior grau de maturidade pulmonar fetal[11], desde que não se acrescente risco para a mãe.

Tratamento medicamentoso para a pré-eclâmpsia grave é benéfico e necessário. Essa doença não regride espontaneamente e, na maioria dos casos, piora com o tempo. Apesar de controverso, o uso de medicamentos, visando ao controle da PA, à profilaxia de convulsão e ao apropriado término da gestação, modifica o curso do distúrbio subjacente e seu efeito no desfecho[61]. No Reino Unido, 2/3 das mortes maternas foram em razão da hemorragia cerebral ou do infarto[88,89] e o grau de PAS pode ser o principal preditor de dano cerebral ou infarto. A ocorrência de hipertensão sistólica grave (acima de 159 mmHg) ou de diastólica grave (acima de 109 mmHg), de início agudo, durante pelo menos 15 minutos, é considerada emergência hipertensiva pelo ACOG[90].

Após o diagnóstico de pré-eclâmpsia, a gestante deve ser cuidadosamente acompanhada, e, na maioria das vezes, a internação hospitalar é indicada. A internação reduz o risco de morte fetal em comparação com pacientes não internadas e prolonga a gestação[91].

No Hospital São Lucas da PUCRS, a internação era recomendada com acompanhamento da obstetrícia e da neonatologia e, se necessário, com acompanhamento clínico. A avaliação da PA é feita a cada 4 horas, com acompanhamento do peso, da diurese e do edema diariamente. As pacientes são orientadas sobre os sinais premonitórios de eclâmpsia, e exames complementares (proteinúria e creatininúria em amostra, hemograma e plaquetas, enzimas hepáticas, ácido úrico e creatinina) são revisados periodicamente (1 a 2 vezes por semana ou mais). Os movimentos fetais, o bem-estar fetal e o crescimento intrauterino são monitorizados. Se for necessária observação mais intensa, a paciente fica no centro obstétrico próximo a toda a equipe assistencial.

Tratamento não medicamentoso

O tratamento não medicamentoso é indicado para uma gestante com PAS entre 140-150 mmHg e/ou PAD entre 90-99 mmHg.

A primeira e única forma de tratamento recomendada em todas as Diretrizes revisadas é o repouso relativo, apesar de sua eficácia não estar claramente estabelecida. O repouso hospitalar não precisa ser absoluto, e algum repouso no hospital reduz a ocorrência de HAS severa nas gestantes quando comparadas com atividades domiciliares[92]. No passado, a restrição dietética de sal e dietas ricas em óleo de peixe foram propostas como preventivas de PE, no entanto, nenhuma delas demonstrou efeito algum sobre a doença[20,65,93].

Tratamento medicamentoso

As diretrizes são claras para o tratamento de mulheres gestantes com HAS considerada grave em risco de complicações agudas graves como acidente vascular encefálico, hematoma hepático ou para aqueles com condições coexistentes como doença renal[94]. A definição do tratamento da HAS na gestação sem sinais de gravidade é mais complexa. O estudo CHIPS[95] comparando o controle rigoroso com tratamento menos rigoroso de HAS "leve" mostrou que o tratamento mais intenso diminuía o risco de HAS grave, e não evidenciou consequências adversas para o feto. O estudo CHAP[96] com gestantes com PAS e PAD entre 140-160 mmHg e 90-105 mmHg, respectivamente, avaliou um grupo com tratamento ativo (para manter PA abaixo de 140/90 mmHg) e outro com tratamento-padrão. No tratamento-padrão, a medicação iniciava com PAS de 160 mmHg e PAD de 105 mmHg, buscando o mesmo nível de PA do grupo ativo. Ocorreu uma redução do desfecho primário no grupo com tratamento ativo, particularmente com redução da ocorrência de pré-eclâmpsia com sinais de gravidade e de parto prematuro por indicação médica[96]. Se esses resultados forem confirmados em estudos subsequentes, é provável que as recomendações na prática clínica sejam alteradas[95].

Não existe um nível exato de PA em que se deve iniciar a terapia medicamentosa, mas a maioria dos especialistas inicia o tratamento com PAD ≥ 100-110 mmHg[10,20]. Todavia, se a PAS > 160 ou 170 mmHg, e/ou diastólica > 110 mmHg, inicia-se o tratamento a fim de prevenir a hemorragia cerebral[65]. O fato de que PAS acima de 159 mmHg está associada à hemorragia cerebral, e o infarto leva a uma recente valorização da PAS na definição de HAS grave e da necessidade de intervenção medicamentosa[90]. A medicação inicial deve ser via oral, exceto se a paciente estiver sintomática (cefaleia ou dor abdominal), em crise hipertensiva ou com sinais premonitórios de eclâmpsia.

A RBHHG[13] e as DBH VIII[12] sugerem o início do tratamento medicamentoso com pressões a partir de 150/100 mmHg, ou se na presença de sintomas ou PA persistentemente elevada. O alvo proposto é de PAD de 85 mmHg[13,18] ou PA entre 120-160/80-100 mmHg[12]. Um tratamento urgente também deve ser iniciado em caso de HAS grave e na presença de sinais premonitórios. Também é indicada a suspenção do tratamento em gestantes com HAS crônica em uso de anti-hipertensivos e PA < 120/80 mmHg[12].

A Tabela IV apresenta os anti-hipertensivos disponíveis e sua posologia conforme a RBEHG[13].

Qualquer redução de PA deve ser acompanhada de monitorização fetal para verificar a possibilidade de sofrimento do feto. Vários agentes são utilizados com esse propósito, e a escolha do medicamento anti-hipertensivo depende da experiência do médico assistente ou da familiaridade com o medicamento escolhido e com os efeitos adversos. O uso de IECA, bloqueadores do receptor da angiotensina e inibidores diretos de renina estão contraindicados na gestação. O uso de betabloqueadores é possível, porém atenolol deve ser evitado. O uso de nitroprussiato de sódio deve ser reservado para situações críticas, como encefalopatia hipertensiva e falta de resposta às demais medidas[18,59], pois traz risco de intoxicação por tiocianato na mãe e morte fetal.

É importante que o agente anti-hipertensivo seja seguro e eficiente e haja experiência com seu uso[65]. Tendo em vista a segurança relativa no emprego das medicações e a chance de reduzir a ocorrência de parto prematuro, existem argumentos para o uso de agentes anti-hipertensivos na manutenção do tratamento da HAS leve a moderada na pré-eclâmpsia. Apesar da PA acima de 90 mmHg estar associada com aumento na morbidade perinatal, não existem dados consistentes para deter-

TABELA IV Anti-hipertensivos recomendados para uso na gestação modificado da RBEHG[12]

Classe do agente	Agente	Posologia
Simpatolíticos de ação central, alfa2-agonistas	Metildopa Comprimidos de 250 e 500 mg	750 a 2.000 mg/dia 2 a 4 x/dia
	Clonidina Comprimidos de 0,1, 0,15 e 0,2 mg	0,2 a 0,6 mg/dia 2 a 3 x/dia
Bloqueadores de canais de cálcio	Nifedipino retard Comprimidos de 10 e 20 mg	20 a 120 mg/dia 1 a 3 x/dia
	Nifedipino de liberação rápida Comprimidos de 10 e 20 mg *Não usar sublingual	20 a 60 mg/dia 2 a 3 x/dia
	Anlodipino Comprimidos de 2,5, 5 e 10 mg	5 a 20 mg/dia 1 a 2 x/dia
Vasodilatador periférico*	Hidralazina Drágeas de 25 e 50 mg	50-150 mg/dia 2 a 3 x/dia
Betabloqueadores*	Metoprolol Comprimidos de 25, 50 e 100 mg	100 a 200 mg/dia 1 a 2 x/dia
	Pindolol Comprimidos de 5 e 10 mg	10 a 30 mg/dia 2 a 3 x/dia
	Carvedilol Comprimidos de 6,25 e 12,5 mg Recomenda-se iniciar com 12,5 mg/dia por dois dias e a partir de então aumentar a dose	12,5 a 50 mg/dia 1 a 2 x/dia

* Como terceira droga para associação de medicamentos para controle da PA ou no caso de impossibilidade de uso das drogas de primeira escolha. Os betabloqueadores de maior experiência clínica são o labetalol e o pindolol. Entretanto, o primeiro não está liberado para uso no Brasil, e o segundo tem sido difícil de ser encontrado.

minar qual PA é ótima durante o tratamento. A prescrição do atenolol está associada com crescimento intrauterino restrito, por isso ele não deve ser utilizado. Os medicamentos mais comumente usados para tratamento da HAS são[33]: metildopa, labetalol, nifedipino, hidralazina, betabloqueadores como pindolol, oxprenolol, metoprolol, clonidina, prazosina. O uso do prazosina não é recomendado pelas Diretrizes Canadense.

O emprego dos diuréticos no tratamento da HAS na pré-eclâmpsia é reservado para situações especiais em que a paciente possui doença renal ou cardíaca. A hidroclorotiazida em pacientes com HAS crônica pode ser continuada naqueles pacientes que faziam uso prévio, porém pode causar contração volêmica e distúrbios eletrolíticos.

Os medicamentos contraindicados na gestação são os inibidores da enzima de conversão da angiotensina e os antagonistas do receptor da angiotensina II, que podem agravar a isquemia uterina, causar insuficiência renal e malformações no feto. O uso de inibidores de renina também é contraindicado.

No Hospital São Lucas da PUCRS, era mais utilizada a metildopa como medicamento de escolha, e a hidralazina geralmente como segunda opção. Hidralazina endovenosa é utilizada como primeira escolha nas emergências. O nifedipino tem sido empregado frequentemente. O anlodipino é um medicamento de uso crescente como alternativa terapêutica na gestação. Para a prevenção e o tratamento de convulsões, o uso de sulfato de magnésio endovenoso é indicado.

Há concordância com a ideia de que a escolha e a via de administração de uma droga anti-hipertensiva durante a gestação devem ser baseadas na experiência do assistente e da instituição[12,21].

As Diretrizes Brasileiras de Hipertensão recomendam que o tratamento definitivo para a pré-eclâmpsia/eclâmpsia e pré-eclâmpsia sobreposta é a interrupção da gestação. Em situações em que há risco ao feto, o tratamento conservador pode ser considerado para assegurar maior maturidade pulmonar fetal[12]. Em situações sem maturidade pulmonar fetal, é recomendado prolongar a gestação, mas a interrupção deve ser indicada se houver deterioração materna ou fetal. Em situações agudas, HAS grave ou eclâmpsia recomendam-se o uso de sulfato de magnésio endovenoso e o tratamento com hidralazina endovenosa (hidralazina 10-20 mg EV ou alternativamente 10-40 mg IM a cada 6 horas). A hidralazina endovenosa tem início de ação em 10 a 30 minutos, com duração de 3 a 12 horas. O uso de nifedipino tem risco de hipotensão, em especial, associado ao sulfato de magnésio. Raramente nitroprussiato de sódio é empregado, principalmente quando existe risco de edema agudo de pulmão[12]. Nas situações com quadro estabilizado, o uso de anti-hipertensivos por via oral está indicado[12].

A Tabela V apresenta os agentes recomendados para as urgências e emergências hipertensivas.

Indicações de interrupção da gestação

O momento ideal para a interrupção da gestação não é fácil de estabelecer e deve ser particular para cada caso. O preciso conhecimento da idade gestacional com provas de maturidade pulmonar e da vitalidade do feto são fundamentais para uma decisão adequada. Vários métodos são utilizados para aumentar essa precisão diagnóstica. Comprovada a maturidade pulmonar fetal (geralmente após 37 semanas), não há vantagem em prolongar a gestação, que deve ser interrompida por parto normal ou cesariana, respeitando-se as indicações clássicas da via alta. Se indicada a via vaginal, a monitorização fetal deve ser contínua. Se há evidência inequívoca de sofrimento fetal, também a gestação deve ser interrompida. Na Tabela VI, estão os meios

TABELA V Agentes recomendados para o tratamento da crise ou para a emergência hipertensiva conforme a RBEHG[13]

Agente	Dose inicial	Repetir, se necessário	Dose máxima
Hidralazina	5 mg, via intravenosa	5 mg, a cada 20 minutos	30 mg
Ampola de 20 mg/mL. Diluir 1 ampola (1 mL) em 19 mL de água destilada = [1 mg/mL]			
Nifedipino Comprimido 10 mg	10 mg Via oral	10 mg, a cada 20-30 minutos	30 mg
Hidralazina em infusão contínua	5 mg/h. Diluir 80 mg (4 mL de hidralazina) em 500 mL de soro fisiológico e manter infusão de 30 mL/h		
Nitroprussiato de sódio	Ampola 50 mg/2 mL. 0,5 a 10 µg/kg/min. Infusão intravenosa contínua		
A ampola de nitroprussiato de sódio contém 2 mL, na concentração de 50 mg/2 mL. Diluir uma ampola (2 mL) em 248 mL de soro glicosado 5%, assim teremos a concentração de 200 mcg/mL.			

* como terceiro medicamento para associação de medicamentos para controle da pressão arterial ou no caso de impossibilidade de uso de medicamentos de primeira escolha. Os betabloqueadores de maior experiência clínica são: labetalol e pindolol. Entretanto, o primeiro não está liberado para uso no Brasil e o segundo tem sido difícil de ser encontrado.

TABELA VI Avaliação da vitalidade e da maturidade do feto

Vitalidade	Maturidade
1. Cardiotocografia (CTR) 2. Resposta auditiva provocada (RAP) 3. Ecografias seriadas 4. Perfil biofísico fetal 5. Doppler velocimetria 6. Movimentação fetal diária	1. Data da última menstruação e nível sérico de beta-HCG. 2. Altura uterina e circunferência abdominal 3. Líquido amniótico: aspecto, teste de Clements e relação lecitina/esfingomielina, análise espectrofotométrica a 650 nm, contagem de células orangiófilas, corpos lamelares, teste de microbolhas

disponíveis para a avaliação da maturidade e a vitalidade do feto.

Quando o feto é prematuro, sem sofrimento evidente, e a doença materna estiver sob controle, procura-se prolongar a gestação, repetindo-se as provas maternas e fetais, com periodicidade variável, dependendo da gravidade do caso, até que a maturidade seja atingida ou a condição materna se agrave. Nos casos de alto risco materno: eclâmpsia, síndrome HELLP, controle clínico inadequado ou piora do quadro materno, a interrupção também é indicada. A Tabela VII resume as situações em que a gestação deve ser interrompida.

Na realidade, a maioria dos casos encontra-se em situação limítrofe e a controvérsia

TABELA VII Indicações de término da gestação em paciente com pré-eclâmpsia

Maternas	Fetais
Idade gestacional ≥ 37 semanas Plaquetas < 100.000 céls/mm^3 Deterioração progressiva da função hepática Deterioração progressiva da função renal Suspeita de descolamento prematuro de placenta Cefaleia severa ou distúrbios visuais Persistente e severa dor epigástrica ou vômitos Eclâmpsia	Retardo de crescimento intrauterino severo Oligodrâmnios Maturidade fetal comprovada Sofrimento fetal bem documentado

torna-se inevitável. A decisão deve estar baseada na experiência clínica do serviço e nas condições de suporte do berçário para o feto prematuro.

Os casos devem ser individualizados por seus detalhes. Aqui os anti-hipertensivos podem ser utilizados no prolongamento da gestação em fetos muito prematuros e/ou pouco comprometidos.

BIBLIOGRAFIA

1. Gaio DS, Schmidt MI, Duncan BB, et al. Hypertensive disorders in pregnancy: frequency and associated factors in a cohort of Brazilian women. Hypertens Pregnancy. 2001;20(3):269-81.
2. Galão AO, Pinheiro da Costa BE, d'Avila DO, et al. Erythrocyte L-arginine transport in normal and hypertensive pregnancy [abstract]. Hypertens Pregnancy. 2000;19(s1):73.
3. Schwarcz R, Fescina R. Maternal mortality in Latin America and the Caribbean. Lancet. 2000;356(Suppl):s11.
4. Khan KS, Wojdyla D, Say L, et al. WHO analysis of causes of maternal death: a systematic review. Lancet. 2006;367(9516):1066-74.
5. Victora CG, Aquino EML, Leal MC, et al. Maternal and child health in Brazil: progress and challenges. Lancet. 2011;377(9780):1863-76.
6. Giordano JC, ParpinellicMA, Cecatti JG, et al. The Burden of Eclampsia: Results from a Multicenter Study on Surveillance of Severe Maternal Morbidity in Brazil. Plos One. 2014;e97401.
7. Guida JPS, Andrade BG, Pissinatti LGF, et al. Prevalence of Preeclampsia in Brazil: An Integrative Review. Rev Bras Ginecol Obstet. 2022. doi:10.1055/s-0042-1742680. Epub ahead of print.
8. Ramos Filho FL, Antunes CMF. Hypertensive disorders: prevalence, perinatal outcomes and cesarean section rates in pregnant women hospitalized for delivery. Rev Bras Ginecol Obstet. 2020;42(11):690-6.
9. Poli de Figueiredo CE, Pinheiro da Costa BE, Antonello ICF, et al. Pregnancy: women's stress test. Br Med J (BMJ.com). 2003;326.
10. Steegers EA, von Dadelszen P, Duvekot JJ, Pijnenborg R. Pre-eclampsia. Lancet. 2010;376(9741):631-44.
11. Garovic VD. Hypertension in pregnancy: diagnosis and treatment. Mayo Clin Proc. 2000;75:1071-6.
12. Barroso WKS, Rodrigues CIS, Bortolotto LA, et al. Brazilian Guidelines of Hypertension – 2020. Arq Bras Cardiol. 2021;116(3):516-658.
13. Peraçoli JC, Ramos JGL, Sass N, et al. Pré-eclâmpsia/eclâmpsia – Protocolo n. 1 – Rede Brasileira de Estudos sobre Hipertensão e Gravidez (RBEHG), 2020.
14. Unger T, Borghi C, Charchar F, et al. International Society of Hypertension Global Hypertension Practice Guidelines. Hypertension 2020;75(6):1334-57.
15. American College of Obstetricians and Gynecologists (ACOG). ACOG Practice Bulletin n. 202: Gestational hypertension and preeclampsia. Obstet Gynecol. 2019;133(1):e1-e25.
16. American College of Obstetricians and Gynecologists (ACOG). ACOG Practice Bulletin n. 203: chronic hypertension in pregnancy. Obstet Gynecol. 2019;133(1):e26-e50.
17. Department of Health. Clinical Practice Guidelines: Pregnancy Care. Canberra: Australian Government Department of Health, 2018.
18. Magee LA, Brown MA, Hall DR, et al. The 2021 International Society for the Study of Hypertension in Pregnancy classification, diagnosis & management recommendations for international practice. Pregnancy Hypertens. 2022:148-69.
19. National Institute for Health and Care Excellence. Hypertension in pregnancy: diagnosis and management. [NICE Guideline NG133].
20. Gifford RW, August PA, Cunningham G, et al. Report of the National High Blood Pressure Education Program Working Group on High Blood Pressure in Pregnancy. Am J Obstet Gynecol. 2000;183:1-22.
21. World Health Organization. WHO recommendations for Prevention and treatment of pre-eclampsia and eclampsia, 2011. Disponível no site www.who.int/reproductivehealth/publications/maternal_perinatal_health/9789241548335/en/index.html .
22. Williams B, Mancia G, Spiering W, et al. 2018 ESC/ESH Guidelines for the management of arterial hypertension. Eur Heart J. 2018;39(33):3021-104.
23. Butalia S, Audibert F, Côté AM, et al. Hypertension Canada. Hypertension Canada's 2018 Guidelines for the Management of Hypertension in Pregnancy. Can J Cardiol. 2018;34(5):526-31.
24. Lowe SA, Bowyer L, Lust K, et al. SOMANZ guidelines for the management of hypertensive disorders of pregnancy 2014. Aust N Z J Obstet Gynaecol. 2015;55(5):e1-29.
25. Odegard RA, Vatten LJ, Nilsen ST, et al. Risk factors and clinical manifestations of pre-eclampsia. Br J Obstet Gynaecol. 2000;107:1410-6.

26. Harlow FH, Brown MA. The diversity of diagnoses of preeclampsia. Hypertens Pregnancy. 2001;20(1):57-67.
27. Whelton PK, Carey RM, Aronow WS, et al. 2017 ACC/AHA/AAPA/ABC/ACPM/AGS/APhA/ASH/ASPC/NMA/PCNA Guideline for the Prevention, Detection, Evaluation, and Management of High Blood Pressure in Adults: Executive Summary: A Report of the American College of Cardiology/American Heart Association Task Force on Clinical Practice Guidelines. J Am Soc Hypertens. 2018;12(8):579.e1-579.e73.
28. Sisti G, Colombi I. New blood pressure cut off for preeclampsia definition: 130/80 mmHg. Eur J Obstet Gynecol Reprod Biol. 2019;240:322-4.
29. Bello NA, Zhou H, Cheetham TC, et al. Prevalence of hypertension among pregnant women when using the 2017 American College of Cardiology/American Heart Association Blood Pressure Guidelines and Association With Maternal and Fetal Outcomes. JAMA Netw Open. 2021;4(3):e213808.
30. Branch DW, Porter TF. Hypertensive disorders of pregnancy. In: Scott JR, Di saia PJ, Hammond CB et al. (ed.). Danforth's Obstetrics and Gynecology. 8th ed. Philadelphia: Lippincott Williams & Wilkins, 1999. p. 309-26.
31. Dekkler GA, Sibai BM. Etiology and pathogenesis of preeclampsia: current concepts. Am J Obstet Gynecol. 1998;179:1359-75.
32. Davison JM, Lindheimer MD. New developments in preeclampsia. Semin Nephrol. 2004;24:537-625.
33. Brown CM, Garovic VD. Mechanisms and management of hypertension in pregnant women. Curr Hypertens Rep. 2011;13(5):338-46.
34. James JL, Whitley GS, Cartwright JE: Pre-eclampsia: fitting together the placental, immune and cardiovascular pieces. J Pathol. 2010;221(4):363-78.
35. Robertson WB, Brosens I, Dixon G. Uteroplacental vascular pathology. Eur J Obstet Gynecol Reprod Biol. 1975;5:47-65.
36. Lindheimer MD, Akbari A. Hypertension in pregnant women. In: Oparil S, Weber MA. Hypertension: a companion to Brenner and Rector's: the kidney. Philadelphia: W.B. Saunders; 2000. Capítulo 80, p. 688-701.
37. Roberts JM, Taylor RN, Musci TJ. Preeclapsia: An endotelial cell disorder. Am J Obstet Gynecol. 1989;161:1200-4.
38. Cunha Filho EV, Mohr C, Filho BJ, et al. Flow-mediated dilatation in the differential diagnosis of preeclampsia syndrome. Arq Bras Cardiol. 2010;94(2):182-6.
39. Kincaid-Smith. The renal lesion of preeclampsia revisited. Am J Kidney Dis. 1991;17:144-8.
40. Kincaid-Smith OS, Fairley KF. Morphological changes in preeclampsia; in Kincaid-Smith OS, Fairley KF (eds.). The kidney and hypertension in pregnancy. Edinburgh: Churchill Livingstone, 1993. p. 25.
41. Granger JP, Alexander BT, Llinas MT, et al. Pathophysiology of hypertension during preeclampsia linking placental ischemia with endothelial dysfunction. Hypertension. 2001;38(3 Pt 2):718-22.
42. Pinheiro da Costa, Steibel JP, Antonello IC, et al. L-arginine erythrocyte transport in normal pregnant and pre-eclamptic women. Am J Obst Gynecol. 2004;190(2):468-71.
43. Savvidou MD, Hingorani AD, Tsikas D, at al. Endothelial dysfunction and raised plasma concentrations of symmetric dimethylarginine in pregnant women who subsequently develop pre-eclampsia. Lancet. 2003;361(9368):1511-7.
44. Pinheiro da Costa BE, Scocco C, Poli de Figueiredo CE, et al. Increased serum phosphodiesterase activity in women with pre-eclampsia. BJOG. 2006;113(5):577-9.
45. Germain AM, Valdes G, Romanik MC, Reyes MS. Evidence supporting a beneficial role for long-term L-arginine supplementation in high-risk pregnancies. Hypertension. 2004;44(1):e1.
46. Redmann CWG, Sargent IL. Pre-eclampsia, the placenta and the maternal systemic inflammatory response – a review. Placenta. 2003;24(Suppl A):S21-7.
47. Strevens H, Wide-Swensson D, Hansen A, et al. Glomerular endotheliosis in normal pregnancy and pre-eclampsia. BJOG. 2003;110(9):831-6.
48. Widmer M, Villar J, Benigni A, et al. Mapping the theories of preeclampsia and the role of angiogenic factors: a systematic review. Obstet Gynecol. 2007;109(1):168-80.
49. Luft FC. Soluble endoglin (sEng) joins the soluble fms-like tyrosine kinase (sFlt) receptor as a pre-eclampsia molecule. Nephrol Dial Transplant. 2006;21(11):3052-4.
50. Aggarwal PK, Jain V, Sakhuja V, et al. Low urinary placental growth factor is a marker of pre-eclampsia. Kidney Int. 2006;69(3):621-4.
51. Maynard SE, Min JY, Merchan J, et al. Excess placental soluble fms-like tyrosine kinase 1 (sFlt1) may contribute to endothelial dysfunction, hypertension, and proteinuria in preeclampsia. J Clin Invest. 2003;111(5):649-58.
52. Levine RJ, Maynard SE, Qian C, et al. Circulating angiogenic factors and the risk of preeclampsia. N Engl J Med. 2004;350(7):672-83.
53. Levine RJ, Lam C, Qian C, et al. Soluble endoglin and other circulating antiangiogenic factors in

preeclampsia. N Engl J Med. 2006;355(10):992-1005.

54. Venkatesha S, Toporsian M, Lam C, et al. Soluble endoglin contributes to the pathogenesis of preeclampsia. Nat Med. 2006;12(6):642-9.
55. Lindheimer MD, Umans JG. Explaining and predicting preeclampsia. N Engl J Med. 2006;355(10):1056-8.
56. Rolnik DL, Wright D, Poon LC, et al. Aspirin versus Placebo in Pregnancies at High Risk for Preterm Preeclampsia. N Engl J Med. 2017;377(7):613-22.
57. Dröge LA, Perschel FH, Stütz N, et al. Prediction of preeclampsia-related adverse outcomes with the sFlt-1 (Soluble fms-Like Tyrosine Kinase 1)/PlGF (placental growth factor)-ratio in the clinical routine: a real-world study. Hypertension. 2021;77(2):461-71.
58. Ness RB, Roberts JM. Heterogeneous causes constituting the single syndrome of preeclampsia: a hypothesis and its implications. Am J Obstet Gynecol. 1996;175:1365-70.
59. Roberts JM, Gammill HS. Preeclampsia-recent insights. Hypertension. 2005;308:1592-4.
60. Redman CW, Sargent IL. Latest advances in understanding preeclampsia. Science. 2005;308:1592-94.
61. Dekkler G, Sibai B. Primary, secondary and tertiary prevention of pre-eclampsia. Lancet. 2001;357:209-15.
62. Caritis S, Sibai B, Hauth J, et al. Predictors of pre-eclampsia in women at high risk. Am J Obstet Gynecol. 1998;179(4):946-51.
63. Sibai B, Dekker G, Kupferminc M. Pre-eclampsia. Lancet. 2005;365(9461):785-99.
64. Lie RT, Rasmussen S, Brunborg H et al. Fetal and maternal contributions to risk of preeclampsia: population based study. Br Med J. 1998;316:1343-7.
65. Esplin MS, Fausset MB, Fraser A et al. Paternal and maternal components of the predisposition of preeclampsia. N Engl J Med. 2001;344:867-72.
66. Pipkin FB. Risk factors for preeclampsia. N Engl J Med 2001;344:925-6.
67. Sibai BM, Gordon T, Thom T et al. Risk factor for preeclampsia in health nulliparous women: a prospective multicenter study. Am J Obstet Gynecol. 1995;172:642-8.
68. Duckitt K, Harrington D. Risk factors for pre-eclampsia at antenatal booking: systematic review of controlled studies. BMJ. 2005;330(7491):565.
69. Helewa ME, Burrows RF, Smith J, et al. Report of the Canadian Hypertension Society Consensus Conference: 1. Definitions, evaluation and classification of hypertensive disorders in pregnancy. CMAJ. 1997;157:715-5.
70. Douglas KA, Redman CW. Eclampsia in the United Kingdom. BMJ. 1994;309(6966):1395-400.
71. Lowe SA, Brown MA, Dekker GA, et al. Society of Obstetric Medicine of Australia and New Zealand. Guidelines for the management of hypertensive disorders of pregnancy 2008. Aust N Z J Obstet Gynaecol. 2009;49(3):242-6.
72. Davey DA, MacGillivray I. The classification and definition of the hypertensive disorders of pregnancy. Clin Exp Hypertens B. 1986;5(1):97-133.
73. von Dadelszen P, Payne B, Li, et al. Prediction of adverse maternal outcomes in pre-eclampsia: development and validation of the fullPIERS model. Lancet. 2011;377:219-27.
74. Paula LG, da Costa BE, Poli-de-Figueiredo CE, Antonello IC. Does uric acid provide information about maternal condition and fetal outcome in pregnant women with hypertension? Hypertens Pregnancy. 2008;27(4):413-20.
75. Meads CA, Cnossen JS, Meher S, et al. Methods of prediction and prevention of pre-eclampsia: systematic reviews of accuracy and effectiveness literature with economic modelling. Health Technol Assess. 2008;12(6):1-270.
76. ASPRE 2021 Shen L, Martinez-Portilla RJ, Rolnik DL, Poon LC. ASPRE trial: risk factors for development of preterm pre-eclampsia despite aspirin prophylaxis. Ultrasound Obstet Gynecol. 2021;58(4):546-52.
77. Dorigoni SM, Ramos JG, Martins-Costa S, Garcez JP, Barros E. Insuficiência renal aguda em pacientes com síndrome HELLP. Rev HCPA. 2006;26(3):18-28.
78. Wagner SJ, Acquah LA, Lindell EP, et al Posterior reversible encephalopathy syndrome and eclampsia: pressing the case for more aggressive blood pressure control. Mayo Clin Proc. 2011;86(9):851-6.
79. Chammas MF, Nguyen TM, Li MA, et al. Expectant management of severe preterm pre-eclampsia: Is intrauterine growth restriction an indication for immediate delivery? Am J Obstet Gynecol. 2000;183(4):853-8.
80. Richard J, Levine JC, Hant LB, et al. Trial of calcium to prevent preeclampsia. N Engl J Med. 1997;337:69-76.
81. Atallah AN, Hofmeyr GJ, Duley L. Calcium supplementation during pregnancy for preventing hypertensive disorders and related problems. Cochrane Database Syst Rev. 2002;1:CD001059.
82. Dowswell T, Middleton P, Weeks A. Antenatal day care units versus hospital admission for women with complicated pregnancy. Cochrane Database of Syst Rev. 2009;(4):CD001803.
83. Koopmans CM, Bijlenga D, Groen H, et al. Induction of labour versus expectant monitoring for

gestational hypertension or mild pre-eclampsia after 36 weeks' gestation (HYPITAT): a multicentre, open-label randomised controlled trial. Lancet. 2009;374(9694):979-88.
84. Broekhuijsen K, van Baaren GJ, van Pampus MG, et al. Immediate delivery versus expectant monitoring for hypertensive disorders of pregnancy between 34 and 37 weeks of gestation (HYPITAT-II): an open-label, randomised controlled trial. Lancet. 2015;385(9986):2492-501.
85. Duley L, Smart DH, Knight M, et al. Antiplatelet drugs for prevention of pre-eclampsia and its consequences: systematic review. BMJ. 2001;322:329-33.
86. Rumbold AR, Crowther CA, Haslam RR, et al. Vitamins C and E and the risks of preeclampsia and perinatal complications. N Engl J Med. 2006;354(17):1796-806.
87. Poston L, Briley AL, Seed PT, et al. Vitamin C and vitamin E in pregnant women at risk for pre-eclampsia (VIP trial): randomised placebo-controlled trial. Lancet. 2006;367(9517):1145-54.
88. Saving Mothers' Lives: reviewing maternal deaths to make motherhood safer: 006-08. The Eighth Report on Confidential Enquiries into Maternal Deaths in the United Kingdom. Centre for Maternal and Child Enquiries (CMACE). BJOG. 2011;118(suppl 1):1-203.
89. Martin JN Jr, Thigpen BD, Moore RC, et al. Stroke and severe preeclampsia and eclampsia: a paradigm shift focusing on systolic blood pressure. Obstet Gynecol. 2005;105:246-54.
90. Committee on Obstetric Practice. Committee Opinion n. 514: emergent therapy for acute-onset, severe hypertension with preeclampsia or eclampsia. Obstet Gynecol. 2011;118(6):1465-8.
91. Barton JR, Witlin AG, Sibai BM. Management of mild preeclampsia. Clin Obstet Gynecol. 1999;42(3):455-69.
92. Meher S, Abalos E, Carroli G. Bed rest with or without hospitalisation for hypertension during pregnancy. Cochrane Database Syst Rev. 2005;(4):CD003514.
93. Moutquin JM, Garner PR, Burrows RF, et al. Report of the Canadian Hypertension Society Consensus Conference: 2. Nonpharmacologic management ana prevention of hypertensive disorders in pregnancy. Can Med Assoc J. 1997;157:907-19.
94. Greene MF, Williams WW. Treating hypertension in pregnancy. N Engl J Med. 2022.
95. Magee LA, von Dadelszen P, Rey E, et al. Less-tight versus tight control of hypertension in pregnancy. N Engl J Med. 2015;372(5):407-17.
96. Tita AT, Szychowski JM, Boggess K, Chronic Hypertension and Pregnancy (CHAP) Trial Consortium, et al. Treatment for Mild Chronic Hypertension during Pregnancy. N Engl J Med. 2022.

Diabetes melito

José Francisco Kerr Saraiva
Carolina Parra Magalhães
Elaine Coutinho

CONSULTA RÁPIDA

Introdução
A doença cardiovascular é a principal causa de morbidade e mortalidade em pacientes com diabetes melito tipo 2 (DM2). Associada à hipertensão, obesidade, dislipidemia e sedentarismo, o risco de desenvolvimento de lesões macro e microvasculares é ainda maior.

Fatores de risco cardiovasculares associados ao DM2
- Hipertensão.
- Obesidade.
- Dislipidemia.
- Sedentarismo.

Metas de PA em pacientes DM2
- PAS < 130; PAD < 80.
- Idosos > 80 anos: PAS < 150; PAD < 90.

Tratamento do HAS no DM
- IECA/BRA.
- BCC.
- Diurético.

Tratamento específico do DM
Drogas com benefício cardiovascular
- Metformina.
- Inibidores da DPP-4.
- Análogo do GLP-1.
- Inibidores do SGLT2.

INTRODUÇÃO

A doença cardiovascular (DCV) aterosclerótica é a principal causa de morbidade e mortalidade em pacientes com diabetes melito tipo 2 (DM2), secundária principalmente à resistência à insulina e à hiperglicemia crônica. De acordo com o estudo de Framingham[1], o DM2, independente de outros fatores de risco, eleva em três a quatro vezes o risco de desenvolver um evento cardiovascular e ao dobro do risco de óbito por causas cardiovasculares.

Nas duas últimas décadas, diversos estudos avaliaram o complexo mecanismo fisiopatológico envolvido na gênese do DM2 e sua relação com o risco de DCV. Assim, a individualização do tratamento por meio da estratificação de risco, o desenvolvimento de novos hipolipemiantes e a busca pela otimização da prevenção primária e secundária têm impacto importante na mortalidade e evolução de DCV.

Nem todos os anti-hiperglicemiantes são responsáveis por redução do risco de DCV, alguns apresentam maior impacto no controle glicêmico, o que está mais relacionado à melhora de desfechos microvasculares do que macrovasculares. Alguns desses apresentaram, inclusive, incremento no RCV, como foi o caso da rosiglitazona, que aumentou em 43% o risco de IAM em pacientes em uso dessa medicação[2]. O tratamento do diabetes melito deve ter como objetivo não apenas a redução dos níveis glicêmicos e a obtenção das metas terapêuticas, mas também a redução de doenças e eventos cardiovasculares. A Sociedade Brasileira de Diabetes (SBD), em alinhamento com as principais sociedades médicas da especialidade, recomenda que a meta para a hemoglobina glicada (HbA1c) seja < 7%, glicemia em jejum < 100 mg/dL e pós-prandial < 140 mg/dL[3].

Hipertensão e diabetes

A hipertensão arterial (HA) é uma doença crônica não transmissível (DCNT) multifatorial, que depende de fatores genéticos/epigenéticos, ambientais e sociais. É caracterizada por elevação persistente da pressão arterial sistólica (PAS) a níveis superiores ou iguais a 140 mmHg e/ou diastólica (PAD) maior ou igual a 90 mmHg, medida com técnica correta em pelo menos duas ocasiões diferentes, na ausência de medicação anti-hipertensiva. Recomenda-se, sempre que possível, a validação de tais medidas pela avaliação da PA fora do consultório por meio da monitorização ambulatorial da pressão arterial (MAPA), da monitorização residencial da pressão arterial (MRPA) ou da automedição da pressão arterial (AMPA)[4].

A hipertensão, assim como o DM2, está relacionada ao aumento de complicações cardiovasculares, tornando-se imprescindível seu tratamento adequado. Como foi observado no estudo ACCORD, a partir do tratamento intensivo da glicemia e da pressão arterial, houve redução das taxas de desfechos cardiovasculares maiores[5].Conforme orientado na diretriz de 2021 da Sociedade Brasileira de Cardiologia, a meta de tratamento de pressão arterial nos pacientes diabéticos, considerando os de alto risco cardiovascular, é de PAS < 130 mmHg e PAD < 80 mmHg, assim como nos pacientes que apresentem albuminúria superior a 30 mg/g de creatinina[6]. Em pacientes idosos acima de 80 anos, não foi encontrado benefício na redução da PAS < 150 mmHg e PAD < 90 mmHg, sendo a manutenção da PA abaixo desses níveis relacionada ao aumento de efeitos adversos[7].

Com relação à terapia medicamentosa para pacientes hipertensos e diabéticos, o uso de inibidores da enzima conversora da angiotensina (IECA), bloqueadores do receptor da angiotensina (BRA), diuréticos e bloqueadores de canal de cálcio deve ser considerado como monoterapia inicial[8]. Em pacientes com albuminúria superior a 30 mg/g de creatinina, o uso de IECA e BRA é recomendado para redução de desfechos renais[9]. O Estudo ACCOMPLISH (*Avoiding Cardiovascular Events Through COMbination Therapy in Patients Living With Systolic Hypertension*) mostrou que a terapia combinada de IECA e bloqueador de canal de cálcio diidropiridínico foi superior à combinação de diurético tiazídico (hidroclorotiazida) e IECA para redução de eventos cardiovasculares em pacientes diabéticos que requerem tratamento de hipertensão[10]. Ao paciente diabético, não só a recomendação de metas mais rigorosas de medidas de PA, mas também o tratamento medicamentoso direcionado a evitar lesões de órgão-alvo, a mudança dos hábitos dietéticos, cessação do tabagismo e atividade física regular são necessários em conjunto para obtenção de sucesso terapêutico.

Terapia medicamentosa para o diabetes

O controle glicêmico adequado geralmente previne o surgimento de complicações crônicas, macro e microvasculares, que constituem as principais causas de morbidade e mortalidade e piora da qualidade de vida do paciente diabético. Assim, o objetivo do tratamento é atingir níveis mais próximos possíveis dos normais (em jejum < 100 mg/dL e pós-prandial < 140 mg/dL), atentando para evitar hipoglicemia.

Assim, além de mudanças no estilo de vida (educação em saúde, alimentação e atividade física), a escolha da terapêutica antidiabética deve contemplar:

- o risco de hipoglicemia, em especial em grupos predispostos, com idade avançada, controle glicêmico rígido, múltiplas comorbidades, interações medicamentosas, histórico prévio de hipoglicemia e função renal reduzida.
- os mecanismos de gênese do diabetes, incluindo resistência à insulina (RI), falência progressiva da célula beta, repercussões micro e macrovasculares e alterações metabólicas (dislipidemia, inflamação vascular e disglicemia).

A seguir, estão descritos os principais antidiabéticos e suas características.A metformina é um medicamento da classe das biguanidas, de efeito anti-hiperglicemiante, com ação sensibilizadora periférica e que reduz a produção hepática de glicose. É muito conhecida desde a década de 1950. O *UK Prospective Diabetes Study* (UKPDS), com a introdução precoce de metformina nos portadores de DM2, foi capaz de reduzir a incidência de complicações vasculares relacionadas ao diabetes em 32%, de IAM em 32%, mortes relacionadas ao diabetes em 42% e de mortalidade por todas as causas em 36%. Estudos subsequentes também demonstraram resultados semelhantes. Apesar de não ter sua segurança cardiovascular testada em estudos clínicos randomizados, é uma droga de grande experiência clínica e de farmacovigilância em seu uso e que se mostrou ser uma aliada nos desfechos cardiovasculares de portadores de DM2[11]. Capaz de reduzir a HbA1c em 1,5 a 2%, é droga de primeira escolha para tratamento do DM2, sendo contraindicada na insuficiência renal grave (TFG < 30 mL/min).

Já os inibidores da dipeptidilpeptidase-4 (DPP-4) são fármacos que têm como seu principal mecanismo de ação inibir a degradação enzimática do peptídeo semelhante ao glucagon-1 (GLP-1), por meio da inibição da dipeptidilpeptidase.

Diversos estudos clínicos demonstraram que inibidores da DPP-4 são fármacos capazes de diminuir glicemias de jejum e pós-prandiais, suprimir a liberação elevada do glucagon e diminuir a hemoglobina glicada (HbA1c). Por não terem efeito sobre o peso do paciente[12,13], são fármacos neutros do ponto de vista cardiovascular[14].

Os análogos do GLP-1 são peptídeos que mimetizam a ação da incretina endógena, o GLP-1 e têm demonstrado reduzir níveis de HbA1c, de glicemias de jejum e pós-prandiais, suprimir a liberação elevada de glucagon e, ainda, são associados à perda de peso e redução de pressão arterial[15]. Nos estudos que avaliaram desfechos primários compostos de morte por causas cardiovasculares, IAM não fatal e AVC não fatal, os análogos do GLP-1 mostraram-se não inferiores ao placebo e alguns deles apresentaram superioridade, como é o caso da liraglutida[16].

Os cotransportadores 2 de sódio-glicose (SGLT-2) são responsáveis por 90% da reabsorção de glicose nos túbulos renais. Assim, os inibidores SGLT-2 são fármacos glicosúricos e promovem uma diminuição da glicemia de forma totalmente independente da insulina. Esse mecanismo de ação leva a uma diminuição discreta da glicemia de jejum, por volta de 20 a 30 mg/dL, e uma diminuição expressiva na hiperglicemia pós-prandial, cerca de 50 a 70 mg/dL. Não apresenta grande impacto na HbA1c, diminuindo cerca de 0,9% (considerando HbA1c 8%).

Além do impacto sobre a glicemia, os iSGLT2 apresentam ação importante na redução das pressões sistólica e diastólica, 4 a

6 mmHg e 1 a 2 mmHg, respectivamente. Os mecanismos de ação para essa redução ainda não são bem esclarecidos[17].

Um dos primeiros *trials* com os inibidores de SGLT-2 foi o EMPA-REG OUTCOME, que avaliou empaglifozina comparado a placebo em relação à mortalidade cardiovascular e global em portadores de DM2 com DCV estabelecida e taxa de filtração glomerular superior a 30 mL/min. Além de redução no desfecho primário composto de morte cardiovascular, IAM não fatal e AVC não fatal, o grupo que recebeu a empaglifozina apresentou redução significativa de mortalidade por todas as causas. Nesse mesmo estudo, foi observada a diminuição do número de internações por insuficiência cardíaca[18].

Tanto a empaglifozina quanto a canaglifozina não mostraram relação entre os níveis de controle glicêmico e a redução de desfechos cardiovasculares. Além disso, estudos clínicos pregressos não foram capazes de relacionar o controle mais rigoroso da glicemia com redução de eventos cardiovasculares maiores. Dessa forma, esses medicamentos têm sido extensivamente estudados em busca de uma adequada compreensão dos benefícios.

CONSIDERAÇÕES FINAIS

O diabetes é uma doença crônica, frequente e de grande impacto na saúde pública mundial por sua elevada morbidade e mortalidade. Sua associação com a hipertensão arterial sistêmica (HAS) é muito comum e capaz de elevar o risco de morte em cerca de sete vezes, principalmente por causas cardiovasculares[23]. Dessa forma, a mudança dos hábitos de vida e o tratamento medicamentoso, escolhido de forma individualizada, devem contemplar a redução não só dos valores glicêmicos, mas também do risco cardiovascular.

BIBLIOGRAFIA

1. Kannel WB, McGee D. Diabetes and cardiovascular disease. The Framinhhan study, JAMA. 1979;241:2035-8.
2. Food and Drug Administration (FDA). Guidence for Industry: Diabetes Mellitus- evaluating cardiovascular risk in new antidiabetic therapies 976. Am J Health-Syst Pharm. 2017;74(13).
3. Gross JL, et al. Diabetes melito: Diagnóstico, classificação e avaliação do controle glicêmico. Arq Bras Endocrinol Metabol. 2002;46:26-1.
4. Barroso WKS, Rodrigues CIS, Bortolotto LA, Mota-Gomes MA, Brandão AA, Feitosa ADM, et al. Brazilian Guidelines of Hypertension - 2020. Arq Bras Cardiol. 2021;116(3):516-658.
5. Margolis KL, O'Connor PJ, Morgan TM, Buse JB, Cohen RM, Cushman WC, Cutler JA, Evans GW, Gerstein HC, Grimm RH Jr, et al. Outcomes of combined cardiovascular risk factor management strategies in type 2 diabetes: the ACCORD randomized trial. Diabetes Care. 2014;37:1721-8.
6. Patel A, MacMahon S, Chalmers J, Neal B, Woodward M, Billot L, Harrap S, Poulter N, Marre M, Cooper M, et al. Effects of a fixed combination of perindopril and Indapamide on macrovascular and microvascular outcomes in patients with type 2 diabetes mellitus (the ADVANCE trial): a randomised controlled trial. Lancet. 2007;370:829-40.
7. Warwick J, Falaschetti E, Rockwood K, Mitnitski A, Thijs L, Beckett N, Bulpitt C, Peters R. No evidence that frailty modifies the positive impact of antihypertensive treatment in very elderly people: an investigation of the impact of frailty upon treatment effect in the HYpertension in the Very Elderly Trial (HYVET) study, a double-blind, placebo-controlled study of antihypertensives in people with hypertension aged 80 and over. BMC Med. 2015;13:78.
8. ALLHAT Officers and Coordinators for the ALLHAT Collaborative Research Group. The antihypertensive and lipid-lowering treatment to prevent heart attack trial: major outcomes in high-risk hypertensive patients randomized to angiotensin- converting enzyme inhibitor or calcium channel blocker vs diuretic. JAMA. 2002;288:2981-97.
9. de Zeeuw D, Remuzzi G, Parving HH, Keane WF, Zhang Z, Shahinfar S, et al. Proteinuria, a target for renoprotection in patients with type 2 diabetic nephropathy: lessons from RENAAL. Kidney Int. 2004;65:2309-20.

10. Weber MA, Bakris GL, Jamerson K, Weir M, Kjeldsen SE, Devereux RB, et al. Cardiovascular events during differing hypertension therapies in patients with diabetes. J Am Coll Cardiol. 2010;56:77-85.
11. UK Prospective Diabetes Study (UKPDS) Group. Effect of intense blood-glucose control with metformin on complications in overweight patients with type 2 diabetes (UKPDS 34). Lancet. 1998;352:854-65.
12. Joy SV, Rodgers PT, Scates AC. Incretin mimetics as emerging treatments for type 2 diabetes. Ann Pharmacother. 2005;39:110-8.
13. McIntosh CH, Demuth HU, Kin SJ, Pospisilik JÁ, Pederson RA. Applications of dipeptidyl peptidase IV inhibitors in diabetes Mellitus. Int J Biochem Cell Biol. 2006;38:860-72.
14. Green JB, Bethel MA, Armstrong PW, Buse JB, Engel SS, Garg J, et al. Effect of sitagliptin on cardiovascular outcomes in type 2 diabetes. N Eng J Med. 2015;373:232-42.
15. Saraiva FK, Sposito AC. Cardiovascular effects of glucagon-like peptide 1 (GLP-1) receptor agonists. Cardiovasc Diabetol. 2014;13:142.
16. Marso SP, Daniels GH, Brown-Frandsen K, Kristensen P, Mann JFE, Nauck MA, et al. Liraglutide and cardiovascular outcomes in type 2 diabetes. N Eng J Med. 2016:375:311-22.
17. Thomas A. Zelniker, Eugene Braunwald. Cardiac and renal effects of sodium-glucose co-transporter 2 inhibitors in diabetes. J Am Coll Cardiol. 2018;25111.
18. Zinman B, Wanner C, Lachin JM. Empagliflozin, cardiovascular outcomes and mortality em type 2 diabetes. N Eng J Med. 2015;373:2117-28.
19. Parving HH, Lehnert H, Brochner-Mortensen J, Gomis R, Andersen S, Arner P. The effect of irbesartan on the development of diabetic nephropathy in patients with type 2 diabetes. N Engl J Med. 2001;345:870-8.
20. Scirica BM, Bhatt DL, Braunwald E, Steg PG, Davidson J, Hirshberg B, et al. Saxagliptin and cardiovascular outcomes in patients with type 2 diabetes. N Eng J Med. 2013;369(14):1317-26.
21. White WB, Cannon CP, Heller SR, Nissen SE, Bergenstal RM, Bakris GL, et al. Alogliptin after acute coronary syndrome in patients with type 2 diabetes. N Eng J Med. 2013;369(14):1327-35.
22. Marso SP, Bain SC, Consoli A, Eliaschewitz FG, Jódar E, Leiter LA, et al. Semaglutide and cardiovascular outcomes in patients with type 2 diabetes. N Eng J Med. 2016;375:1834-44.
23. Holman RR, Bethel A, Mentz RJ, Thompson VP, Lokhnygina Y, Buse JB, et al. Effects of once-weekly exenatide on cardiovascular outcomes in type 2 diabetes. N Eng J Med. 2017:377(13):1228-39.
24. Neal B, Perkovic V, Mahaffey KW, de Zeeuw D, Fulcher G, Erondu N, et al. Canaglifozin and cardiovascular and renal events in type 2 diabetes. N Eng J Med. 2017;377(7):644-57.
25. Kosiborod M, Cavender MA, Fu AZ, Wilding JP, Khunti K, Holl RW, et al. Lower risk of heart failure and death in patients initiated on SGLT-2 inhibitors versus other glucose-lowering drugs: the CVD-REAL study. Circulation. 2017;136(3): 249-59.
26. Wiviott SD, Raz I, Bonaca MP, Mosenzon O, Kato ET, Cahn A, et al. Dapaglifozin and cardiovascular outcomes in type 2 diabetes. N Eng J Med. 2019;380(4):347-57.
27. Linnebjerg H, Kothare PA, Park S, Mace K, Reddy S, Mitchell M, et al. Effect of renal impairment on the pharmacokinetics of exenatide. Br J Clin Pharmacol. 2007;64(3):317-27.
28. Butler AE, Campbell-Thompson M, Gurlo T. Marked expansion of exocrine and endocrine pancreas with incretin therapy in humans with increased exocrine pancreas dysplasia and the potential for glucagon-producing neuroendocrine tumors. Diabetes. 2013;62(7):2595-604.
29. Bakris GL, Sowers JR. ASH Position Paper: Treatment of hypertension in patients with diabetes: an update. J Clin Hypertens (Greenwich). 2008;10(9):707-13; discussion 714-5.
30. Bundy JD, Li C, Stuchlik P, Bu X, Kelly TN, Mills KT, He H, Chen J, Whelton PK, He J. Systolic blood pressure reduction and risk of cardiovascular disease and mortality: a systematic review and network meta-analysis. JAMA Cardiol. 2017.

Hipertensão arterial sistêmica na doença renal crônica

Cibele Isaac Saad Rodrigues
Rogério Baumgratz de Paula
Fernando Antonio de Almeida

CONSULTA RÁPIDA

Medida da pressão arterial (PA)

- A medida da PA padronizada ou desacompanhada é a de referência.
- A monitorização ambulatorial da pressão arterial (MAPA) é recomendada mesmo em pacientes renais crônicos com PA normal em consultório.
- Diferentes fenótipos de hipertensão arterial sistêmica (HAS) são possíveis: 30% apresentam hipertensão do avental branco, de 30 a 60% hipertensão mascarada e uma porcentagem grande de indivíduos não exibe descenso noturno (*non dippers* ou *risers*), chegando a 80% nos pacientes em hemodiálise.
- MRPA constitui uma boa alternativa e deve seguir as recomendações das Diretrizes de MAPA e MRPA.

Fatores de risco

- Tradicionais, modificados pela DRC ou relacionados a ela determinam morbimortalidade cardiovascular, principal causa de morte nesses pacientes.

Características da hipertensão arterial sistêmica

- Geralmente resistente ou refratária.

Meta da pressão arterial

- A maioria das diretrizes recomendam meta de pressão arterial ≤ 130/80 mmHg para todos os pacientes renais crônicos, independente da causa e da presença de albuminúria.

Mudanças no estilo de vida (MEV)

- Dieta DASH, com < 5,0 g sal/dia e atividade física regular são as MEV de maior eficácia.

Tratamento

- Inibidores de enzima conversora da angiotensina II ou bloqueadores dos receptores AT_1 da angiotensina II são indispensáveis ao tratamento. Avalie creatinina e K^+ em 2 a 4 semanas, dependendo do K^+ e do RFG-e inicial.
- Diuréticos mais recomendados na DRC com RFG-e i ≤ 30 mL/min./1,73 m^2) são os de alça.
- Bloqueadores de canais lentos de cálcio, vasosseletivos são associados às duas outras classes medicamentosas.

INTRODUÇÃO

O mais novo documento sobre controle da pressão arterial (PA) na doença renal crônica (DRC) em pacientes que não estão em terapia renal substitutiva (TRS) do KDIGO – *The Kidney Disease: Improving Global Outcomes* (KDIGO) 2021 – trouxe aspectos focados na medida da PA, metas de PA, mudanças no estilo de vida (MEV) e escolha de medicamentos para grupos específicos de pacientes[1]. Por se basear exclusivamente em evidências científicas, tem grande impacto na comunidade nefrológica, no entanto, é possível pontuar algumas divergências.

A meta de PA sistólica (PAS) proposta para a maioria dos pacientes com DRC não dialisados, segundo o KDIGO é inferior a 120 mmHg, o que está em desacordo com as Diretrizes Brasileiras de Hipertensão Arterial 2020[2] e de outros documentos[3,4], cuja PA alvo é de 130/80 mmHg.

Preconiza-se a medida "padronizada de consultório" ou também conhecida como "medida desacompanhada", indisponível na prática diária, que também traz a meta para valores inferiores do que aqueles que possam ser suportados em diversos pacientes, especialmente os idosos frágeis e disautonômicos, situações frequentes em DRC.

Reafirma-se ainda que os bloqueadores do sistema renina-angiotensina (SRA), inibidores da enzima conversora da angiotensina (IECA) e bloqueadores dos receptores AT1 da angiotensina II (BRA) são insubstituíveis na terapêutica medicamentosa para todos os estágios da DRC na presença ou ausência de *diabetes mellitus* (DM) ou albuminúria.

MEDIDA DA PRESSÃO ARTERIAL

Medida de consultório

A medida "padronizada" ou "desacompanhada", utilizada no estudo SPRINT, é a de referência[5]. A medida deve ser realizada em todas as consultas de pacientes renais crônicos, dependendo da disponibilidade de espaço, aparelhos adequados, pessoal treinado e tempo de consulta estendido.

As recomendações detalhadas da medida correta da PA estão bem detalhadas nas DBHA 2020[2] e incluem a utilização de aparelhos automáticos de braço, validados pelo Inmetro no caso do Brasil e calibrados com regularidade. É de grande importância o tamanho do manguito a ser utilizado, de acordo com a medida da circunferência braquial, especialmente em um contexto de grande número de obesos, mas igualmente de desnutridos entre os pacientes renais. As medidas devem ser em triplicata, com intervalos de pelo menos 1 a 2 minutos entre elas, preferencialmente sem nenhum profissional de saúde no consultório, visando a diminuir o efeito do avental branco. Assim, é necessário estabelecer um fluxo de trabalho e a capacitação para utilização dessa técnica, que certamente não será aplicável na maioria dos serviços SUS do Brasil. A Figura 1 demonstra como se dá essa medida.

A medida padronizada da PA foi utilizada em estudos clínicos como o ACCORD (*Action to Control Cardiovascular Risk in Diabetes*/Ação para Controlar o Risco Cardiovascular no Diabetes)[7] e o SPRINT (*Systolic Blood Pressure Intervention Trial*/Ensaio Clínico sobre Intervenção para Pressão Arterial Sistólica)[6]. Mesmo nessas condições previstas em protocolo, muitas delas foram realizadas na presença de profissional da saúde[8]. Entre a medida acompanhada e a padronizada existe uma diferença na PA que pode chegar a 7 mmHg, com valores semelhantes àqueles obtidos na pressão diurna obtida na monitorização ambulatorial da PA (MAPA)[9].

Como todo método, há vantagens e desvantagens. Aparelhos oscilométricos que fazem medidas repetidas são importados e caros para permitir uma ampla utilização na rede pública. Ter um consultório, além daquele reservado para o atendimento médico, no qual o paciente fique confortavelmente sentado e sozinho, após ser instruído sobre como se dará o procedimento, aumenta o tempo de consulta para quase o dobro do habitual. Mais profissionais capacitados serão necessários para assistir o mesmo contingente de pessoas, encarecendo a consulta, cujo benefício só poderá ser veri-

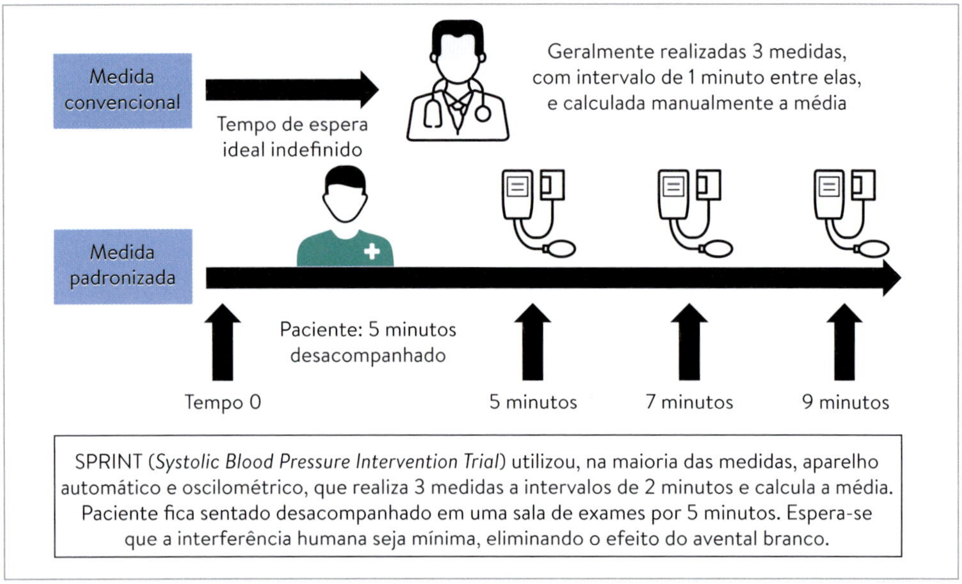

FIGURA 1 Método *standard vs.* método padronizado de medida da pressão arterial (PA) no estudo SPRINT.

Fonte: adaptada de SPRINT Research Group, 2015[6].

ficado em longo prazo. A Figura 2 mostra o tempo médio de consulta quando utilizada a medida padronizada da PA.

MAPA e MRPA

Diretrizes atuais recomendam enfaticamente a realização da MAPA mesmo em pacientes renais crônicos com PA normal em consultório. Diferentes fenótipos de HA podem ser diagnosticados, com implicações terapêuticas, quando a MAPA estiver disponível. Aproximadamente 30% apresentam HA do avental branco (HAB), de 30 a 60% HA mascarada (HM) e uma porcentagem grande de indivíduos não exibe descenso noturno

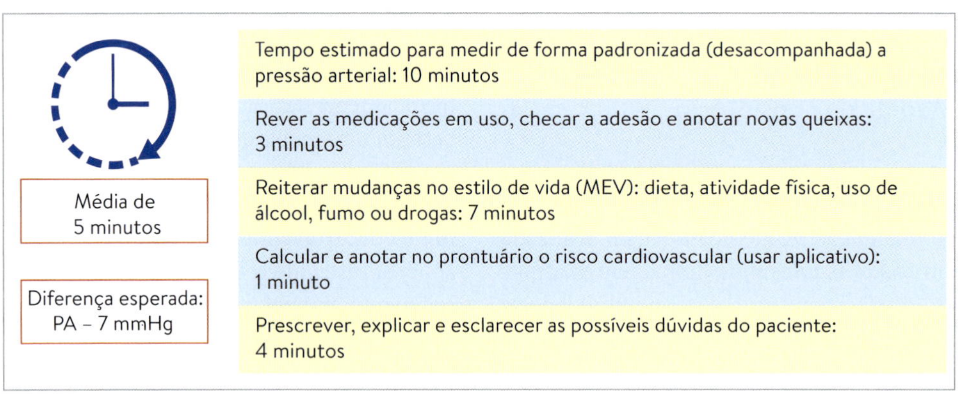

FIGURA 2 Tempo médio de consulta padronizada.

Fonte: adaptada de Bakris et al., 2019[10].

(*non dippers* ou *risers*), chegando a 80% nos pacientes em hemodiálise[11].

MRPA – monitorização residencial da PA – constitui uma boa alternativa e deve seguir as recomendações da Diretrizes de MAPA e MRPA[12].

A MAPA é a medida de PA mais fidedigna e correlacionada a desfechos cardiovasculares e renais, apesar de poder apresentar algumas desvantagens: aumento de custos, dificuldades técnicas relacionadas a múltiplas tentativas de acesso venoso, presença de fístula arteriovenosa em pacientes hemodialíticos e/ou cateterismo anterior, além de baixa tolerância ao método[13,14]. Nos pacientes dialíticos a MAPA de 44 horas é a mais indicada para avaliação da PA[13].

PA pré e pós-diálise tem baixa correlação com a PA no período interdialítico, e não mostra correlação com desfechos e prognóstico. Deve-se destacar que a PAS pré-diálise é sensível, porém pouco específica para diagnóstico de HAS, e PAD pós-diálise é, em contrapartida, muito específica[13].

Os valores normais na MAPA ainda requerem mais estudos para serem determinados com segurança, mas se preconizam aqueles dispostos na Tabela I.

TABELA I Valores considerados normais, padrões esperados e orientações de como proceder na MAPA

Valores normais da MAPA na DRC	MAPA de 24 horas < 130/80 mmHg
Padrões mais encontrados em DRC dialítica ou não dialítica e em transplante renal	Hipertensão do avental branco Hipertensão mascarada Ausência de descenso noturno (padrões *non dippers* e *raisers*) Maior variabilidade de pressão arterial
Orientação quanto à realização da MAPA	Realizar, sempre que possível, em um dia normal e representativo das atividades habituais do indivíduo Pacientes em diálise devem fazer o exame de MAPA de 44 horas, no período interdialítico. Não utilizar o MS com FAV

FAV: fístula arteriovenosa; MAPA: monitorização ambulatorial da pressão arterial; MS: membro superior. Fonte: elaborada pelos autores.

RISCO CARDIOVASCULAR

O primeiro relato da associação de DRC com doença cardiovascular (DCV) foi feito por Richard Bright, em 1836, quando o autor descreveu a presença de hipertrofia cardíaca em pacientes com albuminúria[15]. Quase duzentos anos após, as DCV continuam sendo as principais causas de óbito em pacientes com DRC. À medida que o ritmo de filtração glomerular diminui, os eventos cardiovasculares aumentam progressivamente de modo que apenas um terço dos pacientes com DRC sobrevive até chegar à terapia renal substitutiva (TRS)[16].

Após o início da TRS, essa situação é ainda mais grave, como evidenciado por Foley et al. em estudo no qual o autor demonstra que um paciente com DRC dialítica na faixa etária de 25 a 34 anos tem risco de morte comparável a pessoas da população geral na faixa etária de 75 a 84 anos, ou seja, um risco 100 vezes maior que o esperado para a faixa etária[16]. Esses dados são confirmados por outros autores, que descrevem que cerca de 50% dos óbitos em DRC estágios 4 e 5 são secundários às DCV[17]. Como consequência, essa população tem a expectativa de vida drasticamente reduzida, com perda de 25 anos quando comparados a indivíduos com função renal normal. Esses dados situam a DRC entre os fatores de risco mais importantes para o desenvolvimento de DCV[18].

A elevada prevalência de DCV em pacientes com DRC é atribuída à associação entre fatores de risco tradicionais, em particular, a dislipidemia, o DM e a HA, com fatores modificáveis, com destaque para o colesterol HDL, que sob o efeito de toxinas urêmicas torna-se disfuncional, com perda de suas propriedades antiaterogênicas e até mesmo com presença de atividade pró-aterogênica[19,20]. Além desses, a magnitude do risco cardiovascular é também determinada por fatores específicos da DRC. Esses, constituem o elo entre fatores tradicionais e mortalidade cardiovascular, sendo representados principalmente pela inflamação crônica, pela calcificação vascular e pela miocardiopatia urêmica[18]. A discussão pormenorizada desses fatores foge ao escopo do presente capítulo e, portanto, são discutidos suscintamente.

Na DRC ocorre um processo inflamatório crônico, consequentemente ao estresse oxidativo, à glicação não enzimática, à acidose metabólica, à redução da depuração de citocinas, à resistência à insulina, à presença de infecções como a doença periodontal, entre outros. Ao provocarem lesão endotelial essas alterações estão intimamente associadas ao aumento do risco cardiovascular. Do mesmo modo, as calcificações vasculares secundárias à doença mineral óssea estão marcadamente aceleradas em pacientes com DRC, contribuindo para o aumento da velocidade da onda de pulso (VOP), para o aumento da pós-carga e para o desenvolvimento de insuficiência cardíaca[21]. Nessa população, a doença coronariana está presente e é agravada pela calcificação das artérias coronárias, contribuindo para a isquemia miocárdica, muitas vezes silenciosa. Além disso, na DRC ocorre acentuado processo de fibrose miocárdica, com deposição de colágeno entre capilares e cardiomiócitos, além de hipertrofia cardíaca[18-20]. Essas alterações culminam no surgimento de miocardiopatia, denominada miocardiopatia urêmica, em muito semelhante àquela descrita por Bright em 1836.

Em resumo, as alterações fisiopatológicas presentes da DRC determinam elevada morbidade e mortalidade secundária à doença coronariana, a acidente vascular cerebral, a insuficiência cardíaca e a morte súbita cardíaca, sendo a última, a principal causa de morte cardiovascular nessa população[21-23] (Figura 3).

Nesse contexto, o tratamento da HAS, em associação ao combate dos demais fatores de risco cardiovascular, constitui uma das medidas mais eficazes para a redução de eventos cardiovasculares.

METAS DE PRESSÃO ARTERIAL

As metas de PA na HAS da DRC não variam significantemente, exceto aquelas preconizadas pelo KDIGO[1], que são mais baixas (120/80 mmHg) porque foram apoiadas no estudo SPRINT[6], cuja metodologia já foi explicada. Os alvos constantes dos principais *Guidelines*/Posicionamentos e Diretrizes estão resumidos na Tabela II, sendo considerada PA controlada ≤ 130/80 mmHg, quando utilizada a medida convencional de consultório, independentemente da presença de albuminúria ou de *diabetes mellitus* (DM).

MUDANÇAS NO ESTILO DE VIDA

As principais mudanças no estilo de vida (MEV) estão listadas na Tabela III, e as de maior eficácia comprovada em pacientes hipertensos renais crônicos são dieta hipossódica e atividade física regular. Estão indicadas como primeiro passo em todos os pacientes[1-4,24].

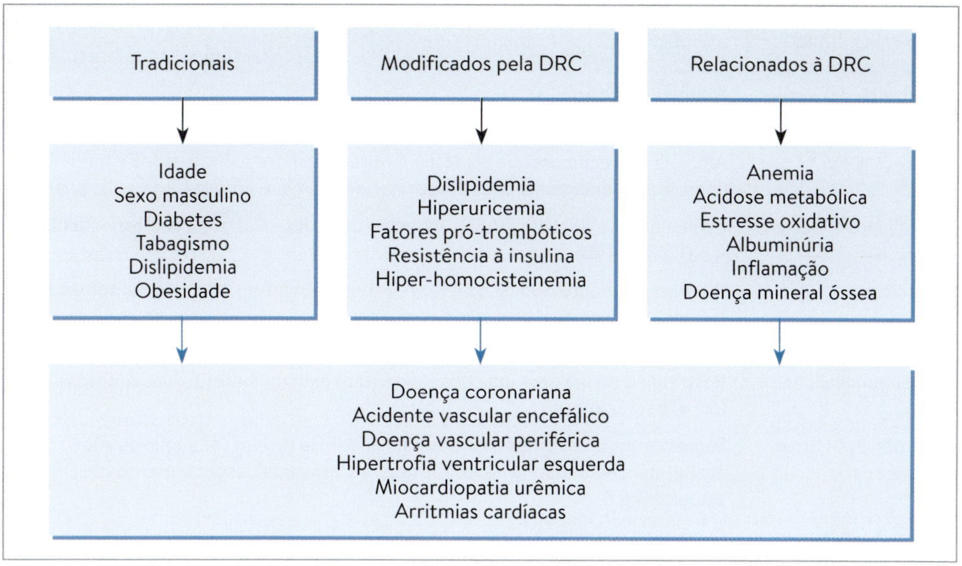

FIGURA 3 Fatores de risco cardiovascular na doença renal crônica.

TABELA II Metas de pressão arterial na hipertensão arterial sistêmica na doença renal crônica, segundo os mais recentes *guidelines*/diretrizes e posicionamentos[1-4]

Documento	ESC/ESH 2018	ISH 2020	DBHA 2020	KDIGO 2021
Com ou sem albuminúria, presença de DM ou não (PA em mmHg)	18-65 anos: PAS ≤ 140-130, se tolerado > 65 anos: PAS 130-139, se tolerado PAD 70-79	≤ 130/80 e ≤ 140/80 em idosos	≤ 130/80	PA ≤ 120/80 em medida de PA padronizada

DBHA: Diretrizes Brasileiras de Hipertensão Arterial; DM: *diabetes mellitus*; ESC: European Society of Cardiology; ESH: European Society of Hypertension; ISH: International Society of Hypertension; KDIGO: Kidney Diseases Improving Global Outcomes; PA: pressão arterial; PAD: pressão arterial diastólica; PAS: pressão arterial sistólica. Fonte: elaborada pelos autores.

TRATAMENTO MEDICAMENTOSO

As recomendações atuais não mudaram em relação a *guidelines*/posicionamentos e diretrizes anteriores[1-4], ou seja, o uso de inibidores de enzima conversora da angiotensina II (IECA) ou bloqueadores dos receptores AT_1 da angiotensina II são as vigas mestras do tratamento, independentemente da presença de *diabetes mellitus* e de albuminúria nos diferentes graus de intensidade (A1, A2 ou A3). As doses devem ser as máximas toleradas, para que se obtenha o melhor efeito nefroprotetor, com diminuição da progressão para DRC em seus estágios mais avançados (IV e V). Nunca devem ser associados por causa dos efeitos já conhecidos de longa data[25].

Após o início ou aumento de dose dos bloqueadores do sistema renina-angiotensinaaldosterona (SRAA) é sempre recomendável que se avalie creatinina e potássio em

TABELA III Mudanças no estilo de vida (MEV) recomendadas na hipertensão arterial sistêmica da doença renal crônica

Mudança no estilo de vida (MEV)	Recomendação
Ofereça MEV	Além de oferecer, cheque a adesão e reitere com frequência as MEV nas consultas. Atendimento multidisciplinar, sempre que possível
Dieta hipossódica e saudável	Estimule o uso de dieta DASH*. Ingestão de sódio < 2,0 g/dia correspondente a < 5,0 g de sal/dia
Exercícios	Preferencialmente aeróbicos e isométricos, com intensidade média, somando 150 minutos/semana, de acordo com a capacidade cardiovascular, cognição, presença de fragilidade, risco de queda e tolerância individual
Consumo de álcool	Restringir a no máximo uma dose/dia (30 g) para mulheres e duas doses/dia (60 g) para homens
Não ofereça outros elementos	Suplementos que contenham potássio e fósforo devem ser administrados apenas com acompanhamento (dosagem plasmática), especialmente em DRC estágios 4 e 5
Ofereça programas para cessar o tabagismo	Encoraje o paciente a parar de fumar
Ofereça informações ao paciente	Folhetos, *sites* e grupos de apoio podem ser úteis na adesão
Perda de peso	Todos os pacientes com sobrepeso ou obesidade devem ser estimulados a manter índice de massa corpórea (IMC) < de 25 kg/m^2. Considere cirurgia bariátrica, quando indicada

Fonte: elaborada pelos autores.
*DASH (*Dietary Approach to Stop Hypertension*): dieta com quantidades elevadas de frutas e vegetais (rica em fibras e potássio), leite e derivados desnatados (proteínas, cálcio e baixo teor de gorduras saturadas).

2 a 4 semanas, dependendo do potássio e do RFG-e inicial.

É importante característica da HAS na DRC, a resistência ou a refratariedade ao tratamento, com necessidade de múltiplos medicamentos, em particular o uso de diuréticos, em função da retenção de sódio e água à medida que a doença avança, bem como pela ativação de sistemas vasopressores[26].

Os diuréticos mais recomendados na DRC estágios 4 e 5 (RFG-e ≤ 30 mL/min/1,73 m^2) são os de alça, por agirem no ramo ascendente espesso da alça de Henle. Pelo fato de serem potentes, embora de ação mais curta, podem ser acrescentados ao tratamento em duas ou mais doses, embora não exista concordância na literatura sobre o corte de RFG-e[27]. O principal representante desse tipo de diurético é a furosemida e, em alguns centros, há possibilidade de utilizar a bumetamida. Nos outros casos (estágios 2, 3a e 3b de DRC), tiazídicos e seus similares (indapamida e clortalidona) podem ser boas opções, apresentam ação prolongada, embora sejam menos potentes. Atuam inibindo a reabsorção de sódio e água no túbulo contornado distal e apresentam efeito vasodilatador em longo prazo. Em situações de edema e/ou déficit de função renal importante (estágios 4 e 5 de DRC) a associação dos diuréticos de alça aos tiazídicos ou similares pode ser necessária e tem se mostrado efetiva, tendo como objetivo controlar a hipervolemia, principal mecanismo fisiopatológico subjacente à hipertensão arterial na DRC[1,2].

Completando as três classes terapêuticas mais importantes, tem-se os bloqueadores de canais lentos de cálcio, preferencialmente os vasosseletivos, de ação prolongada, que em nosso meio, o mais utilizado pela maior disponibilidade no SUS é o anlodipino.

Se, com a associação de três classes, a meta de PA de 130/80 mmHg ou menos não for alcançada, espironolactona seria o próximo passo, com todos os cuidados que requer o uso de antagonistas dos receptores mineralocorticoides (ARM) na situação de déficit de função renal[28]. Possivelmente, finerenona, um ARM específico, com menos efeitos colaterais, possa ser uma alternativa[29].

Outro medicamento que faz todo sentido fisiopatogênico é a clonidina, um alfa-agonista de ação central, em função do potente bloqueio simpático central e periférico. A hiperatividade simpática observada nesses pacientes pode, dessa forma, ser antagonizada[30].

Medicamentos adicionais, que podem ser introduzidos em outra sequência que a acima descrita, na presença de comorbidades específicas associadas, também podem ser agregados ao tratamento, sempre visando a meta de PA, finalidades pleiotrópicas, observando os efeitos colaterais e a tolerância. As doses são as mesmas descritas no capítulo sobre tratamento da HAS e incluem ainda os betabloqueadores, vasodilatadores de ação direta (hidralazina e minoxidil) e bloqueadores alfa-1-adrenérgicos.

Finalmente, embora não sejam anti-hipertensivos clássicos, os inibidores de SGLT2 parecem ter efeito discreto na PA, independentemente da glicosúria, e determinam cárdio e renoproteção e estão sendo cada vez mais incorporados na prática nefrológica em razão da melhora de desfechos renais e cardiovasculares em pacientes diabéticos ou não[31].

BIBLIOGRAFIA

1. Kidney Disease: Improving Global Outcomes (KDIGO) Blood Pressure Work Group. KDIGO 2021 Clinical Practice Guideline for the Management of Blood Pressure in Chronic Kidney Disease. Kidney Int. 2021;99(3S):S1-S87.
2. Barroso WKS, Rodrigues CIS, Bortolotto LA, Mota-Gomes MA, Brandão AA, Feitosa ADM, et al. Diretrizes Brasileiras de Hipertensão Arterial - 2020. Arq Bras Cardiol. 2021;116(3):516-658.
3. 2018 ESC/ESH Guidelines for the management of arterial hypertension. The Task Force for the management of arterial hypertension of the European Society of Cardiology and the European Society of Hypertension. J Hypertens. 2018;36:1953-2041.
4. Unger T, Borghi C, Charchar F, Khan NA, Poulter NR, Prabhakaran D, et al. 2020 International Society of Hypertension. Global Hypertension Practice Guidelines. Hypertension. 2020;75:1334-57.
5. Cheung AK, Rahman M, Reboussin DM; SPRINT Research Group. Effects of Intensive BP Control in CKD. J Am Soc Nephrol. 2017;28(9):2812-23.
6. The SPRINT Research Group. A randomized trial of intensive versus standard blood pressure control. N Engl J Med. 2015;373:2103-16.
7. ACCORD Study Group, Cushman WC, Evans GW, Byington RP, Goff DC Jr, Grimm RH Jr, et al. Effects of intensive blood-pressure control in type 2 diabetes mellitus. N Engl J Med. 2010;362(17):1575-85.
8. Johnson KC, Whelton PK, Cushman WC, Cutler JA, Evans GW, Snyder JK, et al. SPRINT Research Group. Blood Pressure Measurement in SPRINT (Systolic Blood Pressure Intervention Trial). Hypertension. 2018;71(5):848-57.
9. Pappaccogli M, Di Monaco S, Perlo E, Burrello J, D'Ascenzo F, Veglio F, et al. Comparison of automated office blood pressure with office and out-off-office measurement techniques. Hypertension. 2019;73(2):481-90.
10. Bakris G, Ali W, Parati G. ACC/AHA Versus ESC/ESH on Hypertension guidelines: JACC guideline comparison. J Am Coll Cardiol. 2019;73(23):3018-26.
11. Agarwal R, Pappas MK, Sinha AD. Masked uncontrolled hypertension in CKD J Am Soc Nephrol. 2016;27:924-32.
12. Brandão AA, Alessi A, Feitosa AM, Machado CA, Figueiredo CEP, Amodeo C, et al. 6ª Diretrizes de monitorização ambulatorial da pressão arterial e 4ª Diretrizes de monitorização residencial da

pressão arterial. Arq Bras Cardiol. 2018;110(5) Suppl 1:1-29.

13. Parati G, Ochoa JE, Bilo G. White coat and masked hypertension in chronic kidney disease: importance of the difference between office and out-of-office blood pressure measurements. J Am Heart Assoc. 2019;8(9):e012299.
14. Ku E, Hsu RK, Tuot DS, Bae SR, Lipkowitz MS, Smogorzewski MJ, et al. Magnitude of the difference between clinic and ambulatory blood pressures and risk of adverse outcomes in patients with chronic kidney disease. J Am Heart Assoc. 2019;8:e011013.
15. Bright R. Cases and observations, illustrative of renal disease, accompanied with the secretion of albuminous urine. Guy's Hosp Trans. 1836:338-79.
16. Go AS. Cardiovascular disease consequences of CKD. Seminars in Nephrology. 2016;36(4):293-304.
17. Foley RN, Parfrey PS, Sarnak MJ. Clinical epidemiology of cardiovascular disease in chronic renal disease. Am J Kidney Dis. 1998;32(5 suppl 3):S112-S119.
18. Thompson S, James M, Wiebe N, Hemmelgarn B, Manns B, Klarenbach S, et al. Alberta Kidney Disease Network. Cause of death in patients with reduced kidney function. J Am Soc Nephrol. 2015;26:2504-11.
19. Jankowski J, Floege J, Fliser D, Böhm M, Marx N. Cardiovascular disease in chronic kidney disease – pathophysiological insights and therapeutic options. Circulation. 2021;143:1157-72.
20. Marsche G, Heine GH, Stadler JT, Holzer M. Current understanding of the relationship of HDL composition, structure and function to their cardioprotective properties in chronic kidney disease. Biomolecules. 2020;10:1348.
21. Chirinos JA, KhanA, Bansal N, Dries DL, Feldman HI, Ford V, et al. Arterial stiffness, central pressures, and incident hospitalized heart failure in the chronic renal insufficiency cohort study. Circ Heart Fail. 2014;7:709-16.
22. Johansen KL, Chertow GM, Foley RM, Gilbertson DT, Herzog CA, Ishani A, et al. US Renal Data System 2020 Annual Data Report: Epidemiology of kidney disease in the United States. 2021;77(4 Suppl 1):A7-A8.
23. Liu M, Li XC, Lu L, Cao Y, Sun RR, Chen S, et al. Cardiovascular disease and its relationship with chronic kidney disease. Eur Rev Med Pharmacol Sci. 2014;18:2918-26.
24. McMahon EJ, Campbell KL, Bauer JD, Mudge DW. Altered dietary salt intake for people. Cochrane Database of Systematic Reviews. 2015;2: CD010070.
25. ONTARGET Investigators, Yusuf S, Teo KK, Pogue J, Dyal L, Copland I, Schumacher H, et al. Telmisartan, ramipril, or both in patients at high risk for vascular events. N Engl J Med. 2008;358(15):1547-59.
26. Panagiotis I Georgianos, Rajiv Agarwal. Hypertension in chronic kidney disease (CKD): diagnosis, classification, and therapeutic targets. Am J Hypertens. 2021;34(4):318-26.
27. Polychronopoulou E, Wuerzner G, Burnier M. How do I manage hypertension in patients with advanced chronic kidney disease not on dialysis? Perspectives from clinical practice. Vasc Health Risk Manag. 2021;17:1-11.
28. Chung EY, Ruospo M, Natale P, et al. Aldosterone antagonists in addition to renin angiotensin system antagonists for preventing the progression of chronic kidney disease. Cochrane Database Syst Rev. 2020;10:Cd007004.
29. Bakris GL, Agarwal R, Anker, Pitt B, Ruilope RM, Rossing P, et al. Effect of finerenone on chronic kidney disease outcomes in type 2 diabetes. N Engl J Med. 2020;383:2219-29.
30. Krieger EM, Drager LF, Giorgi DMA, Pereira AC, Barreto-Filho JAS, Nogueira AR, et. al. for the ReHOT Investigators. Spironolactone versus clonidine as a fourth-drug therapy for resistant hypertension: The ReHOT randomized study (Resistant Hypertension Optimal Treatment). Hypertension. 2018;71(4):681-90.
31. Heerspink HJL, Stefánsson BV, Correa-Rotter R, Chertow GM, Greene T, Hou FF, Mann JFE, et al. DAPA-CKD Trial committees and investigators. dapagliflozin in patients with chronic kidney disease. N Engl J Med. 2020;383(15):1436-46.

Doença arterial coronariana

Wilson Nadruz Junior
Audes Diógenes de Magalhães Feitosa
Otavio Rizzi Coelho
Andrei Carvalho Sposito

CONSULTA RÁPIDA

- A hipertensão arterial sistêmica (HAS) está associada ao desenvolvimento de doença arterial coronariana (DAC).
- Abaixo dos 50 anos, a pressão arterial (PA) diastólica é o maior preditor de risco para DAC, enquanto acima de 60 anos, a PA sistólica (PAS) é mais importante.
- Reduções de 10 mmHg na PAS se acompanham de redução média de 17% no risco de DAC.
- Na população geral, a meta de PA no consultório deve ser menor que 140/90 mmHg, enquanto nos indivíduos de alto risco cardiovascular, incluindo aqueles com DAC, a meta de PAS no consultório deve ser 120-129 mmHg e a meta de PA diastólica (PAD) no consultório deve ser 70-79 mmHg.
- O manuseio da HAS no paciente com DAC sintomática é direcionado ao alívio da angina e à prevenção da DAC e de eventos coronarianos e cardiovasculares.
- As medicações anti-hipertensivas utilizadas para tratar angina são os betabloqueadores e os bloqueadores de canais de cálcio.
- Nos indivíduos com DAC e insuficiência cardíaca ou disfunção ventricular sistólica do ventrículo esquerdo, os betabloqueadores e os inibidores da ECA ou bloqueadores do receptor da angiotensina são medicações preferenciais.
- Bloqueadores de canais de cálcio e diuréticos tiazídicos podem ser adicionados para que se atinja o controle da PA em pacientes hipertensos com DAC.
- Medicações antianginosas, como os nitratos e trimetazidina, drogas antiplaquetárias e medicações utilizadas para tratar dislipidemias devem ser também utilizadas no paciente com HAS e DAC.

INTRODUÇÃO

Existe uma clara associação entre hipertensão arterial sistêmica (HAS) e doença arterial coronariana (DAC), independentemente da idade. Em uma metanálise de 61 estudos, a qual incluiu quase um milhão de adultos, a pressão arterial (PA) se relacionou com DAC entre 115/75 e 185/115 mmHg. Cada aumento de 20 mmHg na PA sistólica (PAS) ou 10 mmHg na PA diastólica (PAD) dobrou o risco de um evento coronariano fatal[1]. Resultados do estudo INTERHEART mostraram que cerca de 18% dos infartos agudos do miocárdio (IAM) foram atribuídos à hipertensão[2]. Em contrapartida, dados do estudo observacional *Atherosclerosis Risk in the Communities* (ARIC) demonstraram que a contribuição da HAS para o IAM é maior em afrodescendentes que caucasianos[3], sugerindo que alguns segmentos da população podem estar mais predispostos aos efeitos deletérios da HAS sobre a árvore arterial coronariana.

O impacto da PAS e PAD sobre o risco de DAC é fortemente influenciado pela idade. Abaixo dos 50 anos, a PAD é o maior preditor de risco para DAC, enquanto acima de 60 anos, a PAS é mais importante (Figura 1)[4]. Como a prevalência de HAS aumenta com a idade, o controle adequado da PAS e da pressão de pulso na população idosa pode ser tornar importante foco das políticas de saúde pública.

A redução adequada da PA é fundamental para a prevenção de eventos relacionados à DAC, independentemente do grupo de medicamentos anti-hipertensivos utilizado. Estudos clínicos randomizados têm demonstrado que a redução da PA produz diminuições do risco cardiovascular, as quais são consistentes com as reduções de risco inferidas pelos estudos observacionais. Uma metanálise de estudos clínicos de intervenção mostrou que reduções de 10 mmHg na PAS se acompanham de redução média de 17% no risco de DAC[5]. De maneira geral, tanto em indivíduos jovens como em idosos, reduções da PA se acompanham de decréscimo no risco de DAC[6]. Contudo, em indivíduos muito idosos, particularmente naqueles com mais de 80 anos, ainda não está estabelecido se a redução da PA se acompanha de redução do risco de DAC. Nessa população, as evidências avaliando o impacto do tratamento anti-hipertensivo ainda são relativamente escassas e mostraram benefícios na redução de acidente vascular encefálico e insuficiência cardíaca, mas não de DAC[7]. Sob essa perspectiva, a decisão de tratar indivíduos muito idosos deve ser individualizada, e os pacientes devem ser cuidadosamente monitorados durante o tratamento.[8]

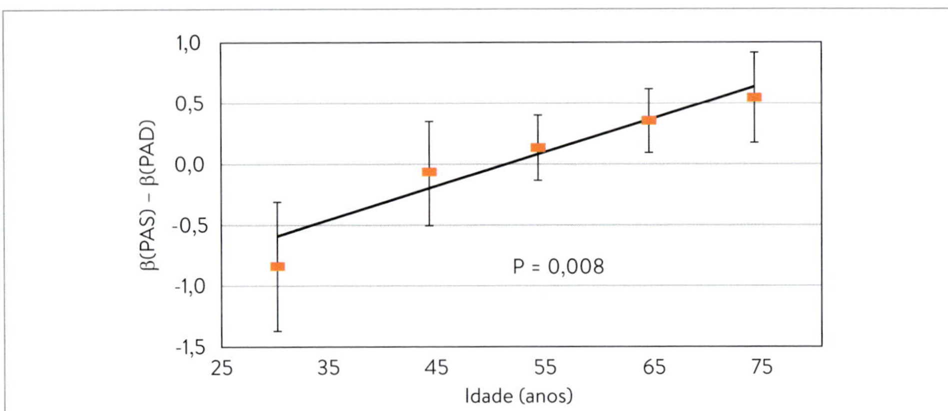

FIGURA 1 Diferença na predição de risco de doença arterial coronariana (DAC) em função da idade. β(PAS) – β(PAD) corresponde à diferença entre os coeficientes β de pressão arterial sistólica (PAS) e de pressão arterial diastólica (PAD) derivados das regressões de Cox. Em outras palavras, quando o valor de β(PAS) – β(PAD) > 0, a PAS prediz risco de DAC melhor que a PAD, se valor for < 0, a PAD prediz risco de DAC melhor que a PAS.

Fonte: adaptada de Franklin et al.[4].

METAS DE PRESSÃO ARTERIAL EM PACIENTES COM DOENÇA ARTERIAL CORONARIANA CRÔNICA

De acordo com as diretrizes atuais, a meta de PA no consultório é menor que 140/90 mmHg na população geral (Tabela I)[8,9]. Já em indivíduos considerados de alto risco cardiovascular, como os portadores de DAC, *diabetes mellitus*, doença renal crônica, doença cerebrovascular, doença vascular periférica, doenças da aorta, lesões de órgão-alvo ou alto risco calculado por escores ou algoritmos de risco, a meta de PA no consultório deve ser menor que 130/80 mmHg. Contudo, diversas evidências têm indicado que reduções muito expressivas da PA podem se associar com aumento de desfechos cardiovasculares adversos em indivíduos com alto risco cardiovascular. Em particular, reduções excessivas da PA, especialmente da PAD, parecem comprometer a perfusão coronária[10]. Dados de estudos randomizados[11,12] e análises *post-hoc* de outros estudos randomizados[13,14] revelaram que em pacientes com alto risco cardiovascular, reduções da PAS abaixo de 120 mmHg e da PAD abaixo de 70 mmHg podem se acompanhar de aumento da incidência de eventos coronarianos, caracterizando o fenômeno da curva-J. Em contrapartida, alguns estudos revelaram que a revascularização miocárdica em coronariopatas pode atenuar este fenômeno (Figura 2)[15]. Além disto, há menos evidência do fenômeno da curva-J sobre outros órgãos-alvo, como cérebro e rim[16], reforçando a ideia de que a perfusão coronária parece ser o cerne da questão. Em função dessas observações, as metas de PA no consultório de acordo com as diretrizes atuais de HA nos pacientes de alto risco cardiovascular (os quais incluem os pacientes com DAC) são: 120-129 mmHg para PAS e 70-79 mmHg para PAD (Tabela I)[8,9]. É também importante ter muita cautela na

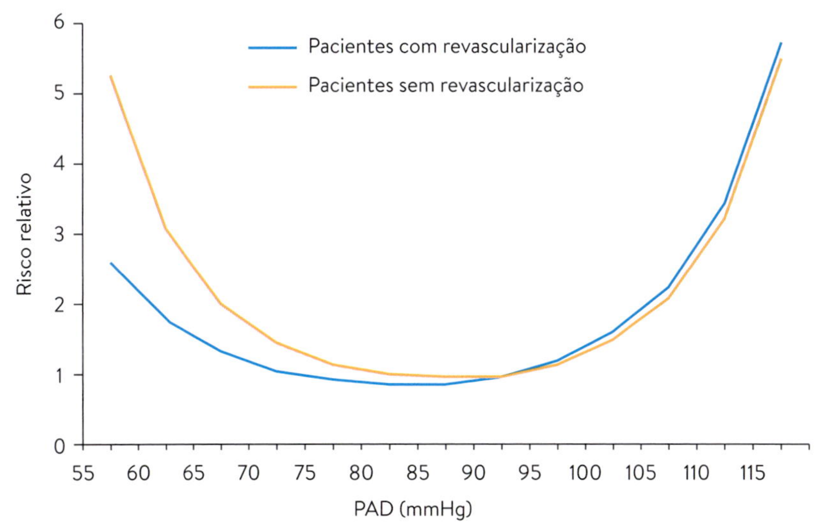

FIGURA 2 Interação entre curva-J e revascularização coronariana. Pacientes que foram revascularizados toleram melhor níveis mais baixos de pressão arterial diastólica (PAD) do que os não revascularizados.

Fonte: adaptada de Messerli et al.[13].

redução da PAS em idosos com DAC e nos valores elevados de pressão de pulso, visto que isso pode levar a reduções excessivas da PAD e propiciar o desenvolvimento de isquemia miocárdica[17].

TABELA I Metas de pressão arterial no consultório para prevenção e controle da doença arterial coronariana

População	Meta de PAS	Meta de PAD
População geral	< 140 mmHg	< 90 mmHg
Indivíduos com alto risco cardiovascular (incluindo aqueles com DAC)	120-129 mmHg	70-79 mmHg

Fonte: modificada de Barroso et al.[8].
DAC: doença arterial coronariana; PAD: pressão arterial diastólica; PAS: pressão arterial sistólica.

As diretrizes mais recentes de HA têm sugerido a realização de medidas de PA fora do consultório, por meio da monitorização ambulatorial da PA (MAPA) e monitorização residencial da PA (MRPA) para melhor diagnóstico e manejo da HAS[8,9]. Essas medidas são úteis para identificar indivíduos com fenótipos anormais de PA, como HA do avental branco – HAB (PA elevada no consultório e normal fora dele) e HA mascarada – HM (PA normal no consultório e elevada fora dele). Além disto, as medidas de PA fora do consultório apresentam melhor valor preditivo para eventos cardiovasculares desfavoráveis do que a medida de PA no consultório[8,9]. Entretanto, ainda não há estudos que avaliaram se deve haver metas diferenciais de PA fora do consultório, assim como há no consultório, entre a população geral e pacientes com DAC ou alto risco cardiovascular. Além disso, ainda não se sabe se há valores mínimos de PA na MAPA ou na MRPA a serem considerados nas metas de PA fora do consultório, especialmente entre os pacientes com alto risco cardiovascular. Por esses motivos, as metas de PA fora do consultório recomendadas para os indivíduos com DAC são as mesmas recomendadas para a população geral pela Diretriz Brasileira de HA atual, ou seja: menor que 130/80 mmHg na MAPA de 24 horas e menor que 130/80 mmHg na MRPA[8].

MANEJO MEDICAMENTOSO DA PRESSÃO ARTERIAL EM PACIENTES COM DOENÇA ARTERIAL CORONARIANA CRÔNICA

As diretrizes atuais de HAS têm recomendado como medicações anti-hipertensivas de primeira escolha na população geral as seguintes classes: diuréticos tiazídicos (ou similares); bloqueadores de canais de cálcio; e inibidores do sistema renina-angiotensina, como inibidores da enzima conversora da angiotensina (ECA) e bloqueadores do receptor da angiotensina[8,9,18].

Nos pacientes com DAC crônica e angina estável, o tratamento da HAS é direcionado para a prevenção de morte, IAM, acidente vascular cerebral e insuficiência cardíaca; redução da frequência e da duração da isquemia miocárdica; e melhora dos sintomas. Em pacientes com HAS e DAC estabelecidos, o tratamento medicamentoso é inevitável e habitualmente o uso de duas ou mais classes de anti-hipertensivos se faz necessário.

De maneira geral, o tratamento da HAS associada à DAC, que inclui indivíduos com angina *pectoris*, pós-IAM, com revascularização miocárdica e intervenção coronariana prévia, deve incluir preferencialmente os betabloqueadores e os inibidores da ECA ou os bloqueadores do receptor da angiotensina (nos intolerantes aos inibidores da ECA)[8]. Caso o controle da PA não seja alcançado, classes alternativas de anti-hipertensivos, como os bloqueadores de canais de cálcio e os diuréticos tiazídicos (ou similares), podem ser adicionados. Nesse contexto, bloqueadores de canais de cálcio podem ser também bastante úteis no controle dos sintomas anginosos. Em contrapartida, caso os hipertensos com DAC apresentem insuficiência cardíaca com fração de ejeção reduzida, a espironolactona deve ser adicionada aos betabloqueadores e aos inibidores da ECA ou os bloqueadores do receptor da angiotensina antes dos bloqueadores de canais de cálcio e tiazídicos para controle da PA. Além disso, medicações adicionais não relacionadas ao tratamento da HAS, como os antiagregantes plaquetários e agentes hipolipemiantes, tais como as estatinas são recomendadas para o tratamento do paciente hipertenso portador de DAC[8,9].

Os betabloqueadores devem ser utilizados nos pacientes com angina ou infarto do miocárdio prévio ou insuficiência cardíaca ou taquiarritmias, exceto se houver alguma contraindicação formal. Essas medicações aliviam a isquemia e a angina primariamente por seus efeitos inotrópicos e cronotrópicos negativos. Além disto, ao diminuírem a frequência cardíaca, aumentam o tempo de enchimento diastólico necessário para a perfusão coronária[19]. Nos pacientes que tiveram IAM, os betabloqueadores são benéficos particularmente nos dois primeiros anos após o evento agudo com o intuito de reduzir eventos cardiovasculares adversos[20].

Em pacientes com HAS e DAC, os inibidores da ECA devem ser utilizados preferencialmente quando houver disfunção sistólica do ventrículo esquerdo. Seu uso é também particularmente útil na presença de *diabetes mellitus* ou após o infarto do miocárdio[9]. Os bloqueadores do receptor da angiotensina apresentam indicações similares aos inibidores da ECA e habitualmente são utilizados em substituição a esses inibidores em caso de intolerância[21,22]. Em contrapartida, algumas evidências prévias sugeriram que os inibidores da ECA podem reduzir o risco de eventos cardiovasculares e coronários em pacientes com alto risco cardiovascular ou DAC independentemente da redução da PA ou de seus efeitos sobre o remodelamento cardíaco[23,24]. Contudo, essas observações não foram reproduzidas por outros estudos[25,26]. Além disso, uma metanálise demonstrou que em pacientes com DAC crônica, porém sem insuficiência cardíaca, o uso de inibidores do sistema renina-angiotensina reduziu eventos cardiovasculares e morte apenas quando comparados com placebo, mas não quando comparados com controles ativos[27]. Portanto, o uso de inibidores do sistema renina-angiotensina em pacientes com DAC crônica sem insuficiência cardíaca não está usualmente recomendado, a não ser que seu uso seja necessário para se atingir a meta de PA[22].

Os bloqueadores de canais de cálcio podem ser utilizados em adição aos betabloqueadores quando não há controle da PA ou quando a angina persiste, ou em substituição aos betabloqueadores quando há efeitos adversos ou contraindicações a estes últimos[28]. Nesse contexto, uma metanálise envolvendo 46 estudos e 71 comparações de tratamento demonstrou que a combinação de bloqueadores de canais de cálcio e betabloqueadores é uma estratégia bastante eficiente para reduzir os sintomas anginosos[29], e por isto é considerada a combinação inicial de escolha nos pacientes sintomáticos[22]. Como classe, os bloqueadores de canais de cálcio reduzem a demanda miocárdica de oxigênio por reduzir a resistência vascular periférica e a PA e aumentam a oferta de oxigênio do miocárdio por promover vasodilatação coronariana. Nesse contexto, algumas evidências têm indicado que os bloqueadores de canais de cálcio podem prevenir eventos coronarianos em indivíduos portadores de DAC e HA[30,31]. Agentes não diidropiridínicos, como o verapamil e o diltiazem, diminuem a frequência cardíaca e podem ser utilizados em substituição aos betabloqueadores, exceto se o paciente apresentar insuficiência cardíaca ou disfunção sistólica do ventrículo esquerdo[32]. Agentes diidropiridínicos de longa ação devem ser usados preferencialmente em combinação com os betabloqueadores para evitar bradicardia excessiva ou bloqueio atrioventricular. Em contrapartida, o nifedipino de ação curta não deve ser utilizado em indivíduos com DAC, por provocar ativação simpática reflexa e piora da isquemia miocárdica[28].

Os diuréticos tiazídicos ou similares são medicações efetivas na redução da PA e na prevenção primária de eventos cardiovasculares, inclusive em pacientes com alto risco cardiovascular[34,35]. Embora seu papel na prevenção secundária em pacientes com DAC ainda não esteja bem estabelecido, seu uso está recomendado para controle da HAS, caso as metas de PA não sejam atingidas com as classes anteriormente citadas.

A espironolactona, um antagonista mineralocorticoide, além de poder reduzir a PA também traz benefícios sobre o remodelamento cardíaco e desfechos clínicos, particularmente em pacientes com insuficiência cardíaca com fração de ejeção reduzida. Nesse contexto, caso os hipertensos com DAC apresentem insuficiência cardíaca com rebaixamento da fração de ejeção, e a PA não esteja controlada com uso de betabloqueadores e inibidores da ECA ou bloqueadores do receptor da angiotensina, a espironolactona deve ser utilizada antes dos bloqueadores de canais de cálcio e tiazídicos para controle da PA[8,9,32].

Além das medicações anti-hipertensivas, os pacientes com DAC fazem uso de diversas outras medicações para controle da angina ou prevenção de eventos coronarianos. Nesse contexto, é importante ressaltar que não existem contraindicações especiais para o uso de nitratos, trimetazidina, antiplaquetários, agentes hipolipemiantes ou anticoagulantes orais em pacientes hipertensos, exceto que em indivíduos com HAS grave não controlada em uso de antiplaquetários ou anticoagulantes, a PA deve ser diminuída sem muita demora, com o intuito de reduzir o risco de acidente vascular cerebral hemorrágico[36].

CONSIDERAÇÕES FINAIS

Na população geral, a meta de PA no consultório deve ser menor que 140/90 mmHg, enquanto nos indivíduos de alto risco cardiovascular, incluindo aqueles com DAC, a meta de PAS no consultório deve ser 120-129 mmHg e a meta de PAD no consultório deve ser 70-79 mmHg. Na população geral, o tratamento para a prevenção de eventos cardiovasculares e de desenvolvimento de DAC deve incluir preferencialmente inibidores da ECA, bloqueadores do receptor da angiotensina, bloqueadores de canais de cálcio e diuréticos tiazídicos. O manuseio da HAS no paciente com DAC sintomática é direcionado ao alívio da angina e à prevenção da DAC e de eventos coronarianos e cardiovasculares. As medicações anti-hipertensivas utilizadas para tratar angina são os betabloqueadores e os bloqueadores de canais de cálcio. Já em indivíduos com DAC e insuficiência cardíaca ou disfunção ventricular sistólica do ventrículo esquerdo, betabloqueadores, inibidores da ECA ou bloqueadores do receptor da angiotensina e espironolactona são medicações preferenciais. Bloqueadores de canais de cálcio e diuréticos tiazídicos podem ser adicionados para que se atinja o controle da PA em pacientes hipertensos com DAC. Além disso, medicações antianginosas como nitratos, trimetazidina, drogas antiplaquetárias e medicações utilizadas para tratar dislipidemias devem ser também utilizadas no paciente com HAS e DAC.

BIBLIOGRAFIA

1. Lewington S, Clarke R, Qizilbash N, Peto R, Collins R; Prospective Studies Collaboration. Age-specific relevance of usual blood pressure to vascular mortality: a meta-analysis of individual data for one million adults in 61 prospective studies. Lancet. 2002; 360:1903-13.
2. Yusuf S, Hawken S, Ounpuu S, Dans T, Avezum A, Lanas F, et al. Effect of potentially modifiable risk factors associated with myocardial infarction in 52 countries (the INTERHEART study): case-control study. Lancet. 2004; 364:937-52.
3. Nadruz W Jr, Claggett B, Henglin M, Shah AM, Skali H, Rosamond WD, et al. Widening racial differences in risks for coronary heart disease. Circulation. 2018;137:1195-7.
4. Franklin SS, Larson MG, Khan SA, Wong ND, Leip EP, Kannel WB, et al. Does the relation of blood pressure to coronary heart disease risk change with aging? The Framingham Heart Study. Circulation. 2001;103:1245-9.
5. Ettehad D, Emdin CA, Kiran A, Anderson SG, Callender T, Emberson J, et al. Blood pressure lowering for prevention of cardiovascular disease and death: a systematic review and meta-analysis. Lancet. 2016;387:957-67.
6. Roush GC, Zubair A, Singh K, Kostis WJ, Sica DA, Kostis JB. Does the benefit from treating to lower blood pressure targets vary with age? A systematic review and meta-analysis. J Hypertens. 2019;37:1558-66.
7. Bejan-Angoulvant T, Saadatian-Elahi M, Wright JM, Schron EB, Lindholm LH, Fagard R, et al. Treatment of hypertension in patients 80 years and older: the lower the better? A meta-analysis of randomized controlled trials. J Hypertens. 2010;28:1366-72.
8. Barroso WKS, Rodrigues CIS, Bortolotto LA, Mota-Gomes MA, Brandão AA, Feitosa ADM, et al. Brazilian Guidelines of Hypertension – 2020. Arq Bras Cardiol. 2021;116:516-658.
9. Williams B, Mancia G, Spiering W, Agabiti Rosei E, Azizi M, Burnier M, et al. 2018 ESC/ESH Guidelines for the management of arterial hypertension. Eur Heart J. 2018;39:3021-104.
10. Nilsson PM. The J-shaped curve in secondary prevention: shall clinical practice change? Hypertension. 2012;59:8-9.
11. Yusuf S, Diener HC, Sacco RL, Cotton D, Ounpuu S, Lawton WA, et al. Telmisartan to prevent recurrent stroke and cardiovascular events. N Engl J Med. 2008;359:1225-37.
12. Telmisartan Randomised AssessmeNt Study in ACE iNtolerant subjects with cardiovascular Disease (TRANSCEND) Investigators. Effects of the angiotensin-receptor blocker telmisartan on cardiovascular events in high-risk patients intolerant to angiotensin-converting enzyme inhibitors: a randomised controlled trial. Lancet. 2008;372:1174-83.
13. Messerli FH, Mancia G, Conti CR, Hewkin AC, Kupfer S, Champion A, et al. Dogma disputed: can aggressively lowering blood pressure in hypertensive patients with coronary artery disease be dangerous? Ann Intern Med. 2006;144:884-93.
14. Bangalore S, Messerli FH, Wun C, Zuckerman AL, DeMicco D, Kostis JB, et al. Treating to new targets steering committee and investigators. J-Curve revisited: an analysis of the Treating to New Targets (TNT) Trial. J Am Coll Cardiol. 2009;53:A217.
15. Messerli FH, Panjrath GS. The J-curve between blood pressure and coronary artery disease or essential hypertension: exactly how essential? J Am Coll Cardiol. 2009; 54:1827-34.
16. Böhm M, Schumacher H, Teo KK, Lonn E, Mahfoud F, Mann JFE, et al. Achieved diastolic blood pressure and pulse pressure at target systolic blood pressure (120-140 mmHg) and cardiovascular outcomes in high-risk patients: results from ONTARGET and TRANSCEND trials. Eur Heart J. 2018;39:3105-14.
17. Rosendorff C, Lackland DT, Allison M, Aronow WS, Black HR, Blumenthal RS, et al. Treatment of hypertension in patients with coronary artery disease: A scientific statement from the American Heart Association, American College of Cardiology, and American Society of Hypertension. J Am Coll Cardiol. 2015;65:1998-2038.
18. Feitosa ADM, Mota-Gomes MA, Nobre F, Mion D Jr, Paiva AMG, Argenta F, et al. What are the optimal reference values for home blood pressure monitoring? Arq Bras Cardiol. 2021;116:501-3.
19. Bangalore S, Messerli FH, Kostis JB, Pepine CJ. Cardiovascular protection using beta-blockers: a critical review of the evidence. J Am Coll Cardiol. 2007;50:563-72.
20. Law MR, Morris JK, Wald NJ. Use of BP lowering drugs in the prevention of cardiovascular disease: meta-analysis of 147 randomised trials in the context of expectations from prospective epidemiological studies. BMJ. 2009;338:b1665.
21. Ohtsubo T, Shibata R, Kai H, Okamoto R, Kumagai E, Kawano H, et al. Angiotensin-converting enzyme inhibitors versus angiotensin receptor blockers in hypertensive patients with myocardial infarction or heart failure: a systematic review and meta-analysis. Hypertens Res. 2019;42:641-9.

22. Knuuti J, Wijns W, Saraste A, Capodanno D, Barbato E, Funck-Brentano C, et al. 2019 ESC Guidelines for the diagnosis and management of chronic coronary syndromes. Eur Heart J. 2020;41:407-77.
23. Heart Outcomes Prevention Evaluation Study Investigators, Yusuf S, Sleight P, Pogue J, Bosch J, Davies R, Dagenais G. Effects of an angiotensin-converting-enzyme inhibitor, ramipril, on cardiovascular events in high-risk patients: the Heart Outcomes Prevention Evaluation Study. N Engl J Med. 2000;342:145-53.
24. Fox KM; EURopean trial On reduction of cardiac events with perindopril in stable coronary artery disease investigators. Efficacy of perindopril in reduction of cardiovascular events among patients with stable coronary artery disease: randomised, double-blind, placebo-controlled, multicentre trial (the EUROPA study). Lancet. 2003;362:782-8.
25. Braunwald E, Domanski MJ, Fowler SE, Geller NL, Gersh BJ, Hsia J, et al. Angiotensin-converting-enzyme inhibition in stable coronary artery disease. N Engl J Med. 2004;351:2058-68.
26. ALLHAT-Officers and Coordinators for the ALLHAT Collaborative Research Group. Major outcomes in high-risk hypertensive patients randomized to angiotensin-converting enzyme inhibitor or calcium channel blocker vs diuretic: the Antihypertensive and Lipid-Lowering Treatment to Prevent Heart Attack Trial (ALLHAT). JAMA. 2002;288:2981-97.
27. Bangalore S, Fakheri R, Wandel S, Toklu B, Wandel J, Messerli FH. Renin angiotensin system inhibitors for patients with stable coronary artery disease without heart failure: systematic review and meta-analysis of randomized trials. BMJ. 2017;356:j4.
28. Rosendorff C. Calcium antagonists in the treatment of hypertension in patients with ischaemic heart disease. Expert Opin Pharmacother. 2003;4:1535-41.
29. Belsey J, Savelieva I, Mugelli A, Camm AJ. Relative efficacy of antianginal drugs used as add-on therapy in patients with stable angina: A systematic review and meta-analysis. Eur J Prev Cardiol. 2015;22:837-48.
30. Pepine CJ, Handberg EM, Cooper-DeHoff RM, Marks RG, Kowey P, Messerli FH, et al. A calcium antagonist vs a non-calcium antagonist hypertension treatment strategy for patients with coronary artery disease. The International Verapamil-Trandolapril Study (INVEST): a randomized controlled trial. JAMA. 2003;290:2805-16.
31. Costanzo P, Perrone-Filardi P, Petretta M, Marciano C, Vassallo E, Gargiulo P, et al. Calcium channel blockers and cardiovascular outcomes: a meta-analysis of 175,634 patients. J Hypertens. 2009; 27:1136-51.
32. Hunt SA, Abraham WT, Chin MH, Feldman AM, Francis GS, Ganiats TG, et al. ACC/AHA 2005 guideline update for the diagnosis and management of chronic heart failure in the adult: a report of the American College of Cardiology/American Heart Association Task Force on Practice Guidelines (Writing Committee to Update the 2001 Guidelines for the Evaluation and Management of Heart Failure): developed in collaboration with the American College of Chest Physicians and the International Society for Heart and Lung Transplantation: endorsed by the Heart Rhythm Society. Circulation. 2005;112:e154-e235.
33. Marcondes-Braga FG, Moura LAZ, Issa VS, Vieira JL, Rohde LE, Simões MV, et al. Emerging topics update of the Brazilian heart failure guideline – 2021. Arq Bras Cardiol. 2021;116:1174-212.
34. Medical Research Council Working Party. MRC trial of treatment of mild hypertension: principal results. Br Med J (Clin Res Ed). 1985;291:97-104.
35. SHEP Cooperative Research Group. Prevention of stroke by antihypertensive drug treatment in older persons with isolated systolic hypertension: final results of the systolic hypertension in the elderly program. JAMA. 1991; 265:3255-64.
36. Rosendorff C, Black HR, Cannon CP, Gersh BJ, Gore J, Izzo JL Jr, et al. Treatment of hypertension in the prevention and management of ischemic heart disease: a scientific statement from the American Heart Association Council for High Blood Pressure Research and the Councils on Clinical Cardiology and Epidemiology and Prevention. Circulation. 2007;115:2761-88.

Hipertensão arterial sistêmica e o acidente vascular cerebral

Ayrton Roberto Massaro

CONSULTA RÁPIDA

Prevenção primária de AVC

- Pacientes com pressão arterial maior do que 140/90 mmHg.
- Metas de pressão arterial a serem alcançadas devem ser < 130/80 mmHg, em particular nos pacientes diabéticos.
- A maioria das classes de medicamentos anti-hipertensivos mostrou benefícios na redução de AVC.

Prevenção secundária de AVC isquêmico

- Em AVC isquêmico ou ataque isquêmico transitório prévio é recomendado, para a maioria dos pacientes, manter a pressão arterial ambulatorial menor que 130/80 mmHg.
- Os diuréticos tiazídicos, os inibidores da enzima conversora da angiotensina, ou os bloqueadores dos receptores de angiotensina II são úteis para reduzir a pressão arterial e, consequentemente, o risco de recorrência do evento.

Pressão arterial na fase aguda do AVC isquêmico

- É recomendado evitar o tratamento inicial de pressão arterial alterada.
- Exceções são isquemia miocárdica, insuficiências renal aguda e cardíaca, ou dissecção da aorta, ou na presença de PA extremamente elevada maior ou igual a 220/120 mmHg.

Trombólise IV e trombectomia mecânica

Em pacientes elegíveis, a pressão arterial deve permanecer menor que 185/110 mmHg antes da administração do trombolítico ou trombectomia mecânica.

Pressão arterial e hematoma cerebral agudo

- Em hematoma cerebral hiperagudo (< 6 horas), manter pressão arterial sistólica < 140 mmHg, e não abaixo de 110 mmHg, para reduzir a expansão do volume do hematoma.

INTRODUÇÃO

O acidente vascular cerebral (AVC) permanece sendo a segunda causa de mortalidade no mundo[1]. O aumento do risco global do AVC não está associado apenas ao crescimento e envelhecimento populacional, mas também a um aumento substancial na exposição aos vários fatores de risco vascular, como a hipertensão arterial sistêmica (HAS)[1].

A HAS é o principal fator de risco vascular modificável relacionado ao AVC, tanto isquêmico como hemorrágico[2]. Esse risco se multiplica na população mundial pela elevada prevalência dessa doença silenciosa. Apesar de haver um predomínio do AVC isquêmico sobre o hemorrágico no mundo, essa proporção pode variar regionalmente, em particular nos países de baixa e média rendas, em razão da baixa eficácia do controle da HAS[3]. Isto é um alerta para que os esforços globais relacionados à prevenção primária sejam revistos nas diversas partes do mundo.

HIPERTENSÃO ARTERIAL SISTÊMICA E PREVENÇÃO PRIMÁRIA DO AVC

O risco de AVC e outras doenças vasculares é reduzido com o controle rigoroso da pressão arterial (PA)[4]. Uma metanálise, que avaliou a prevenção primária entre hipertensos sem AVC prévio, demonstrou que o uso de anti-hipertensivo reduziu o risco do primeiro AVC em 32% dos indivíduos[5]. O benefício obtido ao se introduzir um medicamento anti-hipertensivo em paciente hipertenso atinge todos os níveis de PA.

Diferentemente do que acontece na circulação coronariana, que depende da pressão diastólica, a circulação cerebral depende sobretudo dos níveis da pressão sistólica[6]. Houve uma redução de 36% no risco relativo de AVC entre os indivíduos com níveis de pressão arterial sistólica > 160 mmHg tratados com anti-hipertensivos[7].

É recomendado iniciar o tratamento anti-hipertensivo para a prevenção primária de AVC em pacientes com valores de PA maiores do que 140/90 mmHg[8,9]. Em pacientes hipertensos, os valores a serem alcançados devem ser < 130/80 mmHg, em particular nos diabéticos[8,9]. A maioria das classes de medicamentos anti-hipertensivos mostrou benefícios na redução de AVC[8,9]. É razoável a escolha de diuréticos tiazídicos e bloqueadores dos canais de cálcio para a prevenção de AVC[9]. O uso dos medicamentos anti-hipertensivos no período noturno parece oferecer benefício para a redução dos riscos de AVC e das demais doenças vasculares[10].

HIPERTENSÃO ARTERIAL SISTÊMICA E PREVENÇÃO SECUNDÁRIA DO AVC

O uso de medicamentos anti-hipertensivos reduziu o risco de recorrência do AVC em 28%, efeito que foi mais evidente nos pacientes com níveis de pressão arterial sistólica maiores do que 140 mmHg[11]. Em pacientes hipertensos que tiveram um AVC isquêmico ou ataque isquêmico transitório (AIT) prévio, é recomendado, para a maioria deles, manter os níveis de pressão arterial ambulatorial menores que 130/80 mmHg a fim de reduzir o risco de novos eventos vasculares, incluindo uma recorrência do AVC[12,13]. Os diuréticos tiazídicos, os inibidores da enzima conversora da angiotensina, ou os bloqueadores dos receptores de angiotensina II são úteis para reduzir os níveis de PA e, consequentemente, o risco de recorrência do AVC isquêmico[12,14]. O uso de bloqueadores dos canais de cálcio é razoável para pacientes com AVC que necessitem de medicamentos adicionais[12,14]. Embora os bloqueadores dos canais de cálcio sejam recomendados para o tratamento da hipertensão arterial, existem dados limitados sobre sua eficácia na prevenção secundária do AVC.

A magnitude da redução dos níveis de PA parece ser mais importante para a redução do risco de novos eventos do que a classe de agente anti-hipertensivo escolhida[12]. Dessa forma, para maximizar a eficácia do tratamento, o uso de medicamentos anti-hipertensivos nos pacientes hipertensos que apresentaram um AVC isquêmico ou AIT prévio deve ser individualizado, a depender das comorbidades existentes, classe farmacológica dos medicamentos anti-hipertensivos e, ainda, da preferência do paciente[12].

A implementação de iniciativas direcionadas à melhoria da qualidade na prescrição de anti-hipertensivos na alta hospitalar dos pacientes com AVC isquêmico ou AIT, visando a orientação das diretrizes das sociedades médicas, pode ajudar na melhor adesão dos pacientes ao uso desses medicamentos[15].

PRESSÃO ARTERIAL NA FASE AGUDA DO AVC ISQUÊMICO

A anatomia das artérias encefálicas por meio do sistema de colaterais existente serve para proteger e manter o fluxo sanguíneo cerebral constante, mesmo nos casos em que haja uma oclusão arterial. Contudo, nas regiões fronteiriças entre os territórios das artérias intracranianas, há as chamadas zonas limítrofes, que são mais vulneráveis *à* redução do fluxo sanguíneo. As artérias intracranianas se ramificam até as pequenas artérias piais, que cursam na superfície do córtex cerebral antes de penetrarem no parênquima. Em contraste com essas pequenas artérias corticais, as artérias penetrantes das regiões profundas do encéfalo são longas e sem ramificações e mais vulneráveis à redução da perfusão cerebral[16].

Há uma ampla variedade de mecanismos envolvidos e interagindo para o controle e regulação do fluxo sanguíneo cerebral durante a fase aguda do AVC isquêmico[16]. O fluxo sanguíneo cerebral é controlado pela unidade neurovascular, que mantém a resistência microvascular para a adequada perfusão cerebral.

A relação entre os níveis de pressão arterial e o AVC isquêmico agudo

Cerca de 82% dos pacientes avaliados nos serviços de emergência com AVC isquêmico agudo apresentam níveis de pressão arterial sistólica maiores do que 140 mmHg[17]. A elevação da pressão arterial observada durante a fase aguda do AVC isquêmico é frequente e transitória na maioria dos pacientes, mesmo naqueles previamente normotensos[18]. Essa elevação é acompanhada de aumento plasmático de noradrenalina via ativação simpática. A necessidade de um aumento compensatório dos níveis de PA, para permitir uma perfusão cerebral adequada, principalmente na zona de penumbra isquêmica, é uma das possíveis explicações para esse achado. Entre os fatores que contribuem para esse aumento, destacam-se: ativação do sistema neuroendócrino, hipertensão arterial preexistente, estresse da hospitalização, reflexo de Cushing e retenção urinária.

Um declínio dsa PA pode ser observado, sem intervenção medicamentosa, durante os primeiros dias após o início do evento isquêmico[19]. A redução espontânea da pressão sistólica pode ocorrer nas primeiras 12 a 24 horas após a admissão hospitalar do paciente com AVC isquêmico agudo, independentemente do tratamento de reperfusão cerebral, sendo que, nesses casos, ela está relacionada a um prognóstico favorável[20]. No entanto, se houver hipotensão arterial durante a fase aguda, esta deve estar relacionada à presença de possíveis comorbidades. Por exemplo, nos casos em que haja um infarto do miocárdio concomitante ao AVC isquêmico comprometendo o débito cardíaco e, consequentemente, reduzindo a perfusão cerebral.

É provável que PA excessivamente baixa ou elevada esteja associada a um pior prognóstico, representando uma curva em U, na qual os níveis sistólicos entre 150 e 180 mmHg parecem estar associados com um prognóstico mais favorável[18,21]. Contudo, essa questão ainda é controversa, pois há trabalhos que demonstraram que elevação da PA na fase aguda do AVC isquêmico pode ser benéfica, se houver um aumento do fluxo sanguíneo cerebral na área de penumbra isquêmica[22], enquanto outros afirmaram que se esses níveis passarem um limite aceitável poderia haver um aumento do risco de edema cerebral[23].

Os níveis de pressão arterial sistólica estão entre os fatores clínicos associados à piora neurológica durante a fase aguda do AVC isquêmico, em particular nos pacientes com variabilidade desses níveis durante as primeiras 24 horas[24]. Alguns autores encontraram uma relação inversa entre PA e a gravidade do déficit neurológico no AVC isquêmico agudo[25]. Outros demonstraram haver diferenças entre os subtipos de AVC isquêmico e a associação de deterioração do déficit neurológico a PA na fase aguda do evento, em particular, com maior comprometimento nos casos classificados como embolia de origem cardíaca e de doença de grandes artérias[26].

Um registro identificou que houve um declínio temporal nos níveis de pressão arterial sistólica na admissão hospitalar dos pacientes com AVC isquêmico, provavelmente em razão de um melhor controle ambulatorial dos níveis de PA desses individuos[27].

Fase pré-hospitalar

Pacientes com suspeita de AVC agudo apresentam frequentemente PA elevada durante o transporte em ambulâncias.[28] Apesar de o manejo da PA poder ser uma opção de tratamento viável no ambiente pré-hospitalar em pacientes com suspeita de AVC, as diretrizes médicas internacionais atuais não recomendam a redução da PA no ambiente pré-hospitalar[29-32].

As tentativas para o tratamento pré-hospitalar com nitrato transdérmico nos ensaios clínicos RIGHT e RIGHT-2 (*The Rapid Intervention with Glyceryl Trinitrate in Hypertensive Stroke Trial*) não influenciaram a mortalidade e não melhoraram o resultado funcional em pacientes com suspeita de AVC agudo[32-33]. A redução da pressão arterial pré-hospitalar na ambulância em pacientes com suspeita de AVC está sendo testada em dois ensaios clínicos, MR ASAP (*Multicentre randomised trial of acute stroke treatment in the ambulance with a nitroglycerin patch*) e INTERACT-4 (*Intensive Ambulance-delivered Blood Pressure Reduction in Hyper-Acute Stroke Trial*).

Fase hospitalar

Algumas condutas básicas devem ser tomadas na avaliação inicial nos serviços de emergência ao paciente com suspeita de AVC, mesmo antes que sejam realizados exames que definam o diagnóstico, com o objetivo de prevenir possíveis complicações e evitar a progressão do quadro neurológico inicial, o que pode comprometer o prognóstico do paciente. Os sinais vitais devem ser acessados rapidamente, observando se há estabilidade hemodinâmica e respiratória. A PA deve ser avaliada inicialmente em ambos os membros superiores, para colaborar no diagnóstico de situações clínicas críticas, como a dissecção da aorta. O nível de PA ideal a ser mantido para se garantir um prognóstico favorável, em pacientes com AVC isquêmico agudo, não é conhecido e pode variar na dependência se o paciente for candidato a terapias de reperfusão.

Nos casos em que não há indicação desse tratamento, os emergencistas devem se abster de administrar anti-hipertensivos até que o diagnóstico esteja confirmado e o paciente estabilizado. Além disso, devem restringir o seu uso inicial apenas aos pacientes nos quais os níveis de PA persistam extremamente elevados[32]. É recomendável evitar o tratamento inicial dos níveis elevados de PA, a não ser em condições clínicas específicas (isquemia miocárdica, insuficiência renal e cardíaca, ou dissecção da aorta), ou na presença de níveis de PA extremamente elevados maiores ou iguais a 220/120 mmHg[32]. Assim, a redução cuidadosa da PA (< 15% de redução da pressão arterial sistólica em 24 horas) é razoável e provavelmente segura em pacientes com AVC isquêmico agudo não tratados com trombólise intravenosa ou trombectomia mecânica e com permanência de níveis de PA > 220/120 mmHg[32].

A hipotensão arterial e a hipovolemia devem ser corrigidas durante a fase aguda do AVC isquêmico para a manutenção da perfusão cerebral. Entre os pacientes hospitalizados com AVC isquêmico, o risco de mortalidade é significativamente aumentado naqueles com pressão arterial média admissional menor do que 100 mmHg e pressão arterial sistólica menor do que 120 mmHg na alta hospitalar[34]. A incapacidade de aumentar a pressão arterial pode ser um sinal de presença de outras comorbidades que limitam o aumento da pressão arterial, como isquemia miocárdica e/ou insuficiência cardíaca. Níveis de PA reduzidos na fase aguda do AVC isquêmico podem levar à hipoperfusão em áreas de penumbra e contribuir para um aumento da área de infarto. A utilização de hipertensão arterial induzida por medicamentos vasoativos durante a fase aguda do AVC isquêmico não está estabelecida[32].

Pressão arterial e recanalização arterial na fase aguda do AVC isquêmico

Estudos observacionais demonstraram que há risco aumentado de hemorragia após a administração de rtPA intravenoso em pacientes com níveis elevados de PA[35]. Dessa forma, deve-se reduzir cuidadosamente esses níveis para manter a pressão arterial sistólica menor que 185 mmHg e diastólica menor que 110 mmHg antes de ser iniciada a administração intravenosa do trombolítico em pacientes elegíveis ao uso de trombólise intravenosa com presença de níveis de PA persistentemente elevados[30,31].

A pressão arterial deve ser mantida menor que 180/105 mmHg nas primeiras 24 horas após a administração do trombolítico IV, especialmente se houver recanalização arterial[30,31]. Os medicamentos anti-hipertensivos de escolha para o manejo dos pacientes com AVC isquêmico agudo são geralmente de meia-vida curta e de uso intravenoso. Muitos dos anti-hipertensivos incluídos nas diretrizes internacionais ainda não estão disponíveis no Brasil. As diretrizes da Academia Brasileira de Neurologia incluíram nas suas recomendações alguns anti-hipertensivos similares e disponíveis para uso no país, como o esmolol[36,37].

As diretrizes internacionais extrapolaram o nível conservador recomendado para o controle da pressão arterial (PAS < 180 mmHg e PAD < 105 mmHg) em pacientes com AVC isquêmico agudo elegíveis para a terapia de reperfusão com trombólise intravenosa para os pacientes com oclusão de grandes artérias submetidos a trombectomia mecânica[30,31]. No entanto, como as evidências para essas recomendações são limitadas, há opiniões diversas quanto ao nível mais adequado de controle dos níveis de PA antes, durante e após a trombectomia mecânica para o tratamento do AVC isquêmico agudo. Em uma análise *post hoc* do ensaio clínico MR CLEAN (*Multicenter Randomized Clinical Trial of Endovascular Treatment of Acute Ischemic Stroke in the Netherlands*), foi demonstrada uma correlação em forma de U entre a pressão arterial basal do tratamento com trombectomia mecânica e os resultados adversos.[38] Pressão arterial sistólica elevada foi relacionada à hemorragia intracraniana sintomática em um prognóstico desfavorável[39]. A redução da pressão arterial nas primeiras 24 horas após a trombectomia mecânica pode ter um impacto positivo no prognóstico desses pacientes[40]. Porém, caso a redução da pressão arterial ocorra antes da recanalização arterial e durante o procedimento, poderá haver um prejuízo no prognóstico funcional do paciente e um aumento do volume do infarto cerebral. Um aumento da pressão arterial após a trombectomia mecânica está associado a um prognóstico desfavorável, enquanto a redução desses níveis após a recanalização tem um prognóstico favorável.

A anestesia, muitas vezes necessária aos procedimentos endovasculares da fase aguda do AVC isquêmico, pode provocar variação de pressão arterial. A variabilidade pode estar relacionada à escolha da anestesia para esse procedimento e levar a um prognóstico desfavorável[41]. O Doppler transcraniano pode ser útil no manejo dos níveis de pressão arterial durante a trombectomia mecânica e após o procedimento por meio da avaliação das velocidades de fluxo sanguíneo intracranianas e suas correlações hemodinâmicas.

Introdução dos anti-hipertensivos na fase aguda do AVC isquêmico

A continuação dos medicamentos anti-hipertensivos de uso prévio pode colaborar no controle da pressão arterial, no entanto, também pode reduzir a perfusão cerebral em um momento crítico. Uma metanálise dos dados individuais dos pacientes avaliados no estudo COSSACS e no ensaio clínico ENOS (*Efficacy of Nitric Oxide in Stroke*) demonstrou não haver associação significativa entre continuar ou interromper o uso dos medicamentos anti-hipertensivos.[42] Levando-se essas informações em consideração, há incerteza ainda sobre os benefícios e riscos de continuar ou interromper temporariamente o uso de medicamentos anti-hipertensivos em pacientes com AVC isquêmico agudo.

PRESSÃO ARTERIAL NA FASE AGUDA DO HEMATOMA CEREBRAL

O hematoma cerebral (HC) associado à hipertensão arterial sistêmica está relacionado à ruptura de pequenas artérias perfurantes intracranianas, causando os déficits neurológicos. Esses hematomas geralmente têm localização na região profunda do encéfalo associada a essas pequenas artérias, como as lentículo-estriadas do segmento M1 da artéria cerebral média, bem como na região da fossa posterior associada aos ramos penetrantes da artéria basilar. Por essa razão, o HC agudo relacionado à hipertensão arterial sistêmica tende a se localizar na região dos gânglios da base, tálamo, cerebelo ou tronco encefálico. Estudos anatômicos demonstraram alterações na parede vascular dessas pequenas artérias com lipo-hialinose e presença de microaneurismas de Charcot-Bouchard.

Pressão arterial e expansão do hematoma cerebral

Uma elevação importante da PA acontece na maioria dos pacientes durante a fase aguda do HC. A pressão arterial durante a admissão hospitalar desses pacientes é maior do que a encontrada nos pacientes com AVCI agudo[43].

A expansão precoce do HC agudo é demonstrada com frequência e pode estar relacionada a PA extremamente elevada. A detecção do "*spot sign*" na angiografia por tomografia, durante a fase aguda, representa o extravasamento ativo de contraste. A lesão estrutural inicial associada ao efeito expansivo que ocorre após o HC agudo é fator contribuinte para a mortalidade precoce e o prognóstico desfavorável.

As diretrizes atuais recomendam que nos pacientes com HC hiperagudo (< 6 horas) seja mantida a pressão arterial sistólica < 140 mmHg (mantendo acima de 110 mmHg) para reduzir a expansão do volume do HC[32].

Manejo da pressão arterial na fase aguda do hematoma cerebral

O manejo inicial da PA na fase aguda do HC é um assunto controverso na literatura médica. Dois ensaios clínicos, INTERACT-2 e ATACH-2, tentaram demonstrar que a redução agressiva de pressão arterial sistólica pode prevenir a expansão precoce do HC e melhorar os desfechos clínicos.[44,45]

O ensaio clínico INTERACT-2 (*Intensive Blood Pressure Reduction in Acute Cerebral Hemorrhage*) randomizou 2.839 pacientes com HC agudo dentro das 6 primeiras horas para uma meta de níveis de pressão arterial sistólica < 140 mmHg vs. < 180 mmHg[44]. Os medicamentos anti-hipertensivos foram escolhidos pelo médico do paciente, com o objetivo de atingir a meta de pressão arterial sistólica dentro da primeira hora após a randomização com manutenção por 7 dias. Não houve diferença no desfecho primário relacionado à mortalidade ou incapacidade funcional em 90 dias (escala de Rankin modificada ≥ 3) entre os dois grupos de tratamento. No entanto, a análise com os dados ordinais da escala de Rankin modificada revelou melhores resultados funcionais no grupo de tratamento intensivo dos níveis de PA. Não houve diferença estatística na mortalidade ou eventos adversos graves entre os dois grupos.

O ensaio clínico ATACH-2 randomizou pacientes com HC agudo para uma redução mais agressiva da PA (pressão arterial sistólica 110-139 mmHg) ou para os níveis considerados padrão (pressão arterial sistólica 140-179 mmHg) com uso de nicardipina IV dentro das primeiras 4,5 horas do início dos sintomas, com manutenção desses níveis de PA durante as primeiras 24 horas.[45] Esse estudo foi interrompido por futilidade após terem sido inseridos mil pacientes (alvo 1.280) quando a análise revelou que as taxas de mortalidade ou incapacidade funcional (escala de Rankin modificada ≥ 4 em 90 dias) não apresentaram diferenças estatísticas entre os grupos. Contudo, houve uma taxa significativamente maior de eventos adversos renais dentro dos primeiros 7 dias de randomização no grupo que teve tratamento mais agressivo em comparação ao grupo com tratamento padrão.

Embora ambos, INTERACT-2 e ATACH-2, tivessem níveis de pressão arterial sistólica alvo semelhantes, houve uma série de diferenças, incluindo a janela terapêutica para o recrutamento (6 vs. 4,5 horas), duração da intervenção terapêutica (7 dias vs. 24 horas), número de pacientes com níveis de pressão arterial sistólica inicial ≥ 180 mmHg (48% vs. 100%) e escolha de regime anti-hipertensivo (múltiplo vs. nicardipina).

É importante ressaltar que os resultados de ambos os ensaios clínicos não podem ser extrapolados para todos os pacientes com HC. Cerca de 75% dos participantes do INTERACT-2 tinham um volume de hematoma < 20 mL e 90% dos participantes do ATACH-2, um volume de hematoma < 30 mL. Não é possível extrapolar para os casos em que haja uma hipertensão intracraniana importante influenciando também a perfusão cerebral.

Um resultado recente de um estudo que avaliou a variabilidade de pressão arterial nas primeiras 24 a 26 horas após o início dos sintomas do HC agudo em 386 pacientes que participaram do ensaio clínico FAST-MAG (*Field Administration of Stroke Therapy-Magnesium*) demonstrou que a variabilidade excessiva dos níveis de pressão arterial, particularmente durante as primeiras 4 a 6 horas iniciais, estava associada a um risco três a quatro vezes maior de um prognóstico desfavorável[46]. A frequência cardíaca e a variabilidade dessa frequência, quando aumentadas nas primeiras 24 horas, foram também associadas a um prognóstico desfavorável nos pacientes com HC agudo. A variabilidade da frequência cardíaca foi também ligada à expansão do hematoma nas 24 horas iniciais.

Embora a maioria dos pacientes com HC agudo apresente alterações da substância branca subcortical, essas alterações não influenciaram nos resultados relacionados ao tratamento anti-hipertensivo da fase aguda. O mesmo acontece com as micro-hemorragias, apesar de frequentes, não houve influência na resposta terapêutica durante o tratamento intensivo da pressão arterial elevada nos pacientes com HC agudo.

O manejo ideal da PA na fase aguda do HC permanece ainda incerto, um alvo de pressão arterial sistólica de 140 mmHg parece ser razoável[47]. A estabilização da PA durante esse período de maior vulnerabilidade no curso pré-hospitalar e no pronto-socorro é um potencial alvo terapêutico para futuros ensaios clínicos. Há uma preferência para o uso de agentes de rápida ação de uso intravenoso, como a nicardipina ou a clevidipina.[48] Infelizmente, esses medicamentos não estão disponíveis no Brasil. Enquanto aguardamos essa disponibilidade, o único agente disponível para ser utilizado nessa situação é o nitroprussiato de sódio. No entanto, esse medicamento pode apresentar efeitos adversos, como o aumento de pressão intracraniana.

BIBLIOGRAFIA

1. GBD 2019 Stroke Collaborators. Global, regional, and national burden of stroke and its risk factors, 1990-2019: a systematic analysis for the Global Burden of Disease Study 2019. Lancet Neurol. 2021;20:795-820.
2. O'Donnell MJ, Xavier D, Liu L, Zhang H, Chin SL, Rao-Melacini P, et al. Risk factors for ischaemic and intracerebral haemorrhagic stroke in 22 countries (the INTERSTROKE study): a case-control study. Lancet. 2010;376:112-23.
3. Owolabi M, Olowoyo P, Miranda JJ, Akinyemi R, Feng W, Yaria J, et al. Gaps in hypertension guidelines in low- and middle-income versus high-income countries: a systematic review. Hypertension. 2016;68:1328-37.
4. Blood Pressure Lowering Treatment Trialists' Collaboration. Blood pressure-lowering treatment based on cardiovascular risk: a meta-analysis of individual patient data. Lancet. 2014;384:591-8.
5. Psaty BM, Lumley T, Furberg CD, Schellerbaum G, Pahor M, Alderman MH, et al. Health outcomes associated with various antihypertensive therapies used as first -line agents: a network meta-analysis. JAMA. 2003;289:2534-44.
6. Messerli FH, Shalaeva EV, Rexhaj E. Optimal BP targets to prevent stroke and MI: Is there a lesser of 2 Evils? Am Coll Cardiol. 2021;78:1679-81.
7. SHEP Cooperative Research Group. Prevention of stroke by antihypertensive drug treatment in older persons with isolated systolic hypertension. Final results of the Systolic Hypertension in the Elderly Program (SHEP). JAMA. 1991;265:3:3255-64.
8. Diener HC, Hankey GJ. Primary and secondary prevention of ischemic stroke and cerebral hemorrhage: JACC Focus Seminar. J Am Coll Cardiol. 2020;75:1804-18.
9. Rodriguez-Yañez M, Gómez-Choco M, López-Cancio E, Amaro S, Leciñana MA, Arenillas JF, et al. Stroke prevention in patients with arterial hypertension: Recommendations of the Spanish Society of Neurology's Stroke Study Group. Neurologia. 2021;36:462-71.
10. Hermida RC, Crespo JJ, Dominguez-Sardiña M, Otero A, Moyá A, Rios MT e Bedtime hypertension treatment improves cardiovascular risk reduction: the Hygia Chronotherapy Trial. Eur Heart J. 2020;41:4565-76.
11. PROGRESS Collaborative Group. Randomised trial of a perindopril-based blood-pressure-lowering regimen among 6,105 individuals with previous stroke or transient ischaemic attack. Lancet. 2001;358:1033-41.
12. Kleindorfer DO, Towfighi A, Chaturvedi S, Cockroft KM, Gutierrez J, Lombardi-Hill D, et al. 2021 Guideline for the Prevention of Stroke in Patients with Stroke and Transient Ischemic Attack: A guideline from the American Heart Association-American Stroke Association. Stroke. 2021;52:e364-e467.
13. Kitagawa K, Yamamoto Y, Arima H, Maeda T, Sunami N, Kanzawa T, et al. Recurrent Stroke Prevention Clinical Outcome Study Group. Effect of standard vs intensive blood pressure control on the risk of recurrent stroke: a randomized clinical trial and meta-analysis. JAMA Neurol. 2019;76:1309-18.
14. Zonneveld TP, Richard E, Vergouwen MD, Nederkoorn PJ, de Haan R, Roos YB, et al. Blood pressure-lowering treatment for preventing recurrent stroke, major vascular events, and dementia in patients with a history of stroke or transient ischaemic attack. Cochrane Database Syst Rev. 2018;7:CD007858.
15. Dalli LL, Kim J, Thrift AG, Andrew NE, Lannin NA, Anderson CS, et al. Disparities in antihypertensive prescribing after stroke: linked data from the Australian Stroke Clinical Registry. Stroke. 2019;50:3592-9.
16. Fan JL, Brassard P, Rickards CA, Nogueira RC, Nasr N, McBryde FD, et al. Integrative cerebral blood flow regulation in ischemic stroke. J Cereb Blood Flow Metab. 2021.
17. Qureshi AI, Ezzeddine MA, Nasar A, Suri MFK, Kirmani JF, Hussein HM, et al. Prevalence of

elevated blood pressure in 563704 adult patients with stroke presenting to the ED in the United States. Am J Emerg Med. 2007;25:32-8.

18. Leonardi-Bee J, Bath PM, Phillips SJ, Sandercock PA, IST Collaborative Group. Blood pressure and clinical outcomes in the International Stroke Trial. Stroke. 2002;33:1315-20.
19. Britton M, Carlsson A, Faire U. Blood pressure course in patients with acute stroke and matched controls. Stroke. 1986;17:861-64.
20. Xu J, Dai L, Chen Z, Wang A, Mo J, Cheng A, et al. Acute-phase blood pressure trajectories and clinical outcomes in ischemic stroke. BOSS Study Group. J Clin Hypertens. 2019;21:1108-14.
21. Bangalore S, Schwamm L, Smith EE, Hellkamp AS, Suter RE, Xian Y, et al. Get with the Guidelines-Stroke Steering Committee and Investigators. Blood pressure and in-hospital outcomes in patients presenting with ischaemic stroke. Eur Heart J. 2017;38:2827-35.
22. Oliveira-Filho J, Silva SC, Trabuco CC, Pedreira BB, Sousa EU, Bacellar A. Detrimental effect of blood pressure reduction in the first 24 hours of acute stroke onset. Neurology. 2003;61:1047-51.
23. Willmot M, Leonardi-Bee J, Bath PM. High blood pressure in acute stroke and subsequent outcome: a systematic review. Hypertension. 2004;43:18-24.
24. Kamieniarz-Medrygat M, Lukomski T, Kazmierski R. Short-term outcome after ischemic stroke and 24-h blood pressure variability: association and predictors. Hypertens Res. 2021;44:188-96.
25. Kvistad CE, Logallo N, Oygarden H, Thomassen L, Waje-Andreassen U, Naess H. Elevated admission blood pressure and stroke severity in acute ischemic stroke: the Bergen NORSTROKE Study. Cerebrovasc Dis. 2013;36:351-4.
26. Toyoda K, Fujimoto S, Kamouchi M, Lida M, Okada Y. Acute blood pressure levels and neurological deterioration in different subtypes of ischemic stroke. Stroke. 2009;40:2585-8.
27. Koton S, Eizenberg Y, Tanne D, Grossman E. Trends in admission blood pressure and stroke outcome in patients with acute stroke and transient ischemic attack in a National Acute Stroke registry. J Hypertens. 2016;34:316-22.
28. Gioia LC, Zewude RT, Kate MP, Liss K, Rowe BH, Buck B, et al. Prehospital systolic blood pressure is higher in acute stroke compared with stroke mimics. Neurology. 2016;86:2146-53.
29. Kobayashi A, Czlonkowska A, Ford GA, Fonseca AC, Luijckx GJ, Korv J, et al. European Academy of Neurology and European Stroke Organization Consensus Statement and Practical Guidance for pre-hospital management of stroke. Eur J Neurol. 2018;25:425-33.
30. Powers WJ, Rabinstein AA, Ackerson T, Adeoye OM, Bambakidis NC, Becker K, et al. Guidelines for the early management of patients with acute ischemic stroke: a guideline for healthcare professionals from the American Heart Association/American Stroke Association. Stroke. 2018;49:e46-e110.
31. Powers WJ, Rabinstein AA, Ackerson T, Adeoye OM, Bambakidis NC, Becker K, et al. Guidelines for the early management of patients with acute ischemic stroke: 2019 update to the 2018 guidelines for the early management of acute ischemic stroke. Stroke. 2019;50:e344-418.
32. Sandset EC, Anderson CS, Bath PM, Christensen H, Fischer U, Gasecki D et al. European Stroke Organizastion (ESO) guidelines on blood pressure management in acute ischaemic stroke and intracerebral haemorrhage. Eur Stroke J. 2021;6:II.
33. Bath PM, Scutt P, Anderson CS, Appleton JP, Berge E, Cala L, et al. Prehospital transdermal glyceryl trinitrate in patients with ultra-acute presumed stroke (RIGHT-2): an ambulance-based, randomised, sham-controlled, blinded, phase 3 trial. Lancet. 2019;393:1009-20.
34. Wohlfahrt, P, Krajcoviechova, A, Jozifova, M, Mayer, O, Vanek, J, Filipovsky, J, et al. Low blood pressure during the acute period of ischemic stroke is associated with decreased survival. J Hypertens. 2015;33:339-45.
35. Mazya, M, Egido, JA, Ford, GA, Lees KR, Mikulik R, Toni D, et al. for the SITS Investigators. Predicting the risk of symptomatic intracerebral hemorrhage in ischemic stroke treated with intravenous alteplase: Safe Implementation of Treatments in Stroke (SITS) symptomatic intracerebral hemorrhage risk score. Stroke. 2012;43:1524-31.
36. Oliveira-Filho J, Martins SC, Pontes-Neto OM, Longo A, Evaristo EF, Carvalho JJ, et al. Executive Committee from Brazilian Stroke Society and the Scientific Department in Cerebrovascular Diseases. Guidelines for acute ischemic stroke treatment: part I. Arq Neuropsiquiatr. 2012;70:621-9.
37. Martins SC, Freitas GB, Pontes-Neto OM, Pieri A, Moro CH, Jesus PA, et al. Executive Committee from Brazilian Stroke Society and the Scientific Department in Cerebrovascular Diseases. Guidelines for acute ischemic stroke treatment: part II. Arq Neuropsiquiatr. 2012;70:885-93.
38. Mulder MJHL, Ergezen S, Lingsma HF, Berkhemer OA, Fransen PSS, Beumer D et al. Baseline blood pressure effect on the benefit and safety of intra-arterial treatment in MR CLEAN (Multicenter Randomized Clinical Trial of Endovascular Treatment of Acute Ischemic Stroke in the Netherlands). Stroke. 2017;48:1869-76.

39. van den Berg SA, Uniken Venema SM, Mulder MJHL, Treurniet KM, Samuels N, Lingsma HF, et al. MR CLEAN Registry Investigators.Admission blood pressure in relation to clinical outcomes and successful reperfusion after endovascular stroke treatment. Stroke. 2020;51:3205-3214.
40. Cho BH, Kim JT, Lee JS, Park MS, Kang KW, Choi KH, et al. Associations of various blood pressure parameters with functional outcomes after endovascular thrombectomy in acute ischaemic stroke. Eur J Neurol. 2019;26:1019-27.
41. Oliveira RSS, Ciarlariello VB, Martins HNF, Lobato MDS, Miranda RCAN, Freitas FFM, et al. Blood pressure behavior during mechanical thrombectomy and drugs used for conscious sedation or general anesthesia. Arq Neuropsiquiatr. 2021;79:660-5.
42. Woodhouse LJ, Manning L, Potter JF, Berge E, Sprigg N, Wardlaw J, et al.; Blood Pressure in Acute Stroke Collaboration. Continuing or temporarily stopping prestroke antihypertensive medication in acute stroke: an individual patient data meta-analysis. Hypertension. 2017;69: 933-41.
43. Massaro AR, Sacco RL, Scaff M, Mohr JP. Clinical discriminators between acute brain hemorrhage and infarction: a practical score for early patient identification. Arq Neuropsiquiatr. 2002;60: 185-91.
44. Anderson CS, Heeley E, Huang Y, Wang J, Stapf C, Delcourt C, et al. Rapid blood-pressure lowering in patients with acute intracerebral hemorrhage. N Engl J Med. 2013;368:2355-65.
45. Qureshi A, Palesch Y, Barsan W, Hanley DF, Hsu CY, Martin RL, et al. Intensive blood pressure lowering in patients with acute cerebral hemorrhage. N Engl J Med. 2016;375:1033-43.
46. Chung PW, Kim JT, Sanossian N, Starkmann S, HamiltonS, Gombein J, et al. Association between hyperacute stage blood pressure variability and outcome in patients with spontaneous intracerebral hemorrhage. Stroke. 2018;49(2):348-54.
47. Rabinstein AA. Optimal blood pressure after intracerebral hemorrhage: still a moving target. Stroke. 2018;49(2):275-6.
48. Toyoda K, Yoshimura S, Fukuda-Doi M, Qureshi AI, Martin RH, Palesch YY, et al. ATACH Trial Investigators and the SAMURAI Investigators. Intensive blood pressure lowering with nicardipine and outcomes after intracerebral hemorrhage: an individual participant data systematic review. Int J Stroke. 2021.

Controle da pressão arterial no período perioperatório

Luciana Dornfeld Bichuette
Marcos Pita Lottenberg
Bruno Caramelli

CONSULTA RÁPIDA

Manejo da PA no perioperatório	Anti-hipertensivos no perioperatório
▪ Pré-operatório: – PAS ≤ 180 mmHg PAD ≤ 110 mmHg – Evitar hipotensão – Considerar investigação de HAS secundária ▪ Intraoperatório: – Estratégia individualizada. – Atentar para labilidade pressórica. ▪ Pós-operatório: – Evitar hipertensão arterial sistêmica - risco de sangramento. – Manter euvolemia.	▪ Manter: – Betabloqueadores. – Simpatolíticos de ação central. ▪ Individualizar: – Antagonistas do sistema renina angiotensina aldosterona. – Bloqueadores de canal de cálcio. ▪ Diuréticos.

INTRODUÇÃO

Com o aumento da expectativa de vida e o envelhecimento da população, observa-se também aumento na prevalência de comorbidades, que se acompanha de maior necessidade de cirurgias e, consequentemente, de elevação da incidência de complicações[1]. Diante disso, a avaliação perioperatória é fundamental para determinação do risco individual e intrínseco do procedimento e tomada de condutas que visam a redução da morbidade e mortalidade.

A hipertensão arterial sistêmica (HAS) é uma condição clínica de elevada prevalência tanto na população geral quanto em pacientes que serão submetidos a cirurgias e, apesar de bem estabelecida a importância de seu controle rigoroso na prevenção de eventos cardiovasculares em longo prazo, seu manejo no período perioperatório é fonte de ampla discussão, uma vez que ainda possui aspectos controversos.

Neste capítulo, discutiremos as particularidades do manejo da HAS durante o período perioperatório, bem como recomendações em relação ao uso dos anti-hipertensivos mais estudados nesse cenário.

MANEJO DA PRESSÃO ARTERIAL NO PERIOPERATÓRIO

Pré-operatório

A pressão arterial (PA) não controlada está entre as principais causas de suspensão de cirurgias eletivas. Isso se deve ao fato de que o diagnóstico prévio de HAS é preditor independentemente de mortalidade em pacientes submetidos a cirurgias não cardíacas[2]. Em contrapartida, não há evidência concreta de existência de relação entre a medida de pressão arterial no momento da admissão hospitalar e complicações cardíacas perioperatórias[3], sugerindo, portanto, que o risco perioperatório atribuído à HAS é, na verdade, decorrente majoritariamente de suas lesões de órgão-alvo[4].

Em relação ao outro extremo de valores da PA, a literatura nos traz dados mais concretos. Uma coorte prospectiva de 251.567 pacientes demonstrou que níveis de pressão arterial sistólica (PAS) menores que 119 mmHg e diastólica (PAD) menores que 63 mmHg associam-se ao aumento de mortalidade no período pós-operatório de até 30 dias[5]. É necessário, portanto, que o manejo da pressão arterial considere este provável efeito em "J", em que PA baixa também representa risco.

A Terceira Diretriz de Avaliação Perioperatória da Sociedade Brasileira de Cardiologia, publicada em 2017, recomenda que cirurgias eletivas de grande porte sejam adiadas apenas se a PAS ≥ 180 mmHg e/ou a PAD ≥ 110 mmHg[6]. É importante reforçar que esse limite de PA foi estipulado com base em dados observacionais e antigos[7], e definido em um contexto em que ainda não se sabia dos agora conhecidos riscos da hipotensão no período perioperatório. Assim sendo, é adequado que se mantenha o alvo definido na diretriz, mas com o cuidado de se evitar ao máximo a hipotensão.

Por último, ainda em relação ao período pré-operatório, é fundamental que pacientes com suspeita de HAS secundária sejam, sempre que possível, investigados antes da cirurgia. Embora não existam evidências robustas sobre o aumento do risco perioperatório em portadores de HAS secundária, sabe-se que aqueles com feocromocitoma não diagnosticado apresentam mortalidade cirúrgica muito elevada[8].

Intraoperatório

No que diz respeito ao controle da PA, o período intraoperatório é bastante desafiador, uma vez que alterações hemodinâmicas são frequentes e ainda mais pronunciadas nos pacientes hipertensos. Durante a indução anestésica, ocorre ativação simpática, que pode acarretar um aumento de 20 a 30 mmHg na PA, bem como a ascensão da frequência cardíaca em 15 a 20 bpm[9]. Além disso, dor, ansiedade e suspensão de anti-hipertensivos no pré-operatório podem exacerbar tais alterações[10].

Pacientes hipertensos são também mais suscetíveis à hipotensão, na maior parte das vezes associada à depleção do volume intravascular[11]. A preocupação excessiva frente a um controle da PA rigoroso no período pré-operatório pode ser causa de hipotensão tanto durante como após a cirurgia, e há evidências bastante robustas de que a hipotensão intraoperatória particularmente está associada à injúria cardíaca, renal e cerebral, bem como a uma maior mortalidade[12].

Nesse cenário, o estudo INPRESS (*Effect of Individualized vs Standard Blood Pressure Management Strategies on Postoperative Organ Dysfunction Among High-Risk Patients Undergoing Major Surgery*) comparou uma estratégia individualizada que visava manter a PAS dentro de 10% do valor em repouso, *versus* uma estratégia padrão, em que os pacientes recebiam vasoconstrictor apenas se a PAS fosse inferior a 80 mmHg ou a 40% do repouso. Observou-se, no primeiro grupo, redução de síndrome da resposta inflamatória sistêmica (SIRS) e de disfunção orgânica 7 dias após a cirurgia[13]. Análise retrospectiva envolvendo pacientes submetidos a cirurgias não cardíacas eletivas corroborou a importância do manejo da hipotensão no perioperatório, ao demonstrar menor sobrevida livre de eventos (infarto agudo do miocárdio ou morte cardiovascular) nos pacientes com episódios de hipotensão, em especial aqueles portadores de doença arterial coronariana obstrutiva[14].

Pós-operatório

O antecedente de HAS é o principal fator de risco para a ocorrência de HAS no período pós-operatório, mas outros elementos como dor, hipercapnia e excitação ao despertar da anestesia também contribuem para tal[15]. Terapia medicamentosa com anti-hipertensivos endovenosos deve ser considerada para pacientes com PAS sustentada ≥ 180 mmHg e/ou PAD ≥ 110 mmHg, por aumentar o risco de sangramento, em especial em cirurgias cardíacas, vasculares e endoscópicas como ressecção transuretral de próstata[16]. A hipotensão também deve ser devidamente tratada e prevenida, mantendo o paciente euvolêmico.

ANTI-HIPERTENSIVOS NO PERIOPERATÓRIO

Antagonistas do sistema renina-angiotensina-aldosterona

O bloqueio do sistema renina-angiotensina-aldosterona é bastante controverso no contexto perioperatório, uma vez que os estudos demonstraram resultados conflitantes. Grandes análises retrospectivas que avaliaram a suspensão *versus* manutenção de inibidores da enzima conversora de angiotensina (IECA) e bloqueadores do receptor de angiotensina II (BRA) no perioperatório não evidenciaram diferença entre os grupos na incidência de hipotensão, necessidade de ressuscitação volêmica e mortalidade em 30 dias[17]. Além disso, sua descontinuação no dia da cirurgia não se associou a um aumento significativo da incidência de HAS imediatamente antes da intervenção, bem como não foi responsável por uma maior taxa de cancelamento de cirurgias[18].

Entretanto, Roshanov et al. demonstraram redução de desfecho composto de morte, infarto agudo do miocárdio e acidente vascular encefálico com a suspensão da medicação, bem como decréscimo no risco de hipotensão intraoperatória[19]. Apesar da possível maior incidência de hipotensão com a manutenção do IECA/BRA, o que poderia gerar vasoconstrição da artéria renal com consequente hipoperfusão e isquemia, não foi evidenciado aumento de lesão renal aguda[20]. Vale ressaltar ainda que em casos em que o BRA foi suspenso e não reintroduzido dentro de dois dias após a cirurgia, houve aumento de mortalidade[21].

Dessa forma, as evidências atuais não fornecem uma resposta definitiva quanto à manutenção ou suspensão do IECA/BRA no período perioperatório, devendo a decisão ser individualizada. Para tanto, deve-se levar em conta o tipo de cirurgia, a variabilidade da PA do paciente e a previsão de sangramento. Importante frisar que, caso a medicação seja suspensa, ela deve, idealmente, ser reintroduzida o quanto antes, assim que o paciente tenha condições clínicas para tanto.

Betabloqueadores

Os betabloqueadores representam a classe de anti-hipertensivos mais estudada no período perioperatório. A racionalidade de seu uso para proteção cardíaca baseia-se na ocorrência de ativação simpática exacerbada no perioperatório, o que poderia levar a um aumento do consumo de oxigênio pelo músculo cardíaco e, consequentemente, favorecer a ocorrência de eventos isquêmicos.

Estudos iniciais falharam em demonstrar seu benefício no que diz respeito à redução de eventos cardiovasculares, resultando, ainda, em um aumento de hipotensão e bradicardia[22]. Posteriormente, demonstrou-se que o benefício dos betabloqueadores estava diretamente relacionado ao risco cardíaco individual, sendo evidenciado benefício nos pacientes de alto risco, enquanto esse benefício não foi visto naqueles de baixo risco[23]. Nesse contexto, o estudo POISE (*Effects of extended-release metoprolol succinate in patients undergoing non-cardiac surgery*) avaliou o uso de betabloqueadores em pacientes de alto risco ou com doença aterosclerótica estabelecida e demonstrou redução de infarto agudo do miocárdio, porém, com aumento da incidência de acidente vascular encefálico e mortalidade total, provavelmente associados a um aumento das taxas de bradicardia e hipotensão[24]. Crítica ao estudo se refere ao fato do metoprolol ter sido introduzido 2 a 4 horas antes do procedimento cirúrgico, não havendo, dessa forma, tempo hábil para uma titulação mais adequada da medicação. Já quando iniciados com antecedência de pelo menos uma semana, os betabloqueadores demonstraram redução de mortalidade em longo prazo em pacientes submetidos à cirurgia vascular[25].

Dessa forma, podemos concluir que os betabloqueadores devem ser mantidos em paciente que façam uso crônico de alguma medicação dessa classe. Além disso, em pacientes que não fazem uso prévio de algum betabloqueador, este não deve ser introduzido durante o período de 7 dias que antecedem o procedimento[6].

Bloqueadores de canal de cálcio

O desbalanço entre a oferta e demanda de oxigênio no período perioperatório pode gerar isquemia, e sugere-se que os bloqueadores de canais de cálcio melhoram esse equilíbrio por meio de seu efeito cronotrópico negativo e redutor de pós-carga, e de sua propriedade de vasodilatação coronariana. Foi demonstrado, em pacientes submetidos a cirurgias cardíacas, redução de infarto agudo do miocárdio com uso de bloqueadores de canal de cálcio di-hidropiridínicos e redução de taquiarritmias supraventriculares com uso dos não di-hidropiridínicos, não sendo evidenciado, entretanto, redução de mortalidade[26]. Já em pacientes submetidos a cirurgias não cardíacas, não foi demonstrada diferença significativa de valores da Pa com uso de bloqueadores de canal de cálcio quando comparado com outras classes anti-hipertensivas e seu uso não esteve associado ao aumento de eventos adversos[27].

Diante disso, ainda que a recomendação formal seja de manter os bloqueadores de canal de cálcio durante o perioperatório naqueles pacientes que já façam uso crônico, tal decisão deve ser individualizada, tendo em vista os riscos já descritos em relação à hipotensão e à ausência de efeitos deletérios de sua suspensão. A medicação não deve ser introduzida para fins de cardioproteção.

Diuréticos

Não há evidências a respeito do uso de diuréticos no período perioperatório. Sua manutenção, incluindo a administração no dia do procedimento cirúrgico, mostrou-se segura e não se associou ao aumento da incidência de hipotensão, necessidade de reposição de fluidos e drogas vasopressoras, bem como ao aumento de eventos cardiovasculares no pós-operatório[28].

Simpatolíticos de ação central

Essa classe medicamentosa contempla agentes de segunda linha no tratamento da HAS que atuam estimulando os receptores alfa-2, envolvidos nos mecanismos simpatoinibitórios, modulando, assim, a resposta das catecolaminas à cirurgia, diminuindo a liberação de noradrenalina, a pressão arterial e a frequência cardíaca. Ao impedir a liberação de noradrenalina, esta se acumula nas terminações nervosas, e em caso de suspensão abrupta da medicação, pode haver crise adrenérgica por sua liberação excessiva, sendo esse efeito rebote, um dos motivos pelo qual há certo receio na suspensão da medicação no perioperatório[29].

Os primeiros estudos que avaliaram o uso de clonidina no perioperatório de cirurgias não cardíacas demonstraram redução de isquemia miocárdica[30], porém, estudos maiores e mais recentes falharam em mostrar tal associação, sendo seu uso relacionado a um aumento da incidência de parada cardíaca não fatal, principalmente em assistolia ou atividade elétrica sem pulso[31]. Seu uso está associado também a um aumento significativo de bradicardia e hipotensão, sendo a hipotensão preditora independentemente de infarto agudo do miocárdio[31].

Dessa forma, a clonidina pode ser utilizada em caso de PA descontrolada sem tempo hábil para seu controle efetivo, porém, não deve ser introduzida com o objetivo de redução de eventos cardiovasculares[6]. Sua suspensão em usuários crônicos não é recomendada.

MENSAGEM FINAL

O manejo da HAS durante o perioperatório é bastante desafiador. Nesse contexto, ainda que seja importante evitar PA extremamente elevada (PAS > 180 mmHg e PAD > 110 mmHg), é fundamental que se evite a hipotensão, que se apresenta nos estudos mais recentes e robustos como fator de mau prognóstico e confere aumento de risco de mortalidade. Diante disso, excetuando-se os betabloqueadores e os simpatolíticos de ação central, cuja suspensão pode ser deletéria, o manejo dos anti-hipertensivos no perioperatório deve ser individualizado para que se evite picos de PA muito elevados, labilidade pressórica e, principalmente, a hipotensão.

TABELA I Manejo de anti-hipertensivos no período perioperatório

Anti-hipertensivos	Cardioproteção no perioperatório	Suspensão	Recomendação
Antagonistas do SRAA	Não	Possível	Individualizar
Betabloqueadores	Sim*	Deletéria	Manter
Bloqueadores de canal de cálcio	Não	Possível	Individualizar
Diuréticos	Não	Possível	Individualizar
Simpatolíticos de ação central	Não	Deletéria	Manter

*Se uso prévio, ou introdução > 7 dias antes do procedimento.

BIBLIOGRAFIA

1. Yu PC, Calderaro D, Gualandro DM, Marques AC, Pastana AF, Prandini JC, et al. Non-cardiac surgery in developing countries: epidemiological aspects and economical opportunities – the case of Brazil. PLoS One. 2010;5(5):e10607.
2. Browner WS, Li J, Mangano DT. In-hospital and long-term mortality in male veterans following noncardiac surgery. The Study of Perioperative Ischemia Research Group. JAMA. 1992;268(2):228-32.
3. Crowther M, van der Spuy K, Roodt F, Nejthardt MB, Davids JG, Roos J, et al. The relationship between pre-operative hypertension and intra-operative haemodynamic changes known to be associated with postoperative morbidity. Anaesthesia. 2018;73(7):812-8.
4. Casadei B, Abuzeid H. Is there a strong rationale for deferring elective surgery in patients with poorly controlled hypertension? J Hypertens. 2005;23(1):19-22.
5. Venkatesan S, Myles PR, Manning HJ, Mozid AM, Andersson C, Jørgensen ME, et al. Cohort study of preoperative blood pressure and risk of 30-day mortality after elective non-cardiac surgery. Br J Anaesth. 2017;119(1):65-77.
6. Gualandro DM, Yu PC, Caramelli B, Marques AC, Calderaro D, Fornari LS, et al. 3ª Diretriz de Avaliação Cardiovascular Perioperatória da Sociedade Brasileira de Cardiologia. Arq Bras Cardiol. 2017;109(3Supl. 1).
7. Howell SJ, Sear JW, Foëx P. Hypertension, hypertensive heart disease and perioperative cardiac risk. Br J Anaesth. 2004;92(4):570-83.
8. Sellevold OF, Raeder J, Stenseth R. Undiagnosed phaeochromocytoma in the perioperative period. Case reports. Acta Anaesthesiol Scand. 1985;29(5):474-9.
9. Kihara S, Brimacombe J, Yaguchi Y, Watanabe S, Taguchi N, Komatsuzaki T. Hemodynamic responses among three tracheal intubation devices in normotensive and hypertensive patients. Anesth Analg. 2003;96(3):890-5.
10. Dodson GM, Bentley WE 4th, Awad A, Muntazar M, Goldberg ME. Isolated perioperative hypertension: clinical implications & contemporary treatment strategies. Curr Hypertens Rev. 2014;10(1):31-6.
11. Koutsaki M, Patoulias D, Tsinivizov P, Doumas M, Kallistratos M, Thomopoulos C, et al. Evaluation, risk stratification and management of hypertensive patients in the perioperative period. Eur J Intern Med. 2019;69:1-7.
12. Walsh M, Devereaux PJ, Garg AX, Kurz A, Turan A, Rodseth RN, et al. Relationship between intraoperative mean arterial pressure and clinical outcomes after noncardiac surgery: toward an empirical definition of hypotension. Anesthesiology. 2013;119(3):507-15.
13. Futier E, Lefrant J-Y, Guinot P-G, Godet T, Lorne E, Cuvillon P, et al. Effect of individualized vs standard blood pressure management strategies on postoperative organ dysfunction among high-risk patients undergoing major surgery: A randomized clinical trial. JAMA. 2017;318(14):1346-57.
14. Roshanov PS, Sheth T, Duceppe E, Tandon V, Bessissow A, Chan MTV, et al. Relationship between perioperative hypotension and perioperative cardiovascular events in patients with coronary artery disease undergoing major noncardiac surgery. Anesthesiology. 2019;130(5):756-66.
15. Gal TJ, Cooperman LH. Hypertension in the immediate postoperative period. Br J Anaesth. 1975;47(1):70-4.
16. Scala LCN, Póvoa R. Manuseio da hipertensão em cirurgia e outros procedimentos. Rev Bras Hipertens. 2012;19(1).
17. Turan A, You J, Shiba A, Kurz A, Saager L, Sessler DI. Angiotensin converting enzyme inhibitors are not associated with respiratory complications or mortality after noncardiac surgery. Anesth Analg. 2012;114(3):552-60.
18. Twersky RS, Goel V, Narayan P, Weedon J. The risk of hypertension after preoperative discontinuation of angiotensin-converting enzyme inhibitors or angiotensin receptor antagonists in ambulatory and same-day admission patients. Anesth Analg. 2014;118(5):938-44.
19. Roshanov PS, Rochwerg B, Patel A, Salehian O, Duceppe E, Belley-Côté EP, et al. Withholding versus continuing angiotensin-converting enzyme inhibitors or angiotensin II receptor blockers before noncardiac surgery: An analysis of the vascular events in noncardiac surgery patlents cOhort evaluatioN prospective cohort. Anesthesiology. 2017;126(1):16-27.
20. STARSurg Collaborative. Association between peri-operative angiotensin-converting enzyme inhibitors and angiotensin-2 receptor blockers and acute kidney injury in major elective non-cardiac surgery: a multicentre, prospective cohort study. Anaesthesia. 2018;73(10):1214-22.
21. Lee SM, Takemoto S, Wallace AW. Association between withholding angiotensin receptor blockers in the early postoperative period and 30-day mortality: A cohort study of the veterans affairs healthcare system. Anesthesiology. 2015;123(2):288-306.

22. Devereaux PJ, Beattie WS, Choi PT-L, Badner NH, Guyatt GH, Villar JC, et al. How strong is the evidence for the use of perioperative beta blockers in non-cardiac surgery? Systematic review and meta-analysis of randomised controlled trials. BMJ. 2005;331(7512):313-21.
23. Lindenauer PK, Pekow P, Wang K, Mamidi DK, Gutierrez B, Benjamin EM. Perioperative beta-blocker therapy and mortality after major noncardiac surgery. N Engl J Med. 2005;353(4):349-61.
24. POISE Study Group, Devereaux PJ, Yang H, Yusuf S, Guyatt G, Leslie K, et al. Effects of extended-release metoprolol succinate in patients undergoing non-cardiac surgery (POISE trial): a randomised controlled trial. Lancet. 2008;371(9627):1839-47.
25. Flu W-J, Van Kuijk J-P, Chonchol M, Winkel TA, Verhagen HJM, Bax JJ, et al. Timing of pre-operative beta-blocker treatment in vascular surgery patients: Influence on post-operative outcome. Ration Pharmacother Cardiol. 2011;7(1):94-102.
26. Wijeysundera DN, Beattie WS, Rao V, Karski J. Calcium antagonists reduce cardiovascular complications after cardiac surgery: a meta-analysis. J Am Coll Cardiol. 2003;41(9):1496-505.
27. Lin Y, Ma L. Blood pressure lowering effect of calcium channel blockers on perioperative hypertension: A systematic review and meta-analysis. Medicine (Baltimore). 2018;97(48):e13152.
28. Khan NA, Campbell NR, Frost SD, Gilbert K, Michota FA, Usmani A, et al. Risk of intraoperative hypotension with loop diuretics: a randomized controlled trial. Am J Med. 2010;123(11):1059.e1-8.
29. Barroso WKS, Rodrigues CIS, Bortolotto LA, Mota-Gomes MA, Brandão AA, Feitosa AD de M, et al. Diretrizes brasileiras de hipertensão arterial – 2020. Arq Bras Cardiol. 2021;116(3):516-658.
30. Wijeysundera DN, Naik JS, Scott Beattie W. Alpha-2 adrenergic agonists to prevent perioperative cardiovascular complications: Am J Med. 2003;114(9):742-52.
31. Devereaux PJ, Sessler DI, Leslie K, Kurz A, Mrkobrada M, Alonso-Coello P, et al. Clonidine in patients undergoing noncardiac surgery. N Engl J Med. 2014;370(16):1504-13.

60

Pré-hipertensão

Eduardo Costa Duarte Barbosa
Rogério Toshiro Passos Okawa
Weimar Kunz Sebba Barroso

CONSULTA RÁPIDA

Definição

A pré-hipertensão é definida como a faixa de pressão arterial de 120/80 a 139/89 mmHg, e que apesar de estar abaixo da definição formal de hipertensão arterial sistêmica, confere um incremento do risco de progressão para hipertensão e doenças cardiovasculares.
Classificação na Diretriz Brasileira de Hipertensão 2020
A diretriz brasileira considera pré-hipertensos os indivíduos com PAS 130 a 139 e/ou PAD 85 a 89 mmHg.

Prevalência

De acordo, com o estudo PURE (*Prospective Urban and Rural Epidemiological*), que avaliou 153.996 indivíduos em 17 países, a prevalência encontrada de pré-hipertensão foi de 36,8%. Em nosso país, o estudo de Silva et al. encontrou uma prevalência de 36,1% de pré-hipertensos.

Pré-hipertensão e progressão para hipertensão arterial

Diversos estudos demonstraram a correlação entre fatores de risco e a progressão de pré-hipertensão para hipertensão arterial. As taxas de progressão são maiores em indivíduos com estágio II de pré-hipertensão, obesidade e outras comorbidades.

Pré-hipertensão e risco de eventos cardiovasculares

A pré-hipertensão está associada ao aumento de acidente vascular cerebral, doença renal crônica e cardiovascular, mas não à mortalidade por todas as causas.

Mudança de estilo de vida e tratamento farmacológico

Mudanças no estilo de vida reduzem a pressão arterial em pré-hipertensos, previnem ou retardam a progressão para hipertensão e reduzem os eventos cardiovasculares.
Evidências suportam a recomendação de iniciar a terapia medicamentosa em indivíduos com pré-hipertensão que não respondem às recomendações de mudança no estilo de vida.

INTRODUÇÃO

A pré-hipertensão tem vários aspectos relevantes, tais como alta prevalência, associação frequente com sobrepeso ou obesidade, intolerância à glicose e dislipidemias, o que faz com que ela esteja associada à síndrome metabólica. Além da alta probabilidade de progressão da pré-hipertensão para a hipertensão arterial, essa associação de fatores de risco faz com que o risco cardiovascular da pré-hipertensão seja maior do que em pacientes com valores ideais de pressão arterial, e que seus portadores possuam maior dano sublínico, ou mesmo dano mais avançado em órgãos-alvo.

Isto faz com que a investigação dos fatores que inicialmente causam as alterações cardiovasculares e os mecanismos neuro-humorais e hemodinâmicos envolvidos sejam necessários para a compreensão do processo fisiopatólogico dinâmico e interativo que levaria ao aumento progressivo da pressão arterial.

A avaliação e estratificação dos indivíduos pré-hipertensos permitem que intervenções de mudança de estilo de vida e mesmo tratamento farmacológico em determinados casos sejam iniciados de maneira mais precoce, evitando, dessa maneira, desfechos desfavoráveis.

Este capítulo irá discutir aspectos diagnósticos, epidemiológicos, a associação com outros fatores de risco cardiovascular, a progressão de pré-hipertensão para hipertensão, lesões de órgãos-alvo, além de intervenções sobre o estilo de vida e farmacológicas nessa população.

DEFINIÇÃO

Pré-hipertensão é um termo utilizado para descrever um aumento da pressão arterial abaixo da definição formal de hipertensão arterial sistêmica, que confere um incremento do risco de progressão para hipertensão e doenças cardiovasculares.

Em 1939, Robinson e Brucer[1] definiram uma pressão arterial na faixa de 120-139/80-89 mmHg como pré-hipertensão. Eles observaram que esses indivíduos tiveram aproximadamente o dobro da taxa de mortalidade comparado a indivíduos com pressão arterial < 120/80 mmHg, e que a maioria dos pré-hipertensos se tornava hipertensa.

Vários termos foram utilizados ao longo dos anos, como pressão arterial limítrofe, normal-alta e elevação limítrofe da pressão arterial. O termo pré-hipertensão foi introduzido pela primeira vez na classificação da pressão arterial em 2003, quando o Comitê Nacional Conjunto de prevenção, detecção, avaliação e tratamento da hipertensão publicou seu sétimo relatório (JNC-7)[2]. Esse relatório descreve a pré- hipertensão como uma nova categoria de pressão arterial, incluindo indivíduos com PA sistólica entre 120 e 139 mmHg e/ou PA diastólica entre 80 e 89 mmHg.

A pré-hipertensão pode ser ainda categorizada em estágio I e estágio II (120-129 e/ou 80-84 mmHg e 130-139 e/ou 85-89 mmHg, respectivamente).

A diretriz norte-americana[3] ACC/AHA de Hipertensão arterial de 2017, a diretriz Europeia de Hipertensão de 2018[4] e a diretriz Brasileira de Hipertensão 2020[5] classificam os indivíduos conforme descrito na Tabela I.

Portanto segundo as diretrizes brasileira e europeia, consideramos pré-hipertensos os indivíduos com PAS 130-139 e/ou PAD 85-89 mmHg.

DIAGNÓSTICO DE PRÉ-HIPERTENSÃO

A medida da PA fora do consultório é recomendada por diversas diretrizes para triagem, diagnóstico e tratamento da hipertensão. É crucial para o diagnóstico de efeito do avental branco e hipertensão mascarada.

A Diretriz Brasileira de Hipertensão Arterial 2020 propôs que a média da pressão da medida residencial (MRPA) e da pressão ambulatorial de 24 h (MAPA-24 h) acima de 130 mmHg sistólica ou 80 mmHg diastólica fosse classificada como hipertensão arterial sistêmica. No entanto, limiares fora do consultório para pré-hipertensão não foram identificados em nenhuma das diretrizes existentes.

Para resolver essa situação, Niiranen et al.[6] conduziram um estudo para determinar um quadro de referência baseado em medidas da pressão arterial relacionadas a desfechos fatais e não fatais. Eles mediram a PA domiciliar e no

TABELA I Classificação da pressão arterial nas diretrizes para pressão arterial < 140/90 mmHg

Diretriz	Classificação	Pressão sistólica (mmHg)	Pressão diastólica (mmHg)
Norte-americana - ACC/AHA, 2017	Normal	< 120	< 80
	Elevada	120-129	< 80
Europeia, 2018	Ótima	< 120	< 80
	Normal	120-129	80-84
	Normal alta	130-139	85-89
Brasileira, 2020	Ótima	< 120	< 80
	Normal	120-129	80-84
	Pré-hipertensão	130-139	85-89

consultório de 6.470 participantes e calcularam os níveis de PA domiciliar que geraram riscos absolutos de 10 anos de eventos cardiovasculares, cerebrovasculares ou cardíacos semelhantes aos associados a estágios de pré-hipertensão I (120-129/80-84) e II (130-139/85-89). Nesse estudo, os cortes domiciliares correspondentes foram de 120/75 e 125/80 mmHg, respectivamente.

PREVALÊNCIA

Em uma revisão sistemática e metanálise[7] de 20 estudos transversais e seis estudos longitudinais, a prevalência geral de pré-hipertensão foi de 36%. De acordo com o estudo PURE[8] (*Prospective Urban and Rural Epidemiological*), que avaliou 153.996 indivíduos em 17 países, a prevalência encontrada de pré-hipertensão foi de 36,8%.

Em nosso país, o estudo de Silva et al.[9] encontrou uma prevalência de 36,1% de pré-hipertensos.

PRÉ-HIPERTENSÃO E PROGRESSÃO PARA HIPERTENSÃO ARTERIAL SISTÊMICA

A associação entre PA sistólica e diastólica e o desenvolvimento de doença CV e eventos CV em adultos é contínua e gradativa. Esse conceito é baseado em 10 anos de dados observacionais, que mostraram que adultos com PA normal alta tiveram incidência cumulativa significativamente maior de eventos CV e doença CV do que aqueles com valores normais e ótimos de PA. Essa incidência cumulativa de doença CV aumentou com a idade e foi particularmente alta entre indivíduos mais velhos[10].

Estudos também mostraram que adultos com PA normal alta sofrem de disfunção autonômica, obesidade visceral e ácido úrico elevado e anormalidades metabólicas, típicas da síndrome metabólica[11].

O corte de 140/90 mmHg que define hipertensão arterial sistêmica em adultos significa que o risco CV é significativamente maior para aqueles com PA acima de 140/90, quando comparados com indivíduos com PA abaixo desse limite. No entanto, jovens adultos com pressão arterial com valores na faixa normal-alta de 130-139/85-89 mmHg também tiveram uma incidência maior de hipertensão arterial sistêmica do que seus pares com valores de PA inferiores/normais.

Esses achados indicam que a pré-hipertensão seria um estágio inicial e transitório de doença hipertensiva, antes do desenvolvimento de hipertensão arterial sustentada. A ideia de um aumento progressivo da PA de normal à pré-hipertensão e hipertensão arterial sistêmica é semelhante à visão contemporânea do desenvolvimento da intolerância à glicose para o diagnóstico de diabetes tipo 2.

Como o processo de transição da pré-doença ao estado de doença é potencialmente reversível, a detecção e/ou tratamento de pré-hipertensão nos estágios iniciais poderia prevenir complicações CV. Esse conhecimento levou ao conceito de "pré-hipertensão" e seu uso na classificação da PA em adultos[2], indicando que ela poderia ser vista como o primeiro estágio da hipertensão arterial sistêmica.

PRÉ-HIPERTENSÃO E LESÃO DE ÓRGÃOS-ALVO

O dano ao órgão-alvo pode contribuir para eventos CV futuros, em indivíduos com pré-hipertensão em comparação com indivíduos com PA ideal. A pré-hipertensão tem sido associada a vários tipos de lesão de órgão-alvo: síndrome metabólica[12], aumento da massa ventricular esquerda e hipertrofia ventricular esquerda[13], disfunção diastólica ventricular esquerda[14], calcificação das artérias coronárias[15], aumento da espessura da camada íntima-média arterial e aterosclerose carotídea[16], declínio cognitivo[17], inflamação crônica de baixo grau[18], dentre outros.

PROGRESSÃO DE PRÉ-HIPERTENSÃO À HIPERTENSÃO ARTERIAL SISTÊMICA

O primeiro estudo longitudinal que abordou especificamente a progressão da pré-hipertensão para a hipertensão arterial sistêmica foi o estudo de Framingham[19]. Um total de 5.209 homens e mulheres foi acompanhado por 26 anos. A proporção de homens que desenvolveram hipertensão durante o período de acompanhamento de 26 anos foi de 70,6% naqueles com PA normal elevada *vs.* apenas 33,2% nos com PA normal [risco relativo (RR): 2,11; 95% intervalo de confiança (IC): 1,81-2,50]. Diferenças semelhantes foram observadas em mulheres: 77,7% das com PA normal alta desenvolveram hipertensão arterial sistêmica em comparação com apenas 41,9% das mulheres com PA normal (RR: 1,90; IC 95%: 1,60–2,30). Deve-se reconhecer, no entanto, que as definições de hipertensão, pré-hipertensão e PA ideal eram diferentes das usadas atualmente. Portanto, os achados do estudo são representativos da pré-hipertensão estágio II em comparação com PA mais baixa (pré-hipertensão estágio I e PA ótima).

Diversos estudos demonstraram a correlação entre fatores de risco e a progressão de pré-hipertensão para hipertensão arterial. Vários fatores foram associados à progressão de pré-hipertensão para hipertensão: gordura abdominal visceral[20], hiperatividade simpática[21], disfunção endotelial[22] e síndrome metabólica[23].

Em uma coorte mais recente[24], que avaliou a incidência de progressão de pré-hipertensão para hipertensão arterial sistêmica em 115.456 indivíduos, bem como os fatores de risco associados a essa progressão, encontrou-se que 48.919 indivíduos desenvolveram a doença nesse período de seguimento, que foi superior a 10 anos. O presente estudo demonstrou que o fator de risco mais relevante foi o aumento do índice de massa corpórea (IMC $\geq$ 25 kg/m^2). Além do IMC, pressão de pulso elevada, dislipidemia, diabetes melito e história familiar de hipertensão arterial estavam associados com essa progressão.

PRÉ-HIPERTENSÃO, RISCO DE HIPERTENSÃO E EVENTOS

Em uma coorte de quase 12.500 indivíduos japoneses com seguimento médio de 11,8 anos, o impacto da progressão de pré-hipertensão para hipertensão arterial sistêmica no risco de eventos CV futuros foi avaliado. Indivíduos pré-hipertensos que desenvolveram hipertensão durante o período de acompanhamento tiveram um risco quase duas vezes maior de doença CV (HR ajustado: 2,95; IC 95%: 1,05-8,33) em comparação com aqueles que permaneceram pré-hipertensos durante o período de acompanhamento[25].

Pré-hipertensão e mortalidade por todas as causas e mortalidade cardiovascular

Vários estudos longitudinais avaliaram a associação de pré-hipertensão com mortalidade CV e/ou mortalidade por todas as causas, e três metanálises relevantes trataram desse tema[26-28]. Na metanálise de Wang et al.[26], com dados agrupados de 13 estudos de coorte prospectivos envolvendo quase 400 mil participantes, a pré-hipertensão foi associada a um risco aumentado de mortalidade CV (RR agrupado: 1,17; IC de 95%: 1,07-1,27) quando comparado à PA ideal. O estadiamento da pré-hipertensão afetou significativamente a associação entre a pré-hipertensão e a mortalidade CV. Houve uma tendência de aumento da mortalidade CV no estágio I de pré-hipertensão, mas sem significância estatística (RR: 1,18; IC 95%: 0,98-1,42), enquanto o respectivo risco foi significativamente elevado na pré-hipertensão estágio II (RR: 1,33; IC 95%: 1,13-1,58). Entretanto, nenhuma associação entre pré-hipertensão e mortalidade por todas as causas foi encontrada.

Na metanálise de Guo et al.[27], dados de mais de 870 mil indivíduos participantes em 13 coortes prospectivas foram agrupados e analisados. A pré-hipertensão estava associada a um risco elevado de mortalidade CV (RR: 1,32; IC 95%: 1,16-1,50). O mesmo foi evidente para a pré-hipertensão estágio II (RR: 1,26; IC 95%: 1,13-1,41), mas não para pré-hipertensão estágio I (RR: 1,10; IC 95%: 0,92-1,30). Pré-hipertensão não foi associada com mortalidade por todas as causas também nessa metanálise.

A maior metanálise foi realizada por Huang et al.[28], com dados agrupados de 20 coortes prospectivas com > 1,1 milhão de participantes. A pré-hipertensão aumentou significativamente o risco de mortalidade por DAC e AVC (RR: 1,12; IC 95%: 1,02– 1,23 e RR: 1,41; IC de 95%: 1,28-1,56, respectivamente). Da mesma forma, a pré-hipertensão foi associada a um risco significativamente elevado de mortalidade CV (RR: 1,28; 95% CI: 1,16-1,40). Essa associação foi evidente para pré-hipertensão estágio II (RR: 1,28; IC de 95%: 1,16-1,41), mas não para pré-hipertensão estágio I (RR: 1,08; IC de 95%: 0,98– 1,18). Finalmente, a pré-hipertensão não foi associada a todas as causas de mortalidade após ajustes para todas as covariáveis (RR: 1,03; IC 95%: 0,97-1,10), e o mesmo foi aplicado para pré-hipertensão estágios I e II.

INTERVENÇÕES TERAPÊUTICAS NA PRÉ-HIPERTENSÃO

Mudanças de estilo de vida

A pressão arterial e o risco de DCV correlacionam-se em toda a faixa de PA. A hipertensão é uma doença progressiva que se correlaciona com a idade e com fatores de risco cardiovascular, e o aumento gradual da PA é acompanhado por aumento proporcional da rigidez arterial e de eventos CV.

Assim, justifica-se adotar todos os esforços para prevenir a progressão para hipertensão arterial sistêmica, com suas concomitantes consequências. Embora a questão do tratamento medicamentoso em pacientes com pré-hipertensão seja ainda controversa, não há dúvida de que o tratamento não medicamentoso deve ser adotado nessa população.

Modificação dietética, perda de peso, atividade física regular, moderação da ingestão de álcool e outras mudanças no estilo de vida reduzem a pressão arterial, previnem ou retardam a progressão para hipertensão arterial sistêmica e reduzem os eventos cardiovasculares. Sendo que tais intervenções podem diminuir a necessidade de tratamento medicamentoso[29].

Tratamento medicamentoso em pré-hipertensão

As evidências demonstram que o tratamento de pacientes com pré-hipertensão leva a uma redução significativa dos desfechos cardiovasculares em pacientes com doença cardiovascular. Vários ensaios clínicos randomizados, em pacientes com doença coronariana, insuficiência cardíaca, acidente vascular cerebral e diabetes demonstraram a redução de desfechos cardiovasculares com tratamento farmacológico em comparação ao placebo[30]. Essa visão foi confirmada em duas metanálises que incluíram pacientes com e sem hipertensão[31-32].

Metanálises recentes forneceram evidências contra a existência do fenômeno da curva em J, particularmente quando incluem ensaios com participantes com doença cardiovascular[33], e comparados com estratégias mais ou menos intensivas de redução da PA[34]. Esse benefício não foi tão evidente em uma metanálise que excluiu participantes com doença cardiovascular prévia[35]. Não temos evidências sobre a eficácia de medicamentos para prevenir doenças cardiovasculares em pacientes com pré-hipertensão sem doença cardiovascular prévia.

O ensaio SPRINT[36] forneceu evidências que os indivíduos com pré-hipertensão se beneficiariam da redução pressão arterial abaixo de 120 mmHg. Apesar do alto risco cardiovascular, poucos participantes do SPRINT tinham doença cardiovascular prévia e nenhum tinha diabetes ou evento cerebrovascular anterior. A prevenção de mais de 30% dos eventos cardiovasculares e mortalidade por todas as causas em indivíduos com mais de 75 anos, livres de doenças cardiovasculares e diabetes, foi uma descoberta impressionante[37].

Além das evidências de que o tratamento medicamentoso reduz a incidência de eventos cardiovasculares, há também evidências de que reduz a incidência de hipertensão arterial sistêmica e lesão de órgãos-alvo. Dois estudos randomizados envolveram participantes com PA normal alta para avaliar a eficácia de candesartan[38] e ramipril[39] para prevenir o desenvolvimento de hipertensão. No estudo TROPHY[38], houve uma redução de 66,3% na incidência de hipertensão em 2 anos para pacientes tratados com doses médias de candesartan. No estudo PHARAO[39], ramipril reduziu em 34,4% a incidência de hipertensão arterial sistêmica. O estudo de prevenção PREVER[40] avaliou a eficácia de uma pílula combinada de clortalidona (12,5 mg) com amilorida (2,5 mg) para prevenir a hipertensão e lesões de órgãos-alvo em pacientes com pré-hipertensão. Durante um acompanhamento de 18 meses, os indivíduos em tratamento diurético alcançaram 46% de prevenção na incidência de hipertensão arterial sistêmica em comparação com participantes alocados para placebo. Esse ensaio foi o primeiro a demonstrar que o tratamento medicamentoso de indivíduos com pré-hipertensão evitou a progressão dos danos aos órgãos-alvo. Os participantes alocados para tratamento ativo tiveram redução da massa ventricular esquerda estimada pelo eletrocardiograma.

Todas essas evidências abrem a possibilidade de recomendação de iniciar a terapia medicamentosa em indivíduos com pré-hipertensão que não respondem às recomendações de mudança no estilo de vida.

BIBLIOGRAFIA

1. Robinson SC, BrucerM. Range of normal blood pressure: a statistical and clinical study of 11,383 persons. Arch Int Med. 1939;64:409-44.
2. Chobanian AV, Bakris GL, Black HR, et al. The seventh report of the joint national committee on prevention, detection, evaluation, and treatment of high blood pressure: the JNC 7 report. JAMA. 2003;289:2560-71.
3. Whelton PK, Carey RM, Aronow WS, et al. 2017 ACC/AHA/AAPA/ABC/ACPM/AGS/APhA/ASH/ASPC/NMA/PCNA guideline for the prevention, detection, evaluation, and management of high blood pressure in adults: executive summary: a report of the American College of Cardiology/American Heart Association Task Force on Clinical Practice Guidelines. J Am Coll Cardiol. 2018;71:2199-269.
4. Williams B, Mancia G, Spiering W, et al. 2018 ESC/ESH guidelines for the management of arterial hypertension: the Task Force for the Management of Arterial Hypertension of the European Society of Cardiology and the European Society of Hypertension. J Hypertens. 2018;36:1953-2041.
5. Barroso WKS, Rodrigues CIS, Bortolotto LA, Mota-Gomes MA, Brandão AA, Feitosa ADM, et al. Diretrizes Brasileiras de Hipertensão Arterial – 2020. Arq Bras Cardiol. 2021;116(3):516-658.
6. Niiranen TJ, Asayama K, Thijs L, et al. for the International Database of HOme blood pressure in relation to Cardiovascular Outcome Investigators. Outcome-driven thresholds for home blood pressure measurement international database of home blood pressure in relation to cardiovascular outcome. Hypertension. 2013;61:27-34.
7. Guo X, Zou L, Zhang X, et al. Prehypertension: a meta-analysis of the epidemiology, risk factors, and predictors of progression. Tex Heart Inst J. 2011;38:643-52.
8. Teo K, Chow CK, Vaz M, et al. The Prospective Urban Rural Epidemiology (PURE) study. Am Heart J. 2009;158:1-7.
9. Silva DA, Petroski EL, Peres MA, et al. Prehypertension and hypertension among adults in a metropolitan area in southern Brazil: population-based study. Rev Saude Publica. 2012;46:988-98.
10. Vasan R, Larson M, Leip E, Evans J, O'Doneel CJ, Kannel WB, Levy D. Impact of high normal blood pressure on the risk of cardiovascular disease. N Engl J Med. 2001;345.
11. Fernandez C, Sander GE, Giles TD. Prehypertension: defining the transitional phenotype. Curr Hypertens Rep. 2016;18:2.
12. Katsiki N, Doumas M, Athyros VG, Karagiannis A. Prehypertension and the cardiometabolic syndrome: targeting several risk factors to achieve maximum benefit. Expert Rev Cardiovasc Ther. 2014;12:295-6.
13. Oyama J, Node K. Prevalence of prehypertension and left ventricular hypertrophy. Hypertens Res. 2017;40:544-5.
14. Jung JY, Park SK, Oh CM, Kang JG, Choi JM, Ryoo JH, et al. The influence of prehypertension, controlled and uncontrolled hypertension on left ventricular diastolic function and structure in the general Korean population. Hypertens Res. 2017;40:606-12.
15. Lehmann N, Erbel R, Mahabadi AA, Kälsch H, Möhlenkamp S, Moebus S, et al. Accelerated progression of coronary artery calcification in hypertension but also prehypertension. J Hypertens. 2016;34:2233-42.
16. Manios E, Tsivgoulis G, Koroboki E, Stamatelopoulos K, Papamichael C, Toumanidis S, et al. Impact of prehypertension on common carotid artery intima-media thickness and left ventricular mass. Stroke. 2009;40:1515-8.
17. Knecht S, Wersching H, Lohmann H, Bruchmann M, Duning T, Dziewas R, et al. High normal blood pressure is associated with poor cognitive performance. Hypertension. 2008;51:663-8.
18. Chrysohoou C, Pitsavos C, Panagiotakos DB, Skoumas J, Stefanadis C. Association between prehypertension status and inflammatory markers related to atherosclerotic disease. Am J Hypertens. 2004;17:568-73.
19. Leitschuh M, Cupples A, Kannel W, Gagnon D, Chobanian A. High-normal blood pressure progression to hypertension in the Framingham Heart Study. Hypertension. 1991;17:22-7.
20. Hwang YC, Fujimoto WY, Kahn SE, Leonetti DL, Boyko EJ. Greater visceral abdominal fat is associated with a lower probability of conversion of prehypertension to normotension. J Hypertens. 2017;35:1213-8.
21. Hering D, Kara T, Kucharska W, Somers VK, Narkiewicz K. Longitudinal tracking of muscle sympathetic nerve activity and its relationship with blood pressure in subjects with prehypertension. Blood Press. 2016;25:184-92.
22. Millgard J, Hägg A, Sarabi M, Lind L. Endothelium-dependent vasodilation in normotensive subjects with a familial history of essential hypertension and in young subjects with borderline hypertension. Blood Press. 2002;11:279-84.
23. Millgard J, Hägg A, Sarabi M, Lind L. Endothelium-dependent vasodilation in normotensive subjects with a familial history of essential hypertension and in young subjects with borderline hypertension. Blood Press. 2002;11:279-84.

24. Yu ES, Hong K, Chun BC. Incidence and risk factors for progression from prehypertension to hypertension: a 12-year Korean Cohort Study. J Hypertens. 2020;38:1755-62.
25. Ishikawa Y, Ishikawa J, Ishikawa S, Kario K, Kajii E. Progression from prehypertension to hypertension and risk of cardiovascular disease. J Epidemiol. 2017;27:8-13.
26. Wang S, Wu H, Zhang Q, Xu J, Fan Y. Impact of baseline prehypertension on cardiovascular events and all-cause mortality in the general population: a meta-analysis of prospective cohort studies. Int J Cardiol. 2013;168:4857-60.
27. Guo X, Zhang Y, Zheng L, Guo L, Li Z, Yu S, et al. Prehypertension is not associated with all-cause mortality: a systematic review and meta-analysis of prospective studies. PLoS One. 2013;8:e61796.
28. Huang Y, Su L, Cai X, Mai W, Wang S, Hu Y, et al. Association of all-cause and cardiovascular mortality with prehypertension: a meta-analysis. Am Heart J. 2014;167:160-8.
29. The Heart Outcomes Prevention Evaluation Study Investigators. Effects of ramipril on cardiovascular and microvascular outcomes in people with diabetes mellitus: results of the HOPE study and MICRO-HOPE substudy. Lancet. 2000;355:253-9.
30. Fu J, Liu Y, Zhang L, Zhou L, Li D, Quan H , et al. Nonpharmacologic interventions for reducing blood pressure in adults with prehypertension to established hypertension. J Am Heart Assoc. 2020;9:1-17.
31. Law MR, Morris JK, Wald NJ. Use of BP lowering drugs in the prevention of cardiovascular disease: meta-analysis of 147 randomised trials in the context of expectations from prospective epidemiological studies. BMJ. 2009;338:B1665.
32. Thompson AM, Hu T, Eshelbrenner CL, Reynolds K, He J, Bazzano LA. Antihypertensive treatment and secondary prevention of cardiovascular disease events among persons without hypertension: a meta-analysis. JAMA. 2011;305:913-22.
33. Ettehad D, Emdin CA, Kiran A, Anderson SG, Callender T, Emberson J, et al. Blood pressure lowering for prevention of cardiovascular disease and death: a systematic review and metaanalysis. Lancet. 2016;387:957-67.
34. Xie X, Atkins E, Lv J, Bennett A, Neal B, Ninomiya T, et al. Effects of intensive BP lowering on cardiovascular and renal outcomes: updated systematic review and meta-analysis. Lancet. 2016;387:43543.
35. Thomopoulos C, Parati G, Zanchetti A. Effects of BP lowering on outcome incidence in hypertension: 7. Effects of more vs. less intensive BP lowering and different achieved BP levels updated overview and meta-analyses of randomized trials. J Hypertens. 2016;34:613-22.
36. SPRINT Research Group, Wright JT Jr, Williamson JD, Whelton PK, Snyder JK, Sink KM, Rocco MV, et al. A randomized trial of intensive versus standard blood-pressure control. N Engl J Med. 2015;373:2103-16.
37. Williamson JD, Supiano MA, Applegate WB, Berlowitz DR, Campbell RC, Chertow GM, et al. Intensive vs standard BP control and cardiovascular disease outcomes in adults aged ≥75 years: a randomized clinical trial. JAMA. 2016;315:2673-82.
38. Julius S, Nesbitt SD, Egan BM, Weber MA, Michelson EL, Kaciroti N, et al., Trial of Preventing Hypertension (TROPHY) Study Investigators. Feasibility of treating prehypertension with an angiotensin-receptor blocker. N Engl J Med. 2006;354:1685-97.
39. Lüders S, Schrader J, Berger J, Unger T, Zidek W, Böhm M, et al., PHARAO Study Group. The PHARAO study: prevention of hypertension with the angiotensin-converting enzyme inhibitor ramipril in patients with high-normal BP – a prospective, randomized, controlled prevention trial of the German Hypertension League. J Hypertens. 2008;26:1487-96.
40. Fuchs SC, Poli-de-Figueiredo Carlos E, Figueiredo-Neto JA, Scala LC, Whelton PK, Mosele F, et al. Effectiveness of chlorthalidone plus amiloride for the prevention of hypertension: The PREVER PREVENTION Randomized Clinical Trial. J Am Heart Assoc. 2016;e004248:5.

SEÇÃO VIII

HIPERTENSÃO ARTERIAL SECUNDÁRIA

61

Hipertensão arterial sistêmica secundária: quando suspeitar

Armando da Rocha Nogueira
Manuella Nogueira

CONSULTA RÁPIDA

História

- História familiar ausente.
- Início da hipertensão arterial sistêmica (HAS) antes dos 30 anos ou após os 55 anos.
- História de uso de medicamentos ou substâncias que aumentam a pressão arterial.
- Hipertensão arterial sistêmica resistente.
- Edema agudo de pulmão sem causa aparente.

Exame físico

- Pressão arterial em membros inferiores (MMII) < membros superiores (MMSS).
- Sopro sistodiastólico em abdome.
- Rins palpáveis e aumentados de volume.
- Tireoide palpável e aumentada de volume.
- Pescoço alargado.

Laboratório

- Hipercalemia
- Hipocalemia
- Hipercalcemia
- Creatinina elevada
- Exame de urina (EAS) alterado
- Hormônio tireoestimulante (TSH) anormal
- Descenso da pressão ausente na monitorização ambulatorial da pressão arterial (MAPA).

Causas mais frequentes de hipertensão arterial secundária

- Doença do parênquima renal
- Doença renovascular
- Hiperaldosteronismo primário
- Apneia obstrutiva do sono

INTRODUÇÃO

Hipertensão arterial sistêmica secundária é a presença de uma condição específica conhecida por causar hipertensão arterial sistêmica (HAS). Essa condição pode ser a única causa para a HAS em um indivíduo ou um fator contribuinte para o agravamento de uma hipertensão arterial sistêmica primária preexistente.

Suspeitar de causas determinantes de HAS tem consequências tanto em relação à sua cura quanto aos gastos do sistema de saúde – público ou privado. É preciso construir uma árvore de decisão para não perder casos curáveis dentro de um custo-benefício suportável para a sociedade.

A meta da avaliação da HAS é responder a quatro questões:

- A hipertensão arterial sistêmica é sustentada?
- A hipertensão arterial sistêmica é primária ou secundária?
- O paciente tem outros fatores de risco cardiovascular?
- O paciente tem evidências de lesão de órgãos-alvo?

Poder-se-ia dizer que as duas primeiras questões são relacionadas ao diagnóstico da doença e as duas últimas, ao prognóstico. Entretanto, a segunda questão está relacionada tanto com o diagnóstico quanto com o prognóstico. Quando é possível demonstrar uma causa secundária curável, o prognóstico também estará sendo alterado.

O objetivo deste capítulo é organizar os achados de anamnese, exame físico e exames laboratoriais rotineiros em uma avaliação inicial de um paciente com HAS, de forma a poderem ser usados como características que aumentam a probabilidade pré-teste de se ter uma causa determinante da HAS.

Com finalidade didática, dividiremos hipertensão arterial sistêmica secundária em causas renais, endócrinas e outras (Tabela I).

TABELA I Causas de hipertensão arterial sistêmica secundária

Causas renais
1. Doenças do parênquima renal 2. Obstrução ureteral 3. Renovascular 3.1. Displasia fibromuscular 3.2. Doença aterosclerótica
Causas endócrinas
1. Hiperaldosteronismo primário 2. Feocromocitoma 3. Doença de Cushing 4. Hipotireoidismo 5. Hipertiroidismo 6. Hiperparatireoidismo
Causas variadas
1. Apneia obstrutiva do sono 2. Coarctação da aorta 3. Medicamentos 4. Tumor intracraniano

TABELA II Hipertensão arterial sistêmica secundária: quando suspeitar

História	Possível causa
Idade de início < 30, > 55	Qualquer
Evolução grave ou acelerada	Qualquer
Histórico familiar ausente	Qualquer
Hipertensão arterial sistêmica resistente	Qualquer

ACHADOS RELEVANTES

Deve-se realizar anamnese obrigatoriamente contendo perguntas sobre tempo, diagnóstico e tratamentos anti-hipertensivos prévios incluindo medicamentos e doses, criando assim uma linha do tempo que permita melhor compreensão do quadro clínico.

A não existência de história familiar de HAS aumenta a probabilidade da existência de hipertensão arterial sistêmica secundária.

Deve-se realizar um inventário do uso de medicamentos, drogas lícitas e ilícitas e outras substâncias que possam influenciar no aumento da pressão arterial (PA).

Existe uma grande quantidade de substâncias que podem elevar a pressão arterial. Um dos grupos mais importantes é o dos anti-inflamatórios não hormonais (AINH), tanto do ponto de vista da frequência de sua utilização como pelo fato de que, à medida que nossa população envelhece, torna-se mais importante a resistência ao tratamento da hipertensão arterial sistêmica. Os AINH podem aumentar a PA pela diminuição da natriurese e causar retenção de líquidos. Outra substância química muito frequente é o álcool, que na dose acima de 30 g no homem e 15 g na mulher, pode ser a causa da elevação da pressão arterial[1]. Portanto, um inventário do consumo de bebidas alcoólicas de cada paciente é fundamental para exclusão dessa causa determinante.

TABELA III Hipertensão arterial sistêmica secundária: quando suspeitar

Uso de medicamentos	Possível causa
Vasocontritores	O próprio medicamento
Anticoncepcional	O próprio medicamento
Hipocalemia importante com o uso de diuréticos	Hiperaldosteronismo primário, excesso de cortisol
Piora da hipertensão arterial sistêmica após introdução de betabloqueadores	Feocromocitoma
Insuficiência renal aguda após IECA/BRA	Renovascular
Eritropoietina	O próprio

Outro achado na anamnese, para ser cogitada uma causa secundária, é o relato de pacientes nos quais a PA é resistente, ou seja, não é controlada apesar do uso de medicações. Hipertensão arterial sistêmica resistente é definida como aquela que, apesar do uso adequado de três ou mais anti-hipertensivos em doses e associações corretas, e preferencialmente com um diurético no esquema terapêutico, a pressão se mantém ≥ 140 x 90 mmHg.[2] Nos casos de HAS resistente verdadeira, a investigação de causas secundárias se impõe. Porém, para esse diagnóstico de resistência verdadeira, a pseudorresistência precisa ser afastada, sendo as mais importantes a não adesão ao tratamento[3] e o efeito do avental branco[4]. Medir adesão ao tratamento no Brasil é difícil, pois a contagem de pílulas, que é o padrão-ouro, é inviável, em decorrência da comercialização de anti-hipertensivos de uma forma não controlada. Um questionário para medir adesão ao tratamento foi adaptado e validado em língua portuguesa, sendo útil para afastar essa causa de pseudorresistência[3].

Nos pacientes com HAS resistente verdadeira, ou seja, aqueles que apesar de boa adesão ao tratamento permanecem com a PA de consultório ≥ 140 × 90 mmHg e sem controle adequado na MAPA[4], quatro causas principais de hipertensão arterial sistêmica secundária deverão obrigatoriamente ser investigadas. A ordem de prioridade dessa investigação deve estar fundamentada nos sintomas (Tabela IV), sinais (Tabela V) e positividade de exames complementares de rotina (Tabela VI).

As causas mais frequentes são:

- Doença parenquimatosa renal.
- Doença renovascular.
- Hiperaldosteronismo primário.
- Síndrome de apneia obstrutiva do sono.

TABELA IV Hipertensão arterial sistêmica secundária: quando suspeitar

Sintomas	Possível causa
Crises hipertensivas, palpitações, labilidade	Feocromocitoma
Prostatismo	Obstrução urinária
Edema agudo de pulmão	Renovascular
Roncos, hipersonolência, polissonografia com resultado positivo para apneia obstrutiva do sono	Apneia obstrutiva do sono

TABELA V Hipertensão arterial sistêmica secundária: quando suspeitar

Exame físico	Possível causa
Neurofibromas, máculas café com leite	Feocromocitoma
Fácies de lua, estrias violáceas	Cushing
Pressão arterial MMII < MMSS	Coarctação da aorta
Bócio ou nódulo tireoide	Hipo ou hipertireoidismo
Pescoço alargado, faringe estreita	Apneia obstrutiva do sono
Sopro sistodiastólico abdominal	Renovascular
Rins aumentados e palpáveis	Rins policísticos

MMII: membros inferiores; MMSS: membros superiores.

TABELA VI Hipertensão arterial sistêmica secundária: quando suspeitar

Achados laboratoriais	Possível causa
Hipercalemia	Doença renal, obstrução
Hipocalemia	Renovascular, hiperaldosteronismo primário
Creatinina elevada, EAS	Doença renal
TSH elevado ou diminuído	Doença na tireoide
Cálcio elevado	Hiperparatireoidismo
Descenso da pressão ausente	Apneia obstrutiva do sono

EAS: exame de urina.

Nessas causas, é importante salientar que a apneia obstrutiva do sono (AOS) tem sua probabilidade aumentada de ser a causa da hipertensão arterial sistêmica resistente quando na anamnese houver dados que indiquem a sua presença, devendo ser investigada pela polissonografia[5].

Outra causa importante é o hiperaldosteronismo primário. Esse diagnóstico interfere na conduta terapêutica, apesar de a causa clássica de adenoma produtor de aldosterona curável por intermédio de cirurgia não ter sido frequente em uma grande série brasileira de casos[6].

O quadro de edema agudo de pulmão em pacientes jovens com HAS sem outras causas aparentes aumenta a probabilidade de ser uma hipertensão arterial sistêmica secundária por doença renovascular (Tabela IV).

O exame físico do paciente com hipertensão arterial sistêmica deve ser bem detalhado. No entanto, três desses itens precisam ser pesquisados sistematicamente: a largura do pescoço, que quando ≥ 48 cm aumenta a probabilidade de AOS; os sopros sistodiastólicos ouvidos no abdome em região epigástrica e proximidades, que aumentam a suspeita de doença renovascular; e a palpação de rins aumentados de volume, que podem corresponder a rins policísticos.

Os achados laboratoriais de exames complementares de rotina são importantes para suspeitar-se de causas secundárias. A hipocalemia, mesmo quando o paciente está em uso de diurético, deverá ser avaliada para a possibilidade de hiperaldosteronismo. Outro exame que necessita de maior atenção é a monitorização ambulatorial da pressão arterial (MAPA), pois a perda do descenso durante o sono e, principalmente, a elevação da PA enquanto o paciente dorme nos fazem suspeitar de AOS.

Na construção dessa árvore decisória, é necessário utilizar todos os dados de forma simultânea, ou seja, os dados da anamnese, exame físico e exames complementares de forma combinada. Um exemplo é um paciente com história de hipertensão arterial sistêmica resistente verdadeira que, ao exame físico, não apresenta nenhum achado relevante e nos exames complementares apresenta um potássio em 2,5 mEq/L. A possibilidade de esse paciente ter hiperaldosteronismo primário passa a ser alta; portanto, a investigação dessa causa deverá ser realizada.

Apesar de todos os recursos de diagnóstico que a Medicina dispõe no momento, o uso de dados de história, do exame físico e da rotina complementar para construção de hipóteses de diagnósticos com base em probabilidades é fundamental para o exercício de medicina de alta qualidade.

Será má prática clínica não diagnosticar a hipertensão arterial sistêmica secundária quando ela existe, como também investigar as causas quando a probabilidade é baixa.

BIBLIOGRAFIA

1. Barros WKS, Rodrigues CIS, Bortolotto LA, Mota-Gomes MA, Brandão AA, Feitosa ADM, et al. Diretrizes Brasileiras de Hipertensão Arterial – 2020. Arq Bras Cardiol. 2021;116(3):516-658.
2. Yugar-Toledo JC, Moreno Junior H, Gus M, Rosito GBA, Scala LCN, Muxfeldt ES, et al. Brazilian Position Statement on Resistant Hypertension 2020. Arq Bras Cardiol. 2020;114(3):576-96.
3. Bloch KV, Melo AN, Nogueira AR. Prevalência da adesão ao tratamento anti-hipertensivo em hipertensos resistentes e validação de três métodos indiretos de avaliação da adesão. Cad Saúde Pública. 2008;24:2979-84.
4. Muxfeldt ES, Bloch KV, Nogueira AR, Salles GF. Twenty-four hour ambulatory blood pressure monitoring. Pattern of resistant hypertension. Blood Pressure Monitoring. 2003;8(5):181-5.
5. Patil SP, Ayappa IA, Caples SM, Kimoff RJ, Patel SR, Harrod CG. Treatment of adult obstructive sleep apnea with positive airway pressure: An American Academy of Sleep Medicine Clinical Practice Guideline. J Clin Sleep Med. 2019;15(2):335-43.
6. Nogueira AR, Bloch KV, Screening for primary aldosteronism in a cohort of Brazilian patients with resistant hypertension. J Clin Hypertens. 2008;10:619-23.

Doença renal como causa de hipertensão arterial sistêmica secundária

Rogério Baumgratz de Paula
Cibele Isaac Saad Rodrigues
Luís Cuadrado Martin

CONSULTA RÁPIDA

Doença renal como causa de hipertensão arterial sistêmica (HAS) secundária

As doenças renais parenquimatosas constituem-se em uma das principais causas de HAS secundária em todo o mundo. Entre estas, citam-se:

- Glomerulopatias.
- Doenças sistêmicas, como as vasculites, a doença renal diabética e o lúpus eritematoso sistêmico.
- Doenças urológicas como a nefropatia do refluxo.
- Doenças hereditárias, como a doença renal policística do adulto e a doença de Alport, entre outras.

Mecanismos da HAS associados à doença renal crônica (DRC)

Diversos mecanismos contribuem para a elevação da pressão arterial em pacientes com DRC:

- Redução da excreção de sódio.
- Ativação do sistema renina-angiotensina-aldosterona.
- Hiperatividade do sistema nervoso simpático.
- Inibição da síntese de óxido nítrico.
- Estresse oxidativo.
- Disfunção endotelial.
- Hiperparatireoidismo secundário.
- Síndrome da apneia obstrutiva do sono.
- Uso de agentes estimuladores da eritropoiese, corticosteroides e inibidores da calcineurina.

Diagnóstico da doença renal crônica

A DRC é definida pela presença de anormalidades funcionais ou estruturais dos rins, por período ≥ 3 meses, irreversível e com consequências para a saúde do indivíduo.

As alterações funcionais são expressas pela redução do ritmo de filtração glomerular (RFG), facilmente estimado por meio de fórmulas. As anormalidades estruturais dos rins são representadas principalmente pela presença de proteinúria (albuminúria) e/ou hematúria glomerular, mas também por alterações morfológicas renais detectáveis por meio de métodos de imagem e em alguns casos pela realização de biópsia renal.

Diagnóstico da hipertensão arterial sistêmica secundária à DRC

Em pacientes com suspeita de HAS secundária, uma vez confirmado o diagnóstico de DRC, pode-se, a princípio, considerar a HAS como secundária à doença renal.

ASPECTOS HISTÓRICOS

Em 1914, Volhard e Fahr descreveram a HAS maligna[1]. Essa descrição pioneira incluía: marcada elevação da pressão arterial (PA), alterações fundoscópicas secundárias à HAS (hemorragias, exsudatos e edema de papila) e envolvimento renal catastrófico cuja histologia mostrava endarterite obliterante e necrose fibrinoide das arteríolas. Esses autores documentaram o envolvimento renal causado pela HAS grave, que era entendido como uma mera consequência da elevação pressórica. Assim, os rins foram tomados como vítimas passivas da HAS.

Para contrapor essa ideia, a partir de então, alguns autores tentaram produzir, sem sucesso, elevação pressórica sustentada por vários métodos que tinham em comum a agressão aos rins. Essas observações, inicialmente, lançaram dúvidas a respeito de eventual papel central dos rins na patogênese da HAS, porém, Loesch 1933[2] e, em 1934, Goldblatt et al.[2] obtiveram HAS experimental mediante indução de isquemia renal. Dessa maneira, esses autores evidenciaram, pela primeira vez, a participação dos rins na patogênese da HAS, e os rins passaram a ser considerados também os vilões dessa doença. Já na década de 1960, o grupo de Guyton provoca HAS com a redução da massa renal e sobrecarga de sódio em cães, demonstrando as interações entre sódio, rim e HAS[4]. O transplante de rins de ratos Dahl sensíveis ou resistentes ao sal, ao carrear a HAS de um animal hipertenso para outro previamente normotenso, corroborou a ideia do papel central exercido pelos rins na HAS[5]. Interessante notar que portadores de transplante renal normofuncionante, que eram previamente anéfricos em diálise e receberam enxertos de pacientes hipertensos, apresentaram HAS no pós-transplante, enquanto aqueles que receberam rins de jovens normotensos tornaram-se normotensos[6].

Essas observações clínicas e experimentais evidenciaram indubitavelmente o papel dos rins na gênese da HAS primária.

CONSIDERAÇÕES PRELIMINARES

A relação entre rim e HAS é complexa e multifatorial, de tal modo que a HAS primária, em diversos aspectos, é influenciada por mecanismos renais. A HAS é uma das principais causas de doença renal crônica (DRC) em todo o mundo, lesão denominada glomeruloesclerose hipertensiva. De acordo com o Censo Brasileiro de Diálise, a HAS é a principal causa de DRC com necessidade de terapia substitutiva no Brasil, contribuindo para cerca de 35% dos casos[8]. Uma vez estabelecida, a DRC agrava a HAS que é tão mais frequente quanto menor for a filtração glomerular[9]. Dessa maneira, nos estágios mais avançados da DRC, cerca de 90% dos pacientes são hipertensos. Por outro lado, as doenças renais parenquimatosas induzem HAS, ou seja, o rim torna-se causa de HAS secundária. Há muito é conhecida a relação bidirecional entre rim e HAS, na qual o rim é a um só tempo vilão e vítima[6,9].

Neste capítulo serão abordadas sucintamente as causas renais mais prevalentes de HAS secundária; os principais mecanismos fisiopatológicos envolvidos nessa relação e, por fim, a abordagem diagnóstica inicial dessa forma de HAS secundária.

CAUSAS RENAIS DE HIPERTENSÃO ARTERIAL SISTÊMICA SECUNDÁRIA

A maioria das doenças renais pode, potencialmente, causar HAS secundária[10]. Entre as principais doenças renais causadoras de

HAS citam-se as glomerulopatias primárias; as doenças sistêmicas, como as vasculites, o *diabetes mellitus* tipo 2 (DM2) e o lúpus eritematoso sistêmico; as doenças hereditárias, como a doença renal policística do adulto, as doenças de Alport e de Fabry; além das causas urológicas (Tabela I). Além disso, o DM2 muitas vezes é precedido pela HAS dentro do contexto da síndrome metabólica. No momento da instalação do DM há agravamento da HAS, que se intensifica, anos depois, ao se desenvolver a doença renal do diabetes. No diabetes tipo 1 (DM1), normalmente a HAS se evidencia após o início da lesão renal.

TABELA I Principais causas de hipertensão arterial sistêmica secundária a doenças renais

Categoria
Glomerulopatias ▪ Nefropatia IgA ▪ Glomerulonefrite membranoproliferativa ▪ Glomeruloesclerose segmentar e focal
Doenças sistêmicas ▪ Diabetes *mellitus* ▪ Lúpus eritematoso sistêmico ▪ Vasculites ▪ Esclerodermia ▪ Outras
Doenças hereditárias ▪ Doença renal policística ▪ Doença de Fabry ▪ Doença de Alport
Urológicas ▪ Nefropatia do refluxo ▪ Hidronefrose
Outras ▪ Nefrite túbulo-intersticial crônica ▪ Perda de enxerto renal ▪ Tumor produtor de renina

Independentemente da causa, uma vez presente, a HAS acelera a evolução da doença renal e se associa a alto risco cardiovascular[11]. Ao contrário, o tratamento adequado da HAS retarda a evolução das nefropatias e contribui para a redução de eventos cardiovasculares e renais[12]. Para tanto, o conhecimento de mecanismos fisiopatológicos da HAS na DRC pode contribuir tanto para a instituição da terapêutica anti-hipertensiva mais apropriada, como para o retardo da progressão da doença renal e proteção cardiovascular.

MECANISMOS FISIOPATOLÓGICOS DA HIPERTENSÃO ARTERIAL SISTÊMICA ASSOCIADA À DOENÇA RENAL CRÔNICA

A regulação da HAS na DRC é complexa, uma vez que o rim não somente participa da gênese da HAS como também é um órgão-alvo do processo hipertensivo. Diversos mecanismos contribuem para a elevação da PA em pacientes com DRC, com destaque para a redução da excreção de sódio, ativação do SRAA e hiperatividade do sistema nervoso simpático (SNS).

Com a instalação da doença renal ocorre redução da habilidade renal em excretar sódio e consequente desenvolvimento de HAS dependente de volume[13]. A expansão de volume se associa à atenuação ou mesmo à inversão do descenso da PA durante o sono, ao desenvolvimento de HAS resistente ou refratária e a lesões de órgãos-alvo. A prescrição de dieta com baixo teor de sódio e de diuréticos adequados ao *status* de volume constituem medidas eficazes para o controle da PA nessa população.

A maioria dos pacientes com DRC apresenta o sistema renina-angiotensina-aldosterona (SRAA) inapropriadamente elevado em relação à expansão do volume extracelular[14]. O aumento da atividade desse sistema não apenas contribui para a vasoconstrição arteriolar e para a manutenção da PA elevada, mas também para a lesão endotelial.

Na DRC, ocorre aumento da atividade do sistema nervoso simpático (SNS)[15] confirmada pela dosagem de catecolaminas e pela medida da atividade simpática de nervos periféricos. A artéria renal é inervada por terminações aferentes simpáticas, originadas do rim e por eferentes do sistema nervoso central. A estimulação dos nervos eferentes, via receptores β1, causa vasoconstrição renal e ativação do SRAA, causando retenção de sódio e aumentando a resistência vascular renal. Essas alterações contribuem para a manutenção da PA em níveis elevados e para a progressão da doença renal. O tratamento com inibidores da ECA, bloqueadores dos receptores AT1 da angiotensina II e com betabloqueadores (que bloqueiam o estímulo beta-1 à secreção de renina no aparelho justaglomerular) encontra, portanto, plausibilidade biológica em pacientes com DRC.

Além desses múltiplos mecanismos indutores de HAS e de dano cardiovascular, as toxinas urêmicas inibem a síntese de óxido nítrico, causando estresse oxidativo, redução da vasodilatação e aumento da vasoconstrição mediadas pelo endotélio. Também, como consequência da redução da filtração glomerular, ocorre aumento da dimetil arginina assimétrica que inibe o óxido nítrico-sintase e, adicionalmente, diminui a síntese de óxido nítrico[16]. O dano endotelial daí resultante associa-se à vasoconstrição renal, ao aumento da atividade do SNS e do SRAA e ao agravamento da HAS. Como consequência, ocorre ruptura da autorregulação renal com transmissão da PA sistêmica para o glomérulo, o que gera glomeruloesclerose e perpetua a lesão renal[17].

Outro mecanismo relaciona-se ao hiperparatireoidismo secundário, que aumenta o conteúdo intracelular de cálcio, causa vasoconstrição, rigidez vascular e aumento da pressão de pulso. Além disso, na DRC há maior prevalência de síndrome da apneia obstrutiva do sono (SAOS), bem como uso de medicamentos como agentes estimuladores da eritropoiese, corticosteroides e inibidores da calcineurina, que podem dificultar o controle da PA[18].

Conforme descrito, a complexa interação entre os diversos componentes fisiopatológicos da HAS secundária a doenças renais resulta em elevada prevalência de HAS com dano vascular igualmente acentuado, condições que alimentam o ciclo vicioso no qual a lesão renal contribui para o desenvolvimento de HAS, que por sua vez agrava o dano renal preexistente. Esses mecanismos podem ser vistos na Figura 1.

ABORDAGEM DIAGNÓSTICA DA HIPERTENSÃO ARTERIAL SISTÊMICA SECUNDÁRIA À DOENÇA RENAL CRÔNICA

O diagnóstico de HAS secundária à DRC implica inicialmente a identificação precoce da disfunção renal. Segundo o KDIGO (*Kidney Diseases Improving Global Outcomes*)[12], a DRC consiste em anormalidades estruturais ou funcionais dos rins, por período ≥ 3 meses, irreversível e com consequências para a saúde do indivíduo. Vale lembrar que as alterações estruturais são representadas não só pelas anormalidades ao exame de urina, tais como alterações micro ou macroscópicas do sedimento urinário, mas também aquelas manifestadas por alterações em métodos de imagem (ultrassom, cintilografia, tomografia ou ressonância). As alterações funcionais são representadas principalmente pela redução da filtração glomerular. Uma vez diagnosticada a DRC, é importante fazer o estadiamento, estratégia indispensável para avaliação prognóstica (Figura 2).

Assim, todo indivíduo hipertenso deve ter, do ponto de vista nefrológico, dois exames muito valorosos, de baixo custo e disponíveis no SUS: a dosagem da creatinina sérica, acompanhada do cálculo do ritmo de filtração glomerular estimado (RFG-e) por equações como a do MDRD[19] e do CKD-EPI[20], disponíveis em aplicativos gratuitos (www.mdrd.

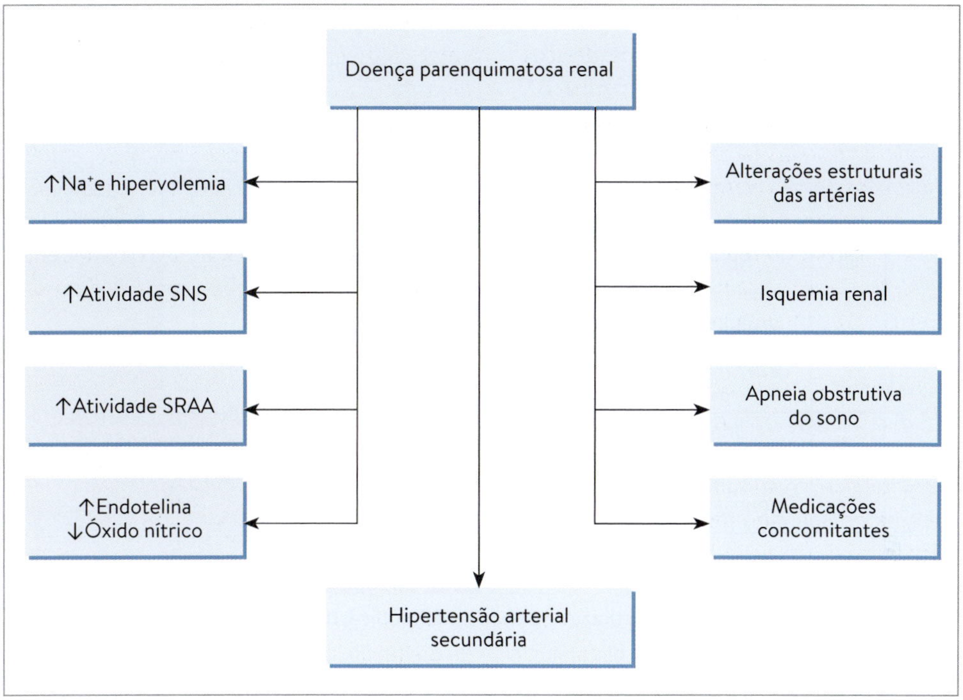

FIGURA 1 Mecanismos da hipertensão arterial sistêmica (HSA) na doença renal crônica (DRC).

com); e o exame de urina para o rastreamento de comprometimento renal como causa ou consequência da HAS. Em diabéticos, é adequado realizar também a quantificação da albuminúria[21], quer seja em urina de 24 horas quer seja em amostra isolada matutina com indexação para a creatininúria.

A cintilografia renal com radioisótopos permite a avaliação da função renal e tubular, além de avaliar tamanho, forma e presença de cicatrizes, sendo eventualmente necessária.

A ultrassonografia renal e de vias urinárias, a tomografia computadorizada (TC) com ou sem contraste ou a ressonância magnética (RM) são os principais exames de imagem. Importante lembrar que portadores de DRC com RFG-e inferior a 30 mL/min não devem utilizar gadolínio, utilizado como contraste para RM, não por nefrotoxicidade, mas por risco de desenvolvimento de fibrose nefrogênica que constitui doença gravíssima e de prognóstico sombrio[22].

Finalmente, pode ser necessário o procedimento de biópsia renal quando há, além da HAS, alterações sugestivas de comprometimento glomerular, a saber: hematúria dismórfica ou proteinúria significativa e/ou rápido declínio da RFG-e, com observação pela microscopia ótica comum e imunofluorescência.

Após essa etapa, o médico clínico estará apto a responder a seguinte pergunta: "Trata-se de um caso de hipertensão arterial sistêmica secundária a doença parenquimatosa renal ou de DRC secundária à hipertensão arterial sistêmica primária?".

Para tanto, sugere-se a avaliação clínica e laboratorial descrita na Tabela II.

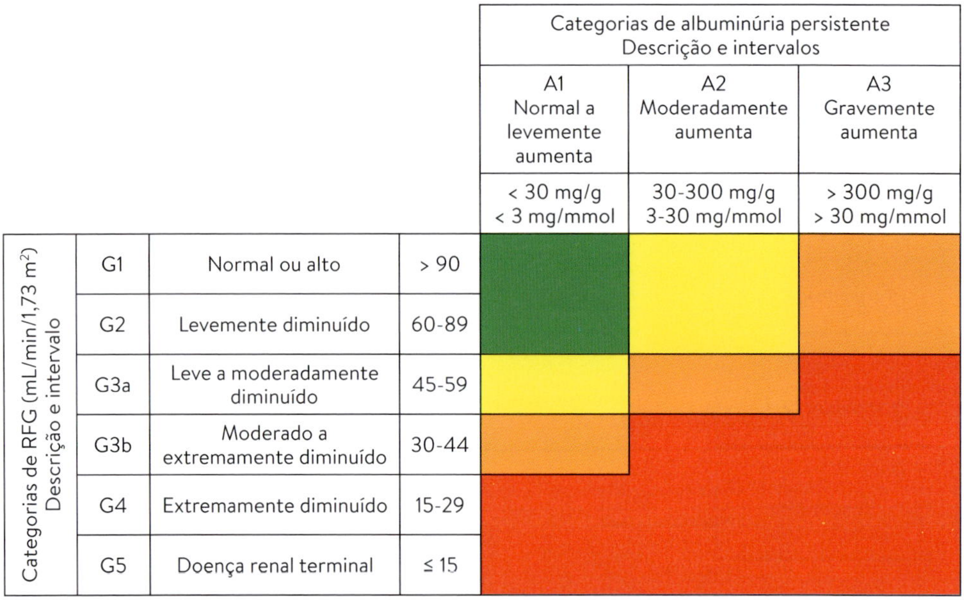

FIGURA 2 Estadiamento e prognóstico da doença renal crônica, de acordo com o ritmo de filtração glomerular e com a albuminúria.

DRC: doença renal crônica; RFG-e: ritmo de filtração glomerular estimado. Verde: baixo risco; amarelo: risco moderado; laranja: risco alto; e vermelho: risco muito alto. Fonte: *Kidney Diseases Improving Global Outcomes* (KDIGO), 2021[12].

TABELA II Principais achados diagnósticos clínicos e laboratoriais nas causas renais mais frequentes de hipertensão arterial sistêmica (HAS) secundária

Categoria	Dados clínicos	Dados laboratoriais	Comentários
Glomerulopatias			
▪ Nefropatia IgA ▪ GN membranoproliferativa ▪ Glomeruloesclerose segmentar e focal	Edema, urina espumosa, urina escura, HAS, nictúria	Hematúria dismórfica, proteinúria glomerular, Redução do RFG-e	Diagnóstico definitivo por biópsia renal com MOC e IF
Doenças sistêmicas			
▪ Diabetes *mellitus*	DM de longa duração (> 10 a 15 anos), geralmente acompanhado de lesões micro e macrovasculares, especialmente retinopatia, HAS	Relação albuminúria/creatininúria ou proteinúria/creatininúria elevada, podendo cursar, inclusive, com proteinúria nefrótica, redução do RFG-e	DRC geralmente com rins de tamanho normal ao ultrassom renal
▪ Lúpus eritematoso sistêmico (LES)	Fácies com eritema fotossensível, anemia, sintomas inespecíficos, HAS, artralgias	Hematúria dismórfica, proteinúria variável, sorologia para LES (FAN para triagem), dosagem de complemento e frações (indica atividade)	Biópsia indica a classe de GN pela OMS, IF positiva na atividade

(continua)

TABELA II Principais achados diagnósticos clínicos e laboratoriais nas causas renais mais frequentes de hipertensão arterial sistêmica (HAS) secundária (*continuação*)

Categoria	Dados clínicos	Dados laboratoriais	Comentários
Doenças sistêmicas			
Vasculites ▪ Sistêmicas primárias e secundárias	Sintomas inespecíficos, artralgias, HAS, alterações do RFG-e e no sedimento urinário	p-ANCA, c-ANCA e exames específicos de acordo com a suspeita diagnóstica, dosagem de complemento e frações	Podem ser secundárias a várias doenças infecciosas, virais (como hepatites), neoplasias etc.
Doenças hereditárias			
▪ Doença renal policística	Massas abdominais, hematúria macroscópica, HAS, ITU de repetição, história familiar	Hematúria, redução do RFG-e, leucocitúria na presença de ITU, proteinúria leve	Rins aumentados de volume e com múltiplos cistos
▪ Doença de Fabry	História familiar, neuropatia, HAS, cardiopatia, sintomas digestivos, córnea verticilata, problemas auditivos, acroparestesia	Redução do RFG-e, aumento da relação proteinúria/albuminúria por causa da podocitopatia, podendo cursar, inclusive, com proteinúria nefrótica	Diagnóstico é feito pela deficiência da atividade da alfa-galactosidase e com estudo genético
▪ Doença de Alport	História familiar, surdez neurossensorial ou hipoacusia, alterações visuais (lenticone anterior e catarata), HAS	Redução do RFG-e, proteinúria tubular e glomerular, hematúria dismórfica	Diagnóstico confirmatório: estudo genético, biópsia de pele ou renal
Urológicas			
▪ Nefropatia do refluxo	ITU na infância, nictúria, HAS	Hematúria, redução do RFG-e, leucocitúria quando ITU, proteinúria leve	Cicatrizes renais à cintilografia
▪ Hidronefrose	Rim palpável, dor abdominal ou lombar, presença de obstrução do trato urinário, HAS	Redução da densidade urinária, proteinúria tubular	Exame de imagem com hidronefrose (US ou TC)
Outras			
▪ Nefrite túbulo-intersticial crônica	Nefropatia do refluxo, anemia falciforme, tratamento com lítio, anti-inflamatórios não esteroides, ciclosporina, tacrolimo		

DM: diabetes *mellitus*; DRC: doença renal crônica; FAN: fator antinuclear; GN: glomerulonefrite; HAS: hipertensão arterial sistêmica; IF: imunofluorescência; ITU: infecções do trato urinário; MOC: microscopia ótica comum; RFG-e: ritmo de filtração glomerular estimado; TC: tomografia computadorizada, contrastada ou não; US: ultrassom.

Uma vez cumprida essa etapa para o diagnóstico, pode-se, a princípio, considerar a HAS como secundária à doença renal. Finalmente, em relação ao tratamento medicamentoso da HAS, esse não difere significativamente do tratamento da HAS associada à DRC, assunto abordado no Capítulo 56 – "Hipertensão arterial na doença renal crônica".

MENSAGENS PRINCIPAIS

- Doenças renais são causas importantes de HAS secundária, bem como a HAS primária é uma das principais causas de DRC.
- O comprometimento renal, quer primário quer secundário, associa-se a dificuldade adicional no manejo da HAS, sendo causa frequente de HAS resistente ou refratária.
- É fundamental que se faça o rastreio de DRC em todos os portadores de HAS, mediante dosagem de creatinina para o cálculo estimado da filtração glomerular e da realização do exame de urina. A quantificação da albuminúria se impõe nos diabéticos.
- Os mecanismos fisiopatogênicos envolvidos na HAS da DRC são múltiplos, destacando-se, entre outros, a retenção de sódio e a ativação dos sistemas nervoso simpático e renina-angiotensina-aldosterona.
- Ainda que os medicamentos que atuam no SRAA sejam indicação preferencial na DRC, tendo em vista a multiplicidade de mecanismos envolvidos na patogênese da HAS, na maioria das vezes, a associação de anti-hipertensivos é necessária para o controle efetivo da PA, buscando a meta pressórica recomendada pelas Diretrizes Brasileiras de Hipertensão 2020 (abaixo de 130/80 mmHg).

BIBLIOGRAFIA

1. Volhard F, Fahr K. Die brights che merenkran kheit klinik pathology und atlas. 1914;8:292.
2. Loesch J. Ein Beitrag zur experimentellen Nephritis und zum arteriellen Hochdruck I. Die Vera¨nderungen im Blutdruck. II. Die Vera¨nderungen in der Blutchemie. Zentralblatt fu¨r Innere Medizin. 1933;7:144-69.
3. Goldblatt H, Lynch J, Hanzal RJ, Summerville WW. Studies on experimental hypertension I. The production of persistent elevation of systolic blood pressure by means of renal ischemia. J Exp Med. 1934;59:347-79.
4. Guyton AC. Kidneys and fluids in pressure regulation. Small volume but large pressure changes. Hypertension. 1992;19(1 Suppl):I2-8.
5. Dahl LK, Heine M. Primary role of renal homografts in setting chronic blood pressure levels in rats. Circ Res. 1975;36(6):692-6.
6. Guidi E, Menghetti D, Milani S, Montagnino G, Palazzi P, Bianchi G. Hypertension may be transplanted with the kidney in humans: a long-term historical prospective follow-up of recipients grafted with kidneys coming from donors with or without hypertension in their families. J Am Soc Nephrol. 1996;7(8):1131-8.
7. Klahr S. The kidney in hypertension – villain and victim. N Engl J Med. 1989;320:731-3.
8. Sociedade Brasileira de Nefrologia, SBN. Censo da Sociedade Brasileira de Nefrologia 2020. São Paulo. Available at: [http://www.censo-sbn.org.br/censosAnteriores]. Accessed on: 21 April 2021.
9. Peralta CA, Norris KC, Li S, Chang TI, Tamura MK, Jolly SE, et al. Blood pressure components and end-stage renal disease in persons with chronic kidney disease: the Kidney Early Evaluation Program (KEEP). Arch Intern Med 2012;172:41-7.
10. Charles L, Triscott J, Dobbs B. Secondary hypertension: discovering the underlying cause. Am Fam Physician. 2017;96(7):453-61.
11. Williams B, Mancia G, Spiering W, Agabiti Rosei E, Azizi M, Burnier M, et al. 2018 ESC/ESH Guidelines for the management of arterial hypertension: The Task Force for the management of arterial hypertension of the European Society of Cardiology and the European Society of Hypertension: The Task Force for the management of arterial hypertension of the European Society of Cardiology and the European Society of Hypertension. J Hypertens. 2018;36(10):1953-2041.

12. Cheung AK, Chang TI, Cushman WC, Furth SL, Hou FF, Ix JH, et al. Executive summary of the KDIGO 2021 Clinical practice guideline for the management of blood pressure in chronic kidney disease. Kidney Int. 2021; 99(3):559-69.
13. Coleman TG, Bower JD, Langford HG, Guyton AC. Regulation of arterial pressure in the anephric state. Circulation. 1970;42(3):509-14.
14. Bakris GL, Sorrentino M. J. Hypertension: a companion to Braunwald's heart disease. 3.ed. Philadelphia, PA: Elsevier; 2018.
15. Neumann J, Ligtenberg G, Klein II, Koomans HA, Blankestijn PJ. Sympathetic hyperactivity in chronic kidney disease: pathogenesis, clinical relevance, and treatment. Kidney Int. 2004;65:1568-76.
16. Passauer J, Pistrosch F, Bussemaker E, Lassig G, Herbrig K, Gross P. Reduced agonist-induced endothelium-dependent vasodilation in uremia is attributable to an impairment of vascular nitric oxide. J Am Soc Nephrol. 2005;16:959-65.
17. Bidani AK, Polichnowski AJ, Loutzenhiser R, Griffin KA. Renal microvascular dysfunction, hypertension and CKD progression. Curr Opin Nephrol Hypertens. 2013;22:1-9.
18. Elaine Ku, Benjamin J. Lee, Jenny Wei, and Matthew R. Weir. Hypertension in CKD: Core Curriculum. Am J Kidney Dis. 2019;74(1):120-31.
19. Levey AS, Bosch JP, Lewis JB, Greene T, Rogers N, Roth D. A more accurate method to estimate glomerular filtration rate from serum creatinine: a new prediction equation. Modification of Diet in Renal Disease Study Group. Ann Intern Med. 1999;30(6):461-70.
20. Levey AS, Stevens LA, Schmid CH, Zhang Y, Castro AF, Feldman HI, et al. A new equation to estimate glomerular filtration rate. Ann Intern Med. 2009;150(9):604-12.
21. de Boer IH, Caramori ML, ChanJCN, Heerspink HJL, Hurst C, Khunti K, et al. Executive summary of the 2020 KDIGO Diabetes Management in CKD Guideline: evidence-based advances in monitoring and treatment. Kidney Int. 2020;98(4):839-48.
22. Rudnick MR, Wahba IM, Leonberg-Yoo AK, Miskulin D, Litt HI. Risks and options with gadolinium-based contrast agents in patients with CKD: a review. Am J Kidney Dis. 2021;77(4):517-28.

63

Hipertensão arterial renovascular

Flavio Antonio de Oliveira Borelli

CONSULTA RÁPIDA

Diagnóstico	
Características clínicas	**Nível de evidência**
Início de hipertensão < 30 anos	B
Início de hipertensão severa > 55 anos	B
Hipertensão acelerada	C
Hipertensão resistente	C
Hipertensão maligna	C
Azotemia ou piora da função renal após o IECA ou BRA	B
Rim atrófico de causa não esclarecida ou discrepância de tamanhos entre os dois de > 1,5 cm	B
Edema pulmonar súbito não esperado (especialmente em pacientes azotêmicos)	B

Indicadores de probabilidade	
Probabilidade	**Características clínicas**
Baixa (0,2%)	Hipertensão limítrofe
	Hipertensão leve/moderada não complicada
	Hipertensão grave ou refratária
	Hipertensão recente abaixo dos 30 anos ou acima dos 50 anos
	Presença de sopros abdominais ou lombares

(continua)

(continuação)

Indicadores de probabilidade	
Probabilidade	**Características clínicas**
Média (5-15%)	Assimetria de pulsos radiais ou carotídeos
	Hipertensos moderados tabagistas ou com aterosclerose em outro local (coronariana ou carotídea)
	Déficit de função renal não definido
	Resposta na pressão arterial exagerada aos IECA
	Hipertensão grave ou refratária com insuficiência renal progressiva
Alta (25%)	Hipertensão acelerada ou maligna
	Aumento da creatinina induzida por IECA
	Assimetria ou tamanho de função renal

Exames diagnósticos
Ultrassom Doppler de artérias renais
Cintilografia renal com DTPA 99TC
Angiotomografia de artérias renais
Angiorressonância de artérias renais
Angiografia digital de artérias renais

INTRODUÇÃO

A crescente incidência da doença aterosclerótica na população adulta e a obstrução da artéria renal são condições mórbidas intimamente relacionadas à hipertensão arterial renovascular (HARV).

A HARV é uma condição clínica secundária à estenose parcial ou total, unilateral ou bilateral da artéria renal (EAR) ou de um de seus ramos. É desencadeada e mantida por isquemia do tecido renal e, em geral, confundida com a doença renovascular (DRV), pois em ambos os cenários a EAR está presente. Porém, enquanto no primeiro cenário a EAR é condição primordial para a presença da hipertensão arterial sistêmica (HAS) não há essa relação no segundo, haja vista não ser a redução luminal capaz de modificar a perfusão tecidual renal e, portanto, não ser a responsável pela hipertensão arterial sistêmica.

DOENÇA RENOVASCULAR COMO CAUSA DE HIPERTENSÃO ARTERIAL SECUNDÁRIA

Sendo a EAR um dos componentes da doença renovascular, a presença de pressão arterial (PA) elevada nesse contexto nos obriga a identificar o papel da redução luminal da artéria renal no mecanismo fisiopatológico da HAS[1].

Há uma relação inversa entre a busca da cura, a identificação e a duração da hipertensão arterial sistêmica. Assim, quanto mais precoce e preciso o diagnóstico, maiores serão as possibilidades de sucesso dos possíveis métodos de intervenção[2].

Estima-se que 90% dos casos de EAR tenham a doença aterosclerótica como maior fator causal. A possibilidade de que a HAS de etiologia primária apresente um componente renovascular sobreposto deve ser considerada.[3] Tal fato merece atenção, pois é um fator confundidor entre a HAS primária e a secundária por EAR (Figura 1).

Estima-se que a prevalência de HARV seja de 1% na população geral e entre 20 e 30% em populações encaminhadas e estudadas em centros de referência[4]. Um grupo de 834 idosos, participantes do *Cardiovascular Health Study*, foi submetido a Doppler colorido das artérias renais. Em 56 (6,8%) dos casos, a EAR foi considerada significativa e, contrariando relatos prévios, não houve diferenças entre indivíduos brancos e negros, cuja prevalência de obstrução da artéria renal foi de 6,9 e 6,7%, respectivamente[5]. A aterosclerose não é a única causa de EAR. A displasia fibromuscular, em particular na população de indivíduos mais jovens e do sexo feminino, deve ser considerada. Tal constatação pode ter consequências práticas, pois, enquanto na doença aterosclerótica a placa geralmente é mais fibrosa e tem localização mais ostial e proximal, as obstruções provocadas por lesões fibrodisplásicas localizam-se mais distalmente[6,7].

Até 16% das lesões ateroscleróticas podem evoluir para oclusão em um período que pode chegar a 52 meses após o diagnóstico. Soma-se a isto progressão para o vaso contralateral em até 1/3 dos casos diagnosticados[8,9] e a perda da função renal em períodos tão curtos quanto 6 meses[10,11].

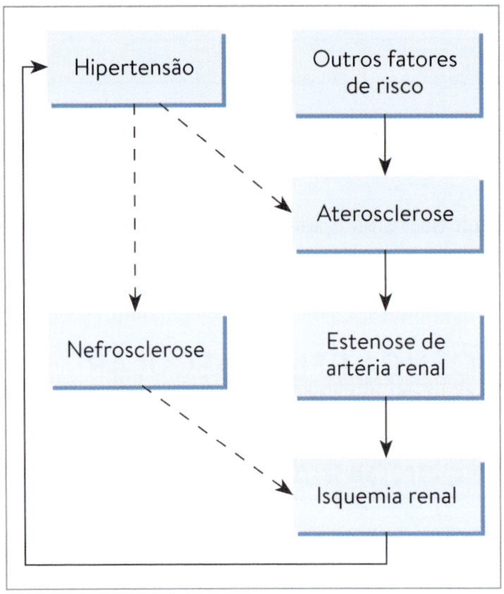

FIGURA 1 Relações hipotéticas entre hipertensão arterial primária, aterosclerose e hipertensão renovascular. As linhas sólidas mostram a sequência na qual a hipertensão arterial observada é causada somente por uma estenose da artéria renal de causa aterosclerótica; as linhas tracejadas mostram o efeito da hipertensão arterial primária no processo.

Adaptado de Pickering, 1991[3].

MECANISMOS FISIOPATOLÓGICOS

Várias são as substâncias envolvidas na resposta exacerbada da PA, porém a participação do sistema renina-angiotensina-aldosterona (SRAA) merece especial atenção. Mesmo não sendo persistente o estado de hiper-reninemia, a maioria das evidências coloca em destaque o papel dos dois principais efeitos exercidos pelo SRAA, a vasoconstrição e a retenção de sódio. Outro mecanismo, o sistema nervoso simpático, merece atenção, pois os nervos aferentes renais são os responsáveis pelo componente simpático da hipertensão arterial sistêmica[12].

Os mecanismos fisiopatológicos da HARV são dependentes da presença ou não de um rim contralateral. Enquanto na fase aguda a constrição de uma artéria renal promove aumento da secreção de renina e aldosterona, após alguns dias, a concentração desses hormônios pode retornar aos valores normais. Nesse estágio, o curso da HAS tem sua evolução diretamente relacionada à presença ou não de um rim contralateral.

Modelo de hipertensão um clipe – um rim (1C1R)

Os níveis de renina estão diminuídos após a clipagem da artéria renal, havendo, em consequência, uma expansão do volume plasmático, secundária a uma maior retenção salina. Fármacos que bloqueiam o eixo renina-angiotensina-aldosterona promovem diminuta queda da PA[13]. Assim, esse modelo de HARV pode ser considerado tanto renina dependente quanto volume dependente, uma vez que a depleção de sódio promoverá redução na pressão arterial.

Outro mecanismo que parece exercer importante papel na gênese da HAS, modelo 1C1R, é o sistema nervoso simpático, pois a denervação é capaz de promover queda da pressão arterial[14].

Modelo de hipertensão um clipe – dois rins (1C2R)

A administração de anticorpo antiangiotensina ou saralazina promove maior queda na PA no modelo 1C2R do que no modelo 1C1R. A explicação para essa diferença prende-se à presença do rim contralateral, cuja capacidade na excreção de sódio é normal[15]. A despeito do declínio da renina plasmática, os níveis elevados de aldosterona podem contribuir para manutenção da hipertensão arterial sistêmica[16]. Também aqui, o sistema simpático exerce importante papel na manutenção de níveis elevados de PA (Figura 2).

PAPEL DE OUTRAS SUBSTÂNCIAS E FATORES HORMONAIS NA HIPERTENSÃO ARTERIAL RENOVASCULAR

A dissociação existente entre a atividade plasmática de renina e os níveis circulantes de angiotensina II está relacionada ao balanço de sódio, que pode alterar a sensibilidade da adrenal à angiotensina II. Em outras palavras, o grau de hiperaldosteronismo pode ser um marcador do estado de volume. Outras substâncias parecem modular as ações da angiotensina II e, por esse motivo, participam da fisiopatologia da HARV, tais como o óxido nítrico e as prostaciclinas, impedindo a ação

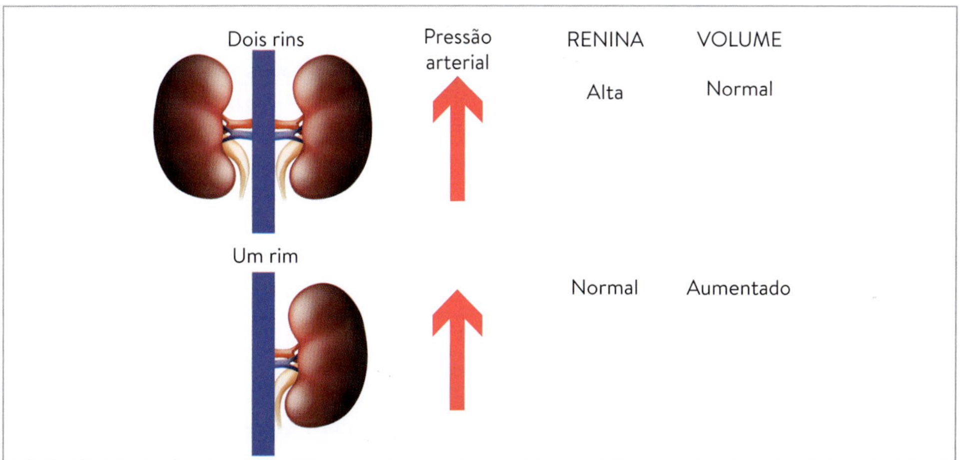

FIGURA 2 Mecanismo fisiopatológico básico dos dois modelos experimentais de HARV descritos por Goldblatt et al., 1934[44].

de vasoconstrição nos vasos pré-glomerulares. O ânion superóxido, a proteína cinase-C, a NADH/NADPH oxidase e a superóxido dismutase possuem ação sobre a hemodinâmica renal, tal como o sistema nervoso simpático, promovendo regulação da hemodinâmica renal por meio da interação destes com a angiotensina[17].

A ESTENOSE DA ARTÉRIA RENAL COMO MARCADOR DE DOENÇA RENOVASCULAR E PROVÁVEL RESPONSÁVEL POR HIPERTENSÃO ARTERIAL SISTÊMICA

Diagnóstico

O diagnóstico precoce de EAR aumenta a suspeita sobre a presença de HARV e, desse modo, pode fornecer melhor oportunidade para que intervenções terapêuticas apropriadas sejam utilizadas.

Os métodos mais utilizados no diagnóstico de estenose de artéria renal e provável HARV apresentam sensibilidade e especificidade distintas. A aplicação de um exame diagnóstico de alta sensibilidade e especificidade em uma população não selecionada, cuja prevalência de hipertensão arterial sistêmica secundária à estenose de artéria renal é sabidamente baixa, seria o cenário ideal. Nesse caso, poucos seriam os diagnosticados e a grande maioria seria submetida inutilmente a procedimentos diagnósticos invasivos ou de alto custo, nem sempre isentos de risco.

As seguintes etapas são sugeridas para uma investigação mais custo-efetiva: a seleção apropriada da população e exames que permitem uma avaliação anatômica e funcional da EAR. As Tabelas I, II e III apresentam, em sequência, as etapas propostas para essa investigação[18-20].

Raros são os estudos existentes na literatura médica que avaliam em uma mesma população, isoladamente ou em associação, a sensibilidade e a especificidade, assim como o valor preditivo positivo e negativo dos mais diferentes métodos diagnósticos para EAR em possíveis portadores de hipertensão arterial renovascular. Borelli et al.[21] avaliaram a sensibilidade e especificidade, assim como o valor preditivo positivo e negativo dos exames não invasivos mais utilizados para o diagnóstico de estenose da artéria renal comparados ao

TABELA I Recomendações das diretrizes ACC/AHA classe I, para triagem de estenose de arterial renal[37]

Características clínicas	Nível de evidência
Início de hipertensão < 30 anos	B
Início de hipertensão severa > 55 anos	B
Hipertensão acelerada	C
Hipertensão resistente	C
Hipertensão maligna	C
Azotemia ou piora da função renal após o IECA ou BRA	B
Rim atrófico de causa não esclarecida ou discrepância de tamanhos entre os dois de > 1,5 cm	B
Edema pulmonar súbito não esperado (especialmente em pacientes azotêmicos)	B

ACC: American College of Cardiology; AHA: American Heart Association.

TABELA II Indicadores clínicos de probabilidade de hipertensão renovascular e proposta de investigação

Probabilidade	Características clínicas
Baixa (0,2%)	Hipertensão limítrofe
	Hipertensão leve/moderada não complicada
	Hipertensão grave ou refratária
	Hipertensão recente abaixo dos 30 anos ou acima dos 50 anos
	Presença de sopros abdominais ou lombares
Média (5-15%)	Assimetria de pulsos radiais ou carotídeos
	Hipertensos moderados tabagistas ou com aterosclerose em outro local (coronariana ou carotídea)
	Déficit de função renal não definido
	Resposta na pressão arterial exagerada aos IECA
	Hipertensão grave ou refratária com insuficiência renal progressiva
Alta (25%)	Hipertensão acelerada ou maligna
	Aumento da creatinina induzida por IECA
	Assimetria ou tamanho de função renal

Fonte: Bonelli et al., 1995[38].

TABELA III Testes para detecção de hipertensão renovascular

Tipo de teste	Sensibilidade	Especificidade
Atividade de renina plasmática	57%	66%
Atividade de renina plasmática com captopril	73-100%	72-100%
Urografia excretora sequenciada	74-100%	86-88%
Renograma radioisotópico	74%	77%
Renograma com captopril	92-94%	95-75%
Renina das veias renais	62-80%	60-100%
Ultrassom com Doppler	84-91%	95-97%
Angiografia digital	88%	90%
Angiorressonância*	90-95%	95%

*Na identificação de estenoses da artéria renal acima de 50%.
Fonte: adaptada de Pickering, 1991[3].

padrão-ouro, a angiografia digital das artérias renais. Concluíram que a tomografia e o Doppler das artérias renais mostraram qualidade e grande possibilidade no diagnóstico de EAR, com vantagem para o segundo, pois não há necessidade do uso de meio de contraste na avaliação de uma doença que, frequentemente, ocorre em diabéticos e associa-se à disfunção renal e à disfunção ventricular esquerda grave.

Os exames mais utilizados e que fazem parte de estudos clínicos dedicados à investigação da estenose da artéria renal e da hipertensão arterial renovascular estão descritos a seguir. Devemos saber que seus resultados estão intimamente relacionados ao treinamento de quem os realiza.

Doppler de artérias renais

Esse método, que combina ultrassonografia bidimensional com Doppler pulsado colorido, permite visualizar os vasos renais e, ao mesmo tempo, determinar o espectro de velocidades do fluxo sanguíneo na artéria renal e, assim, definir alterações produzidas por estenoses hemodinamicamente importantes.

Os principais critérios para o diagnóstico são o pico sistólico de velocidade do fluxo renal (valores de referência acima de 200 cm/s) e a relação dos picos sistólicos de velocidade na artéria renal e na aorta (relação AR/Ao) ≥ 3,0. Assim, é possível identificar estenoses iguais ou maiores que 60% de obstrução da luz do vaso, com uma sensibilidade de 88% e especificidade de 95%[22,23].

A Figura 3 identifica um portador de EAR no qual as variáveis, velocidade de pico sistólico da artéria renal e índice AR/Ao guardam relação direta com redução luminal do vaso estudado maior que 60%.

Cintilografia renal com DTPA-Tc-99mm (ácido triaminodietileno pentacético marcado com tecnécio-99)

Nas avaliações cintilográficas, utiliza-se uma gama-câmara dotada de dois detectores de cintilação, angulados a 90°, com colimadores de furos paralelos de alta resolução e baixa energia. A utilização de inibidores da enzima conversora da angiotensina (IECA) e/ou dos bloqueadores do receptor da angiotensina II (BRA II) deve ser suspensa por pelo menos três dias que antecedam a realização do exame. Após a calibração adequada da gama-câmara, procede-se a injeção em *bolus* do radiotraçador na dose de 150 µci/kg, até um volume máximo de 1 mL; a partir desse momento, inicia-se o registro das imagens, fase basal do

PVS a. renal = 410 cm/s | PVS aorta = 75 cm/s | IRA = 5,47

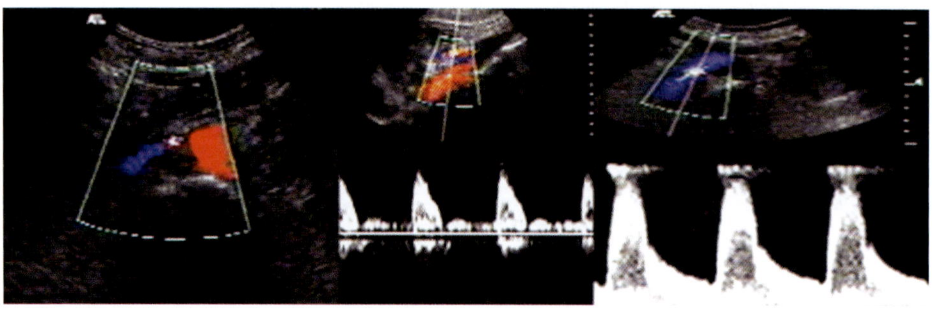

Grau de estenose	PVS na artéria renal principal	IRA
Normal	< 180 cm/s	< 3,5
< 60%	≥ 180 cm/s	< 3,5
> 60%	>180 cm/s	> 3,5
Oclusão	Ausência de fluxo	Ausência de sinal

FIGURA 3 Ultrassom Doppler de artérias renais.

Fonte: adaptada de Caps, 1998[45].

nefrograma radioisotópico. Finda essa aquisição inicial, passava-se a obtenção dos dados da fase na qual se emprega o IECA. Nessa fase, repete-se a administração do radioisótopo, 60 minutos antes dessa etapa os pacientes recebem um comprimido de captopril na dose de 50 mg. Se necessário, o mapeamento é repetido após a injeção endovenosa de 40 mg de furosemida, 20 minutos após a injeção de DTPA-Tc-99m. A suspeição da presença de EAR significativa é feita a partir da presença dos seguintes parâmetros: (1) assimetria na contrastação de um dos rins, observada na fase de perfusão; (2) menor concentração em um dos rins, na fase de acúmulo; (3) queda da função global em ao menos 20% em relação à basal; (4) aumento do tempo necessário para completar o ciclo para mais de 6 minutos; (5) assimetria significativa de função entre os rins; (6) prolongamento da fase excretora em pelo menos um dos rins; (7) curva renal mostrando demora na chegada, menor acúmulo do radiofármaco e excreção mais lenta, podendo ser em platô. É importante que se leve em consideração que a qualidade do exame, assim como a confiabilidade dos resultados, está diretamente relacionada à integridade do parênquima renal, fato esse pouco presente na população com estenose de artéria renal, em que a disfunção renal é vista com muita frequência.

A Figura 4 identifica a realização do exame em suspeito de EAR.

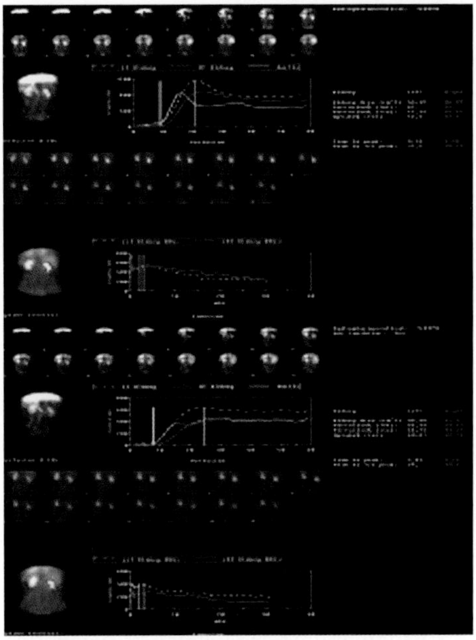

FIGURA 4 Cintilografia renal com DTPA 99mTc. GE Medical Systems Gama câmara tipo Millenium VG, dois detectores de cintilação a 90°. Critérios de positividade: assimetria na chegada do indicador; menor acúmulo no rim com artéria renal estenosada; queda na função renal global (ao menos 20%); aumento da meia-vida para mais de 6 minutos; menor função do rim isquêmico; prolongamento da fase excretora; curva mostrando demora na chegada, menor acúmulo e excreção mais lenta.

Fonte: arquivo do Instituto "Dante Pazzanese" de Cardiologia.

Angiotomografia dos rins e artérias renais

Com um tomógrafo de múltiplos detectores podemos combinar diferentes elementos, de modo a garantir a composição de imagens com diferentes espessuras e diversos volumes de cortes. A aquisição dos dados tomográficos é iniciada pelo registro de um simples localizador para identificar o posicionamento do segmento a ser estudado e, após a definição da área de interesse a ser documentada se obtêm imagens acompanhadas da injeção de 1,50 mL por quilograma de peso de meio de contraste, na velocidade de, pelo menos, 3,50 mL por segundo. Para facultar a representação volumétrica da anatomia dos rins e das artérias renais, o incremento entre os cortes anatômicos, isto é, a distância de uma imagem para a seguinte será menor do que a espessura das secções transversais obtidas. Após a aquisição, os dados são transferidos para uma estação de trabalho na qual se realiza o pós-processamento, permitindo assim a reconstrução da anatomia do paciente em diferentes planos. A primeira reprodução compreende a reconstrução tridimensional das imagens do abdome superior, que servem de guia para o restante da análise. Empregando-se essas imagens volumétricas como guia, procede-se a formatação de imagens em múltiplos planos das estruturas de interesse, de maneira a permitir a observação das artérias renais ao longo de todo o seu trajeto.

As Figuras 5 e 6 identificam o modo de interpretação do método e exemplificam um portador com estenose importante da artéria renal.

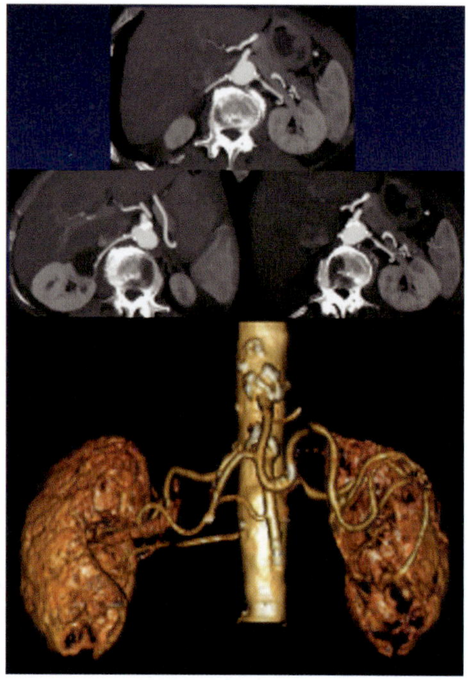

FIGURA 5 Angiotomografia. Aquilion® Toshiba Medical systems, 64 fileiras de detectores, tempo de rotação de 500 ms. Injetado contraste iodado não iônico de baixa osmolaridade 1,0 a 1,2 mL/kg, a 5 mL/s. Cortes com 1,0 mm de espessura, sem interposição. Reconstruções MIP, curvas e 3D com renderização de volume, após processamento em estações de trabalho dedicadas à avaliação vascular.

Fonte: arquivo do Instituto Dante Pazzanese de Cardiologia.

Angiorressonância

A angiografia por ressonância magnética com gadolínio possui alta especificidade e sensibilidade e era considerada uma alternativa à arteriografia renal nos pacientes de maior risco para complicações, como os portadores de insuficiência renal crônica.[24] Porém, alguns casos de fibrose nefrogênica sistêmica têm sido descritos em pacientes com insuficiência renal estágios 4 e 5 após realização de Angiorressonância com contrastes à base de gadolínio, o que faz dessa possibilidade motivo formal para contraindicar sua realização nessa população[25]. Mesmo não sendo um método invasivo e possibilitando a visualização com nitidez da árvore arterial renal, possui alguns fatores limitantes, como custo elevado, baixa disponibilidade, impossibilidade de ser realizado em alguns portadores de próteses, marca-passos e desfibriladores, além de dificultar a visualização de ramos distais do vaso analisado.

A Figura 7 identifica a imagem de uma Angiorressonância realizada em paciente com EAR.

Arteriografia digital

É considerado o exame padrão-ouro para o diagnóstico de estenose de artéria renal, seus riscos estão relacionados à nefrotoxicidade promovida pelo meio de contraste e às complicações decorrentes da punção e manipulação dos cateteres. A angiografia digital das artérias renais é realizada com o posicionamento do paciente em decúbito

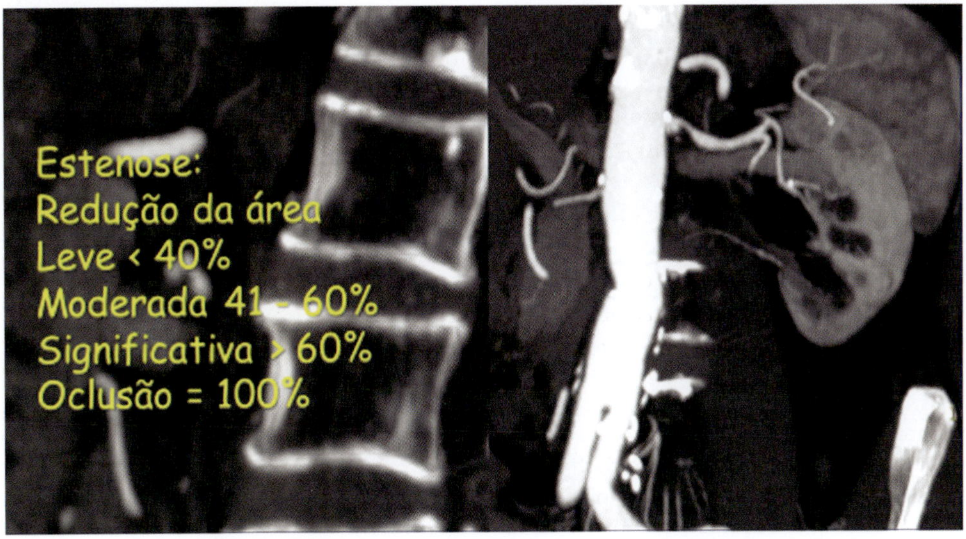

FIGURA 6 Angiotomografia (CTA). Arquivo do Instituto Dante Pazzanese de Cardiologia.

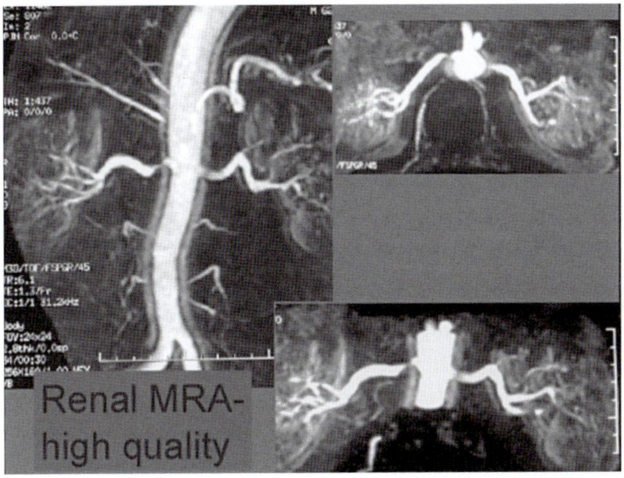

FIGURA 7 Ressonância nuclear magnética das artérias renais (arquivo pessoal do autor).

dorsal em sala de hemodinâmica digital. Após opacificação da aorta abdominal, procede-se a cateterização seletiva das artérias renais com observação das fases arterial, parenquimatosa e venosa. As imagens são adquiridas com filtro de subtração digital e armazenadas em disco compacto para posterior análise. Adota-se como valor limítrofe para caracterizar estenose significativa as que reduzem a luz arterial em pelo menos 60%, uma vez que existem dados sugerindo que essas placas são as que promovem gradiente sistólico médio de pelo menos 20 mmHg, sendo capazes, portanto, de levar à isquemia tecidual renal[26].

A Figura 8 identifica uma angiografia das artérias renais.

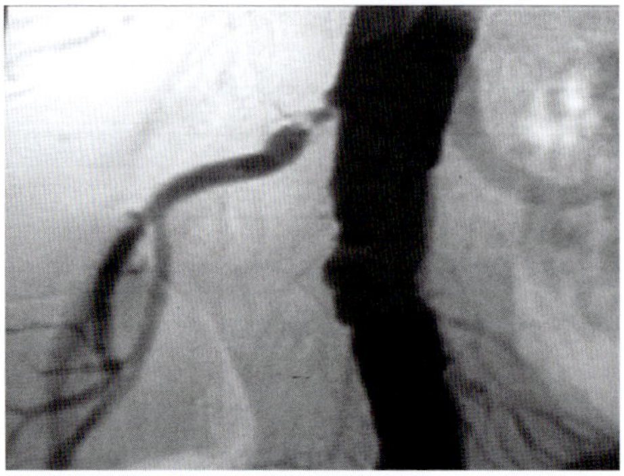

FIGURA 8 Angiografia digital das artérias renais. Axiom Artis Siemens. Metodologia: paciente em decúbito dorsal, punção da artéria femoral. Introdutor 5 F seguido de fio-guia para passagem de catéter *pitgtail*. Injeção em aorta abdominal seguida por identificação e cateterização seletiva das artérias renais e polares. As imagens são adquiridas e armazenadas para posterior análise. Avaliação do grau de estenose: > 60% e < 60%.

Fonte: arquivo do Instituto Dante Pazzanese de Cardiologia.

Análise quantitativa vascular

Para eliminar a potencial influência que a subjetividade possa impor à avaliação dos resultados da angiografia, avalia-se o grau de estenose por programa de quantificação angiográfica objetiva da artéria renal (QVA) que permite a utilização de um método tradicionalmente usado na doença arterial coronária e validado para o vaso renal[27].

O procedimento se inicia com a transferência das imagens para uma estação de trabalho que possibilita sua análise. Em seguida, calibra-se o sistema, utilizando como referência o diâmetro do cateter usado para a opacificação das artérias renais, o que permite ao sistema definir o fator de calibração. A seguir, realiza-se a medida dos diâmetros arteriais nos locais considerados isentos de aterosclerose, tanto em um trecho proximal quanto distal à placa de ateroma da artéria renal. Esse procedimento permite ao sistema a definição do diâmetro de referência do vaso-alvo. No caso de obstruções ostiais, adota-se apenas o diâmetro de referência distal. O passo seguinte inclui a medida do menor diâmetro disponível para a passagem de sangue no interior do vaso. O sistema, então, determina a relação entre o diâmetro de referência e o diâmetro mínimo da luz, possibilitando, assim, o cálculo do grau de estenose. Obstruções que reduzam em 60% ou mais o diâmetro arterial promovem isquemia tecidual renal.

As Figuras 9 e 10 mostram os critérios na identificação de uma EAR e um exemplo da aplicação do método.

TRATAMENTO

Na abordagem terapêutica da população com estenose de artéria renal é de fundamental importância diferenciar a entidade anatômica responsável pela estenose da artéria renal e diagnosticar as síndromes correlatas: hipertensão arterial renovascular e nefropatia isquêmica. A ideia que se tinha no passado, de que o tratamento mecânico da estenose, seja de modo percutâneo ou cirúrgico, permitiria um melhor controle da PA, hoje está restrita a situações bem definidas, tais como a perda da função renal, o edema agudo de pulmão e quando a dificuldade no controle da pressão arterial poderá promover lesão irreversível de órgãos nobres, como coração, rins e cérebro.

Mesmo na ausência de evidências sugestivas do papel exercido pela EAR como o mecanismo responsável pela HAS ou isquemia renal, o tratamento medicamentoso tornou-se opção terapêutica bastante aceitável à luz de alguns resultados clínicos positivos.

A correção dos fatores de risco para doença aterosclerótica como controle da PA, além da redução da colesterolemia e do controle da glicemia fazem parte de um adequado tratamento no portador de EAR.

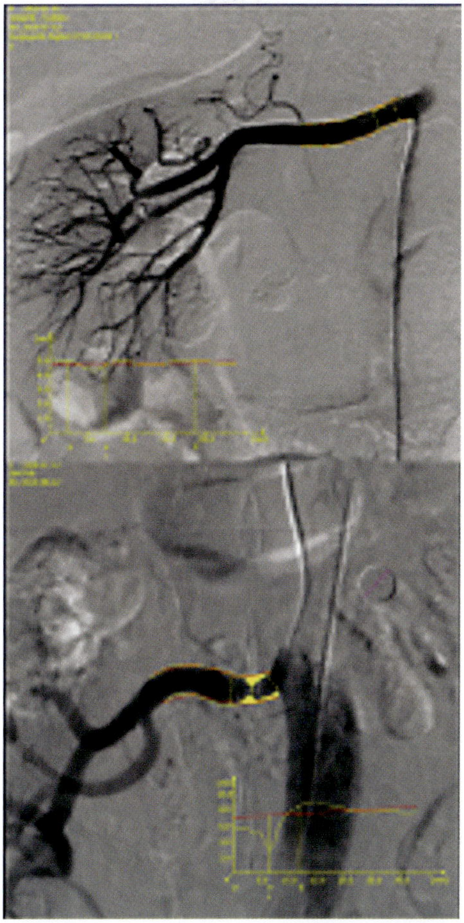

FIGURA 9 Análise vascular quantitativa das artérias renais. Axiom Artis System. Metodologia: transferência das imagens para uma estação de trabalho; calibração do sistema tendo como referência o diâmetro do catéter; medida dos diâmetros arteriais isentos de aterosclerose (proximal e distal à placa – diâmetro de referência); menor diâmetro existente (diâmetro mínimo da luz); relação entre diâmetro de referência e diâmetro mínimo da luz igual ao grau de estenose. Avaliação do grau de estenose: > 60% e < 60%.

Fonte: arquivo do Instituto Dante Pazzanese de Cardiologia.

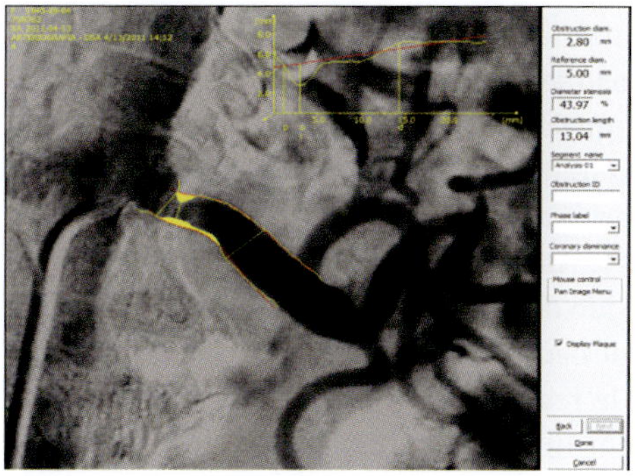

FIGURA 10 Avaliação de estenose de artéria renal pela análise do QVA.

Fonte: arquivo do Instituto Dante Pazzanese de Cardiologia.

A escolha da melhor forma de tratamento em razão do limitado número de estudos clínicos com desfechos tardios que não permitiram predizer uma resposta individualizada para o comportamento da PA e função renal fez dessa etapa do tratamento algo muito controverso. Mesmo assim, alguns estudos não controlados realizados na década de 1990 sugeriam que o tratamento percutâneo, com angioplastia isoladamente ou angioplastia mais *stent*, promovia reduções importantes na PA sistólica[28,29] e na estabilização da função renal[30,31].

Esse acúmulo de informações está relacionado a um exagerado número de intervenções, porém estudos clínicos randomizados de angioplastia da artéria renal falharam em mostrar benefícios em relação ao controle da pressão arterial[32-34] e função renal, mesmo quando em uso de *stent*.[35,36]

Está bem definido que portadores de EAR por fibrodisplasia devem realizar tratamento intervencionista[37]. Um percentual bastante elevado, 90% dos casos, pode alcançar cura ou melhora no controle da pressão arterial.[38]

O estudo Astral[35], que poderia trazer resultados robustos na escolha da melhor opção terapêutica para essa população, deixou dúvidas quanto aos seus resultados. Falhas na condução do estudo foram tão importantes que mesmo não havendo superioridade de uma forma terapêutica em relação à outra para os desfechos pré-selecionados, pressão arterial, função renal e curva de sobrevida, não se considerou nenhuma das intervenções aquela que melhor poderia ser a escolha para o tratamento dos portadores de estenose de artéria renal.

Até então, nenhum estudo clínico havia sido desenhado especificamente para avaliar desfechos clínicos maiores, com o objetivo de redução de mortalidade cardiovascular, insuficiência cardíaca, insuficiência renal, acidente vascular encefálico e infarto agudo do miocárdio, porém, após a publicação do CORAL Trial (*Cardiovascular Outcomes in Renal Atherosclerotic Lesions*)[39], ficou claro que apenas em situações bem definidas o tratamento invasivo poderá ser superior ao tratamento medicamentoso.

Esse estudo foi realizado em 947 pacientes selecionados randomicamente em dois braços, tratamento medicamentoso mais implante de *stent* em artéria renal ou tratamento medicamentoso isoladamente. Todos os pacientes eram portadores de EAR aterosclerótica e hipertensão arterial sistólica, em uso de dois ou mais anti-hipertensivos ou portadores de doença renal crônica. No seguimento de 43 meses, a frequência do desfecho primário não diferiu de modo significativo entre os grupos, tratamento percutâneo mais medicamentoso e tratamento medicamentoso isoladamente (35,1% x 35,8%, respectivamente, com RR com *stent*, 0,94; 95% do intervalo de confiança; IC, 0,76 a 1,17; P = 0,58). Também não houve diferenças significativas entre os grupos em relação aos componentes do desfecho primário ou mortalidade por todas as causas. Observou-se apenas uma modesta diferença entre os grupos em relação à PA sistólica, favorecendo o grupo de tratamento percutâneo (–2,3 mmHg; 95% IC, –4,4 a –0,2; P = 0,03).

Em conclusão, não há benefícios significantes na prevenção de eventos clínicos com o tratamento percutâneo associado à terapia medicamentosa comparada ao tratamento medicamentoso isoladamente nos portadores de EAR de etiologia aterosclerótica.

Todas as classes de anti-hipertensivos poderão ser usadas, no entanto os agentes mais efetivos são os que bloqueiam o eixo renina-angiotensina-aldosterona. Nos portadores de rim único com estenose de artéria renal ou naqueles com estenose bilateral, cuidados deverão ser tomados, evitando, assim, perda progressiva da função renal. Fato é que além de melhor sobrevida, o uso dos IECA promove resultados comparáveis à revascularização quando se alcança níveis ótimos de controle da pressão arterial[40-43].

BIBLIOGRAFIA

1. Gross CM, Kramer J, Weingartner O, Uhlich F, Luft FC, Waigand J, et al. Determination of renal arterial stenosis severity: comparison of pressure gradient and vessel diameter. Radiology. 2001;220(3):751- 6.
2. Lim ST, Rosenfield K. Renal artery stent placement: Indications and results. Curr Interv Cardiol Rep. 2000;2(2):130-9.
3. Pickering TG. Diagnosis and evaluation of renovascular hypertension. Indications for therapy. Circulation. 1991; 83(2 Suppl):I147-54.
4. Derkx FH, Schalekamp MA. Renal artery stenosis and hypertension. Lancet. 1994;344(8917):237-9.
5. Hansen KJ, Edwards MS, Craven TE, Cherr GS, Jackson SA, Appel RG, et al. Prevalence of renovascular disease in the elderly: a population-based study. J Vasc Surg. 2002;36(3):443-51.
6. Cunha Telles E, Silveira Machado F, Oliveira I. Renovascular arterial hypertension. From physiopathology to therapy. Rev Port Cardiol. 1996;15(1):59-69.
7. Stansby G, Hamilton G, Scoble J. Atherosclerotic renal artery stenosis. Br J Hosp Med. 1993;49(6):388-95, 98.
8. Schreiber MJ, Pohl MA, Novick AC. The natural history of atherosclerotic and fibrous renal artery disease. Urol Clin North Am. 1984;11(3):383-92.
9. Tollefson DF, Ernst CB. Natural history of atherosclerotic renal artery stenosis associated with aortic disease. J Vasc Surg. 1991;14(3):327-31.
10. Carmichael P, Carmichael AR. Atherosclerotic renal artery stenosis: from diagnosis to treatment. Postgrad Med J. 1999;75(887):527-36.

11. Dean RH, Kieffer RW, Smith BM, Oates JA, Nadeau JH, Hollifield JW, et al. Renovascular hypertension: anatomic and renal function changes during drug therapy. Arch Surg. 1981;116(11):1408-15.
12. Katholi RE, Whitlow PL, Winternitz SR, Oparil S. Importance of the renal nerves in established two-kidney, one clip Goldblatt hypertension. Hypertension. 1982;4(3Pt 2):166-74.
13. Miller ED, Jr., Samuels AI, Haber E, Barger AC. Inhibition of angiotensin conversion and prevention of renal hypertension. Am J Physiol. 1975;228(2):448-53.
14. Katholi RE, Whitlow PL, Winternitz SR, Oparil S. Importance of the renal nerves in established two-kidney, one clip Goldblatt hypertension. Hypertension. 1982;4(3 Pt 2):166-74.
15. Bengis RG, Coleman TG. Antihypertensive effect of prolonged blockade of angiotensin formation in benign and malignant, one- and two-kidney Goldblatt hypertensive rats. Clin Sci (Lond). 1979;57(1):53-62.
16. Watkins BE, Davis JO, Hanson RC, Lohmeier TE, Freeman RH. Incidence and pathophysiological changes in chronic two-kidney hypertension in the dog. Am J Physiol. 1976;231(3):954-60.
17. Lake CR, Chernow B, Goldstein DS, Glass DG, Coleman M, Ziegler MG. Plasma catecholamine levels in normal subjects and in patients with secondary hypertension. Fed Proc. 1984;43(1):52-6.
18. Hirsch AT, Haskal ZJ, Hertzer NR, Bakal CW, Creager MA, Halperin JL, et al. ACC/AHA 2005 guidelines for the management of patients with peripheral arterial disease (lower extremity, renal, mesenteric, and abdominal aortic): executive summary a collaborative report from the American Association for Vascular Surgery/Society for Vascular Surgery, Society for Cardiovascular Angiography and Interventions, Society for Vascular Medicine and Biology, Society of Interventional Radiology, and the ACC/AHA Task Force on Practice Guidelines (Writing Committee to Develop Guidelines for the Management of Patients With Peripheral Arterial Disease) endorsed by the American Association of Cardiovascular and Pulmonary Rehabilitation; National Heart, Lung, and Blood Institute; Society for Vascular Nursing; TransAtlantic Inter-Society Consensus; and Vascular Disease Foundation. J Am Coll Cardiol. 2006;47(6):1239-312.
19. Mann SJ, Pickering TG. Detection of renovascular hypertension. State of the art: 1992. Ann Intern Med. 1992;117(10):845-53.
20. Pickering TG. The role of laboratory testing in the diagnosis of renovascular hypertension. Clin Chem. 1991;37(10 Pt 2):1831-7.
21. Borelli, FAO, Pinto IMF, Amodeo C, Smanio PEP, Kambara AM, Petisco ACG, et al. Avaliação da sensibilidade e especificidade dos exames não invasivos no diagnóstico da estenose de artéria renal. Arq Bras Cardiol. 2013;101(5):423-33.
22. Bloch MJ, Basile J, The diagnosis and management of renovascular disease: a primary care perspective. J Clin Hypertens.2003;5(3):210-8.
23. Safain RD, Textor SC. Renal-artery stenosis. New Engl Med. 2001;344(6):431-42.
24. Towwnsend RR, Cohen DL, Katholi R, et al. Safety of intravenous gadolinium (Gd-BOPTA) infusion in patients with renal insuficiency. Am J Kidney Dis. 2000;36:1207-1212.
25. Bongartz G, Mayr M, Bilecen D. Magnetic resonance angiography (MRA) in renally impaired patients: when and how. Eur J Radiol. 2008.
26. Gross CM, Kramer J, Weingartner O, Uhlich F, Luft FC, Waigand J, et al. Determination of renal arterial stenosis severity: comparison of pressure gradient and vessel diameter. Radiology. 2001; 220(3):751-6.
27. van Assen HC, Vasbinder GBC, Stoel BC, Putter H, van Engelshoven JMA, Reiber JHC. Quantitative assessment of the morphology of renal arteries from X-ray images quantitative vascular analysis. Invest Radiol. 2004;39: 365-73.
28. Blum U, Krumme B, Flügel P, et al. Treatment of ostial renal-artery stenosis with vascular endoprostheses after unsuccessful balloon angioplasty. N Engl J Med. 1997;336:459-65.
29. Burket MW, Cooper CJ, Kennedy DJ, et al. Renal artery angioplasty and stent placement: predictors of a favorable outcome. Am Heart J. 2000;139:64-71.
30. Harden PN, MacLeod MJ, Rodger RS, et al. Effect of renal-artery stenting on progression of renovascular renal failure. Lancet. 1997;349:1133-6.
31. Watson PS, Hadjipetrou P, Cox SV, Piemonte TC, Eisenhauer AC. Effect of renal artery stenting on renal function and size in patients with atherosclerotic renovascular disease. Circulation. 2000;102:1671-7.
32. van Jaarsveld BC, Krijnen P, Pieterman H, et al. The effect of balloon angioplasty on hypertension in atherosclerotic renal artery stenosis. N Engl J Med. 2000;342:1007-14.
33. Plouin PF, Chatellier G, Darné B, Raynaud A. Blood pressure outcome of angioplasty in atherosclerotic renal artery stenosis: a randomized trial. Hypertension. 1998;31:823-9.
34. Webster J, Marshall F, Abdalla M, et al. Randomised comparison of Percutaneous angioplasty vs continued medical therapy for hypertensive patients with atheromatous renal artery stenosis. J Hum Hypertens. 1998;12:329-35.

35. The ASTRAL Investigators. Revascularization versus medical therapy for renal-artery stenosis. N Engl J Med. 2009;361:1953-62.
36. Bax L, Woittiez AJ, Kouwenberg HJ, et al. Stent placement in patients with atherosclerotic renal artery stenosis and impaired renal function: a randomized trial. Ann Intern Med. 2009;150:840-8.
37. Kaplan NM (ed.). Clinical hypertension. 8.ed. Baltimore: Willians & Wilkins; 2002.
38. Bonelli FS, McKusick MA, Textor SC, et al. Renal artery angioplasty: thecnical results and clinical outcome 320 patients. Mayo Clin Proc. 1995;70:1041-52.
39. Cooper CJ, Murphy TP, Cutlip DE, Jamerson K, Henrich W, Reid DM, et al.; CORAL Investigators. Stenting and medical therapy for atherosclerotic renal-artery stenosis. N Engl J Med. 2014;370(1):13-22.
40. Losito A, Gaburri M, Errico R, Parente B, Cao PG. Survival of patients with renovascular disease andACE inhibition. Clin Nephrol. 1999;52:339-43.
41. Chabova V, Schirger A, Stanson AW, McKusick M, Textor SC. Outcomes of atherosclerotic renal artery stenosis managed without revascularization. Mayo Clinic Proc. 2000;75:437-44.
42. Dorros G, Jaff M, Mathiak I, He T. Multicenter registry participants. Multicenter Palmaz stent renal artery stenosis revascularization registry report: four-year follow-up of 1058 successful patiens. Catheter Cadiovasc Interv. 2002;55:182-8.
43. Uzzo RG, Novick AC, Goormastic M, Masha E, Pohl M. Medical versus surgical management of atherosclerotic renal artery stenosis. Transplant Proc. 2002;34:723-5.
44. Goldblatt H, Lynch J, Hanzal RF, Summerville WW. The production of persistent elevation of systolic blood pressure by means of renal ischemia. J Exp Med. 1934;59(3):347-79.
45. Caps MT, Perissinotto C, Zierler RE, Polissar NL, Bergelin RO, Tullis MJ, et al. Prospective study of atherosclerotic disease progression in the renal artery. Circulation. 1998;98(25):2866-72.

Hiperaldosteronismo primário como causa de hipertensão arterial sistêmica

Denise G. Farinelli
Claudio Elias Kater

CONSULTA RÁPIDA

Definição do hiperaldosteronismo primário (HAP)

- Hipersecreção autônoma de aldosterona.
- Supressão da atividade plasmática de renina (APR).
- Hipocalemia (em 30-50% dos casos).
- Elevada morbidade e mortalidade cardiovascular.

Prevalência de HAP

- Causa mais comum de HTN secundária (até 20%).
- Estimativa de ~3 milhões de pacientes com HAP no Brasil em 2022 (menos de 2% são investigados).
- Pesquisar em hipertensos jovens com: hipocalemia, renina suprimida, incidentaloma adrenal, apneia obstrutiva do sono, fibrilação atrial, complicações CV precoces e/ou desproporcionais no nível de HTN.

Etiologia – subtipos

- Adenoma produtor de aldosterona (APA, 30-50%).
- Hiperplasia adrenal bilateral (HAB, 50-70%).
- Carcinoma adrenal, hiperplasia primária (raros).

Genética e formas familiais de HAP

- Presença de variantes patogênicas (> 50% dos APA) em genes codificadores de canais iônicos: *KCNJ5*, *CACNA1D*, *CACNA1H*, *ATP1A1*, *ATP2B3* e *CLCN2*.
- HAP familial tipo I (suprimível por dexametasona, HASD): presença de gene híbrido *CYP11B1/CYP11B2*.
- Tipos 2 a 4: variantes germinativas patogênicas em genes dos canais de potássio, cálcio e cloro.

Diagnóstico laboratorial

- Rastreamento (relação aldosterona:renina > 30; em ng/dL e ng/mL/h, respectivamente).
- Obs.: atualmente sem necessidade específica de interrupção do tratamento anti-hipertensivo.
- Confirmação (ausência de supressão da aldosterona) dos testes: infusão salina, sobrecarga de sódio, uso de fludrocortisona, teste do captopril.
- Diagnóstico diferencial (identificação dos subtipos): imagem (TC/RM) e, se necessário, cateterismo venoso adrenal com dosagem de aldosterona para identificar lateralização.

Tratamento

Definitivo (cirúrgico ou ablativo):

- Adrenalectomia videolaparoscópica ou ablação térmica por radiofrequência para APA, sempre precedido do tratamento clínico.

Clínico (medicamentoso):

- Antagonistas do receptor mineralocorticoide (espironolactona, eplerenona) para: HAB, preparo cirúrgico de APA e pacientes que recusam cirurgia ou com elevado risco cirúrgico.
- Alternativamente: amilorida.
- Dexametasona nos casos de HASD.

INTRODUÇÃO

O hiperaldosteronismo primário (HAP) foi descrito em 1954 por J. Conn como uma síndrome hipertensiva associada a hipocalemia e por causa de um adenoma do córtex adrenal produtor de aldosterona. Anos depois, observou-se que a renina (atividade plasmática; APR) estava suprimida e, finalmente, documentou-se que uma parcela dos casos se devia a hiperplasia bilateral das adrenais.

Atualmente, o HAP é considerado a causa mais comum de hipertensão arterial sistêmica (HAS) secundária, correspondendo a 6 a 13% dos adultos hipertensos e a mais de 20% daqueles resistentes/refratários a tratamento[1-4].

A aldosterona é um mineralocorticoide produzido na zona glomerulosa (ZG) do córtex adrenal sob controle do sistema renina-angiotensina (SRA). Sua principal ação genômica ocorre no epitélio das células tubulares renais, promovendo retenção de sódio e água e excreção de potássio e hidrogênio[1,4]. Além disso, ela atua no estresse oxidativo, produzindo espécies reativas de oxigênio responsáveis por elevada morbidade e mortalidade cardiovascular em pacientes com HAP, independentemente da pressão arterial (PA), da idade e do sexo[5]. Acidente vascular cerebral, infarto agudo do miocárdio e fibrilação atrial ocorrem 4,5 a 12 vezes mais frequentemente no HAP que na HAS, com PA similares[6,7]. Adicionalmente, doença arterial coronariana, hipertrofia de ventrículo esquerdo, fibrose miocárdica e doença renal são mais prevalentes em indivíduos com HAP[5,8].

Dada sua gravidade, alta prevalência populacional, especialmente em grupos de maior risco (Tabela I), e potencial de cura (tratamento cirúrgico) ou melhora substancial (medicamentos específicos), o rastreamento e o diagnóstico do HAP é mandatório entre pacientes hipertensos[1,4,9].

TABELA I Pacientes hipertensos com condições de risco aumentado para o diagnóstico de hiperaldosteronismo primário (HAP)
Jovens (< 40 anos)
Hipertensão moderada e grave (estágios 2 ou 3 do JNC)
Resistentes/refratários ao tratamento anti-hipertensivo habitual (3 classes de medicamentos em doses efetivas, sendo um diurético)
Renina baixa ou suprimida (não detectável)
Hipocalemia espontânea ou induzida por diurético
Incidentaloma adrenal
História familiar de: ▪ Hipertensão de início em idade precoce ▪ Casos de acidente cerebrovascular em idade precoce (< 40 anos) ▪ Casos de HAP em parentes de primeiro grau
Presença de complicações cárdio e cerebrovasculares, em especial se desproporcionais aos níveis de pressão arterial
Apneia obstrutiva do sono
Fibrilação atrial isolada
Síndrome metabólica (hipertensão, obesidade, diabetes, dislipidemia)
Qualquer paciente hipertenso

JNC: Joint National Committee on Detection, Evaluation, and Treatment of High Blood Pressure.
Fonte: Nishikawa et al., 2011[30].

HIPERALDOSTERONISMO PRIMÁRIO

O HAP engloba um grupo de distúrbios caracterizado por produção excessiva e relativamente autônoma de aldosterona (independentemente do SRA e não suprimível por sobrecarga de sódio), com HAS, APR suprimida e hipocalemia (em até 50% dos casos)[1-4]. O HAP faz parte do espectro de síndromes de renina baixa que abrange desde casos de PA normal, até HAS refratária com ou sem hipocalemia, criando o conceito de HAP subclínico e englobando indivíduos com HAS e renina baixa (HERB)[7,10,11].

Diferentemente do que se pensava, a prevalência de HAP é elevada. Se estimarmos uma prevalência mínima de 5% da população de hipertensos no Brasil, em 2022 temos 3,2 milhões de pacientes com HAP; no entanto, menos de 2% deles são investigados e diagnosticados[1,2,12]. Conhecimento médico limitado sobre a doença, presunção de que hipocalemia ou hipertensão refratária são obrigatórias e a dificuldade em trocar o tratamento vigente para a realização de testes diagnósticos – hoje desnecessária –, são, a nosso ver, as principais razões do HAP ser ainda subdiagnosticado[10-13].

Etiologia do hiperaldosteronismo primário

O estímulo para a secreção de aldosterona pelo córtex adrenal está associado à hipovolemia, à hiponatremia e à hipercalemia, as quais, por meio de baro – e quimiorreceptores das células do aparelho justaglomerular, ativam o SRA e, consequentemente, sua produção[13]. Com a descrição em 2011 de mutações somáticas e germinativas em canais iônicos (potássio, cálcio e cloro) e em ATPases (bomba de Na^+/K^+), o HAP tem sido considerado uma "canalopatia", na qual ocorre despolarização persistente das células da ZG resultando em produção contínua, excessiva e autônoma de aldosterona[14,15].

A hiperplasia adrenal bilateral (HAB) ou "hiperaldosteronismo idiopático" (HAI) e o adenoma produtor de aldosterona (APA) são as principais causas do HAP (Tabela II). A primeira mostra-se mais prevalente (50-65%) na maioria dos centros[1,2,10]. Causas mais raras incluem: hiperplasia unilateral (nodular ou não), APA bilateral, carcinoma adrenal e formas familiares[16-18]. Recente estudo histológico criou uma classificação para diferenciar essas condições denominada HISTALDO[19].

TABELA II Causas de HAP e frequência relativa dos subgrupos

Excesso de aldosterona	Frequência
Tumores produtores de aldosterona	40-50%
▪ Adenoma adrenocortical (APA)	41%
▪ Adenoma responsivo à angiotensina (APA-RA)	8%
▪ Carcinoma adrenocortical	1%
▪ Neoplasia ovariana (ectópico)	Raro
Hiperplasia adrenocortical bilateral	50-60%
▪ Hiperaldosteronismo idiopático (HAI)	44%
▪ Hiperplasia adrenal "primária"	5%
▪ HA suprimível por dexametasona (HASD/ HFI)	1%
Iatrogênica (pseudo-hiperaldosteronismo)	
Produtos com atividade mineralocorticoide ▪ 9α-flúor-hidrocortisona (fludrocortisona, Florinefe®, uso VO) ▪ 9α-flúor-prednisolona (Rinisone®, *spray* nasal) ▪ Hidrocortisona (cortisol, várias formas de administração)	Comum

Adenoma produtor de aldosterona

Adenoma produtor de aldosterona (APA) são tumores geralmente esporádicos, unilaterais e isolados, presentes em 40-50% dos casos de HAP; são mais comuns em mulheres que em homens (3:1) e em jovens (30-50 anos)[1,2,18].

O sequenciamento genético do gene da aldosterona sintetase (*CYP11B2*) em APA mostrou que > 60% desses tumores abrigam mutações somáticas em um dos genes relacionados a expressão da enzima CYP11B2 e consequente síntese de aldosterona. Os genes mais envolvidos são: *KCNJ5*, *ATP1A1*, *ATP2B3*, *CACNA1D*, *CACNA1H* e *CLCN2*[20,21]. Mutações no *KCNJ5* são as mais prevalentes: 33 a 52% em caucasianos e 59 a 76% em asiáticos[22]. Estudos mostram que as alterações se correlacionam com o tipo histológico predominante, como sexo, gravidade da doença e resposta terapêutica, principalmente aos bloqueadores de canal de cálcio[23].

Hiperplasia adrenal bilateral (HAB) ou HA bilateral

Essa forma de HAP está associada à hiperplasia bilateral dos córtices adrenais com a presença eventual de nódulos; ocasionalmente as adrenais apresentam-se de tamanho normal. Acomete de forma semelhante mulheres e homens[1,2].

Microscopicamente há hiperplasia da ZG e a presença de nódulos. Diferente do APA, cuja origem tem sido elucidada, a patogênese da HAB ainda é obscura, parecendo haver sensibilidade tecidual aumentada a ação da angiotensina II circulante, com menor autonomia na síntese da aldosterona em comparação ao APA[24,25].

A identificação na ZG de agrupamentos celulares, denominados APCC (*aldosterone-producing cell clusters*), nos quais ocorre produção autônoma de aldosterona, explica parcialmente a produção de aldosterona na HAB, já que elas podem abrigar as mesmas mutações encontradas no APA, com maior prevalência da CACNA1D[24,25], porém, elas também ocorrem no envelhecimento normal, sem que qualquer mutação tenha sido descrita em indivíduos normotensos. Recentemente, foi observada a presença de variantes patológicas germinativas nos genes da fosfodiesterase 2A e 3B em pacientes com HAB[26].

Genética do HAP e hiperaldosteronismo familial (HF)

Existem atualmente quatro tipos de HF (tipos I a IV), todos associados a herança autossômica dominante com penetrância variável[2,10,17] (Tabela III). O HF tipo I resulta de um gene quimérico, originado por *crossing over* desigual entre a *CYP11B1* e a *CYP11B2*, com produção ectópica de aldosterona na zona fasciculada, sob o controle do ACTH. Dessa forma, o HF I pode ser tratado com

TABELA III Subtipos de hiperaldosteronismo familial (HF)

HF	Variante genética	Proteína	Características
Tipo I	*CYP11B1/CYP11B2* híbrido quimérico	CYP11B2	Expressão ectópica da aldosterona sintetase na ZF, regulada pelo ACTH e suprimível por GC; níveis até 10x elevados de 18-oxo e 18OH-cortisol; HAS precoce e propensão a DCV; hipocalemia incomum
Tipo II	*CLCN2*	ClC-2	HAS início na infância (< 10 anos), hipocalemia comum, história familiar em 2 ou + membros; não remediável por GC. Alguns pacientes mostram boa resposta à nifedipina
Tipo III	*KCNJ5*	GIRK4	HAS início precoce (< 20 anos), fenótipo variável com quadros leves (responsivos a SPL) a graves (necessitando de adrenalectomia bilateral); níveis de 18-oxo e 18OH-cortisol elevados (até 1.000x)
Tipo IV	*CACNA1H*	Cav3.2	HAS início na infância (<10 anos), sem associação com alterações neurológicas; hiperplasia adrenal micronodular é frequente

CYP11B1: 11β-hidroxilase tipo 1; CYP11B2: 11β-hidroxilase tipo 2 (aldosterona sintetase); ClC-2: canal de cloreto voltagem-dependente; GIRK4: canal de potássio voltagem-dependente, membro da subfamília 5J; Cav3.2: subunidade α1H do canal de cálcio voltagem-dependente; ZF: zona fasciculada; ACTH: hormônio adrenocorticotrófico; GC: glicocorticoide; HAS: hipertensão arterial sistêmica. Fonte: adaptado de Fernandes-Rosa et al., 2020[17].

glicocorticoide (GC), sendo assim conhecida como "HAP remediável por GC". Nos HF tipos II ao IV, identificaram-se variantes germinativas patológicas em canais iônicos de potássio, cálcio e cloro[17,21].

Assim, a avaliação genética para formas familiares está indicada nas seguintes situações: (i) nos casos de HAP de início precoce (< 20 anos) e/ou com história familiar de HAP ou AVC precoce (< 40 anos), pela possibilidade de HF tipo I com a presença do gene quimérico, e (ii) em pacientes com HAP de início na infância (< 10 anos), com pesquisa de mutação germinativa no gene *KCNJ5*[1,2,17].

Características clínicas e bioquímicas do HAP

Hiperaldosteronismo primário deve ser suspeitado em pacientes com HAS com queixas de fraqueza muscular, desânimo, nictúria e parestesias, manifestações sugestivas de hipocalemia. Sinais de Chvostek e Trousseau positivos podem indicar alcalose metabólica hipocalêmica[1,9,14]. Hipocalemia pode provocar também arritmias cardíacas (em especial fibrilação atrial), hipotensão postural sem taquicardia, sinais de alteração metabólica no ECG (alargamento de QT, achatamento de T e presença de ondas U), glicosúria e/ou hiperglicemia de jejum e hiposmolalidade urinária (diabetes insípido nefrogênico)[27,28]. Excesso crônico de aldosterona pode, por si só, provocar fibrose miocárdica[6,27-29]. Apesar da hipervolemia, o edema não costuma estar presente, graças a mecanismos de escape da retenção de sódio e aumento da secreção de peptídeo atrial natriurético.

No HAP, a HAS é moderada a grave, sem outra característica especial; no entanto, pode estar associada a incidência maior e mais precoce de complicações macro e microvasculares[6,29].

DIAGNÓSTICO LABORATORIAL DO HAP (TABELA IV)

Testes de rastreamento (*screening*)

Dada sua alta prevalência, todo paciente hipertenso deve ser rastreado para a presença de HAP, como já é feito no Japão[30]. No entanto, a investigação de HAP está indicada sobretudo em pacientes considerados de maior risco (Tabela I)[1-3].

A relação aldosterona:renina (RAR), entre a concentração de aldosterona plasmática (CAP, em ng/dL) e a APR (em ng/mL/h), é o teste-padrão de rastreamento para o diagnóstico de HAP[1-3,9]. A combinação de níveis elevados ou normais-altos de aldosterona (> 12 ng/dL) com níveis suprimidos de APR (< 0,4 ng/mL/h) evidencia secreção autônoma de aldosterona, independentemente dos níveis de potássio[9,31,32]. Como a maioria dos pacientes apresenta níveis de APR não detectáveis, utilizamos o valor de 0,4 ng/mL/h para o cálculo, reduzindo assim o número de testes falso-positivos[1,9].

Foi utilizado uma RAR ≥ 27 como valor de corte no rastreio, com ótima sensibilidade (93%)[9]. Não existe consenso quanto ao ponto de corte mais sensível, mas valores mais baixos (p. ex., 20) têm sido preconizados[3]. Contudo, para maior especificidade diagnóstica, pode-se optar por valores mais elevados, como 40 ou 50[31-33].

A dosagem de renina direta (RD) é um método mais fácil e rápido de executar, tendo a vantagem de não depender da concentração de angiotensinogênio. Nesse caso, valores de corte ≥ 2,5 até 3,5 mUI/L para a relação CAP:RD têm sido recomendados para o rastreamento do HAP[1,2,34].

Se necessária a conversão de RD para APR (dependendo do *kit* utilizado), a Endocrine Society recomenda, com alguma precaução, dividir por 8,2[1]. Mas a RD tem acurácia reduzida na faixa mais baixa, tornando a correlação entre RD e APR imprópria quando os níveis de APR são < 1 ng/mL/h, sendo difícil sua padronização para HAP[1,2]. Objetivando ampliar o rastreamento e o diagnóstico do HAP, investigadores da Mayo Clinic recomendam considerar a possibilidade de secreção autônoma quando a CAP for > 10 ng/dL, com APR < 1 ng/mL/h ou RD abaixo do limite inferior da normalidade[35].

O rastreamento para HAP deve ser repetido em indivíduos com APR suprimida e níveis normais de aldosterona, já que há grande variabilidade interindividual da CAP (50% apresentam pelo menos um teste com CAP < 15 ng/dL e 30% com níveis < 10 ng/dL)[36].

A prevalência de HAP em indivíduos com APR suprimida varia de 19% a 52%, respectivamente em hipertensos estágio I e aqueles resistentes ao tratamento[37]. Fatores que podem reduzir a CAP, como hipocalemia, horário da coleta, tipo de ensaio utilizado (LC/MS-MS apresenta níveis de CAP 20% menores em relação ao RIE) e certos medicamentos hipotensores devem ser ponderados[10].

Amostra de sangue para determinação da RAR deve ser obtida pela manhã (~10 h), com o paciente sentado por 15 minutos. Durante a investigação, recomenda-se correção da hipocalemia e uso *ad libitum* de sal de cozinha, já que sua restrição dietética pode interferir na RAR[9].

Até recentemente, antagonistas do receptor mineralocorticoide, como a espironolactona, e inibidores dos canais epiteliais de sódio, como a amilorida, deveriam ser suspensos por 4 semanas antes da avaliação, em função de elevarem a CAP e a APR[1,2]. No entanto, se mesmo em uso dessas classes de medicações a APR ainda estiver suprimida (o que acontece na maioria dos casos), o teste é interpretável. Portanto, visando simplificar o rastreio e ampliar o diagnóstico de HAP, recomendamos que não se modifiquem ou suspendam medicamentos em uso para a realização do teste de rastreio[10,12,35,38]. Apenas nos casos de RAR elevada e quando a APR não estiver suprimida, medicações suspeitas devem ser suspensas e a RAR repetida após um tempo de clareamento apropriado[38,39]. Alguns fatores e medicamentos que podem interferir na RAR estão mostrados na Figura 1. Quando necessário, medicamentos que alterem a RAR devem ser substituídos por prazosina, hidralazina, verapamil ou diltiazem[1-3].

Deve-se atentar para a possibilidade de HAP "não clássico" (ou inicial) manifestar-se como "hipertensão essencial com renina baixa", a qual faz parte do espectro de produção de aldosterona independentemente da renina. Tanto a concentração de K^+, como a de aldosterona, podem estar normais, porém inapropriadas para o nível de renina, fazendo com que a RAR esteja elevada[7,10,11].

Os níveis séricos de K^+ foram utilizados por anos como o principal, senão único, "marcador" do HAP em pacientes hipertensos. Por ser um íon intracelular, a enorme reserva corporal de K^+ é capaz de manter normais seus níveis sanguíneos por tempo prolongado na presença de HAP. Assim, apenas 40-50% dos HAP exibem hipocalemia manifesta. Entretanto, níveis normais-baixos de K^+ (entre 3,2 e 3,5 mEq/L) são frequentes no HAP; níveis < 3,2 mEq/L são fortemente suspeitos de HAP, mesmo em uso de diuréticos[40,41].

Testes confirmatórios de HAP

A autonomia da secreção de aldosterona em casos suspeitos de HAP deve ser comprovada pela ausência de resposta aos testes de supressão. Em casos típicos de HAP (RAR > 30, CAP > 15 ng/dL, hipocalemia), esses testes podem ser dispensados, mas os demais devem ser submetidos a pelo menos um teste confirmatório[1-3,9].

Os procedimentos mais utilizados são: (i) infusão de solução salina, (ii) sobrecarga oral de sódio, (iii) administração oral de fludrocortisona e (iv) administração oral de

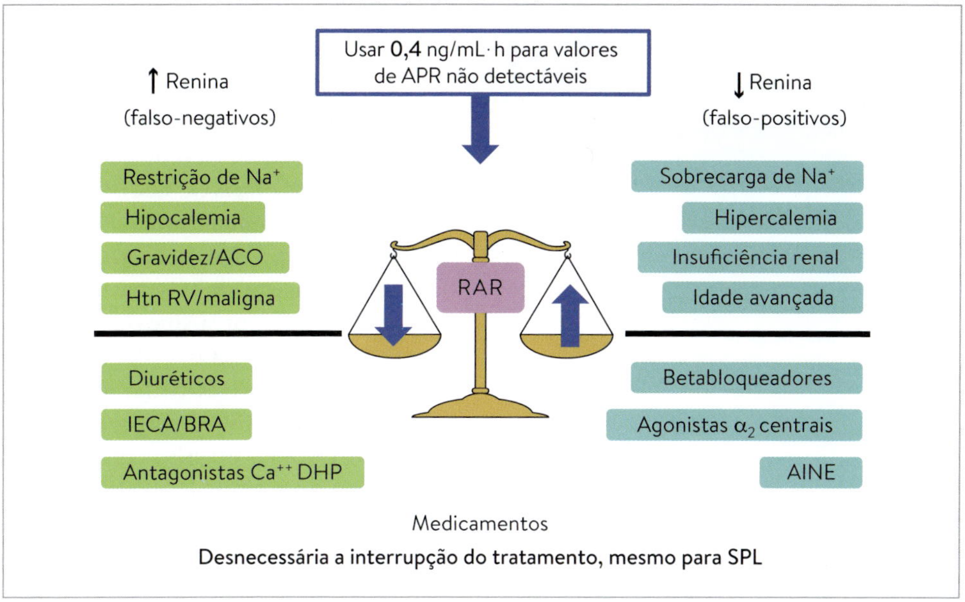

FIGURA 1 Condições e medicamentos que podem interferir na avaliação da relação aldosterona:renina (RAR).

ACO: anticoncepcional oral; AINE: anti-inflamatório não esteroide; APR: atividade plasmática de renina; BRA: bloqueador do receptor de angiotensina; DHP: diidropiridínico; Htn RV: hipertensão renovascular; IECA: inibidor da enzima de conversão da angiotensina.

captopril. Em nosso serviço, empregamos preferencialmente o primeiro, o qual mostra sensibilidade de 82,5% e especificidade de 91,8%[1,9,42] (Tabela IV).

O teste com fludrocortisona é considerado o mais confiável, porém, é mais complicado de ser realizado e relativamente oneroso, exigindo internação hospitalar por alguns dias[1-3].

O teste do captopril baseia-se na queda > 30% da CAP para afastar HAP; porém, apresenta elevada porcentagem de resultados equivocados sendo seu uso desencorajado. O *guideline* japonês de HAP[30] indica o teste do captopril modificado, utilizando o valor absoluto da CAP e não sua porcentagem de variação: valores > 13 ng/dL são compatíveis com secreção autônoma de aldosterona; sensibilidade e especificidade mostram-se semelhantes ao teste de infusão salina. Dessa forma, esse teste mostra-se uma ótima opção

TABELA IV Sequência dos procedimentos diagnósticos no hiperaldosteronismo primário (HAP): rastreamento, confirmação e diagnóstico diferencial

Rastreamento (*screening*)
Relação aldosterona:renina (RAR)*
Dosagem do potássio sérico (pouco sensível)
Confirmação da autonomia
Testes de supressão da aldosterona: ▪ Infusão de salina (2 litros SF 0,9% IV em 4 horas) ▪ Sobrecarga oral de sódio (6-10 g/dia NaCl x 3 dias) ▪ Fludrocortisona (0,4 mg VO/dia x 3 dias)
Teste de interrupção do sistema renina-angiotensina-aldosterona: ▪ Administração de captopril (50 mg VO e coleta em 2 horas)
Testes de estímulo e liberação da renina: ▪ Administração de furosemida (40 mg IV e coleta em 2 horas)**

(continua)

TABELA IV Sequência dos procedimentos diagnósticos no hiperaldosteronismo primário (HAP): rastreamento, confirmação e diagnóstico diferencial (*continuação*)

Diferenciação entre doença uni e bilateral (tumor e hiperplasia)
Estímulo postural (2h de posição supina e deambulação)**
Esteroides híbridos "marcadores" de tumor (18OHB, 18OHF, 18-oxoF)
Teste da espironolactona (100-200 mg VO/dia por 30-60 dias)
Imagem (TC adrenal)
Cateterismo seletivo de veias adrenais com dosagem de aldosterona (*gold standard*)

* RAR pode empregar tanto a atividade plasmática de renina (APR), como a renina direta (RD), mas os valores de corte diferem. ** Ambos os testes podem ser combinados, visando confirmação da autonomia da secreção de aldosterona e a identificação do subtipo: administração de 40 mg (2 ampolas) IV de furosemida, seguido de 2 horas de deambulação, com coletas basais e após 2 horas.

para pacientes com risco cardiovascular (nos quais aumento de volume pela infusão salina ou sobrecarga de sódio deve ser evitado)[30,43].

Diagnóstico diferencial do HAP (unilateral x bilateral)

Após confirmação da autonomia da secreção de aldosterona, busca-se definir a etiologia do HAP: se unilateral (APA) ou bilateral (HAB) e seus subtipos mais incomuns, medida necessária para se definir o manejo terapêutico. Os *Guidelines* da Endocrine Society recomenda iniciar com TC de adrenais, para excluir massas adrenais suspeitas de carcinoma adrenal, e cateterismo seletivo de veias adrenais com amostragem de aldosterona (CSVA) para todo paciente candidato ao tratamento cirúrgico[1]. O CSVA é considerado o padrão-ouro para diferenciar doença unilateral de bilateral[1,44-46]. Podem ser dispensados do procedimento pacientes jovens (< 35 anos) com manifestações típicas de HAP (hipocalemia, APR suprimida e CAP > 30 ng/dL) e com adenoma unilateral único.

Habitualmente, alterações bioquímicas são mais pronunciadas no APA do que no HAB: aldosterona basal é mais elevada (> 25 ng/dL) e níveis de K^+ são mais baixos. A relação CAP:K^+ (RAK) tem sido usada para diferenciar doença unilateral de bilateral: valores < 5 são mais prováveis em HAB e > 15 tem 92% de chance de ser APA[47]. Os precursores DOC, 18OH-corticosterona (18OHB) e os esteroides híbridos 18-oxo- e 18OH-cortisol são 2 a 3 vezes mais elevados no APA (10-100 vezes no HF), mas normais no HAB[9,28,48].

Em geral, o APA e a HAB mostram-se, respectivamente, resistentes ou hipersensíveis a manobras que desafiam o SRA, como o teste postural, a restrição de sódio e a administração de diuréticos e espironolactona (SPL). Em todos eles, a CAP eleva-se significativamente na HAB, mas mantém-se inalterada no APA.

Na nossa experiência, o teste de estímulo postural é suficientemente sensível e específico para diferenciar APA de HAB[9,49,50]. O teste é feito com o indivíduo em pé por 2 horas, deambulando ou não, após uma noite de jejum e repouso (ou após 30-40 minutos deitado). Dada sua sensibilidade às variações da concentração de angiotensina, o HAB apresenta elevações significativas da CAP, enquanto o APA mostra-se, habitualmente, incapaz de responder ao estímulo. Durante a realização do teste de estímulo postural, é obrigatória a dosagem simultânea de cortisol[49]: se houver elevação (refletindo elevação do ACTH), subtrai-se seu incremento percentual daquele da aldosterona; se ainda assim esse incremento for > 30%, o teste é considerado negativo para APA (na HAB, os menores incrementos da CAP são > 35%).

No entanto, cerca de 15% dos APA têm elevação da CAP > 30% (resposta negativa ao teste da postura); são classificados como APA-responsivos à renina (APA-RA). Já 20% das HAB mostram respostas falso-positivas (ausência de elevação da CAP em resposta ao estímulo); são designados por hiperplasia adrenal primária (HAPr)[51].

Da mesma maneira, o teste terapêutico com SPL permite que se avalie o comportamento da CAP (ou aldosterona urinária) em intervalo de tempo maior, garantindo-se o controle das manifestações clínicas. No HAP, meses de uso de SPL permitem eliminar o excesso de sódio e fluidos, com consequente normalização da PA, do K^+ e da APR. Entretanto, enquanto os níveis de aldosterona elevam-se substancialmente no HAB, eles não se alteram no APA[50].

INVESTIGAÇÃO POR IMAGEM: TC E RM

A TC de adrenais (protocolo específico com cortes finos de 2-3 mm, medida de densidade em UH e *washout* do contraste, se necessário) é o exame de imagem preferencial para avaliação da presença de lesões[1,52]. A RM é um método alternativo equivalente, enquanto o US não apresenta resolução suficiente para a detecção de tumores pequenos (1-2 cm). A ausência de lesões ou a presença de lesões bilaterais ou incaracterísticas podem causar confusão diagnóstica, dificultando o estabelecimento da origem do excesso de aldosterona e obrigando o uso do CVA[1,52].

CATETERISMO SELETIVO DE VEIAS ADRENAIS (CSVA)

O CSVA é o padrão-ouro para identificar doença unilateral e diferenciá-la da bilateral no HAP[1-3]. Durante o procedimento, coleta-se sangue em separado de ambos os efluentes adrenais e de veia periférica para a determinação da CAP e do cortisol. Em mãos hábeis e experientes (pois há dificuldade técnica na cateterização, em especial da veia adrenal direita), é possível demonstrar lateralização da fonte produtora de aldosterona. A CAP deve ser pelo menos 10 vezes maior que a da adrenal contralateral suprimida[44,46]. A ausência de gradiente e de lateralização favorece o diagnóstico de HAP por doença bilateral.

Há uma tendência em se reduzir a obrigatoriedade do CSVA, por causa de sua baixa disponibilidade; entretanto, o desempenho diagnóstico da TC de adrenais é bastante variável (pode não detectar nódulos muito pequenos), com uma taxa de discordância do CSVA em torno de 38%[1,46]. Um estudo mostrou que 21% dos pacientes com < 40 anos com diagnóstico de possível adenoma unilateral foram submetidos desnecessariamente a adrenalectomia quando os achados de imagem não foram corroborados pelo CSVA[52]. Quando as adrenais são normais bilateralmente, há 96% de concordância entre esses procedimentos, permitindo recomendar o tratamento medicamentoso[46,52].

Deve-se considerar, contudo, que resultados conflitantes e aparentemente paradoxais podem ocorrer e confundir o cenário, por exemplo, a detecção de uma lesão em uma das adrenais na presença de resultados bioquímicos compatíveis com HAB; pode se tratar tanto de um adenoma responsível à angiotensina (APA-RA), quanto de um HAB clássico com a presença de um nódulo único ou dominante, e mesmo de um incidentaloma não funcionante. Mais difícil ainda é a interpretação de lesões bilaterais, que podem corresponder a adenomas bilaterais (raros), HAB com nódulos grandes bilaterais ou a presença de um APA coincidindo com um incidentaloma contralateral.

TRATAMENTO DO HAP (TABELA V)

Tratamento cirúrgico/definitivo

O tratamento definitivo do HAP por causa de um APA é a adrenalectomia unilateral,

TABELA V Estratégias de tratamento para o HAP

Adrenalectomia (Adx) videolaparoscópica
Adenomas solitários: APA e suas variantes (esporádicos/familiais)
Hiperplasia adrenal "primária" (Adx unilateral, se lateralizar após CSVA)
Hiperplasia nodular bilateral (Adx unilateral, se lateralizar após CSVA)
Ablação por radiofrequência
Adenomas solitários ou bilaterais (≥ 1 cm, < 3 cm ∅)
Antagonistas do receptor mineralocorticoide (espironolactona, eplerenona, canrenona)
Hiperplasia adrenal bilateral (HAB)/HAP idiopático (HAI)
Controle clínico pré-cirúrgico do APA
Uso contínuo em APA com elevado risco cirúrgico ou recusa de cirurgia
Hipertensão com renina baixa (HAP suspeito, não confirmado)
Hipertensão essencial e doença cardiovascular
Bloqueio do canal epitelial de sódio (amilorida)
Qualquer subtipo de HAP (intolerância à espironolactona ou em adição a ela)
Supressão do ACTH (dexametasona)
Hiperaldosteronismo supressível por glicocorticóides (HASD/HFI)

realizada por via laparoscópica e associada atualmente a baixíssima morbidade e mortalidade perioperatória[1,10,53]. Previamente à cirurgia é recomendável preparar o paciente com APA pela administração de antagonistas específicos do receptor mineralocorticoide (ARM). Espironolactona (SPL), em doses de 50 a 200 mg/dia por 4 ou mais semanas, resulta em normalização da PA e dos níveis de potássio e APR na maioria dos pacientes evitando dessa forma um hipoaldosteronismo pós-operatório[1,9].

Outra opção terapêutica definitiva em APA, com a qual temos alguma experiência, é a ablação térmica do tumor por radiofrequência guiada por TC[54]; embora ainda não exista indicação formal na literatura, tem-se mostrado uma alternativa atraente nos seguintes casos: (i) pacientes que recusam o tratamento cirúrgico ou possuam contraindicação a ele e (ii) adenoma em adrenal única. Esse procedimento não deve ser indicado para nódulos com tamanho superior a 3,5 cm[54].

Tratamento clínico/medicamentoso

Nos casos de HAB, o tratamento é clínico, com ARM. No Brasil, a única opção comercial é a SPL; contudo, por causa de sua ação antiandrogênica associada (geralmente com doses maiores), pode provocar hipermenorragia na mulher e ginecomastia, mastodinia e diminuição da libido no homem. A eplerenona é uma alternativa melhor, dada sua maior seletividade com o receptor mineralocorticoide, mas ainda não disponível comercialmente no Brasil, assim como a canrenona e o canrenoato de potássio. O objetivo terapêutico com ARM é manter a APR ou RD desbloqueadas (na faixa normal), evidenciando o antagonismo efetivo do RM e, assim, reduzindo o risco cardiovascular[50,55]. Para um controle da PA apropriado ocasionalmente é necessário a adição de outros anti-hipertensivos, especialmente antagonistas do canal de cálcio ou amilorida (bloqueador do canal epitelial de sódio, em doses de 10 a 20 mg/dia) ou triantereno.

Pacientes com APA, que recusam cirurgia ou apresentem grande risco cirúrgico, poderão ser mantidos apenas com terapia antimineralocorticoide em doses suficientes para desbloquear a renina. Diversos estudos recentes compararam o risco cardiovascular de pacientes com APA tratados clínica ou cirurgicamente; foi observado que a SPL em doses suficientes para manter a APR desbloqueada resulta em risco semelhante ao do tratamento cirúrgico[56,57]. Porém, pacientes submetidos ao tratamento cirúrgico utilizavam menor número de medicamentos e apresentavam escores de qualidade de vida superiores, o que foi mais evidente em homens, em decorrência dos efeitos colaterais da SPL, do uso de múltiplas medicações diárias e da ansiedade por apresentar um "tumor" na adrenal. Dessa forma o tratamento cirúrgico ainda é a melhor opção para os APA[53,58].

CONSIDERAÇÕES FINAIS

Nas últimas décadas, o HAP representa 8-20% da população de pessoas com HAS, considerado a principal causa de HAS secundária. Visto que a hipocalemia está presente em 30-50% dos casos, o rastreamento de HAP deve basear-se no emprego da relação aldosterona:atividade plasmática de renina. Hipertensos com valor dessa relação ≥ 30 devem, geralmente, se submeter a testes de avaliação da autonomia da secreção de aldosterona (testes de supressão). A ausência de supressão caracteriza autonomia e confirma o HAP, cujas principais etiologias são o APA e a HAB. A diferenciação entre ambos é obrigatória para direcionar a intervenção terapêutica: no APA, há ausência de resposta da aldosterona ao estímulo postural, enquanto no HAB há, geralmente, hiper-resposta. A complementação diagnóstica inclui procedimentos de imagem (TC) e, se necessário, cateterismo seletivo venoso bilateral com dosagem de aldosterona dos efluentes adrenais para confirmar a origem de seu excesso. O tratamento para o APA é a adrenalectomia videolaparoscópica, após o preparo clínico com espironolactona, enquanto no HAB o tratamento é essencialmente medicamentoso (SPL, eventualmente associada a bloqueadores do canal de cálcio) com o objetivo de manter a renina desbloqueada.

BIBLIOGRAFIA

1. Funder JW, Carey RM, Mantero F, Murad MH, Reincke M, Shibata H, et al. Case detection, diagnosis, and treatment of patients with primary aldosteronism: an Endocrine Society clinical practice guideline. J Clin Endocrinol Metab. 2016;101:1889-916.
2. Mulatero P, Monticone S, Deinum J, Amar L, Prejbisz A, Zennaro MC, et al. Genetics, prevalence, screening and confirmation of primary aldosteronism: a position statement and consensus of the Working Group on Endocrine Hypertension of The European Society of Hypertension. J Hypertens. 2020;38:1919-28.
3. Fogari R, Preti P, Zoppi A, Rinaldi A, Fogari E, Mugellini A. Prevalence of primary aldosteronism among unselected hypertensive patients: a prospective study based on the use of an aldosterone/renin ratio above 25 as a screening test. Hypertens Res. 2007;30:111-7.
4. Douma S, Petidis K, Doumas M, Papaefthimiou P, Triantafyllou A, Kartali N, et al. Prevalence of primary hyperaldosteronism in resistant hypertension: a retrospective observational study. Lancet. 2008;371:1921-6.
5. Stehr CB, Mellado R, Ocaranza MP, Carvajal CA, Mosso L, Becerra E, et al. Increased levels of oxidative stress, subclinical inflammation, and myocardial fibrosis markers in primary aldosteronism patients. J Hypertens. 2010;28:2120-6.
6. Milliez P, Girerd X, Plouin PF, Blacher J, Safar ME, Mourad JJ. Evidence for an increased rate of cardiovascular events in patients with primary aldosteronism. J Am Coll Cardiol. 2005;45:1243-8
7. Brown JM, Robinson-Cohen C, Luque-Fernandez MA, Allison MA, Baudrand R, Ix JH, et al. The spectrum of subclinical primary aldosteronism and incident hypertension: a cohort study. Ann Intern Med. 2017;167:630-41.
8. Adlin EV. Subclinical primary aldosteronism and cardiometabolic disorders. Am J Hypertens. 2019;32:445-6.
9. Kater CE. Rastreamento, comprovação e diferenciação laboratorial do hiperaldosteronismo primário. Arq Bras Endocrinol Metab. 2002;46:106-15.
10. Vaidya A, Carey RM. Evolution of the primary aldosteronism syndrome: updating the approach. J Clin Endocrinol Metab. 2020;105:3771-83.
11. Ito Y, Takeda R, Takeda Y. Subclinical primary aldosteronism. Best Pract Res Clin Endocrinol Metab. 2012;26:485-95.
12. Ruhle BC, White MG, Alsafran S, Kaplan EL, Angelos P, Grogan RH. Keeping primary aldoste-

ronism in mind: Deficiencies in screening at-risk hypertensives. Surgery. 2019;165:221-7.
13. Gao X, Yamazaki Y, Tezuka Y, Omata K, Ono Y, Morimoto R, et al. Pathology of aldosterone biosynthesis and its action. Tohoku J Exp Med. 2021;254:1-15.
14. Tezuka Y, Yamazaki Y, Nakamura Y, Sasano H, Satoh F. Recent development toward the next clinical practice of primary aldosteronism: a literature review. Biomedicines. 2021;9:310.
15. Monticone S, Castellano I, Versace K, Lucatello B, Veglio F, Gomez-Sanchez CE, et al. Immunohistochemical, genetic and clinical characterization of sporadic aldosterone-producing adenomas. Mol Cell Endocrinol. 2015;411:146-54.
16. Reincke M, Beuschlein F, Williams TA. Progress in primary aldosteronism 2019: New players on the block? Horm Metab Res. 2020;52:345-46.
17. Fernandes-Rosa FL, Boulkroun S, Zennaro MC. Genetic and genomic mechanisms of primary aldosteronism. Trends Mol Med. 2020;26:819-32.
18. Monticone S, Castellano I, Versace K, Lucatello B, Veglio F, Gomez-Sanchez CE, et al. Immunohistochemical, genetic and clinical characterization of sporadic aldosterone-producing adenomas. Mol Cell Endocrinol. 2015;411:146-54.
19. Williams TA, Gomez-Sanchez CE, Rainey WE, Giordano TJ, Lam AK, Marker A, et al. International histopathology consensus for unilateral primary aldosteronism. J Clin Endocrinol Metab. 2021;106:42-54.
20. De Sousa K, Boulkroun S, Baron S, Nanba K, Wack M, Rainey WE, et al. Genetic, cellular, and molecular heterogeneity in adrenals with aldosterone-producing adenoma. Hypertension. 2020;75:1034-44.
21. Scholl UI, Stölting G, Schewe J, Thiel A, Tan H, Nelson-Williams C, et al. CLCN2 chloride channel mutations in familial hyperaldosteronism type II. Nat Genet. 2018;50:349-54.
22. Murthy M, Xu S, Massimo G, Wolley M, Gordon RD, Stowasser M, et al. Role for germline mutations and a rare coding single nucleotide polymorphism within the KCNJ5 potassium channel in a large cohort of sporadic cases of primary aldosteronism. Hypertension. 2014;63:783-9.
23. Okamura T, Nakajima Y, Katano-Toki A, Horiguchi K, Matsumoto S, Yoshino S, et al. Characteristics of Japanese aldosterone-producing adenomas with KCNJ5 mutations. Endocr J. 2017;64:39-47.
24. Lim JS, Rainey WE. The potential role of aldosterone-producing cell clusters in adrenal disease. Horm Metab Res. 2020;52:427-34.
25. Omata K, Tomlins SA, Rainey WE. Aldosterone-producing cell clusters in normal and pathological states. Horm Metab Res. 2017;49:951-6.
26. Rassi-Cruz M, Maria AG,Faucz FR, London E, Vilela LAP, Santana LS, et al. Phosphodiesterase 2A and 3B variants are associated with primary aldosteronism. Endocr Relat Cancer. 2021;28:1-13.
27. Robert V, Heymes C, Silvestre JS. Angiotensin AT1 receptor subtype as a cardiac target of aldosterone: role in aldosterone-salt-induced fibrosis. Hypertension. 1999;33:981-6.
28. Young WF Jr. Minireview – Primary aldosteronism: Changing concepts in diagnosis and treatment. . 2003;144:2208-13.
29. Funder JW. Aldosterone, mineralocorticoid receptors and vascular inflammation. Mol Cell Endocrinol. 2004;217:263-9.
30. Nishikawa T, Omura M, Satoh F, Shibata H, Takahashi K, Tamura N, et al; Task Force Committee on primary aldosteronism, The Japan Endocrine Society. Guidelines for the diagnosis and treatment of primary aldosteronism – the Japan Endocrine Society 2009. Endocr J. 2011;58:711-21.
31. Tiu SC, Choi CH, Shek CC, Ng YW, Chan FKW, Ng CM, et al. The use of aldosterone-renin ratio as a diagnostic test for primary hyperaldosteronism and its test characteristics under different conditions of blood sampling. J Clin Endocrinol Metab. 2005;90:72-8.
32. Stowasser M, Gordon RD. The aldosterone-renin ratio and primary aldosteronism. Mayo Clin Proc. 2002;77:202-3.
33. Pilz S, Keppel MH, Trummer C, Theiler-Schwetz V, Pandis M, Borzan V, et al. Diagnostic accuracy of the aldosterone-to-active renin ratio for detecting primary aldosteronism. J Endocr Soc. 2019;3:1748-58.
34. Li T, Ma Y, Zhang Y, Liu Y, Fu T, Zhang R, et al. Feasibility of screening primary aldosteronism by aldosterone-to-direct renin concentration ratio derived from chemiluminescent immunoassay measurement: diagnostic accuracy and cutoff value. Int J Hypertens. 2019;2019:2195796.
35. Young WF Jr. Diagnosis and treatment of primary aldosteronism: practical clinical perspectives. J Intern Med. 2019;285:126-48.
36. Yozamp N, Hundemer GL, Moussa M, Underhill J, Fudim T, Sacks B, et al. Intraindividual variability of aldosterone concentrations in primary aldosteronism: Implications for case detection. Hypertension. 2021;77:891-9.
37. Brown JM, Siddiqui M, Calhoun DA, Carey R, Hopkins PN, Williams GH, et al. The unrecognized prevalence of primary aldosteronism: a cross-sectional study. Ann Intern Med. 2020;173:10-20.
38. Tezuka Y, Turcu AF. Mineralocorticoid receptor antagonists decrease the rates of positive screening for primary aldosteronism. Endocr Pract. 2020;26:1416-24.

39. Rossi GP, Ceolotto G, Rossitto G, Maiolino G, Cesari M, Seccia TM. Effects of mineralocorticoid and AT1 receptor antagonism on the aldosterone-renin ratio in primary aldosteronism - The EMIRA Study. J Clin Endocrinol Metab. 2020;105:dgaa080.
40. Umakoshi H, Sakamoto R, Matsuda Y, Yokomoto-Umakoshi M, Nagata H, Fukumoto T, et al. Role of aldosterone and potassium levels in sparing confirmatory tests in primary aldosteronism. J Clin Endocrinol Metab. 2020;105:dgz148.
41. Burrello J, Monticone S, Losano I, Cavaglià G, Buffolo F, Tetti M, et al. Prevalence of hypokalemia and primary aldosteronism in 5100 patients referred to a tertiary hypertension unit. Hypertension 2020;75:1025-33.
42. Song Y, Yang S, He W, Hu J, Cheng Q, Wang Y, et al. Primary Aldosteronism Study (CONPASS) Group. Confirmatory tests for the diagnosis of primary aldosteronism: A prospective diagnostic accuracy study. Hypertension. 2018;71:118-24.
43. Meng X, Li Y, Wang X, Li J, Liu Y, Yu Y. Evaluation of the saline infusion test and the captopril challenge test in Chinese patients with primary aldosteronism. J Clin Endocrinol Metab. 2018;103:853-60.
44. Funder JW. Primary aldosteronism: a consensus statement. J Hypertens. 2020;38:1937-39.
45. Burrello J, Burrello A, Pieroni J, Sconfienza E, Forestiero V, Rabbia P, et al. Development and validation of prediction models for subtype diagnosis of patients with primary aldosteronism. J Clin Endocrinol Metab. 2020;105:dgaa379.
46. Buffolo F, Monticone S, Williams TA, Rossato D, Burrello J, Tetti M, et al. Subtype diagnosis of primary aldosteronism: Is adrenal vein sampling always necessary? Int J Mol Sci. 2017;18:848.
47. Puar TH, Loh WJ, Lim DS, Loh LM, Zhang M, Foo RS, et al. Aldosterone-potassium ratio predicts primary aldosteronism subtype. J Hypertens. 2020;38:1375-83.
48. Satoh F, Morimoto R, Ono Y, Iwakura Y, Omata K, Kudo M, et al. Measurement of peripheral plasma 18-oxocortisol can discriminate unilateral adenoma from bilateral diseases in patients with primary aldosteronism. Hypertension. 2015;65:1096-102.
49. Fontes RG, Kater CE, Biglieri EG. Reassessment of the predictive value of the postural stimulation test in primary aldosteronism. Am J Hypertens. 1991;4:786-91.
50. Kater CE, Biglieri EG, Schambelan M, Arteaga E. Studies of impaired aldosterone response to spironolactone-induced renin and potassium elevations in adenomatous but not hyperplastic primary aldosteronism. Hypertension. 1983;5(6 Pt 3):V115-21.
51. Irony I, Kater CE, Biglieri EG, Shackleton CH. Correctable subsets of primary aldosteronism. Primary adrenal hyperplasia and renin responsive adenoma. Am J Hypertens. 1990;3:576-82.
52. Zhou Y, Wang D, Jiang L, Ran F, Chen S, Zhou P, et al. Diagnostic accuracy of adrenal imaging for subtype diagnosis in primary aldosteronism: systematic review and meta-analysis. BMJ Open. 2020;10:e038489.
53. Hundemer GL, Vaidya A. Management of Endocrine Disease: The role of surgical adrenalectomy in primary aldosteronism. Eur J Endocrinol. 2020;183:R185-R196.
54. Nunes TF, Szejnfeld D, Xavier AC, Kater CE, Freire F, Ribeiro CA, et al. Percutaneous ablation of functioning adrenal adenoma: a report on 11 cases and a review of the literature. Abdom Imaging. 2013;38:1130-5.
55. Tezuka Y, Yamazaki Y, Nakamura Y, Sasano H, Satoh F. Recent development toward the next clinical practice of primary aldosteronism: a literature review. Biomedicines. 2021;9:310.
56. Hundemer GL, Curhan GC, Yozamp N, Wang M, Vaidya A. Incidence of atrial fibrillation and mineralocorticoid receptor activity in patients with medically and surgically treated primary aldosteronism. JAMA Cardiol. 2018;3:768-74.
57. Hundemer GL, Curhan GC, Yozamp N, Wang M, Vaidya A. Cardiometabolic outcomes and mortality in medically treated primary aldosteronism: a retrospective cohort study. Lancet Diabetes Endocrinol. 2018;6:51-9.
58. Buffolo F, Cavaglià G, Burrello J, Amongero M, Tetti M, Pecori A, et al. Quality of life in primary aldosteronism: a prospective observational study. Eur J Clin Invest. 2021;51:e13419.

65

Feocromocitoma e paraganglioma

Marcus Vinícius Bolívar Malachias

CONSULTA RÁPIDA

Definição

Feocromocitomas são tumores incomuns, derivados de células cromafins, secretores de catecolaminas e capazes de induzir hipertensão arterial sistêmica (HAS) e arritmias cardíacas.

Diagnóstico

Características clínicas

- Os sinais e sintomas mais comuns do feocromocitoma são reunidos na "tríade clássica" de cefaleia, palpitações e sudorese, associados à HAS, mas muitos podem estar presentes.

Exames laboratoriais

- É essencial comprovar o excesso de produção de catecolaminas, sendo os principais métodos laboratoriais as dosagens de metanefrinas plasmáticas e/ou urinárias.

Testes genéticos

- Estão indicados em todos os casos para a pesquisa de variantes alélicas (mutações) germinativas patogênicas.

Exames de imagem

- A tomografia computadorizada (TC) abdominal tem alta sensibilidade para detectar massas adrenais com resolução espacial de 1 cm ou mais.
- A ressonância magnética (RM) é util para avaliar o comprometimento vascular, para o planejamento da abordagem cirúrgica e a estimativa do prognóstico. Sequências angiográficas com contraste podem ser especialmente úteis para identificar e avaliar paragangliomas de cabeça e pescoço.
- Cintilografia e tomografia por emissão de pósitrons (PET): a cintilografia com metaiodobezilguanidina (MIBG) e a varredura PET associada a uma TC ou RM (PET/TC e PET/RM) são empregadas na localização de paragangliomas de difícil identificação, na avaliação de metástases e de recidivas.

Tratamento

O tratamento de escolha é a ressecção cirúrgica do tumor, que geralmente cura a HAS.

INTRODUÇÃO

Feocromocitomas são tumores incomuns, derivados de células cromafins, secretores de catecolaminas e capazes de induzir hipertensão arterial sistêmica (HAS) e arritmias cardíacas[1]. Em grego, *phaiós* significa escuro, *chromo*, cor e *kytós*, célula, mais *oma*, tumor; assim o termo feocromocitoma é por causa da cor que as células tumorais adquirem quando coradas com sais de cromo[1]. Convencionou-se utilizar o termo feocromocitoma quando esses tumores se localizam na glândula adrenal, enquanto o termo paraganglioma é utilizado quando esses tumores têm localização extra-adrenal.

EPIDEMIOLOGIA

Os feocromocitomas ocorrem em pessoas de todas as raças, embora menos frequentemente na população afrodescendente. O pico de incidência é da terceira à quinta década de vida, porém podem ocorrer em qualquer faixa etária, inclusive em crianças. Cerca de 90% dos feocromocitomas estão localizados nas glândulas adrenais e 98% estão no abdome[1].

Os paragangliomas desenvolvem-se no tecido cromafim paraganglionar do sistema nervoso, podendo ocorrer em qualquer localização desde a base do cérebro até a bexiga urinária. As localizações comuns dos paragangliomas são o órgão de Zuckerkandl (próximo à origem da artéria mesentérica inferior), parede da bexiga, coração, mediastino, corpos carotídeos e *glomus* jugulares[2].

Aproximadamente 10% dos feocromocitomas e 35% dos paragangliomas são malignos[1]. Apenas a presença de metástases define a malignidade, mas algumas características da imagem, histologia e genética podem sugerir um comportamento biologicamente agressivo do tumor, como grande tamanho, bordas irregulares e padrão anormal de ploidia do DNA (aneuploidia, tetraploidia). Os locais metastáticos comuns incluem ossos, fígado e linfonodos[3].

Aproximadamente 10% dos feocromocitomas ocorrem em crianças, em que 50% são intra-adrenais solitários, 25% estão presentes bilateralmente e 25% são paragangliomas[4].

Cerca de um terço dos feocromocitomas ou paragangliomas ocorre como parte de síndromes hereditárias, sendo as mais frequentes a síndrome de von Hippel-Lindau (VHL), a neoplasia endócrina múltipla tipo 2 (MEN 2) e a neurofibromatose tipo 1 (NF1)[5].

Estima-se que entre 50 e 95% dos pacientes com feocromocitomas ou paragangliomas podem ser identificadas variantes alélicas patogênicas (mutações) germinativas de algum dos 27 genes atualmente descritos e que determinam diferentes apresentações, perfis secretores, localizações e potencial de malignidade[6].

DIAGNÓSTICO

Os sinais mais comuns do feocromocitoma são reunidos na "tríade clássica" de cefaleia, palpitações e sudorese, associados à HAS, podendo esta última ser sustentada, paroxísitica e/ou exacerbada nas crises[2]. A frequência das crises pode variar de mensal a várias vezes por dia, enquanto a duração pode variar de segundos a horas. Frequentemente, as crises tendem a se agravar com o gradativo crescimento do tumor[1].

Outros sinais e sintomas frequentemente encontrados são: HAS grave/resistente, hipotensão postural (por contração de volume), retinopatia hipertensiva, tremores, náuseas, fraqueza, ansiedade, síndrome do pânico, dor epigástrica, dor no flanco, constipação intestinal, perda de peso, palidez, febre, neurofibromas, taquiarritmias, edema pulmonar, cardiomiopatia, manchas de café com leite (quando associado à neurofibromatose)[1,2].

Testes diagnósticos

Testes bioquímicos

O exame de metanefrinas plasmáticas totais tem sensibilidade de 96% e especificidade de 85%, sendo o teste laboratorial de escolha, se disponível[7]. A coleta urinária de 24 horas para pesquisa de metanefrinas apresenta sensibilidade de 87,5% e especificidade de 99,7%[8], representando o teste mais frequentemente utilizado em nosso meio por causa de sua maior disponibilidade e menor custo que a dosagem plasmática. Catecolaminas plasmáticas podem ser utilizadas para o diagnóstico, mas sempre associadas à pesquisa de metanefrinas ou catecolaminas urinárias[2]. As catecolaminas urinárias apresentam sensibilidade mais baixa que as metanefrinas urinárias[2].

Exames de imagem

Os exames de imagem devem ser solicitados para a localização do tumor após os estudos bioquímicos confirmarem o diagnóstico de feocromocitoma/paraganglioma.

Tomografia computadorizada

A tomografia computadorizada (TC) abdominal tem precisão de 85-95% para detetar massas adrenais com resolução espacial de 1 cm ou mais[1]. Na TC sem contraste, 99,6% dos feocromocitomas têm mais de 10 unidades Hounsfield, enquanto a maioria dos adenomas tem 10 HU ou menos[6]. A TC com contraste é usada para determinar o *washout* de contraste percentual absoluto e relativo entre as fases portal-venosa e tardia. O realce da fase venosa de pelo menos 85 HU foi observado em 88% dos feocromocitomas, mas em apenas 16% dos adenomas. Feocromocitomas grandes podem apresentar necrose central (sinal do anel) na TC e na ressonância magnética (RM)[6].

Ressonância magnética

A RM deve ser preferida à TC em crianças e mulheres grávidas ou lactantes; apresenta sensibilidade de até 100% na deteção de feocromocitomas adrenais. Na RM os feocromocitomas demonstram sinal hipointenso nas imagens ponderadas em T1 e hiperintenso nas imagens ponderadas em T2. Apesar de sua alta sensibilidade, a RM é inespecífica para o diagnóstico de feocromocitoma[1].

Os paragangliomas, vistos na RM tanto nas imagens ponderadas em T1 quanto em T2, podem apresentar um aspecto de "sal e pimenta" – por causa da presença de áreas puntiformes de baixa intensidade de sinal correspondentes a vazios de fluxo da vascularização do tumor, e sinal hiperintenso – correspondente a áreas de hemorragia no tumor. Tal apecto não é específico, pois também pode ser observado em outros tumores hipervasculares, como nos angiofibromas[1]. A heterogeneidade do sinal dentro do tumor por causa da hemorragia, a transformação cística e as calcificações continuam sendo características úteis na diferenciação de feocromocitomas de adenomas benignos[6].

A RM e a angiografia por RM são geralmente realizadas para determinar a extensão do envolvimento, avaliar o risco, planejamento da abordagem cirúrgica e estimtiva do prognóstico. Sequências angiográficas com contraste podem ser especialmente úteis para identificar e avaliar paragangliomas de cabeça e pescoço[6].

Cintilografia

A cintilografia de corpo inteiro é usualmente utilizada para localizar tumores extra-adrenais (paragangliomas) bioquimicamente ativos e não visualizados na adrenal, em exames de imagem (TC ou RM) anteriormente realizados, sendo também útil na identificação de metástases e recidivas. Os exames de imagem funcional são realizados usando principalmente ^{131}I e ^{123}I metaiodobenzilguanidina (MIBG). A sensibilidade do ^{123}I-MIBG é maior para detetar feocromocitoma do que para paraganglioma, em 76%-92% e 35%-70%, respectivamente[6]. A sensibilidade do MIBG em pacientes com mutações em um dos cinco genes que codificam a succinato desidrogenase (SDHx) é baixa[6].

Tomografia por emissão de pósitrons (PET)

A varredura PET associada a um TC ou uma RM (PET/TC e PET/RM) é empregada na localização de paragangliomas de difícil identificação, na avaliação de metástases e de recidivas. O ^{68}Ga-DOTATATE é um radiofármaco associado a um peptídeo que se liga a receptores de somatostatina, sendo o primeiro e principal agente usualmente utilizado. Os estudos com ^{68}Ga-DOTATATE mostraram sensibilidade na deteção de feocromocitomas e paragangliomas de 92%, incluindo ampla gama de mutações associadas[6].

O ^{18}F-FDOPA, ainda não disponível em nosso meio, também tem sido utilizado na realização de PET/CT para pesquisa de feocromocitomas e paragangliomas não detetados pelo ^{68}Ga-DOTATATE. Uma meta-análise demonstrou sensibilidades e especificidades para PET/CT com ^{18}F-FDOPA de 91% e 79%, respectivamente, na deteção de feocromocitomas e paragangliomas. ^{18}F-FDOPA tem alta sensibilidade que supera o MIBG no feocromocitoma benigno (85%-100%) e paraganglioma simpático benigno (70%)[6]. A sensibilidade para detetar feocromocitoma metastático com esse marcador pode ser superior a 90% em pacientes não SDHx, embora tenha sido demonstrada sensibilidade de 81% em doença benigna e 45% em doença maligna[6].

Uma metanálise, comparando a sensibilidade dos dois agentes mais empregados em PET/CT para deteção de feocromocitomas/paragangliomas, revelou que a sensibilidade do ^{68}Ga-DOTATATE (95%) foi superior à do ^{18}F-FDG (85%). Mesmo quando as mutações germinativas foram consideradas, a sensibilidade do ^{68}Ga-DOTATATE foi de 97%, em comparação com 79% para ^{18}F-FDG[6].

Também o ^{18}F-FDG pode ser utilizado na realização de PET/TC para localização de feocromocitomas e paragangliomas, porém com menor sensibilidade. Uma metanálise demonstrou que a sensibilidade de ^{68}Ga-DOTATATE (93%) é superior à de ^{18}F-FDOPA (80%), ^{18}F-FDG (74%) e ^{123}I/^{131}I-MIBG (38%)[7].

Na pesquisa da localização e pacientes com paragangliomas de cabeça e pescoço, a imagem funcional tem alta sensibilidade e deve ser usada, se possível, em conjunto com a RM, em vez das TC, sendo a maior definição da RM necessária para o planejamento cirúrgico e de tratamento. Em quase todas as situações, ^{68}Ga-DOTATATE é considerado o agente de escolha, ^{18}F-FDOPA o de segunda escolha e ^{18}F-FDG o de terceira escolha[6,7].

Testes genéticos

Feocromocitomas e paragangliomas formam o grupo de tumores mais frequentemente associados a mutações genéticas. Por isso, o teste genético é atualmente recomendado para todos os pacientes diagnosticados e, se identificadas as mutações, em seus descendentes[8].

Podem ser encontradas variantes alélicas patogênicas (mutações) germinativas em de 27 genes até o momento identificados: *ATRX, BRAF, CDKN2A, EGLN1/PHD2, EPAS1/HIF2A, EGLDN2/PHD2, FGFR1, FH, H3F3A, HRAS, IDH2, KIF1B, KMT2D, MAX, MDH2, MERTK, MET, NF1, RET, SDHA, SDHAF2, SDHB, SDHC, SDHD; TMEM127, TP53, VHL*[1,6,8].

As mutações nos genes *VHL, RET, NF1, MAX, TMEM12* e *HRAS* associam-se mais frequentemente com feocromocitomas, enquanto as mutações SDHx, FH, PHD1/2 e EPAS1/HIF2A relacionam-se mais frequentemente com paragangliomas. Feocromocitomas e paragangliomas esporádicos geralmente apresentam mutações somáticas em NF1, VHL, RET e MAX[6,8].

Painéis genéticos para feocromocitoma/paraganglioma contendo análises de variantes alélicas patogênicas germinativas de conjuntos dos principais genes associados, realizados por sequenciamento de próxima geração (NGS), estão atualmente disponíveis comercialmente em laboratórios especializados.

Outros testes

Os feocromocitomas podem produzir calcitonina, peptídeos opioides, somatostatina, corticotropina e peptídeo intestinal vasoativo, entre outras substâncias[1]. A hipersecreção de corticotropina pode causar a síndrome de Cushing, e a superprodução de peptídeo intestinal vasoativo pode resultar em diarreia aquosa[1]. Podem ser necessários estudos adicionais para descartar uma síndrome familiar em pacientes com feocromocitoma, como: avaliação oftalmológica para descartar angiomas da retina presentes na doença de VHL, dosagem sérica de hormônio da paratireoide intacto e cálcio sérico para descartar hiperparatireoidismo primário (que ocorre em MEN 2)[1].

A cromogranina A é uma alternativa ao diagnóstico bioquímico de alguns pacientes com paragangliomas que cursam com metanefrinas plasmáticas e urinárias normais, apresentando especificidade de 98% e valor preditivo positivo de 97% para tumores neuroendócrinos, entre eles os diferenciados e os carcinoides. Embora a sensibilidade do teste para diagnosticar os tumores neuroendócrinos seja alta, a especificidade é baixa, uma vez que várias condições podem levar a valores "falsamente elevados", com destaque para as insuficiências renal e hepática, a gastrite atrófica, o uso de inibidores de bomba de prótons e os antagonistas H2 da histamina[9]. Os níveis plasmáticos de cromogranina A estão particularmente mais elevados em pacientes com síndrome de Zollinger-Ellison em comparação com outros tipos de tumores endócrinos[10].

Os testes de supressão com clonidina e testes de provocação com glucagon, metoclopramida e naloxona têm indicação restrita[11].

FISIOPATOLOGIA

As manifestações clínicas de um feocromocitoma resultam da secreção excessiva de catecolaminas pelo tumor[1,2]. A secreção pode ocorrer de forma intermitente ou contínua. As catecolaminas normalmente secretadas são norepinefrina e epinefrina, porém mais raramente alguns tumores produzem dopamina[9]. A estimulação dos receptores alfa-adrenérgicos resulta em elevação da PA, aumento da contratilidade cardíaca, glicogenólise, gliconeogênese e relaxamento intestinal. A estimulação dos receptores beta-adrenérgicos resulta em aumento da frequência cardíaca e da contratilidade[1].

Muitas situações podem precipitar crises hipertensivas em pacientes com feocromocitomas, como: indução anestésica, opiáceos, antagonistas da dopamina (como metoclopramida), descongestionantes nasais, betabloqueadores (sem o prévio alfabloqueio), inibidores da recaptação de catecolaminas (como antidepressivos tricíclicos e cocaína), trabalho de parto[1].

Os níveis relativos de catecolaminas também diferem nos feocromocitomas[1,2]. A maioria dos feocromocitomas secreta noradrenalina predominantemente, enquanto as secreções da medula adrenal normal são cerca de 85% de epinefrina[1].

Formas hereditárias

Nas formas hereditárias de feocromocitoma e paraganglioma, os perfis secretores variam de acordo com a síndrome subjacente. Os feocromocitomas associados à VHL normalmente produzem apenas norepinefrina, enquanto aqueles associados a MEN 2 e NF1 normalmente produzem tanto epinefrina quanto norepinefrina. Tumores em pacientes com mutações germinativas dos genes da SDHx (*SDHB* e *SDHD*), que causam paraganglioma familiar, produzem principalmente dopamina[1,8].

Neoplasia endócrina múltipla

As síndromes MEN 2A e 2B foram atribuídas a mutações germinativas no RET-proto-oncogene do cromossomo 10, que codifica um receptor de tirosina quinase, envolvido na regulação do crescimento e diferenciação celular. Feocromocitomas ocorrem bilateralmente nas síndromes MEN em até 70% dos casos[1].

MEN 2A

A MEN 2A (síndrome de Sipple) é caracterizada por carcinoma medular de tireoide, adenoma de paratireoide, doença de Hirschsprung (ausência de inervação nos músculos de uma parte ou da totalidade do cólon resultando em oclusão intestinal no neonato) e feocromocitomas. Mais de 95% dos casos de MEN 2A estão associados a mutações no RET proto-oncogene. O diagnóstico clínico de MEN 2A requer a ocorrência de dois ou mais tumores endócrinos em um indivíduo ou em parentes próximos. O risco de carcinoma medular da tireoide é de 95%, o risco de feocromocitoma é de 50% e o risco de doença da paratireoide é de 20% a 30%[1].

MEN 2B

MEN 2B é caracterizado por: carcinoma medular de tireoide, feocromocitoma (em 50% dos casos), neurofibromatose (neuromas mucosos) da mucosa oral, lábios aumentados, ganglioneuromatose intestinal, doença de Hirschsprung, hábito corporal marfanoide, ganglioneuromatose do trato gastrointestinal. Uma mutação do RET proto-oncogene foi relatada como presente em 95% dos pacientes com NEM 2B[1]. A tireoidectomia profilática é indicada por causa da natureza precoce e agressiva do carcinoma medular de tireoide associado[1].

Doença de von Hippel-Lindau

A doença de VHL, causada por mutações no gene VHL, pode estar presente em até 19% dos pacientes com feocromocitoma, compreendendo: hemangioblastomas cerebelares, angiomas da retina e outros tumores, incluindo feocromocitomas e cistos (renal, hepático, pancreático, do epidídimo, entre outros órgãos). Cerca de 10% das pessoas com VHL desenvolvem tumor endolinfático na orelha interna, ameaçando a audição. O risco de desenvolvimento de carcinoma de células renais aumenta com a idade (até 70% a partir da 6ª década). A realização de oftalmoscopia na busca de angiomas retininianos pode colaborar com o diagnóstico[1].

Neurofibromatose e outras doenças

A neurofibromatose, ou doença de von Recklinghausen, é caracterizada por anomalias congênitas (geralmente tumores benignos) da pele, sistema nervoso, ossos e glândulas endócrinas. Apenas 1% dos pacientes com neurofibromatose apresentam feocromocitomas, mas até 5% dos pacientes com feocromocitomas apresentam neurofibromatose. Outros distúrbios neuroectodérmicos associados a feocromocitomas incluem esclerose tuberosa (doença de Bourneville, epiloia) e síndrome de Sturge-Weber (mancha de um lado da face em "vinho do Porto" e malformação dos vasos sanguíneos do cérebro)[1].

Complexo succinato desidrogenase

Mutações das subunidades do SDHx causam feocromocitomas, paragangliomas e outros tumores, com elevada taxa de transformação maligna1.

TRATAMENTO

O tratamento de escolha é a ressecção cirúrgica do tumor, que geralmente cura a HAS. A avaliação pré-operatória deve incluir a precisa localização do tumor, a definição ou exclusão de tumores adrenais bilaterais e/ou de metástases. Nos casos de paragangliomas, a definição da localização do tumor e o planejamento cirúrgico podem ser laboriosos. O tratamento pré-operatório deve incluir o alfabloqueio adrenérgico inicial, seguido do betabloqueio adicional posterior, sendo muitas vezes necessário o emprego de outros medicamentos para controlar a PA e prevenir crises hipertensivas, como bloqueadores dos canais de cálcio e bloqueadores dos receptores da angiotensina[1,2].

A estabilização médica pré-cirúrgica deve seguir uma sequência lógica de condutas. Se disponível, iniciar bloqueio alfa com fenoxibenzamina por 7-14 dias. Por causa da dificuldade da disponibilidade de fenoxibenzamina em nosso meio, utiliza-se a doxazosina. Deve-se iniciar um betabloqueador somente após o bloqueio alfa adequado, para evitar a precipitação de uma crise hipertensiva por estimulação alfa sem oposição.

Deve-se administrar os alfa e betabloqueadores orais na manhã da cirurgia. Deve-se também incentivar a ingestão liberal de sal. No pré-operatório, deve-se realizar a expansão de volume com solução isotônica de cloreto de sódio. A PA, a frequência cardíaca e os níveis de glicose devem ser monitorados durante e após a cirurgia. A adrenalectomia minimamente invasiva deve ser realizada para a maioria dos feocromocitomas adrenais, sendo a ressecção aberta reservada para feocromocitomas muito grandes ou invasivos e paragangliomas[1,2]. A adrenalectomia parcial tem sido uma opção viável em alguns casos[1].

PROGNÓSTICO

A taxa de sobrevida em 5 anos para pessoas com feocromocitomas benignos é superior a 95%. Em pacientes com feocromocitomas malignos, a taxa de sobrevida em 5 anos é inferior a 50%[1].

Além da HAS, arritmias cardíacas, como fibrilação atrial e ventricular, podem ocorrer por causa de níveis plasmáticos excessivos de catecolaminas. Outras complicações menos comuns também podem ocorrer como: miocardite, sinais e sintomas de infarto do miocárdio, cardiomiopatia dilatada, edema pulmonar de origem cardíaca ou não cardíaca, encefalopatia hipertensiva, acidente vascular cerebral isquêmico ou hemorrágico. Foi descrita uma correlação entre o grau de excesso de catecolaminas, fraturas vertebrais e aneurisma da aorta abdominal[1].

O feocromocitoma durante a gravidez é extremamente raro (0,002% de todas as gestações), mas o feocromocitoma não diagnosticado que ocorre durante a gravidez tem um prognóstico grave, com elevadas taxas de mortalidade materna e fetal[1].

BIBLIOGRAFIA

1. Blake MA, Sweeney AT. Pheochromocytoma. Medscape (English Edition), 2021. Disponível em: https://emedicine.medscape.com/article/124059-overview#a7. Acesso em: 15/04/2022.
2. Malachias MVB. Feocromocitoma: diagnóstico e tratamento. Rev Bras Hipertens. 2002;9(2):160-4.
3. Thompson LD. Pheochromocytoma of the Adrenal gland Scaled Score (PASS) to separate benign from malignant neoplasms: a clinicopathologic and immunophenotypic study of 100 cases. Am J Surg Pathol. 2002;26(5):551-66.
4. Waguespack SG, Rich T, Grubbs E, Ying AK, Perrier ND, Ayala-Ramirez M, et al. A current review of the etiology, diagnosis, and treatment of pediatric pheochromocytoma and paraganglioma. J Clin Endocrinol Metab. 2010;95(5):2023-37.
5. Därr R, Lenders JWM, Hofbauer LC, Naumann B, Bornstein SR, Eisenhofer G. Pheochromocytoma: Update on Disease Management. Ther Adv in Endo and Metab. 2012;3(1):11-26.
6. Carrasquillo JA, Chen CC, Jha A, Ling A, Lin FI, Pryma DA, Pacak K. Imaging of Pheochromocytoma and Paraganglioma. J Nucl Med. 2021;62(8):1033-42.
7. Han S, Suh CH, Woo S, Kim YJ, Lee JJ. Performance of 68Ga-DOTA-conjugated somatostatin receptor-targeting peptide PET in detection of pheochromocytoma and paraganglioma: a systematic review and metaanalysis. J Nucl Med. 2019;60(3):369-76.
8. NGS in PPGL (NGSnPPGL) Study Group, Toledo RA, Burnichon N, Cascon A, Benn DE, Bayley JP, et al. Consensus statement on next-generation-sequencing-based diagnostic testing of hereditary phaeochromocytomas and paragangliomas. Nat Rev Endocrinol. 2017;13(4):233-47.

9. Kidd M, Bodei L, Modlin IM. Chromogranin A: any relevance in neuroendocrine tumors? Curr Opin Endocrinol Diabetes Obes. 2016;23(1):28-37.
10. Campana D, Nori F, Piscitelli L, Morselli-Labate AM, Pezzilli R, Corinaldesi R, et al. Chromogranin A: is it a useful marker of neuroendocrine tumors? J Clin Oncol. 2007;25(15):1967-73.
11. Koshida H, Miyamori I, Soma R, Matsubara T, Okamoto S, Ikeda M, Takeda R. Evaluation of clonidine suppression and various provocation tests in the diagnosis of pheochromocytoma. J Endocrinol Invest. 1990;13(10):807-15.

66

Coarctação da aorta

Isabela de Carlos Back
Luiz Carlos Giuliano

CONSULTA RÁPIDA

Epidemiologia da coarctação da aorta (CoAo)

- Quatro a 6% das cardiopatias congênitas.
- Estreitamento da aorta descendente.

Fisiopatogênese

- Sem consenso sobre fisiopatogênese da etiologia congênita.
- Pode ser adquirida (Takayasu ou aterosclerose grave).

Diagnóstico

- Clínico: diminuição de pulsos em membros inferiores (MMII); sopro sistêmico – região interescapular.
- Realizar ecocardiografia transtorácica; avaliar necessidade de ressonância magnética (RM) ou tomografia computadorizada (TC).
- Sempre afastar em criança e adulto jovem.

História natural

- Se não tratado, sobrevida média de 34 anos.
- Morte por insuficiência cardíaca (IC), rotura de aneurismas e doença isquêmica cardiovascular.

Tratamento da CoAo

- Indicação: gradiente pela lesão ≥ 20 mmHg, circulação colateral, IC, pressão ou claudicação.
- Pode ser cirúrgico ou por aortoplastia.

Fisiopatologia da hipertensão arterial sistêmica (HAS) na CoAo

- Alta prevalência, que aumenta com a idade.
- Alto risco de hipertensão mascarada.
- Causas: (1) anormalidades vasculares estruturais por *shear stress*, com alteração da parede e disfunção endotelial; (2) alterações citocínicas (TGF-β) pró-inflamatórias e anti-apoptóticas; (3) gradiente residual após a correção; (4) alteração no sistema renina-angiotensina-aldosterona (SRAA); (5) redução das concentrações de renalase; (6) desregulação dos barorreceptores; (7) morfologia tipo gótico; (8) tipo de cirurgia.

Acompanhamento pós-correção

- Em crianças: (1) avaliação da PA anual; (2) se alterada, descartar reCoAo e avaliar repercussão cardíaca; (3) MAPA 24 horas anual; (4) se possível, ergometria anual.
- Em adultos: (1) acompanhamento anual, com checagem da pressão arterial (PA) nos quatro membros; (2) descartar reCoAo no caso de piora de HAS; (3) MAPA anual; (4) ergometria anual; (5) RM ou TC a cada 5 anos, ou bianual em caso de aumento da aorta ascendente; (6) triagem de anomalias vasculares cerebrais na 4ª década.

Manejo da HAS na CoAo

- Tratamento paradoxal do pós-operatório da CoAo: (1) por atividade simpática (primeiras 24 horas) e ativação do SRAA (primeira semana); (2) tratamento da primeira fase com betabloqueadores EV, nitroprussiato de sódio ou labetalol EV; (3) tratamento da segunda fase com iECA.

- Manejo em crianças: modificação do estilo de vida, betabloqueadores, tiazídicos, antagonistas do canal de cálcio e iECA. Sem consenso sobre o papel da HAS ao exercício ou mascarada na decisão terapêutica.
- Manejo em adultos: (1) modificação de estilo de vida, (2) drogas: betabloqueadores, vasodilatadores, IECA, BRA, dependendo do tamanho da aorta ascendente, insuficiência aórtica ou obstrução aórtica residual.

CoAo, HAS e atividade física

- Evitar atividades de força de alta intensidade; liberação dependerá de grau de obstrução, circulação colateral, HAS ao exercício e tamanho de aorta ascendente.

EPIDEMIOLOGIA DA COARCTAÇÃO DA AORTA

A coarctação da aorta (CoAo) é uma das cardiopatias congênitas mais comuns, perfazendo de 4 a 6% de todas as doenças inatas. Nessa malformação, observa-se o estreitamento da aorta descendente – mais frequentemente entre a artéria subclávia esquerda e o ligamento arterioso, mas podem ocorrer localizações variadas – com espectro de gravidade variando desde a obstrução leve e localizada (Figura 1) até um segmento longo de hipoplasia ou atresia do arco aórtico (Figura 2). O grau de obstrução é o fator que mais impacta na gravidade e precocidade de sua manifestação clínica.

FISIOPATOGÊNESE DA COARCTAÇÃO DA AORTA

Sua fisiopatogênese ainda não é completamente compreendida, mas admitem-se

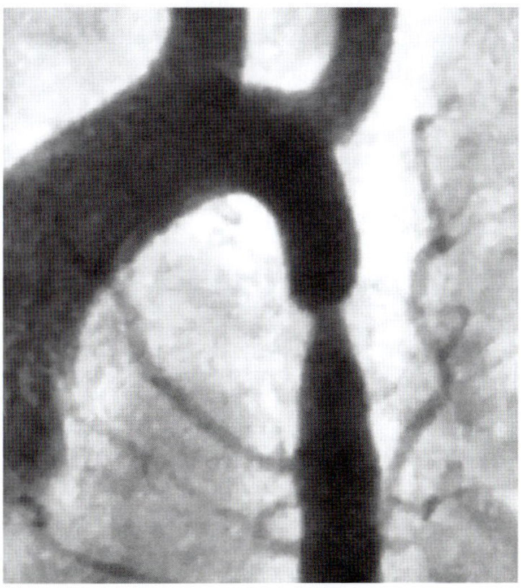

FIGURA 1 Aortografia de coarctação da aorta nativa, localizada, em lactente masculino de 2 anos. Observe a circulação colateral que já se forma.

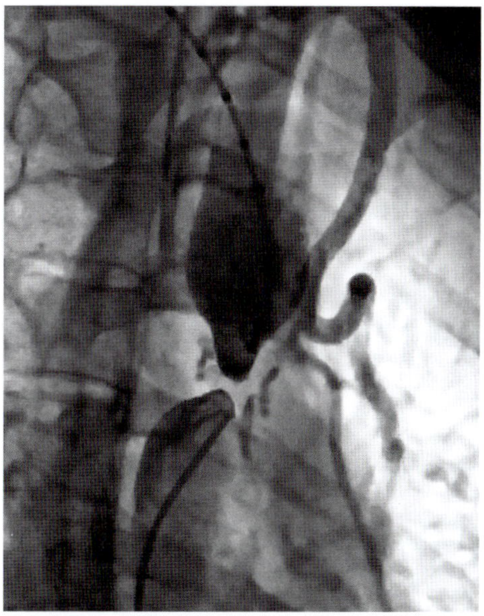

FIGURA 2 Aortografia de paciente feminina de 23 anos com atresia aórtica. Observe a importante circulação colateral, que permitiu a sobrevida da paciente até essa idade.

três possibilidades: (1) teoria hemodinâmica, por baixo fluxo anterógrado intrauterino; (2) teoria ductal, por migração do tecido ducal para a aorta torácica no período fetal; e (3) teoria gênica, determinada por polimorfismos do gene *NOTCH-1*, relacionado a fatores de crescimento endotelial vascular. Admite-se uma mediação ambiental, como a exposição a alguns solventes. Menos frequentes, há casos de coarctação de aorta adquiridos, como na arterite de Takayasu (Figura 3) e na aterosclerose grave[1].

DIAGNÓSTICO DA COARCTAÇÃO DA AORTA

Deve ser feito no período neonatal, quando a palpação de pulso de membros inferiores demonstra ausência ou nítida diminuição de sua amplitude[1].

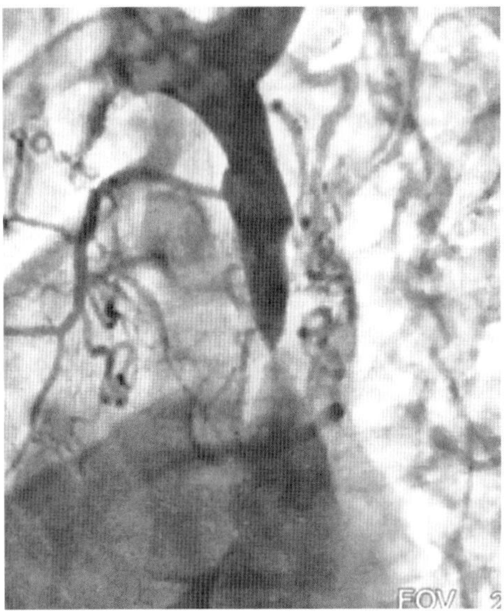

FIGURA 3 Aortografia de coarctação da aorta adquirida, em adolescente feminina, 14 anos, por arterite de Takayasu. Note a irregularidade em toda a aorta descendente.

Considera-se como diagnóstico diferencial em toda a criança ou jovem com hipertensão arterial sistêmica (HAS), sendo recomendada a medida da pressão arterial nos quatro membros na sua investigação clínica em pelo menos uma ocasião. A pressão arterial sistólica (PAS) é cerca de 10 a 20% mais alta nos membros inferiores, por amplificação da onda. Deve-se suspeitar de CoAo quando houver diferença entre a medida de pressão arterial sistólica de membros superiores e inferiores maior que 10 mmHg; quando maior que 35 mmHg é sinal altamente sugestivo da doença[1,2].

A claudicação por isquemia de membros inferiores é sintoma comum. Ausculta-se na maioria dos pacientes um sopro rude, sistólico, na borda esternal esquerda, que irradia para a região interescapular. Nos pacientes com diagnóstico tardio são auscultados sopros contínuos, por presença de circulação colateral[1,2].

Na investigação por imagem, realiza-se ecocardiograma transtorácico, que identifica localização e gravidade da obstrução, assim como afasta outras alterações. A angiorressonância (RM) ou a angiotomografia (TC) (Figura 4) são utilizadas para a identificação de circulação colateral ou outras malformações distantes do coração[1,2].

HISTÓRIA NATURAL DA COARCTAÇÃO DA AORTA

Como mecanismos compensatórios, podem ser encontrados hipertrofia de ventrículo esquerdo[3], dilatação pré e pós-estenótica e desenvolvimento de circulação colateral intercostal, mamária ou subescapular[1,2].

Se não tratada, a sobrevida média é de 34 anos, com morte por insuficiência cardíaca, rotura de aneurismas, endocardite ou complicações aterotrombóticas[3]. São sintomas tardios comuns, decorrentes da hipertensão arterial sistêmica: cefaleia, epistaxe, intolerância ao exercício, angina, taquipneia por disfunção

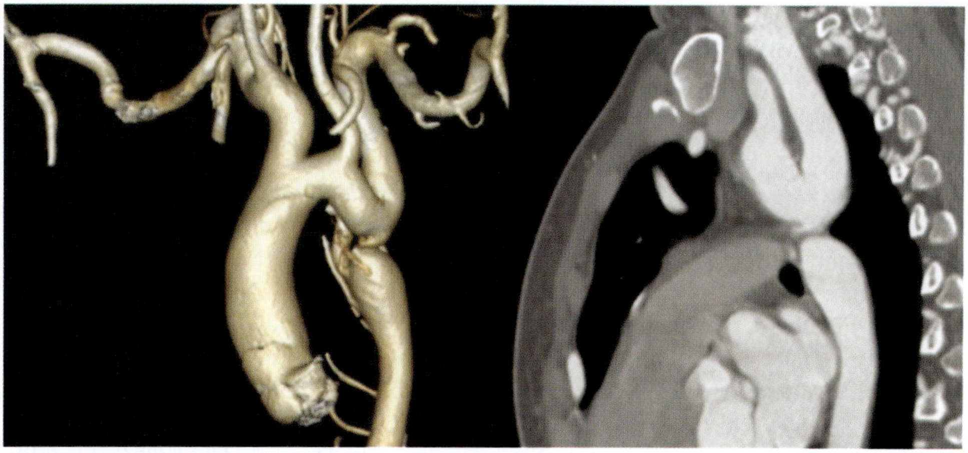

FIGURA 4 Angiotomografia aórtica de paciente feminina de 23 anos com atresia aórtica.

ventricular esquerda[4] e sinais de insuficiência cardíaca[1,2].

Mesmo em pacientes com CoAo leve, frequentemente há disfunção diastólica, aferida pelo índice de massa de ventrículo esquerdo e pela razão das ondas E/e' em todas as idades. Isto se dá pela vasculopatia genética e funcionalmente adquirida, determinando sobrecarga de pressão arterial ao ventrículo[1,4].

TRATAMENTO DA COARCTAÇÃO DA AORTA

No recém-nascido, idade em que se apresentam os casos mais graves, a indicação é cirúrgica. No adolescente e no adulto, casos geralmente mais leves e mais localizados, dá-se preferência à aortoplastia, com ou sem colocação de *stent*[1] (Figura 5).

A indicação principal do tratamento ou reintervenção é o gradiente sistêmico maior que 20 mmHg por meio da coarctação. Em gradientes menores, considera-se como indicação: (1) evidência radiográfica de circulação colateral significativa, (2) hipertensão arterial sistêmica atribuída à coarctação, (3) insuficiência cardíaca sem outra causa definida e (4) limitação física por claudicação, atribuída ao baixo fluxo de membros inferiores[1,2].

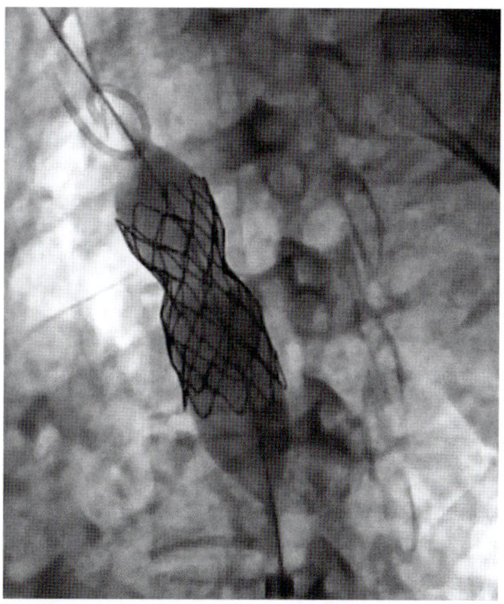

FIGURA 5 Angioplastia com colocação de *stent* em lactente masculino de 2 anos portador de recoarctação da aorta após cirurgia de reconstrução de hipoplasia do arco aórtico.

FISIOPATOLOGIA DA HIPERTENSÃO ARTERIAL SISTÊMICA SECUNDÁRIA NA COARCTAÇÃO DA AORTA

Em crianças, descrevem-se prevalências de HAS no pós-operatório precoce de cerca de 30%. O momento do tratamento parece impactar na evolução da hipertensão arterial sistêmica em longo prazo: quando reparada até 1 ano de idade, a chance de evoluir com HAS na vida adulta jovem é de cerca de 5%; se reparada após essa idade, a chance é de 25 a 33%. Aos 40 anos, a prevalência é de 35 a 68%, e de até 90% nos pacientes de 60 anos ou mais. Mesmo nos pacientes normotensos, cerca de 1/3 apresenta hipertensão arterial sistêmica induzida pelo exercício[5,6].

A hipertensão mascarada, a hipertensão arterial sistêmica sistólica no sono isolada e a hipertrofia de ventrículo esquerdo são altamente prevalentes em longo prazo nesses pacientes, mesmo quando o tratamento precoce teve sucesso. A hipertensão arterial no sono parece ser um importante preditor de hipertrofia ventricular esquerda[5].

As principais teorias que explicam a HAS da CoAo são (Figura 6):

- Anormalidades inatas ou adquiridas da parede arterial: acredita-se que o *shear stress* em todo o segmento pré-estenótico determina modificações vasculares, com aumento da quantidade de colágeno e diminuição da musculatura lisa[6]. Há também alterações epigenéticas induzidas pela arterial sistêmica, com proliferação e hipertrofia da musculatura lisa e aumento da produção de glicosaminoglicanos na parede. De fato, observam-se frequentemente alterações em todo o coração esquerdo e aorta, corroborando a teoria de que a CoAo é uma doença sistêmica vascular[5]. Estudos da função vascular demonstram aumento da rigidez arterial e diminuição da distensibilidade reativa aórtica, assim como alterações estruturais precoces, com o aumento da espessura médio-intimal, associada ao depósito dos glicosaminoglicanos descritos[7] (Figura 7).
- Interação citocínica: envolvendo a superfamília do fator de transformação do

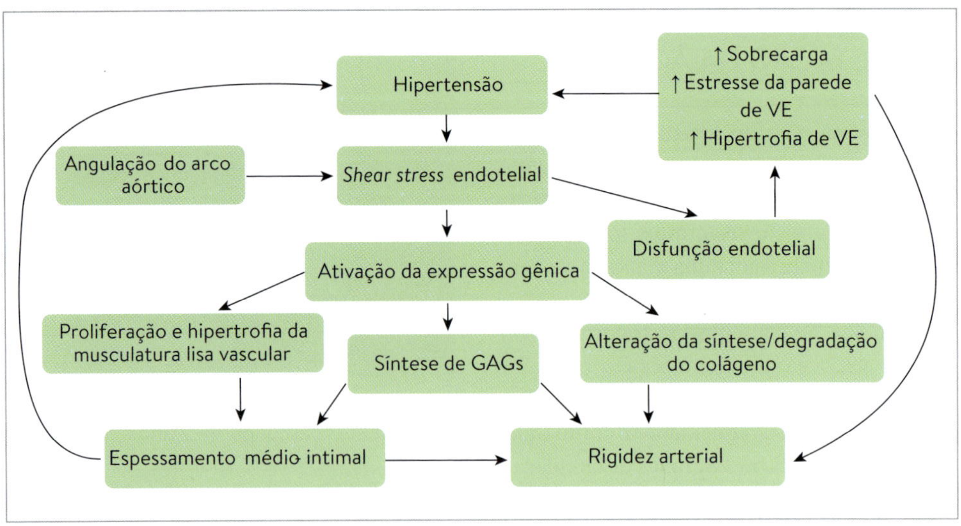

FIGURA 6 Mecanismos fisiopatológicos da hipertensão após a correção da coarctação da aorta. VE: ventrículo esquerdo; GAG: glicosaminoglicanos. Fonte: adaptada de Vigneswaran et al., 2018[6].

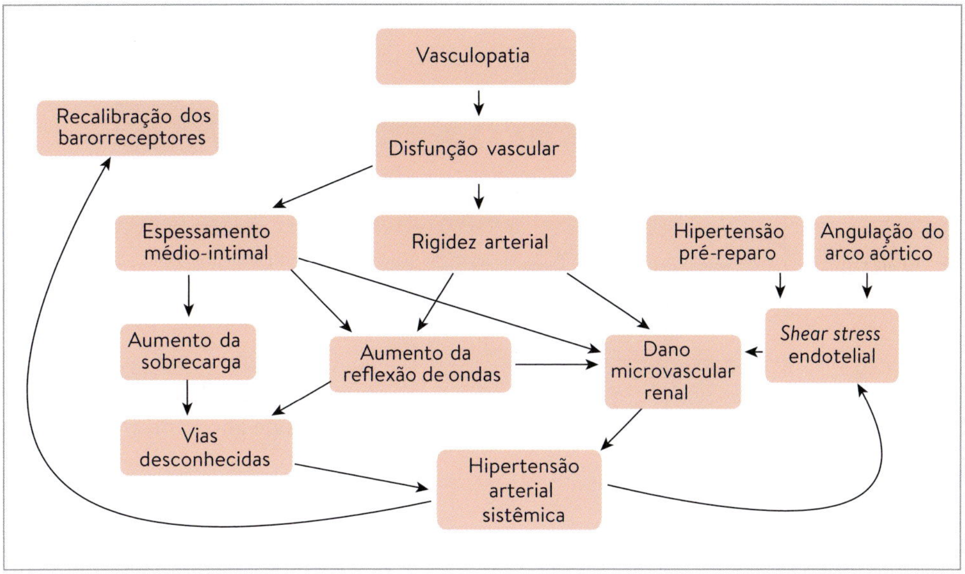

FIGURA 7 Mecanismos fisiopatológicos da disfunção vascular após a correção da coarctação da aorta.

Fonte: adaptada de Vigneswaran et al., 2018[6].

crescimento beta (TGF-β), que determina estado pró-fibrótico e anti-apoptótico da parede arterial, resultando em rigidez arterial, associado à disfunção de barorreceptores. Pode surgir inflamação tubulointersticial dos rins, que usualmente evolui com fibrose renal. Isto altera a função renal neuroendócrina, mesmo sem deterioração importante da função excretora, contribuindo com a persistência da HAS após sua correção[5].

- Gradiente residual após a correção: é mais frequente nos casos graves, de hipoplasia extensa do arco aórtico e necessidade de correção nos primeiros anos de vida. Nestes, há o crescimento prejudicado dessas estruturas no pós-operatório. A reestenose também pode ser vista em adolescentes e adultos submetidos à aortoplastia, pelo processo de cicatrização. Deve ser sempre descartada, especialmente nos pacientes com hipertensão resistente ou de aparecimento recente[6].
- Alterações na regulação do sistema renina-angiotensina-aldosterona (SRAA): na CoAo nativa, pela hipoperfusão e isquemia renal crônica, há a ativação do SRAA. Interessantemente, essa ativação mantém-se com frequência após a correção com sucesso da obstrução, e parece contribuir com a manutenção da hipertensão arterial sistêmica[5,6].
- Renalase: é uma enzima renal que metaboliza catecolaminas e substâncias similares em aminocromos. É expressa pelo aumento das catecolaminas e diminui com a ingestão de sódio. Seus níveis diminuídos determinam HAS e maior risco de dano miocárdico. Em pacientes com isquemia renal crônica, como na CoAo, há a diminuição da sua produção, mesmo após o tratamento com sucesso, o que é mais grave quanto mais tardia é a correção[8].
- Desregulação do sistema de barorreceptores: mais frequente nos pacientes com correção tardia, quando há dessensibilicação

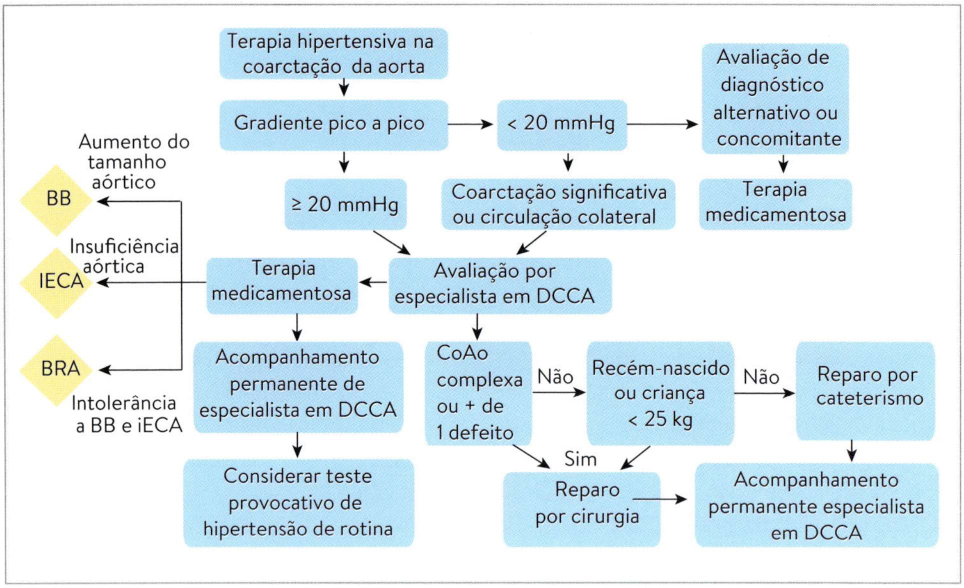

FIGURA 8 Tratamento da hipertensão arterial sistêmica na coarctação da aorta (CoAo).

DCCA: doença cardíaca congênita em adultos; IECA: inibidores da enzima conversora da angiotensina; BRA: bloqueador do receptor da angiotensina; BB: betabloqueadores.

Fonte: adaptada de Nakamura et al., 2016[13].

dos barorreceptores carotídeos e aórticos. Estes assumem como novo normal a PA mais elevada, por desregulação da sua calibração[5,6].

- Morfologia do arco aórtico: apesar de essa teoria não ser consenso, existem evidências de que o formato "gótico" – no qual o arco aórtico tem um formato triangular anguloso no seu ápice – pode determinar um *shear stress* significativo, causando alterações estruturais na parede aórtica e uma ativação endotelial crônica, que se associam, por sua vez, com a manutenção da hipertensão arterial sistêmica sistólica em médio e longo prazos[6].
- Tipos de cirurgia: técnicas cirúrgicas mais antigas – como a colocação de material protético para aumentar o calibre aórtico (que aumenta, por sua vez, o risco de recoarctação), ou a utilização da artéria subclávia (que afeta a elasticidade do segmento) – determinam maior risco de hipertensão arterial sistêmica crônica. A técnica mais utilizada atualmente – com ressecção do segmento e anastomose término-terminal – mantém somente tecido aórtico saudável e maior proteção da pressão arterial. A cirurgia de Norwood para hipoplasia do coração esquerdo também associa-se a altas prevalências de HAS[6].

ACOMPANHAMENTO DE PACIENTES EM PÓS-OPERATÓRIO DE COARCTAÇÃO DA AORTA, QUANTO AO RISCO DE HAS

Hipertensão arterial sistêmica é o fator de risco de maior impacto no desenvolvimento de doença arterial coronariana nesses pacientes, aumentando o risco em mais de duas vezes[3].

MAPA em crianças com coarctação da aorta

- Inicialmente, há a necessidade da avaliação anual da pressão arterial no braço direito, caso não existam aberrações da artéria subclávia ipsilateral[6].
- No caso de detecção de PA elevada, deve-se descartar recoarctação ao ecocardiograma, assim como a determinação da massa ventricular esquerda e alterações cardíacas funcionais. A RM e a CT de aorta auxiliam no estudo do tamanho e da morfologia[6].
- Recomenda-se anualmente, mesmo em pacientes normotensos, a monitorização ambulatorial da pressão arterial de 24 horas (MAPA 24 h), pela alta prevalência de hipertensão mascarada[9].
- Caso possível, pela disponibilidade e idade das crianças, deve-se realizar o teste ergométrico para descartar hipertensão arterial sistêmica induzida por exercício (o limite para crianças e adolescentes é de 200 mmHg de pressão sistólica máxima). É fortemente relacionado à disfunção endotelial e hiper-reatividade vascular, bem como complicações mais graves da HAS em médio prazo[10].

MAPA em adultos com coarctação da aorta

- O paciente deve ser seguido por toda a vida todos os anos, independentemente do tratamento, idealmente por cardiologista com expertise em cardiopatias congênitas de adulto. Deve haver avaliação anual da pressão arterial dos quatro membros. Sempre descartar recoarctação no caso de surgimento de hipertensão arterial sistêmica[11].
- MAPA: realizar anual ou bianualmente, segundo o caso, pela alta prevalência de hipertensão mascarada[9].
- Teste ergométrico: também a cada 1 ou 2 anos, sendo considerada HAS induzida ao exercício se PAS ≥ 230 mmHg (alguns autores sugerem um critério mais rigoroso, como PAS máxima acima de 210 mmHg para homens e 190 mmHg para mulheres). É considerado importante preditor de hipertrofia ventricular esquerda[10].
- Exames de imagem: no adulto, recomenda-se a realização de tomografia computadorizada (TC) ou ressonância magnética (RM) a cada 5 anos. Realiza-se a medida do gradiente na aorta descendente em todos os ecocardiogramas transtorácicos, a medida da aorta ascendente, e TC ou RM a cada 2 anos em pacientes com aumento da aorta ascendente[11].
- Fazer triagem de anomalias de vasculatura cerebral a partir da quarta década de vida[11].

MANEJO DA HAS NA COARCTAÇÃO DA AORTA

Manejo da hipertensão arterial sistêmica paradoxal no pós-operatório de coarctação da aorta

Há várias teorias sobre a fisiopatologia da HAS paradoxal no pós-operatório de CoAo (HPPO CoAo), entre elas: (1) a manutenção da ativação dos barorreceptores, decorrentes da hipoperfusão renal pré-operatória; (2) redução do estiramento dos barorreceptores com a queda da pressão no pós-operatório, o que desencadeia o aumento da atividade simpática, fenômeno que ocorre nas primeiras 24 horas; (3) a ativação do SRAA, com elevação dos níveis de renina, durante a primeira semana, considerada a segunda fase. Esses efeitos são mais evidentes no grupo submetido à cirurgia do que naquele submetido à angioplastia[12].

O tratamento dessas duas fases é vital, dado o risco de complicações inerentes no pós-operatório: (1) na fase da ativação simpática, há o risco aumentado de sangramento e instabilidade hemodinâmica; (2) na fase de ativação do SRAA, há o risco aumentado de arterite mesentérica, caracterizada por dor abdominal, íleo, dor à palpação, náuseas, vômitos e leucocitose, peritonite e risco de morte[12].

Deve-se iniciar o tratamento quando a PAS estiver acima do 90º percentil para idade, sexo e estatura. Os medicamentos mais usualmente utilizados na hipertensão portopulmonar (HPPO) CoAo: primeira fase – nitroprussiato de sódio, esmolol e labetalol. No momento da saída das crianças da UTI, os medicamentos mais utilizados são os inibidores da enzima conversora, o labetalol e os betabloqueadores (propranolol, atenolol, metoprolol e carvedilol)[12].

- Betabloqueadores: nas primeiras 24 horas, utiliza-se o esmolol na dose de ataque de 125 a 500 μg/kg em bolo, seguida de infusão contínua de 125 a 500 μg/kg/min.
- Nitroprussiato de sódio: é um estimulador indireto do sistema simpático, o que pode agravar a ativação desse sistema. As doses são as habitualmente utilizadas em emergências hipertensivas na infância e na adolescência[12].
- Labetalol: pelo efeito bloqueador alfa-1-seletivo e beta não seletivo. Inicia-se com 0,5 mg/kg, em uma infusão de 20 minutos. Depois, infusão contínua de 5 μg/kg/min, com aumentos de 2-5 μg/kg/min, até 20 μg/kg/min, por no máximo 48 horas[12].
- Inibidores da enzima conversora: usados na segunda fase do pós-operatório, usualmente por via oral, nas doses habituais[12].

Manejo da hipertensão arterial sistêmica na coarctação da aorta de crianças

Ainda não há consenso sobre o tratamento anti-hipertensivo contínuo em crianças que se apresentam normotensas em repouso e hipertensos ao exercício ou hipertensão mascarada (HM) ao MAPA de 24 horas[13].

Não há estudos robustos em longo prazo para determinar o melhor regime medicamentoso na infância e na adolescência. Utilizam-se betabloqueadores, diuréticos tiazídicos, antagonistas dos canais de cálcio ou inibidores da enzima conversora[13].

Manejo da hipertensão arterial sistêmica na coarctação da aorta em adultos

Há frequentemente hipertensão mascarada, e a MAPA e o teste ergométrico são exames que auxiliam na tomada de decisão do tratamento[9,10,13,14].

- Hábitos de vida: independentemente do tratamento, os pacientes de qualquer idade com CoAo devem evitar a obesidade, o sedentarismo e o tabagismo, ingerir dieta hipossódica e com pouca gordura saturada, e controle da ingestão alcoólica[13].
- Terapia: considera-se, em adulto, como tratamentos medicamentosos de primeira escolha betabloqueadores e vasodilatadores, inibidores da enzima conversora e bloqueadores dos receptores da angiotensina; no caso de dilatação da aorta ascendente, dá-se preferência aos betabloqueadores; no caso de insuficiência aórtica, o betabloqueador é contraindicado. Ramipril diminui a expressão de citocinas pró-inflamatórias em pacientes normotensos após a cirurgia. Os inibidores da enzima conversora e bloqueadores dos receptores da angiotensina podem ser usados se não houver evidência de obstrução aórtica residual significativa ou hipoperfusão renal. Se há a necessidade de associação de mais de um anti-hipertensivo, recomenda-se utilizar bloqueadores do canal de cálcio[13,14].

- Deve-se considerar a impossibilidade absoluta do uso de drogas que agem no sistema renina-angiotensina-aldosterona (IECA e BRA) nas mulheres com possibilidade de gravidez.

COARCTAÇÃO DA AORTA, HIPERTENSÃO ARTERIAL SISTÊMICA E ATIVIDADE FÍSICA

Pacientes normotensos, em repouso e ao exercício, não têm restrições à prática desportiva, exceto atividades de força de alta intensidade, pelo risco de distensão da parede aórtica e desenvolvimento de aneurisma. Os pacientes com HAS crônica, obstrução residual ou outras complicações, como aneurisma, devem evitar tanto atividades aeróbicas como de força de alta intensidade[11].

A liberação de esportes competitivos deve ser avaliada ao menos com teste ergométrico e ecocardiograma. Não há restrições nos pacientes com CoAo leve, sem gradiente de pressão significativa (gradiente sistólico pela coarctação em repouso ≤ 20 mmHg) ou circulação colateral, teste ergométrico normal (pico PAS máximo ≤ 230 mmHg) e Ao ascendente de tamanho normal. Em pacientes hipertensos no pré-operatório, recomenda-se somente atividades desportivas competitivas de baixa intensidade até a correção. Após a correção, a liberação para a prática competitiva depende da reestratificação com radiografia de tórax, eletrocardiograma, teste ergométrico, ecocardiograma e angiorressonância[11,13].

BIBLIOGRAFIA

1. Kenny D, Hijazi ZM. Coarctation of the aorta: from fetal life to adulthood. Cardiol J. 2011;18(5):487-95.
2. Agasthi P, Pujari SH, Tseng A, Graziano JN, Marcotte F, Majdalany D, et al. Management of adults with coarctation of aorta. World J Cardiol. 2020;12(5):167-91.
3. Egbe AC, Rihal CS, Thomas A, Boler A, Mehra N, Andersen K, et al. Coronary artery disease in adults with coarctation of aorta: Incidence, risk factors, and outcomes. J Am Heart Assoc. 2019;8(12):e012056.
4. Egbe AC, Miranda WR, Connolly HM. Increased prevalence of left ventricular diastolic dysfunction in adults with repaired coarctation of aorta. Int J Cardiol Heart Vasc. 2020;28:100530.
5. Kenny D, Polson JW, Martin RP, Paton JF, Wolf AR. Hypertension and coarctation of the aorta: an inevitable consequence of developmental pathophysiology. Hypertens Res. 2011;34(5):543-7.
6. Vigneswaran TV, Sinha MD, Valverde I, Simpson JM, Charakida M. Hypertension in coarctation of the aorta: challenges in diagnosis in children. Pediatr Cardiol. 2018;39(1):1-10.
7. Radke RM, Diller GP, Duck M, Orwat S, Hartmann D, Thum T, et al. Endothelial function in contemporary patients with repaired coarctation of aorta. Heart. 2014;100(21):1696-701.
8. Wybraniec MT, Mizia-Stec K, Trojnarska O, Chudek J, Czerwieńska B, Wikarek M, et al. Low plasma renalase concentration in hypertensive patients after surgical repair of coarctation of aorta. J Am Soc Hypertens. 2014;8(7):464-74.
9. Egbe AC, Miranda WR, Bonnichsen CR, Warnes CA, Connolly HM. Potential benefits of ambulatory blood pressure monitoring in coarctation of aorta. J Am Coll Cardiol. 2020;75(16):2089-90.
10. Egbe AC, Allison TG, Ammash NM. Mild coarctation of aorta is an independent risk factor for exercise-induced hypertension. Hypertension. 2019;74(6):1484-9.
11. Boris JR. Primary-care management of patients with coarctation of the aorta. Cardiol Young. 2016;26(8):1537-42.
12. Roeleveld PP, Zwijsen EG. Treatment strategies for paradoxical hypertension following surgical correction of coarctation of the aorta in children. World J Pediatr Congenit Heart Surg. 2017;8(3):321-31.
13. Nakamura K, Stefanescu Schmidt A. Treatment of hypertension in coarctation of the aorta. Curr Treat Options Cardiovasc Med. 2016;18(6):40.
14. Canniffe C, Ou P, Walsh K, Bonnet D, Celermajer D. Hypertension after repair of aortic coarctation--a systematic review. Int J Cardiol. 2013;167(6):2456-61.

Apneia obstrutiva do sono

Luciano Ferreira Drager

CONSULTA RÁPIDA

Conceito
A apneia obstrutiva do sono (AOS) é um dos distúrbios do sono mais frequentes caracterizada pelo colapso intermitente das vias aéreas superiores durante o sono, acarretando obstruções totais (apneias) ou parciais (hipopneias).

Prevalência
Em adultos, acomete cerca de 9,6% das mulheres e 24,8% dos homens[4]. Nos pacientes com hipertensão arterial sistêmica (HAS), estima-se ao redor de 56%.

Aspectos clínicos
Episódios de apneia e hipopneia associam-se a elevações cíclicas da pressão arterial (PA), especialmente ao final dos eventos respiratórios. Esse fato pode contribuir para a redução ou ausência de descenso da PA durante o sono. Além disso, há associação entre AOS e lesões em órgãos-alvo na HAS, sendo este achado particularmente importante nas formas mais graves da AOS.

Diagnóstico
A polissonografia é o método diagnóstico de excelência.

Tratamento
O tratamento considerado padrão ouro para casos de AOS moderada a grave é o uso de um aparelho gerador de pressão positiva contínua na via aérea, o CPAP (derivado do inglês *continuous positive airway pressure*).

INTRODUÇÃO

A apneia obstrutiva do sono (AOS) é um dos distúrbios do sono mais frequentes caracterizada pelo colapso intermitente das vias aéreas superiores durante o sono, acarretando obstruções totais (apneias) ou parciais (hipopneias)[1]. As pausas respiratórias levam ao aumento do esforço respiratório e geram redução da pressão intratorácica que aumentam a pressão transmural do ventrículo esquerdo (VE), quedas cíclicas da saturação de oxigênio (a chamada hipóxia intermitente), hipercapnia (usualmente discreta) e fragmentação do sono[2]. Entre essas características, considera-se que a hipóxia intermitente é um dos principais fatores que levam às repercussões cardiovasculares[2]. Entre os mecanismos envolvidos, podem-se citar a ativação do sistema nervoso simpático, a inflamação sistêmica, o aumento na produção de espécies reativas de oxigênio, a disfunção endotelial, a resistência à insulina[2,3].

A prevalência da AOS é alta na população geral e depende dos critérios utilizados para o diagnóstico. Em adultos, acomete cerca de 9,6% das mulheres e 24,8% dos homens[4]. Nos pacientes com hipertensão arterial sistêmica, estima-se ao redor de 56%[5]. Em hipertensos resistentes, a AOS é a condição mais comumente associada, com prevalência de 64%[6]. A AOS é, provavelmente, a causa mais comum de HAS secundária[6]. Parte dessa maior prevalência em pacientes com doenças cardiovasculares é explicada pela coexistência de fatores de risco comuns, como idade, sexo masculino, sobrepeso e obesidade.

O tratamento considerado padrão-ouro para casos de AOS moderada a grave é o uso de um aparelho gerador de pressão positiva contínua na via aérea, o CPAP (derivado do inglês *continuous positive airway pressure*). A pressão positiva garante a manutenção da patência da via aérea superior durante o sono, refletindo aumento da saturação de oxi-hemoglobina durante o sono e diminuição dos despertares relacionados a eventos respiratórios[1]. Por promover redução significante dos eventos respiratórios na AOS, o CPAP tem sido o principal tratamento estudado para avaliar as consequências cardiovasculares desse distúrbio do sono.

APNEIA OBSTRUTIVA DO SONO E HIPERTENSÃO ARTERIAL SISTÊMICA (HAS)

Episódios de apneia e hipopneia associam-se a elevações cíclicas da pressão arterial (PA), especialmente ao final dos eventos respiratórios. Esse fato pode contribuir para redução ou ausência de descenso da PA durante o sono registrado pela monitorização ambulatorial da PA (MAPA)[7]. Esses padrões de alteração da PA são considerados de risco aumentado para o surgimento de doença cardiovascular. Alterações do padrão de descenso durante o sono, especialmente o padrão reverso (média da PA mais alta no sono do que na vigília), aumentam a chance da presença da AOS em cerca de 3 a 4 vezes (Figura 1)[7]. Esses achados foram independentes da presença de sintomas ou do uso de questionários o que pode servir ajudar na triagem dos pacientes com AOS.

Além disso, há associação entre AOS e lesões em órgãos-alvo na HAS, sendo esse achado particularmente importante nas formas mais graves da AOS[8]. A AOS aumenta o risco para o desenvolvimento da HAS. Um estudo de coorte espanhol com seguimento médio de 12,2 anos também mostrou uma associação independente entre as formas mais graves da AOS e a incidência de HAS (Figura 2)[9]. De forma interessante, um subgrupo de pacientes tratados com o CPAP (n = 824) apresentou um efeito protetor para o surgimento da HAS (HR 0,71; 0,53-0,94).

TRATAMENTO DA APNEIA OBSTRUTIVA DO SONO E EFEITO SOBRE A PRESSÃO ARTERIAL

No que diz respeito ao efeito do tratamento da AOS sobre a PA, os resultados são em geral modestos (reduções da PAS em torno de 3 mmHg aproximadamente), muito em parte justificado pela mistura de pacientes normotensos e hipertensos e pela adesão nem sempre adequada ao uso do CPAP[10]. Estudos randomizados mostraram que o impacto do tratamento da AOS sobre a PA é maior em pacientes com HAS resistente (em torno de 5 mmHg em média), mas em geral não leva ao controle da PA desses pacientes[10-12]. De forma interessante, um estudo mostrou que a presença de alteração do descenso durante o sono foi um preditor de melhor resposta ao CPAP na redução da PA em pacientes com AOS[13]. Em pacientes com a chamada HAS refratária, a AOS é mais comum ainda, e o efeito do CPAP parece ser particularmente significante (Figura 3)[14].

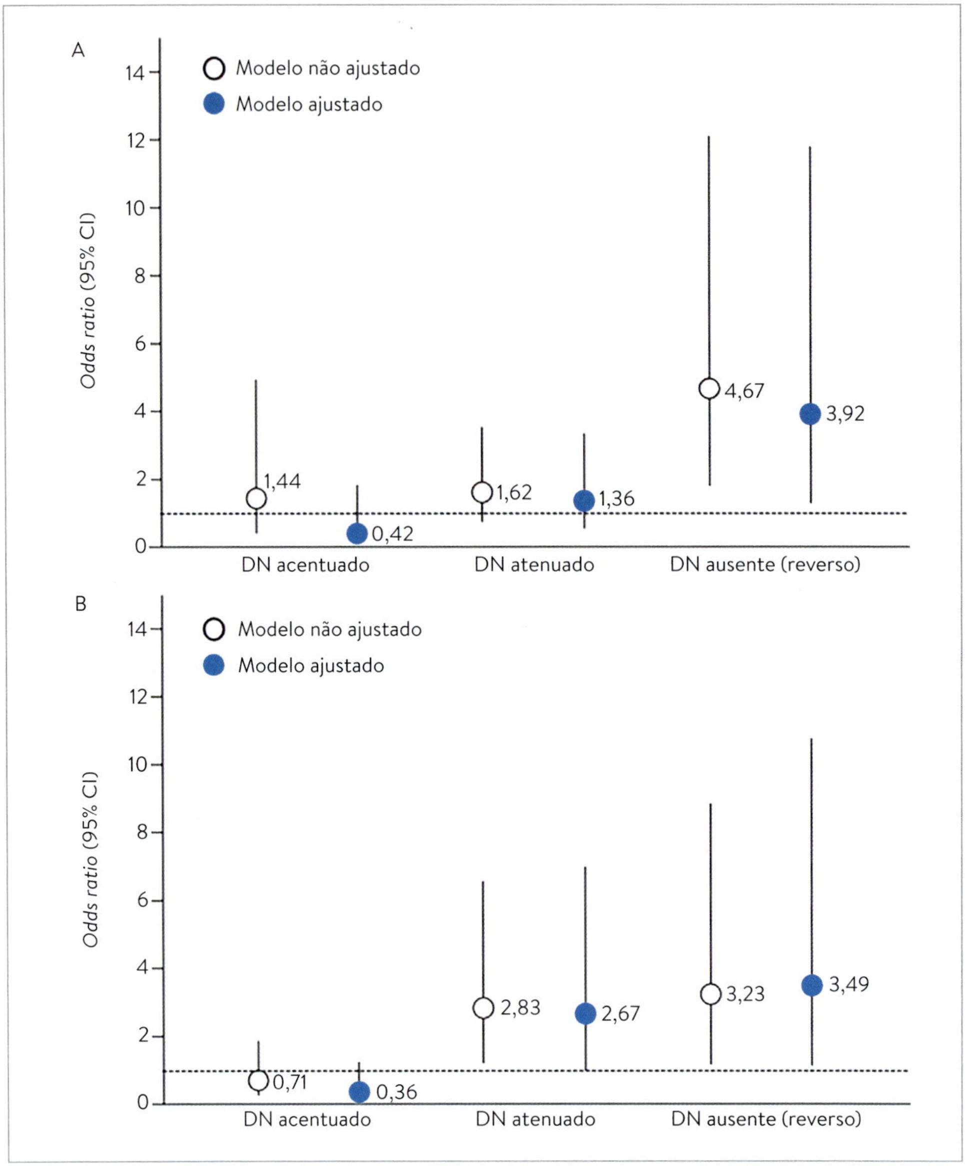

FIGURA 1 Análise não ajustada e ajustada para determinar a associação independente entre os diferentes padrões de descenso durante o sono da pressão arterial sistólica – PAS (A) e da pressão arterial diastólica PAD (B) com a presença da apneia obstrutiva do sono (AOS). Notem que somente o padrão reverso da PAS foi independentemente associado com a AOS ao passo que tanto o descendo noturno reduzido quanto o reverso da PAD foram preditores independentes para a presença da AOS. Modelo ajustado levou em consideração as seguintes variáveis: sexo, idade, índice de massa corpórea (IMC), *diabetes mellitus*, estimativa da taxa de filtração glomerular, número de anti-hipertensivos usados e uso de anti-hipertensivos no período de sono.

Fonte: modificada de Genta-Pereira et al.[7].

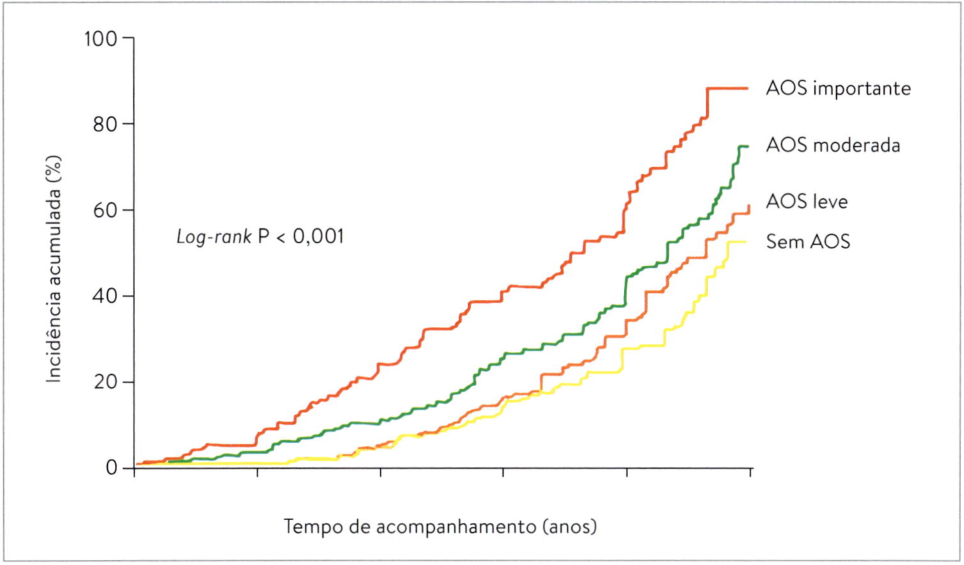

FIGURA 2 Associação entre as formas mais graves da apneia obstrutiva do sono (AOS) e a incidência de hipertensão arterial sistêmica (HAS).

Na Tabela I estão apresentados alguns preditores de resposta da PA ao uso do CPAP[15].

TABELA I Preditores de melhor resposta da pressão arterial com o CPAP

Características clínicas
Pacientes com melhor adesão ao CPAP (usualmente > 4 horas por noite)
Pacientes com sonolência excessiva diurna
Pacientes com hipertensão resistente
Pacientes com alteração do descenso durante o sono da PA

CPAP: *continuous positive airway pressure*.
Fonte: modificado de Barroso et al.[15]

Em relação ao impacto de outros tratamentos para a AOS sobre a HAS, o avanço mandibular (usado mais usualmente em casos leves a moderados) e a cirurgia (indicado em casos específicos), a literatura não é consensual, mas em geral mostram reduções discretas e significantes da PA[16,17].

CONSIDERAÇÕES FINAIS

A literatura disponível até o momento sugere que a AOS aumenta a incidência da HAS e pode contribuir para a piora do controle da PA, alterar o descenso da PA durante o sono e contribuir potencialmente para a lesão de órgãos-alvo[18]. O principal tratamento da AOS, o CPAP, em geral, promove reduções modestas da PA, mas essa resposta é variável. Os pacientes com HAS que melhor respondem ao uso do CPAP são: aqueles com boa adesão ao tratamento, que apresentam sonolência diurna, com alterações no descenso da PA durante o sono e aquelas com HAS resistente e refratária.

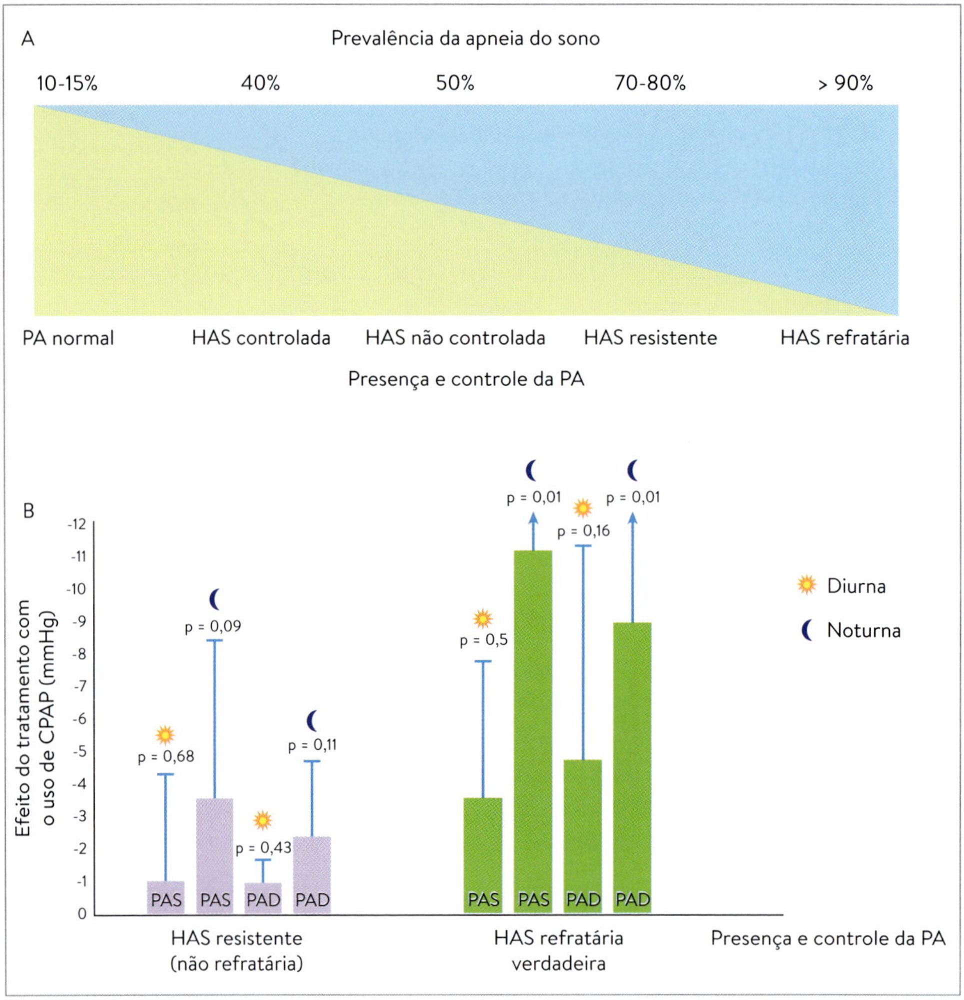

FIGURA 3 Frequência da AOS no espectro da HAS (A) e o efeito do tratamento da AOS na comparação de pacientes com a HAS resistente e refratária.

Fonte: modificada de Oscullo et al.[14].

BIBLIOGRAFIA

1. Gottlieb DJ, Punjabi NM. Diagnosis and management of obstructive sleep apnea: a review. JAMA. 2020;323(14):1389-400.
2. Drager LF, Togeiro SM, Polotsky VY, Lorenzi-Filho G. Obstructive sleep apnea: a cardiometabolic risk in obesity and the metabolic syndrome. J Am Coll Cardiol. 2013;62:569-76.
3. Yeghiazarians Y, Jneid H, Tietjens JR, Redline S, Brown DL, El-Sherif N, et al. Obstructive sleep apnea and cardiovascular disease: a scientific statement from the American Heart Association. Circulation. 2021;144(3):e56-e67.
4. Tufik S, Santos-Silva R., Taddei JA, Bittencourt, LRA. Obstructive sleep apnea syndrome in the Sao Paulo epidemiologic sleep study. Sleep Med. 2010;11:441-6.
5. Drager LF, Genta PR, Pedrosa RP, Berbass FB, Gonzaga CC, Krieger EM et al. Characteristics and predictors of obstructive sleep apnea in patients with systemic hypertension. Am J Cardiol. 2010;105:1135-9.

6. Pedrosa RP, Drager LF, Gonzaga CC, Sousa MG, Paula LKG, Amaro ACS, et al. Obstructive sleep apnea: the most common secondary cause of hypertension associated with resistant hypertension. Hypertension. 2011;58:811-7.
7. Genta-Pereira DC, Furlan SF, Omote DQ, Giorgi DMA, Bortolotto LA, Lorenzi-Filho G, et al. Nondipping blood pressure patterns predict obstructive sleep apnea in patients undergoing ambulatory blood pressure monitoring. Hypertension. 2018;72:979-85.
8. Drager LF, Bortolotto LA, Figueiredo AC, Silva BC, Krieger EM, Lorenzi-Filho G. Obstructive sleep apnea, hypertension, and their interaction on arterial stiffness and heart remodeling. Chest. 2007;131(5):1379-86.
9. Marin JM, Agusti A, Villar I, Forner M, Nieto D, Carrizo SJ, et al. Association between treated and untreated obstructive sleep apnea and risk of hypertension. JAMA. 2012;307:2169-76.
10. Fatureto-Borges F, Lorenzi-Filho G, Drager LF. Effectiveness of continuous positive airway pressure in lowering blood pressure in patients with obstructive sleep apnea: a critical review of the literature. Integr Blood Press Control. 2016;9:43-7.
11. Pedrosa RP, Drager LF, Paula LKG, Amaro ACS, Bortolotto LA, Lorenzi-Filho G. Effects of OSA treatment on BP in patients with resistant hypertension: a randomized trial. Chest. 2013;144:1487-94.
12. Martínez-García M-A, Capote F, Campos-Rodríguez F, Lloberes P, Atauri MJD, Somoza M, et al. Effect of CPAP on blood pressure in patients with obstructive sleep apnea and resistant hypertension: the HIPARCO randomized clinical trial. JAMA. 2013;310:2407-15.
13. Castro-Grattoni AL, Torres G, Martínez-Alonso M, Barbé F, Turino C, Sánchez-de-la-Torre A, et al. Blood pressure response to CPAP treatment in subjects with obstructive sleep apnoea: the predictive value of 24-h ambulatory blood pressure monitoring. Eur Respir J. 2017;50(4). pii: 1700651.
14. Oscullo G, Sapiña-Beltrán E, Torres G, Zaldivar E, Barbé F, Martinez-Garcia MA. The potential role of obstructive sleep apnoea in refractory hypertension. Curr Hypertens Rep. 2019;21(8):57.
15. Barroso WKS, Rodrigues CIS, Bortolotto LA, Mota-Gomes MA, Brandão AA, Feitosa ADM, et al. Brazilian Guidelines of Hypertension – 2020. Arq Bras Cardiol. 2021;116(3):516-658.
16. Bratton DJ, Gaisl T, Wons AM, Kohler M. CPAP vs mandibular advancement devices and blood pressure in patients with obstructive sleep apnea: a systematic review and meta-analysis. JAMA. 2015;314(21):2280-93.
17. de Paula Soares CF, Cavichio L, Cahali MB. Lateral pharyngoplasty reduces nocturnal blood pressure in patients with obstructive sleep apnea. Laryngoscope. 2014;124(1):311-6.
18. Drager LF, Lorenzi-Filho G, Cintra FD, Pedrosa RP, Bittencourt LRA, Poyares D, et al. 1° Posicionamento Brasileiro sobre o Impacto dos Distúrbios de Sono nas Doenças Cardiovasculares da Sociedade Brasileira de Cardiologia. Arq Bras Cardiol. 2018;111(2):290-340.

Hipertensão arterial sistêmica e uso de drogas lícitas e ilícitas

Luiz César Nazário Scala

CONSULTA RÁPIDA

Medicamentos
- Anti-inflamatórios não hormonais
- Simpaticomiméticos
- Imunossupressores
- Antidepressivos
- Inibidores da angiogênese
- Anorexígenos, antieméticos, antifúngicos, antirretrovirais

Hormônios exógenos
- Esteroides
- Hormônios sexuais: anticoncepcionais, terapia de reposição estrogênica
- Eritropoietina recombinante humana

Substâncias exógenas lícitas
- Álcool
- Cafeína

Substâncias exógenas ilícitas
- Cocaína e derivados (*crack*)
- Anfetaminas e derivados (*ecstasy*)

Outras substâncias
- Alcaçuz, ginseng, gingko biloba, metais pesados, anestésicos, venenos de aracnídeos

Mecanismos
- Retenção de sódio, água, expansão da volemia
- Ativação do sistema nervoso simpático
- Constrição do músculo liso arteriolar
- Aumento do cálcio intracelular no músculo liso dos vasos
- Ativação do sistema renina-angiotensina-aldosterona
- Redução ou inibição da síntese de vasodilatadores: prostaglandinas, óxido nítrico
- Inibição da recaptação de catecolaminas em nível central
- Resistência à insulina, aumento da viscosidade sanguínea

Avaliação clínica e laboratorial
- Anamnese: deve-se suspeitar de hipertensão arterial sistêmica induzida por medicamentos em casos de hipertensão arterial sistêmica recém-diagnosticada, em hipertensos com PA na meta e aumentos inexplicáveis da PA, na ausência de estresse psicológico ou outras causas
- Monitorização da função renal, Na^+, K^+ plasmáticos
- Monitorização ambulatorial ou residencial da pressão arterial: MAPA 24 h; MRPA
- Repercussões clínicas
- Mais acentuadas em idosos, pacientes com insuficiência renal ou previamente hipertensos, dependendo das doses utilizadas
- Acidente vascular cerebral, síndrome coronariana aguda
- Insuficiência renal, encefalopatia hipertensiva

Hipertensão arterial sistêmica induzida por medicamentos, ou outras substâncias, é um fenômeno comum, cujo significado é frequentemente subestimado. Pode ser a única causa de hipertensão arterial sistêmica, contribuir para o agravamento de hipertensão arterial sistêmica preexistente ou causar resistência ao tratamento. Uma vez identificado o agente causal, recomenda-se sua interrupção, ou redução da dose caso seu uso seja obrigatório, e reavaliação da terapêutica anti-hipertensiva.

INTRODUÇÃO

Há uma grande variedade de substâncias exógenas lícitas e ilícitas, medicamentos e hormônios que estão relacionados com o surgimento ou agravamento da hipertensão arterial sistêmica (HAS), crises ou emergências hipertensivas, eventos cardiovasculares e outras comorbidades. Entre os principais mecanismos envolvidos na elevação da pressão arterial (PA), estão a retenção de sódio, expansão do volume extracelular e a ativação, direta ou indireta, do sistema nervoso simpático (SNS)[1]. Outras substâncias atuam diretamente no músculo liso arteriolar, ou não têm um mecanismo definido de ação. Alguns hipotensores podem aumentar abruptamente a PA após sua interrupção. O aumento da PA induzido por drogas habitualmente é leve e transitório, no entanto, HAS grave pode causar encefalopatia, acidente vascular cerebral, insuficiência renal e quadros clínicos irreversíveis. O dano causado por tais substâncias e medicamentos é mais acentuado em pacientes com HAS preexistente, insuficiência renal e idosos. A anamnese e avaliação cuidadosa da terapêutica pode identificar as causas da HAS, evitar exames desnecessários e facilitar o controle da PA. Deve-se suspeitar de HAS induzida por medicamentos em casos de HAS recém-diagnosticada, hipertensos com PA na meta e aumentos inexplicáveis da PA, na ausência de estresse psicológico ou outras causas. Avaliar a PA fora do consultório, utilizando-se monitorização ambulatorial ou residencial da pressão arterial (MAPA 24 h; MRPA), é importante para o diagnóstico, tratamento e seguimento desses pacientes. Uma vez identificado o agente causal, recomenda-se sua interrupção, ou redução da dose, e a reavaliação da terapêutica anti-hipertensiva, caso seu uso seja obrigatório[2,3]. As principais substâncias químicas, drogas lícitas e ilícitas relacionadas à HAS estão apresentadas na Tabela I.

MEDICAMENTOS

Anti-inflamatórios não esteroides

Os anti-inflamatórios não esteroides (AINEs), que incluem inibidores da ciclo-oxigenase-2 (COX-2), representam a causa mais comum de HAS iatrogênica. O uso em longo prazo de AINEs em indivíduos com mais de 60 anos é um preditor independente para a ocorrência de HAS (risco relativo de 1,4), além de reduzir em 29% o controle da PA em hipertensos[5]. O mecanismo de ação dos AINEs envolve a inibição dos efeitos natriuréticos e da síntese de prostaglandinas (PG), especificamente PGE2 e PGI2, que possuem propriedades vasodilatadoras, que causam vasoconstrição renal, retenção de sódio e água, redução da natriurese, do fluxo sanguíneo renal, expansão da volemia e HAS. Assim, além de aumentar a PA, atenuam a resposta aos inibidores da enzima conversora da angiotensina (IECAs), bloqueadores dos receptores AT1 da angiotensina II (BRAs), diuréticos, betabloqueadores e inibidores diretos da renina. Uma vez que o mecanismo de ação dos bloqueadores de canais de cálcio e sim-

TABELA I Medicamentos, hormônios exógenos e substâncias exógenas, lícitas e ilícitas, relacionados com o desenvolvimento ou agravamento de hipertensão arterial

Medicamentos		**Mecanismos**
Imunossupressores (inibidores de calcineurina)	Ciclosporina e tracolimus	Aumentam síntese de prostaglandinas e diminuem excreção de Na+, H2O e K+
Anti-inflamatórios não esteroides (AINEs) e analgésicos	Inibidores da cicloxigenase 1 e 2 Acetaminoteno	Diminuição de prostaglandinas e retenção de Na+ e volume
Simpaticomiméticos	Descongestionantes nasais (efedrina, pseudoefedrina, fenilefrina)	Estimulam sistema nervosa central
Anorexígenos/Sacietógenos	Anfepramona, subitramina	Aumentam secreção de noradrenalina
Antidepressivos e fármacos de uso psiquiátrico	Tricíclicos, inibidores da monoamina oxidase (IMAO), lítio, fluoxetina, selegilina, carbamazepina, clozapina, buspirona, duloxetina, venlafaxina e desvenlafaxina	Aumentam secreção de norepinefrina, causando hiperatividade simpática
Antifúngicos	Cetonocazol, anfotericina B	Retenção de volume
Alcaloides do ergot	Bromocriptina	
Terapia antirretroviral combinada (TARV)		
Antineoplásicos inibidores do VEGF (*vascular endothelial growth factor*)	Axitinibe, bevacizumab, ponatinibe, pazopanibe, regorafenibe, sorafenibe, sunitinibe	Disfunção endotelial e diminuição de óxido nítrico
Hormônios exógenos		
Glicocorticoides		Retenção de Na+ e volume
Eritropoetina recombinante humana		Alteração em produção e sensibilidade dos agentes vasopressors endógenosação vasopressora direta e remodelamento arterial
Hormônios sexuais (terapia de reposição estrogênica – estrogênios conjugados e estradiol; anticoncepcionais orais)		Estimulam a produção de angiotensinogênio
Hormônios de crescimento (GH)		Multifatorial
Substâncias exógenas		
Álcool		Hiperatividade simpática
Anfetaminas		Hiperatividade simpática
Cocaína		Hiperatividade simpática
Outras substâncias		
Alcaçuz, ginseng, gingko biloba, anestésicos, metais pesados, venenos de aracnídeos		Diversos

Fonte: adaptado de Barroso et al., 2021[4].

paticolíticos de ação central não se relaciona com a produção de PG, esses medicamentos podem ser utilizados concomitantemente aos AINEs, sem reajuste de suas doses[6].

Os AINEs mais antigos, como indometacina, naproxeno, ibuprofeno e piroxicam, causam aumentos mais acentuados da PA, em até 10 a 15 mmHg, mesmo em vigência de anti-hipertensivos, enquanto o ácido acetilsalicílico causa discreta elevação, mas, em doses mínimas, não afeta os níveis da PA[7]. Porém, pequenas doses de naproxeno ou ibubrofeno em curto prazo não afetam significativamente a PA, nem reduzem a eficácia dos anti-hipertensivos,[8] e o cetoprofeno não seletivo praticamente não altera a PA quando tomado junto com um IECA, em particular o enalapril. O meloxicam em combinação com enalapril praticamente não teve efeito hipertensivo, nem reduziu a eficácia dos IECAs, contrariamente à nimesulida, que teve um efeito hipertensivo perceptível[7]. A European League Against Rheumatism e o American College of Rheumatology recomendam que o manejo de pacientes com doenças reumáticas seja precedido por uma avaliação do risco cardiovascular e gastrointestinal, antes de se prescrever um AINE.

Simpaticomiméticos

Está bem estabelecido que aminas simpaticomiméticas aumentam a PA por mecanismos dependentes da dose e continuidade de uso[9]. Os simpaticomiméticos epinefrina (adrenalina), norepinefrina, fenilefrina e oximetazolina, por ação local (aerossóis nasais, colírios) ou sistêmica (xaropes, descongestionantes orais), ativam direta ou indiretamente os receptores α-adrenérgicos, por facilitar a liberação da noradrenalina dos depósitos neuronais. Podem também potencializar a ação de substâncias que aumentam a liberação de catecolaminas (cocaína, anfetamina), inibir a recaptação de catecolaminas por alguns antidepressivos (duloxetina, milnaciprana), ou por mecanismos centrais (nicotina)[10]. A pseudoefedrina, substância broncodilatadora e vasoconstritora nasal comumente usada para tratar sintomas de rinite e rinorreia, geralmente é inócua quando usada nas doses recomendadas. Porém, em razão de sua semelhança farmacológica com a efedrina e a fenilpropanolamina, deve ser evitada em hipertensos[9].

Imunossupressores

Ciclosporina e tacrolimus são imunossupressores que, na dependência da dose, podem aumentar PA em 5 a 11 mmHg e, respectivamente, a incidência de HAS em 50% e 35%, por meio de vasconstrição renal e retenção renal de sódio e água. Outros mecanismos apontados para elevar a PA são a disfunção endotelial (por reduzir os níveis de vasodilatadores prostaciclina e óxido nítrico), aumento da liberação de vasoconstritores (endotelina) e resistência à insulina[11]. Os efeitos no sistema cardiovascular são menos pronunciados com tacrolimus[12]. Considerando suas indicações, especialmente em transplante de órgãos, é extremamente raro deixar de utilizar imunossupressores. O controle das concentrações da ciclosporina sérica permite regular a dose e limitar efeitos indesejáveis[13].

Antidepressivos

Os efeitos dos antidepressivos sobre a PA dependem dos mediadores e receptores afetados e da dose administrada[1]. Os antidepressivos tricíclicos podem causar HAS pelo aumento dos níveis de noradrenalina e recaptação de serotonina, e por efeitos anticolinérgico, anti-histamínico e alfa-1 lítico. A HAS causada pela amitriptilina, dosulepina, clomipramina e maprotilina não é relatada como uma reação adversa; para a nortriptilina, efeito adverso incomum; e para a imipramina, muito rara[14]. O cloridrato de venlafaxina, um inibidor seletivo da recaptação da serotonina e noradrenalina, pode elevar a PA por provável mecanismo noradrenérgico. Metanálise mostrou que níveis de PA > 90 mmHg são dose-dependentes, mas estatisticamente significativos em doses de venlafaxina acima de 300 mg/dia, mais acentuados em homens e idosos[15]. Outros antidepressivos podem causar HA, como os inibidores da monoamina oxidase, se utilizados simultaneamente a anfetaminas ou alimentos que contenham tiramina, tais como queijo, pois, ao ativarem o SNS, promovem acúmulo de monoaminas, como a noradrenalina.

Inibidores da angiogênese

Nos últimos anos, os inibidores do fator de crescimento vascular endotelial (VEGF) têm sido mais utilizados para tratar doenças malignas. Considerando que a angiogênese é fundamental para o crescimento dos tumores, inibir a ação dos VEGFs nos receptores 1 (VEGFR-1) e 2 (VEGFR-2) é fundamental nesse processo[2]. Esse grupo de medicamentos, que frequentemente causam HAS, inclui anticorpos monoclonais, como o bevacizumab (Avastin®), ou pequenas moléculas que inibem as tirosina-quinases estimuladas por VEGF, como lapatinib (Tykerb®), sunitinib (Sutent®), sorafenib (Nexavar®), axitinibe e pazopanibe[16].

Pacientes tratados com bevacizumab, utilizado para tratar cânceres metastáticos de várias origens, apresentaram maiores frequências de HAS moderada ou grave (PA > 200/100 mmHg), com razões de prevalências três a cinco vezes maiores no grupo bevacizumab em relação ao placebo[17]. Os mecanismos de aumento da PA pelos medicamentos anti-VEGF são complexos e mal-definidos, mas parece ocorrer redução da produção de óxido nítrico endotelial *in vitro*, perda do efeito antioxidante, modulação da contração vascular e ativação da endotelina-1, com indicação de anti-hipertensivos que aumentam a disponibilidade de óxido nítrico, como o nebivolol e IECAs[18]. A HAS causada por esses medicamentos costuma ser transitória, com boa resposta à suspensão do agente causal.

Anorexígenos, antieméticos, antifúngicos e terapias antirretrovirais combinadas

A sibutramina, um inibidor da recaptação da serotonina e noradrenalina, utilizada para tratar obesidade, pode aumentar a PA e a frequência cardíaca por meio da ativação do SNS. Pacientes que tomam sibutramina, hipertensos ou não, ou com doenças cardiovasculares, devem ter a PA monitorizada. Caso a elevação da PA seja significativa, o medicamento deve ser suspenso. Antieméticos (metoclopramida, proclorperazina) podem causar aumentos temporários na PA em pacientes em uso de cisplatina, um agente antineoplásico importante no tratamento quimioterápico combinado de diversos tipos de câncer[19]. Tratamento em longo prazo com altas doses do antifúngico cetoconazol, ou outras drogas que inibem a esteroidogênese em nível enzimático, também podem causar HAS por efeitos mineralocorticoides.

A terapia antirretroviral combinada (TARV), a principal estratégia para tratar indivíduos infectados pelo vírus da imunodeficiência humana (HIV), pode elevar a PA. Esse efeito é mais frequente em idosos, naqueles com níveis basais mais elevados de PA sistólica e colesterol, e com contagem inicial de CD4 mais baixa. A TARV geralmente não aumenta a PA antes de seis meses de uso[20]. O efeito sobre a PA ocorre principalmente pelo aumento do índice de massa corporal, e o impacto sobre os fatores de risco cardiovasculares influencia cada vez mais as decisões terapêuticas. Grande coorte relatou HAS em 26,1% dos infectados[21].

HORMÔNIOS EXÓGENOS

Esteroides

Os esteroides sintéticos aumentam a PA na dependência da dose, com maior frequência em idosos, hipertensos e indivíduos com história familiar de HAS, com incrementos de até 15 mmHg[22]. Hormônio adrenocorticotrófico (ACTH) e esteroides adrenocorticais aumentam a PA por mecanismo multifatorial, que envolve a ativação do SNS, aumento da síntese do angiotensinogênio e do débito cardíaco, e peculiar efeito mineralocorticoide. A PA aumenta por retenção hídrica, sendo mais acentuada com fludrocortisona, hidrocortisona, fluoroprednisolona e o 9a-fluorocortisol, corticosteroides com significativa atividade mineralocorticoide[23]. A fluoroprednisolona e o 9a-fluorocortisol, na maioria das vezes, contribuem para o aparecimento de um quadro clínico de pseudo-hiperaldosteronismo (hipernatremia, HAS, alcalose metabólica hipocalêmica, diminuição dos níveis plasmáticos de renina e aldosterona). A suspensão da corticoterapia geralmente normaliza a PA, mas, se impossibilitada, um diurético é a droga de escolha, pois a sobrecarga de volume é o principal mecanismo envolvido. Uso de IECAs ou BRAs pode ser necessário, com monitorização cuidadosa do potássio sérico. Deve-se considerar que a corticoterapia tópica excessiva, ou por longo prazo (pomadas para a pele, *sprays* nasais, colírios), pode induzir HAS[10].

Hormônios sexuais: anticoncepcionais, terapia de reposição estrogênica

Os anticoncepcionais orais (ACO) são formulações que combinam estrogênio e progesterona, ou progesterona isolada, em diversas concentrações, administradas por vias oral, intramuscular, implante subdérmico, transdérmico ou vaginal. As combinações estrogênio-progesterona podem causar pequeno, mas significativo, aumento da PA e HAS em cerca de 5% das usuárias, principalmente as associações com altas dosagens de hormônios (pelo menos 50 µg de estrogênio e 1 a 4 mg de progesterona)[24]. Entretanto, os ACOs modernos não apresentam essa característica, pois os níveis de estrogênio reduzidos em 70 a 80% e os de progesterona em 90%, comparados aos da década de 1960, minimizaram seus efeitos sobre a PA[25]. O risco de HAS aumenta em 1,5 a 3 vezes quando uma mulher toma ACO por um período de 5 anos[10]. O principal mecanismo hipertensor dos estrogênios ocorre por ativação do sistema renina-angiotensina-aldosterona (SRAA) e atuação nos receptores de mineralocorticoides, com maior reabsorção tubular de sódio e expansão do volume extracelular[26]. Estudos transversais há muito estabeleceram que a menopausa duplica o risco de HAS, mesmo após ajuste para fatores como idade e IMC[27]. Embora a terapia de reposição hormonal contenha estrogênios, evidências atuais sugerem que o uso desses medicamentos por mulheres normotensas ou hipertensas pós-menopausa não causa aumento da PA, podendo ser utilizados em hipertensas com PA controlada. O tratamento do câncer de próstata com estrogênios também pode induzir HAS[10].

Eritropoietina recombinante humana

A eritropoietina humana, eficaz em corrigir a anemia de pacientes com doença renal crônica, pode desenvolver ou piorar a HAS em 20 a 30% dos pacientes, de 2 semanas a 4 meses após o início do tratamento[2]. Incrementos da PA em mais de 10 mmHg podem ocorrer com maior frequência em pacientes em diálise, em relação aos não dialíticos. Os mecanismos envolvidos no aumento da PA são: aumento da viscosidade sanguínea, ativação de sistemas neuro-humorais locais (catecolaminas, SRAA), redução da síntese de óxido nítrico, aumento da produção de endotelina-1 (ET-1) e do cálcio citosólico em células musculares lisas dos vasos[1]. A PA pode ser controlada com remoção de fluidos da diálise e anti-hipertensivos. Se necessário, deve-se reduzir a dose de eritropoietina por algumas semanas. Flebotomia de 500 mL de sangue pode reduzir rapidamente a PA em pacientes refratários[28,2].

SUBSTÂNCIAS EXÓGENAS LÍCITAS

Álcool

Há muito foi estabelecido que o consumo de álcool eleva a PA na dependência da quantidade, com maior prevalência de HAS em indivíduos com ingestão diária de 30 g de álcool equivalente a uma garrafa de 600 mL de cerveja (5% de álcool), duas taças de 250 mL de vinho (12% de álcool) ou 60 mL de bebidas destiladas (42% de álcool), tais como uísque, vodca, aguardente, com destaque para os bebedores de mais de seis doses por dia. Esse limite deve ser reduzido à metade para mulheres e homens de baixo peso[29]. A partir das doses relatadas, ou casos de ingestão crônica, estabelece-se uma relação linear e direta com aumento da PA, que pode causar HAS sustentada, ou resistente. Entre os principais mecanismos de aumento da PA estão a estimulação simpática e do SRAA, aumento do cálcio intracelular na musculatura lisa dos vasos, resistência à insulina e redução da liberação de ácido nítrico[30].

Cafeína

O conteúdo de cafeína em duas a três xícaras de café pode aumentar agudamente a PA em até 10 mmHg em pacientes que raramente tomam café, embora o aumento médio das PAs sistólica e diastólica seja da ordem de 4-5/3 mmHg[31]. Sugeriu-se que a variabilidade do aumento agudo da PA ao café pode ser parcialmente explicada pelos polimorfismos genéticos dos receptores adenosina-A2A e alfa-2-adrenérgicos. É importante ressaltar que o conteúdo de cafeína em uma xícara de café pode variar mais de 10 vezes. Metanálise mostrou que a ingestão regular de cafeína aumenta a PA, no entanto, quando ingerida na forma habitual (café), pode induzir um breve e insignificante efeito na PA, sem associação com HAS crônica[32,33].

SUBSTÂNCIAS EXÓGENAS ILÍCITAS

Anfetaminas e derivados (MDMA)

As anfetaminas, medicamentos utilizados para redução de peso, possuem semelhança química com alguns neurotransmissores naturais, como adrenalina e dopamina. As anfetaminas típicas (dextroanfetamina, metanfetamina e metilfenidato) e as drogas anfetaminérgicas (anfepramona, femproporex, dietilpropiona, mazindol), atualmente proibidas de serem prescritas no Brasil, aumentam a liberação de neurotransmissores (dopamina, noradrenalina, serotonina) das terminações nervosas. A administração de metanfetamina em seres humanos resulta em aumento rápido e agudo da PA e frequência cardíaca[34]. O *ecstasy*, ou a 2,4-metilenedioximetanfetamina (MDMA), é uma metanfetamina, ou *desig-*

ner drug (droga modificada) sintética com propriedades estimulantes, que teve seu uso massificado por jovens adultos, em *raves* ou shows musicais, a partir da década de 1980. É habitualmente consumida em tabletes ou cápsulas, contendo cerca de 120 mg da substância, cujos efeitos duram aproximadamente de 4 a 6 horas[35]. A intoxicação aguda pelo *ecstasy* ocorre por estimulação dos sistemas adrenérgico e serotoninérgico, podendo desencadear crises ou emergências hipertensivas, vasoespasmo coronariano, ou infarto agudo, insuficiência cardíaca, arritmias e morte por *overdose* acidental. Os mecanismos dessas e outras complicações cardiovasculares permanecem amplamente desconhecidos[36].

Cocaína

A cocaína, apresentada sob duas formas, o cloridrato, utilizado sob forma de pó (hidrossolúvel), e a cocaína-alcaloide (lipossolúvel), pode ser administrada por via oral, endovenosa, inalação nasal ou fumada na sua forma de base livre (alcaloide), o *crack,* misturada a diversos solventes de efeito potente. A farmacocinética varia de acordo com a via de administração, com tempo-pico da concentração sanguínea de 1 a 5 minutos (fumo ou injeção endovenosa) a 60 a 90 minutos (via oral). A cocaína, por meio de intensa estimulação simpaticomimética, é capaz de causar elevações agudas da PA, taquicardia, aumento de consumo do oxigênio miocárdico e vasoconstrição periférica[37]. Em nível central, causa vasoconstrição cerebral, bloqueio da recaptação de neurotransmissores (dopamina, noradrenalina, serotonina), acúmulo dessas substâncias nas terminações nervosas pré-sinápticas, com aumento da estimulação simpática[38]. Assim, é necessário considerar essa etiologia em pacientes com suspeita clínica de infarto do miocárdio, acidente vascular cerebral, crises ou emergências hipertensivas atendidos em unidades de emergência.

OUTRAS SUBSTÂNCIAS

Alcaçuz, ginseng, gingko biloba, metais pesados, anestésicos, venenos de aracnídeos

O alcaçuz, cujo princípio ativo é o acido glicicirrízico, apresenta atividade semelhante aos mineralocorticoides, por inibir a enzima 11 β-hidroxisteroide desidrogenase-2. Esta, por sua vez, inibe a conversão de glicocorticoides em mineralocorticoides e aumenta a ligação dos esteroides aos receptores mineralocorticoides. O consumo excessivo de alcaçuz pode causar HAS por retenção de sódio, aumento da volemia, hipocalemia, alcalose metabólica e supressão de renina e aldosterona[39]. Outros compostos do alcaçuz podem causar aumento da PA por estímulo dos receptores mineralocorticoides. Ginseng e gingko biloba, analisadas por revisões sistemáticas, não confirmaram o eventual efeito hipertensivo dessas plantas medicinais, sugerindo-se a realização de estudos clínicos randomizados mais rigorosos para investigar essa possibilidade[40,41]. Alguns metais pesados (chumbo, cádmio, mercúrio e arsênico)[10] e anestésicos (hidrocloreto de cetamina, desflurane e seoflurane) podem aumentar a PA. Venenos de aracnídeos, da aranha “viúva negra” e escorpião, podem induzir HAS ao potencializar a liberação maciça de precursores de catecolaminas séricas.

MEDICAMENTOS RELACIONADOS À ELEVAÇÃO DA PRESSÃO ARTERIAL E CONDUTAS SUGERIDAS PARA TRATAMENTO

As principais classes de medicamentos relacionados à elevação e efeitos sobre a PA, e algumas condutas sugeridas para tratamento estão resumidas na Tabela II.

TABELA II Medicamentos relacionados à elevação da pressão arterial e condutas sugeridas para tratamento

Classe de medicamentos	Efeitos sobre a pressão arterial	Condutas sugeridas
Anti-inflamatórios não esteroides, inibidores da ciclo-oxigenases 1 e 2	Eventual, muito relevante com uso contínuo	Observar função renal e informar efeitos adversos
Simpaticomiméticos, vasoconstritores	Variável, mas transitório	Usar por período determinado
Imunossupressores, ciclosporina, tracolimus	Intenso e frequente	IECA, BRA BCC (nifedipino, anlodipino) Ajustar nível sérico Reavaliar opções
Antidepressivos inibidores da monoamino oxidase Tricíclicos	Intenso, infrequente Variável e frequente	Abordar como crise adrenérgica Abordar como crise adrenérgica Vigiar interações medicamentosas
Inibidores da angiogênese	Transitória, boa resposta à retirada do agente causal	Medicamentos que liberam óxido nítrico (nebivolol) IECA
Anorexígenos, anfepramona Sibutramina	Intenso e infrequente Moderado, mas pouco relevante	Suspensão ou redução da dose Observar a redução da pressão arterial obtida com a redução do peso
Esteroides	Dose dependente e tempo de uso	Suspensão ou redução da dose Diurético IECA, BRA
Anticoncepcionais orais Terapia de reposição estrogênica	Variável: prevalência de hipertensão arterial sistêmica até 5% Variável	Avaliar a substituição do método com especialista Avaliar custo-benefício
Eritropoietina humana	Variável e frequente	Avaliar hematócrito e dose semanal
Drogas ilícitas, cocaína Anfetaminas e derivados Álcool	Efeito agudo, intenso Dose dependente Variável e dose dependente	Abordar como crise adrenérgica Considerar medidas não medicamentosas

BCC: bloqueadores dos canais de cálcio; BRA: bloqueadores dos receptores AT1 da angiotensina; IECA: inibidores da enzima de conversão da angiotensina. Fonte: adaptado de Bortolotto e Malachias, 2011[42].

BIBLIOGRAFIA

1. Lovell AR, Ernst ME. Drug-Induced Hypertension: focus on mechanisms and management. Curr Hypertens Rep. 2017;19.
2. Grossman E, Messerli FH. Drug-induced hypertension: an unappreciated cause of secondary hypertension. Am J Med. 2012;125(1):14-22.
3. Scala LCN. Emergências hipertensivas e uso de drogas ilícitas. Rev Bras Hipertens. 2014;21(4):194-202.
4. Barroso WKS, Rodrigues CIS, Bortolotto LA, Mota-Gomes MA, Brandão AA, Feitosa ADM, et al. Diretrizes Brasileiras de Hipertensão Arterial – 2020. Arq Bras Cardiol. 2021;116(3):516-658.
5. Antman EM. AHA Scientific Statements Use of Nosteroidal Anti-inflammatory Drugs. Circulation. 2007;115(12):1634-42.

6. Fanelli A, Ghisi D, Aprile PL, Lapi F. Cardiovascular and cerebrovascular risk with nonsteroidal anti-inflammatory drugs and cyclooxygenase 2 inhibitors: latest evidence and clinical implications. Ther Adv Drug Saf. 2017;8(6):173-82.
7. Lasebnik LB, Kotsyubinskaya OB, Konev OV, Drozdov VN. The effect of non-steroidal anti-inflammatory drugs and tramal on the level of blood pressure in the treatment of osteoarthritis in patients with arterial hypertension. Scientific and Practical Rheumatology. 2004;1:28-33.
8. Moore N, Salvo F, Duong M, et al. Cardiovascular risks associated with low-dose ibuprofen and diclofenac as used OTC. Exp Opin Drug Saf. 2014;13(2):167-79.
9. Hulisz D, Lagzdins M. Drug-inducec hypertension. US Pharmacist. 2008;33(9):HS11-HS20.
10. Diaconu CC, Dediu GN, Lancu MA Drug-induced arterial hypertension: a frequently ignored cause of secondary hypertension: a review. Acta Cardiol. 2018;1:1-7.
11. Eisen T, Sternberg CN, Robert C, Mulders P, Pyle L, Zbinden S, et al. Targeted therapies for renal cell carcinoma: Review of adverse event management strategies. J Natl Cancer Inst. 2012;104:93-113.
12. Xue W, Zhang Q, Xu Y, et al. Effect of tacrolimus and cyclosporine treatment on metabolic syndrome and cardiovascular risk factors after renal transplantation: a meta-analysis. Chin Med J. 2014;127:2376-81.
13. Cush JJ, Tugwell P, Weinblatt M, Yocum D. US Consensus Guidelines for the use of cyclosporin A in rheumatoid arthritis. J Rheumatol. 1999;26(5):1176-86.
14. Scalco AZ, Scalco MZ, Azul JB, Lotufo Neto F. Hypertension and depression. Clinics. 2005;60(3):241-50.
15. Thase ME. Effects of venlafaxine on blood pressure: a meta-analysis of original date from 3744 depressed patients. J Clin Psichiatry. 1998;59:502-8.
16. Milan A, Puglisi E, Ferrari L, Bruno G, Losano I, et al. Arterial Hypertension and cancer. Int J Cancer. 2014;15:1344:2269-77.
17. Ranpura V, Pulipati B, Chu D, et al. Increased risk of high-grade hypertension with bevacizumab in cancer patients: a meta-analysis. Am J Hypertens. 2010;23(5):460-8.
18. Kozloff M, Yood M, Berlin J, Flynn P, Kabbinavar F, Purdie D, et al. Clinical outcomes associated with bevacizumab-containing treatment of metastatic colorectal cancer: The BRiTE observacional cohort study. Oncologist. 2009;14:862-70.
19. Sheridan C, Chandra P, Jacinto M, et al. Transient hypertension after high doses of metoclopramide. N Engl J Med. 1982;307(21):1346.
20. Baekken M, Os I, Sandvik L, Oektedalen O. Hypertension in an urban HIV-positive population compared with the general population: influence of combination antiretroviral therapy. Hypertens. 2008;26(11):2126-33.
21. Glass TR, Ungsedhapand C, Wolbers M, Weber R, Vernazza PL, Rickenbach M, et al. Prevalence of risk factors for cardiovascular disease in HIV-infected patients over time: the Swiss HIV Cohort Study. HIV Medicine. 2006;7:404-10.
22. Hammer F, Stewart PM. Cortisol metabolism in hypertension. Best Pract Res Clin Endocrinol Metab. 2006;10:337-53.
23. Brem AS. Insights into glucocorticoid-associated hypertension. Am J Kidney Dis. 2001;37:1-10.
24. Chasan-Taber L, Willett WC, Manson JE, Spiegelman D, Hunter DJ, Curhan G, et al. Prospective study of oral contraceptives and hypertension among women in the United States. Circulation. 1996;94:483-9.
25. Shmeleva EV, Ziganshina LE, Salikhov IG. Side effects of hormonal contraceptives. Kazan Honey. Zhurn. 2006; 5:366-9.
26. August P, Oparil S. Hypertension in women. J Clin Endocrinol Metab. 1999;84:1862-6.
27. Issa Z, Seely EW, Rahme M, El-Hajj Fuleihan G. Effects of hormone therapy on blood pressure Menopause. 2015;22:456-68.
28. Morakkabati N, Gollnick F, Meyer R, Fandrey J, Jelkmann W. Erythropoietin induces Ca2p mobilization and contraction in rat mesangial and aortic smooth muscle cultures. Exp Hematol. 1996;34:392-7.
29. Roerecke M, Kaczorowski J, Tobe SW, Gmel G, Hasan OSM, Rehm J. The effect of a reduction in alcohol consumption on blood pressure: a systematic review and meta-analysis. Lancet Public Health. 2017;2(2):e108-e12.
30. Beilin LJ. Alcohol, hypertension and cardiovascular disease. J Hypertens. 1995;13:939-42.
31. Cohen DL, Townsend RR. Does consumption of high-caffeine energy drinks affect blood pressure? J Clin Hypertens (Greenwich). 2006;6:744.
32. Noordzij M, Uiterwaal CS, Arends LR, Kok FJ, Grobbee DE, Geleijnse JM. Blood pressure response to chronic intake of coffee and caffeine: a meta-analysis of randomized controlled trials. J Hypertens. 2005;23:921-8.
33. Guessous I, Eap CB, Bochud M. Blood pressure in relation to coffee and caffeine comsumption. Curr Hypertens Rep. 2014;16-46.
34. Fleury G, De La Garza R, Mahoney JJ, Evans SE, Newton TF. Predictors of cardiovascular response to methamphetamine administration in methamphetamine-dependent individuals. Am J Addict. 2008;17:103-10.

35. Strote J, Lee JE, Wechsler H. Increasing MDMA use among college students: results of a national survey. J Adolesc Health. 2002;30:64-72.
36. Kevil CG, Goeders NE, Woolard MD, Bhuiyan MS, Dominic P, Kolluru GP, et al. Methamphetaime use and cardiovascular disease. Arterioscler Thromb Vasc Biol. 2019;39:1739-46.
37. Tuncef M, Wang Z, Arbique D, et al. Mechanism of the blood pressure-raising effect of cocaine in humans. Circulation. 2002;105:1054-59.
38. Esse K, Fossati-Bellani M, Traylor A, Martin-Shild S. Epidemic of illicit drug use, mechanisms of action/addiction and stroke as a health hazard. Brain and Behavior. 2011;1(1):44-54.
39. Bisogni V, Rossi GP, Càl LA. Apparent mineral-corticoid excess syndrome, an often forgotten or unrecognized cause of hypokalemia and hypertension: case report and appraisal of the pathophysiology. Blood Pressure. 2014;23:189-92.
40. Xiong XJ, Liu W, Yang XC, Feng B, Zhangh YQ, Li SJ, et al. Ginkgo biloba extract for essential hypertension: a systematic review. Phytomedicine. 2014;21:1131-6.
41. Komishon AM, Shishtar E, Ha V, Sievenpiper JL, Souza RJ, Jovanovski E, et al. The effect of ginseng (genus Panax) on blood pressure: a systematic review and meta-analysis of randomized controlled clinical trials. J Human Hypert. 2016;30:619-26.
42. Bortolotto L, Malachias MVB. Atualização no diagnóstico e tratamento das principais causas de hipertensão secundária. Rev Bras Hipert. 2011;18:46-66.

Índice remissivo